AF561745

Blume et al.
EEG-Atlas

Verlag Hans Huber
Programmbereich Medizin

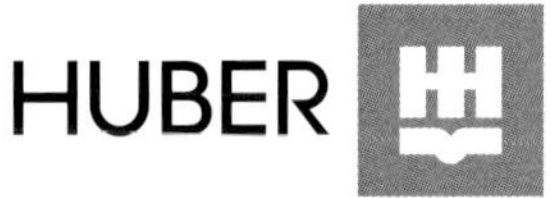

Warren T. Blume
Giannina M. Holloway
Masako Kaibara
G. Bryan Young

EEG-Atlas

Elektroenzephalografie bei Kindern und Erwachsenen

Aus dem Englischen von Sibylle Tönjes

Verlag Hans Huber

Die Originalausgabe erschien 2011 unter dem Titel *Blume's Atlas of Pediatric and Adult Electroencephalography* bei Lippincott Williams & Wilkins, Philadelphia.

Anschrift der Autoren:
London Health Services
University Hospital, EEG Department
The University of Western Ontario
London, Ontario
Kanada

Lektorat: Dr. Klaus Reinhardt
Herstellung: Jörg Kleine Büning
Umschlaggestaltung: Claude Borer, Basel
Druckvorstufe: punktgenau gmbh, Bühl
Druck und buchbinderische Verarbeitung: Finidr, Český Těšín
Printed in Czech Republic

Bibliografische Information der Deutschen Nationalbibliothek
Die Deutsche Nationalbibliothek verzeichnet diese Publikation in der Deutschen Nationalbibliografie; detaillierte bibliografische Daten sind im Internet über http://dnb.d-nb.de abrufbar.

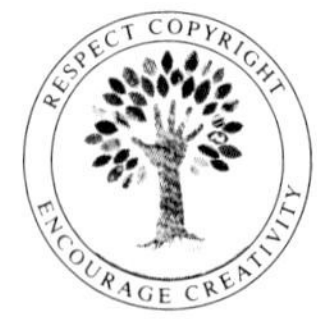

Anregungen und Zuschriften an:
Verlag Hans Huber
Lektorat Medizin
Länggass-Strasse 76
CH-3000 Bern 9
Tel: 0041 (0)31 300 4500
verlag@hanshuber.com
www.verlag-hanshuber.com

1. Auflage 2013

ISBN 978-3-456-85264-5

Dieser Atlas ist den Kindern und Erwachsenen gewidmet, deren Gehirnwellen in den Abbildungen wiedergegeben sind. Es steht zu hoffen, dass uns die aus ihrem Geschenk ableitbaren Prinzipien bei der Behandlung künftiger Patienten helfen werden.

Außerdem erscheint dieses Buch in Erinnerung an Dorota Ociepa, RET, Freundin und Kollegin, die viel zu früh im November 2009 verstarb.

INHALT

GELEITWORT

Ich fühle mich geehrt, dass ich das Geleitwort für diese Auflage des EEG-Atlas schreiben darf, und ich bin stolz darauf, mich in die Riege meiner Kollegen einzureihen, die es in den vorherigen Auflagen verfasst haben. Dr. Warren T. Blume besitzt eine umfassende Ausbildung in der Neurologie und Neuropädiatrie mit besonderem Fokus auf die klinische Neurophysiologie. Seine Sicht der EEG-Befunde, wie sie sich in diesem Atlas darstellt, lässt sich vermutlich auf den frühzeitigen Kontakt mit Meistern auf diesem Gebiet an international renommierten Zentren zurückführen: in Montreal, Quebec (Herbert Jasper und Pierre Gloor), in Rochester, Minnesota (Reginald Bickford und Donald Klass) und in Paris, Frankreich (Collette Dreyfus-Brisac und Nicole Monod).

Der Grundtenor dieses Atlas war immer, die «bestmögliche klinische Neurowissenschaft» darzustellen. Die vorliegende Auflage bleibt diesem Grundgedanken durch die konventionelle klinische Weisheit treu, die das Ergebnis des Lebenswerks von Dr. Blume im EEG-Labor und auf der Epilepsiestation der University of Western Ontario ist.

Dieser Atlas ist mehr als eine zeitgemäße Aktualisierung, welche die Weiterentwicklung der digitalen Technologie widerspiegelt. Er ist auch eine feiner gestaltete Verschmelzung der pädiatrischen und adulten Atlanten. Dieser Einzelband umfasst nunmehr EEG-Befunde bei Kindern und Erwachsenen und durch die intensivmedizinische Erfahrung von Dr. Blumes Kollegen und Mitautor, Dr. G. Bryan Young, wurde der klinische Horizont sogar noch stärker erweitert.

Außerdem konzentriert sich dieser Atlas auf technische Optimierungen. Die Extraktion präziser spatiotemporaler und morphologischer Informationen mit Rhythmus und Frequenz unter schwierigen klinischen Bedingungen erfordert eine rasche Entscheidungsfindung. Innovative Ansätze, die über die Routineuntersuchung hinausgehen, sind nur bei Vertrautheit mit den technischen Möglichkeiten und Einschränkungen möglich, und Untersucher dieses Kalibers können sich nur in einer Umgebung entwickeln, die technische Perfektion anstrebt. Dieser Aspekt wird durch die beiden Koautoren, die mit Dr. Blume im Labor arbeiten, repräsentiert. 60 Jahre nach der bahnbrechenden Veröffentlichung des EEG-Atlas von Gibbs und Gibbs ist dieser neue Atlas die beredte Erinnerung daran, dass das EEG auch in diesem Jahrhundert ein klinisch wichtiges neurodiagnostisches Werkzeug ist. Der Atlas wird die Qualität von Lehre und Ausbildung einer neuen Generation von EEG-Untersuchern, EEG-Assistenten und interessierten Neurologen und Neuropädiatern verbessern.

Ich kann mir gut vorstellen, wie sich auf dem ernsten Gesicht von Hans Berger, dem Vater der Elektroenzephalografie, ein breites Lächeln einstellt, wenn er anhand dieses neuen Blume-Atlas sieht, welche Früchte seine Arbeit getragen hat.

Juhn A. Wada, OC, DSc, MD, MedScD, FRCPC
The University of British Columbia Vancouver, Kanada

VORWORT

Durch Aufzeichnung des physiologischen Äquivalents von klinischen Krankheiten des zentralen Nervensystems ist die Enzephalografie eines der wichtigsten neurologischen Untersuchungsverfahren. Außer der Epilepsie kann sie viele klinische Situationen im Zusammenhang mit Demenzen, Schlaganfällen und einigen Bewegungsstörungen aufklären. Außerdem wird die Bedeutung der Enzephalografie unserer Ansicht nach durch die bemerkenswerten Fortschritte der neurologischen Intensivmedizin durch G. Bryan Young und andere in diesen für das Leben der Patienten so kritischen Momenten weiter zunehmen. Der vorliegende Atlas richtet sich an alle, die sich für die klinische Neurophysiologie interessieren, insbesondere an junge Ärzte, Neurologen und Neuropädiater, in deren klinischem Alltag die Enzephalografie eine wichtige Rolle spielt.

Lippincott Williams & Wilkins äußerten den sehr verständlichen Wunsch, dass wir unseren pädiatrischen Atlas (1982, 1999) und den Atlas beim Erwachsenen (1995, 2002) zusammenführen. Dies ist eine einmalige Gelegenheit, weil sich viele normale und anormale EEG-Befunde allmählich mit dem Alter verändern, sodass eine erhebliche Überschneidung zwischen kindlichen und erwachsenen EEG-Befunden besteht. Andere Morphologien, wie bilateral synchrone spitze Wellen, bleiben altersunabhängig konstant. Des Weiteren können bei Erwachsenen mit akuten Erkrankungen des zentralen Nervensystems diffuse EEG-Veränderungen, wie sie sonst für Kinder typisch sind, auftreten.

Der vorliegende Atlas enthält weitaus mehr digitale Abbildungen sowie weiterhin analoge Aufnahmen mit hohem Informationsgehalt. Das gesamte Material wurde durch 16-Kanal-Ableitungen gewonnen. Aus didaktischen Gründen enthalten manche Abbildungen jedoch nur die für das gezeigte Phänomen typischen Kanäle.

Wir zeigen die klinisch relevanten EEG-Muster so, wie sie sich im klinischen Alltag darstellen – also oft anders als «ideal». Das Erkennen derartiger Phänomene setzt die Kenntnis folgender Aspekte voraus: (a) der Wellenformen, (b) der Morphologie überlagernder Wellenformen, (c) die Grundlagen der Lokalisierung (d.h. Polarität) und (d) der Artefakte. Daher sollte der Leser sorgfältig die ersten Abschnitte dieses Atlas, die sich mit diesen fundamentalen Aspekten befassen, durcharbeiten. Wir empfehlen die gründliche Durchsicht des kurzen Technologiekapitels mit essenziellen Informationen zur EEG-Auswertung.

Wir haben die Abbildungen sehr sorgfältig ausgewählt und uns viel Mühe mit den Legenden gegeben, welche die Abbildungen eingehend erläutern. Gelegentlich werden in Kapiteln über Veränderungen zum besseren direkten Vergleich auch Normalbefunde gezeigt. Bitte achten Sie besonders auf die kurzgefassten Übersichten der elektroenzephalografischen Befunde, die in den Kapiteln 2 bis 5 den Abbildungen voraus gestellt sind.

Die Kapitel, die sich mit der Bedeutung der Elektroenzephalografie in der Neurologie und Neuropädiatrie befassen, erleichtern die Zuordnung der EEG-Befunde zur fraglichen klinischen Krankheit. Die hohe Qualität der EEG-Ableitung als Grundlage für die akkurate Ableitung und Identifikation von Wellenformen spiegelt sich dadurch wider, dass zu den Autoren zwei EEG-Assistenten gehören. Giannina M. Holloway wählte in Ergänzung der ursprünglichen Beiträge von Masako Kaibara einen Großteil der neuen digitalen Befunde aus, klassifizierte sie und stellte Abbildungen zur Verfügung.

DANKSAGUNGEN

Die Überarbeitung dieses Atlas wäre ohne fremde Hilfe nicht möglich gewesen. Die EEG-Ableitungen erfolgten in den EEG-Labors des London Health Science Centre, das von Dr. R. S. McLachlan geleitet wird. Dr. Simon Levin beriet uns kompetent hinsichtlich der Bedeutung der Elektroenzephalografie in der Neuropädiatrie. Kathy Stuart erarbeitete das optimale Verfahren zur Entwicklung qualitativ hochwertiger digitaler Bilder, während der Computergrafiker Tom Pridding diese Bilder kompetent umsetzte. Dr. Raghavendra Seetharam half bei der Computerbearbeitung der EEG-Daten. Eric Pattee sorgte für informative Zeichnungen. Rob Pollard erleichterte uns die Revision mehrerer Kapitel. Loretta Norton war an der Erstellung von Kapitel 6 beteiligt.

Wir danken unseren vielen EEG-Assistenten, durch deren Fachwissen wir die Abbildungen erhielten.

Wir danken und bewundern Dr. John Reiher, einem herausragenden EEG-Untersucher, der erstmals die auf dem Buchcover dargestellten «PLEDs Plus»-Muster im EEG entdeckte.

Außerdem danken wir Lippincott für die ausgesprochen fachkompetente und freundliche Betreuung, insbesondere Tom Gibbons, dem Produktmanager, und Chris Miller von Aptara Inc. für die kompetente Hilfe.

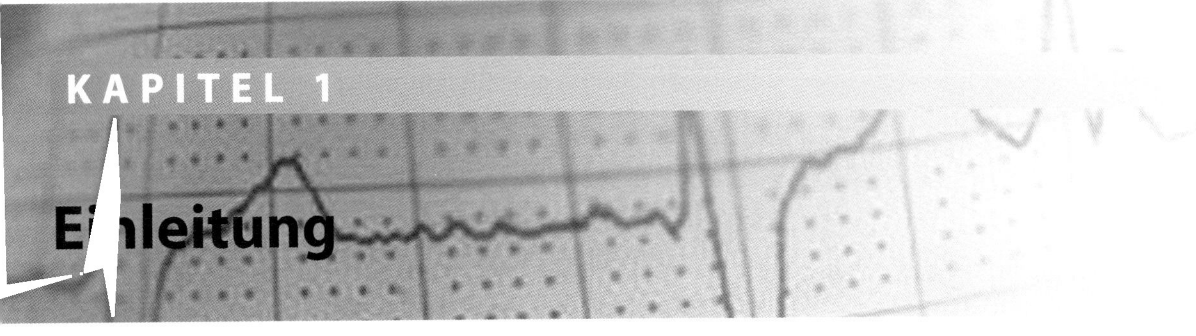

KAPITEL 1

Einleitung

1.1 ELEKTRODENPLATZIERUNG

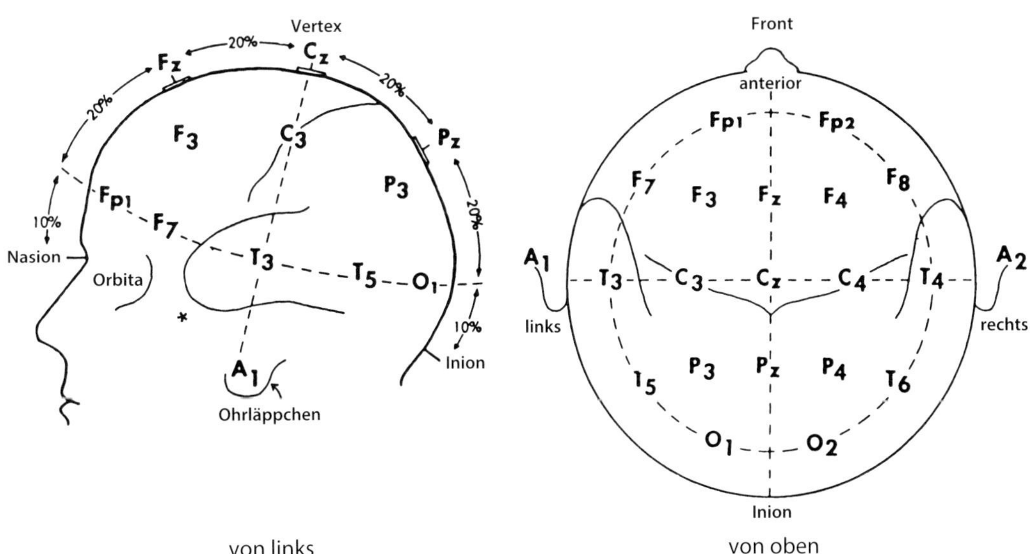

Abb. 1-1: Internationales 10-20-System (Jasper, 1958). In diesem Atlas erfolgt die Elektrodenplatzierung nach diesem System. *Mandibular-Notch-Elektrode (Sadler und Goodwin, 1989).

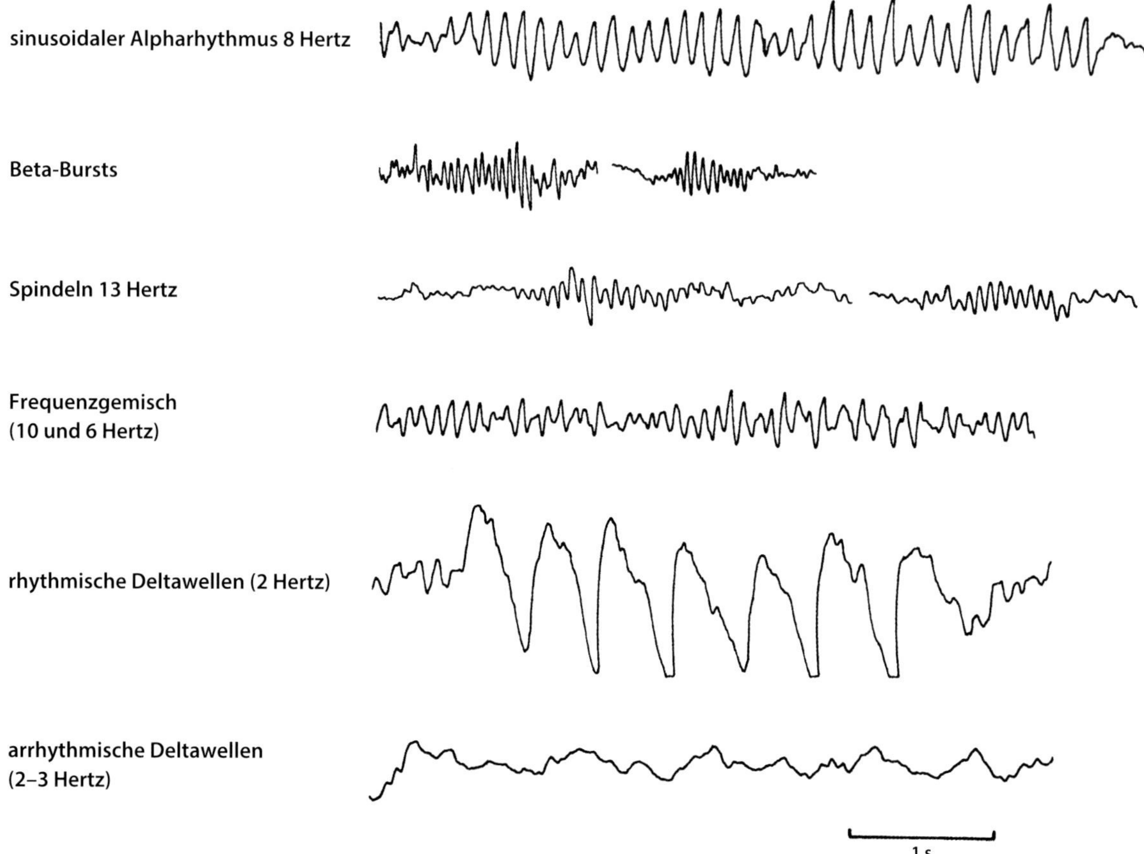

Abb. 1-2: Verschiedene Wellenformen. «Klassisches» Bild mehrerer Wellenformen, die in diesem Atlas vorkommen.

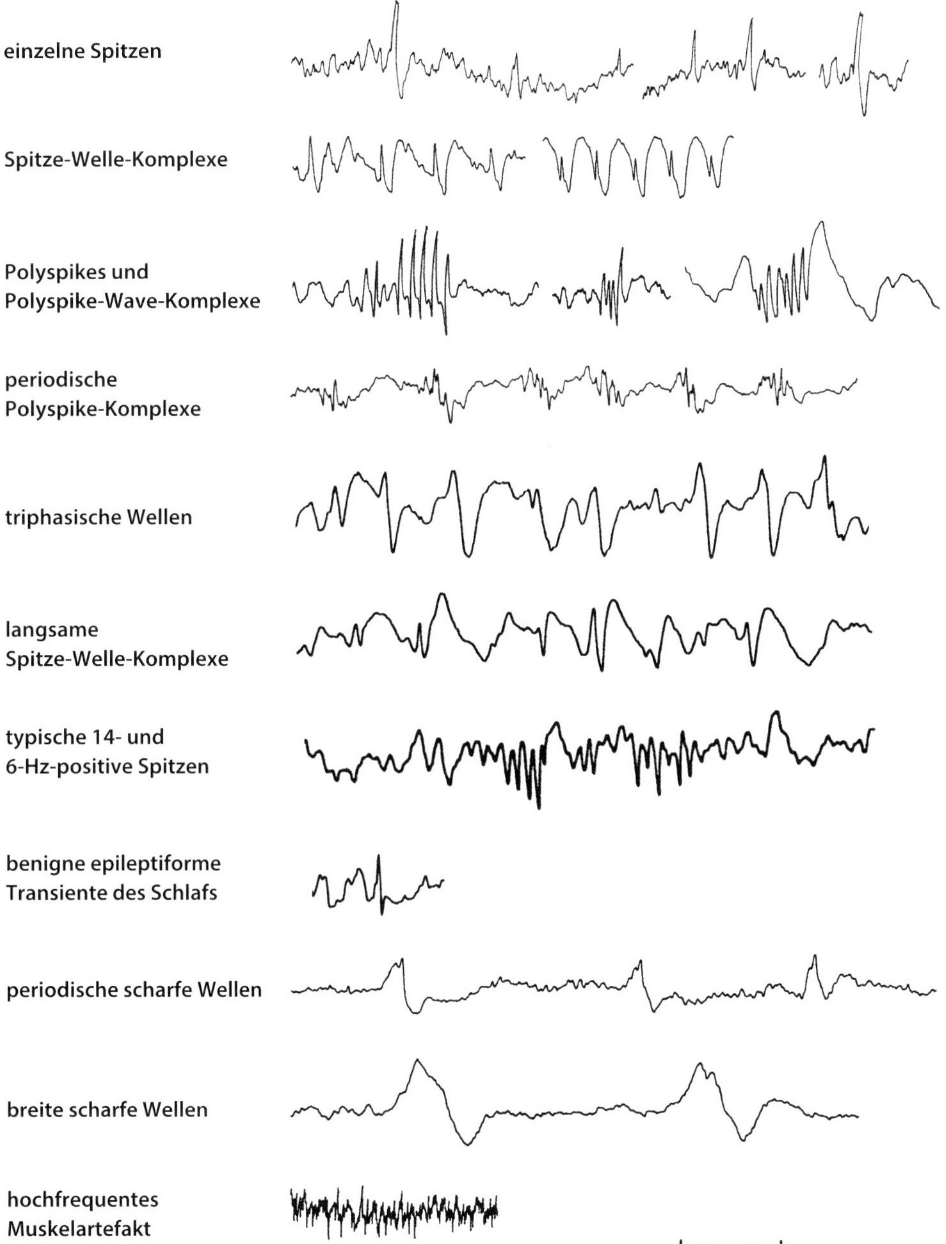

Abb. 1-2: *(Fortsetzung)*

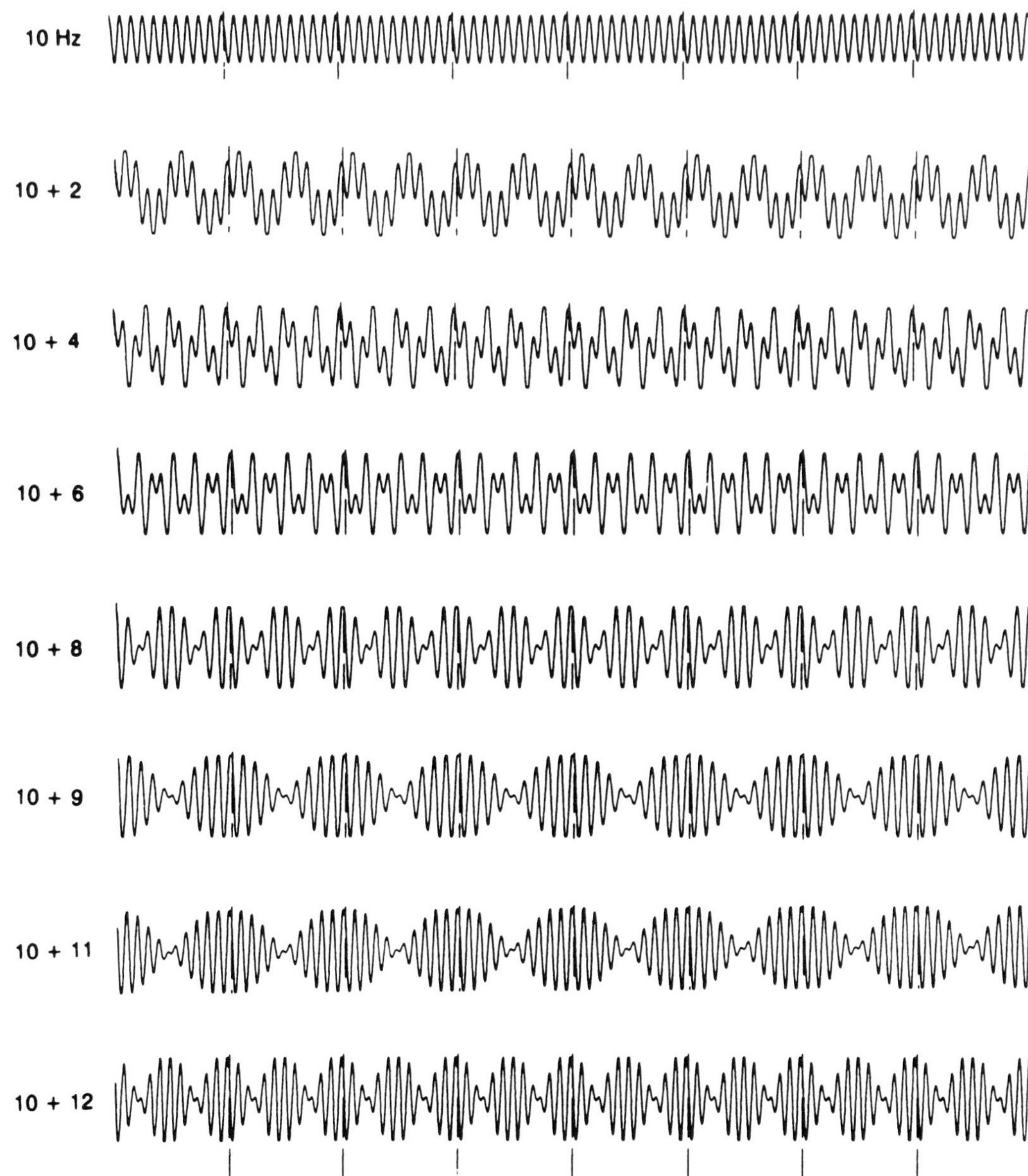

Abb. 1-3: Morphologie von überlagerten Sinuswellen unterschiedlicher Frequenzen. Normalerweise treten im klinischen EEG Sinuswellen verschiedener Frequenzen gleichzeitig auf, sodass komplexe Wellenmuster entstehen. Dieser Umstand sollte bei der Beurteilung berücksichtigt werden. Diese Kollage zeigt eine einfache 10-Hertz-Sinuswelle, die dann mit Sinuswellen anderer Frequenzen kombiniert wird. 10 + 2 ähnelt einer Alpha-Aktivität mit Pulsartefakt. 10 + 4, 10 + 6, 10 + 8 ähneln einigen posterioren Phänomenen, wie der posterioren Verlangsamung der Jugend. 10 + 9, 10 + 11, 10 + 12 zeigen «schlagende» Alpha-Wellen durch einen kaum abgrenzbaren Alpharhythmus.

1.2 POLARITÄTSKONVENTIONEN

Die Verstärker der elektroenzephalografischen Ableitung dient zur Aufbereitung von Differenzsignalen, indem jeder Kanal die Spannungsdifferenz des ersten und zweiten Eingangssignals aufzeichnet. Außerdem wird die Spannungsveränderung (Ordinate) als Funktion der Zeit (Abszisse) registriert. Wenn das erste Eingangssignal stärker negativ ist als das zweite (1. Signal negativ oder 2. Signal positiv), entsteht ein nach oben gerichteter Amplitudenausschlag. Umgekehrt setzt ein nach unten gerichteter Amplitudenausschlag voraus, dass das erste Signal stärker positiv ist als das zweite (1. Signal positiv oder 2. Signal negativ). Bei fehlender Ablenkung besteht Äquipotenz: gleich negativ, gleich positiv oder kein Potenzial. Es gelten mehrere Definitionen: Elektrodenposition = jede Elektrode des 10-20-Systems + Mandibular-Notch-Elektrode; eine Ableitung = ein Elektrodenpaar (z. B. Fp1–F3); eine Montage = eine Kombination von Ableitungen.

Bipolare Montage

Bei einer bipolaren Montage werden mehrere Elektrodenpaare verwendet, ohne dass immer eine Elektrode das Eingangssignal für jeden Kanal liefert. Meist sind die bipolaren Elektrodenpaare, die Ableitungen, so angeordnet, dass die Elektroden auf Linien liegen (in einer Reihenfolge) und die jeweils benachbarten Kanäle eine gemeinsame Elektrode besitzen.

Referenzmontage

Bei diesem System ist das 1. Eingangssignal jedes Verstärkers immer eine andere Kopfhautelektrode, während immer dieselbe Elektrode das 2. Eingangssignal bildet. Diese gemeinsame Elektrode, die Referenzelektrode, soll nur minimal am EEG-Befund beteiligt sein. Somit sollte der Amplitudenausschlag die Polarität und Amplitude des 1. Signals widerspiegeln.

Nachfolgend sind die Vor- und Nachteile häufig verwendeter Montagen dargestellt, wozu jeweils derselbe rechts anteriore mesiotemporale Herdbefund mit Spitzen verwendet wird.

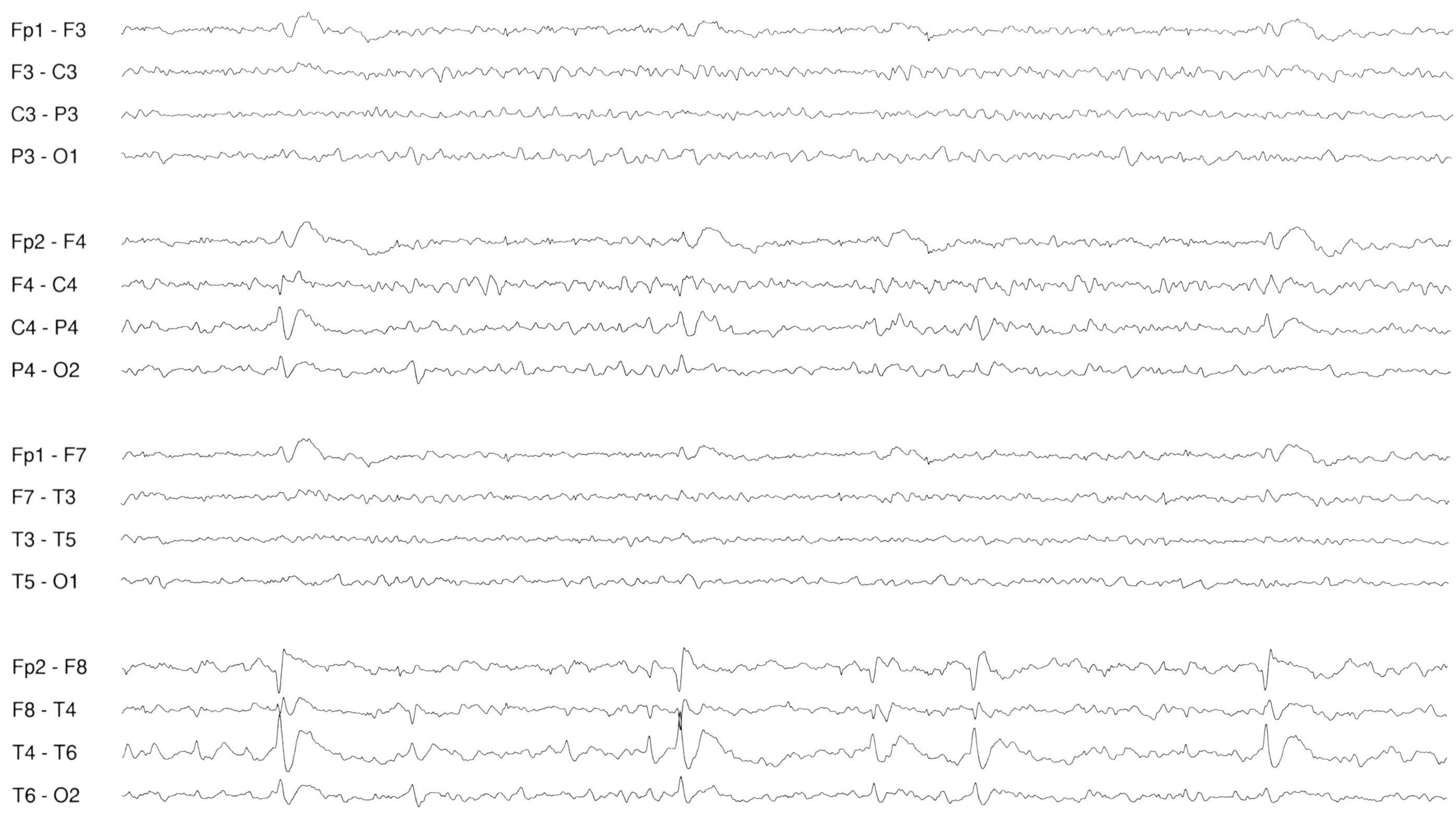

Abb. 1-4: Rechts anteriore mesiotemporale Spitzen. Bipolare Längsreihe. 42-jähriger Patient. Wach. Augen geschlossen. Typischerweise verschwinden diese elektronegativen Spitzen in der Ableitung F8–T4. Beachte die gelegentliche parasagittale Ausdehnung. Diese Spitzen werden in den folgenden fünf Montagen weiter analysiert. Eichsignal 1 s, 70 μV.

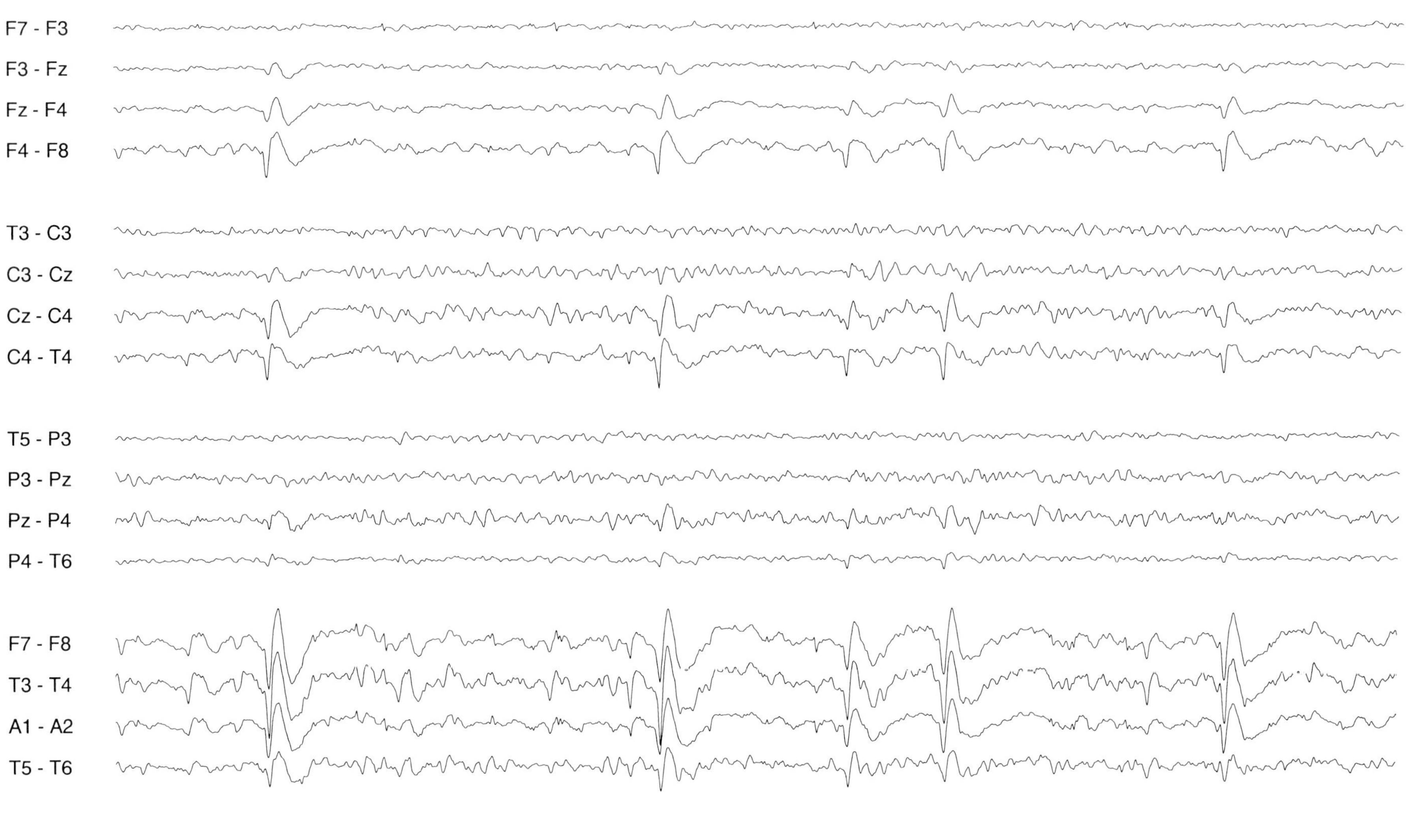

Abb. 1-5: Rechts anteriore mesiotemporale Spitzen. Das gleiche Bild wie zuvor, aber bei Querreihe mit sagittalen Elektroden. Zeigt ebenso wie die vorausgegangene Montage, dass diese Spitzen in der rechten Hemisphäre lokalisiert sind. Der Negativausschlag vor allem im vierten und achten Kanal belegt Negativität im Gegensatz zur positiven linken Hemisphäre. Beachte die fast identische Beteiligung der rechten Mandibular-Notch-Elektrode (M2) durch die anteriore mesiale Lage. T6 ist nur minimal beteiligt. Eichsignal 1 s, 70 μV.

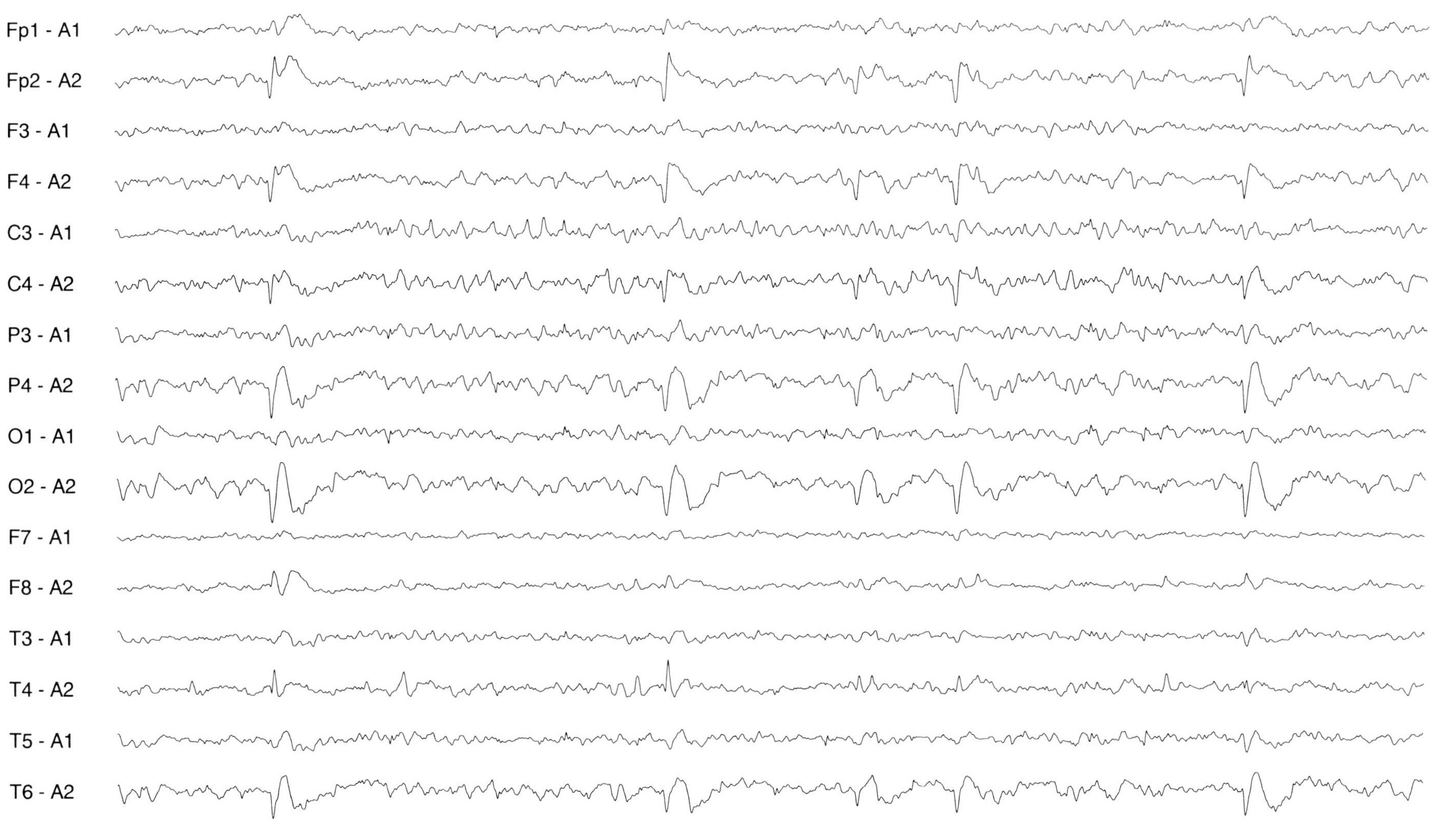

Abb. 1-6: Rechts anteriore mesiotemporale Spitzen. Das gleiche Bild wie zuvor mit ipsilateraler Ohrreferenz (A1,2). Zeigt ebenso wie die vorausgegangene Montage eine Beteiligung von A2. Daneben sind auch andere Elektroden (F8–T4) beteiligt, die A2 nahezu ausschalten. Andererseits zeigen die großen Ausschläge, dass das 1. Eingangssignal nicht beteiligt ist: Beachte die leichte Aufhebung in der Ableitung FP2–A2. Es ist unbekannt, ob die Ablenkung der T3–A1-Elektrode durch Positivität an T3 oder Negativität an A1 entsteht. Letzteres würde einem Kreuzfeuer von A2 zu A1 entsprechen. Eichsignal 1 s, 70 μV.

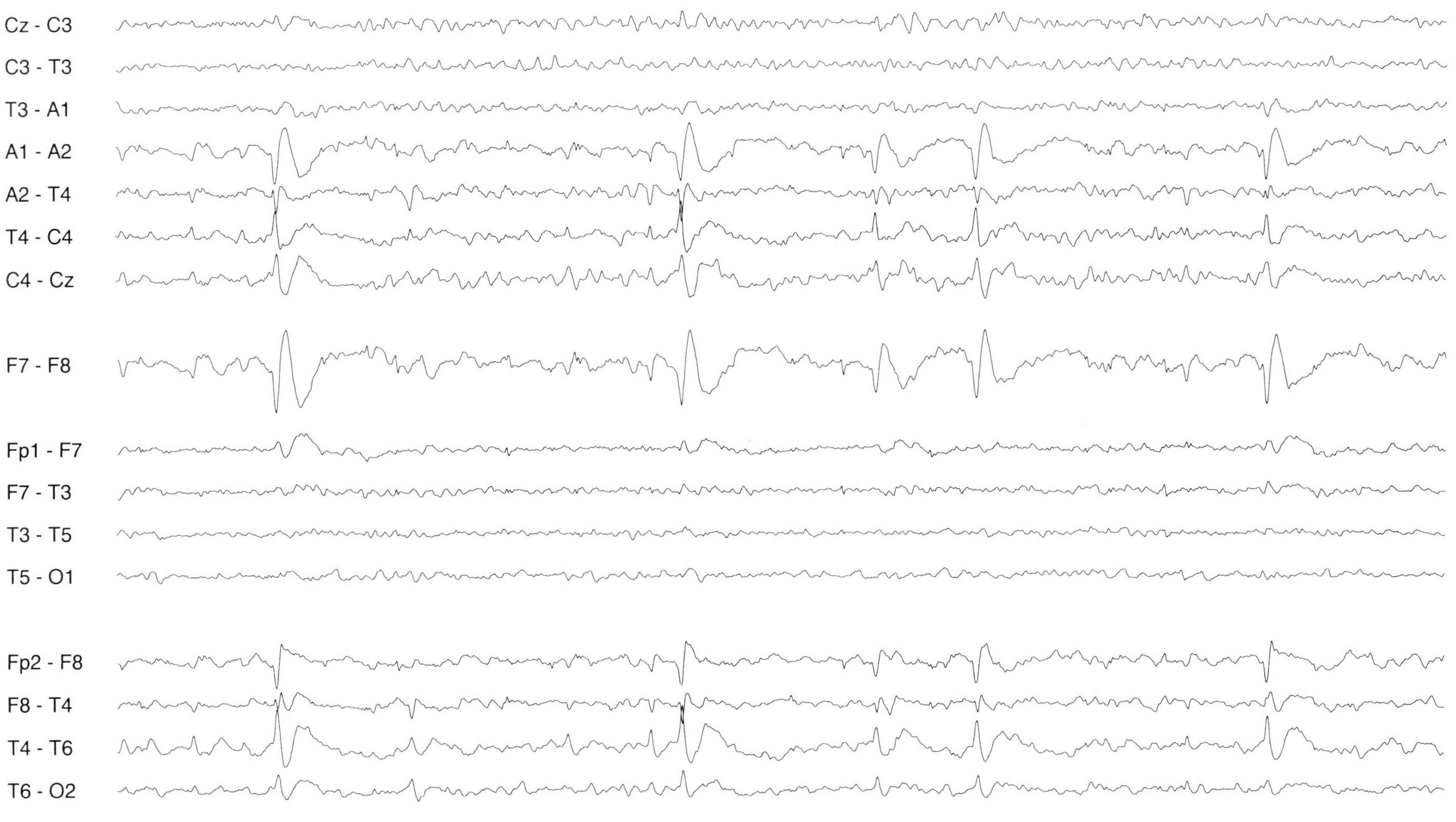

Abb. 1-7: Rechts anteriore mesiotemporale Spitzen. Das gleiche Bild wie zuvor mit bitemporaler Querreihe. Diese Montage stellt die Spitzen koronal und anterior-posterior dar. Beachte die variable Verteilung der Spitzen an T4 und A2. Eichsignal 1 s, 70 μV.

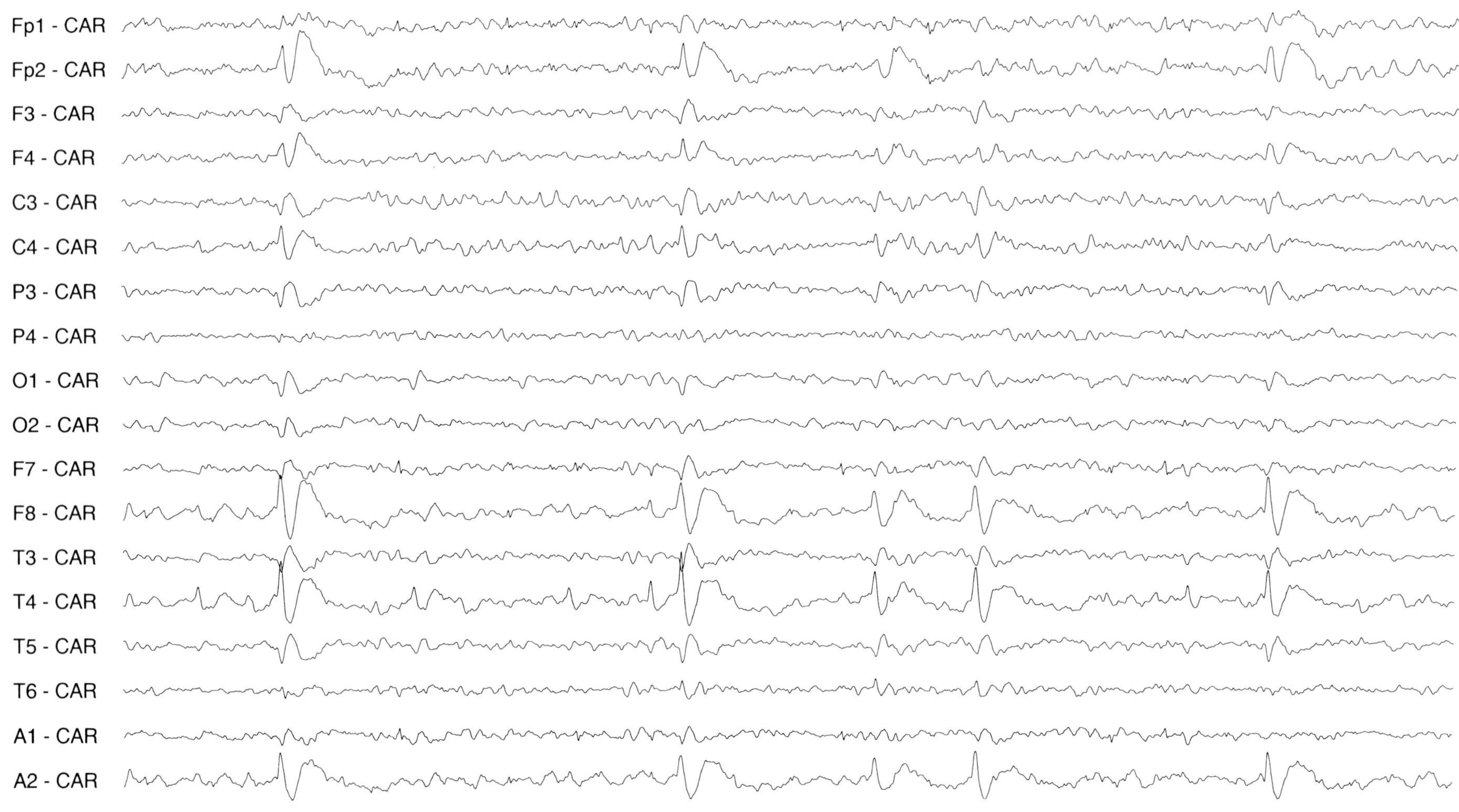

Abb. 1-8: Rechts anteriore mesiotemporale Spitzen. Das gleiche Bild wie zuvor mit Durchschnittsreferenz (AVG). Es ist unbekannt, ob die Negativauslenkungen eine diffuse Elektropositivität oder nur eine Beteiligung der AVG widerspiegeln. Eine nicht zephale Elektrode zur AVG hätte dieses Problem lösen können. Eichsignal 1 s, 70 μV.

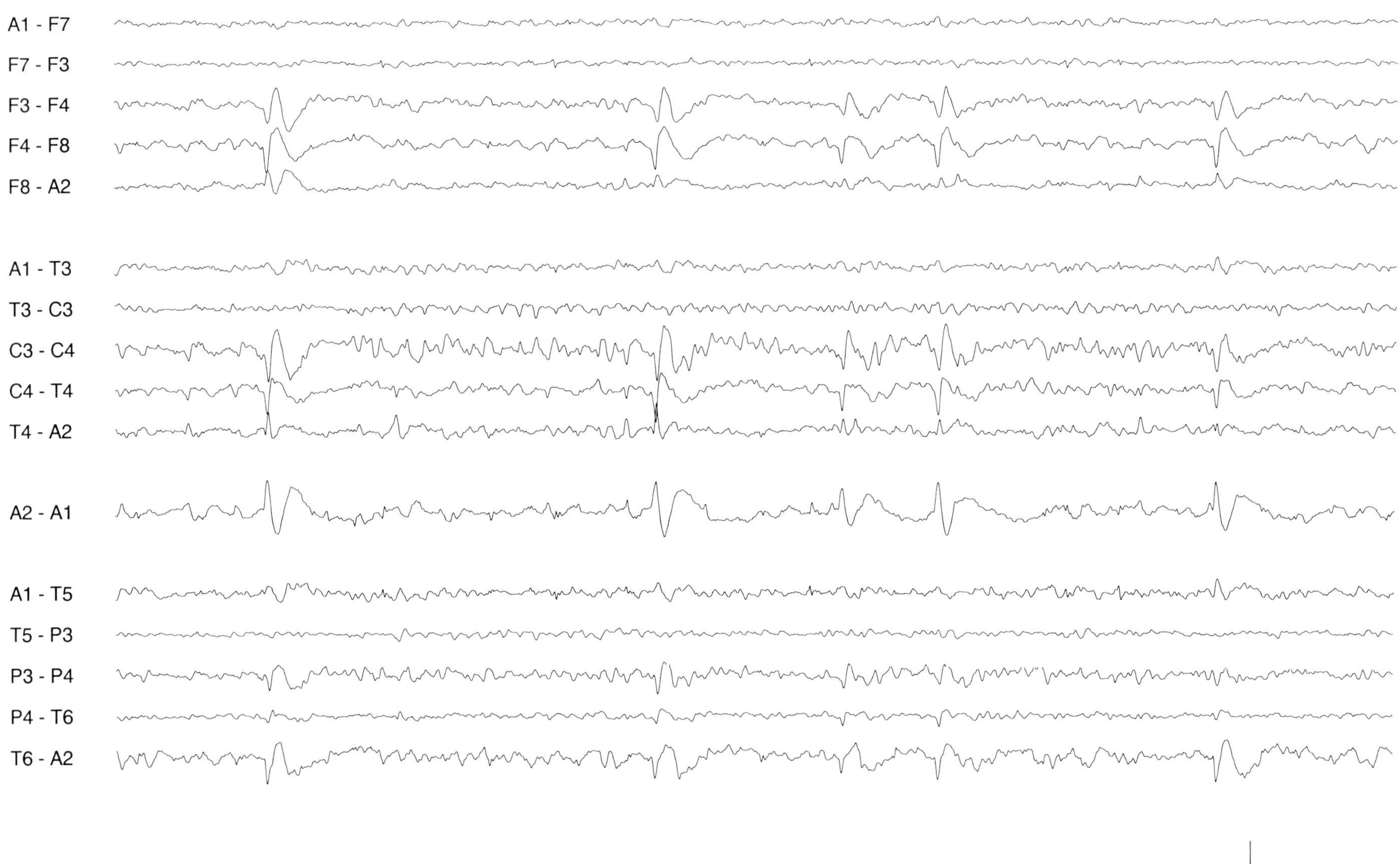

Abb. 1-9: Rechts anteriore mesiotemporale Spitzen. Das gleiche Bild wie zuvor mit Querreihe ohne sagittale Elektroden. Sofern ein sagittaler Herd ausgeschlossen wurde, enthält diese Querableitung mehrere Elektrodenpositionen von A1, A2. In diesem Fall wird die gleiche Beteiligung von A2, F8 und T4 nachgewiesen. Zur leichteren optischen Auswertung wird A2 im 11. Kanal mit A1 verbunden. Eichsignal 1 s, 70 μV.

1.3 VOR- UND NACHTEILE DER VERSCHIEDENEN MONTAGEN

Nachfolgend werden die Vorteile und Einschränkungen der wichtigsten Montagen, die in diesem Atlas verwendet werden, aufgeführt. Während sich fokale und regionale Befunde mit bipolaren Ableitungen zuverlässiger lokalisieren lassen, wird die Morphologie ausgedehnter Veränderungen am besten durch Referenzableitungen erfasst. M1,2 entsprechen in etwa A1,2.

Bipolare Längsreihe, «Doppelbanane»

- bestes allgemeines Untersuchungsverfahren
- adäquate Lateralisierung und Lokalisierung der meisten EEG-Veränderungen
- bei Erweiterung auf 18 Kanäle auch Erfassung sagittaler Ereignisse
- ohne anteriore inferiore Temporalelektroden
- longitudinale Feldpotenziale können verschwinden
- oft kein Bezug zwischen Veränderungen über und unter der Sylvi-Furche

Fpl–F3	Fpl–F7
F3–C3	F7–T3
C3–P3	T3–T5
P3–O1	T5–O1
Fp2–F4	Fp2–F8
F4–C4	F8–T4
C4–P4	T4–T6
P4–O2	T6–O2

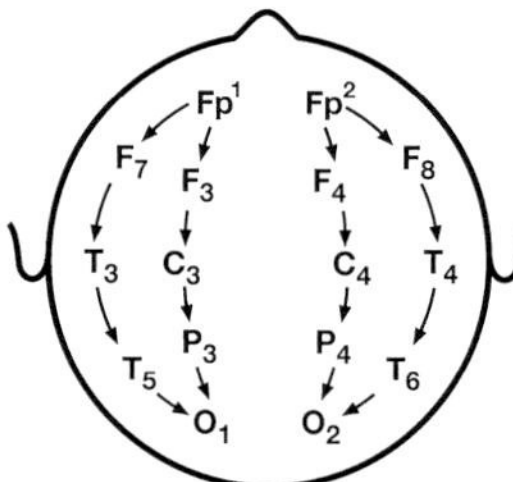

Bipolare Querreihe mit sagittalen Elektroden

- effektiv bei bekannter Lateralisierung durch bipolare Längsreihe
- Bezug zwischen Veränderungen über und unter der Sylvi-Furche
- Bestätigung der anterior-posterioren Topologie
- Aufzeichnung anterior-inferiorer temporaler Potenziale
- Vorhersage der Beteiligung der Ohrreferenz (A1,2) in anschließenden Referenzableitungen
- aufgrund des Nachweises von V-Wellen und Spindeln geeignete initiale Schlafmontage
- Nachweis sagittaler Ereignisse
- ohne Erweiterung auf 16 Kanäle keine frontopolaren und okzipitalen Elektroden
- unzuverlässig bei Potenzialen unbekannter Lateralisierung

F7–F3	T5–P3
F3–Fz	P3–Pz
Fz–F4	Pz–P4
F4–F8	P4–T6
T3–C3	F7–F8
C3–Cz	T3–T4
Cz–C4	A1–A2
C4–T4	T5–T6

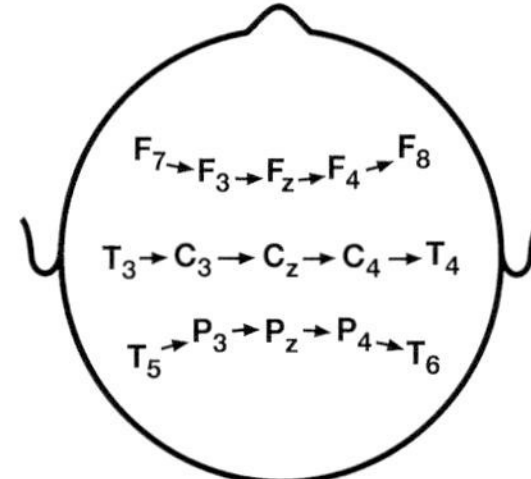

Bipolare Querreihe ohne sagittale Elektroden

- hat dieselben Vor- und Nachteile wie die zuvor besprochene Querreihe
- bessere anterior-inferiore temporale Abdeckung
- M2–M1-Verbindung erleichtert in dieser Position bei dieser Montage die visuelle Beurteilung

M1–F7
F7–F3
F3–F4
F4–F8
F8–M2
M1–T3
T3–C3
C3–C4
C4–T4
T4–M2

M2–M1
M1–T5
T5–P3
P3–P4
P4–T6
T6–M2

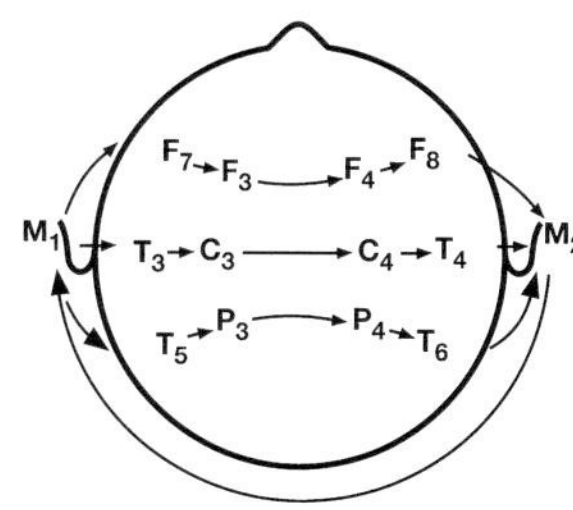

Bipolare bitemporale Querreihe

- sollte nur nach Ausschluss signifikanter extratemporaler Veränderungen verwendet werden
- Mandibular-Notch-Elektroden (M1,2) zeichnen anteriore mesiotemporale Spitzen genauso gut auf wie Sphenoidalelektroden (Sadler und Goodwin, 1989).
- besserer Nachweis temporaler Spitzen in longitudinalen Feldern

Cz–C3
C3–T3
T3–M1
M1–M2
M2–T4
T4–C4
C4–Cz
F7–F8

Fp1–F7
F7–T3
T3–T5
T5–O1
Fp2–F8
F8–T4
T4–T6
T6–O2

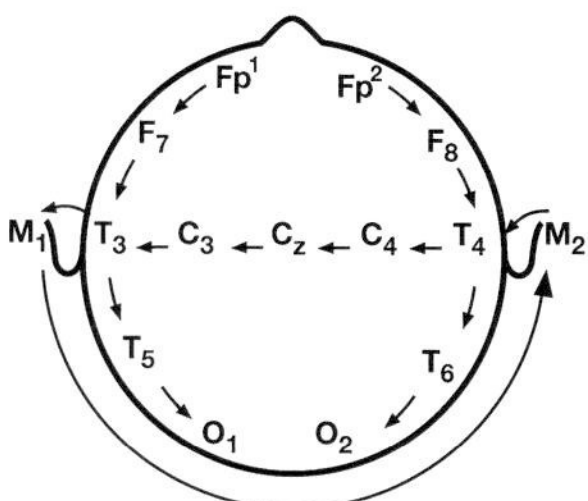

Bipolare anteriore Querreihe

- kann zwischen frontopolarer (Fp1,2), inferiorer frontaler (F7,8) und anteriorer temporaler (A1,2; M1,2) Beteiligung unterscheiden
- nützlich zur Abgrenzung frontosagittaler und parasagittaler Felder

M1–F7
F7–Fp1
Fp1–Fp2
Fp2–F8
F8–M2
F7–F3
F3–Fz
Fz–F4
F4–F8

M2–M1
M1–T3
T3–C3
C3–CZ
CZ–C4
C4–T4
T4–M2

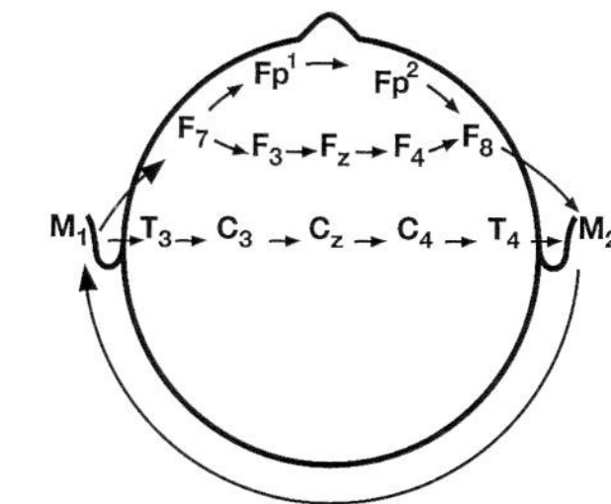

Ohrreferenz (A1,2) oder Mandibular-Notch-Referenz (M1,2)

- Darstellung der Morphologie ausgedehnter Wellenformen
- zuverlässige Lateralisierung der meisten Veränderungen
- Beurteilung der Symmetrie normal bilateraler Veränderungen, wie Alpha-, Beta, μ-Rhythmus und Spindeln
- Darstellung parasagittaler Potenziale bei mäßiger A1,2/M1,2-Beteiligung gestört
- visuelle Auswertung kleinerer Felder erschwert
- evtl. deutliche elektrokardiografische Potenziale

Fp1–A1
Fp2–A2
F3–A1
F4–A2
C3–A1
C4–A2
P3–A1
P4–A2
O1–A1
O2–A2

F7–A1
F8–A2
T3–A1
T4–A2
T5–A1
T6–A2

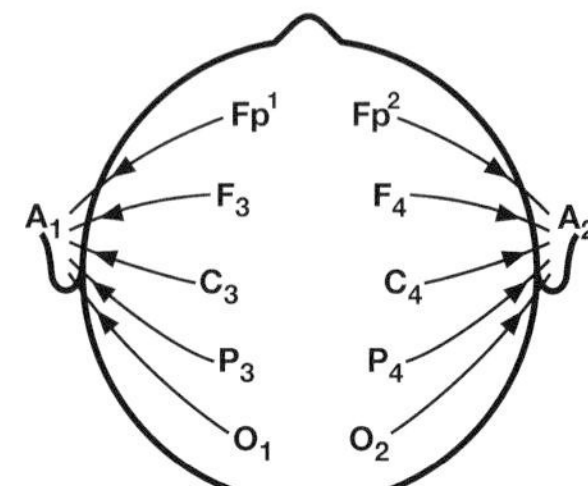

Durchschnittsreferenz (AVG)

- deutliche Darstellung von Ereignissen in einem begrenzten Feld
- Lokalisierung von Spitzen mit multiplen Phasen, sodass bei bipolaren Montagen unklare Felder entstehen
- «Kontaminierung» einer Referenz durch Ereignisse mit ausgedehnten Feldern entweder durch Maskierung lokalisierender Komponenten oder durch falsche Lokalisierung diffuser Befunde

Eingänge 1–AVG

Ableitung gegen Cz

- Nutzen bei temporalen Ereignissen als Referenz außerhalb des Feldes
- häufige Beteiligung bei V-Wellen und anderen Schlafpotenzialen

Eingänge 1–Cz

LITERATUR

Jasper, HH. The ten-twenty electrode system of the International Federation. *Electroencephalogr Clin Neurophysiol* 1958; 10: 371–373.

Sadler RM, Goodwin J. Multiple electrodes for detecting spikes in partial complex seizures. *Can J Neurol Sci* 1989; 16: 326–329.

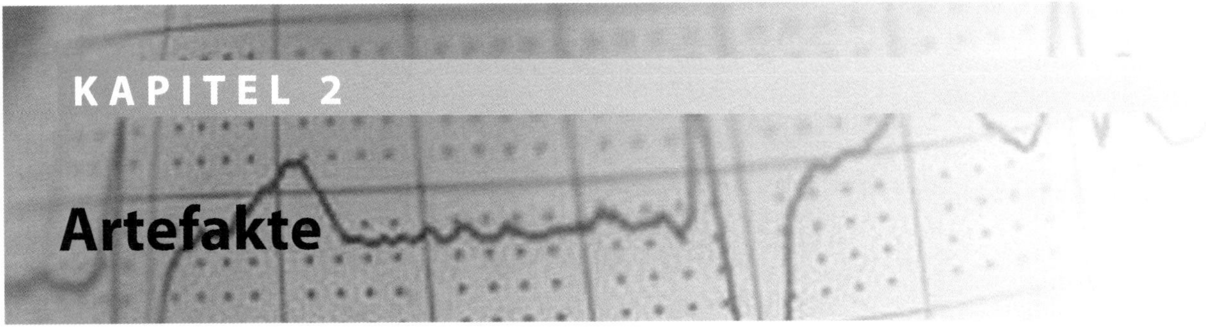

KAPITEL 2

Artefakte

Definition: unerwünschte Potenziale extrazerebralen Ursprungs

Elektrode (Abb. 2-1, 2-2, 2-4 bis 2-9)

- abrupte, bizarre Potenziale
- deutliche Unterscheidung von zerebraler Hintergrundaktivität
- Überlagerung der Hintergrundaktivität
- meist auf eine Elektrode begrenzt

Unzureichende Erdung (Abb. 2-10)

- 60 oder 50 Hz
- andere Potenziale, die nicht zur laufenden zerebralen Aktivität passen
- betrifft viele oder alle Kanäle

Augenbewegungen (Abb. 2-11 bis 2-20, 2-47)

- Kornea 100 mV positiv gegenüber der Retina
- Aufwärtsrotation des Bulbus beim Blinzeln oder Lidschluss. FP1, FP2 werden stärker positiv und erzeugen einen Abwärtsausschlag bei Verbindung mit anderen Standard-Kopfhautelektroden.
- Laterale Augenbewegungen erzeugen an F7, F8 eine entgegengesetzte Polarität, sodass Bewegungen nach links die Positivität an F7 erhöhen und an F8 reduzieren (Negativität erhöhen).

Muskulär (Abb. 2-21 bis 2-23, 2-25 bis 2-29, 2-44, 2-45)

- sehr kurze Potenziale
- einzeln oder multipel
- können EEG verschleiern
- überwiegend temporal, frontal und okzipital; können diffus sein
- Hochfrequenzfilter produziert spitzenförmiges oder Beta-ähnliches Bild
- kaum Ähnlichkeit zwischen frontalen Spitzen und Muskelartefakten

Glossokinetisch (Abb. 2-24, 2-30 bis 2-32)

- diffuse Delta-Bursts
- abhängig von der Zungenposition unterschiedliche Felder
- meist begleitet durch Bursts von Muskelartefakten
- an Zungenspitze negatives DC-Potenzial gegenüber der Zungenbasis

Regelmäßig wiederkehrende Muskelpotenziale (Abb. 2-33 bis 2-35)

- Tremor
- fokale motorische Anfälle
- segmentaler Myoklonus, z. B. palatinal

Kardial (Abb. 2-36, 2-37)

- R-Zacke am höchsten
- A1 meist positiv
- A2 meist negativ
- in O1,2 bei kurzem Hals

Pulswellen (Abb. 2-38, 2-39)

- periodische Wellen
- glatt oder spitz.
- zeitliches Zusammenfallen mit Elektrokardiogramm (EKG)
- Verzögerung der Wellenspitze um 200 ms

Metall (Abb. 2-40)

- abrupte, spitzenförmige, kurze einzel- oder multiphasische Potenziale
- durch aufeinander reibende Zahnfüllungen

Subgaleale Flüssigkeit (Abb. 2-41 bis 2-43)

- Abschwächung der Potenziale durch «Salzbrücke» oder vergrößerten Abstand der EEG-Generatoren von der Elektrode
- deutlicher in bipolaren Ableitungen

Externe bei Intensivpatienten (Abb. 2-46, 2-48)

- Artefakt durch die besondere Umgebung in der Intensivstation
- Morphologie ähnelt Theta- und Delta-Wellen und Spitzen
- oft intermittierend, periodisch
- haben meist kein «physiologisches Feld»

LITERATUR

Brittenham DM. Artifacts. Activities not arising from the brain. In: Daly DD, Pedley TA, eds. *Current Practice of Clinical Electroencephalography*. New York: Raven Press: 1990; 85–106.

Fisch BJ. *Fisch and Spehlmann's EEG Primer. Basic Principles of Digital and Analog EEG*. 3rd ed. Amsterdam: Elsevier Science, 1999; 107–122.

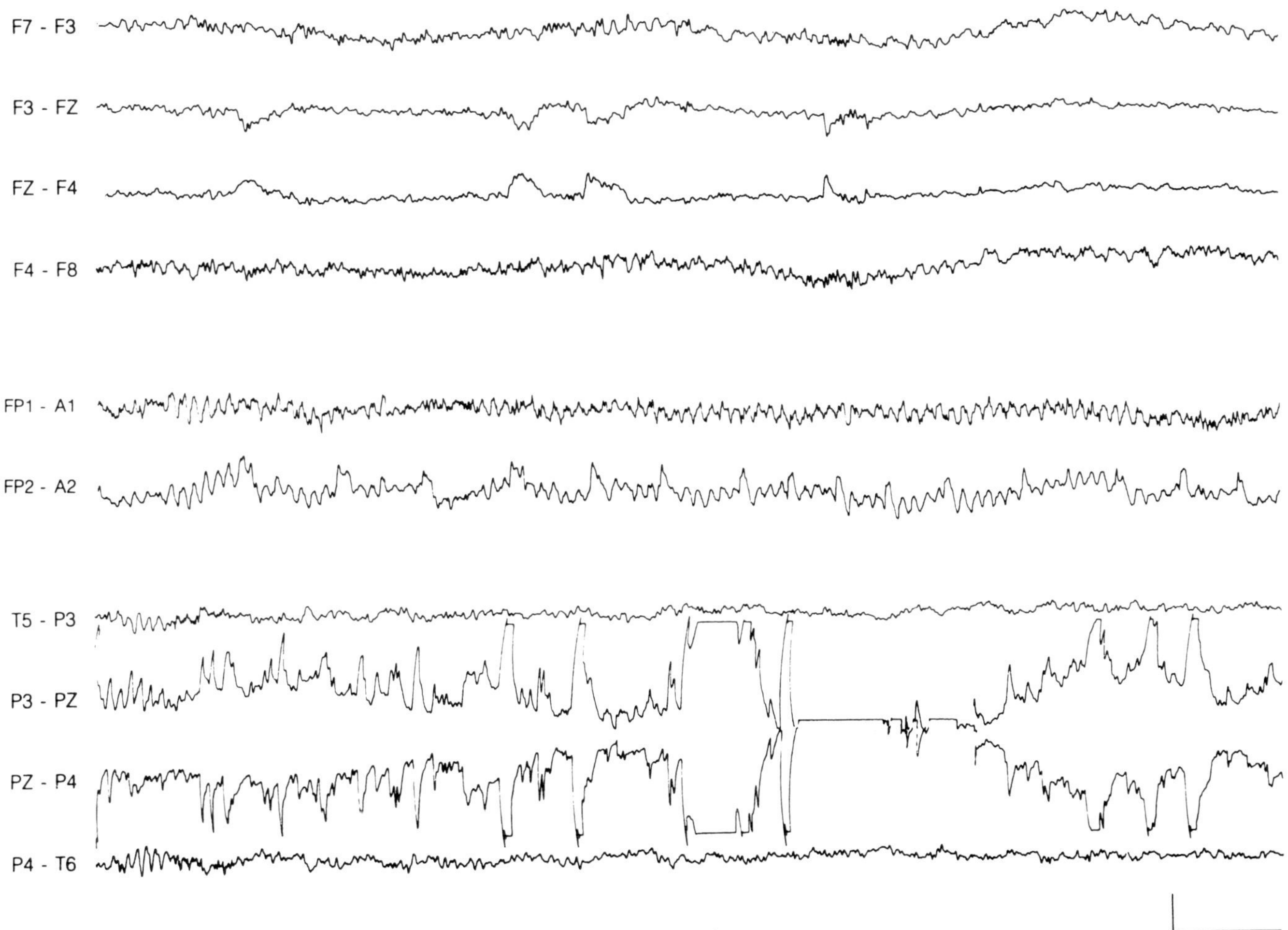

Abb. 2-1: Elektrodenartefakte. Störungen der elektrischen und mechanischen Kontinuität einer Elektrode können zu bizarren, oft plötzlichen Elektrodenpotenzialen führen, die sich deutlich von der Hintergrundaktivität abheben, nicht zu der übrigen simultan registrierten Aktivität passen und nur in Ableitungen auftreten, an denen eine Elektrode beteiligt ist. Im oberen Segment tritt eine derartige Aktivität nur an FZ auf und hat bizarre Formen. Eine derartige intermittierende Aktivität kann durch Schwankungen des Übergangswiderstands einer schlecht auf der Kopfhaut haftenden Elektrode entstehen. Gelegentlich kann eine derartige Aktivität wiederholt auftreten und Ähnlichkeit mit periodischen lateralisierten epileptiformen Entladungen (PLEDs) oder einem fokalen Krampfanfall (bei zentraler Registrierung) haben. Diese wiederholten Potenziale sind FP2-Artefakte, da sie sich nicht auf die benachbarten Kanäle ausbreiten (nicht gezeigt) und die normale Hintergrundaktivität überlagern. Sie haben keine Ähnlichkeit mit dem EKG (nicht gezeigt). Die hohe Spannung und die Persistenz des PZ-Artefakts im unteren Bereich entsteht durch eine fehlerhafte Verbindung zwischen Elektrode und Kabel oder durch ihre Anschlussbuchse in der Elektrodenanschlussbox. Eichsignal 1 s, 50 μV.

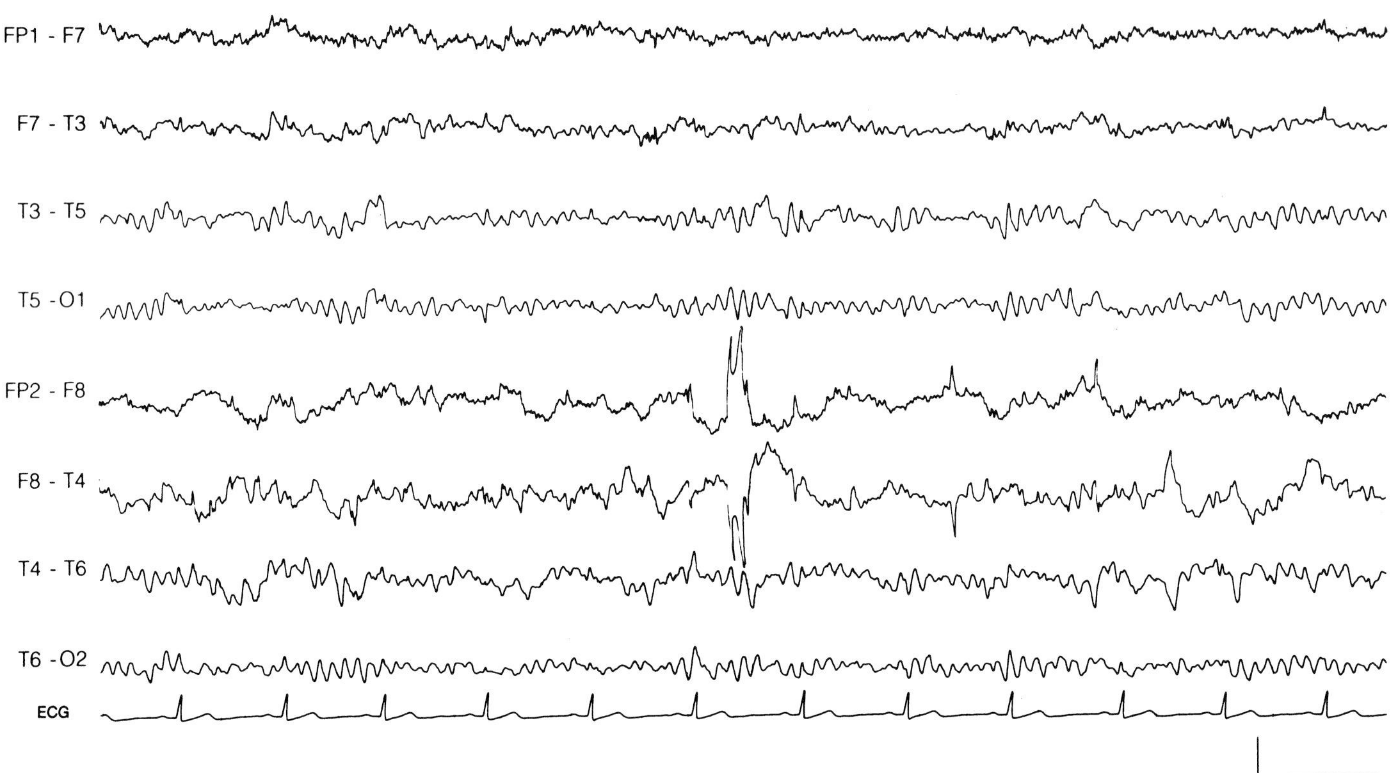

Abb. 2-2: Benachbarte Artefakte. Elektrodenartefakte können in benachbarten Elektroden auftreten und arrhythmische Delta-Aktivität und / oder Spitzen vortäuschen. Daher ist die hier abgebildete Delta-Aktivität in F8 und T4 rein artefaktisch, was sich (a) an den elektropositiven Welle-Spitze-artigen Artefakten erkennen lässt, die üblicherweise elektropositiv sind, und (b) an der Begrenzung der artefaktischen Wellen auf eine Elektrodenposition. Beachte die normale Hintergrundaktivität. Eichsignal 1 s, 50 μV.

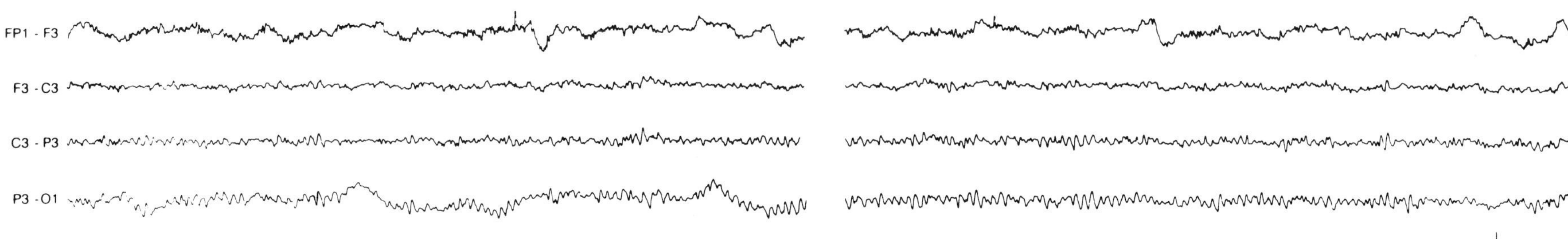

Abb. 2-3: Artefakt durch Kopfbewegung bei Hyperventilation. Nicht alle Artefakte an einer Elektrodenposition entstehen durch technische Fehler. Die niedrigfrequente arrhythmische Delta-Aktivität an O1 bei Hyperventilation ist nicht zerebralen Ursprungs, weil eine assoziierte Störung der «Hintergrundaktivität» fehlt, z. B. in Form von fokaler Theta-Aktivität oder einer Abschwächung und der fehlenden Ausdehnung auf P3, wie die C3–P3-Ableitung zeigt (links). Bei Beenden der Kopfbewegung verschwindet das Artefakt (rechts). Eichsignal 1 s, 50 μV.

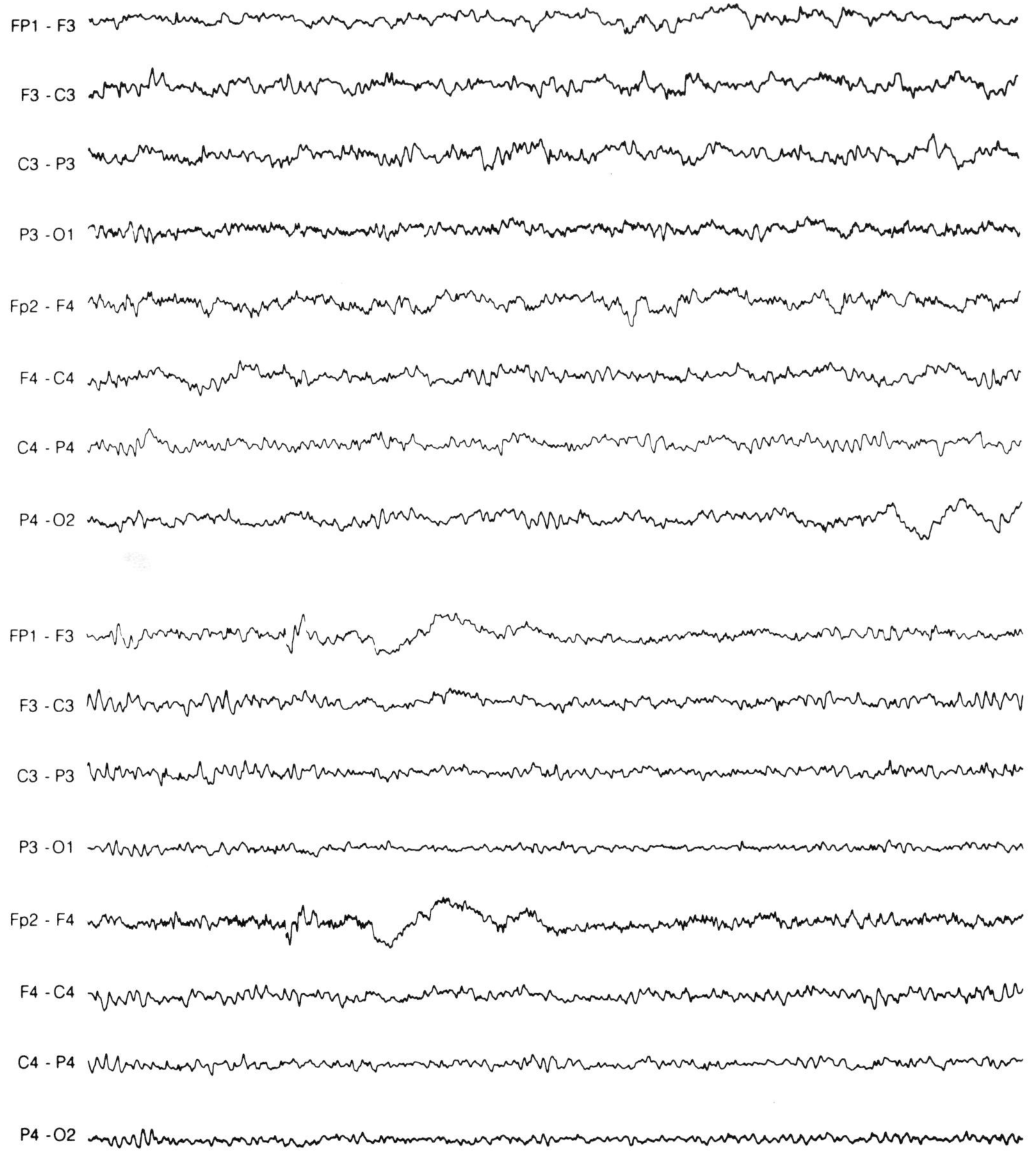

Abb. 2-4: Artefaktische Delta-Aktivität durch mehrere Elektroden mit hohem Widerstand. Hinweise auf die artefaktische Natur dieser diffusen Delta-Aktivität liefern die fast normale Hintergrundaktivität und das 60-Hz-Artefakt in der P3–O1-Ableitung (oben). Nach Reduktion des Übergangswiderstands in einen akzeptablen Bereich verschwand das Artefakt (unten). Eichsignal 1 s, 100 μV.

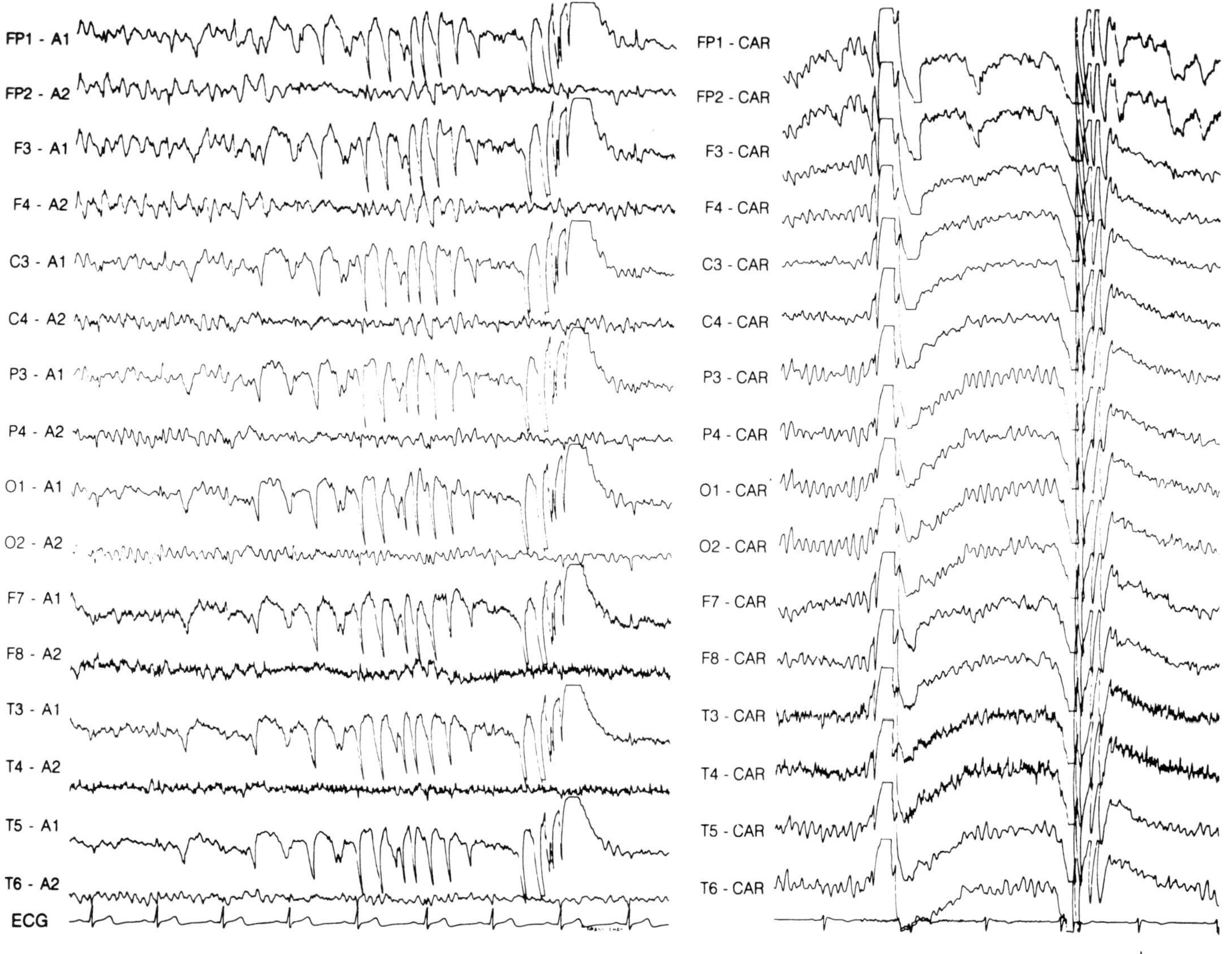

Abb. 2-5: Referenzableitung mit Artefakten. Zumindest einige der Potenziale der linken Registrierung ähneln wegen der negativen scharf konturierten Phase temporalen Spitzen. Allerdings weisen die ähnliche Spannung und Wellenform aller linksseitigen Ableitungen auf eine Begrenzung dieser Potenziale auf A1 hin. Dies passt nicht zu temporalen Spitzen, bei denen in der Regel F7, T3 und sogar FP1 beteiligt sind. Die Durchschnittsreferenz (rechts) wird leicht durch Kopfbewegungen und elektrische Entladungen in der Umgebung gestört, wodurch die hier abgebildeten ausgedehnten stereotypen Potenziale entstehen. Das erste Potenzial ähnelt zwar einem Spitze-Welle-Komplex, ist aber in allen Ableitungen identisch, sodass es leicht als Artefakt auszumachen ist. «Generalisierte» Spitze-Welle-Komplexe sind fast immer anterior oder posterior akzentuiert. Eichsignal 1 s, 70 μV.

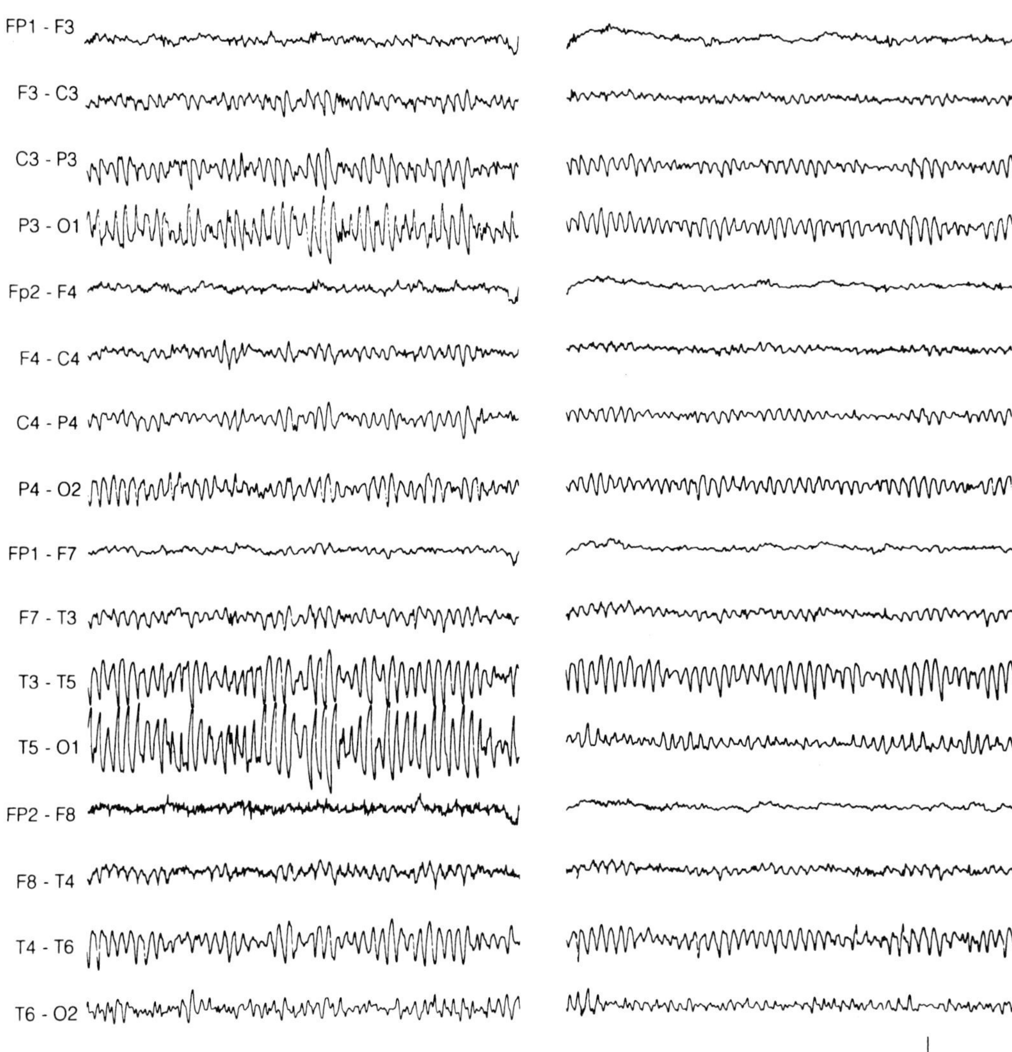

Abb. 2-6: Effekt vertauschter Elektroden auf die Hintergrundaktivität. Versehentliche Platzierung von FZ in der Position O1 (links). Beachte die höhere Amplitude, die phasenverschobene Aktivität im 4. und 12. Kanal (P3–FZ, T5–FZ). Registrierung (rechts) nach Korrektur der Elektrodenposition. Die Alpha-Aktivität ist in der linken Hemisphäre nur geringfügig höher und die vollständige Phasenumkehr der Alphaaktivität an den parasagittalen Elektroden nicht mehr vorhanden. In den Ableitungen T5, 6–O1,2 findet sich eine normale Phasenumkehr der Alpha-Aktivität. Die Beschriftung zeigt die vorgesehenen Elektrodenpaare. Eichsignal 1 s, 50 μV.

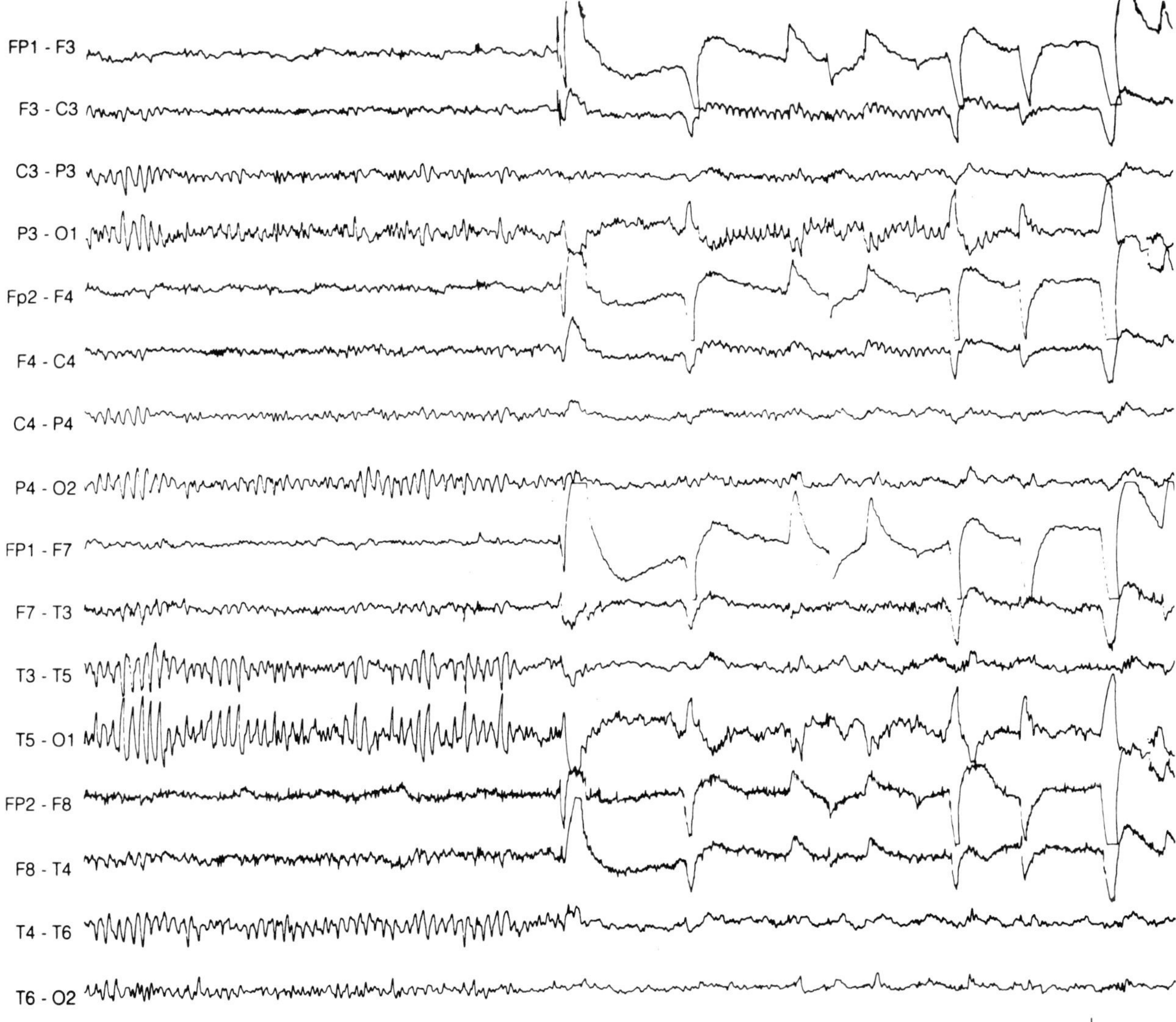

Abb. 2-7: Vorgetäuschte asymmetrische Amplituden und andere Störungen durch vertauschte Elektroden. Die zahlreichen bizarren Veränderungen bei dieser Registrierung lassen sich durch die Verwechslung von FZ und O1 erklären. Dadurch entstehen eine phasenverschobene Alpha-Aktivität mit erheblich höherer Spannung im 4. und 12. Kanal (P3–FZ, T5–FZ), phasenverschobenes Augenblinzeln, weil FZ stärker elektropositiv ist als P3 oder T5, sowie ein μ-Rhythmus von FZ im 4. und 12. Kanal. Beachte die Lambda-Aktivität mit niedriger Amplitude in den technisch korrekten Ableitungen P4–O2 und T6–O2. Die Beschriftung zeigt die vorgesehenen, nicht aber die tatsächlichen Elektrodenpaare. Eichsignal 1 s, 50 μV.

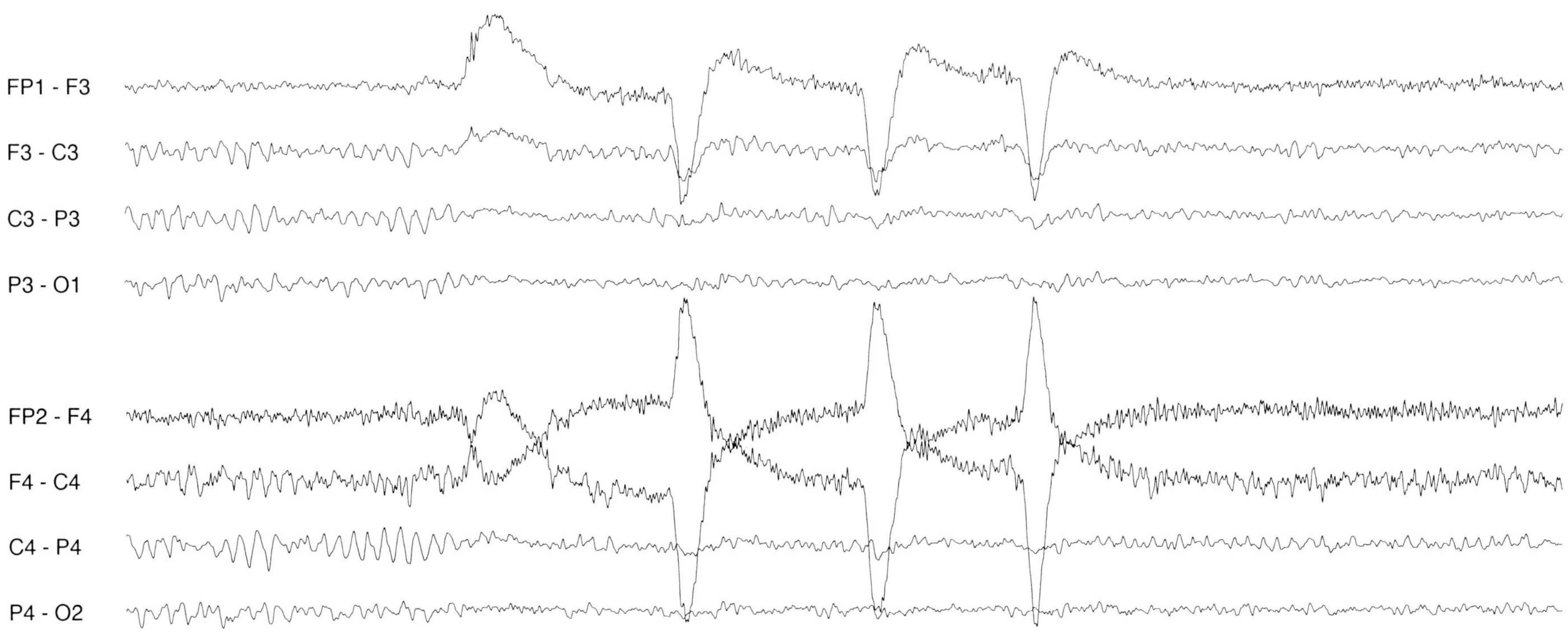

Abb. 2-8: Vertauschen der FP2- und F4-Elektode. Die Potenziale beim Blinzeln sind in den rechts hemisphärischen Ableitungen deutlich verändert. Die Beschriftung zeigt die vorgesehenen Elektrodenpaare. Eichsignal 1 s, 70 μV.

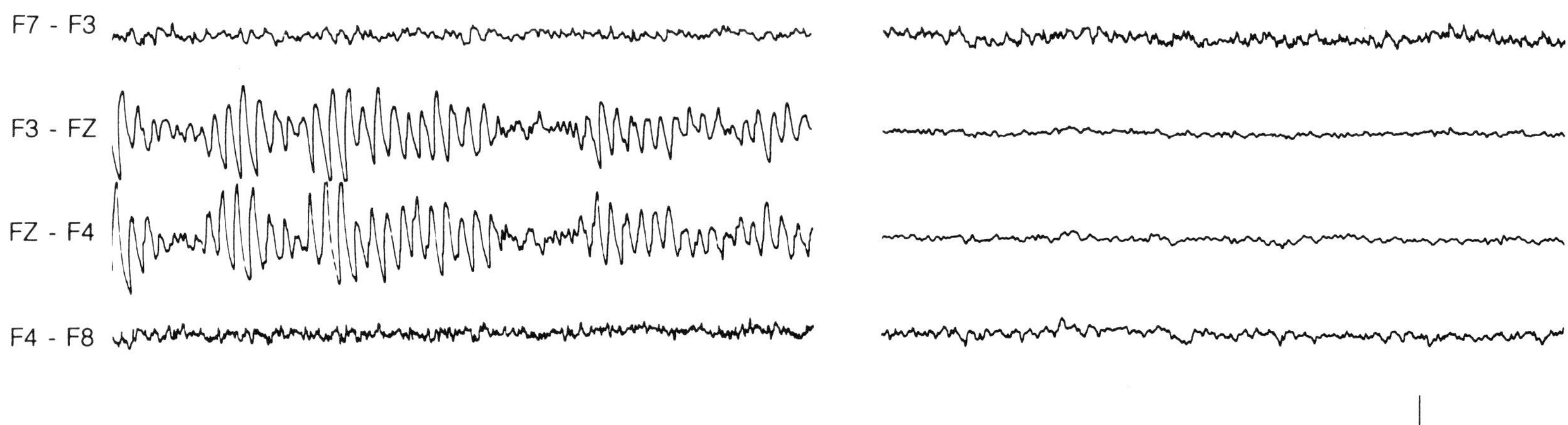

Abb. 2-9: Effekt vertauschter Elektroden auf die frontale Aktivität. Die Registrierung auf der linken Seite zeigt die irrtümliche Verwechslung von FZ und O1, wodurch es in den Ableitungen «F3–FZ» und «FZ–F4» zu Alpha-Aktivität kommt. Nach Korrektur (rechts) zeigt sich die normale niedrigamplitudige frontale Aktivität. Der Verdacht auf Elektrodentausch besteht, wenn bei Querreihen in den Ableitungen mit FZ, CZ oder PZ eine hochamplitudige Aktivität auffällt. Die Beschriftung zeigt die vorgesehenen Elektrodenpaare. Eichsignal 1 s, 70 μV.

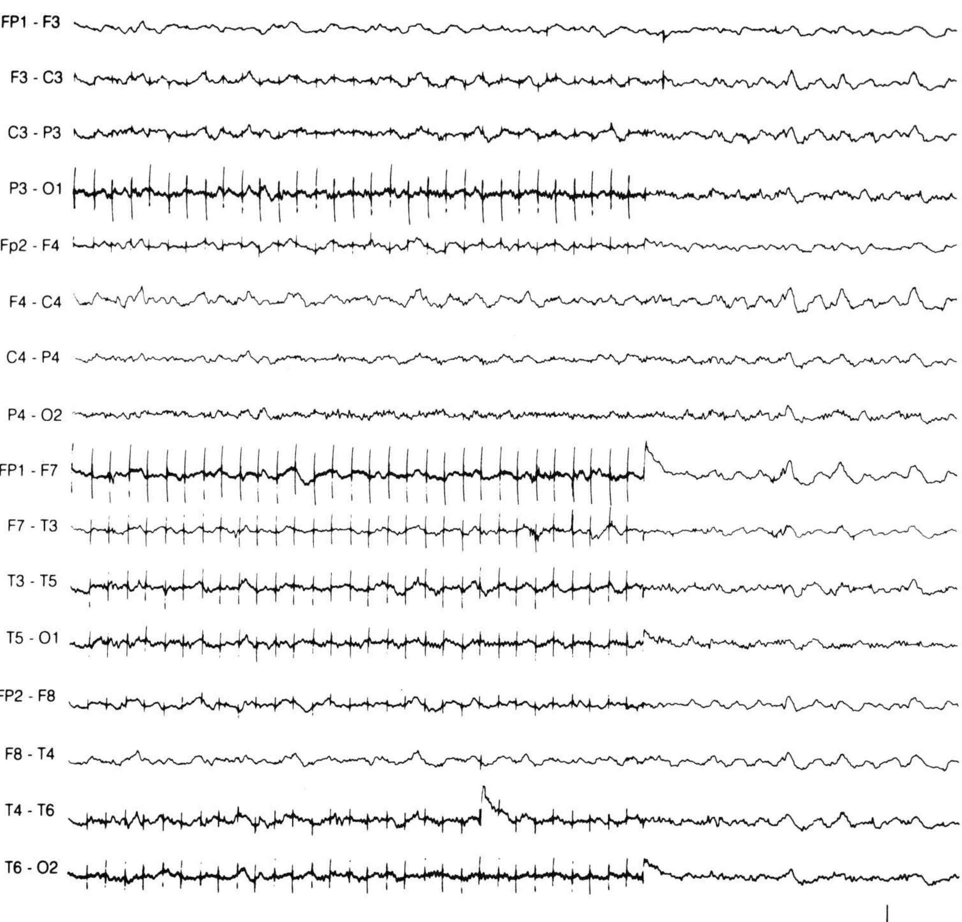

Abb. 2-10: Artefakt durch unzureichende Erdung. In den meisten Kanälen dieser bipolaren Montage findet sich ein 4-Hz- und 60-Hz-Artefakt, das durch den Transformator des Operationssaals entstanden ist. Nach Umstellung auf eine neue Erdungselektrode (letzte 4 Sekunden) verschwindet dieses Artefakt. Artefakte durch unzureichende Erdung betreffen nicht immer alle Ableitungen. Eichsignal 1 s, 70 μV.

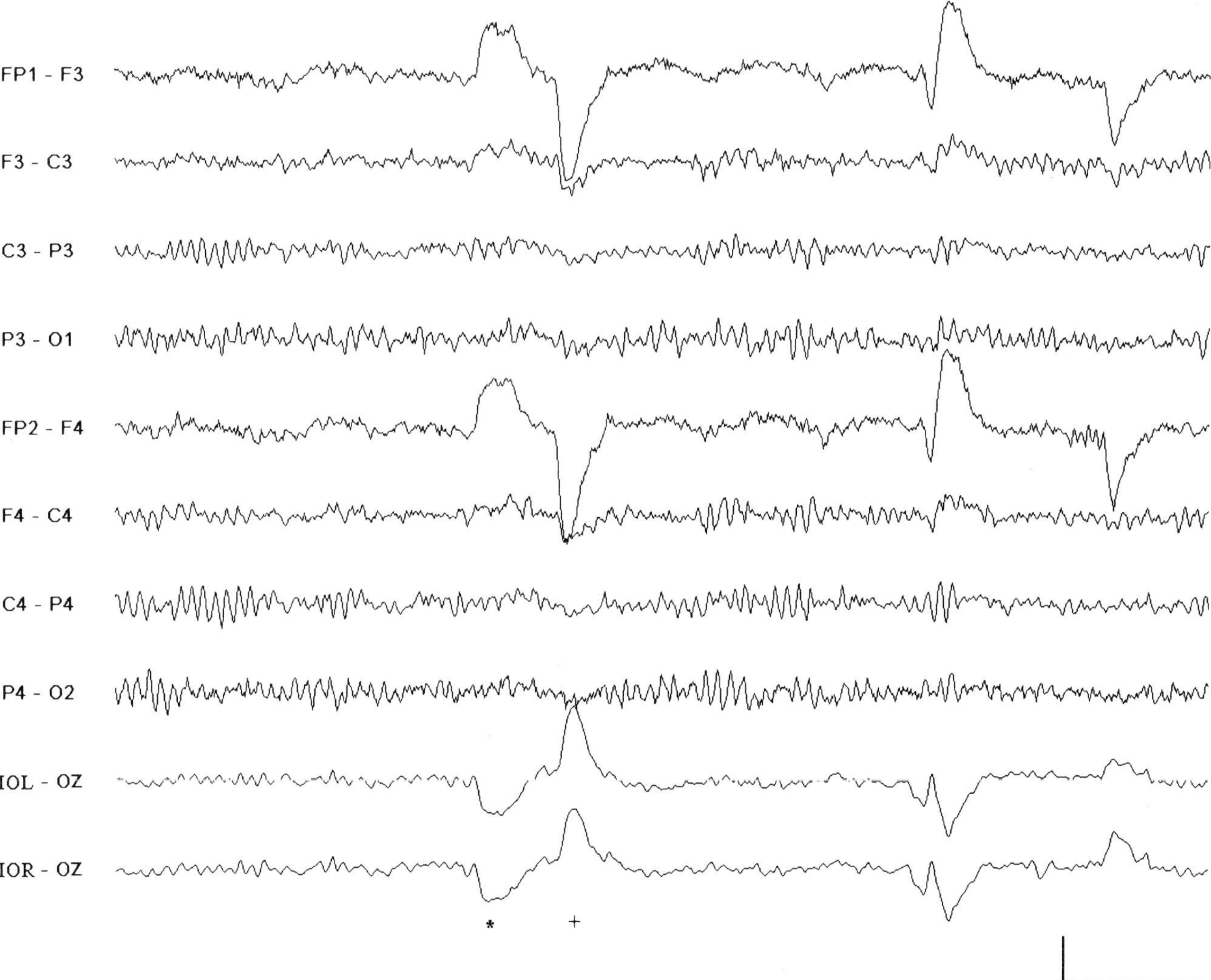

Abb. 2-11: Vertikale Augenbewegungen und infraorbitale Elektroden. Durch die elektropositive Kornea entsteht beim Öffnen der Augen eine plötzliche Negativierung in FP1,2 und intraorbitale Positivierung (Stern in der 3. Sekunde); beim Lidschluss kehrt sich die Situation um (+). Eine ähnliche Veränderung findet sich in der 6. Sekunde. IOL, IOR = infraorbital links, rechts. Bei den oberen acht Kanälen Eichsignal 1 s, 50 μV, bei den unteren beiden 1 s, 150 μV.

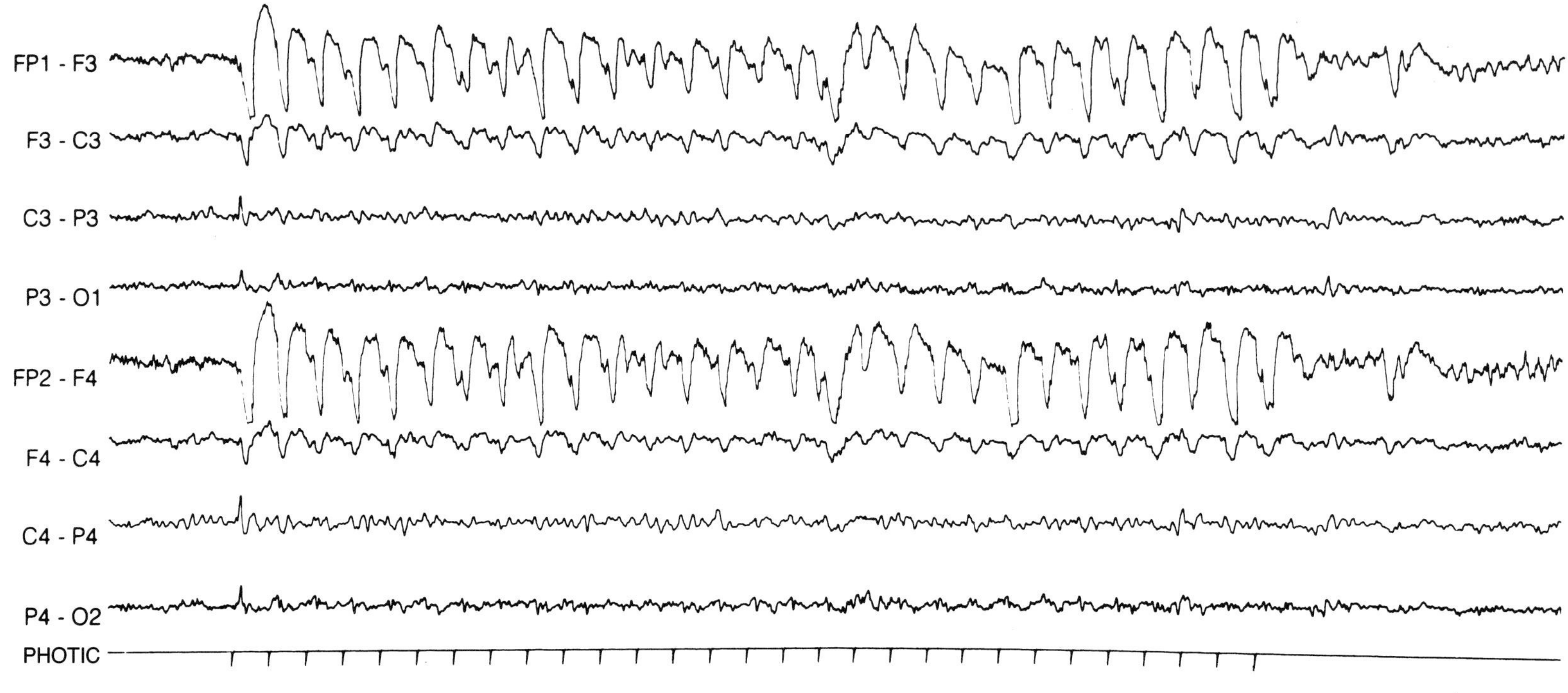

Abb. 2-12: Lidflattern durch Fotostimulation. Die 3-Hz-Lichtstimulation bei offenen Augen erzeugt synchronen Lidschlag mit anschließendem Öffnen der Augen, wodurch jeweils ein positiv-negativer «Komplex» entsteht, dem eine synchrone, scharf konturierte Welle vorausgeht, die vermutlich einer periokulären Muskelkontraktion entspricht. Die entstehenden repetitiven Komplexe ähneln Spitze-Welle-Komplexen, unterscheiden sich jedoch durch ihre überwiegend frontopolare Lokalisation und das Zusammenfallen mit den Lichtreizen von einer fotoparoxysmalen Reaktion. Das Spitze-Welle-artige Flattern wird durch ein deutliches Öffnen der Augen im mittleren Drittel der Lichtstimulation durchbrochen. Beachte die bilaterale synchrone, scharf konturierte «On»-Reaktion zu Beginn der Lichtstimulation. Eichsignal 1 s, 50 μV.

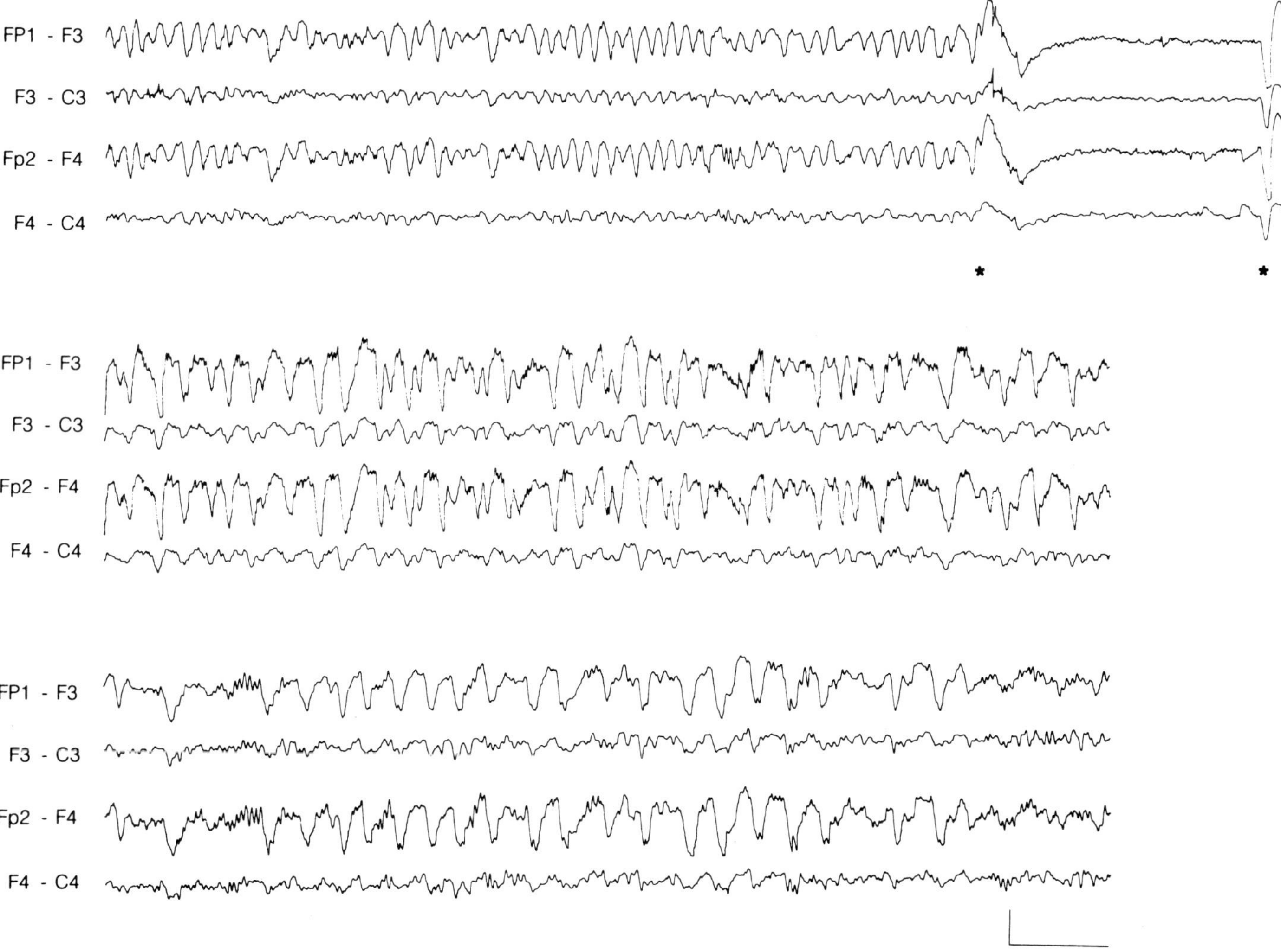

Abb. 2-13: Lidschlag. Sequenzielle Lidartefakte lassen sich anhand ihrer Lokalisation in FP1 und FP2, ihrer deutlich niedrigeren Amplitude an F3 und F4 und der Reaktion auf Augenöffnen (linker Stern) erkennen. Beachte das bilaterale synchrone, abwärts gerichtete Potenzial in den frontalen Ableitungen beim Lidschlag (rechter Stern). Das Potenzial durch die Bewegung des positiven Endes des okulären Dipols in Richtung auf die frontopolaren Elektroden erzeugt plötzlich ein positives Feld, dessen Zentrum in der Nähe der frontopolaren Elektroden liegt und leicht nach posterior verlängert ist (Brittenham, 1990). Vermutlich trägt die Bewegung der Lider über den Bulbus zu diesem Potenzial bei (Fisch, 1999). Gelegentlich kann ein Zwinker-Artefakt gemeinsam mit einer höherfrequenten Hintergrundaktivität auftreten und ähnelt dann Spitze-Welle-Komplexen (Mitte), wobei eine derartige Interpretation durch die fast ausschließliche Beschränkung auf die Elektroden FP1,2 sehr unwahrscheinlich ist. Eichsignal 1 s, 50 μV.

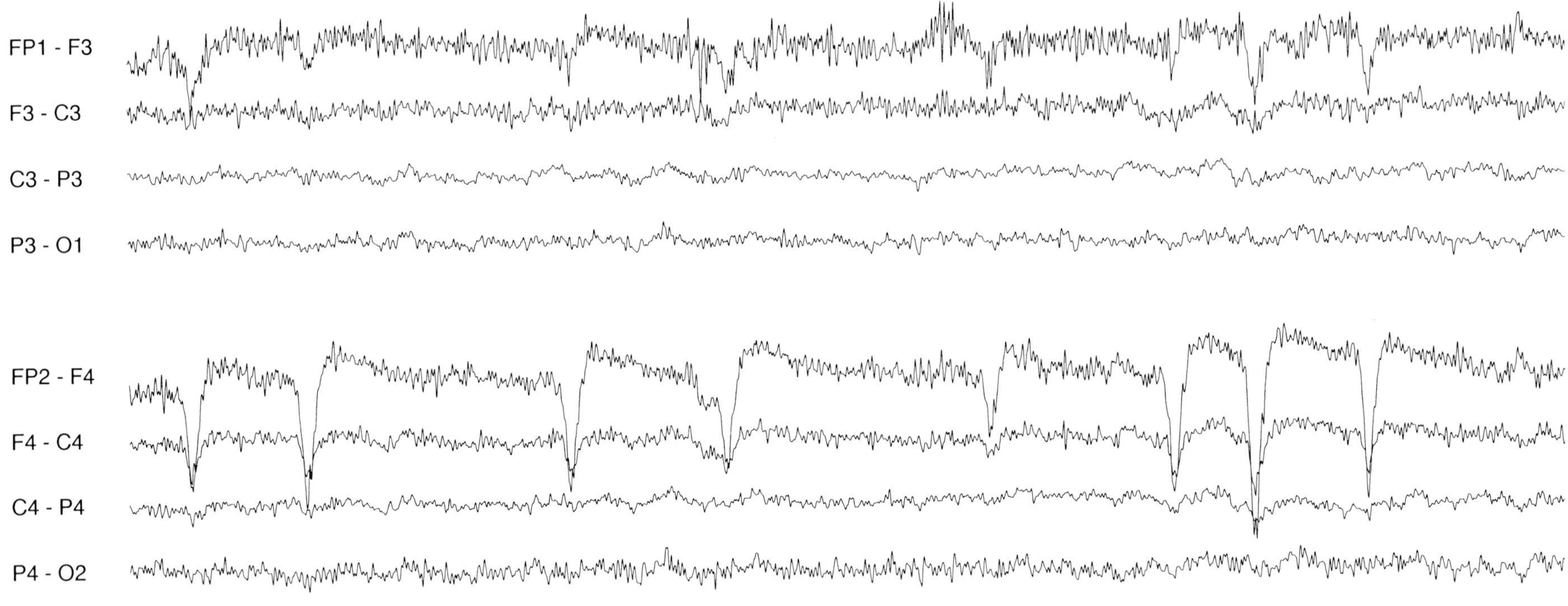

Abb. 2-14: Linksseitiges Glasauge. Das leichte positive Potenzial an FP1 spiegelt vermutlich das Feld des rechten Lidschlags wider. Eichsignal 1 s, 50 μV.

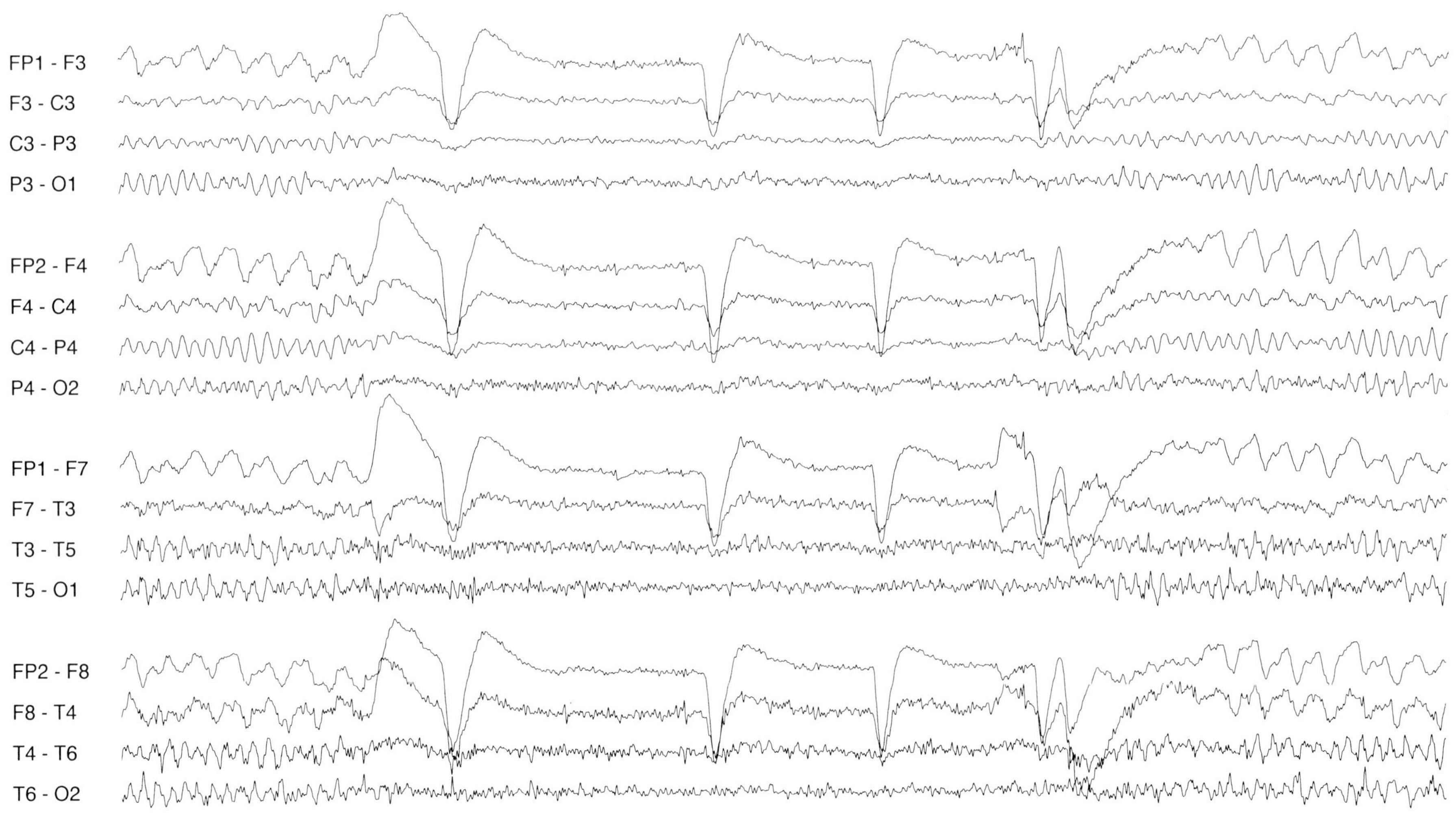

Abb. 2-15: Beheben des Lidflatterns durch Augenöffnen. Das Öffnen der Augen beendet nicht nur die Alpha-Wellen, sondern auch das Lidflattern. Eichsignal 1 s, 70 μV.

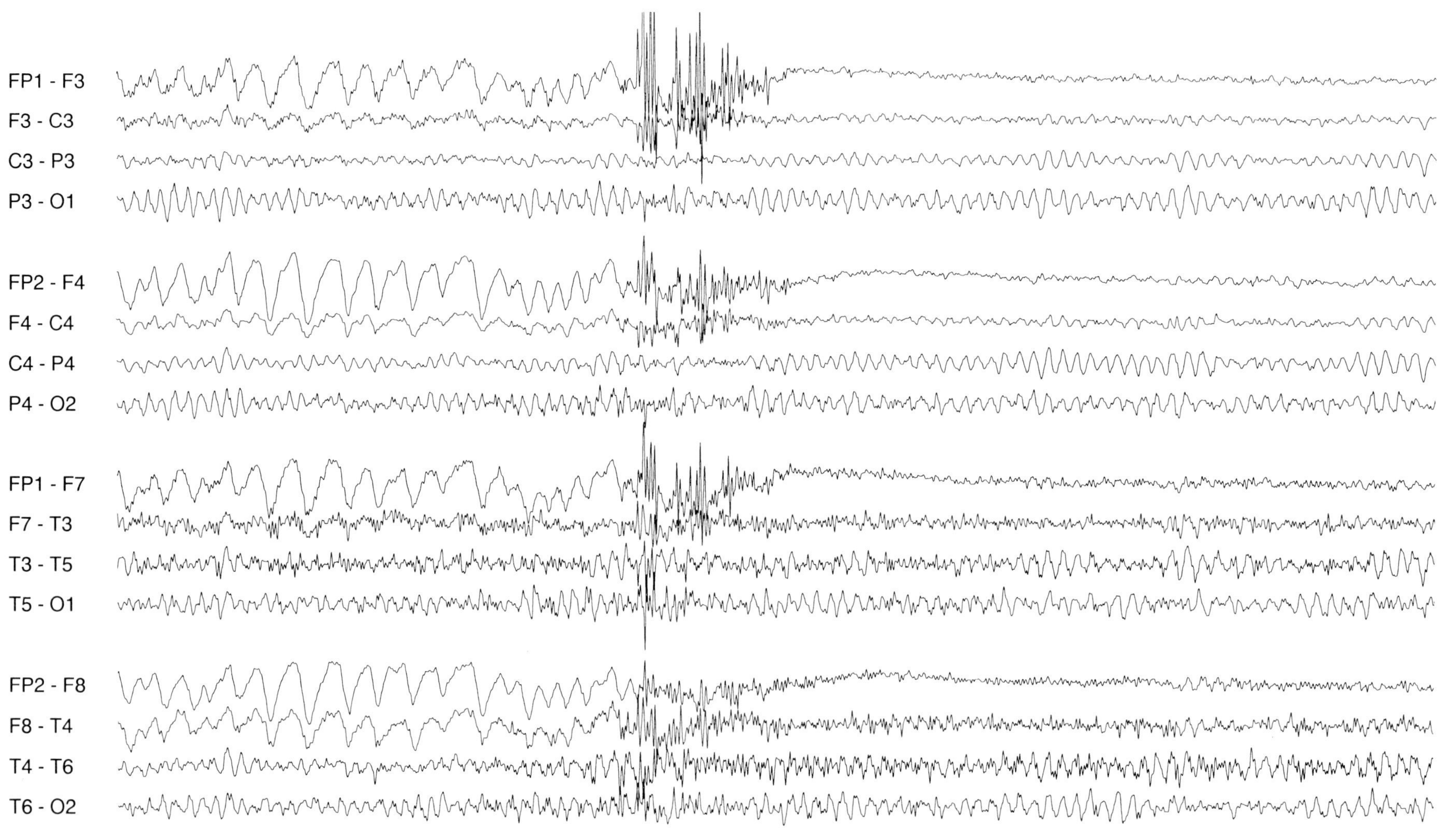

Abb. 2-16: Beheben des Lidflatterns durch bewusstes Schließen der Augen. Wird der Patient aufgefordert, seine Augen geschlossen zu halten, lässt sich das Artefakt von der rhythmischen frontalen Delta-Aktivität abgrenzen. Eichsignal 1 s, 70 μV.

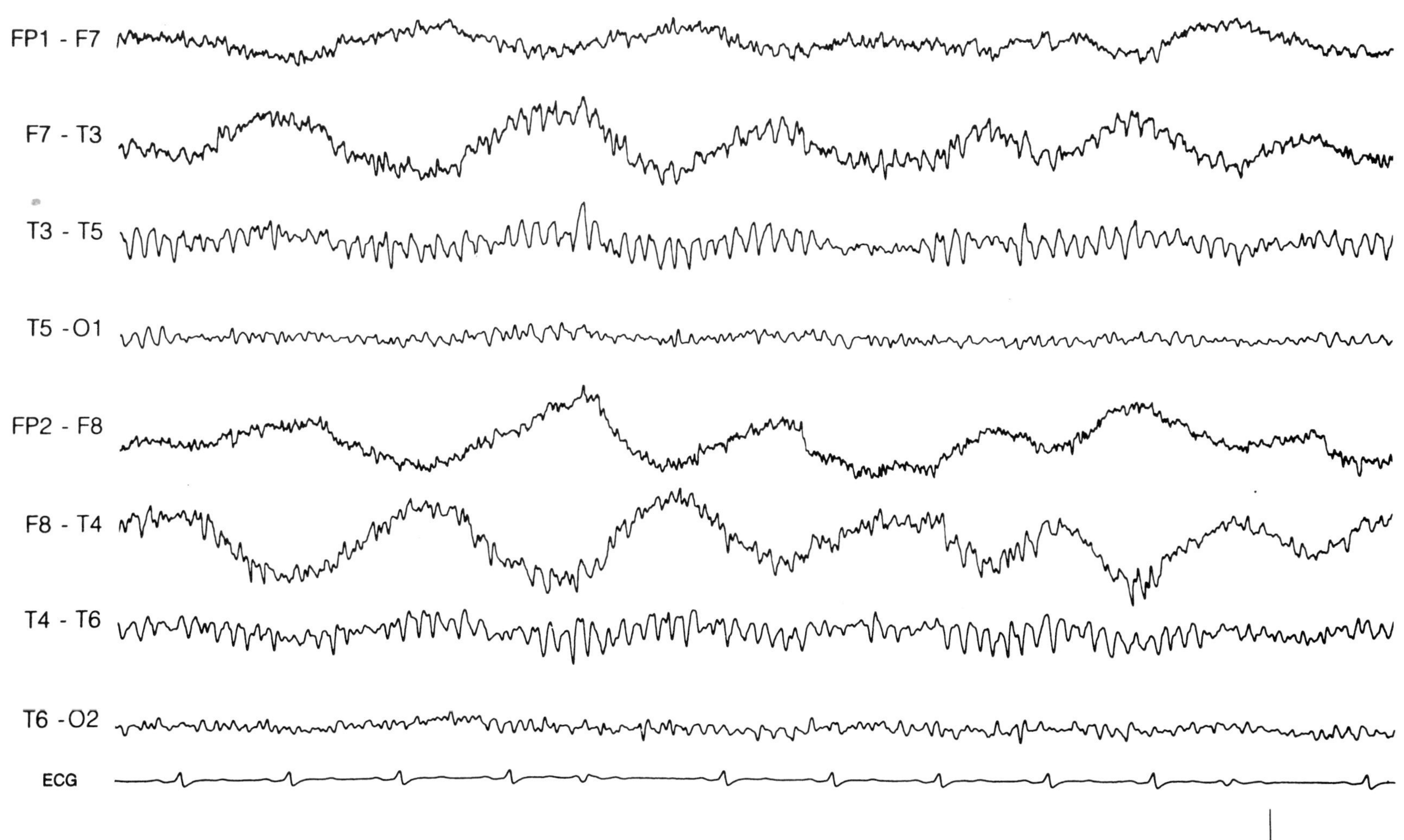

Abb. 2-17: Überwiegend laterale Augenbewegungen bei bipolarer Montage. Diese überwiegend lateralen Augenbewegungen sind in Ableitungen, an denen F7 und F8 beteiligt sind, phasenverschoben, da die Zunahme der Positivität an der einen Elektrode zur Abnahme der Positivität an der anderen führt (die dann negativer ist), wie es diese Registrierung von Differenzialverstärkern zeigt. Eichsignal 1 s, 50 µV.

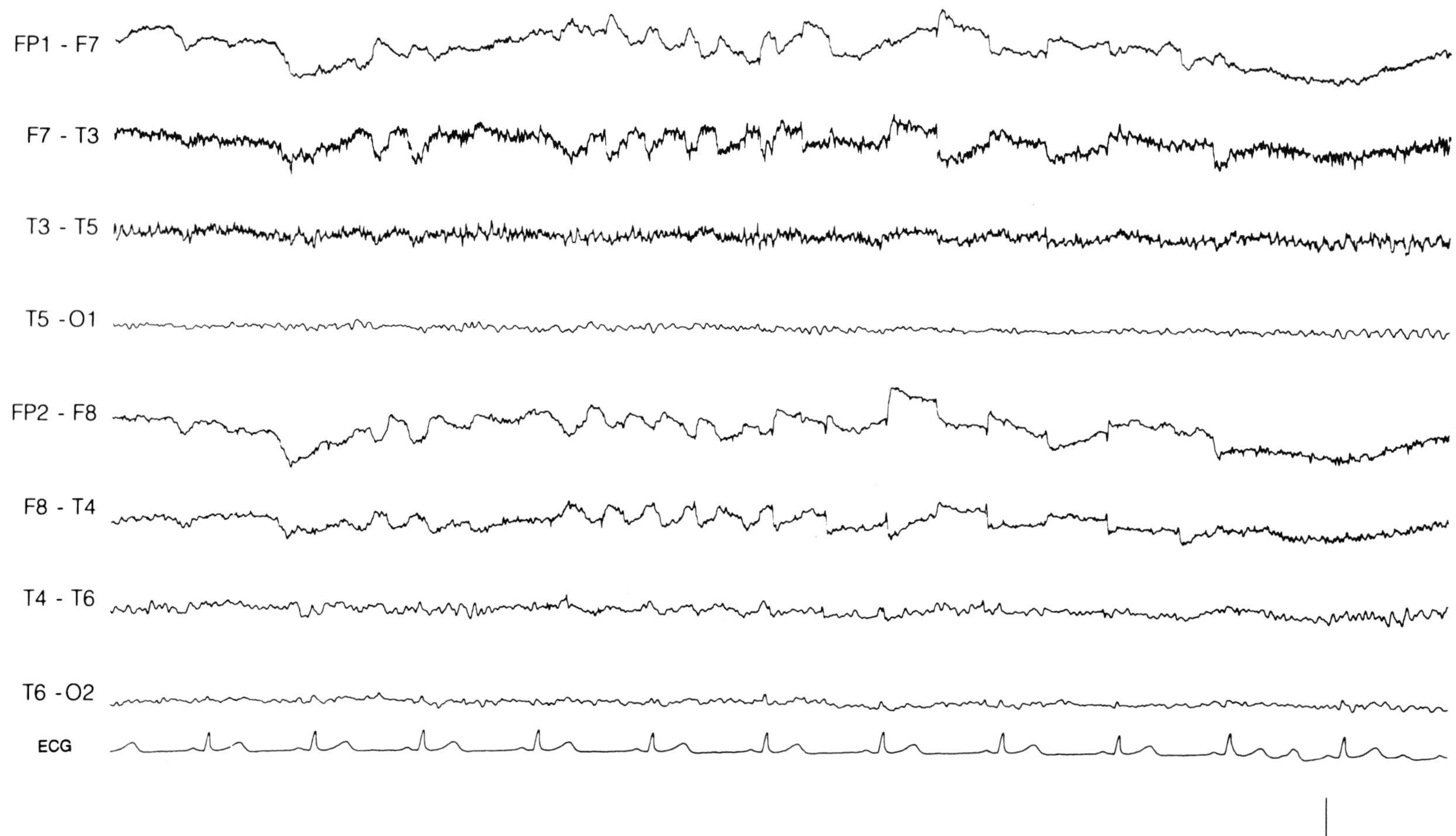

Abb. 2-18: Schnelle laterale Augenbewegungen. Schnelle laterale Augenbewegungen imponieren als grundsätzlich phasenverschobene Potenziale zwischen F7 und F8. Eichsignal 1 s, 50 μV.

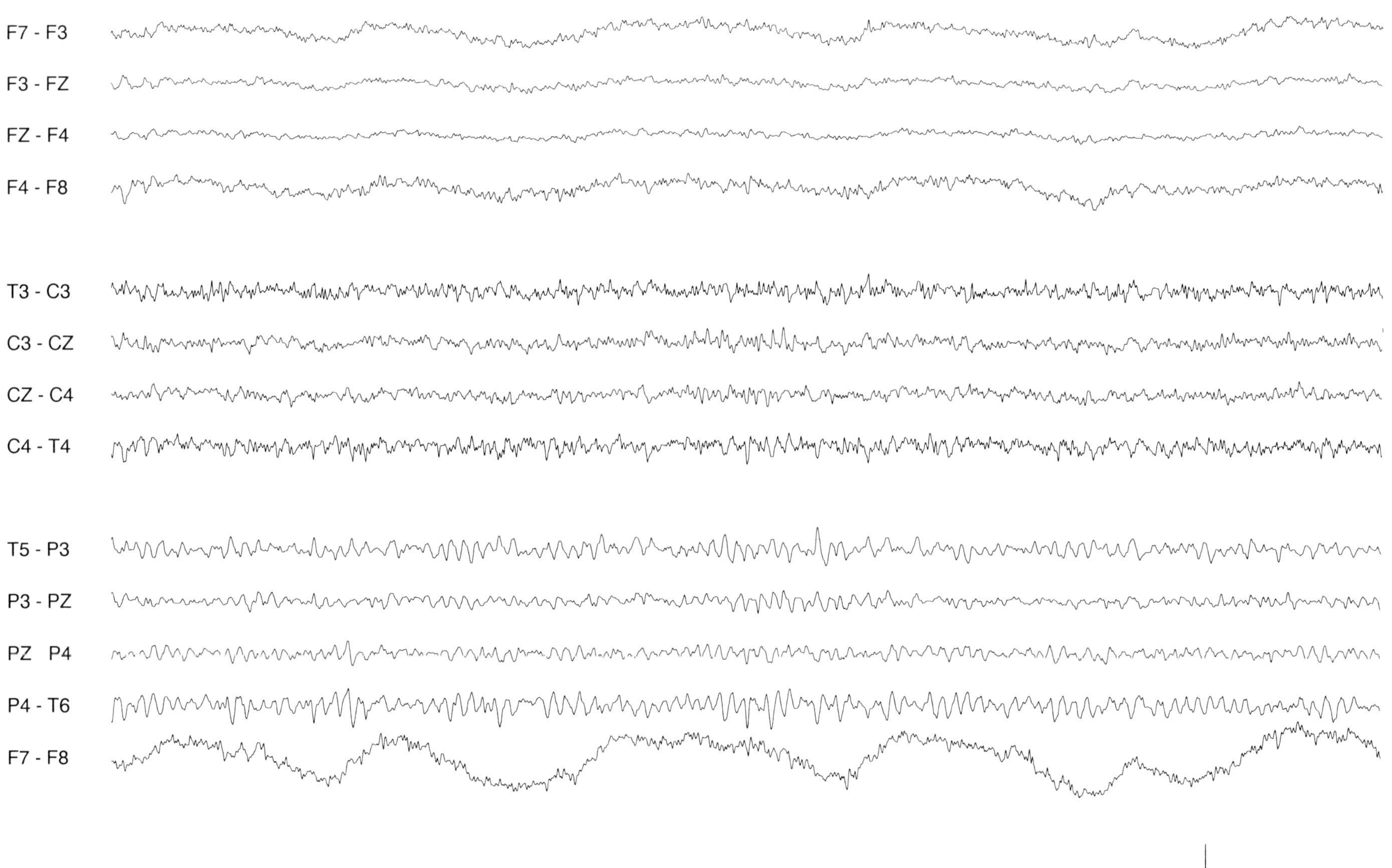

Abb. 2-19: Langsame laterale Augenbewegungen bei Querreihe. Laterale Augenbewegungen führen zu entgegengesetzten Potenzialen an F7 und F8. Die Blickwendung nach rechts erhöht die Positivität an F8 und reduziert sie an F7. Da F7 und F8 bei dieser Querreihe als erstes und zweites Eingangssignal ihrer Ableitungen verbunden sind, führt die entgegengesetzte Veränderung der Polarität zu Ablenkungen derselben Richtung, die sich in der F7–F8-Ableitung jedoch addieren. Durch die ähnlichen Wellenformen und die fehlende Störung der Hintergrundaktivität, z. B. eine exzessive Theta-Aktivität, unterscheidet sich diese Veränderung von temporaler Delta-Aktivität. Eichsignal 1 s, 100 μV.

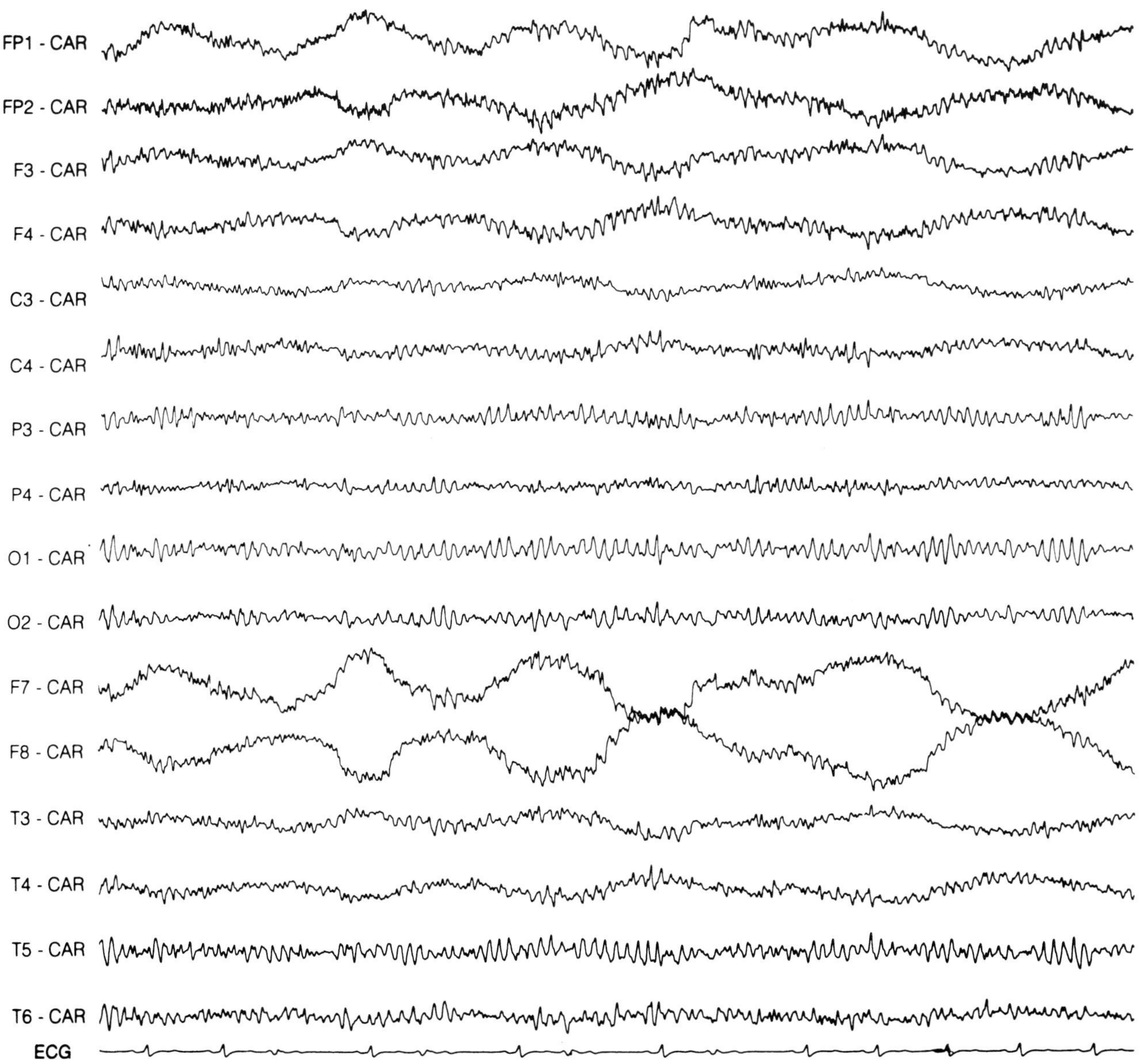

Abb. 2-20: Durchschnittsreferenzableitung bei langsamen lateralen Augenbewegungen. Die langsamen lateralen Augenbewegungen sind zwischen den Hemisphären phasenverschoben, auch in den frontalen und zentralen Ableitungen. Auch hier erlauben die fehlenden regionalen Störungen der Hintergrundaktivität die Unterscheidung derartiger Wellen von frontaler Delta-Aktivität. Eichsignal 1 s, 50 μV.

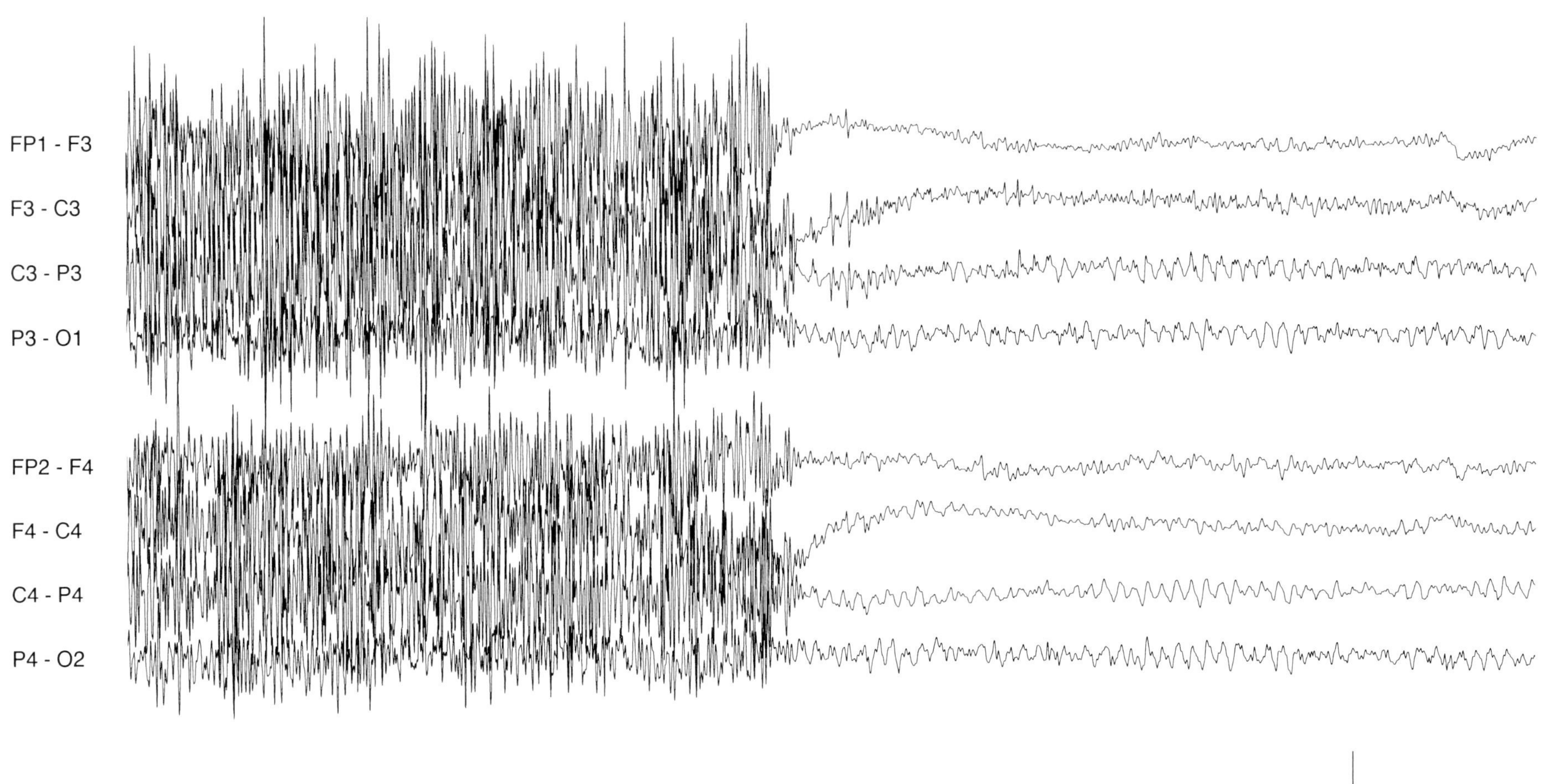

Abb. 2-21: Muskelartefakt. 29-jähriger Patient. Wach. Augen geschlossen. Muskelaktivität erzeugt sehr kurze Potenziale. Hier endet die Muskelaktivität in der zweiten Hälfte der Abbildung, nachdem der Patient gebeten wurde, seinen Mund leicht zu öffnen. Eichsignal 1 s, 70 μV.

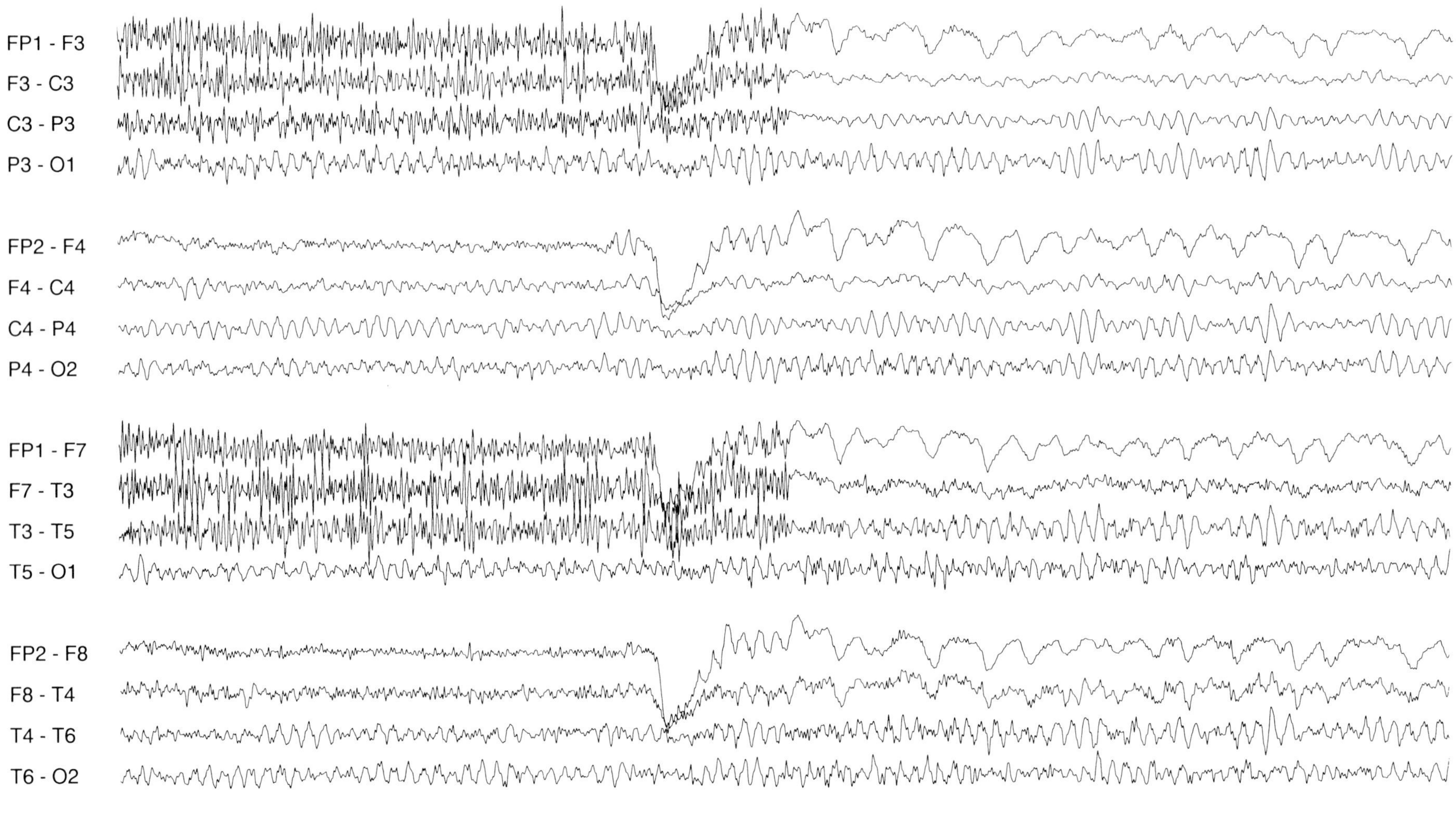

Abb. 2-22: Einseitiges Muskelartefakt. 47-jähriger Patient. Wach. Augen geschlossen. Verschwindet nach leichter Mundöffnung. Eichsignal 1 s, 70 μV.

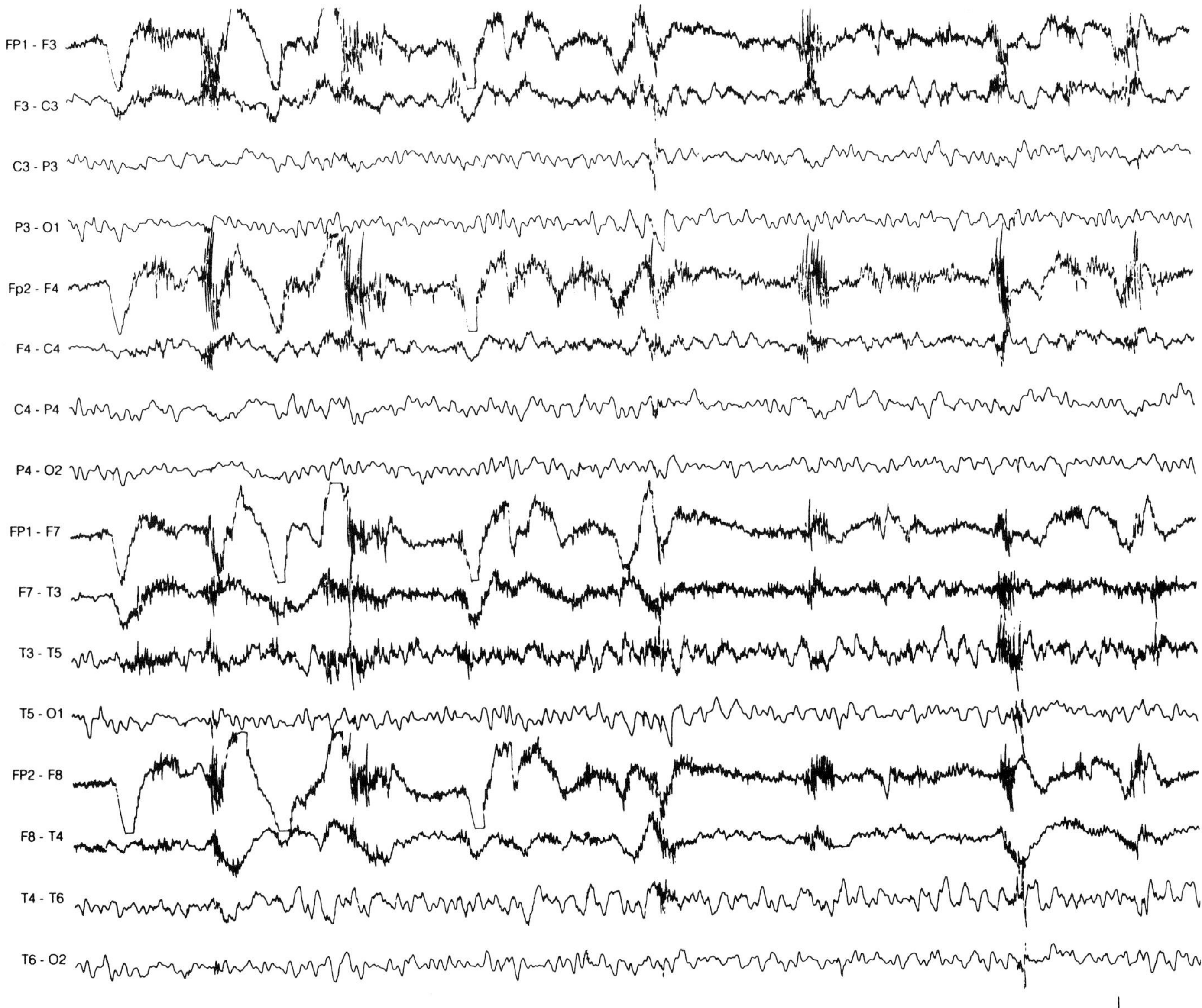

Abb. 2-27: Bursts von Muskelpotenzialen. Neunjähriger Patient. Wach. Bursts von Muskelpotenzialen finden sich beim Gilles-de-la-Tourette-Syndrom (wie hier), bei Chorea sowie bei anderen Bewegungsstörungen. Eichsignal 1 s, 100 μV.

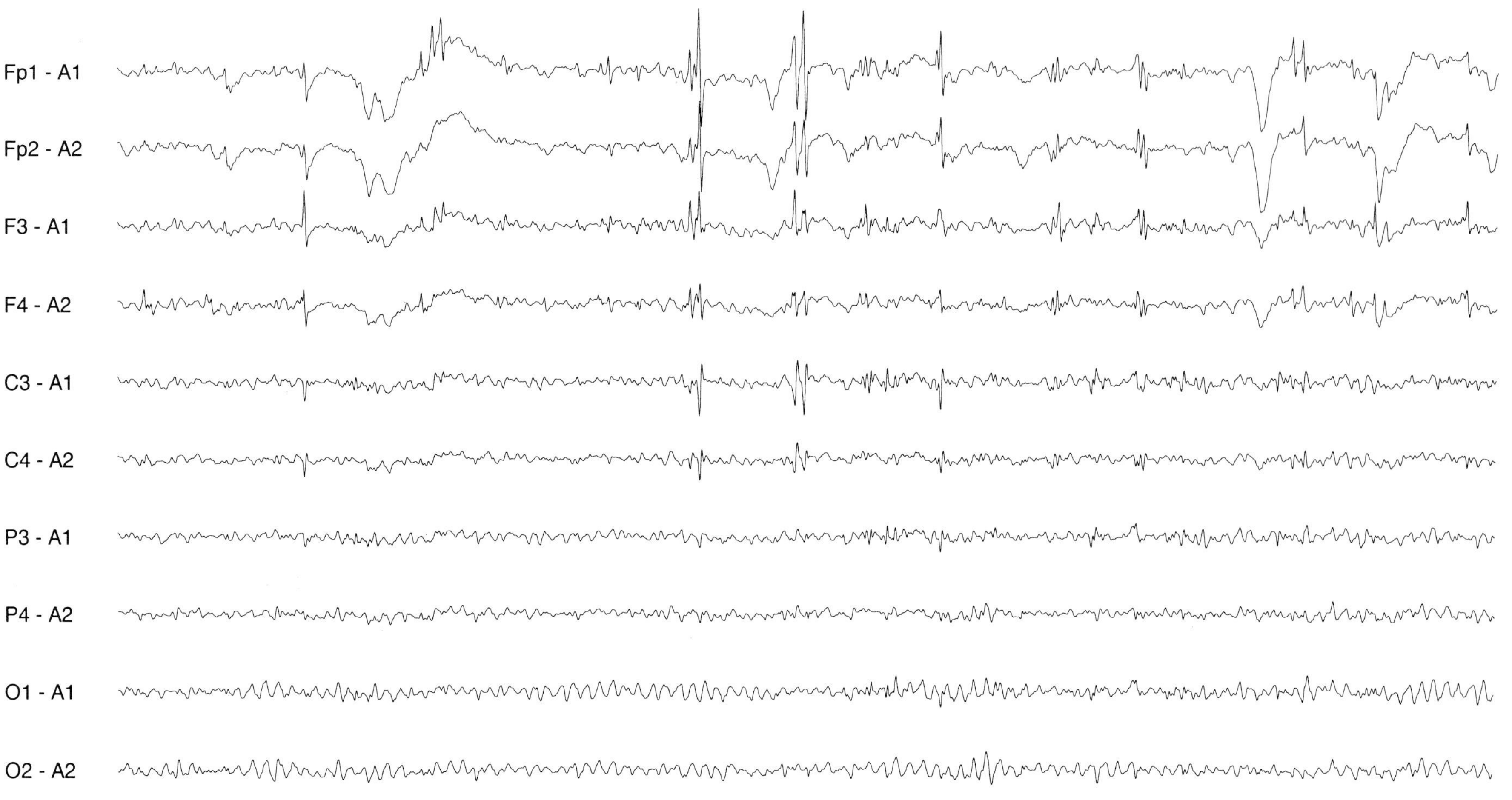

Abb. 2-28: Muskelpotenziale. In dieser Referenzableitung entsprechen alle scharf konturierten Wellen frontalen oder periokulären Muskelartefakten. Dies zeigt sich an der Kürze der Potenziale (kürzer als fast alle anormalen Spitzen) und den außer nach der mutmaßlichen Bulbusbewegung (Mitte der Abbildung) fehlenden nachfolgenden langsamen Wellen. Spitze-Welle-Komplexe treten grundsätzlich an F3,4 auf, während sich diese Potenziale an FP1,2 konzentrieren. Eichsignal 1 s, 70 μV.

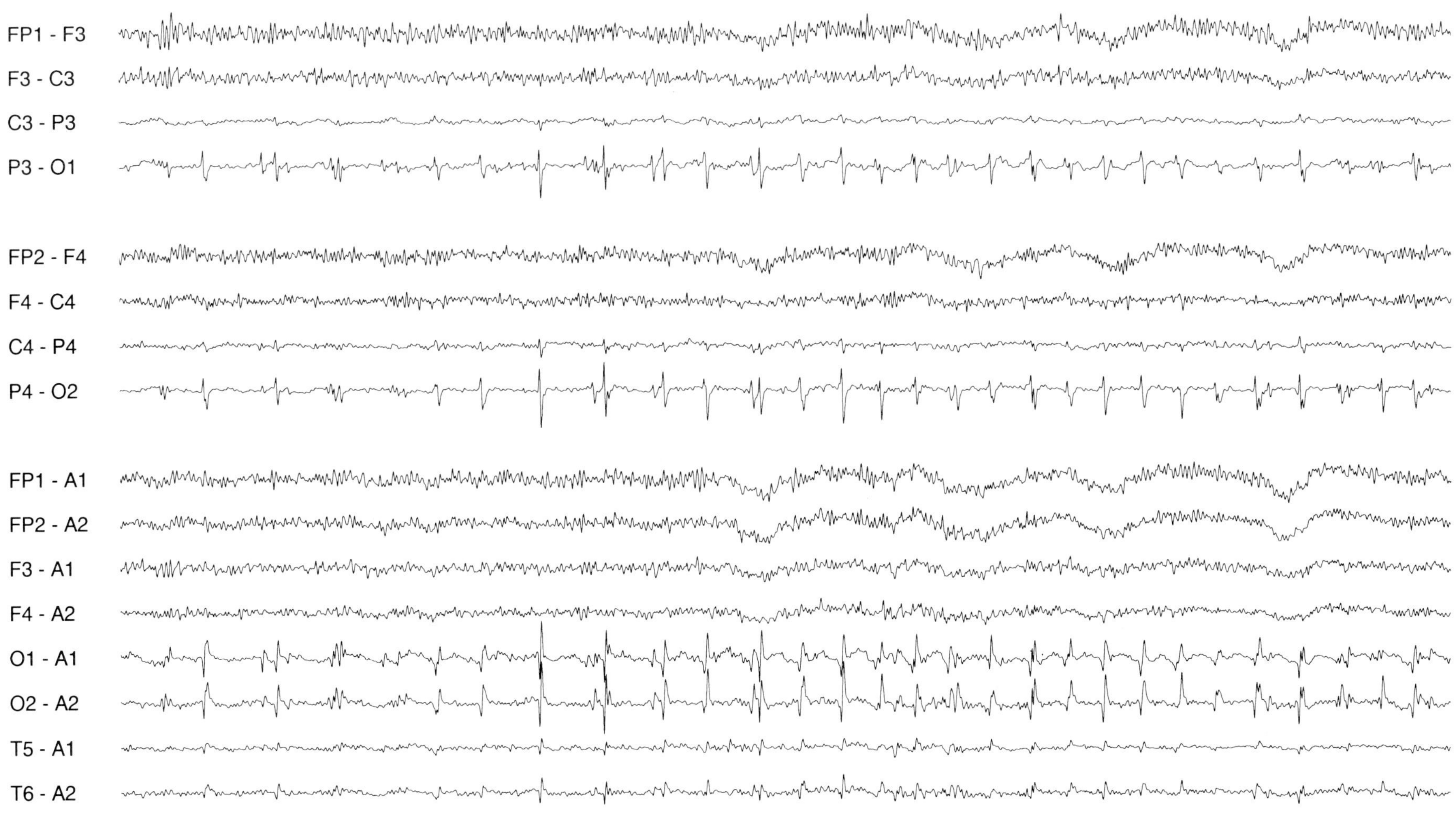

Abb. 2-29: Tremorartefakt. Die Kürze dieser Potenziale und ihre minimale Ausdehnung nur auf T5,6 weist darauf hin, dass es sich um regelmäßig wiederkehrende (4–5 Hz) Potenziale bei einem zephalen Tremor handelt. Eichsignal 1 s, 70 μV.

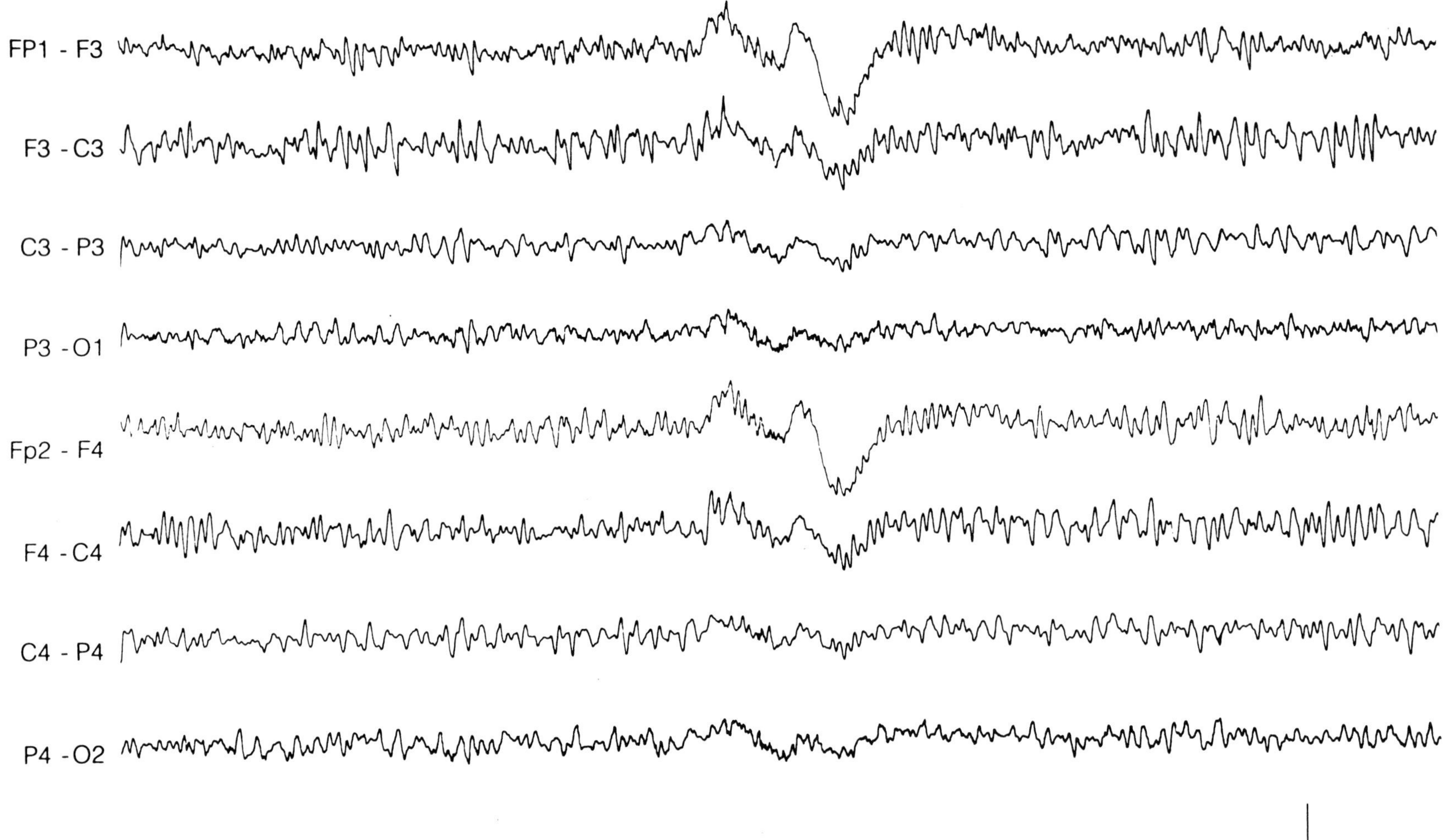

Abb. 2-30: Glossokinetisches Artefakt. In dieser und der nächsten Abbildung ähnelt das glossokinetische Artefakt «projizierten» Rhythmen. Besonders gut ist dies zu erkennen, wenn der Patient spricht. Derartige Artefakt lassen sich provozieren, indem der Patient aufgefordert wird zu «trällern». Echte projizierte Aktivität geht oft mit einem diffusen Theta-Burst einher, die in diesen Registrierungen nicht vorhanden ist. Eichsignal 1 s, 50 μV.

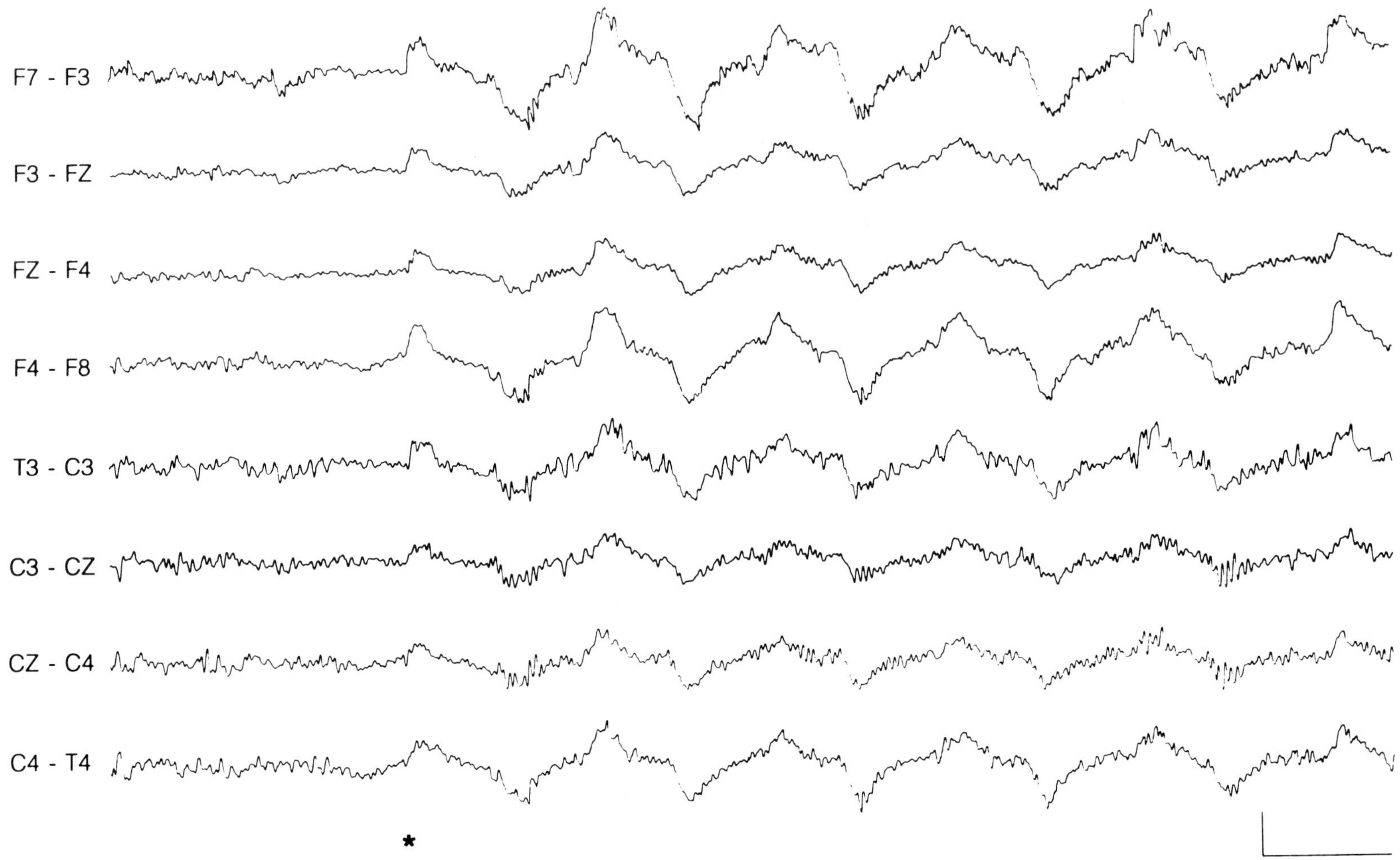

Abb. 2-31: Querreihe mit lateralem glossokinetischem Artefakt. Die Delta-freie Aufzeichnung in den ersten Sekunden dieses Segments wird gestört, weil der Patient seine Zunge zur Seite bewegt (Stern). Auch hier ist die artefaktische Delta-Aktivität an der normalen Hintergrundaktivität und der stereotypen Darstellung in mehreren Ableitungen zu erkennen. Eichsignal 1 s, 50 μV.

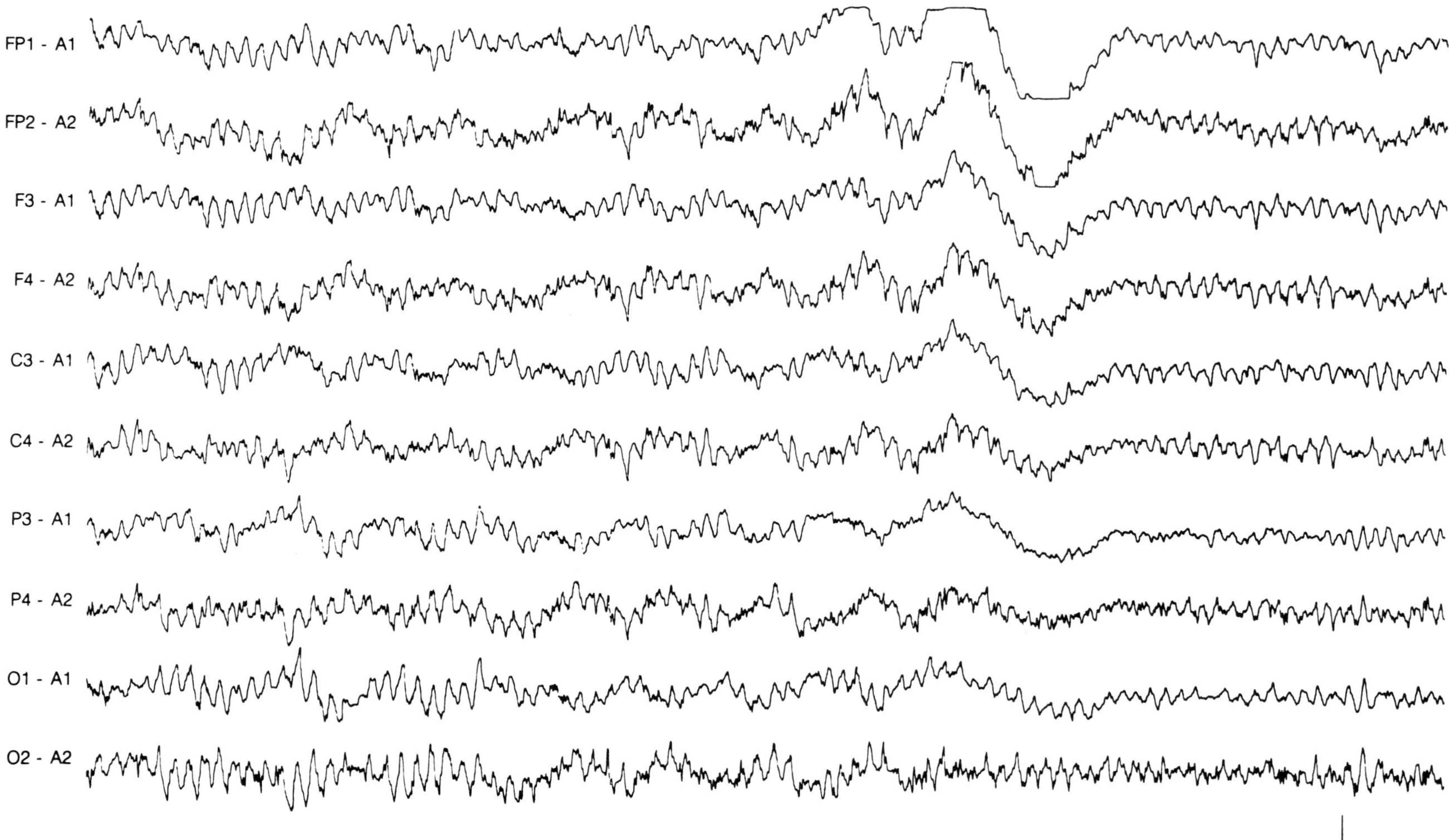

Abb. 2-32: Referenzableitung mit glossokinetischem Artefakt. Bei diffuser Delta-Aktivität ohne übermäßige Theta-Aktivität besteht der Verdacht auf ein Artefakt. Ein Hinweis ist hier die phasenverschobene Delta-Aktivität durch Seitbewegungen der Zunge in beiden Hemisphären. Nach dem Beenden dieser Aktivität verschwinden die Delta-Wellen in den letzten 3 Sekunden der Registrierung. Eichsignal 1 s, 50 μV.

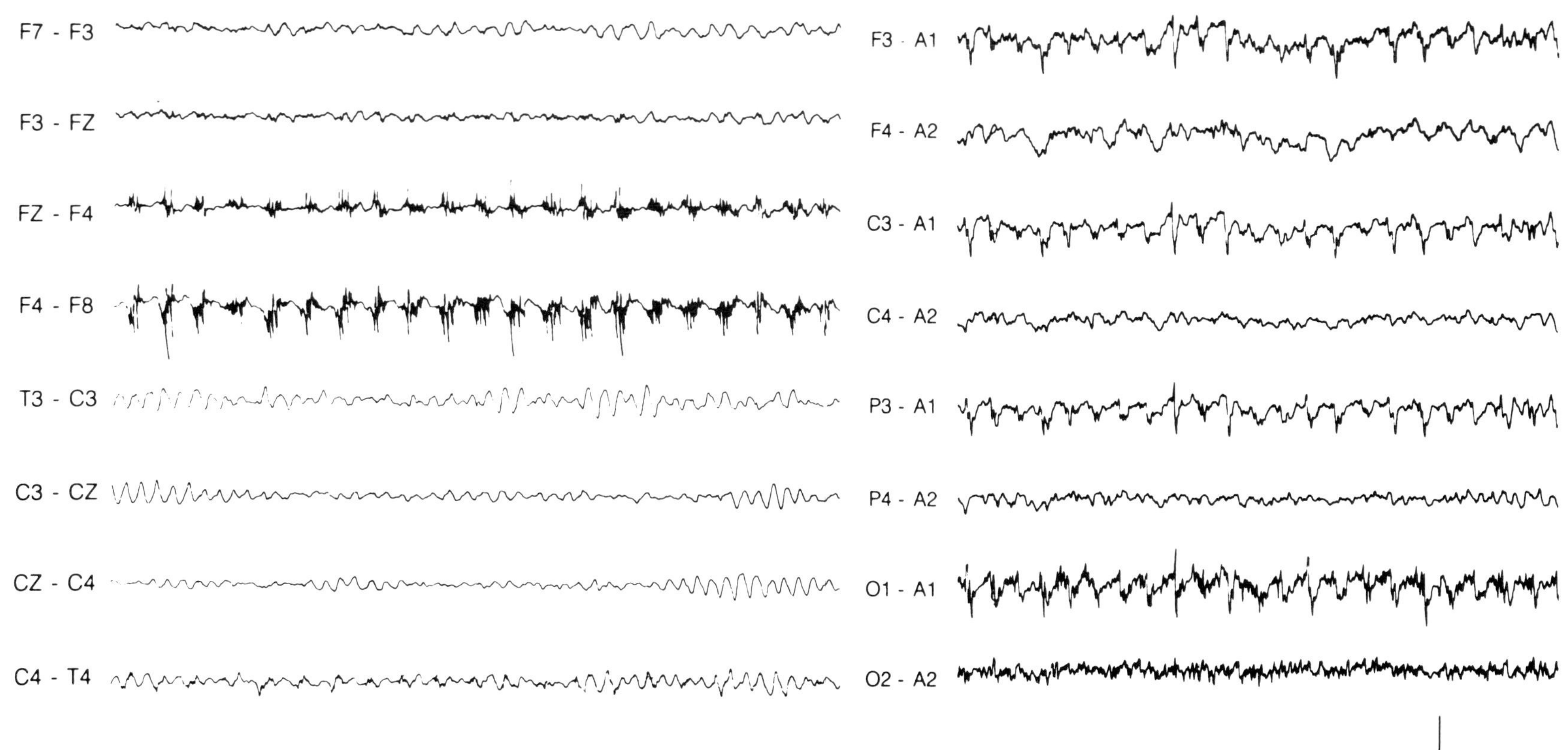

Abb. 2-33: Tremor. Die 4-Hz-rhythmischen Wellen mit begleitenden Bursts von Muskelpotenzialen an F4 sind bei dieser bipolaren Montage in den linksseitigen Ohrreferenzableitungen noch deutlicher zu erkennen. Die tremorsynchrone, rhythmische 4-Hz-Aktivität kann mit zerebraler Aktivität verwechselt werden. Eichsignal 1 s, 100 μV.

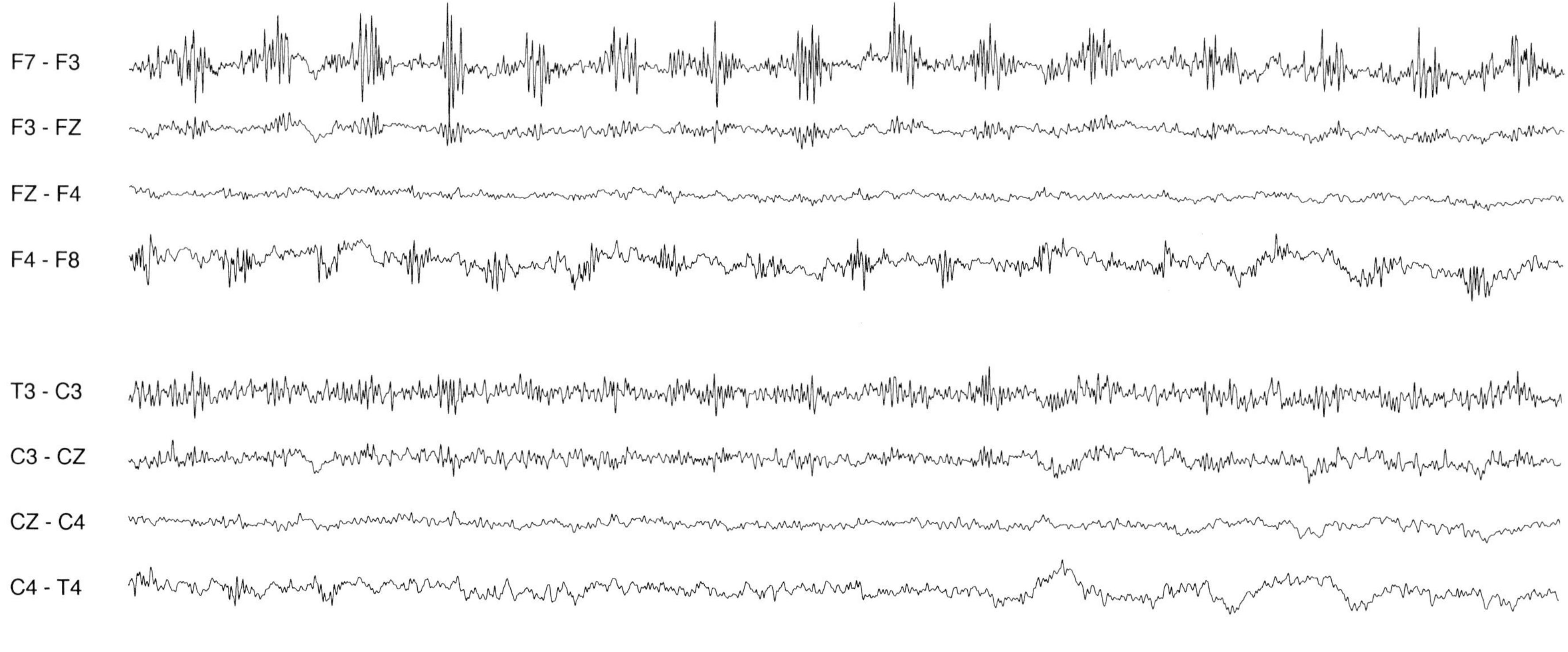

Abb. 2-34: Myokymie. Die wiederholten Bursts von Muskelartefakten entsprechen periodischen kurzen tonischen Gesichtskontraktionen. Eichsignal 1 s, 70 μV.

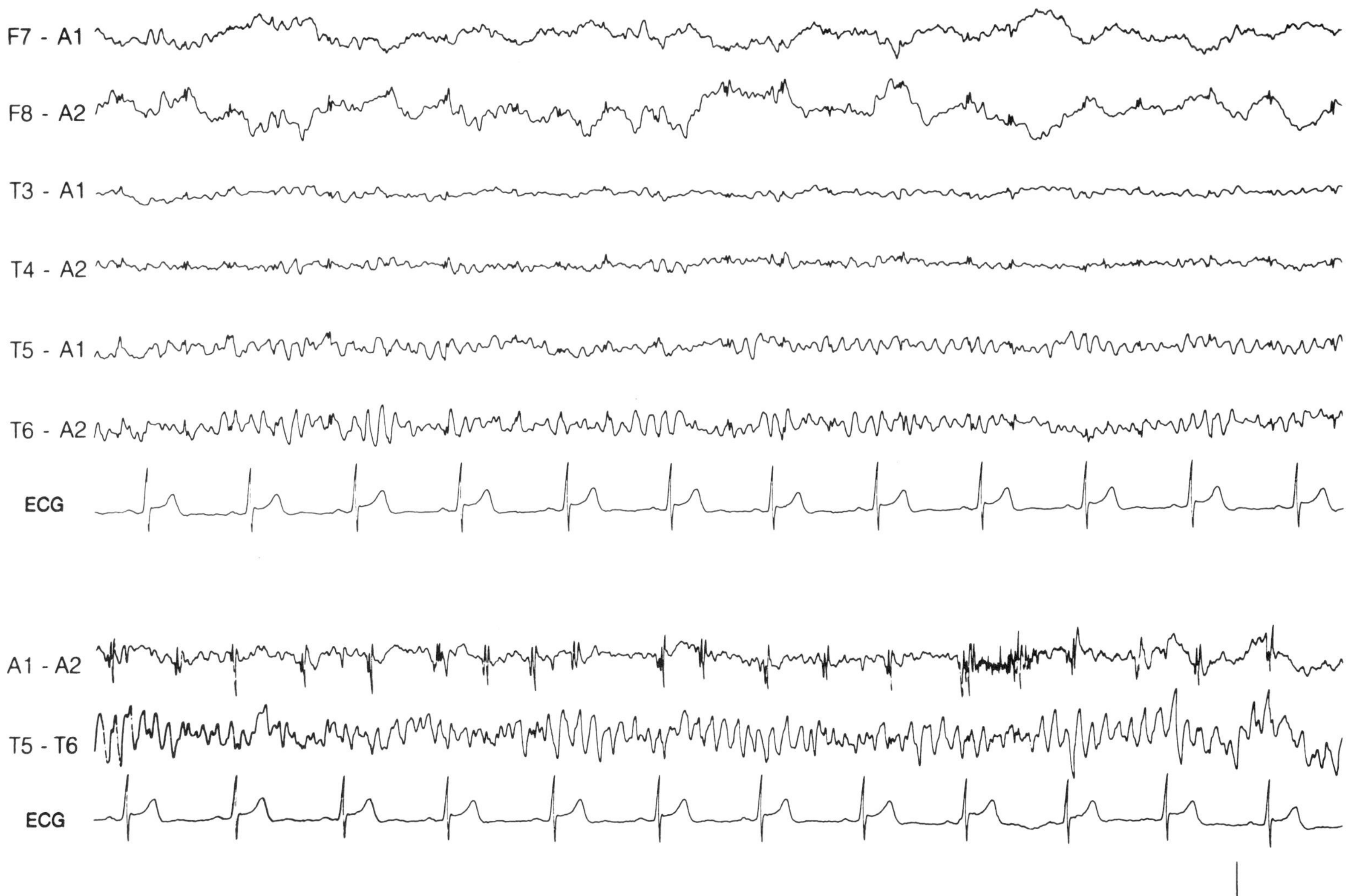

Abb. 2-35: Palatinaler Myoklonus. Das Muskelartefakt mit einer Frequenz von 100–200/min durch einen palatinalen Myoklonus produziert metronomisch regelmäßige Potenziale vorzugsweise an A1, A2. Die Frequenz (etwa 110/min) und die Morphologie unterscheiden sich vom EKG. Der untere Abschnitt zeigt den Myoklonus in der Ableitung A1–A2, während er in der Ohrreferenzableitung zu einem anderen Zeitpunkt nur minimal zu erkennen ist (oben). Eichsignal 1 s, 70 μV.

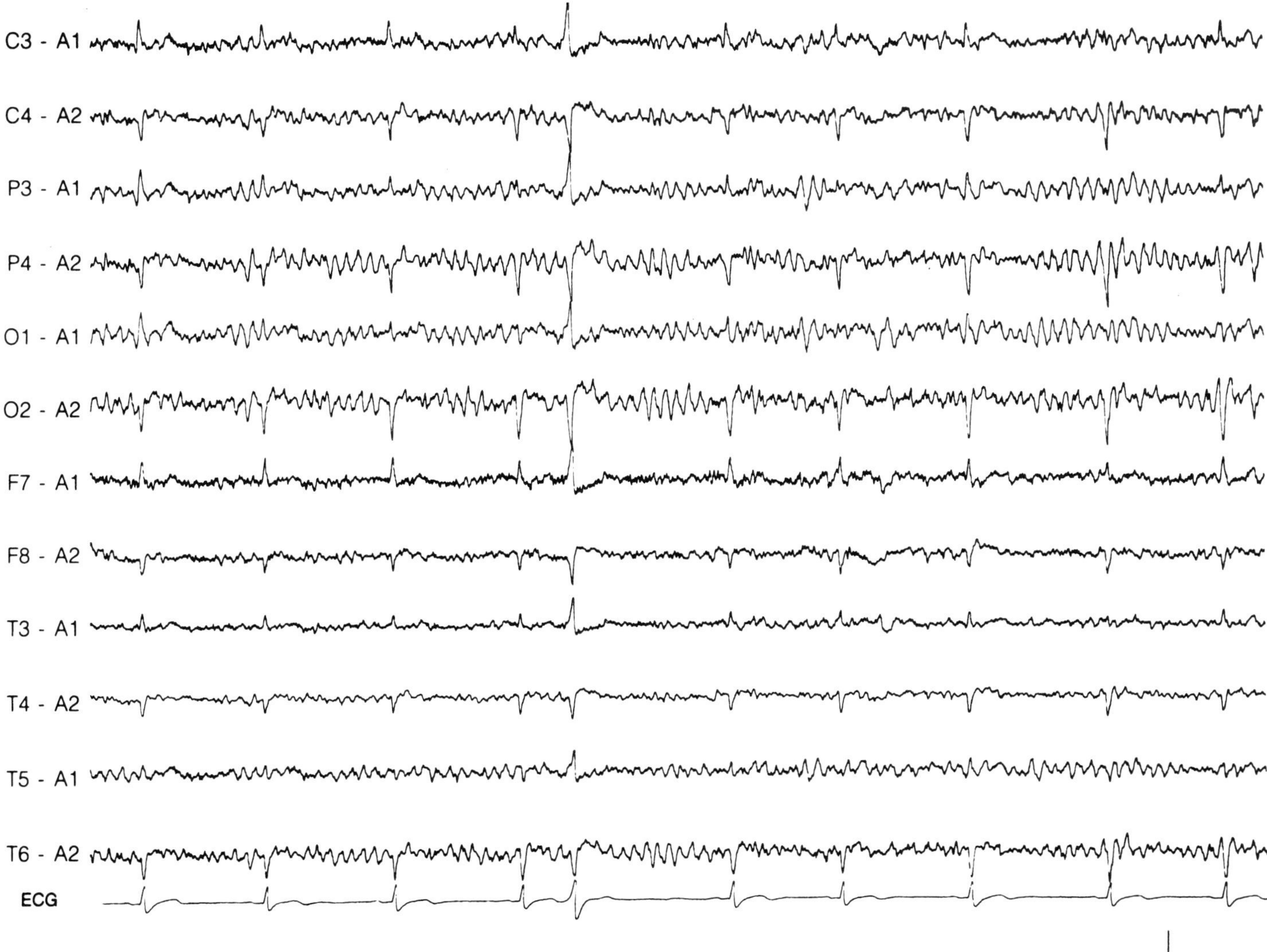

Abb. 2-36: Elektrokardiogramm (EKG) und Referenzableitung. 71-jähriger Patient. Da die elektrischen Felder des Herzens bis zur Schädelbasis reichen, können sie von den Ohrelektroden erfasst werden und daher bei Ohrreferenzableitungen deutlich zu erkennen sein. Die normale Herzachse erzeugt eine R-Welle, die an A1 positiv ist und an A2 negativ, sodass es zu phasenverschobenen Ablenkungen in alternierenden hemisphärischen Kanälen kommt. Mithilfe eines EKG-Monitors lassen sich die großamplitudigen vorzeitigen Kontraktionen dem Herzen zuordnen und ungewöhnlich aussehende kardiale Artefakte durch Arrhythmien oder aberrante elektrische Leitungsbahnen leichter identifizieren. Eichsignal 1 s, 50 μV.

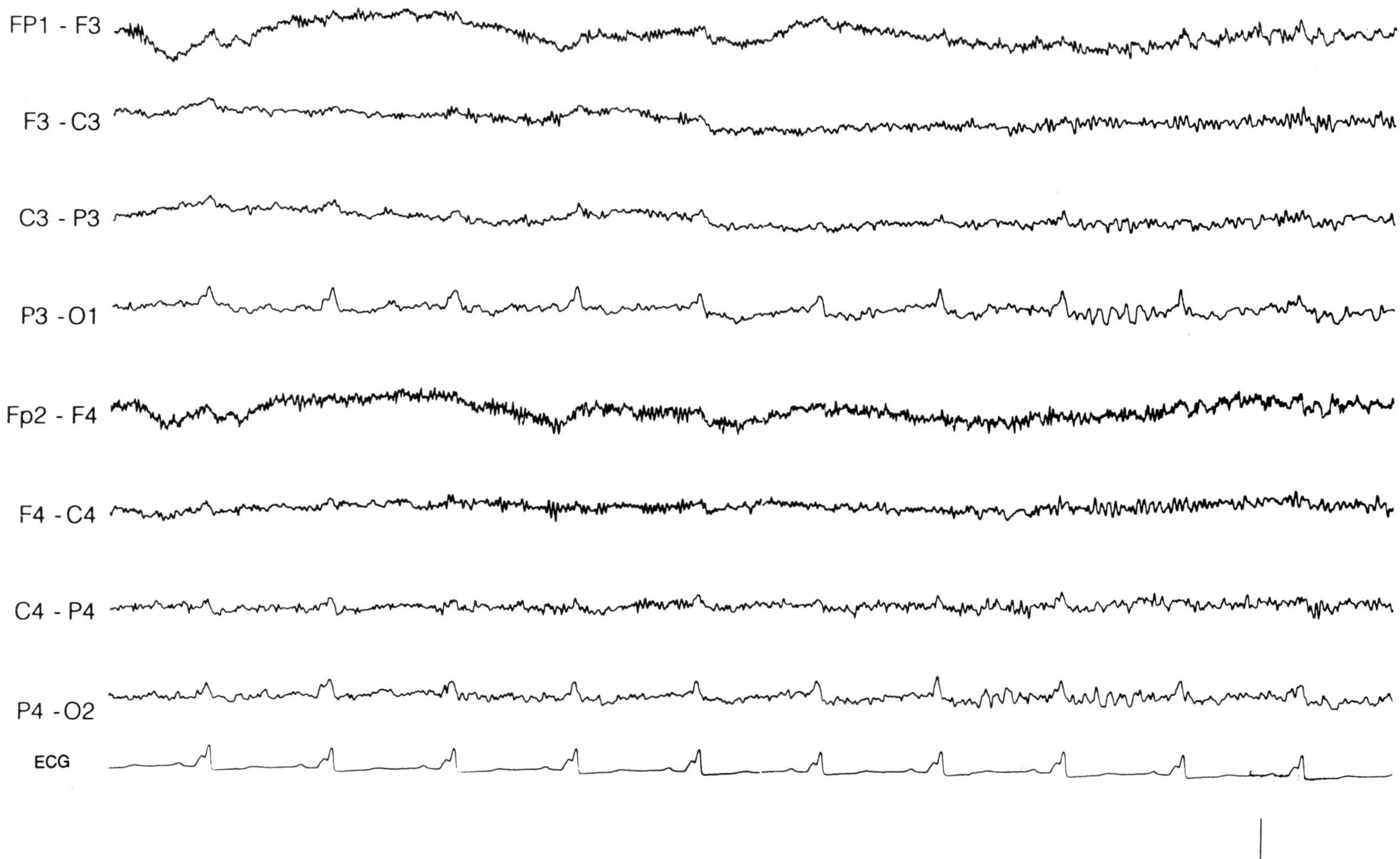

Abb. 2-37: Bipolare Ableitung mit EKG-Artefakt. 74-jähriger Patient. Bei Patienten mit kurzem Hals können an den Okzipitalelektroden (O1,2) durch die R-Zacke des EKGs elektropositive, spitze, lambdaähnliche Potenziale entstehen. Am nützlichsten ist ein EKG-Monitor. Eichsignal 1 s, 50 μV.

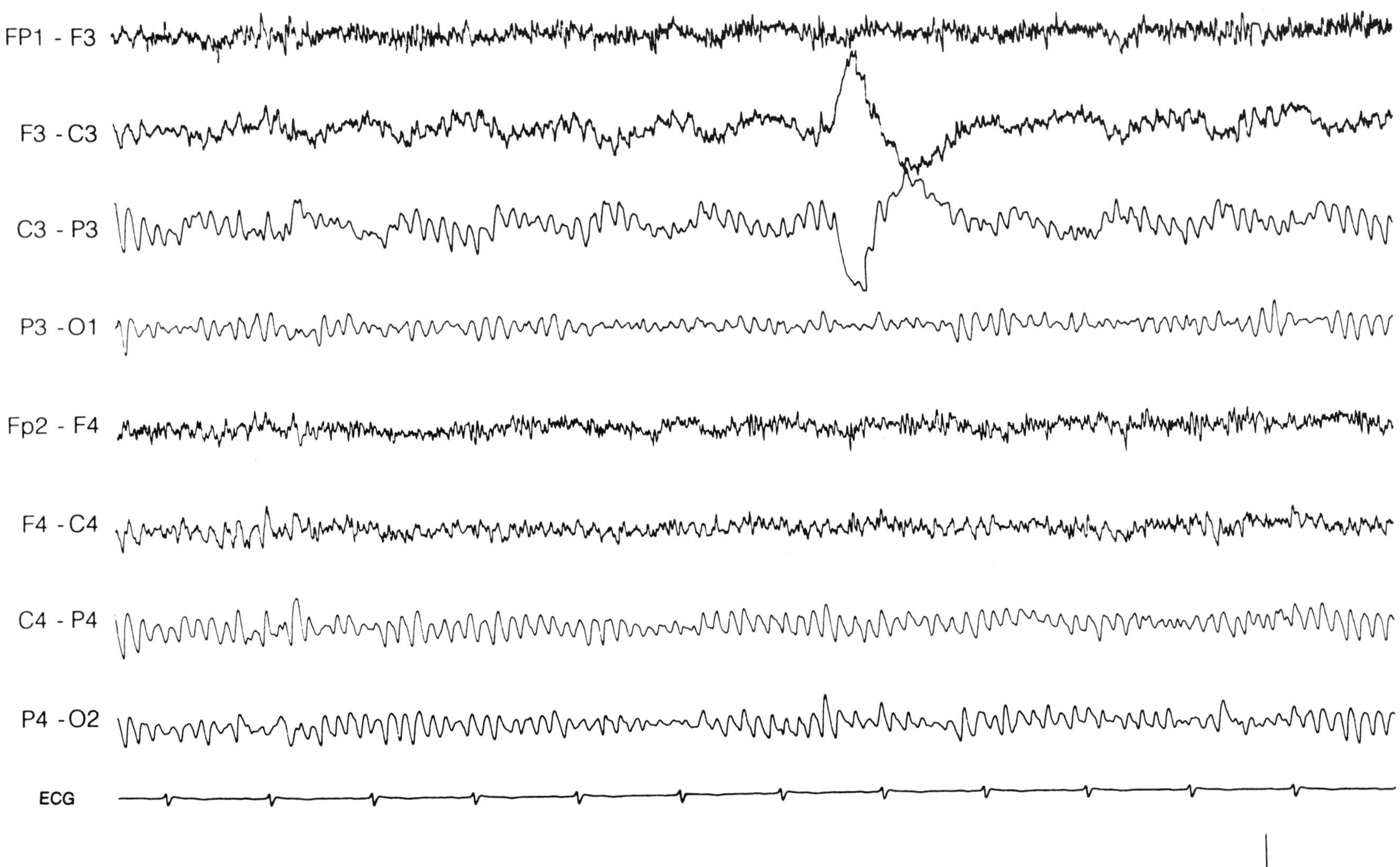

Abb. 2-38: Pulsartefakt, glatte Form. Rhythmische Delta-Aktivität an einer Elektrodenposition (hier C3) entspricht mit hoher Wahrscheinlichkeit einem Pulsartefakt. Es kann durch die Position einer Elektrode auf oder nahe einer Kopfhautarterie oder durch einen hohen Übergangswiderstand der Elektrode, wie bei der plötzlichen, hochamplitudigen elektropositiven artefaktischen Ablenkung an C3 in der Mitte der Registrierung, entstehen. Eichsignal 1 s, 50 μV.

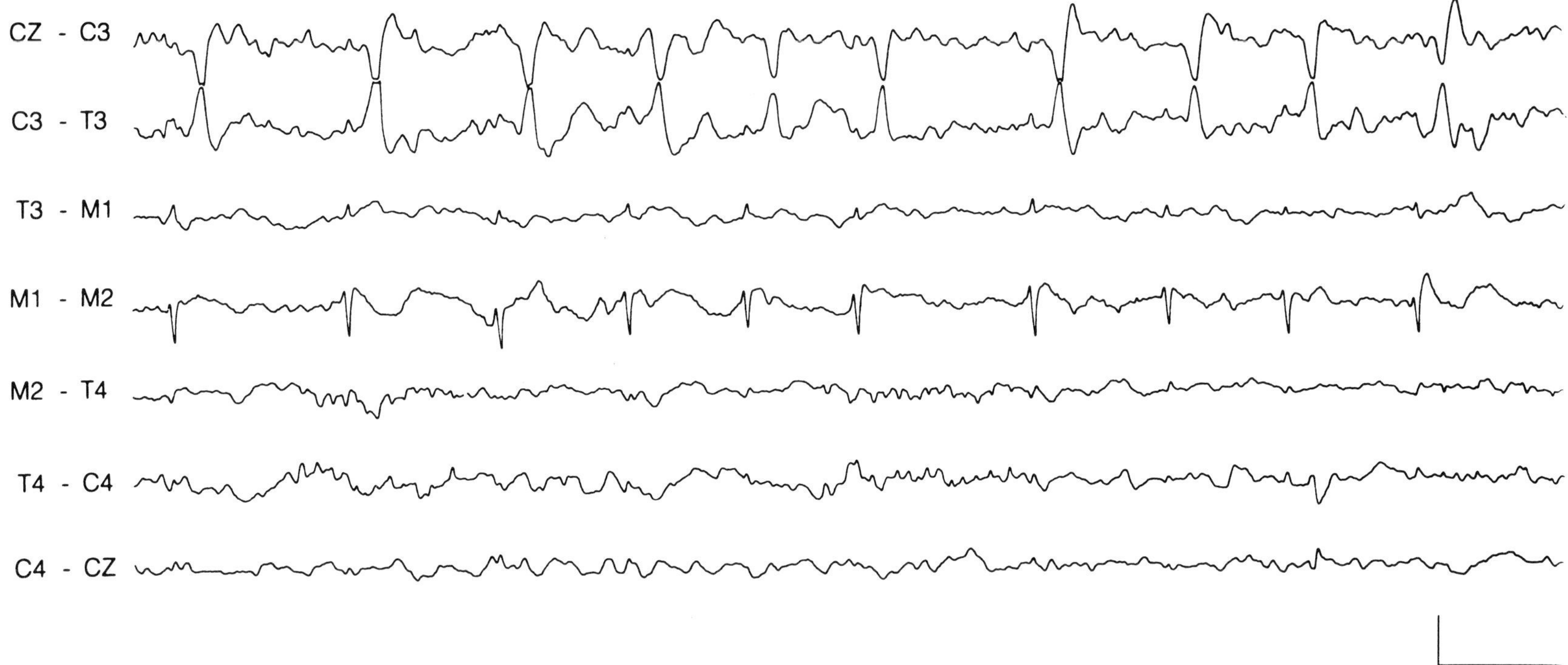

Abb. 2-39: PLEDs-ähnliches Pulsartefakt. Pulsartefakte können mit periodischen scharfen abgegrenzten Potenzialen einhergehen, die zeitlich mit dem EKG zusammenfallen, wie es die Ableitung M1–M2 zeigt. Beachte die konstante Verzögerung von 200 ms zwischen der R-Zacke des EKGs und der Spitze der Pulsartefakte. Eichsignal 1 s, 50 μV.

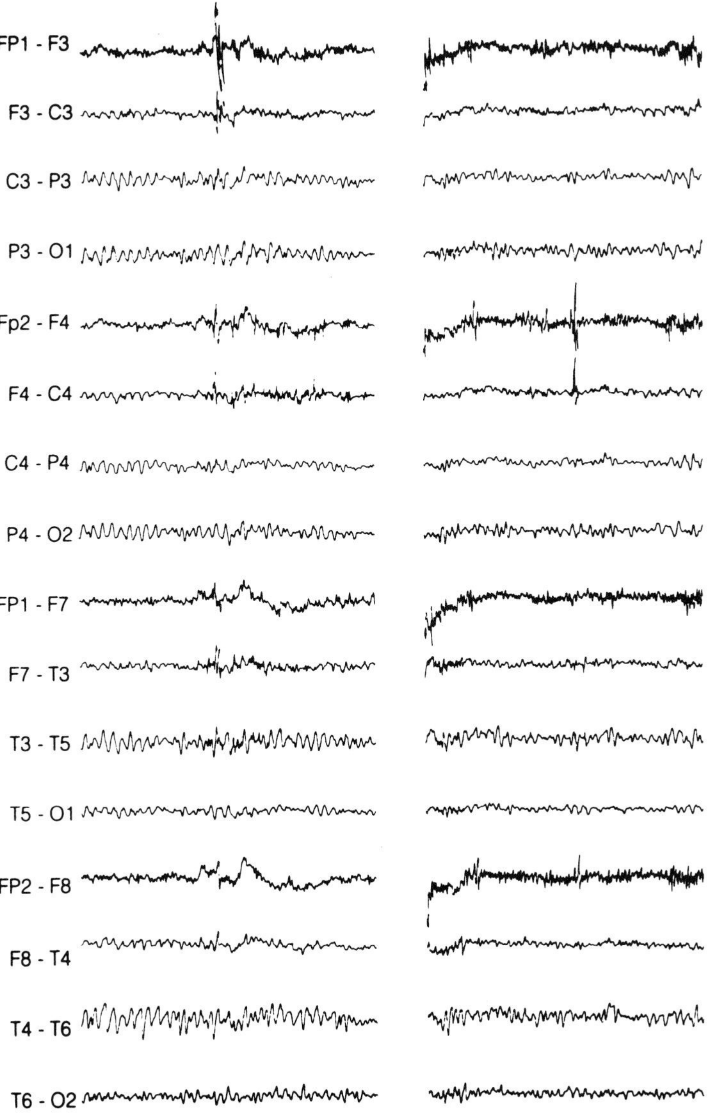

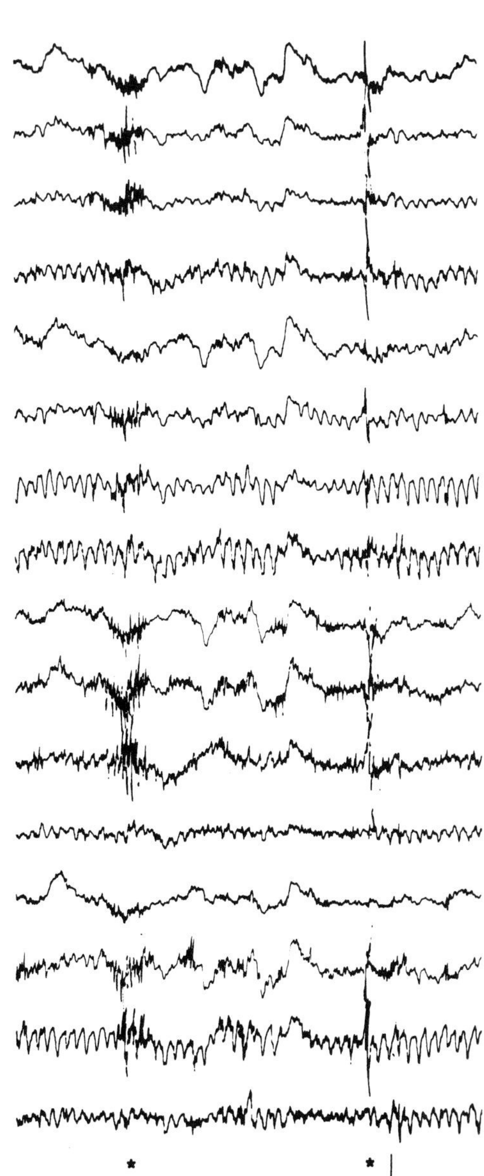

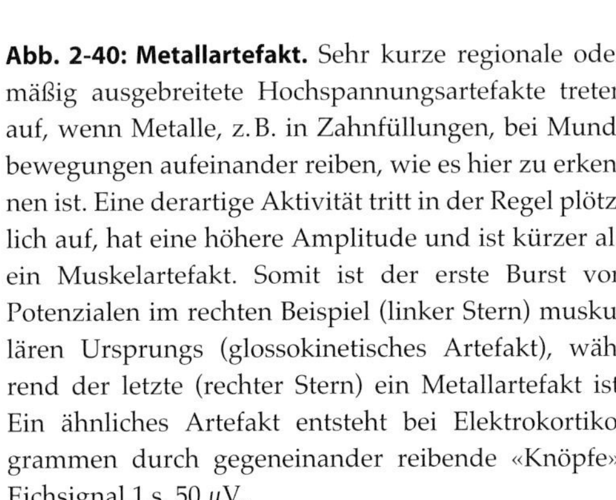

Abb. 2-40: Metallartefakt. Sehr kurze regionale oder mäßig ausgebreitete Hochspannungsartefakte treten auf, wenn Metalle, z. B. in Zahnfüllungen, bei Mundbewegungen aufeinander reiben, wie es hier zu erkennen ist. Eine derartige Aktivität tritt in der Regel plötzlich auf, hat eine höhere Amplitude und ist kürzer als ein Muskelartefakt. Somit ist der erste Burst von Potenzialen im rechten Beispiel (linker Stern) muskulären Ursprungs (glossokinetisches Artefakt), während der letzte (rechter Stern) ein Metallartefakt ist. Ein ähnliches Artefakt entsteht bei Elektrokortikogrammen durch gegeneinander reibende «Knöpfe». Eichsignal 1 s, 50 μV.

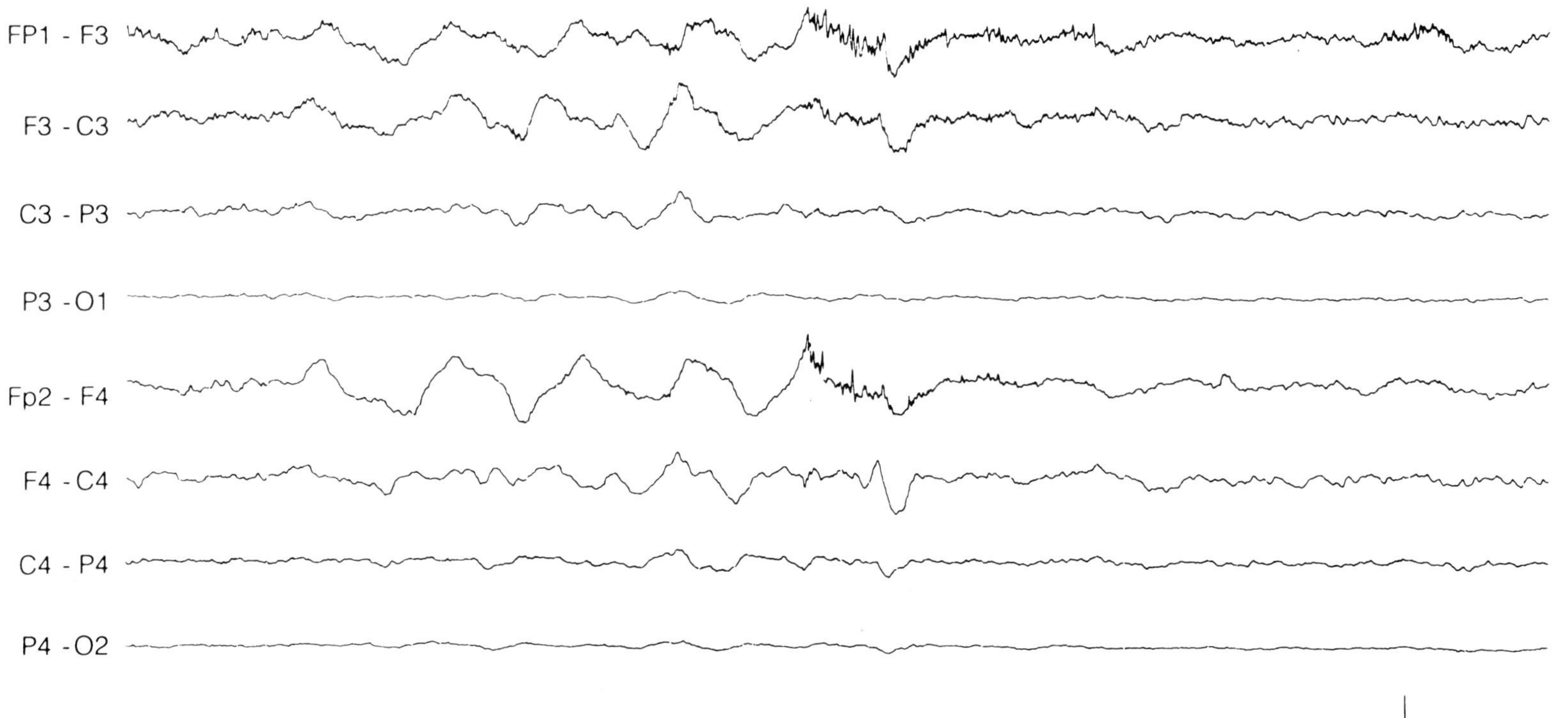

Abb. 2-41: Abschwächung durch subgaleale Flüssigkeit. Ein subgaleales Ödem oder Hämatom reduziert die Amplituden der Hintergrundaktivität insbesondere bei bipolaren Ableitungen. Da komatöse Patienten normalerweise in Rückenlage gepflegt werden, sammelt sich die subgaleale Flüssigkeit posterior an. Mögliche Mechanismen sind eine «Salzbrücke» und ein erhöhter Abstand zwischen den Elektroden und den Quellen der zerebralen Potenziale. Es ist durchaus möglich, dass überwiegend anterior aufgezeichnete arrhythmische Delta-Aktivität diffus ist. Eichsignal 1 s, 50 μV.

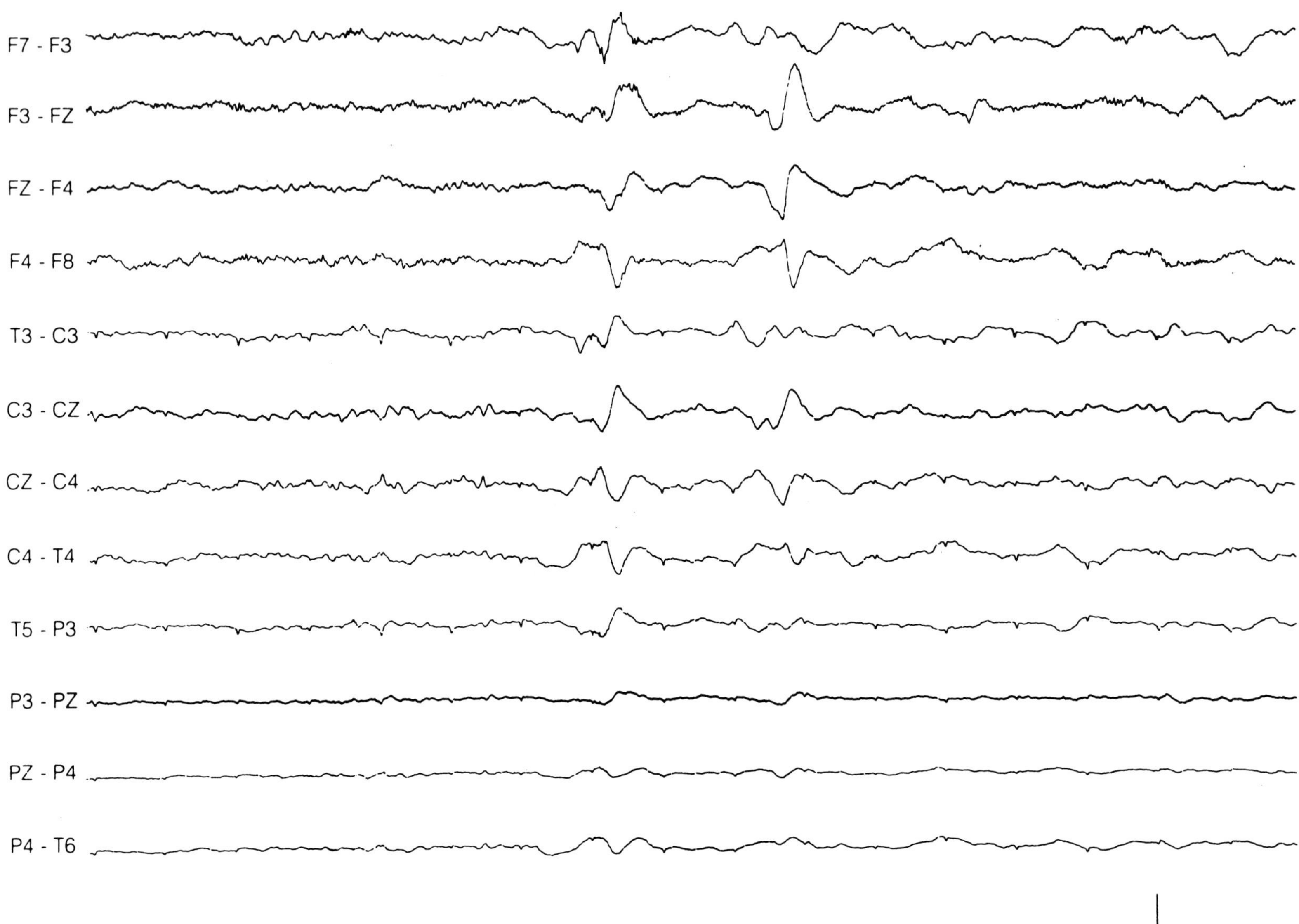

Abb. 2-42: Querreihe mit subgalealer Flüssigkeit. Derselbe Patient wie in Abbildung 2-41 mit posteriorer subgalealer Flüssigkeitsansammlung, die vermutlich die Potenziale posterior abgeschwächt hat. Beachte die persistierende diffuse Delta-Aktivität an anderen Stellen und die abgeflachten Vertex-Wellen. Eichsignal 1 s, 50 μV.

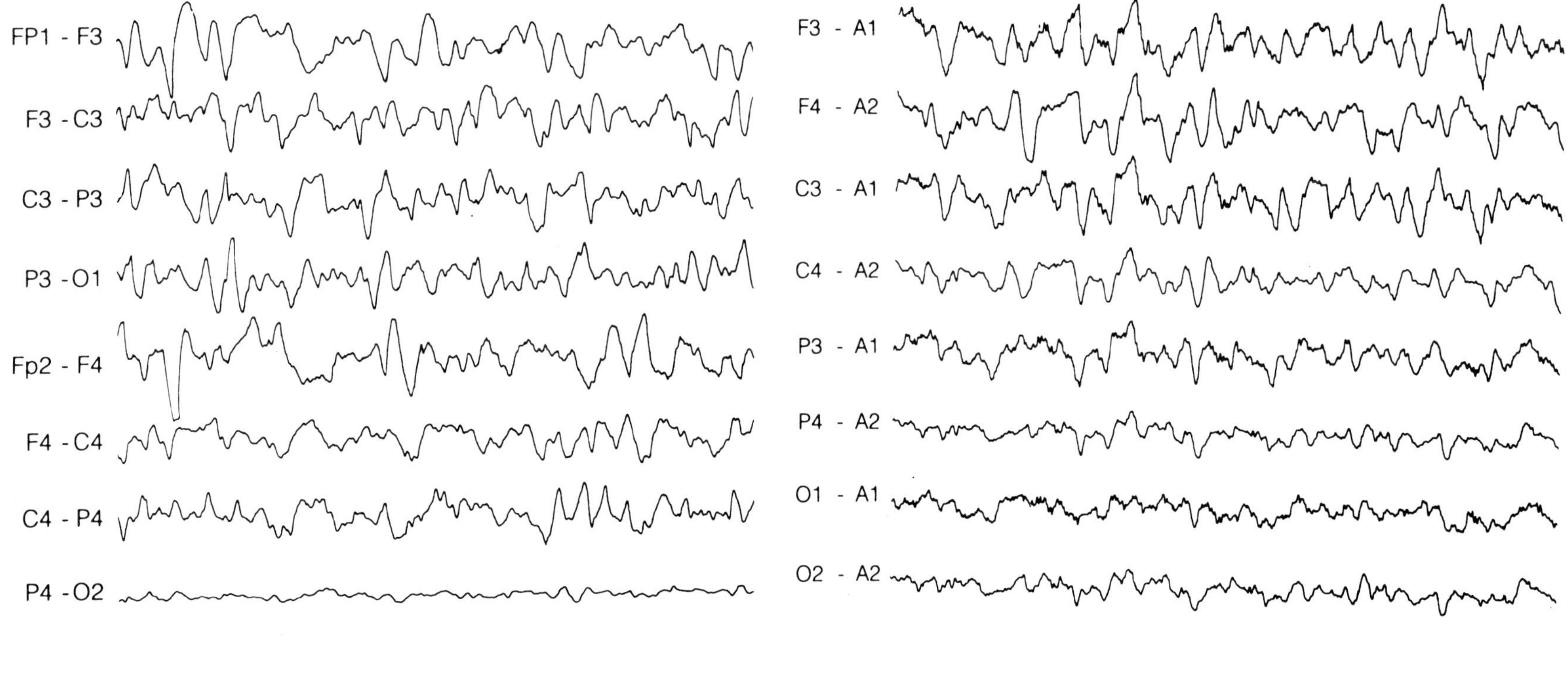

Abb. 2-43: Fokale Abschwächung durch ein subgaleales Ödem. Ein Kopfhautödem schwächt die EEG-Amplitude ab, wie bei dieser bipolaren Ableitung im parietookzipitalen Bereich (P4, O2). Die Referenzableitung zeigt, dass diese Abschwächung den linken Okzipitalbereich (O1) betrifft, was an den erheblich niedrigeren Amplituden der Potenziale an P4, O1 und O2 im Vergleich zu weiter anterior gelegenen Elektroden zu erkennen ist. Die in der Referenzableitung vorhandene Abschwächung an O1 ist in der bipolaren Ableitung nicht vorhanden, da wohl P3 den Großteil der Potenziale zur Ableitung P3–O1 beisteuert. Damit eine Abschwächung auftreten kann, müssen beide Elektroden einer Ableitung abgeschwächt oder vollständig synchron sein, wie hier in der Ableitung P4–O2. A1 und A2 zeichnen weniger Hintergrundpotenziale auf als die parasagittalen Elektroden. Eichsignal 1 s, 70 μV.

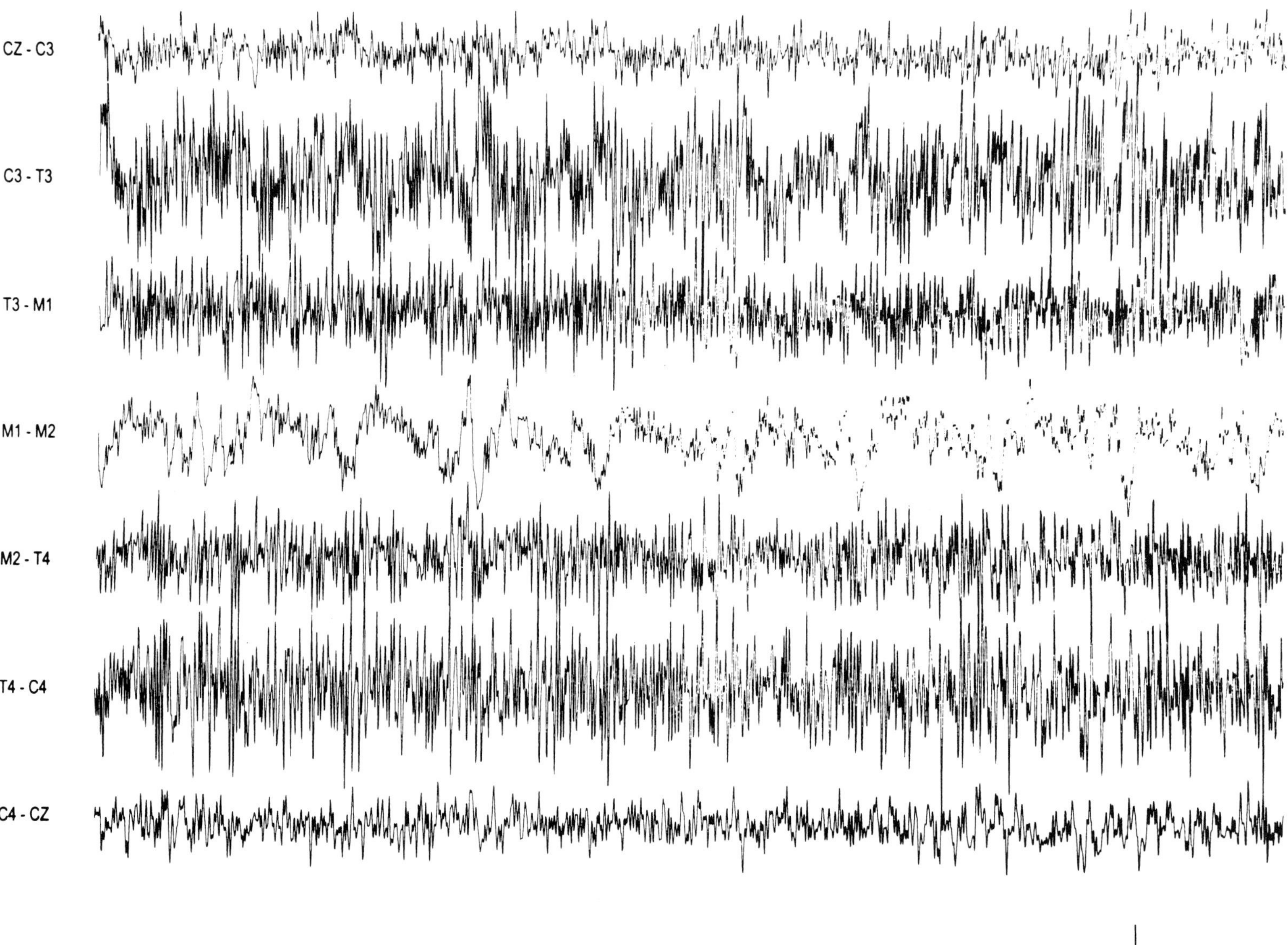

Abb. 2-44: Durch Muskelartefakt maskiertes EEG. Dauerhafte Muskelaktivität maskiert abgesehen von der Ableitung M1–M2 alle Ableitungen, sodass der Leser raten darf, von welcher Seite diese Spitzenpotenziale stammen. Hochfrequenzfilter (HFF) 70 Hz. Eichsignal 1 s, 50 μV.

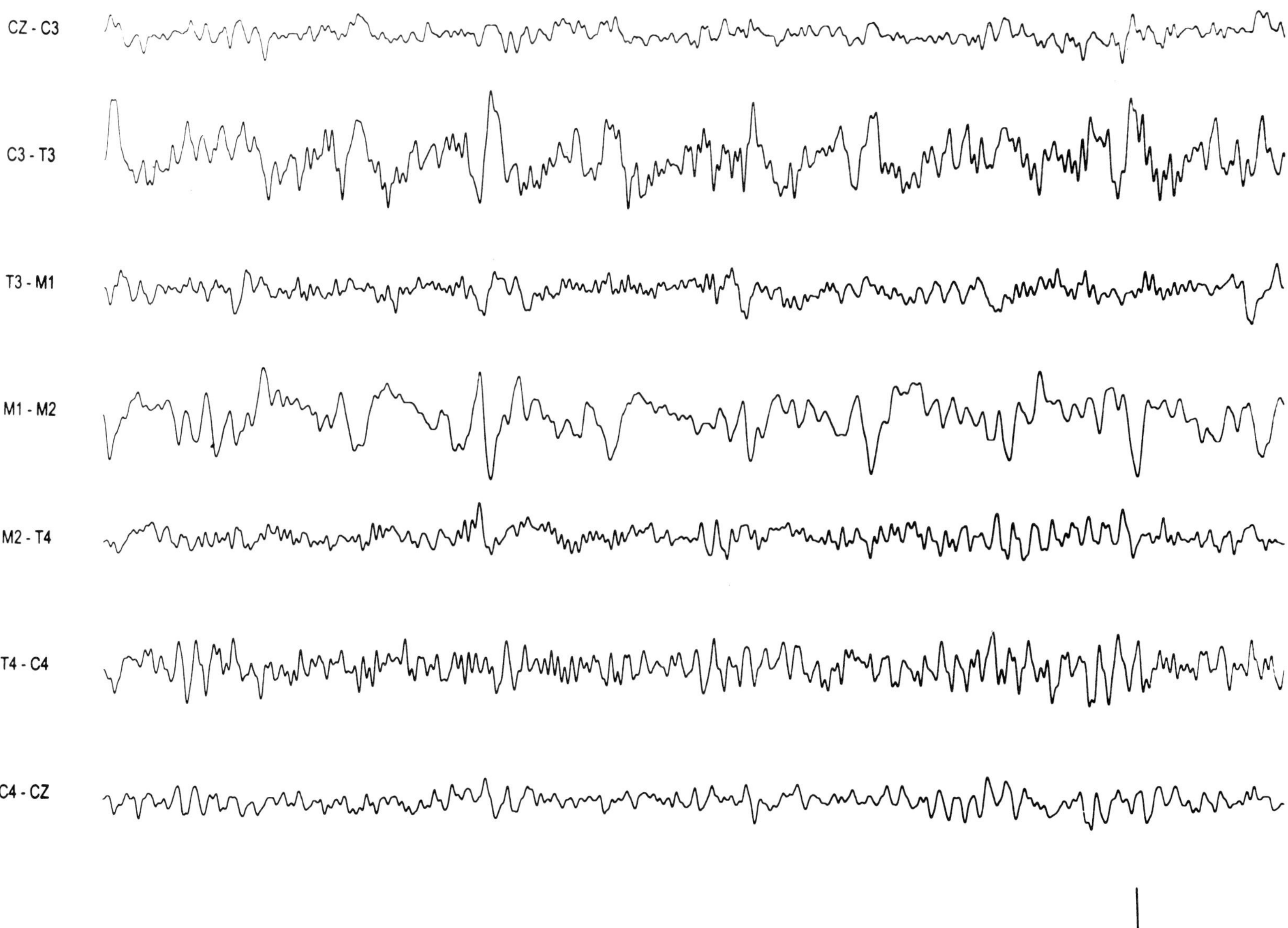

Abb. 2-45: Gefiltertes EEG. Dasselbe Bild wie in Abbildung 2-44. Die Reduktion des HFF auf 15 Hz zeigt die Lokalisierung dieser breiten Spitzenpotenziale in der Ableitung T3–M1. Eichsignal 1 s, 50 μV.

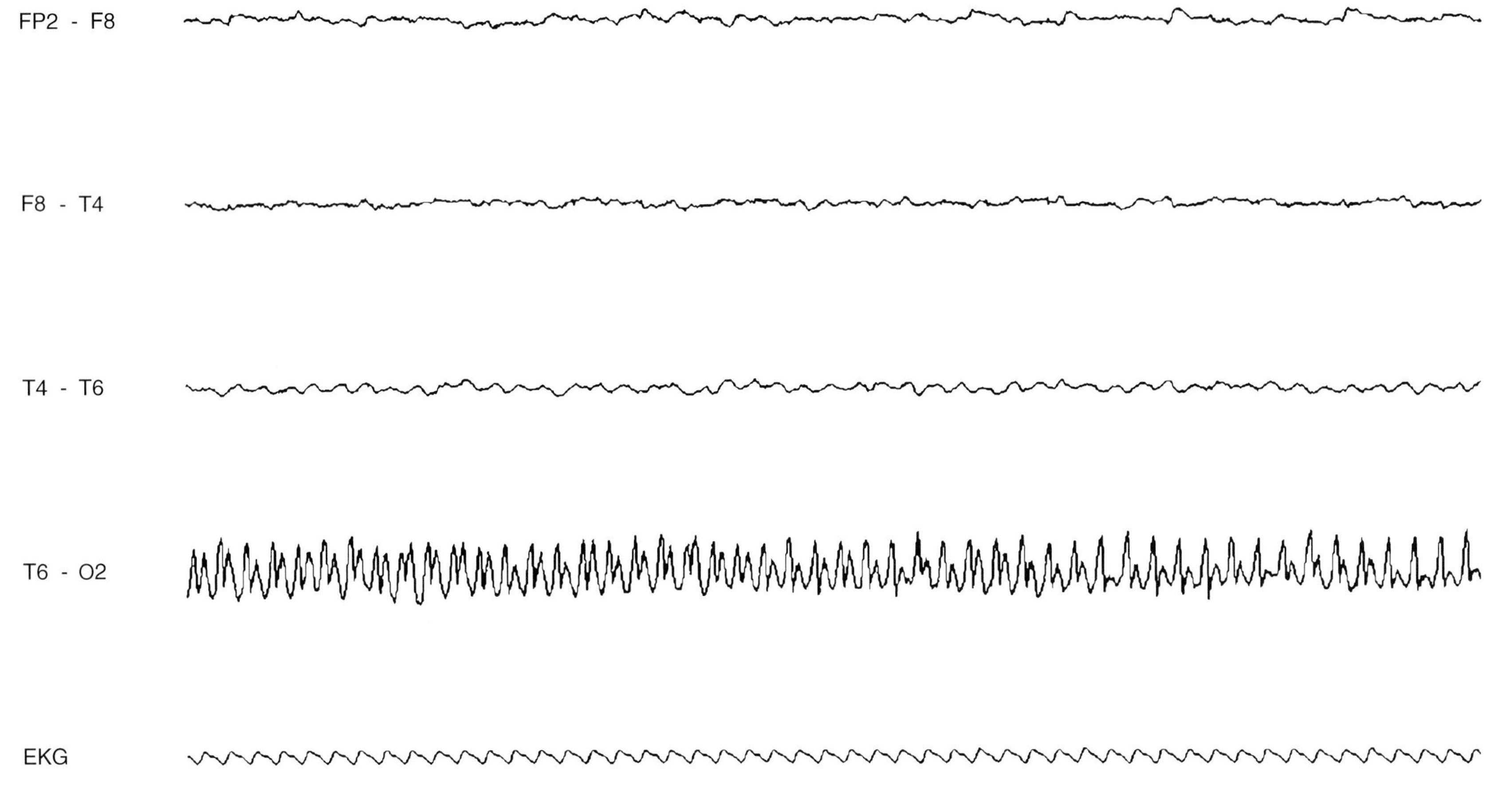

Abb. 2-46: Rhythmisches Artefakt durch Physiotherapie (RAP) auf der Intensivstation. Das sägezahnartige Artefakt im 4. Kanal wird auch vom EKG registriert (unterer Kanal). Eichsignal 1 s, 150 μV.

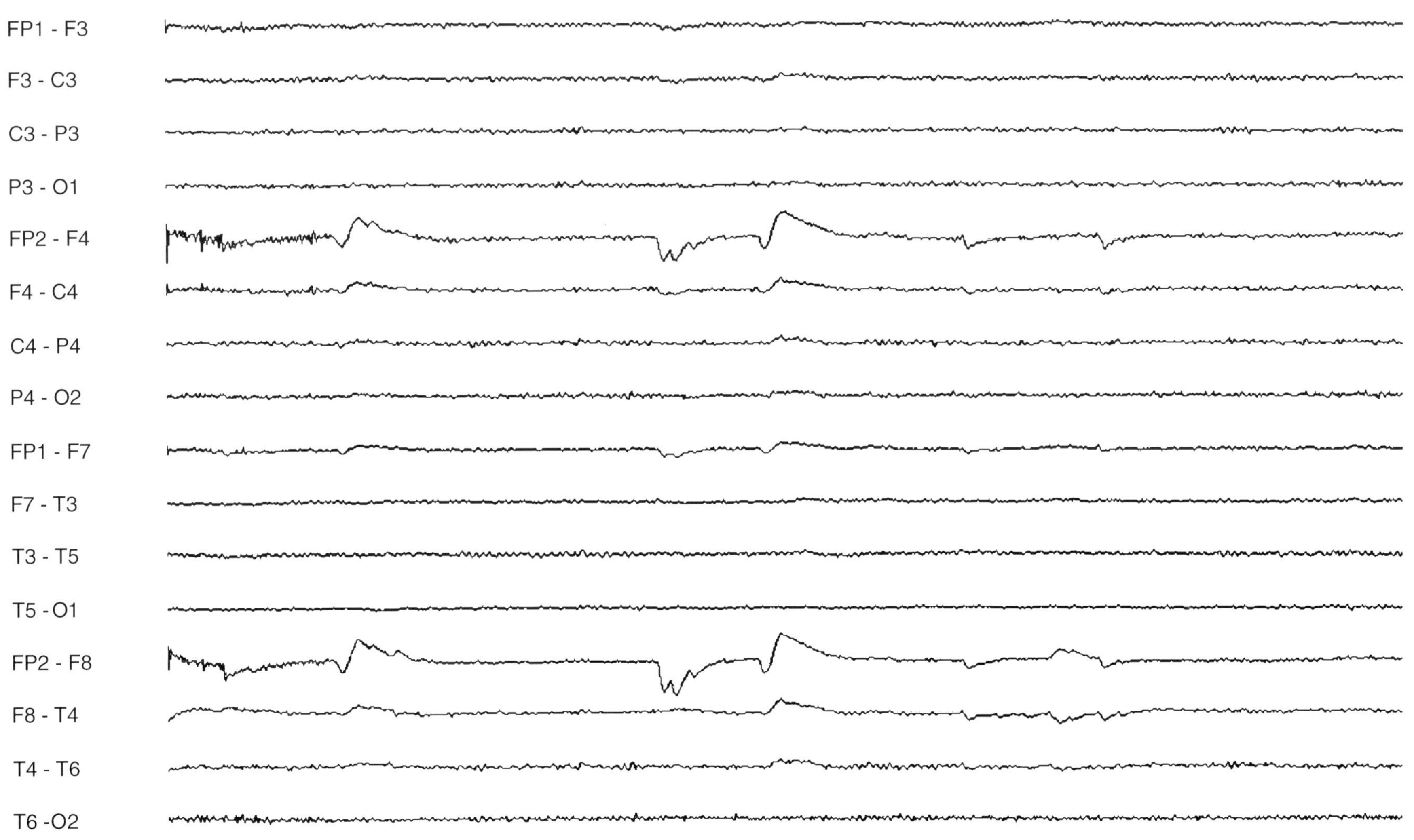

Abb. 2-47: Supprimiertes EEG mit Augenbewegungen. Enukleiertes linkes Auge. Eichsignal 1 s, 150 μV.

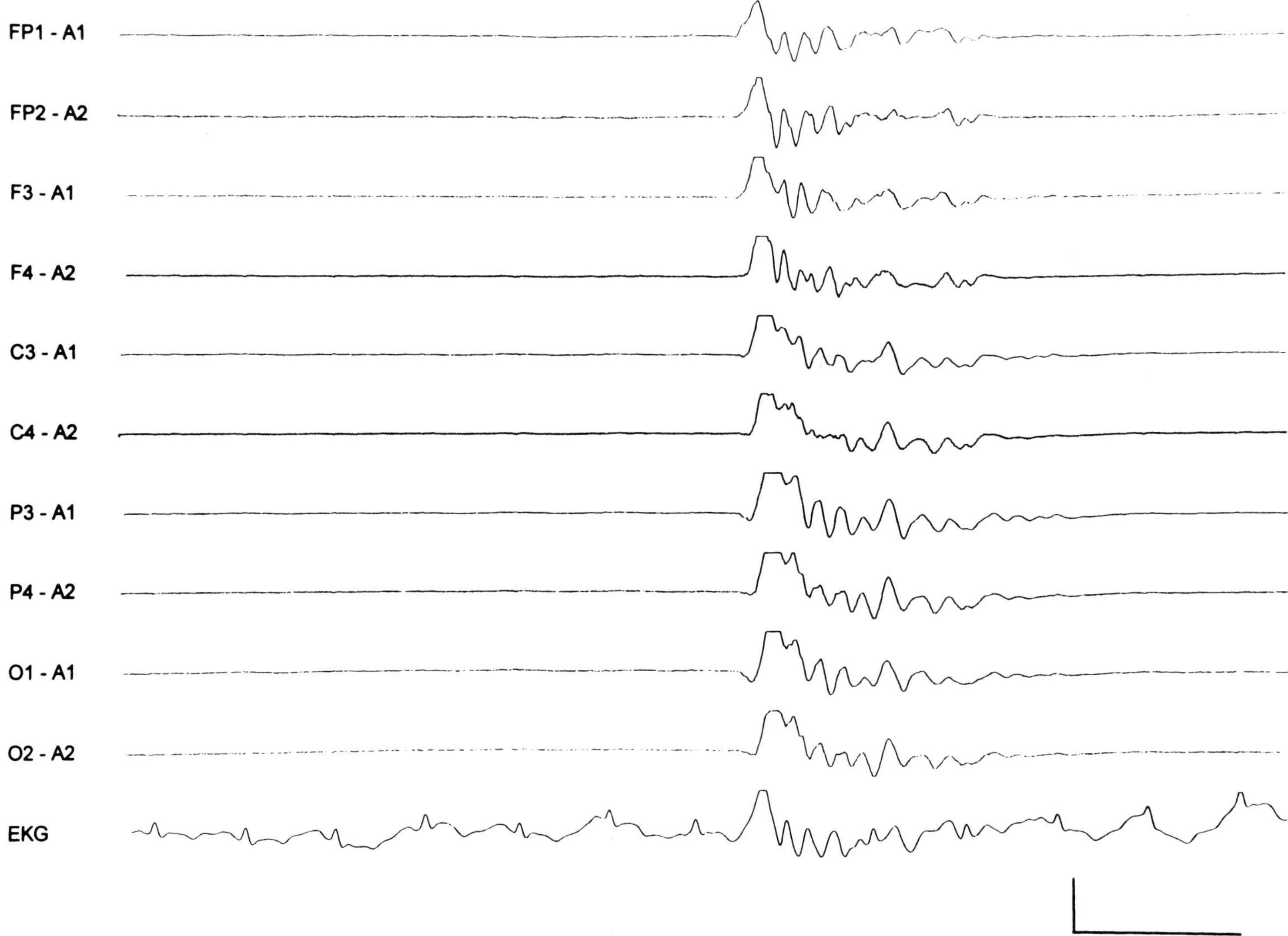

Abb. 2-48: Artefakt durch Wackeln. 25-jähriger Patient, der nach einem Herzstillstand die klinischen Kriterien des Hirntods erfüllte. Das EEG war abgesehen von gelegentlichen rhythmischen Komplexen, die durch mechanische Bettbewegungen auftraten, komplett supprimiert (beachte die gleichzeitige Beteiligung des EKG-Kanals). Beachte zudem, dass die Amplitude der Wellen progressiv abnimmt, wie es bei einer mechanischen Störung zu erwarten ist. Initial wurde fälschlicherweise von einem generalisierten Burst-Suppression-Muster ausgegangen. Eichsignal 1 s, 30 μV.

KAPITEL 3

Das normale Elektroenzephalogramm

Die Elektroenzephalogramme (EEG) von Säuglingen und Kindern sind in der Regel durch eine größere Vielzahl von Wellenformen und Frequenzen als beim Erwachsenen gekennzeichnet. Die relativ im Vordergrund stehenden Wellenformen unterscheiden sich altersabhängig. Vermutlich aufgrund von Unterschieden bei der Reifung besteht eine erhebliche interindividuelle Variabilität. Mehrere Wellenformen, wie die initiale Reaktion auf Hyperventilation und die posterioren langsamen Wellen bei Kindern und Jugendlichen, treten normalerweise asymmetrisch auf. Außerdem werden Säuglinge und Kleinkinder während der Registrierung oft schläfrig und bei Müdigkeit treten stärkere EEG-Veränderungen auf als beim Erwachsenen.

Durch diese Faktoren entsteht ein größerer Normalbereich als bei Erwachsenen. Außerdem entstehen durch die Überlagerung von zwei oder mehr Wellenformen oft scharf abgegrenzte Wellen, die mit Spitzenpotenzialen verwechselt werden können.

Glücklicherweise sind die meisten klinisch relevanten EEG-Veränderungen des Kindes morphologisch gut definiert. Das zuverlässige Erkennen von EEG-Veränderungen beim Kind setzt jedoch die umfassende Kenntnis der Normalvarianten voraus.

Für jedes Wachheitsstadium (Wachheit, Müdigkeit, Schlaf und Arousal) müssen bei der EEG-Beurteilung folgende Fragen gestellt werden.

1. Besteht eine adäquate elektrische Reifung?
2. Gibt es deutliche nicht artefaktische Asymmetrien, die über das bei bestimmten Wellenformen akzeptierte Ausmaß hinausgehen?
3. Gibt es Spitzenpotenziale?
4. Besteht eine exzessive fokale oder diffuse Delta-Aktivität?

Bei Erwachsenen gelten ähnliche Kriterien.

1. Sind normale Phänomene vorhanden: Alpha-, μ-, Theta-, V-Wellen, Spindeln?
2. Sind diese Phänomene symmetrisch oder fast symmetrisch?
3. Sind die Stadien (Wachheit, Müdigkeit, Schlaf und Arousal) leicht zu erkennen und sehen sie normal aus?
4. Sind anormale Spitzenpotenziale vorhanden?
5. Besteht eine gemessen am Stadium exzessive fokale oder diffuse Delta-Aktivität?

3.1 DAS NORMALE ELEKTROENZEPHALOGRAMM BEI KINDERN – WACHABLEITUNG

Hintergrundaktivität

Hans Berger erkannte als erster, dass die Frequenz der Hintergrundaktivität bei Kindern mit dem Alter zunimmt (Gloor, 1969). Studien von Dreyfus-Brisac (1975), Hagne et al. (1973), Pampiglione (1972), Petersen und Eeg-Olofsson (1971) sowie Samson-Dollfus und Goldberg (1979) lieferten die nachfolgend aufgeführten Meilensteine bezüglich der Frequenz.

Bis zum Alter von drei Monaten ist keine dominante okzipitale Aktivität wahrnehmbar, danach tritt ein Rhythmus mit einer Frequenz von 3–4 Hz auf. Diese Frequenz steigt im Alter von sechs Monaten auf etwa 5 Hz und beträgt im Alter von 9–18 Monaten 6–7 Hz. Im Alter von zwei Jahren besteht für gewöhnlich ein Rhythmus von 7–8 Hz, der im Alter von sieben Jahren 9 Hz erreicht. Im Alter von 15 Jahren beträgt die mittlere Frequenz 10 Hz.

Am besten ist die Hintergrundaktivität bei passiv geschlossenen Augen zu erkennen, da sie bereits im Alter von drei Monaten durch Augenöffnen abgeschwächt werden kann. Ein vorsichtiger passiver Augenschluss ist für ein paar Sekunden möglich. Ein Tieffrequenzfilter (TFF) von 1 Hz trägt dabei oft zur Reduktion der Häufigkeit von Bewegungsartefakten bei. Außerdem ist der Okzipitalrhythmus oft gut beim Schreien zu erkennen, da die Augen dabei oft geschlossen sind.

Bei der Beurteilung der Hintergrundfrequenz darf der Patient nicht schläfrig sein. Verdacht auf Müdigkeit besteht, wenn weniger Muskelartefakte vorhanden sind, als es gemessen am Alter des Patienten zu erwarten wäre. Bei Müdigkeit kann die Hintergrundaktivität 1–2 Hz unter der bei normaler Wachheit liegen; bei Kindern kann dies auch für längere Zeit nach dem Schlaf noch der Fall sein, selbst wenn sie sonst wach erscheinen. Daher sollte passiver Augenschluss nur erfolgen, wenn eine vollständige Wachheit sichergestellt ist.

Es besteht eine mäßige interindividuelle Variabilität der Amplitude der Hintergrundaktivität. Die folgenden Daten helfen bei der Beurteilung anormaler, insbesondere zu niedriger Amplituden, die eine fokal oder diffus fehlende kortikale Aktivität anzeigen. Bei der Registrierung mit offenen Augen ermittelte Hagne (1968) im ersten Lebensmonat eine Amplitude von 10–20 μV, die im Alter von sechs bis zwölf Monaten auf 20–40 μV anstieg. Pampiglione (1972) ermittelte im Alter von drei Monaten bei passivem Augenschluss eine Amplitude von 50–100 μV und im Alter von neun Monaten eine Amplitude von 100–200 μV. Wir stellten im ersten Lebensjahr bei passivem Augenschluss erhebliche Schwankungen der Amplitude von Welle zu Welle fest, meist im Bereich von 30–100 μV, wobei einzelne Wellen gegen Ende des ersten Lebensjahres auch 200 μV erreichten. Pampiglione (1972) beschrieb im Alter von zwei Jahren Amplituden von 50–80 μV. Die Alpha-Amplitude in der Studie von Petersen und Eeg-Olofsson (1971) erreichte im Alter von sechs bis neun Jahren einen Höchstwert und sank dann wieder. In ihrer Studie betrug die durchschnittliche Alpha-Amplitude bei Kindern zwischen drei und 15 Jahren 56 μV, bei 90 % der Kinder sank die Amplitude auf Werte zwischen 30 und 100 μV. Bei 9 % überstieg die Alpha-Amplitude 100 μV und bei 1 % blieb sie zwischen 20 und 30 μV. Alle der letztgenannten Kinder waren 12–15 Jahre alt. Bei keinem der normalgesunden Kinder lag die Hintergrundaktivität unter 20 μV.

Die meisten Studien (Corbin und Bickford, 1955; Cornil und Gastaut, 1947) berichten, dass die Alpha-Aktivität rechtsseitig höher ist. Petersen und Eeg-Olofsson (1971) ermittelten bei fast allen Kindern Asymmetrien der Alpha-Amplitude, die meist rechts höher war. Bei 5 % ihrer Normalpopulation bestand eine Amplitudenasymmetrie von mehr als 20 % auf der höheren Seite. Sie ermittelten keinen Zusammenhang zwischen Alpha-Asymmetrie und Händigkeit.

Posteriore langsame Wellen und Lambda-Wellen

Bei Kindern und Jugendlichen ist ein Alpha-Rhythmus normal und wird oft durch langsamere Rhythmen unterbrochen, die sich gelegentlich dem Alpha-Rhythmus auflagern, sodass komplexe und oft scharfe Wellen entstehen. Diese Wellen tauchen vor allem okzipital, parietal und posterior temporal auf. Sie werden durch Augenöffnen abgeschwächt und können durch Hyperventilation verstärkt werden. Ihre Dominanz verschiebt sich von einer Seite zur anderen.

Polyphasische Potenziale

Polyphasische Potenziale bestehen aus 250–500 ms langen, mittel- bis hochamplitudigen Wellen und treten vereinzelt oder wiederholt mit einer Frequenz von 2–4 Hz auf. Der überwiegende Teil dieser Wellen ist in der Regel elektropositiv. Oft tritt vor- und nachher eine Alpha-Welle mit stärkerer Negativablenkung als normal auf. Das polyphasische Erscheinungsbild entsteht, weil das 250–500 ms lange Potenzial von niedrigamplitudigen Alpha-Wellen überlagert werden kann. Gelegentlich kann eine ausgeprägte Alpha-Komponente gemeinsam mit der nachfolgenden langsamen Welle einem oberflächlichen Spitze-Welle-Komplex ähneln, der aber nicht identisch ist.

Petersen und Eeg-Olofsson (1971) fanden einige der polyphasischen Potenziale bei fast allen Normalkontrollen, wobei sie bei 30 % nur minimal vorhanden waren. Im ersten Lebensjahrzehnt nimmt ihre Anzahl allmählich zu und erreicht im Alter von neun Jahren bis ins frühe Teenager-Alter ihren Höchstwert. Diese Zunahme der polyphasischen Potenziale kann bei Reihen-EEGs in dieser Altersspanne den falschen Eindruck einer Befundverschlechterung erzeugen. Die Veränderungen sind zu Beginn der Ableitung am stärksten ausgeprägt und werden später unauffälliger. Polyphasische Potenziale können asymmetrisch sein und weisen dann häufig rechtsseitig eine höhere Amplitude auf. Die Asymmetrie sollte jedoch nicht dauerhaft 50 % übersteigen

Posteriorer langsamer Rhythmus oder posteriore langsame Wellen

Der posteriore langsame Rhythmus ist sinusoidal, besitzt eine niedrige Amplitude, eine Frequenz von 2,5–4,5 Hz und kann in Form kurzer oder prolongierter Sequenzen auftreten. Seltener sind Bursts mit mittelhoher bis hoher Amplitude. Ursprünglich wurde angenommen, dass diese Wellen nur bei Abscencen vorkommen, doch dann fanden Petersen und Eeg-Olofsson (1971) dieses Muster bei 25 % ihrer Normalpopulation. Sie waren bei kleinen Kindern häufiger mit einem Anstieg der Inzidenz im 1. Jahr bis auf einen Höchstwert im Alter von 5–7 Jahren. Die Amplitude betrug bei 90 % der Kinder 50–100 μV und überstieg bei 10 % einen Wert von 100 μV. Bei 25 % der Kinder dauerten die Bursts mindestens 3 Sekunden. Bei 16 % der Kinder machte dieses Muster mehr als 10 % und bei etwa der Hälfte 2–10 % der posterioren Aktivität aus.

Diese normalen Veränderungen lassen sich oft nur schwer von einer Serie langsamer Wellen im Sinne von abortiven Spitze-Welle-Komplexen unterscheiden. Selten können derartige rhythmische Wellen zu klar definierten posterioren Spitze-Welle-Komplexen verschmelzen, z. B. bei Hyperventilation. Werden demnach bei einem Patienten mit Verdacht auf Abscencen posteriore langsame Wellen abgeleitet, sollte eine erneute Provokation mit Hyperventilation erfolgen. Sofern jedoch keine deutlichen Spitze-Welle-Komplexe auftreten, sollte keine Aussage zur epileptogenen Signifikanz derartiger Wellen getroffen werden.

Langsame Alpha-Variante

Diese Wellenform entsteht durch die partielle Fusion von zwei Alpha-Wellen, sodass eine eingekerbte Welle mit der Hälfte der Alpha-Frequenz entsteht, wie sie von Goodwin (1947) beschrieben wurde. Im Gegensatz zu den ersten beiden posterioren langsamen Wellen ist dieses Muster nicht typisch für Kinder. Petersen und Eeg-Olofsson (1971) fanden derartige Wellen bei 3,5% der kindlichen Normalpopulation.

Lambda-Wellen

Lambda-Wellen sind scharf konturierte okzipitale Transienten, die durch Blicksakkaden beim Betrachten eines gut ausgeleuchteten Bildes oder komplexen Musters entstehen. Die Hauptkomponente ist positiv und dauert 75–150 ms. Anschließend kann für 200–250 ms eine negative Phase auftreten (Kooi et al., 1978). Im Kleinkindalter können der Lidschlag oder andere Augenbewegungen scharf konturierte okzipitale Transienten mit elektronegativer Hauptkomponente, die 200–400 ms dauert und 100–200 μV erreicht, auslösen. Ihr können Phasen mit geringerer Elektropositivität vorausgehen und folgen (Westmorelund und Sharbrough, 1975). Diese Veränderung tritt überwiegend im Alter zwischen sechs Monaten und zehn Jahren auf und erreicht im Alter von zwei bis drei Jahren die höchste Inzidenz. Durch den Zusammenhang mit dem Betrachten gut ausgeleuchteter, interessanter Objekte sind diese Transienten den Lambda-Wellen ähnlich.

Lambda-Wellen können bei Kindern hohe Amplituden erreichen, sodass sie spitzenförmig aussehen. Verstärkt wird diese Ähnlichkeit mit okzipitalen Spikes bei normalen Kindern dadurch, dass diese Veränderungen gelegentlich asymmetrisch auftreten. Abdunklung des Raumes, Starren auf eine leere Karte und Augenschluss eliminieren Lambda-Wellen.

Theta- und Delta-Aktivität

In allen kindlichen Altersgruppen findet sich eine unterschiedlich stark ausgeprägte diffuse Theta-Aktivität. Im Alter von drei Wochen steht ein Theta-Rhythmus im Vordergrund. Der Gesamtanteil der Theta-Wellen nimmt in den ersten Lebensjahren steil zu und erreicht etwa im Alter von fünf bis sechs Jahren seinen Höchstwert; anschließend sinkt er (Hagne, 1968; Corbin und Bickford, 1955). Wie bereits im vorherigen Abschnitt über posteriore langsame Wellen erwähnt, sind im fortgeschrittenen Alter oft vermehrt posteriore Theta-Wellen vorhanden. In der Altersgruppe der Zwei- bis Fünfjährigen sind Theta-Wellen unabhängig vom Augenschluss die vorherrschende diffuse Aktivität. Bei geschlossenen Augen entspricht ihre Menge etwa derjenigen der Alpha-Aktivität im Alter von fünf bis sechs Jahren; anschließend werden Alpha-Wellen immer dominanter. Der relative Anteil der Alpha- und Theta-Wellen variiert jedoch erheblich bei normalen Kindern. Oft ist er in allen Altersgruppen über der linken Hemisphäre deutlicher als über der rechten. Bei jüngeren Kindern sind Theta-Wellen weiter verteilt vorhanden und bei älteren Kindern eher auf den temporalen und okzipitalen Bereich begrenzt. Trotz der zuvor erwähnten Variationen ändert sich die Theta-Frequenz kaum mit dem Alter.

Trotz ihrer normalen Prävalenz – oder vielleicht auch deswegen – manifestieren sich zerebrale Erkrankungen nur sehr selten mit fokal oder diffus exzessiver Theta-Aktivität. Seltene Ausnahmen sind (a) diffuse Bursts von 3- bis 4-Hz-Wellen ohne Müdigkeit, die generalisierten Spitze-Welle-Komplexen vorausgehen können, und (b) eine Wachableitung nur von Theta-Wellen bei chronischer, statischer, schwerer Enzephalopathie. Bei älteren Kindern und Jugendlichen sowie Erwachsenen sind fokale Theta-Exzesse oft anormal; dies muss jedoch konsistent in einer Region prädominieren, um klinisch relevant zu sein. Daher ist die Ausprägung der diffusen Theta-Aktivität bei der Beurteilung kindlicher EEGs irrelevant, solange ihre Ausprägung variiert und andere normale Frequenzen vorhanden sind.

Der vermutlich wichtigste Grund dafür, warum die Ausprägung der diffusen und selbst fokal verstärkten Theta-Aktivität schwer mit bestimmten Krankheiten in Verbindung zu bringen ist, besteht in der erheblichen interindividuellen Variabilität der Theta-Aktivität in allen Altersgruppen (Petersen und Eeg-Olofsson, 1971; Samson-Dollfus und Goldberg, 1979).

Obwohl die Frequenzanalyse zeigt, dass im gesamten ersten Lebensjahr Delta-Wellen im Vordergrund stehen (Hagne et al., 1973; Pond, 1963), finden sich Delta- und Theta-Wellen im ersten Lebensjahr etwa gleich häufig bei der visuellen Beurteilung auf. Die absolute Menge der Delta-Wellen nimmt im ersten Lebensjahr zu (Hagne, 1968) und steigt weiter bis zum fünften Lebensjahr (Corbin und Bickford, 1955). Allerdings bleibt dieser Anstieg hinter dem der Theta-Wellen zurück, sodass die Theta-Wellen im Laufe des ersten Lebensjahres immer dominanter werden und bei den Zwei- bis Fünfjährigen die dominante diffuse Wachaktivität darstellen. Delta-Wellen treten bei Kleinkindern meist diffus auf, können aber transient asymmetrisch sein, wobei sich die Seite mit der stärksten Expression im Laufe der EEG-Registrierung verlagert. Daher kann erst nach der Beurteilung langer Registrierungsstreifen entschieden werden, ob die Delta-Wellen tatsächlich in einer Region dominant sind. Bei älteren Kindern und sogar noch bei Jugendlichen lässt sich auch weiterhin in geringem Umfang diffuse Delta-Aktivität ableiten.

Beta-Aktivität

Petersen und Eeg-Olofsson (1971) leiteten bei ihren 743 normalen Kindern ohne Medikamenteneinnahme in allen Wachableitungen einen unterschiedlich starken Beta-Rhythmus mit einer Amplitude von 10–20 μV ab. Amplituden über 20 μV fanden sich nur bei 1% der Kinder. Ansonsten gelten für Kinder die Grundlagen des Beta-Rhythmus wie bei Wachableitungen beim Erwachsenen.

Zentrale Rhythmen

In den zentralen Bereichen (C3, C4) entwickeln sich eher als in anderen Regionen kontinuierliche Entladungen (Hagne et al., 1973). Pampiglione (1972) ermittelte bereits vor einem Alter von drei Monaten Rolando-Spikes mit einer Frequenz von 6–7 Hz, dessen Frequenz nach drei Monaten auf 8–10 Hz ansteigt und im Alter von sechs bis zwölf Monaten weiter zunimmt (Hagne, 1968). Selbst bei den Ein- bis Fünfjährigen findet sich die deutlichste Aktivität im Wachzustand mit offenen Augen im Zentralbereich. Eine mäßige Asymmetrie dieser Aktivität ist akzeptabel. Das vollständige, dauerhafte unilaterale Fehlen zentraler Rhythmen spiegelt jedoch in der Regel eine Läsion auf der betroffenen Seite wider.

Gelegentlich wird ein derartiger zentraler Rhythmus schärfer konturiert als der μ-Rhythmus, dem er ähnelt, sodass er spitzenförmig wirkt. Um sicherzustellen, dass es sich dabei nicht um Spitzenpotenziale handelt, wird nach ähnlichen scharf konturierten Wellen gesucht, die ganz klar zentralen Ursprungs oder μ-Rhythmen sind. Sofern keine klare qualitative Unterscheidung möglich ist, sollten beide als normaler zentraler Rhythmus bezeichnet werden.

Frontalaktivität

Im Wachzustand besteht in den ersten Lebensjahren in der Regel kaum frontale Aktivität (Hagne, 1968). Anschließend dominieren Theta-Wellen, die jedoch außer bei Müdigkeit kaum die gleiche Amplitudenhöhe erreichen wie über den zentralen Regionen.

Asymmetrie

Beim Erwachsenen lässt sich eine chronische, leichte, fokale Läsion durch sorgfältigen Seitenvergleich nachweisen. Bei Kindern ist dies jedoch schwieriger, weil (a) transiente Asymmetrien häufiger sind (vor allem bei sehr jungen Kindern) und (b) manche Wellenformen normalerweise asymmetrisch auftreten. Theta-Wellen sind über der linken Hemisphäre normalerweise häufiger (Petersen und Eeg-Olofsson, 1971), posteriore langsame Wellen sind oft rechts am stärksten vorhanden, insbesondere über der rechten posterioren Temporalregion (T6) verglichen mit der linksseitigen (T5) (Aird und Gastaut, 1959). Zentrale Rhythmen können asymmetrisch sein (siehe oben). Hyperventilation kann initial zu stärkeren Entladungen einer Hemisphäre, meist der linken, führen. Dieser Unterschied zwischen linker und rechter Hemisphäre betrifft in der Regel vor allem die Temporalregionen. Bei Säuglingen können sich die Delta-Wellen während derselben Registrierung von einer Seite zur anderen verlagern.

Provokationsmanöver

Jede Methode, die eine EEG-Veränderung, die nicht in der Routine-Ableitung vorhanden war, hervorruft, gehört zur großen Gruppe der Provokationsmanöver.

Hyperventilation

Ab einem Alter von vier Jahren können Kinder bei der Hyperventilation mitarbeiten; ihre Begeisterung für dieses Manöver ist in der Regel größer als bei Erwachsenen. Die wichtigste Bedeutung der Hyperventilation ist das Auslösen generalisierter Spitze-Welle-Entladungen, sofern sie im «Ruhe»-EEG fehlen. Seltener treten fokale Spitzen oder andere fokale Veränderungen auf.

In der Regel findet sich bei Kindern, insbesondere bei den Zehn- bis Zwölfjährigen, eine stärkere «Ansammlung» langsamer Wellen als bei Erwachsenen (Petersen und Eeg-Olofsson, 1971). Zunächst kommt es für gewöhnlich zur Akzentuierung der dominanten Frequenz in der Ruhe-Registrierung (z. B. Alpha-Wellen), gefolgt von einer Augmentation der Theta-Wellen und schließlich von rhythmischen 3-Hz-Wellen (Corbin und Bickford, 1955). Diese langsameren Wellen treten oft zunächst posterior auf, werden dann zunehmend diffus und anterior akzentuiert. Beim Gesunden ist eine Seitenbetonung – häufig über der linken Hemisphäre – möglich.

Gelegentlich entstehen durch die Hyperventilation scharf konturierte Wellen, die sich nur schwer von echten Spitzenpotenzialen unterscheiden lassen. Dies geschieht vor allem, wenn die Ruhe-Registrierung eine starke Mischung von Wellen, wie Beta- und Theta-Aktivität, enthält. In diesem Fall sollte die Reaktion auf die Hyperventilation als normal betrachtet werden, sofern keine klare Abgrenzung von Spitzenpotenzialen möglich ist. Durch Verwendung von Begriffen wie «spitzenförmig» fließt die eigene Unsicherheit in die Beurteilung ein und es kommt zu Missverständnissen beim Leser.

Abrupte, zahlreiche oder persistierende Entladungen nach Beendigung der Hyperventilation haben keine pathologische Bedeutung. Die Anzahl der langsamen Wellen hängt vor allem vom Ausmaß der produzierten Hyperkapnie und dem Blutzuckerspiegel ab (Kellaway, 1990). Außerdem hyperventilieren viele Patienten weiter, obwohl sie aufgefordert wurden, damit aufzuhören.

Fotostimulation

Fotostimulation führt zu vier verschiedenen Ergebnissen: (a) «driving», d. h. eine Reaktion unterschiedlicher Morphologie, die zeitlich mit der Frequenz der Lichtreize zusammenfällt, (b) frontale myoklone Potenziale, ebenfalls zeitlich synchron, durch Myokloni der periokulären und Kopfhautmuskulatur, (c) eine photoparoxysmale Reaktion, die in Kapitel 4 beschrieben wird, und (d) kein offensichtlicher Effekt.

3.2 DAS NORMALE ELEKTROENZEPHALOGRAMM BEI KINDERN – SCHLAFABLEITUNG

Die zuverlässige Auswertung pädiatrischer und adulter EEGs setzt die Kenntnis der Muster bei Müdigkeit, Schlaf und Erwachen voraus, da die Veränderungen in diesen Stadien bei normalen Patienten nicht auftreten. Außerdem unterscheidet sich die Morphologie der häufigen Schlafmuster oft zwischen Kindern und Erwachsenen. Bei diffuser Enzephalopathie besteht bei Kindern und Erwachsenen keine Korrelation zwischen klinischen und EEG-Veränderungen des jeweiligen Stadiums.

Müdigkeit

Die EEG-Veränderungen durch Müdigkeit treten oft vor allem bei Kleinkindern und Säuglingen auf, bevor dem EEG-Assistenten auffällt, dass das Kind schläfrig ist. Die Augen eines schläfrigen Kindes können weit geöffnet und das Kind unruhig sein.

Die Registrierung sollte während der gesamten Einschlafphase erfolgen, damit die zahlreichen Veränderungen erfasst werden. Da Kinder oft plötzlich von leichter Müdigkeit in den Tiefschlaf versinken, würden die Leichtschlafstadien einer intermittierenden Registrierung entgehen. Oft wechseln Kleinkinder recht rasch zwischen Müdigkeit, Schlaf und Arousal. Eine kontinuierliche Ableitung stellt sicher, dass auch nur einmalig im Wachzustand oder Schlaf auftretende Veränderungen erfasst werden.

Meist tritt bei müden Kindern eine diffuse rhythmische bis sinusoidale Theta-Aktivität auf, die allmählich das Wachmuster ersetzt und für mehrere Minuten persistieren kann. Sie kann zentral, posterior oder frontozentral akzentuiert sein und findet sich im Alter zwischen drei Monaten und vier Jahren. Anschließend wird sie immer weniger dominant und ist schließlich nach sechs bis sieben Jahren nur noch minimal vorhanden (Dale und Busse, 1951; Kellaway und Fox, 1952; Brundt und Brundt, 1955). Die Frequenz beträgt im ersten Lebensjahr 3–5 Hz und steigt allmählich auf 4–6 Hz bei Vier- bis Fünfjährigen. Die Amplitude ist variabel und erreicht 200 μV. Delta-Wellen können bei Müdigkeit ebenfalls leicht vermehrt auftreten, aber weniger stark als Theta-Wellen.

Seltener, aber eindrucksvoller sind generalisierte bilaterale synchrone Entladungen von rhythmischen bis sinusoidalen, hochamplitudigen Wellen mit einer Frequenz von 2–5 Hz und einer Spannungshöhe von oft mehr als 350 μV (Kellaway und Fox, 1952), häufig mit frontozentraler Akzentuierung. Sie treten erstmals im Alter von 14–18 Monaten auf, sind im Alter von drei bis fünf Jahren am häufigsten und können bis zum Alter von elf Jahren bei Müdigkeit und beim Leichtschlaf auftreten. Die Frequenz dieser Wellen steigt allmählich mit dem Alter. Aufgrund der Überlagerung der Hintergrundaktivität mit solchen Entladungen können Letztere mit generalisierten Spitze-Welle-Komplexen verwechselt werden, die oft ebenfalls bevorzugt bei Müdigkeit auftreten. Ein Spitze-Welle-Komplex liegt jedoch nur vor, wenn sich das Spitzenpotenzial deutlich von der Hintergrundaktivität unterscheidet. Diese normalen Bursts verschwinden im mitteltiefen Schlaf im Gegensatz zu Spitze-Welle-Komplexen, die persistieren oder im Schlaf häufiger auftreten.

Alle kontinuierlichen okzipitalen Wachrhythmen können ohne initiale Verlangsamung bei leichter Müdigkeit unterbrochen werden. In anderen Fällen verlangsamt sich der okzipitale Rhythmus, wird höheramplitudig und kann dann mit dem kontinuierlichen sinusoidalen Theta-Rhythmus (s. o.) verschmelzen. Es gibt zahlreiche, häufig auftretende Kombinationen dieser Müdigkeitsmuster.

Ab einem Alter von fünf bis sechs Monaten kann bei Müdigkeit und leichtem Schlaf ein Beta-Rhythmus mit einer Frequenz von 25 Hz, die diffus verteilt oder anterior bzw. posterior akzentuiert sind, in den Vordergrund treten. Oft besteht eine normale Beta-Asymmetrie, die transient sein und sich verlagern kann. Der Beta-Rhythmus, der initial etwa 5 μV erreicht, steigt nach 12–18 Monaten auf einen Höchstwert von 30 μV und nimmt anschließend wieder allmählich ab. Kinder über sieben Jahren ohne Medikamenteneinnahme weisen im frühen Schlafstadium kaum einen Beta-Rhythmus auf (Kellaway und Fox, 1952). Sedativa fördern altersunabhängig das Auftreten eines Beta-Rhythmus.

Vertex-Wellen

Rudimentäre Vertex-Wellen (V-Wellen) treten bereits im Alter von drei bis vier Monaten im Schlaf auf, sind aber in der Regel bis zum fünften Monat gut entwickelt (Kellaway und Fox, 1952). Ihre maximale Ausprägung erreichen sie im Alter von drei bis vier Jahren. Anschließend lassen sie langsam nach und erreichen während der Jugend das erwachsene Muster. Im Vergleich zum Erwachsenen sind die V-Wellen bei Kindern höheramplitudiger und kürzer. Außerdem können Sequenzen spontaner V-Wellen auftreten, was bei Erwachsenen seltener der Fall ist. V-Wellen können elektropositiv, elektronegativ oder diphasisch sein. Oft folgt ihnen eine einzelne langsame Welle mit entgegengesetzter Polarität zur Hauptablenkung. Verlagerungen der Asymmetrien von V-Wellen sind bei bipolaren Längs- und Querreihen häufig, beruhen auf Feldauslöschung und sollten mit einer ipsilateralen Ohrreferenzableitung verifiziert werden. Allerdings können selbst dann normalerweise wechselnde Asymmetrien vorhanden sein. Leider besteht kein zuverlässiger Zusammenhang der Seite der größeren oder kleineren Vertex-Wellen und einer unilateralen Läsion.

Spindeln

Im Leichtschlaf treten bereits wenige Tage nach der Geburt rhythmische Wellensequenzen mit einer Frequenz von 12–14 Hz auf (Kellaway und Fox, 1952), die Vorboten von Spindeln sein können. Sie weisen zunächst eine geringe Amplitude auf, sind schlecht abgegrenzt und werden bis zum Alter von drei bis vier Monaten deutlicher. Im Alter zwischen drei und neun Monaten finden sich beim normalen Kind im Non-REM-Schlaf (non-rapid eye movement) fast immer Spindeln. Sie treten vor allem zentroparietal (C3,4; P3,4) und sagittal (Cz; Pz) auf, können sich nach frontal (F3,4) ausdehnen oder diffus vorhanden sein. Bei Erwachsenen treten Spindeln frontozentral auf.

Mehrere Untersuchungen der Häufigkeit von Spindeln zeigen, dass sie im Alter von drei bis neun Monaten am häufigsten sind. Anschließend nehmen sie bis auf ein Minimum im Alter von 22–54 Monaten ab und werden dann wieder etwas häufiger (Lenard, 1970; Schulte und Bell, 1973; Tanguay, 1975). So ermittelte Tanguay im Alter von vier bis sechs Monaten eine durchschnittliche Höchstzahl von Spindeln je 10 Sekunden, die nach 27–54 Monaten auf einen Tiefstwert sank.

Auch ermittelten diese Autoren nach vier bis sechs Monaten eine mittlere Länge der einzelnen Spindeln von 1,5–1,8 s, die nach 25–54 Monaten auf 0,5–0,6 s sank. Später erreichte die Länge wieder 0,9 s. Lenard (1970) ermittelte im Alter von drei Monaten eine mittlere Spindeldauer von 2,5 s und im Alter von 22 Monaten von 0,75 s. Kellaway und Fox (1952) fanden bei sehr jungen Säuglingen Spindeln mit einer Länge von 3–4 s.

Im Gegensatz dazu bleibt die Spindel-Frequenz mit 13–14 Hz vom Säuglingsalter bis zum Alter von vier bis fünf Jahren relativ konstant (Kellaway und Fox, 1952; Tanguay et al., 1975). Nach einem Alter von drei bis fünf Jahren finden sich bei 5% aller normalen Kinder frontal dominante Spindeln mit einer Frequenz von 10–12 Hz (Kellaway, 1990). Ihr Feld kann sich bis auf den Okzipitalbereich ausdehnen.

Im Gegensatz zu Erwachsenen und älteren Kindern findet sich die interhemisphärische Asynchronie der Spindeln meist bei Kindern unter ein bis zwei Jahren (Lenard, 1970; Tanguay et al., 1975). Obwohl die Spindeln jenseits dieses Alters in der Regel synchroner werden, persistieren leichte Asynchronien normalerweise noch bis zum Alter von zehn Jahren. Die Spindeln von Säuglingen und Kleinkindern können eine sinusoidal Form, ähnlich wie die Spindeln bei Erwachsenen, haben oder arkadenförmig sein. Kombiniert mit Vertex-Wellen und anderen normalen zentralen Schlafrhythmen erzeugen derartige arkadenförmige Spindeln Wellenformen, die Spitzenpotenzialen ähneln, aber keine sind.

Okzipitale, scharf konturierte Wellen und Delta-Wellen

Diese hochamplitudigen diphasischen okzipitalen Wellen treten im mitteltiefen Schlaf auf und werden bei zunehmender Schlaftiefe häufiger. Im Tiefschlaf gehen derartige Wellen mit hochamplitudigen, arrhythmischen, posterioren Delta-Wellen einher.

Derartige posteriore Phänomene finden sich oft im Schlaf bei Kindern unter fünf Jahren, anschließend werden sie weniger prominent (Slater und Torres, 1979).

14- und 6-Hz-positive Spitzen

«14- und 6-Hz-positive Spitzen» sind ein arkadenförmiges Phänomen mit einer Amplitude von 60–70 μV, dessen elektropositive scharfe Komponenten 14 und/ oder 6–7 Mal pro Sekunde auftreten. Ein Burst kann bis zu 3 s dauern; selten tritt nur eine einzelne elektropositive Spitze auf, häufig bei Müdigkeit oder im Leichtschlaf. Das unabhängig voneinander in einer der Hemisphären auftretende 14-und-6-Feld ist ausgedehnt, liegt aber mit seinem Zentrum über den posterioren Temporalregionen. Daher lässt es sich am besten mit Montagen mit großen Abständen zwischen den Elektroden ableiten.

Viele der früheren Arbeiten zur klinischen Signifikanz dieses Normalbefunds basierten auf der Annahme, dass ein Phänomen mit Spitzenpotenzialen anormal sein muss. Leider fehlten den meisten dieser frühen Studien präzise Kriterien für die Auswahl normaler Kontrollpatienten. Die nachfolgend genannten Autoren wiesen 14- und 6-Hz-positive Spitzen in ihren Kontrollpopulationen nach: Schwartz und Lombroso (1968) 55%, Metcalf (1963) 26%, Gibbs und Gibbs (1964) 20%, Lombroso et al. (1966) 58% und Demerdash et al. (1968) 7%. Schwartz und Lombroso (1968), Lombroso et al. (1966), Reiher und Carmant (1991) sowie Eeg-Olofsson (1971) ermittelten keinen Zusammenhang zwischen dem Vorhandensein von 14- und 6-Hz-positiven Spitzen und bestimmten Persönlichkeitsmerkmalen oder vegetativen Beschwerden.

Die meisten Studien (Demerdash et al., 1968; Eeg-Olofsson, 1971; Petersen und Akesson, 1968) ermittelten eine Zunahme mit dem Alter des Kindes mit der höchsten Inzidenz in der frühen Jugend. Lombroso et al. (1966) wiesen eine erhebliche interindividuelle Variabilität bei der Menge der 14- und 6-Hz-positiven Spitzen nach.

In EEG-Ableitungen von Kindern mit akuten Enzephalopathien und eingeschränktem Bewusstsein wies Drury (1989) 14- und 6-Hz-positive Spitzen mit einer Dauer, Morphologie, Frequenz und Wiederholungsrate ähnlich denen des normalen Schlafs nach, die sich jedoch durch Provokation auslösen ließen.

3.3 DAS NORMALE ELEKTROENZEPHALOGRAMM BEI KINDERN – AROUSAL

Im Alter von weniger als zwei Monaten besteht das Arousal aus einer einfachen Abnahme der Amplitude. Nach zwei bis drei Monaten kann nach Stimulation eine rudimentäre diphasische langsame Welle auftreten. Die initiale diphasische Komponente kann beim spontanen Arousal fehlen. Das einer Vertex-Welle ähnliche Phänomen ist nach fünf Monaten besser zu erkennen und kann zu einer Serie von Delta-Wellen verschmelzen. Bei weiterem Arousal treten diffuse 4- bis 8-Hz-rhythmische Wellen mit frontozentralem Maximum auf, die mindestens 1–5 s andauern. Diese erstmals mit sieben Monaten auftretenden Wellen (Kellaway und Fox, 1952) sind nach 13 Monaten gut zu erkennen und bleiben bis zum Alter von drei bis vier Jahren prominent.

Gleichzeitig oder unmittelbar nach diesen rhythmischen Theta-Wellen treten semirhythmische diffuse 1- bis 3-Hz-Delta-Wellen auf. Diese Delta-Komponente des Erwachens kann initial frontal akzentuiert sein, persistiert posterior, aber länger. Derartige Delta-Wellen können als unabhängig voneinander gleichzeitig anterior und posterior auftreten. Die posteriore Delta-Welle ist meist langsamer. In den nächsten Sekunden steigt die Frequenz dieses Rhythmus auf 4–5 Hz an und ist dann nicht mehr von einem Müdigkeitsrhythmus zu unterscheiden. Dieser langsame Rhythmus tritt erstmals nach zwei bis drei Monaten auf und ist nach vier bis fünf Monaten gut etabliert. Sein Maximum erreicht er nach 12–18 Monaten und fällt dann bis zum Alter von vier bis fünf Jahren wieder ab. Natürlich endet diese Sequenz jederzeit, sobald das Kind wieder einschläft.

Müdigkeit und Arousal bei 7- bis 16-Jährigen und Erwachsenen

Bei Müdigkeit treten anterior mittelhohe, rhythmische 5- bis 7-Hz-Wellen mit einer Dauer von 5–30 s auf, deren Frequenz in diesem Bereich altersabhängig ansteigt. In dieser Phase erlangt das Arousal langsam dieselbe Form wie beim Erwachsenen. Ihr Rhythmus, die sinusoidale Wellenform, unterscheidet derartige Theta-Wellen von anormalen Theta-Bursts, die semirhythmisch sind und durch eine Überlagerung multipler Theta-Frequenzen entstehen.

Abgesehen vom Arousal aus dem tiefen Non-REM-Schlaf, bei dem ein kurzer Delta-/Theta-Burst auftreten kann, sollte das Schlaf-EEG beim Arousal von Jugendlichen und Erwachsenen innerhalb von 1–2 s in ein Wach-EEG übergehen. In diesem Alter ist ein kindliches Muster beim Arousal ein Hinweis auf eine Enzephalopathie oder einen postiktalen Zustand.

3.4 DAS NORMALE ELEKTROENZEPHALOGRAMM BEI ERWACHSENEN

Die folgende stichwortartige Aufzählung vor den Abbildungen der normalen Phänomene beschreibt die entsprechenden EEG-Befunde beim Erwachsenen, die weitaus konstanter sind als bei Kindern.

3.5 CHECKLISTE UND ABBILDUNGEN NORMALES WACH-EEG BEI KINDERN

3–12 Monate (Abb. 3-1 bis 3-10)

- bei geöffneten Augen ähnlich viele Delta- und Theta-Wellen
- häufig transiente Asymmetrien
- Entwicklung zentraler Rhythmen im ersten Lebensjahr
- bei passivem Augenschluss posteriore Rhythmen ähnlich der Alpha-Wellen älterer Menschen
- sofern nicht anders indiziert, Augen offen

14 Monate bis 2 Jahre (Abb. 3-11 bis 3-18)

- im zweiten Lebensjahr langsamere Entwicklung
- besser entwickelte Theta-Wellen und zentrale Rhythmen
- weiterhin prominente Delta-Wellen
- relatives Fehlen frontaler Rhythmen
- bei Augenschluss posteriore Rhythmen mit höherer Frequenz als im ersten Jahr
- sofern nicht anders indiziert, Augen offen

3 bis 4 Jahre (Abb. 3-19 bis 3-23, 3-25 bis 3-27)

- vorherrschende diffuse Theta-Aktivität, mehr als Delta-Wellen
- diffuse Delta-Aktivität
- bei geschlossenen Augen mäßig gut ausgeprägte Alpha-Wellen
- erste Manifestation von «posterioren langsamen Wellen» als polyphasische Potenziale und posteriore rhythmische Wellen

5–10 Jahre (Abb. 3-24, 3-28 bis 3-39)

- langsame Entwicklung
- bei Augenschluss gut entwickelte Alpha-Wellen
- unterschiedlich viele und oft asymmetrische posteriore Theta- und Delta-Wellen
- unterschiedlich viele diffuse Theta-Aktivität
- bei etwa 20–30 μV persistierende Delta-Wellen, vor allem bei geöffneten Augen
- prominenter zentraler Rhythmus (μ), der oft asymmetrisch ist und Spitzenpotenzialen ähnelt

11–16 Jahre (Abb. 3-40 bis 3-43, 3-50)

- gut entwickelte Alpha-Wellen
- unterschiedlich viele, oft asymmetrische posteriore langsame Wellen
- Die durch die beiden vorgenannten Wellen entstehenden scharf konturierten Wellen sind keine Spitzen.
- weiterhin, aber weniger diffuse Theta-Aktivität
- minimal diffuse Delta-Aktivität, vor allem bei geöffneten Augen

Hyperventilation (Abb. 3-25, 3-44 bis 3-49, 3-51)

- initial verstärkte Hintergrundaktivität mit posterioren langsamen Wellen
- meist zunächst posteriorer und dann anteriorer Aufbau
- normalerweise asymmetrische Bursts, meist linksbetont
- oft scharf konturierte Wellen

3.6 CHECKLISTE UND ABBILDUNGEN NORMALES WACH-EEG BEI ERWACHSENEN

Alpha-Wellen (Abb. 3-52 bis 3-60, 3-63, 3-64, 3-66 bis 3-71)

- 9–13 Hz; Verlangsamung bei Müdigkeit auf 7–8 Hz
- bei Beta-Rhythmus sinusoidal oder scharf konturiert
- bei zwei eng benachbarten Frequenzen, wie 9 Hz und 10 Hz, An- und Abschwellen bzw. «Schlagen»
- über jeder Hemisphäre dieselbe dominante Frequenz
- höchste Amplitude in O1,2; P3,4; T5,6
- reichen oft bis in C3,4; A1,2; T3,4
- meist bilateral symmetrisch oder rechts höher, auch normal, wenn links höher
- durch Artefakte oder Anomalie persistierende Symmetrie > 50 %
- variable Symmetrie bei der Registrierung
- beste Darstellung der Symmetrie in der Ohrreferenzableitung
- partielle oder komplette «Blockade» durch Augenöffnen oder erhöhte Aufmerksamkeit; Abschwächung in der Regel symmetrisch
- gelegentlich bei Normalgesunden niedrige Amplitude (< 15 μV)

Posteriore langsame Wellen bei Jugendlichen und Kindern (Abb. 3-61 und 3-62)

- monophasische Wellen von 250–400 ms
- vor allem in O1, O2
- unterbrechen Alpha-Wellen und erzeugen scharf konturierte Wellen
- Jugendliche, Kinder, junge Erwachsene

Langsame Alpha-Variante

- sägezahnartige Wellenform mit etwa der Hälfte der Alpha-Frequenz durch partielle Fusion von zwei Alpha-Wellen
- dieselbe Lokalisierung und Reaktivität wie Alpha-Wellen

µ-Rhythmus (Abb. 3-58 und 3-65)

- arkadenförmig-spitze negative und abgerundete positive Komponente
- 10 (9–11) Hz
- vermischt mit 20-Hz-Beta-Rhythmus
- Lokalisierung in C3,4 und Cz; gelegentliche Beteiligung von P3,4
- lange Abschnitte mit unilateraler Expression:
  - normal bei Symmetrie anderer zentraler Rhythmen
  - Seitenverlagerung der maximalen Amplitude
- Blockade des Rhythmus durch Bewegungen der kontra- oder ipsilateralen Extremitäten (oder deren Planung)
- Augenöffnen ohne Effekt
- Unterbrechung durch hohe Spannung über Schädeldefekt
- oft Ähnlichkeit der arkadenförmigen Komponente mit Spitzen

Beta-Rhythmus (Abb. 3-68, 3-72 bis 3-76)

- jede rhythmische Aktivität > 13 Hz
- Beta-Rhythmus in gewissem Umfang normal, Ausprägung variiert
- meist 14–40 Hz oder 15–25 Hz

- in der Regel sinusoidal, steil oder arkadenförmig bei konkurrierenden Frequenzen; «Schlagen» bei eng benachbarten Frequenzen
- Bursts möglich
- Lokalisierung:
  - frontal: häufig
  - zentral: häufig, gemischt mit μ-Rhythmus
  - posterior: schnelle Alpha-Variante
  - diffus: bei Übermedikamentierung
- meist 20 μV, gelegentlich 20–30 μV
- Zunahme von Amplitude und Verteilung durch:
  - Müdigkeit, Leichtschlaf, REM-Schlaf (REM, rapid eye movement)
  - Schädeldefekt
  - Medikamente, vor allem Benzodiazepine, Barbiturate
- bei arzneimittelbedingtem Beta-Rhythmus oft begleitend diffuse Theta-Aktivität

Theta-Aktivität

- häufig niedrigamplitudige (< 30 μV) diffuse Theta-Aktivität mit einer Frequenz von 4–7 Hz bei normalen Ableitungen
- bei Kindern und jungen Erwachsenen häufiger als bei älteren Erwachsenen
- temporale Theta-Aktivität:
  - ≤ 10 % der Wachableitungen bei Normalgesunden > 60 Jahren
  - gleichmäßige Seitenverteilung oder links doppelt so häufig wie rechts
  - einzelne Welle oder kurze Bursts mit Trennung durch normale Hintergrundaktivität

Hyperventilation (Abb. 3-78 bis 3-80)

- Sequenz:
  - Zunahme bei diffuser Theta-Aktivität
  - rhythmische Delta-Aktivität in Bursts
  - kontinuierliche rhythmische Delta-Aktivität
- bei den meisten Jugendlichen und Erwachsenen anterior größter Effekt
- oft Seitverlagerung der höchsten Amplitude der Delta-Bursts
- bei multiplen Frequenzen steile Wellenformen möglich
- Effekt bei Jugendlichen am stärksten, mit maximaler Anstrengung und niedrigster Blutglukose
- Effekt klingt 60–90 s nach Hyperventilation ab
- anormale Auslösung fokaler Spitzen, generalisierter Spitze-Welle-Komplexe und fokaler Delta- oder Theta-Wellen möglich
- nach Hyperventilation neu auftretende fokale Delta- oder Theta-Aktivität als Anomalie möglich

Lambda-Wellen (Abb. 3-81)

- überwiegend in O1,2, Beteiligung von P3,4 und T5,6
- bilateral synchron
- diphasisch oder triphasisch
- höchste Welle elektropositiv, dauert 100–200 ms
- meist 20 μV, selten 50 μV
- Evozierung durch das Scannen gut ausgeleuchteter gemusterter Blickfelder
- in 50 % der normalen EEGs vorhanden

Fotostimulation (Abb. 3-82 bis 3-84)

- drei Lichtreize pro Sekunde:
  - elektropositive Reaktion
  - Verzögerung um 100 ms
  - Maximum in O1,2 und T5,6
  - variable anteriore Ausdehnung
  - Ähnlichkeit mit Lambda-Wellen
- sechs Lichtreize pro Sekunde:
  - Reaktion stärker rhythmisch
  - zeitliches Zusammentreffen mit den Lichtreizen mit harmonischen oder subharmonischen Frequenzen
  - Ähnlichkeit der initialen Reaktion mit (a) der Reaktion auf 3 Lichtreize pro Sekunde, (b) Lambda-Wellen oder (c) V-Wellen
- Reaktionen bei Kindern und älteren Menschen stärker
- symmetrische oder asymmetrische Reaktionen, oft rechts höher
- bei vielen Normalgesunden keine sichtbaren Reaktionen

Wicket Spikes (siehe Kapitel 4)

- arkadenförmige Wellen
- steile negative Phase
- runde positive Phase
- einzeln oder Cluster
- T3,4 oder T3,4 bis F7 oder F8
- unilateral oder unabhängig bilateral
- keine Störung der Hintergrundaktivität

Rhythmisches temporales Theta der Schläfrigkeit

- 5–7 Hz
- scharf konturiert, oft eingekerbt
- anteriore mid-temporale Bereiche
- parasagittale Ausdehnung
- Bursts oder Serien
- allmählicher Beginn und Ende
- monomorph, also ohne Evolution

Subklinische rhythmische elektroenzephalografische Entladungen des Erwachsenen (SREDA) (siehe Kapitel 4)

- repetitive mono- oder biphasische steile Wellen gemischt mit rhythmischen Theta- oder Delta-Wellen
- keine morphologische Evolution
- abrupter Beginn, abruptes oder allmähliches Ende
- meist bei Wachheit, gelegentlich im Schlaf
- nach Hyperventilation möglich
- vorwiegend parietal, posterior temporal
- bilateral synchron oder unilateral
- vor allem im mittleren bis hohen Alter

3.7 CHECKLISTE UND ABBILDUNGEN NORMALE MÜDIGKEIT, SCHLAF, AROUSAL BEI KINDERN

Müdigkeitsmuster (Abb. 3-85 bis 3-92)

- gelegentlich im ersten Lebensjahr leichte Zunahme der laufenden Theta- und Delta-Wellen
- durch spontanen Lidschluss oft posteriore Rhythmen bei erster Müdigkeit, aber langsamer als bei Wachheit
- Serien diffuser rhythmischer Theta-Wellen mit oft zentralem, posteriorem oder anteriorem Maximum. Vorwiegend im Alter von drei Monaten bis vier Jahren. Häufigstes Muster
- Beta-Akzentuierung, diffus oder anteriores bzw. posteriores Maximum, am stärksten ausgeprägt im Alter von 5–18 Monaten
- Abnahme der laufenden Delta-Aktivität und des Beta-Rhythmus
- evtl. Kombinationen der vorgenannten Eigenschaften in Sequenz: gleichzeitiges Auftreten bestimmter Kombinationen

Bursts bei Müdigkeit (Abb. 3-93 bis 3-96)

- Bursts von sinusoidalen Wellen mit einer Frequenz von 2–5 Hz mit in der Regel stärkster Ausprägung frontozentral
- Überlagerung auf andere Muster bei Müdigkeit
- Beginn im Alter von 14–18 Monaten, am häufigsten im Alter von drei bis fünf Jahren, Auftreten bis zum Alter von elf Jahren

V-Wellen (Abb. 3-97 bis 3-103, 3-107, 3-110)

- höhere Amplitude und kürzere Dauer als bei Erwachsenen, daher spitzenförmig
- unterschiedliche Morphologie und Polarität
- evtl. repetitives Auftreten
- wechselnde Asymmetrien
- Beginn im Alter von drei bis vier Monaten, am stärksten ausgeprägt im Alter von drei bis vier Jahren

Spindeln (Abb. 3-104 bis 3-110, 3-114, 3-116)

- erstmals im Alter von drei bis vier Monaten deutlich zu erkennen
- im Alter von drei bis neun Monaten zahlreicher und länger als später
- im ersten Lebensjahr häufig asynchron
- im Kleinkindalter zentroparietale Lokalisierung
- evtl. arkadenförmig

V-Wellen und Spindeln (Abb. 3-107, 3-110, 3-115)

- V-Wellen, Spindeln und andere zentrale Schlafrhythmen erzeugen gemeinsam scharf konturierte Wellen, die keine Spitzen sind.

Positive okzipitale Transienten des Schlafs (POSTS) (Abb. 3-147 bis 3-148)

- auch bekannt als Lambdoid-Wellen
- monophasisch
- scharf konturiert
- elektropositiv
- biokzipital
- vereinzelt oder Sequenzen von 4–5 s
- bei den meisten Normalgesunden

Okzipitale, scharf konturierte Wellen und Delta-Wellen (Abb. 3-112 bis 3-114)

- normale Komponente des mitteltiefen bis tiefen Schlafs bei Ein- bis Fünfjährigen

14- und 6-Hz-positive Spitzen (Abb. 3-117 bis 3-120)

- Wiederholung der elektropositiven scharfen Komponenten mit 14 und/oder 6–7 Hz
- positive Komponente steil oder arkadenförmig
- negative Komponente glatt
- einzeln oder Bursts
- 13–17 Hz oder 6–7 Hz, meist 14 oder 6 Hz
- posterior temporal und Nachbarbereiche
- ausgedehntes Feld
- beste Registrierung mit Querreihe oder referenzieller Ableitung
- Dauer 1–2 s
- Auftreten bei Jugendlichen und jungen Erwachsenen
- Auftreten bei Müdigkeit und im Schlaf
- normal

Arousal-Sequenz (Abb. 3-121 bis 3-124)

- durch initialen Reiz Auslösung einer oder mehrerer breiter V-Wellen
- anschließend diffuse rhythmische Wellen mit einer Frequenz von 4–8 Hz und frontozentralem Maximum, gelegentlich gemischt mit Delta-Wellen
- dann diffuse Delta-Aktivität mit einer Frequenz von 1–3 Hz
- Unabhängigkeit posteriorer von anterioren Delta-Wellen und längere Dauer
- dann verschmelzen von Delta-Wellen mit 4- bis 5-Hz-Wellen

3.8 CHECKLISTE UND ABBILDUNGEN NORMALE MÜDIGKEIT, SCHLAF, AROUSAL BEI ERWACHSENEN

Müdigkeit (Abb. 3-125 bis 3-130)

- Zunahme der Amplitude, der Verteilung und des Rhythmus von Theta-Wellen
- Verschwinden der Alpha-Wellen nach initialer Zunahme von Amplitude und Verteilung
- Zunahme des Beta-Rhythmus, gelegentlich in Bursts, dann Abnahme
- langsame laterale Augenbewegungen
- gelegentlich Bursts von Wellen mit einer Frequenz von 2–4 Hz bei älteren Erwachsenen
- bei Senilität häufig kurze Abschnitte mit Müdigkeit

Vertex-Wellen (Abb. 3-131 bis 3-133, 3-135 bis 3-140)

- bilateral synchron
- maximale Amplitude am Vertex (Cz)
- Ausdehnung auf Fz, Pz; F3,4; C3,4; P3,4
- evtl. Auftreten in Sequenzen
- wechselnde Asymmetrien möglich
- Hauptkomponente in der Regel scharf konturierte elektronegative Welle
- evtl. positive Hauptkomponente
- evtl. vorausgehende oder nachfolgende kleinere Wellen entgegengesetzter Polarität
- höchste und steilste Amplitude in der Jugend; mit dem Alter stumpfer
- Auftreten vor allem im Leichtschlaf, aber auch bei Wachheit, Müdigkeit und zu Beginn der hochfrequenten Lichtreizstimulation
- selten Suppression durch fokale Pathologie

Spindeln (Abb. 3-136, 3-137, 3-139 bis 3-141)

- rhythmische oder arkadenförmige Wellen
- Bursts mit 2–3 s, an- und abschwellend je nach Spindelform
- bilateral synchron und symmetrisch oder asynchron mit Symmetrie aller Spindeln
- 13–14 Hz, Cz,3,4 mit frontaler Ausdehnung im leichten Schlafstadium II
- 10–12 Hz, Fz,3,4 in den tieferen Schlafstadien II und III

Mitten Pattern (Abb. 3-138 und 3-139)

- hochamplitudige Wellen mit einer Dauer von 400–500 ms an Fz–Cz mit parasagittaler Ausdehnung
- Eindellung in der aufsteigenden Phase durch eine Welle von 100–125 ms

K-Komplexe

- diphasische Welle:
  - initiale kurze Welle
  - anschließende langsamere Welle

- Überlagerung der langsameren Welle durch Spindeln
- Schlafstadium II

REM-Schlaf (REM, rapid eye movement) (Abb. 3-144 bis 3-146)

- niedrige Amplitude
- Mischfrequenz: Theta-, Beta-, Delta-Aktivität
- Cluster aus rasch konjugierenden vertikalen und / oder horizontalen Augenbewegungen

Tiefschlaf (Abb. 3-142 und 3-143)

- diffuse Delta-Aktivität
- kaum Spindeln und keine Vertex-Wellen vorhanden

Arousal (Abb. 3-155 und 3-156)

- direkter Zusammenhang zwischen Anzahl, Komplexität und Dauer der Phänomene und Schlaftiefe
- aus Müdigkeit: abrupt mit minimaler oder ohne intermediäre Theta-/Delta-Aktivität oder frontozentralen Beta-Rhythmus
- aus Leichtschlaf:
  - Vertex-Wellen.
  - frontozentrale Alpha- und Theta-Aktivität
- aus Tiefschlaf:
  - hochamplitudige Delta-Aktivität
  - frontozentrale Alpha- und Theta-Aktivität
- Dauer: 1–2 s aus Leichtschlaf; 3–5 s aus Tiefschlaf

Benigne epileptiforme Transienten des Schlafs (Abb. 3-149 bis 3-152)

- abrupt ansteigende Kurve
- steilere ansteigende Kurve
- anschließend niedrigamplitudige langsame Welle mit derselben Polarität wie die Transiente oder niedrigamplitudiges Potenzial als «dip» im Hintergrund, Polarität entgegengesetzt zur Transiente
- kurz: < 50 ms
- keine Störung der Hintergrundaktivität
- ausgedehntes Feld; Dipol zwischen Hemisphären oder innerhalb einer Hemisphäre
- häufig Auslöschung zwischen Ohrelektroden (A1,2) und posterior-temporaler Elektrode (T5,6)
- oft bilaterales Auftreten mit maximaler Amplitude in einer Hemisphäre
- vereinzelt auftretend, nur selten Doublets
- bei Erwachsenen und Jugendlichen
- Leichtschlaf, Non-REM-Schlaf
- Auftreten in der Durchschnittsreferenz in mehreren Kanälen

6-Hz-Spike-Wave-Komplex (Abb. 3-153 und 3-154)

- 5–7 Hz
- Dauer: < 1 s
- kurze, niedrigamplitudige Spitze
- bei Wachheit oder Müdigkeit, nicht im Schlaf
- bilateral synchrone Wellen
- Dauer: < 1 s
- zwei Formen:
  - niedrige Amplitude, posterior
  - hohe Amplitude, anterior

LITERATUR

Aird RB, Gastaut Y. Occipital and posterior electroencephalographic rhythms. *Electroencephalogr Clin Neurophysiol*. 1959; 11: 637–656.

Berger H. On the electroencephalogram of man. Fifth report. In: Gloor P, ed. *Electroencephalogr Clin Neurophysiol* (suppl 28). Amsterdam: Elsevier; 1969: 151–171.

Brandt S, Brandt H. The electroencephalographic patterns in young healthy children from 0 to five years of age. *Acta Psychiatr Neurol Scand*. 1955; 30: 77–89.

Corbin HPF, Bickford RG. Studies of the electroencephalogram of normal children: comparison of visual and automatic frequency analyses. *Electroencephalogr Clin Neurophysiol*. 1955; 7: 15–28.

Cornil L, Gastaut H. Donnees electroencephalographiques sur la dominance hemispherique. *Rev Neurol*. 1947; 79: 207.

Dale PW, Busse EW. An elaboration of a distinctive EEG pattern found during drowsy states in children. *Dis Nerv Syst*. 1951; 12: 122–125.

Demerdash A, Eeg-Olofsson O, Petersen I. The incidence of 14 and 6 per second positive spikes in a population of normal children. *Dev Med Child Neurol*. 1968; 10: 309–316.

Dreyfus-Brisac C. The EEG during the first year of life. In: Lairy GC, ed. *Handbook of Electroencephalography and Clinical Neurophysiology, vol 6B: The Evolution of the EEG from Birth to Adulthood*. Amsterdam: Elsevier; 1975; 25–30.

Drury I. 14 and 6 Hz positive bursts in childhood encephalopathies. *Electroencephalogr Clin Neurophysiol*. 1989; 72: 479–485.

Eeg-Olofsson O. The development of the electroencephalogram in normal children from the age of 1 through 15 years. 14 and 6 Hz positive spike phenomenon. *Neuropädiatrie*. 1971; 2: 405–426.

Fisch BJ. Fisch and Spehlmann's EEG Primer. *Basic Principles of Digital and Analog EEG*. 3rd ed. Amsterdam: Elsevier Science, 1999.

Gibbs FA, Gibbs EL. *Atlas of Electroencephalography. Vol 3: Neurological and Psychiatric Disorders*. Reading, PA: Addison Wesley; 1964: 136.

Goodwin JE. The significance of alpha variants in the EEG and their relationship to an epileptiform syndrome. *Am J Psychiatry*. 1947: 369–379.

Hagne I. Development of the waking EEG in normal infants during the first year of life. In: Kellaway P, Petersen I, eds. *Clinical Electroencephalography of Children*. New York: Grune & Stratton; 1968: 97–118.

Hagne I, Persson J, Magnusson R, Petersen I. Spectral analysis via Fast Fourier transform of waking EEG in normal infants. In: Kellaway P, Petersen I, eds. *Automation of Clinical Electroencephalography*. New York: Raven Press; 1973: 103–143.

Kellaway P. An orderly approach to visual analysis: Characteristics of the normal EEG of adults and children. In: Daly DD, Pedley TA, eds. *Current Practice of Clinical Electroencephalography*. New York: Raven Press, 1990: 139–199.

Kellaway P, Fox BJ. Electroencephalographic diagnosis of cerebral pathology in infants during sleep. *J Pediatr*. 1952; 41: 262–287.

Kooi KA, Tucker RP, Marshall RE. *Fundamentals of Electroencephalography*. 2nd ed. Hagerstown, MD: Harper & Row; 1978: 68.

Lenard HG. The development of sleep spindles in the EEG during the first two years of life. *Neuropaediatrie*. 1970; 1: 264–276.

Lombroso CT, Schwartz IH, Clark DM, Muench H, Barry J. Ctenoids in healthy youths. *Neurology*. 1966; 16: 1152–1158.

Metcalf DR. Controlled studies of the incidence and significance of 6 and 14 per sec positive spiking. *Electroencephalogr Clin Neurophysiol*. 1963; 15: 161(P).

Pampiglione G. Some criteria of maturation in the EEG of children up to the age of 3 years. *Electroencephalogr Clin Neurophysiol*. 1972; 32: 463(P).

Perez-Borja C, Chatrian GE, Tyce FA, Rivers MH. Electrographic patterns of the occipital lobe in man. *Electroencephalogr Clin Neurophysiol*. 1962; 14: 171–182.

Petersen I, Akesson HO. EEG studies of siblings of children showing 14 and 6 per second positive spikes. *Acta Genet (Basel)*. 1968; 18: 163–169.

Petersen I, Eeg-Olofsson O. The development of the electroencephalogram in normal children from the age of 1 through 15 years. Nonparoxysmal activity. *Neuropädiatrie*. 1971; 2: 247–304.

Pond DA. The development of normal rhythms. In: Hill C, Parr G, eds. *Electroencephalography*. 2nd ed. London: Macdonald, 1963: 193–206.

Reiher J, Carmant L. Clinical correlates and electroencephalographic characteristics of two additional patterns related to 14 and 6 per second positive spikes. *Can J Neurol Sci*. 1991; 18: 488–491.

Samson-Dollfus S, Goldberg P. Electroencephalographic quantification by time domain analysis in normal 7–15-year-old children. *Electroencephalogr Clin Neurophysiol*. 1979; 46: 147–154.

Schulte FJ, Bell EF. Bioclectric brain development. An atlas of EEG power spectra in infants and young children. *Neuropädiatrie*. 1973; 4: 30–35.

Schwartz IH, Lombroso CT. 14 and 6/second positive spiking (ctenoids) in the electroencephalograms of primary school pupils. *J Pediatr*. 1968; 72: 678–682.

Silverman D. Phantom spike-waves and the fourteen and six per second positive spike pattern. *Electroencelphalogr Clin Neurophysiol*. 1967; 23: 207–213.

Slater GE, Torres F. Frequency-amplitude gradient. A new parameter for interpreting pediatric sleep EEGs. *Arch Neurol*. 1979; 36: 465–470.

Tanguay PE, Ornitz EM, Kaplan A, Bozzo ES. Evolution of sleep spindles in childhood. *Electroencephalogr Clin Neurophysiol*. 1975; 38: 175–181.

Westmoreland BF, Sharbrough FW. Posterior slow wave transients associated with eye blinks in children. *Am JEEG Technol*. 1975; 15: 14–19.

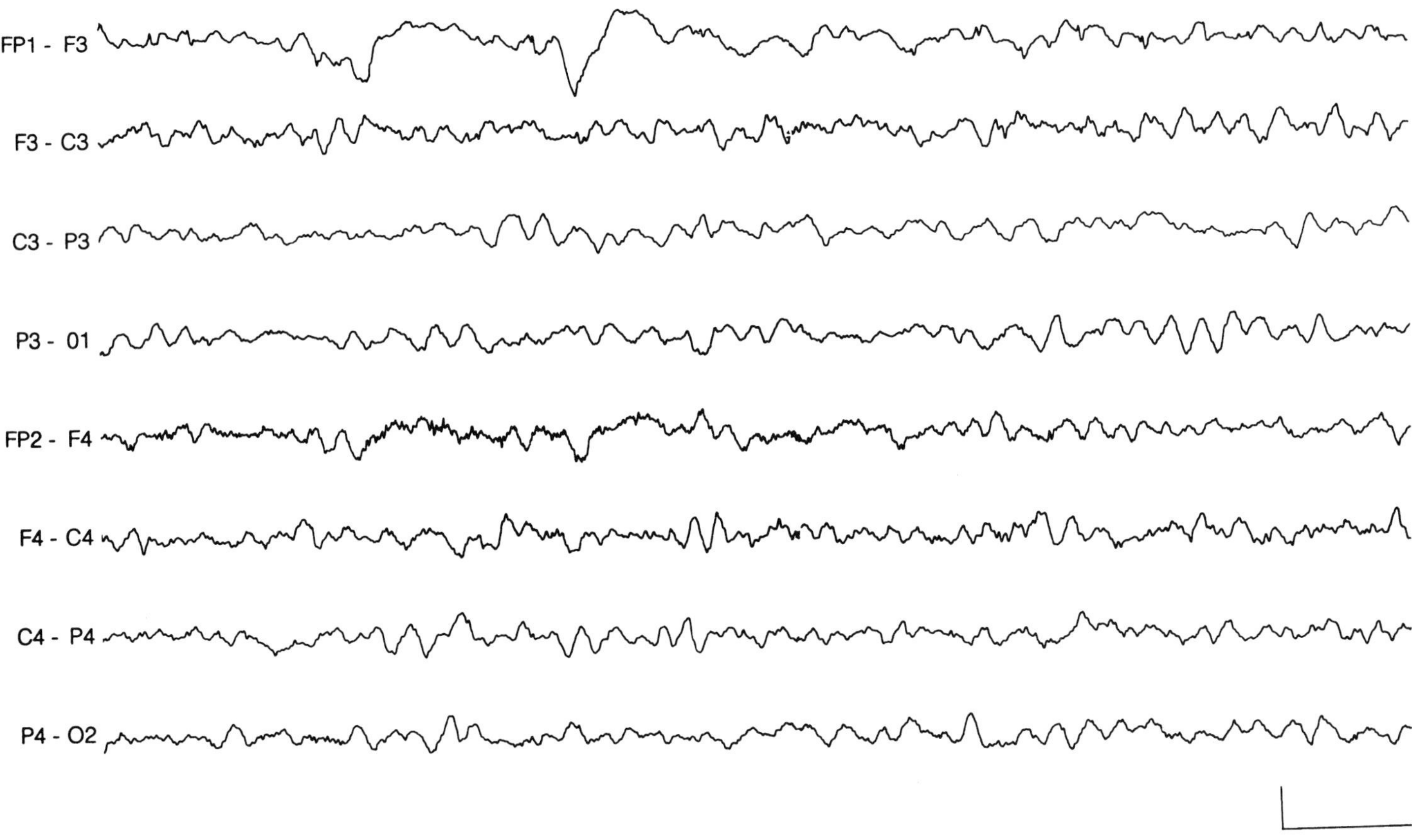

Abb. 3-1: Theta- und Delta-Wellen. Drei Monate alter Patient. Augen geöffnet. Diffuse Theta- und Delta-Aktivität mit transienten Asymmetrien. Eichsignal 1 s, 100 μV.

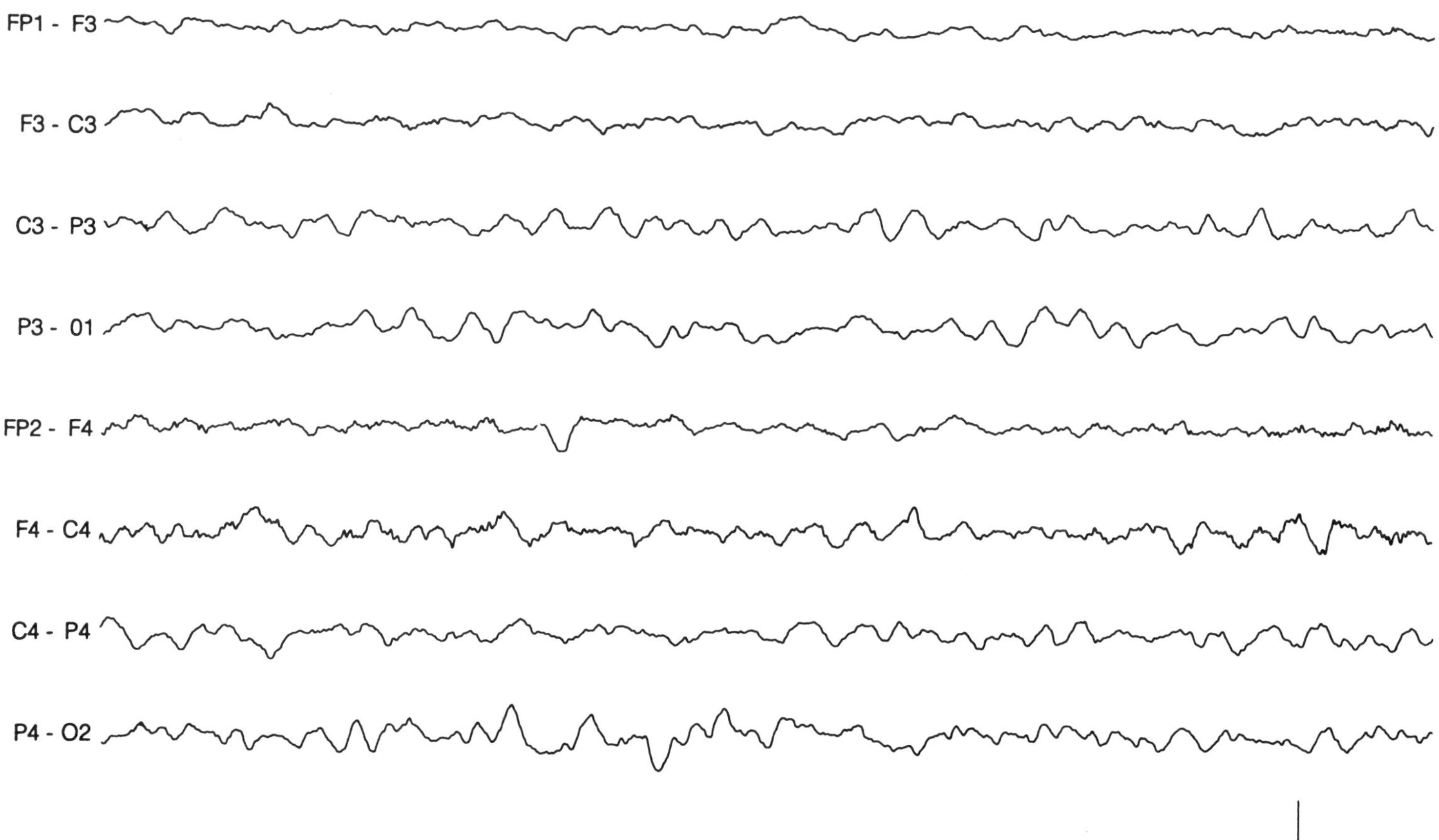

Abb. 3-2: Theta- und Delta-Wellen. Vier Monate alter Patient. Augen geöffnet. Diffuse Theta- und Delta-Aktivität. Posterior mäßig gut entwickelte Hintergrundaktivität mit einer Frequenz von 3–4 Hz. Minimale, rechts stärkere Beta-Aktivität, die in anderen Teilen dieser Registrierung auf beiden Seiten fluktuierte. Fehlende anteriore Aktivität. Eichsignal 1 s, 100 μV.

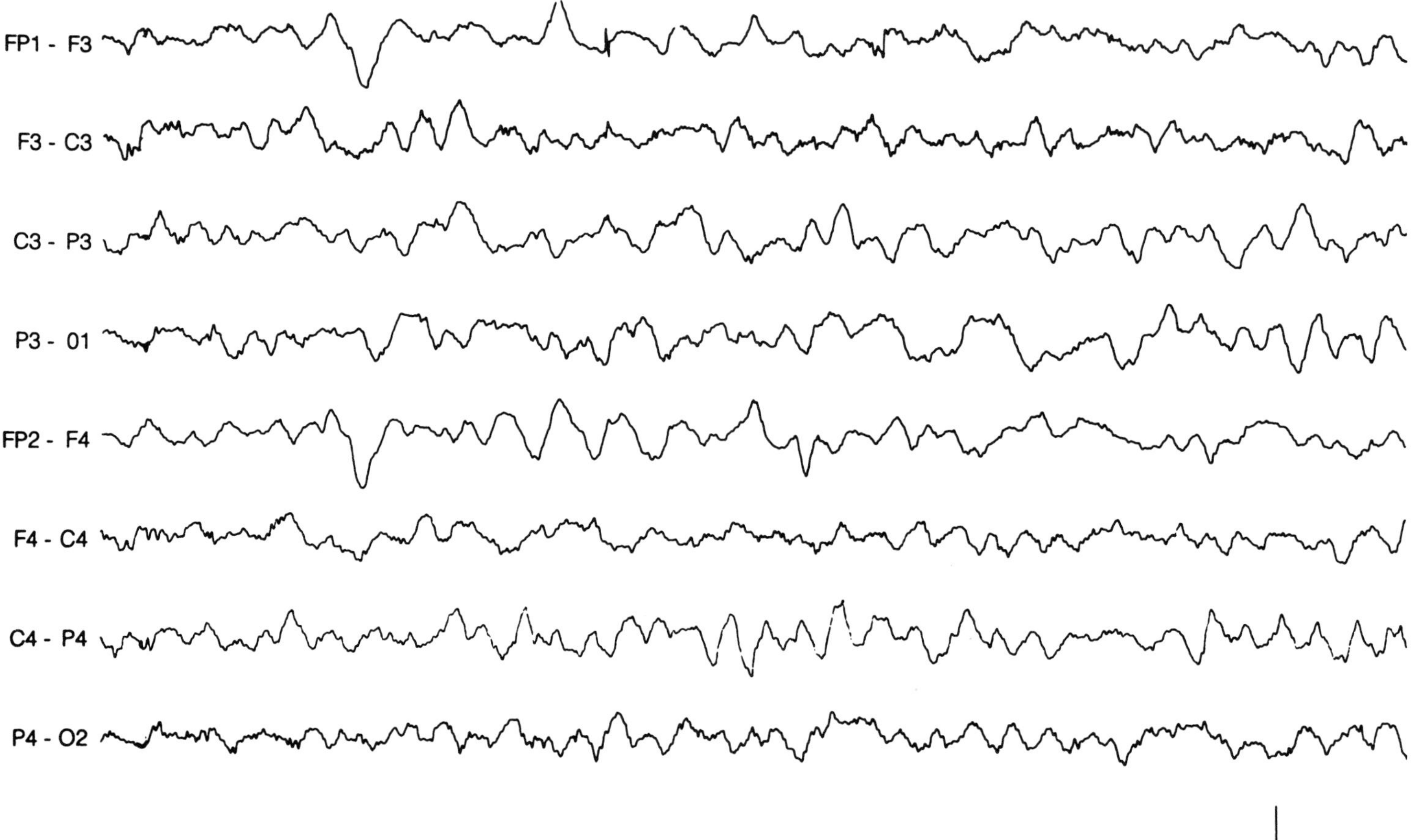

Abb. 3-3: Theta- und Delta-Wellen. Vier Monate alter Patient. Augen geöffnet. Beachte die erhöhte Empfindlichkeit. Diffuse Delta- und Theta-Aktivität; posterior intermittierende Hintergrundaktivität mit einer Frequenz von 4 Hz. Die in diesem EEG-Auszug vermehrte Delta-Aktivität im links posterioren Kopfbereich war ein transientes Phänomen, das im Laufe der Registrierung intermittierend auf beiden Seiten auftrat. Eichsignal 1 s, 70 μV.

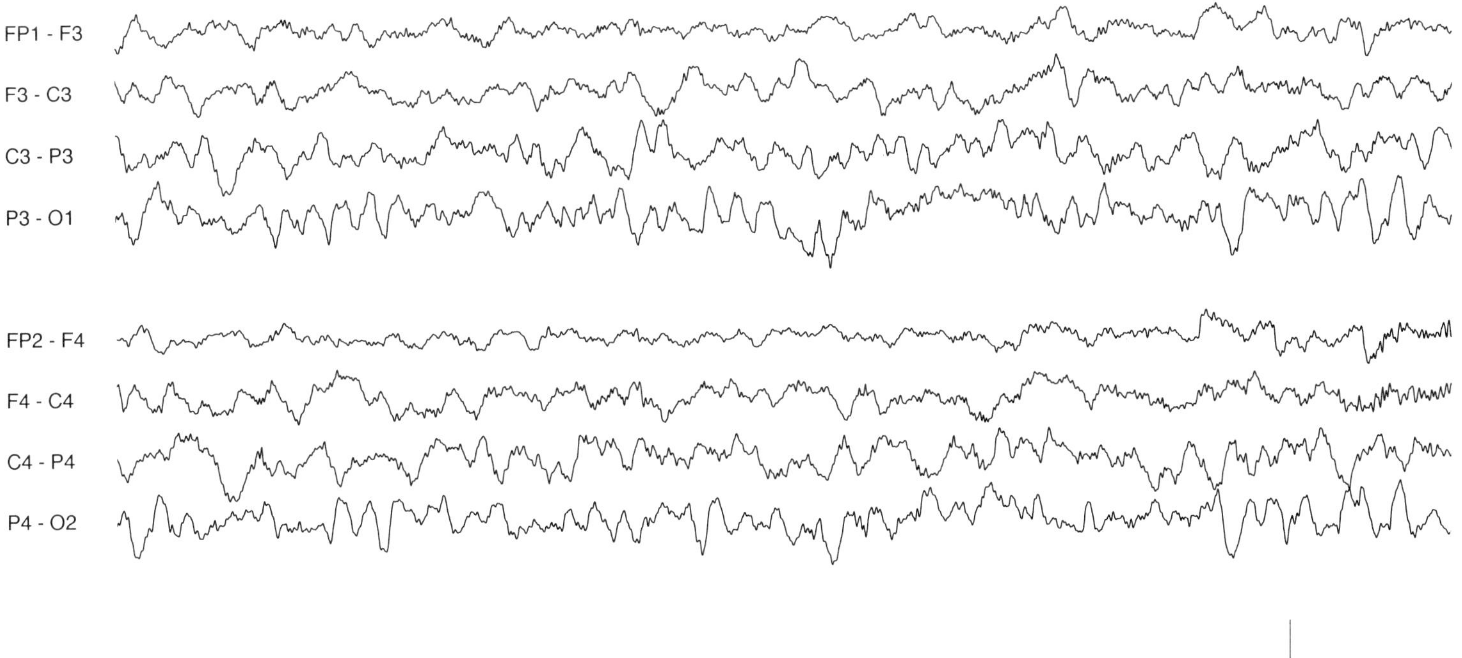

Abb. 3-4: Normaler Wachzustand. Vier Monate alter Patient. Augen geschlossen. Normale starke Mischung aus diffuser Delta- und Theta-Aktivität. Beachte die Hintergrundaktivität mit einer Frequenz von 4 Hz an O1,O2.

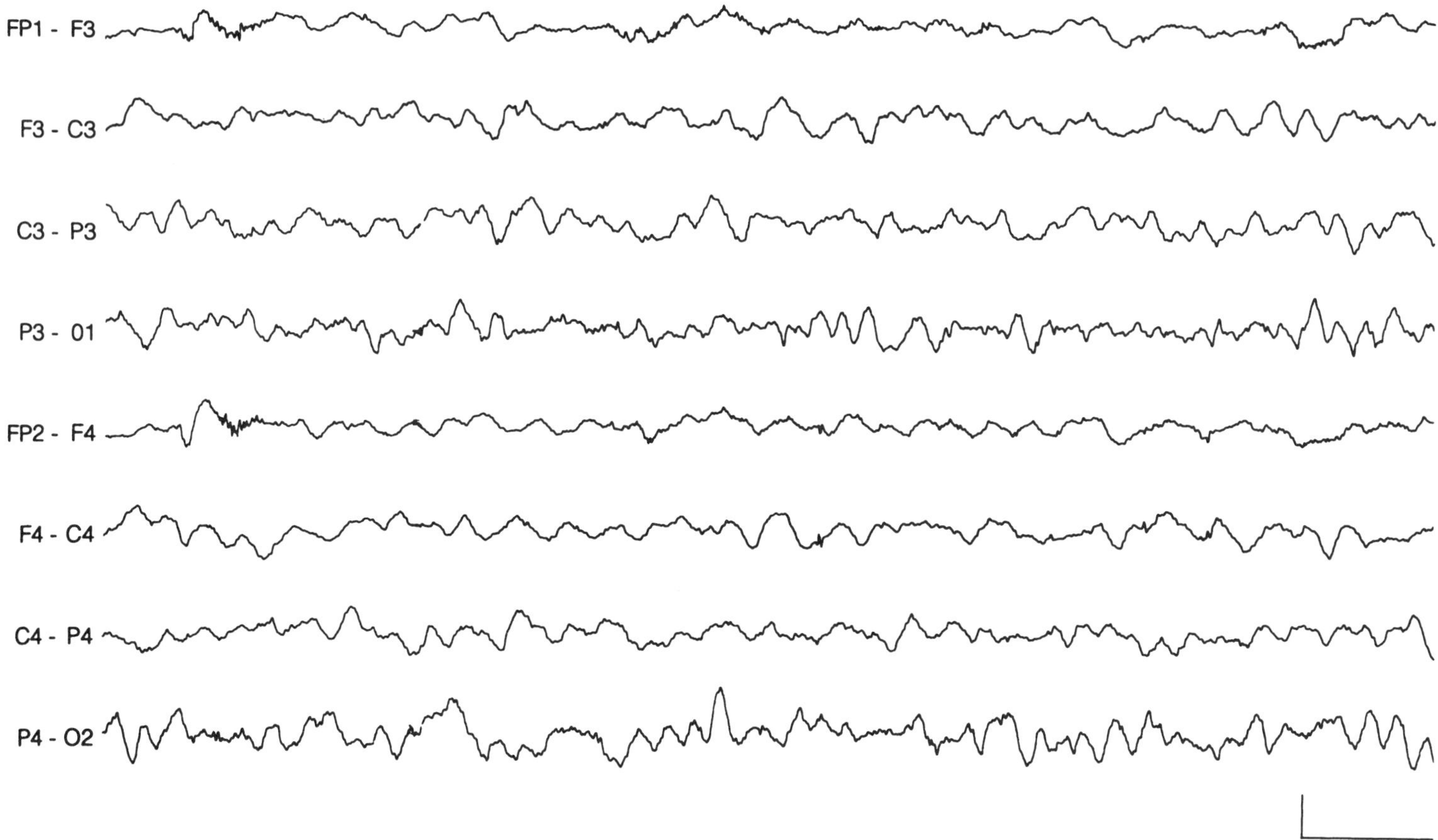

Abb. 3-5: Posteriorer Rhythmus. Acht Monate alter Patient. Augen geöffnet. Ähnliche Mischung aus Delta- und Theta-Wellen, aber besser entwickelter posteriorer Rhythmus. Eichsignal 1 s, 100 μV.

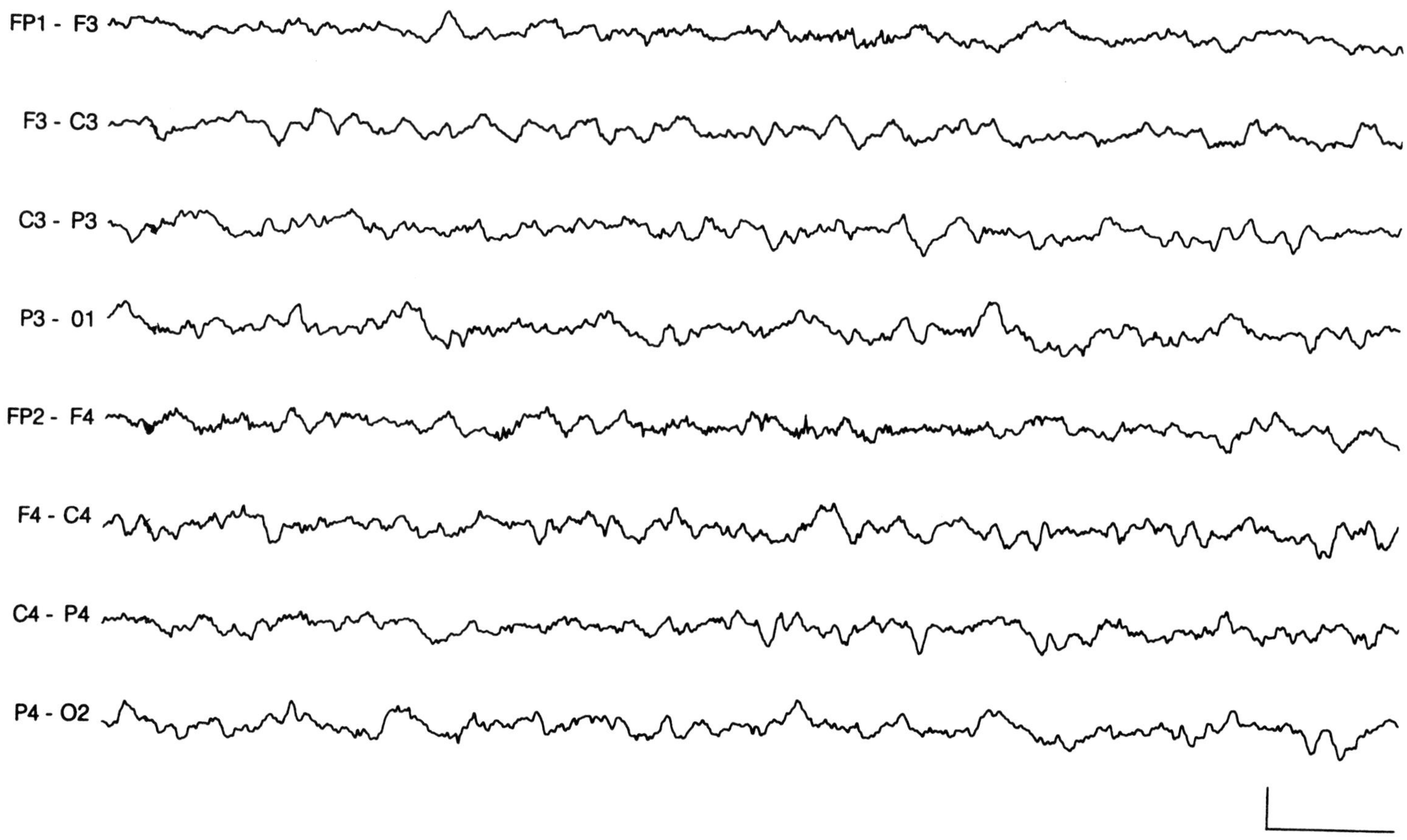

Abb. 3-6: Besser entwickelte zentrale Aktivität. Neun Monate alter Patient. Augen geöffnet. Beidseitig gut entwickelte zentrale Rhythmen mit umgebender, normal ausgeprägter, diffuser Delta-Aktivität. Eichsignal 1 s, 70 μV.

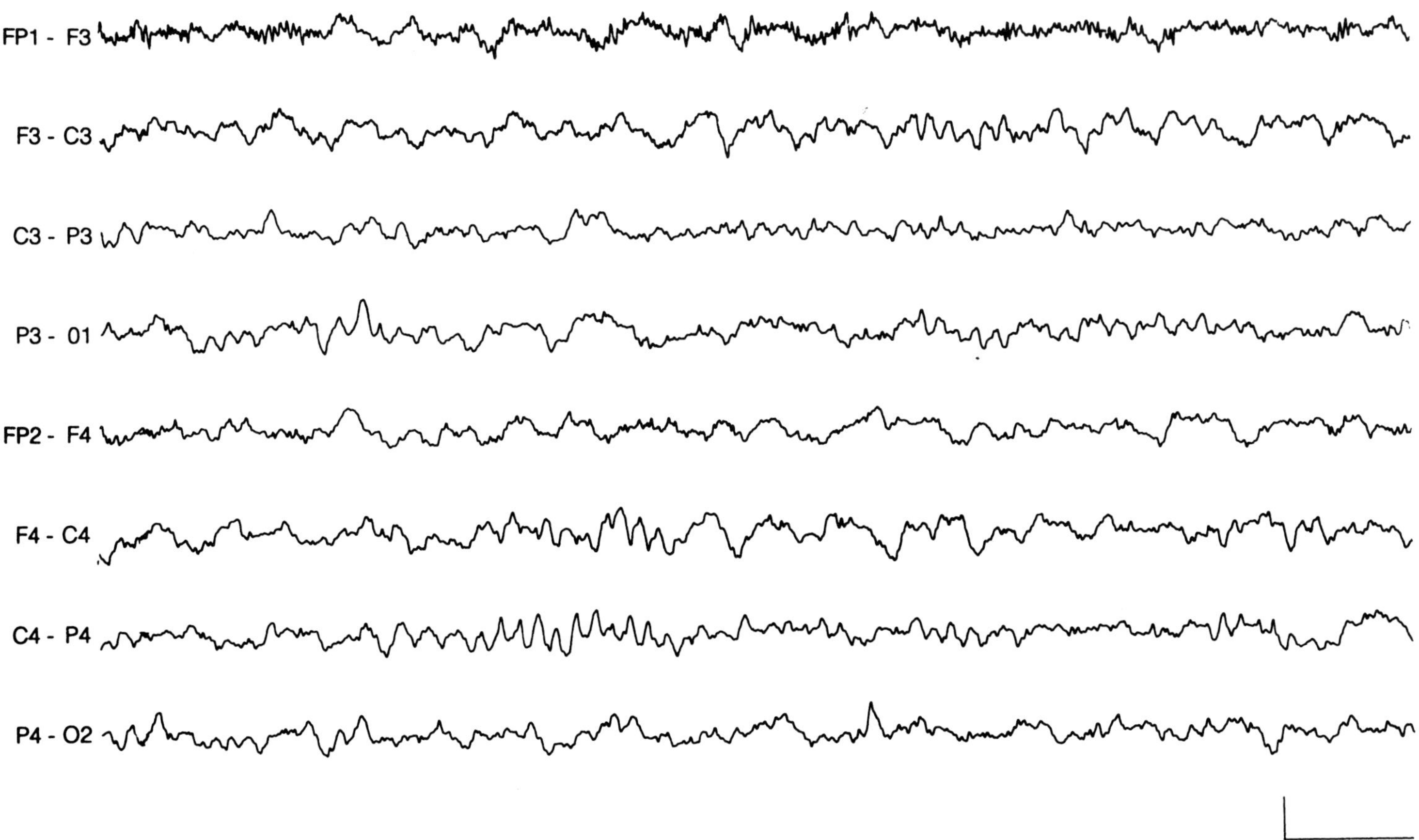

Abb. 3-7: Asynchrone zentrale Rhythmen. Neun Monate alter Patient. Augen geöffnet. In beidseitigen Serien besser entwickelte zentroparietale Rhythmen. Muskelartefakt im ersten Kanal. Eichsignal 1 s, 70 μV.

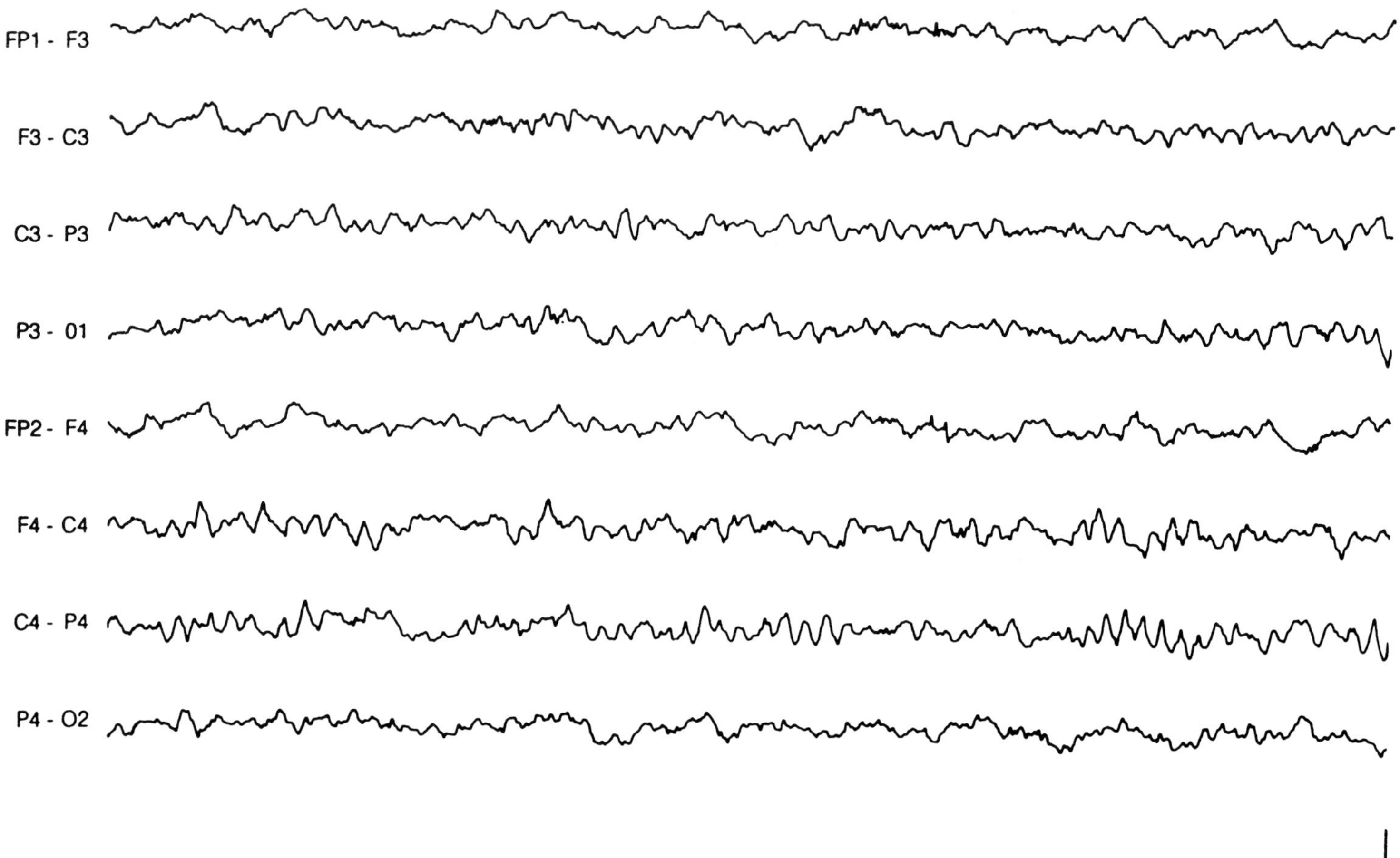

Abb. 3-8: Asymmetrische zentrale Rhythmen. Neun Monate alter Patient. Augen geöffnet. Zentrale Rhythmen können beim Normalgesunden transient asymmetrisch sein. Eichsignal 1 s, 100 μV.

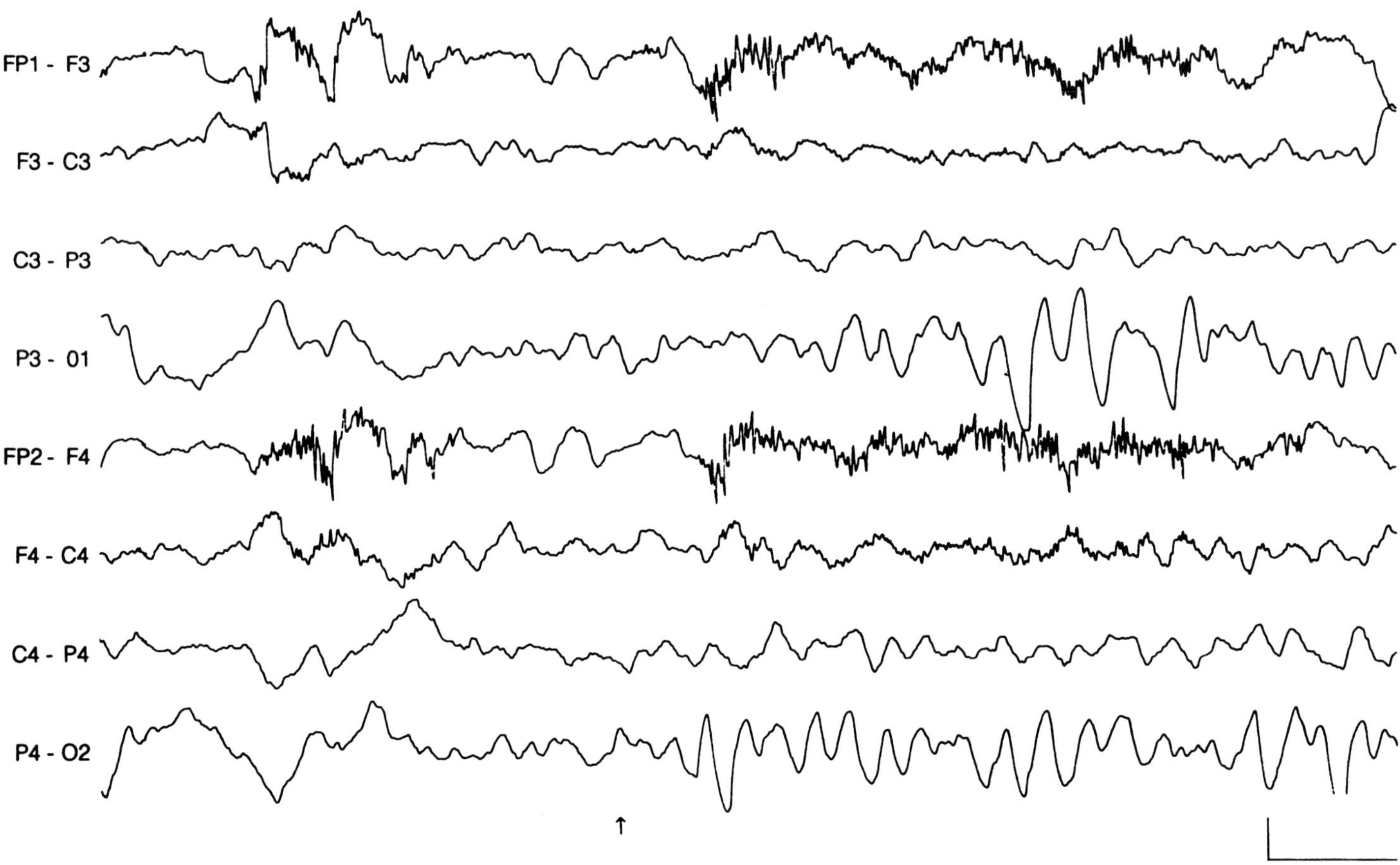

Abb. 3-9: Passiver Augenschluss. Vier Monate alter Patient. Nach passivem Augenschluss (↑) zeigt sich ein posteriorer Rhythmus mit einer Frequenz von 3–4 Hz, der bei geöffneten Augen nicht vorhanden war. Eichsignal 1 s, 100 μV.

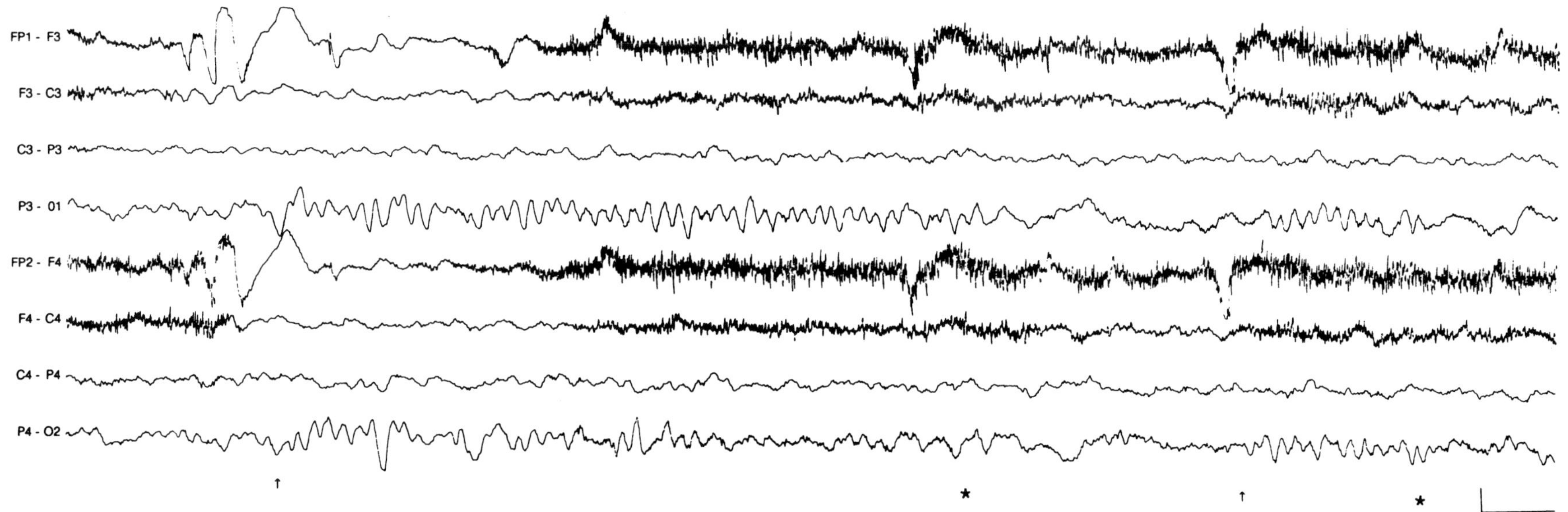

Abb. 3-10: Passiver Augenschluss. Sieben Monate alter Patient. Nach passivem Augenschluss (*) zeigt sich ein posteriorer Rhythmus mit einer Frequenz von 5 Hz mit wechselnder Seitendominanz im Laufe der Registrierung. Abschwächung bei Augenöffnung (*). Bei diesem Vorgehen sind Muskelartefakte, verkürzte Lidartefakte und Bewegungsartefakt nahezu unumgänglich. Eichsignal 1 s, 100 μV.

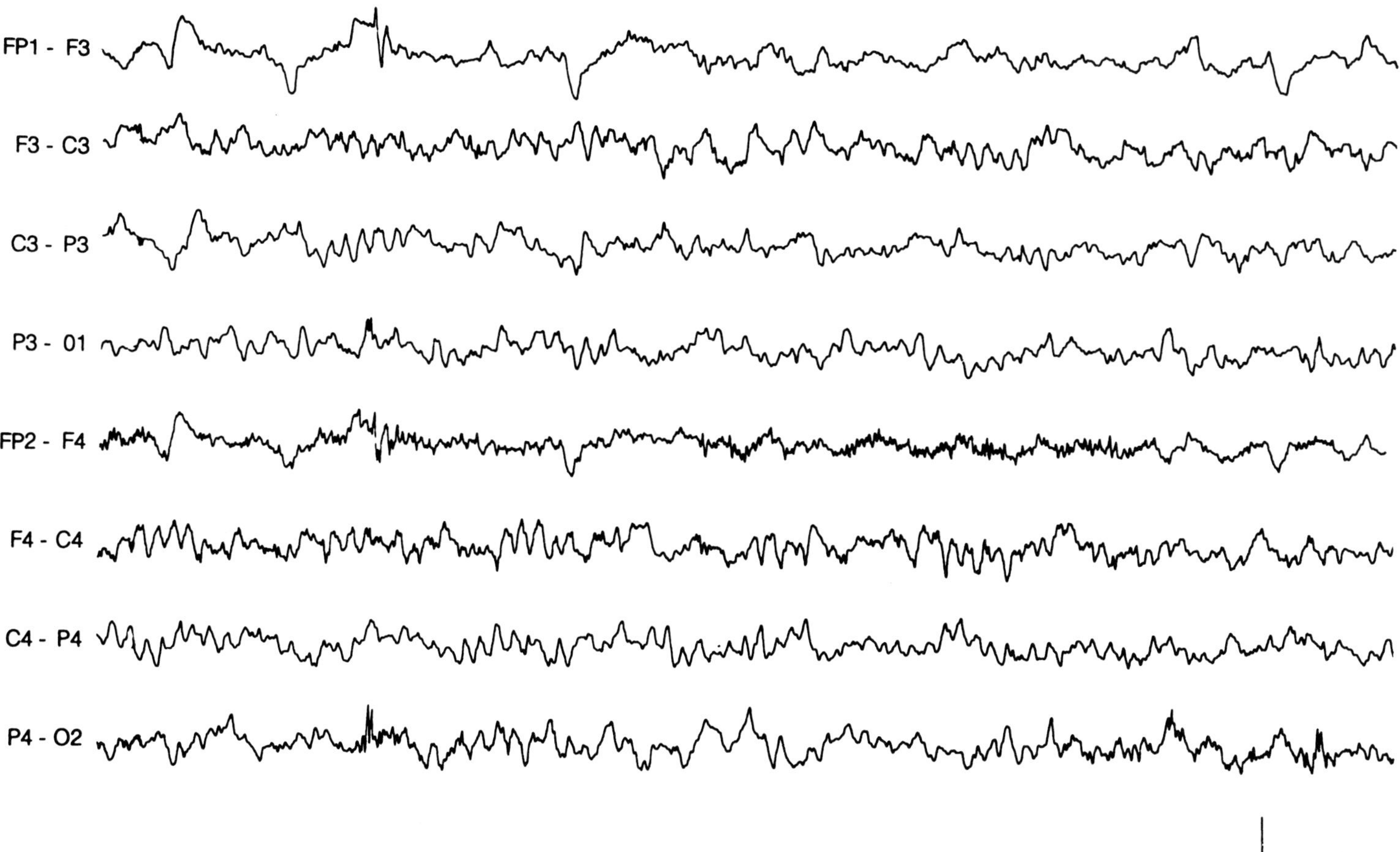

Abb. 3-11: Mischung von Wellenformen. 14 Monate alter Patient. Augen geöffnet. Vermehrte zentrale Rhythmen und diffuse Theta- und Delta-Aktivität im Vergleich zu den Abbildungen nach acht und neun Monaten (Abb. 3-5, 3-6 bis 3-8). Beachte die artefaktische spitzenförmige Wellenform im 1. und 5. Kanal. Eichsignal 1 s, 100 μV.

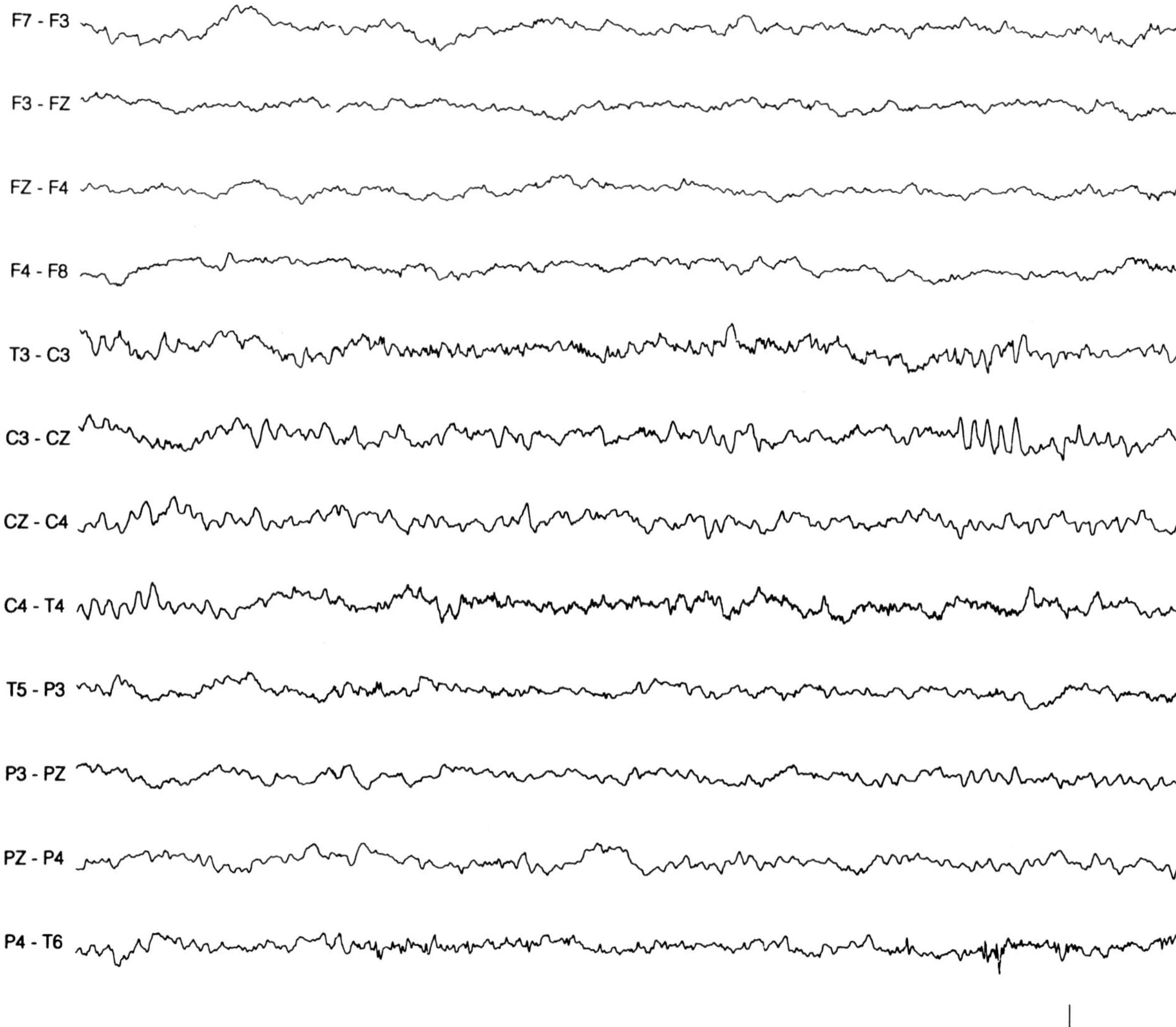

Abb. 3-12: Gut entwickelte zentrale Aktivität. 14 Monate alter Patient. Augen geöffnet. Derselbe Patient wie in Abbildung 3-11. Diese Querreihe zeigt das Überwiegen der zentralen Rhythmen und deren wechselnde Asymmetrie. Beachte das relative Fehlen frontaler Rhythmen. Eichsignal 1 s, 150 μV.

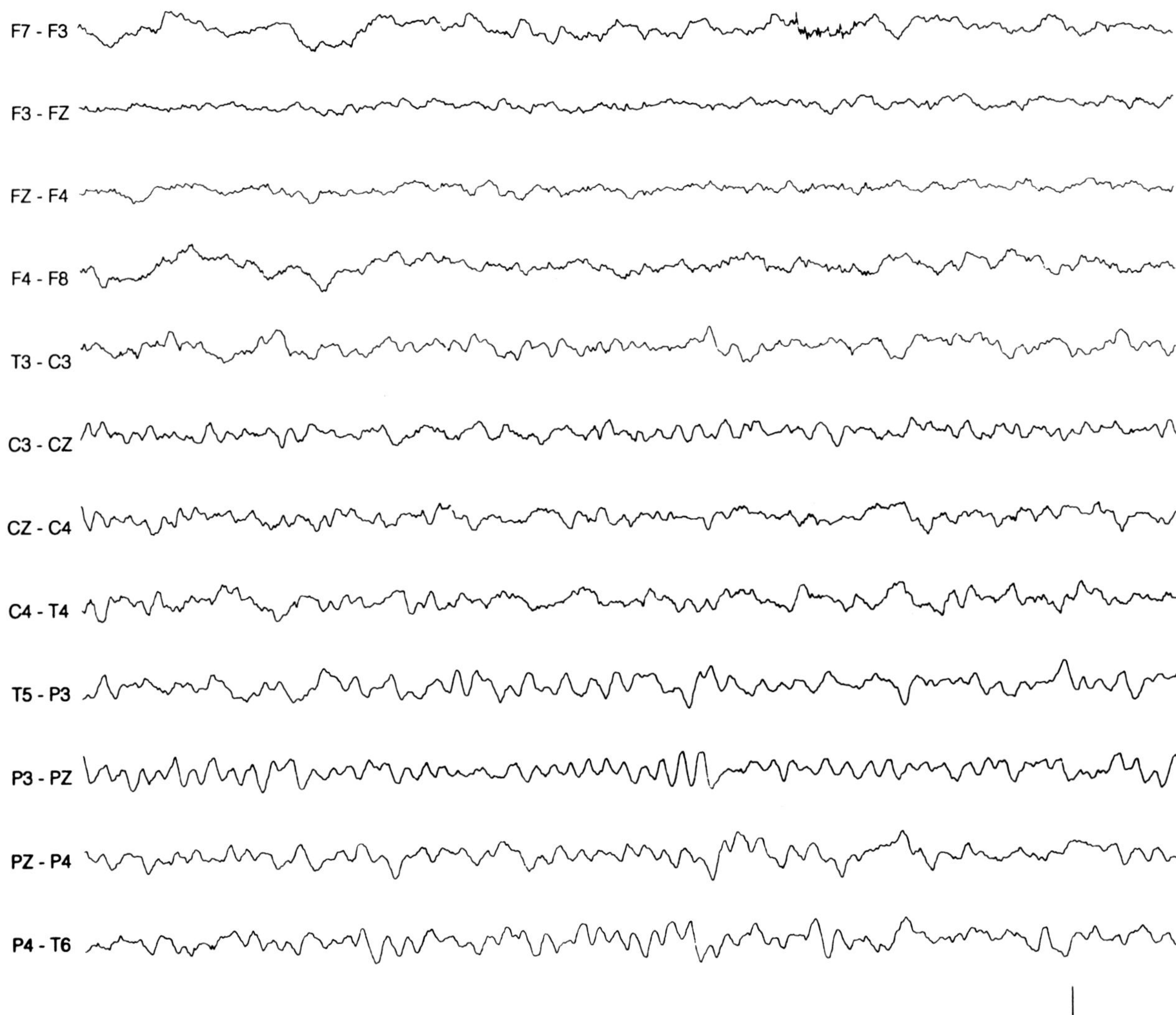

Abb. 3-13: Fehlende frontale Aktivität. 18 Monate alter Patient. Beachte das Überwiegen parietaler Rhythmen bei geschlossenen Augen in dieser Querreihe. Auch hier fallen die fehlenden frontalen Rhythmen auf. Eichsignal 1 s, 100 μV.

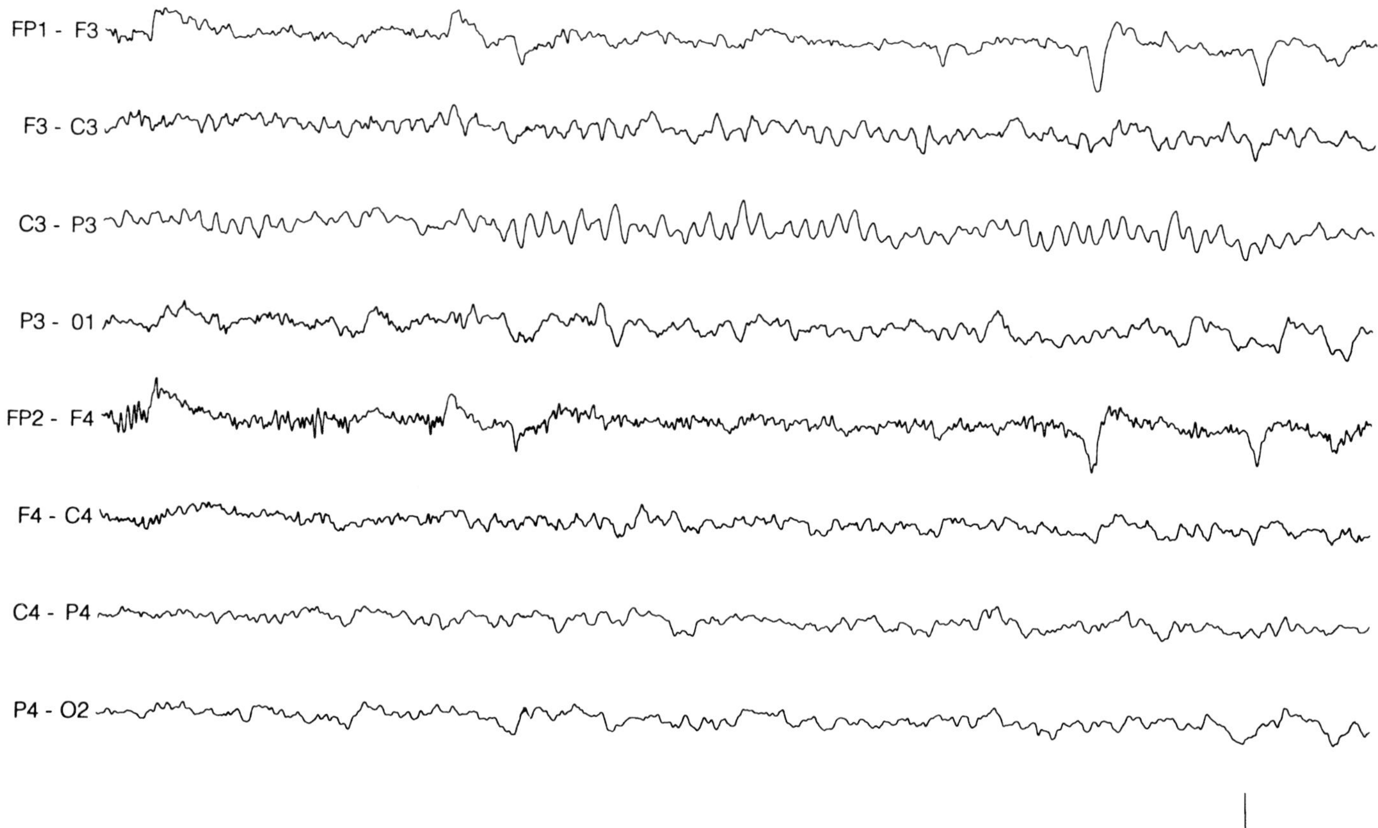

Abb. 3-14: Asymmetrischer zentraler Rhythmus. 15 Monate alter Patient. Augen geöffnet. Linksseitig gut und rechts kaum entwickelter zentraler Rhythmus; eine derartige Asymmetrie ist normal, sofern sie wie hier transient vorliegt. Eichsignal 1 s, 100 μV.

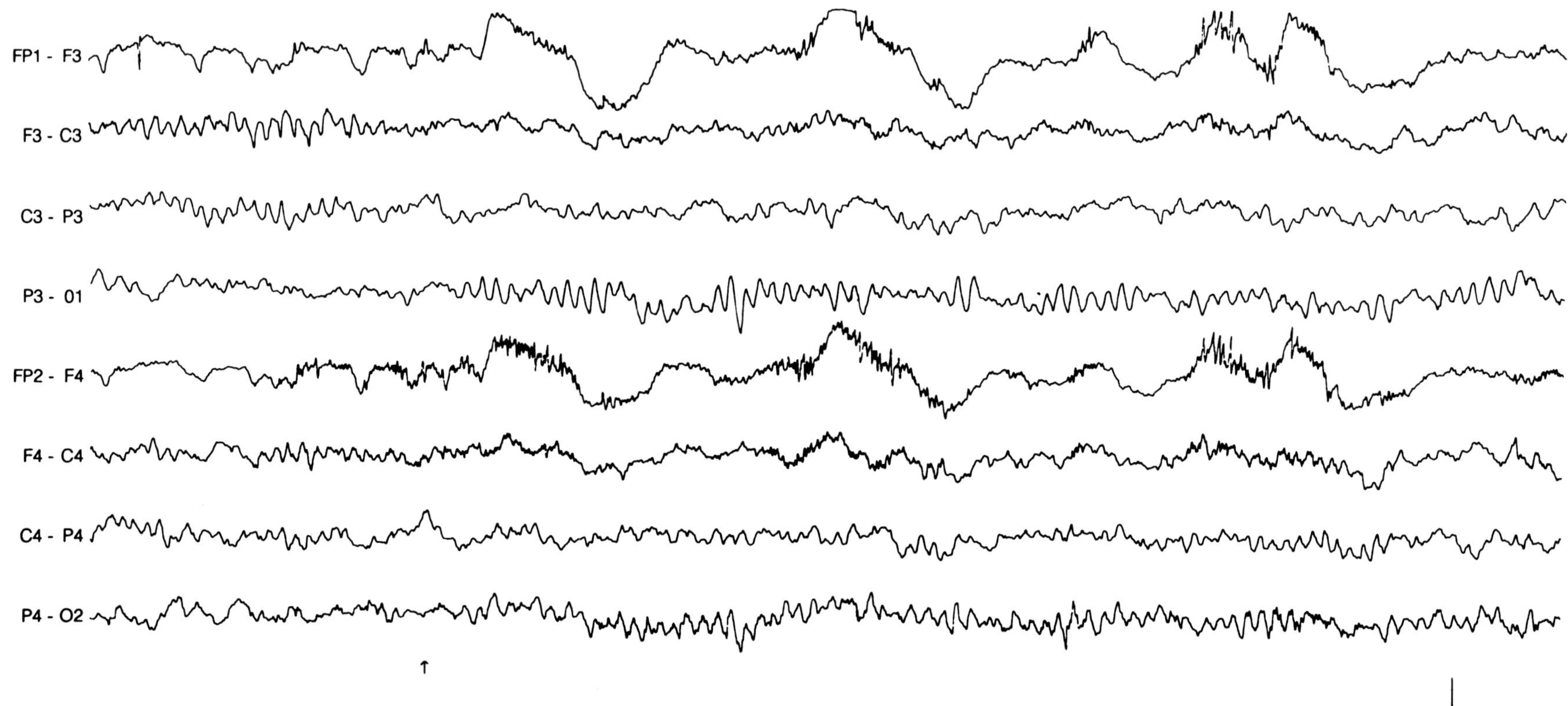

Abb. 3-15: Passiver Augenschluss. 14 Monate alter Patient. Nach passivem Augenschluss (↑) zeigt sich ein gut entwickelter okzipitaler Rhythmus mit einer Frequenz von 7 Hz, der bei geöffneten Augen nicht vorhanden war. Beachte den in den ersten Sekunden vorhandenen zentralen Rhythmus. Eichsignal 1 s, 150 μV.

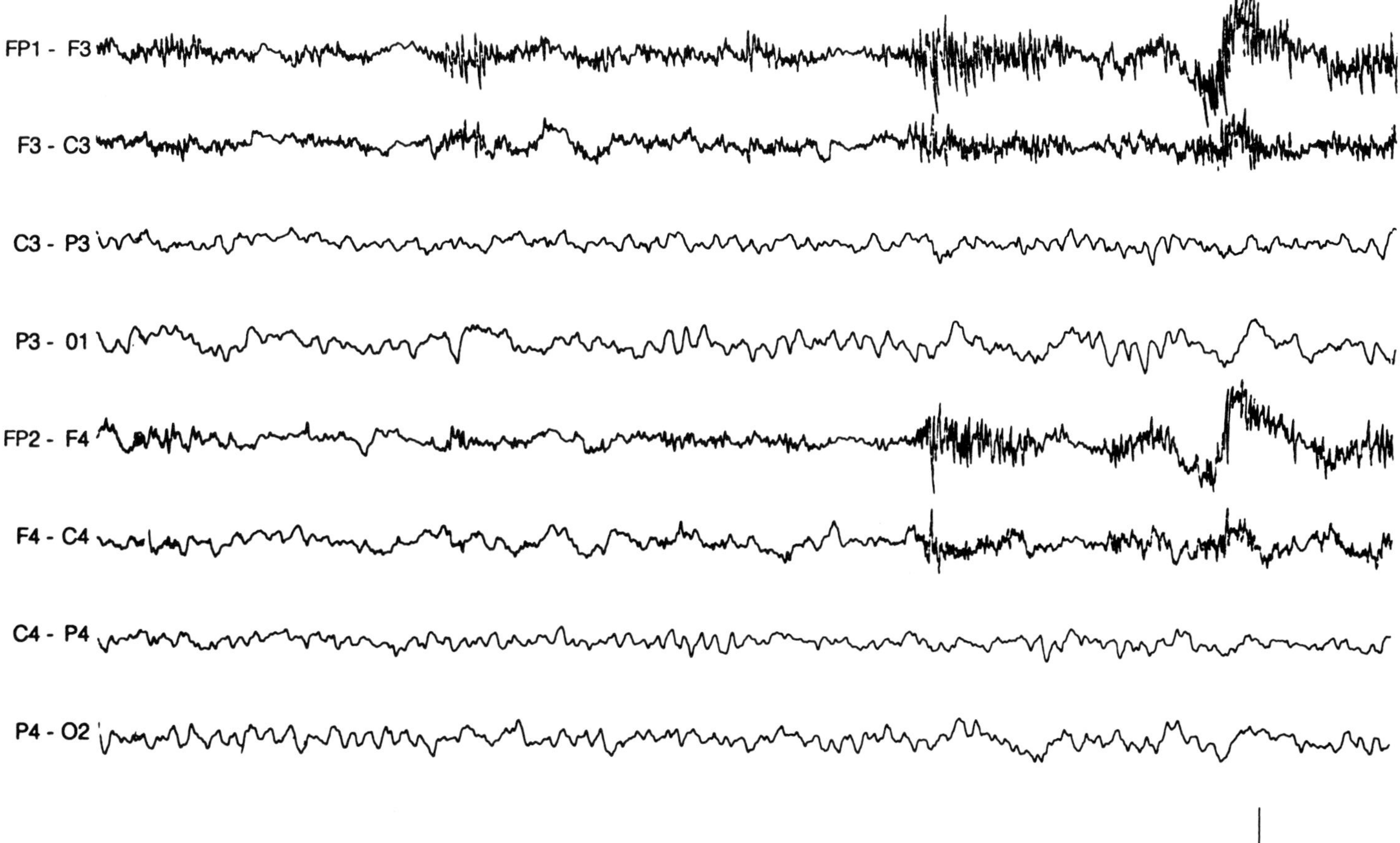

Abb. 3-16: Deutlicher posteriorer Rhythmus. Zweijähriger Patient. Augen geschlossen. Beachte den posterior dominanten Rhythmus und die geringere diffuse Theta- und Delta-Aktivität. Ursachen könnten eine interindividuelle Variabilität oder eine etwas höhere Aufmerksamkeit bei dieser Registrierung sein, die sich auch im Muskelartefakt widerspiegelt. Die posterioren Delta-Wellen sind normal für dieses Alter. Eichsignal 1 s, 100 μV.

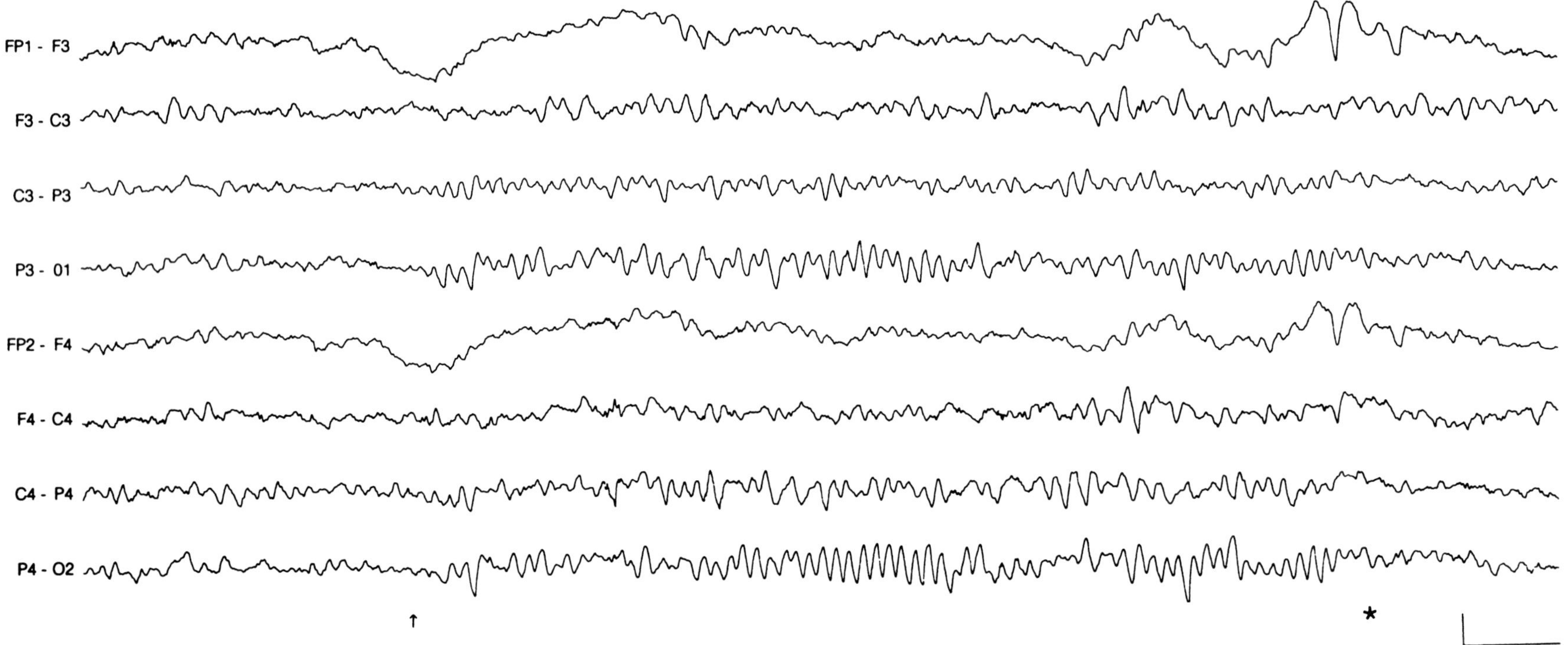

Abb. 3-17: Normaler posteriorer Rhythmus durch Lidschluss. Zweijähriger Patient. Müde. Der spontane Augenschluss bei leichter Müdigkeit (↑) löst einen gut entwickelten posterioren Rhythmus mit einer Frequenz von 7–8 Hz und diffuse Theta-Wellen aus. Das Augenöffnen (*) schwächt diese Rhythmen ab, insbesondere die posterioren Wellen mit einer Frequenz von 7–8 Hz. Eichsignal 1 s, 150 μV.

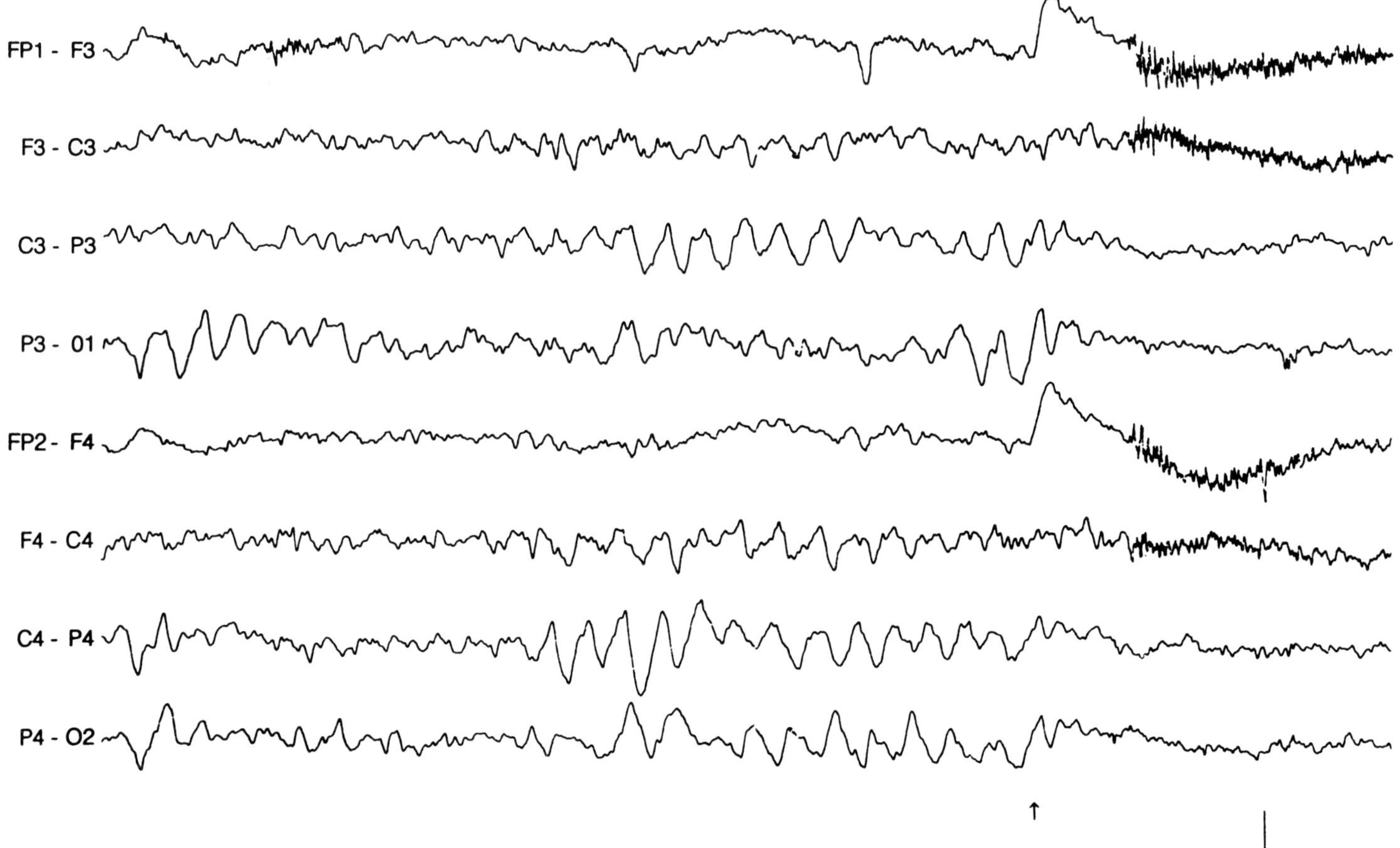

Abb. 3-22: Posteriore rhythmische Wellen. Vierjähriger Patient. Augen geschlossen. Beginnend in diesem Alter bis ins mittlere Jugendalter finden sich diese rhythmischen posterioren Wellen mit einer Frequenz von 3–4 Hz, deren Relevanz nicht immer klar ist. Sie können bei Normalgesunden auftreten oder zu posterioren Spike-Wave-Komplexen verschmelzen. Daher muss bei posterioren rhythmischen Wellen eine längere Registrierung evtl. mit einer zweiten Hyperventilation erfolgen, um Spike-Wave-Komplexe aufzudecken. Beim Öffnen der Augen (↑) werden diese Wellen abgeschwächt. Eichsignal 1 s, 200 μV.

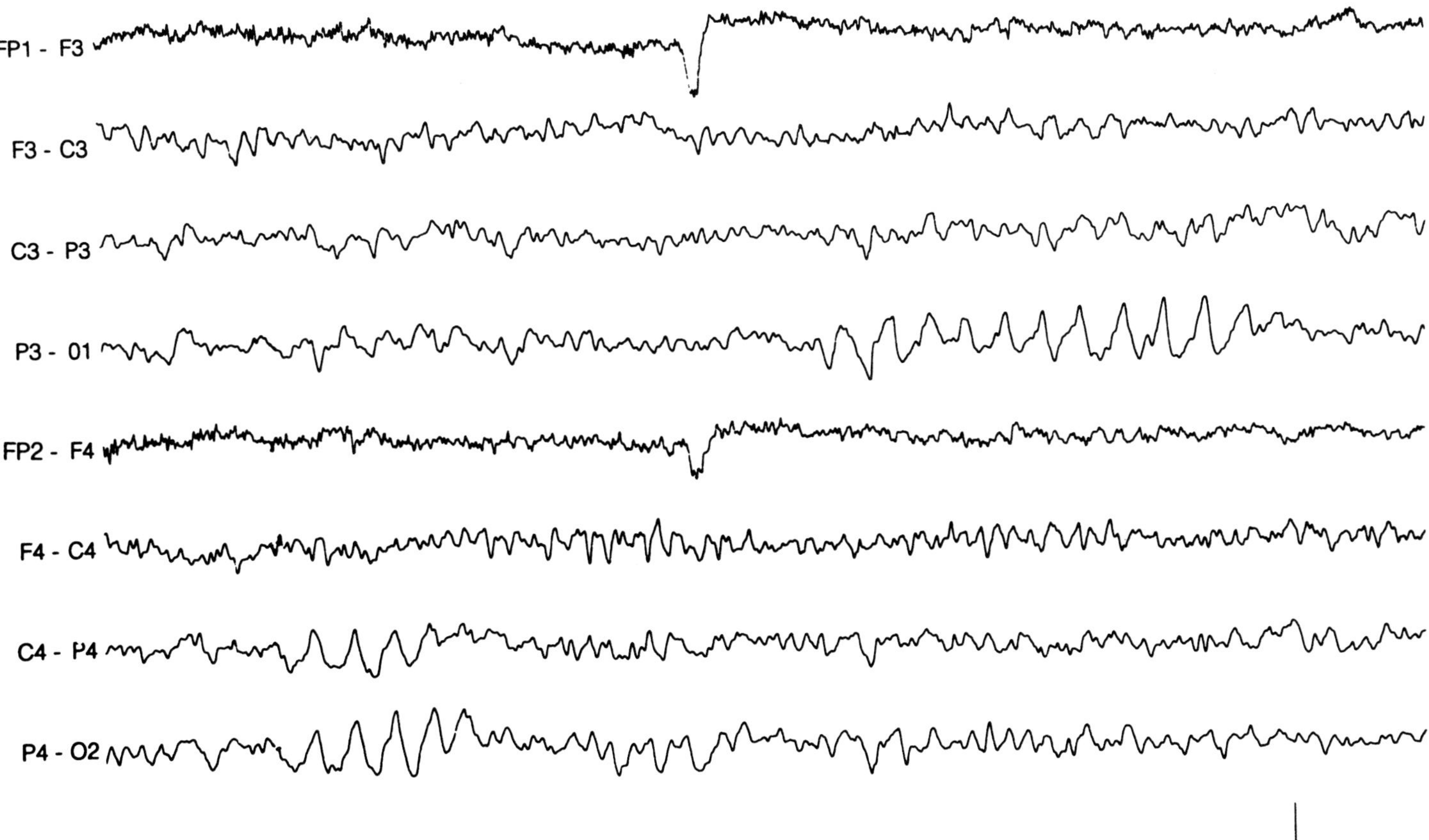

Abb. 3-23: Posteriore rhythmische Wellen. Vierjähriger Patient. Augen geschlossen. Diese rhythmischen posterioren Wellen mit einer Frequenz von 3–4 Hz können, wie bei diesem Beispiel, die Seite wechseln. Die scharfe Konturierung im hier gezeigten EEG-Auszug bedeutet nicht zwangsläufig, dass verborgene Spike-Wave-Komplexe vorliegen, sondern kann einfach nur das Ergebnis einer Kombination der Wellenformen sein. Eichsignal 1 s, 150 μV.

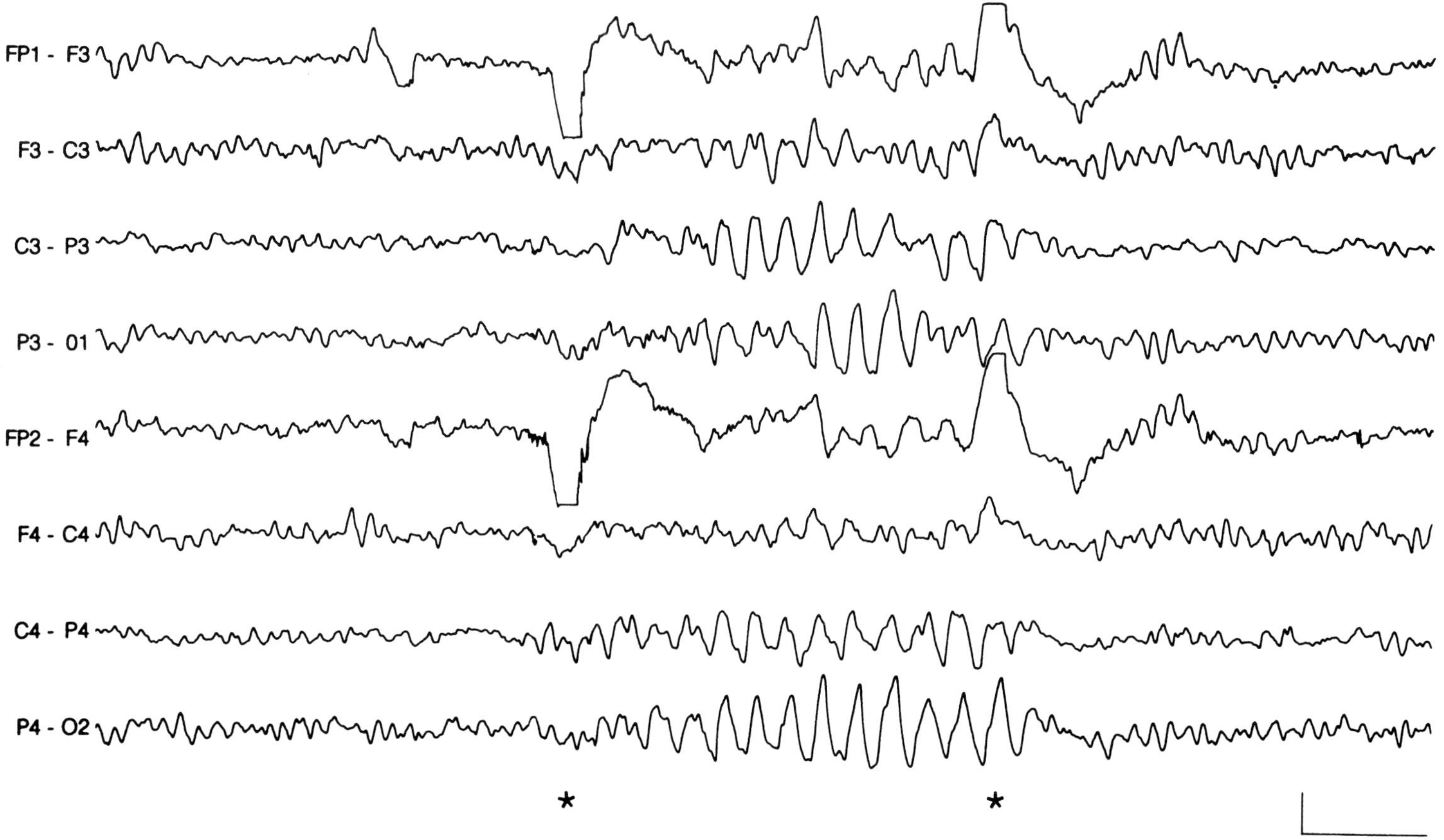

Abb. 3-24: Lidschluss löst posteriore rhythmische Wellen aus. Sechsjähriger Patient. Das Schließen und anschließende Öffnen der Augen (*) löst derartige normale Potenziale aus bzw. beendet sie. Eichsignal 1 s, 70 μV.

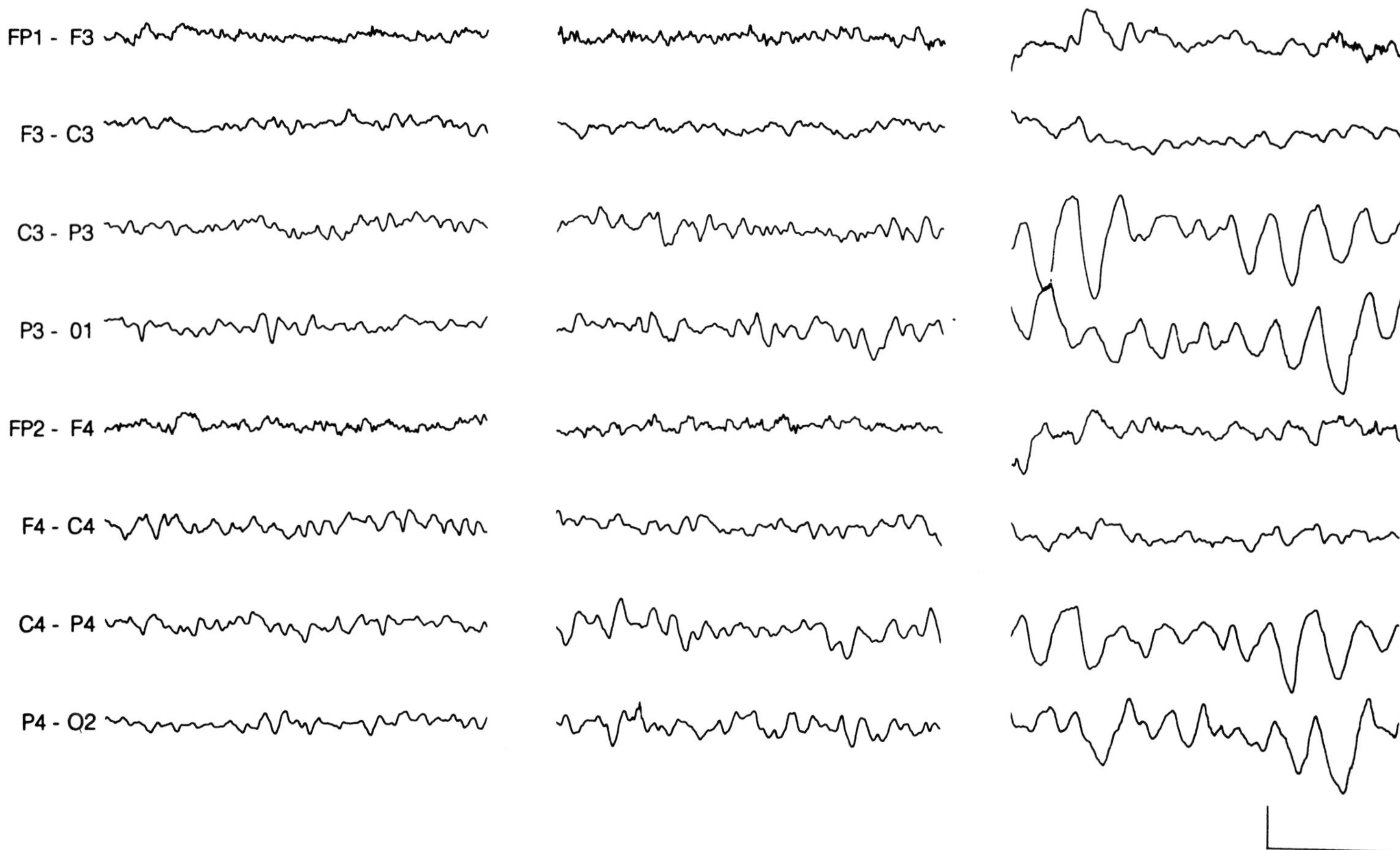

Abb. 3-25: Hyperventilation. Dreijähriger Patient. Die Hyperventilation (HV) kann posteriore langsame Wellen auslösen. Dieses Beispiel zeigt frühzeitige semirhythmische posteriore Theta-Wellen und später auftauchende rhythmische 3-Hz-Wellen. Die gezeigten Segmente entsprechen: vor HV, 30 s HV und 2 min HV. Eichsignal 1 s, 100 μV.

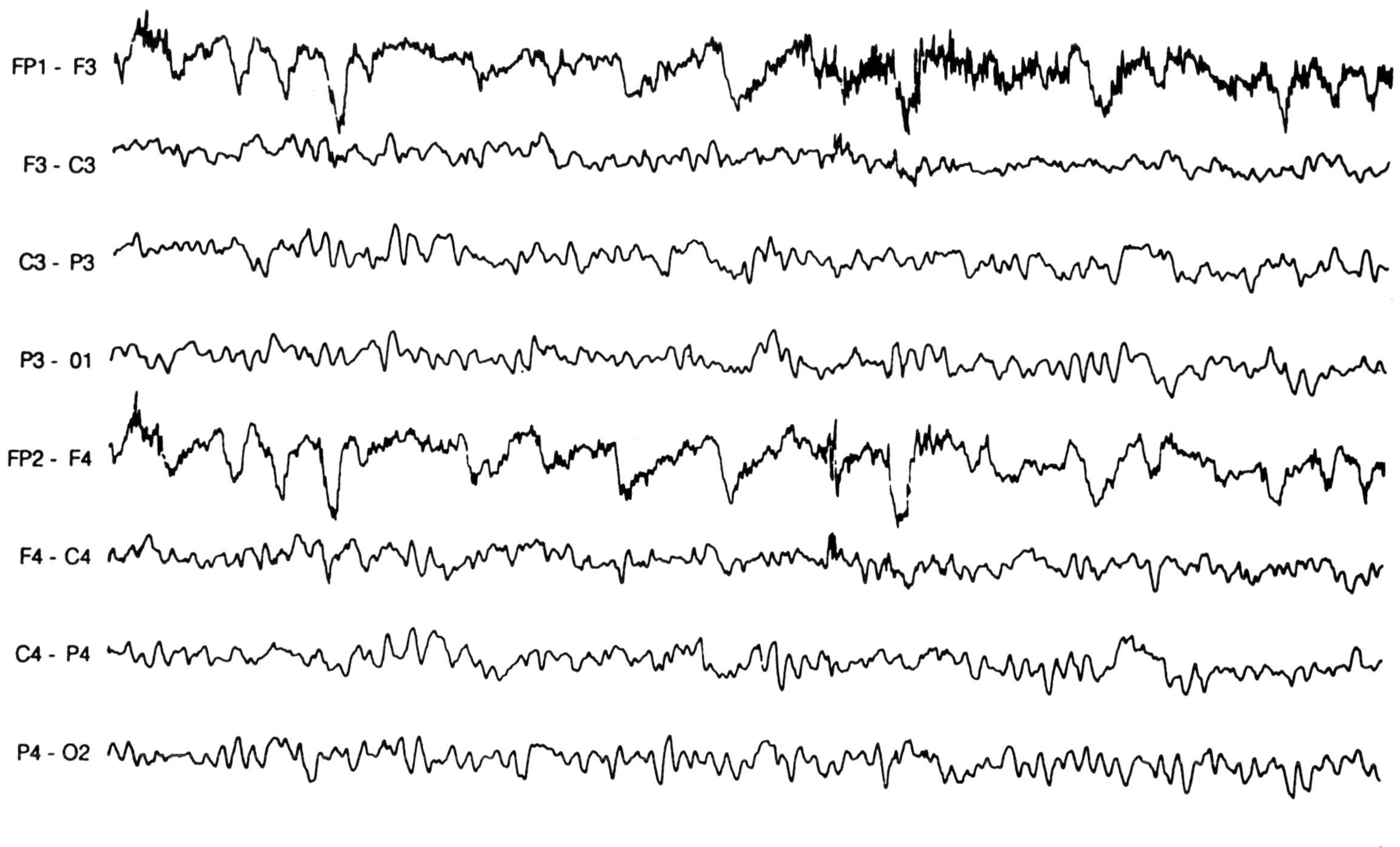

Abb. 3-26: Diffuse Delta-Aktivität. Dreijähriger Patient. Augen geschlossen. Derartige diffuse Delta-Aktivität treten bis zum mittleren Jugendalter in vielen normalen Registrierungen auf. Durch den Vergleich dieser Abbildung mit anderen von Kindern gleichen Alters wird die Variationsbreite von normaler Delta-Aktivität deutlich. Eichsignal 1 s, 100 μV.

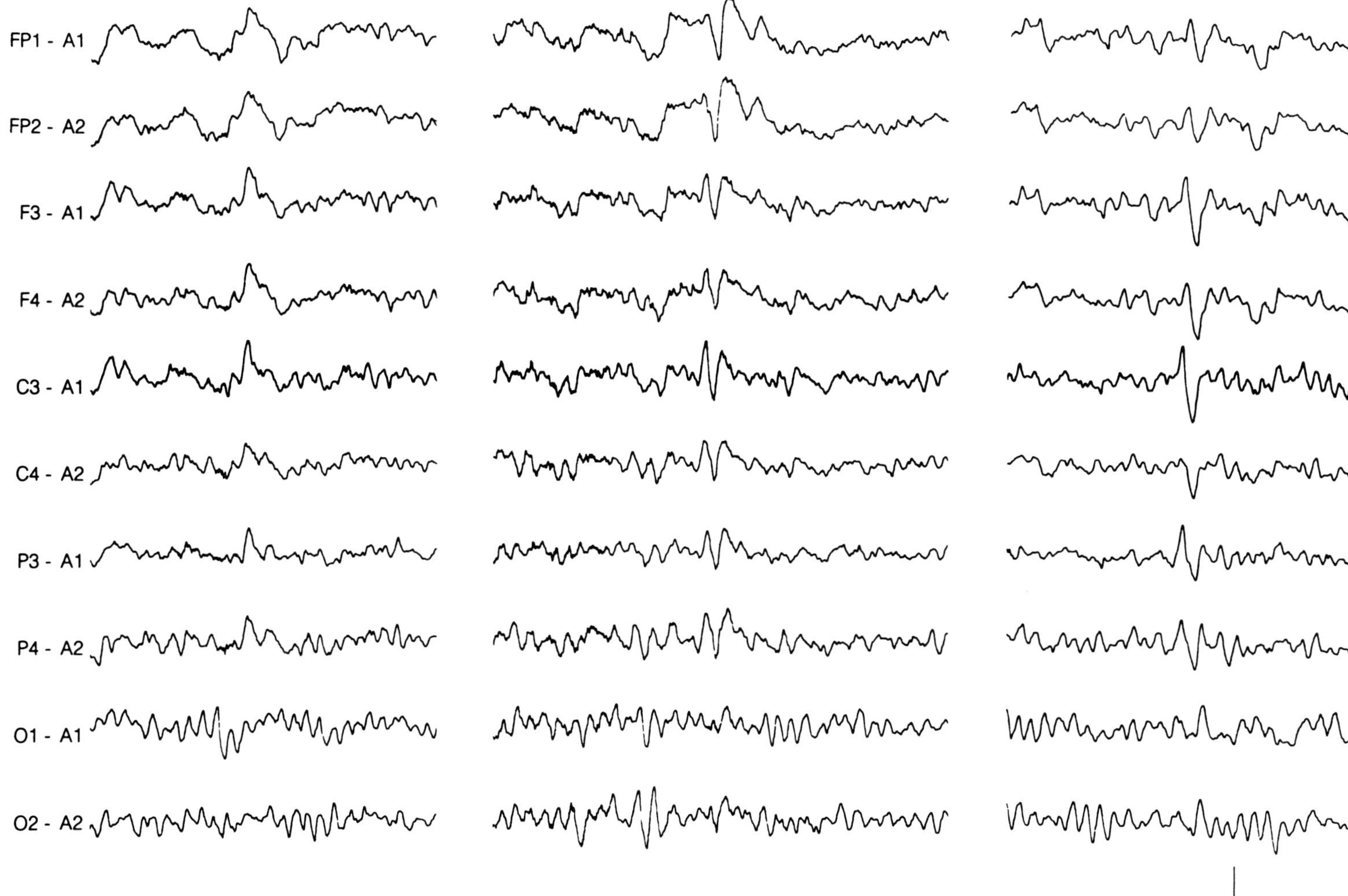

Abb. 3-27: V-Wellen im Wachzustand. Vierjähriger Patient. Die okzipitale Alpha-Aktivität zeigt, dass dieser Patient wach oder nur leicht müde ist. In jedem der drei Segmente finden sich Vertex-Wellen unterschiedlicher Morphologien, die durch die Ohrreferenzableitung verstärkt werden. Eichsignal 1 s, 100 μV.

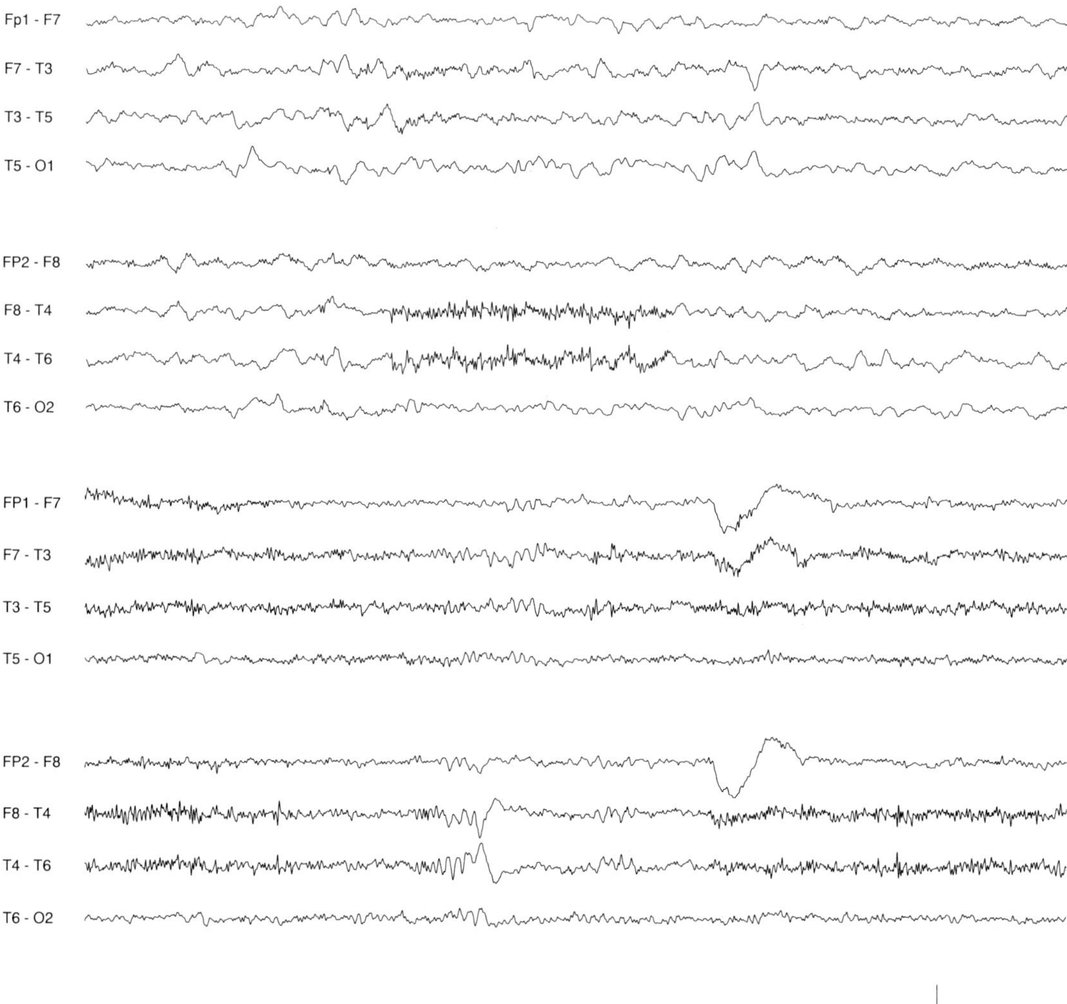

Abb. 3-28: Normale steile temporale Wellen. 1.–8. Kanal, fünfjähriger Patient, müde. 9.–16. Kanal zwölfjähriger Patient, wach, Augen geöffnet. Die breiten, scharf konturierten Wellen an den Temporalelektroden, vor allem T3,T4, sind bei Kindern normal. Eichsignal 1 s, 100 μV.

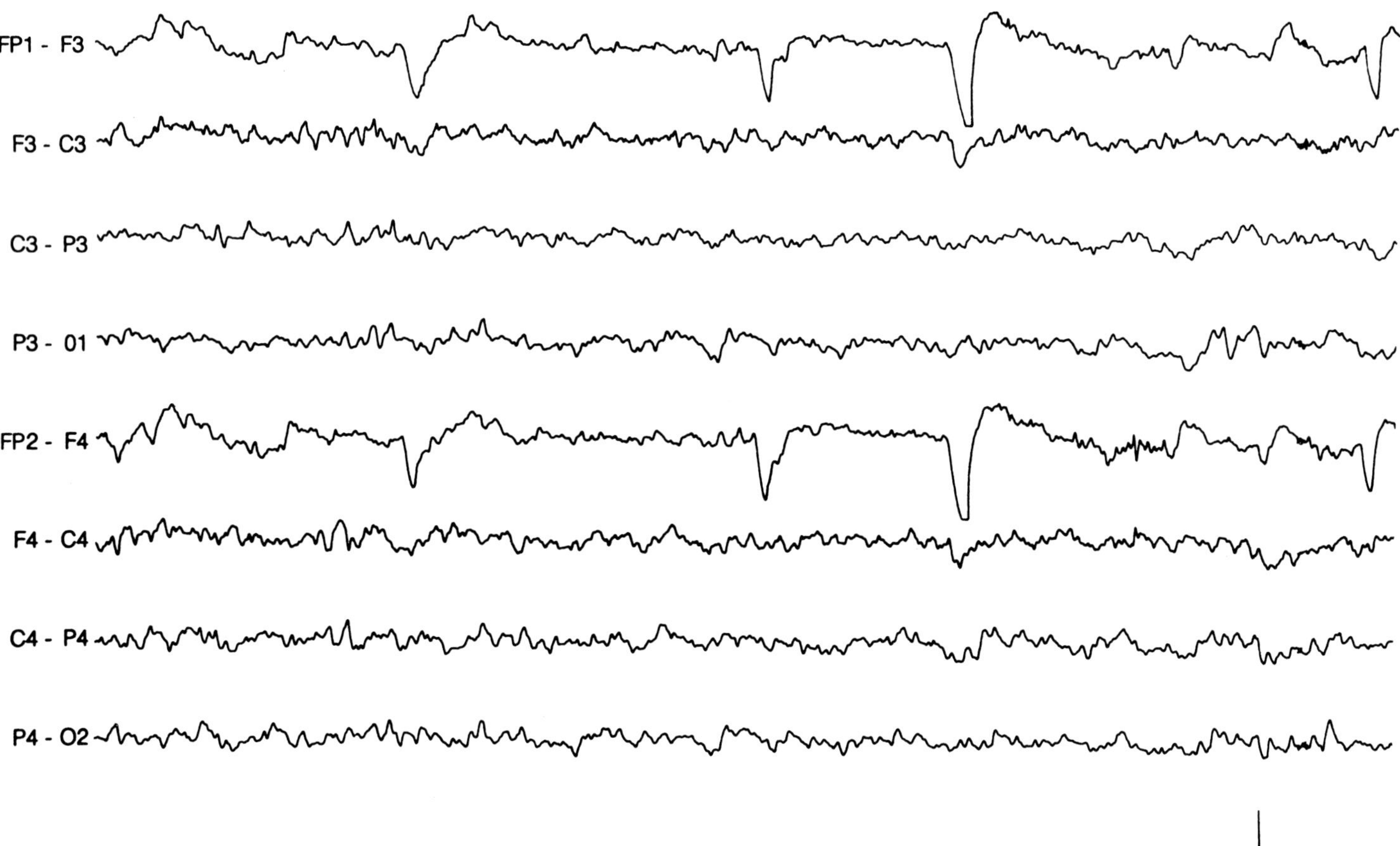

Abb. 3-29: Delta- und Theta-Aktivität bei geöffneten Augen. Sechsjähriger Patient. Bei geöffneten Augen zeigen sich normale Mengen von Delta- und Theta-Wellen. Eichsignal 1 s, 100 μV.

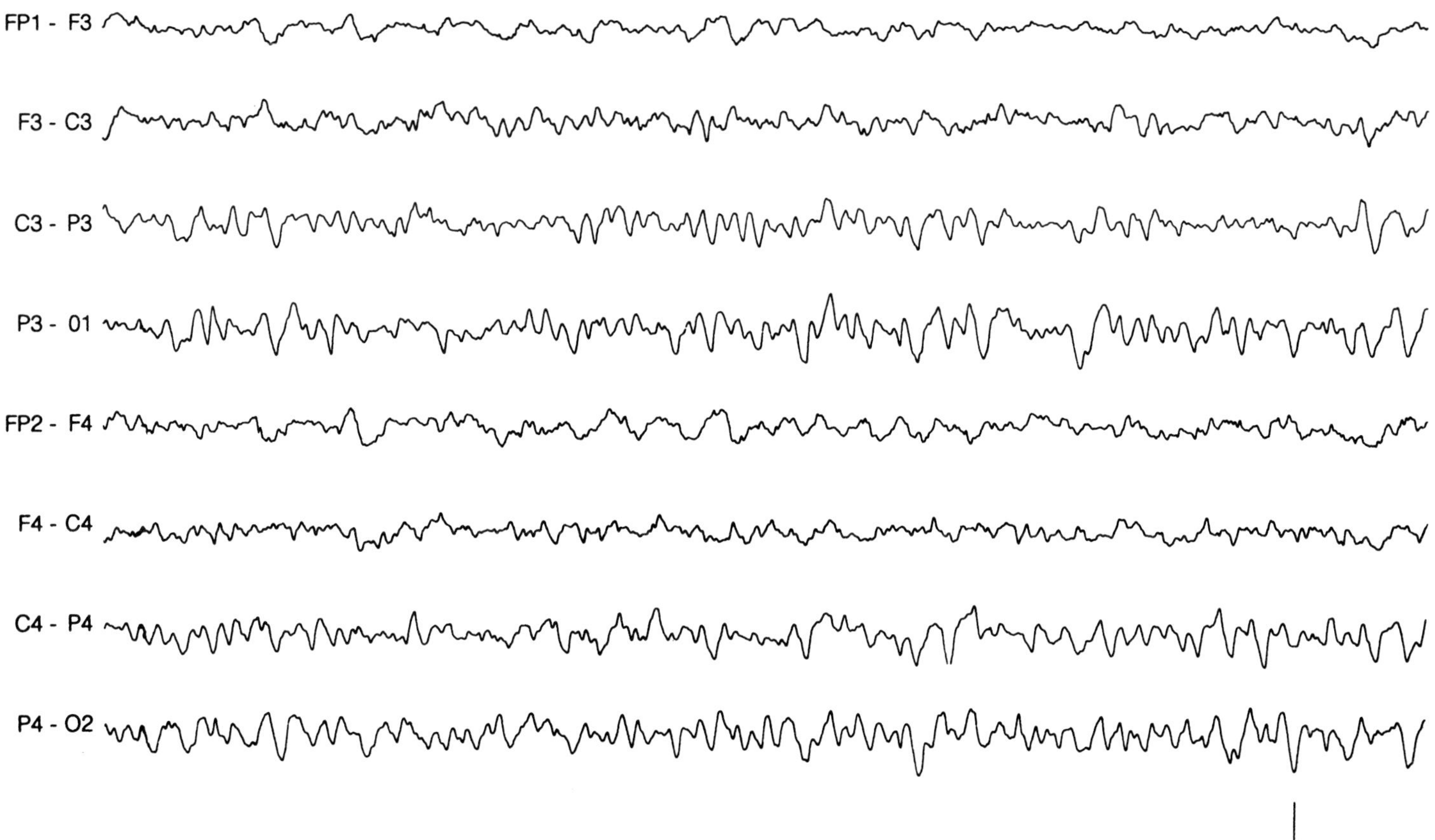

Abb. 3-30: Mäßig stark ausgeprägte posteriore Theta-Wellen. Sechsjähriger Patient. Augen geschlossen. Trotz der in mäßigem Umfang und vor allem posterior vorhandenen diffusen Theta-Aktivität ist der Alpha-Rhythmus von etwa 8 Hz in dieser normalen Registrierung gut zu erkennen. Eichsignal 1 s, 100 μV.

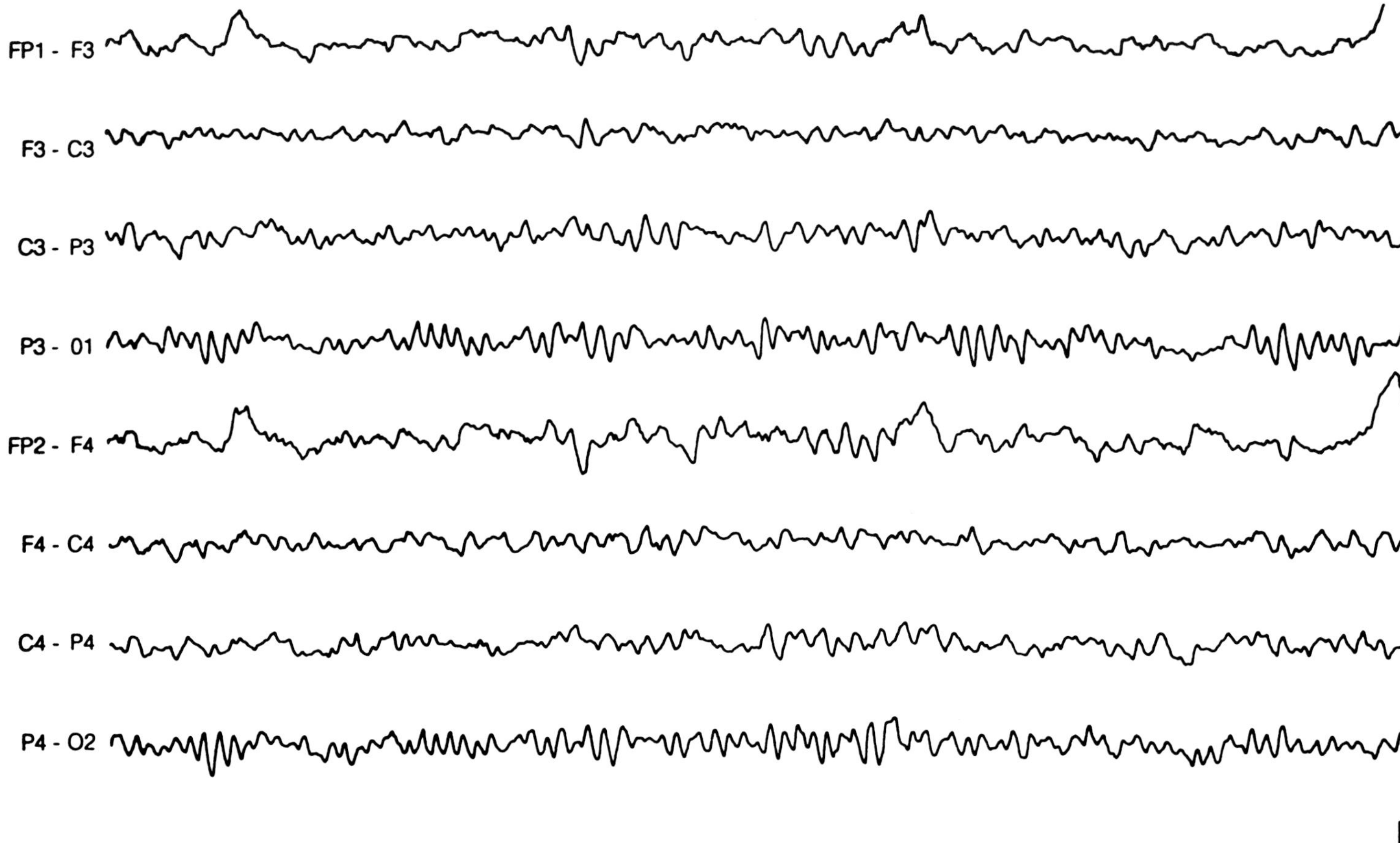

Abb. 3-31: Alpha- und Theta-Aktivität. Siebenjähriger Patient. Wach. Diffuse Theta-Aktivität und gut entwickelter Alpha-Rhythmus. Eichsignal 1 s, 100 μV.

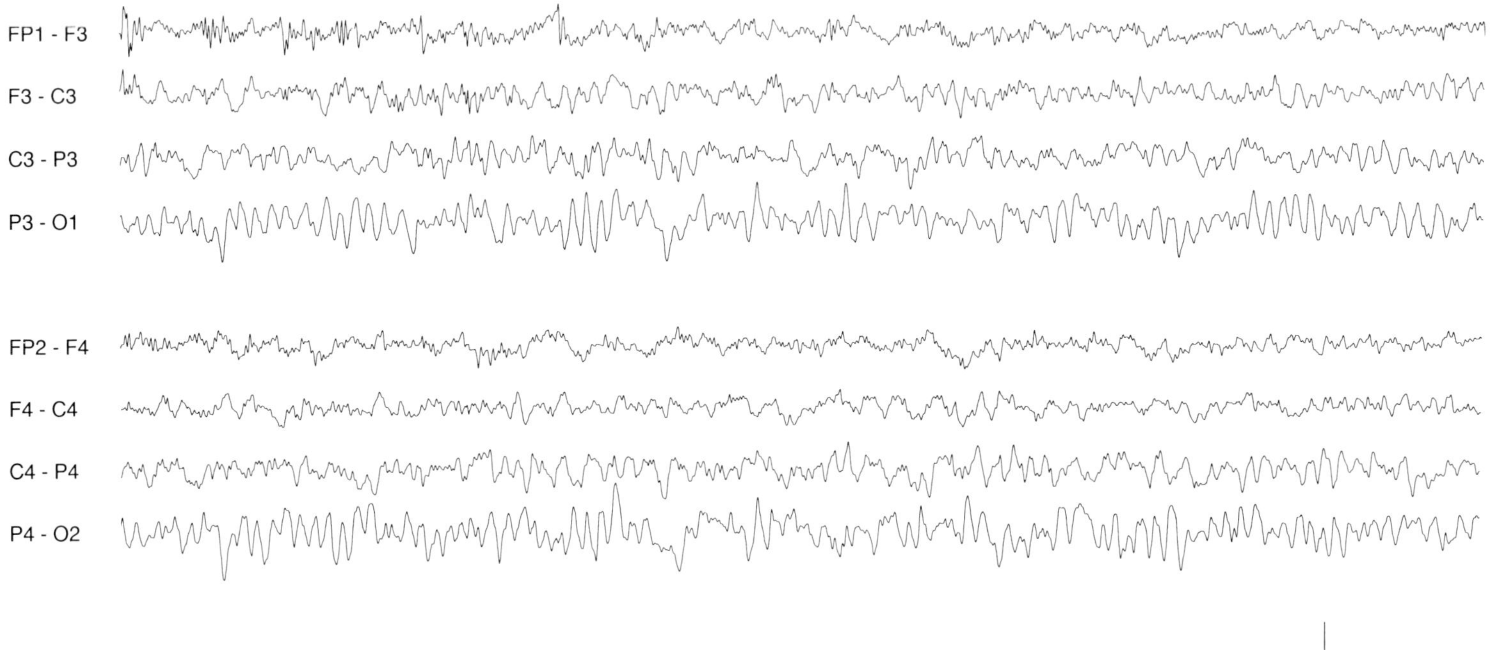

Abb. 3-32: Posteriorer langsamer Rhythmus von Kindern und Jugendlichen. Sechsjähriger Patient. Wach. Augen geschlossen. Durch die Kombination der Wellen mit einer Länge von 300–400 ms und des Alpha-Rhythmus entsteht dieses scharf konturierte Phänomen. Oft besteht eine einseitige Akzentuierung des «posterioren langsamen Rhythmus des Kinder- und Jugendalters» (hier rechts). Beachte die normale diffuse Delta-Aktivität. Ein ähnliches Bild findet sich in der Regel bis zum Alter von zwölf Jahren. Eichsignal 1 s, 70 μV.

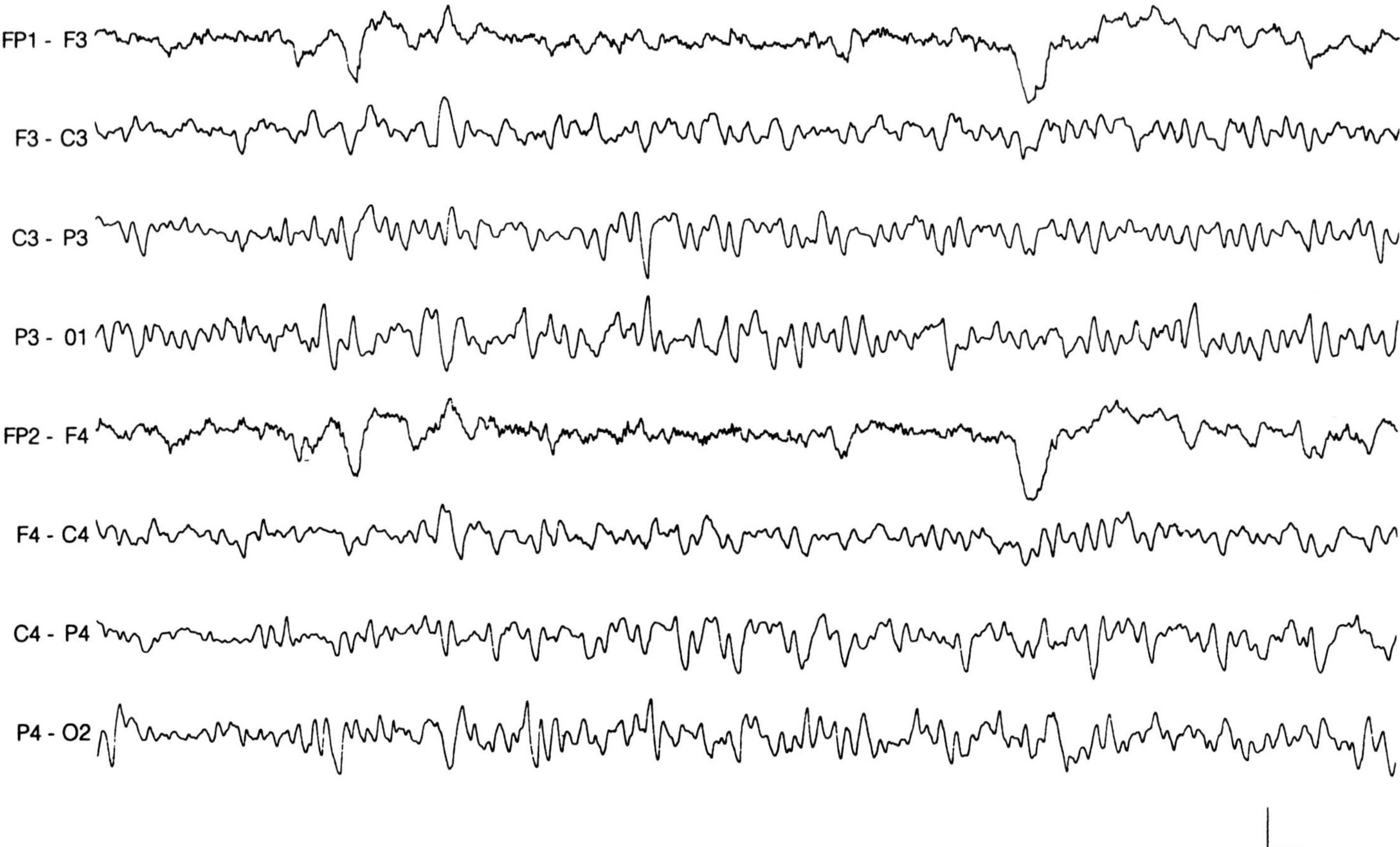

Abb. 3-33: Prominente Theta- und Delta-Aktivität. Achtjähriger Patient. Augen geschlossen. In dieser Abbildung sind mehr Theta- und Delta-Wellen vorhanden als sonst in dieser Altersgruppe. Beachte die Sensitivitäten beim Vergleich der Proben. Eichsignal 1 s, 100 μV.

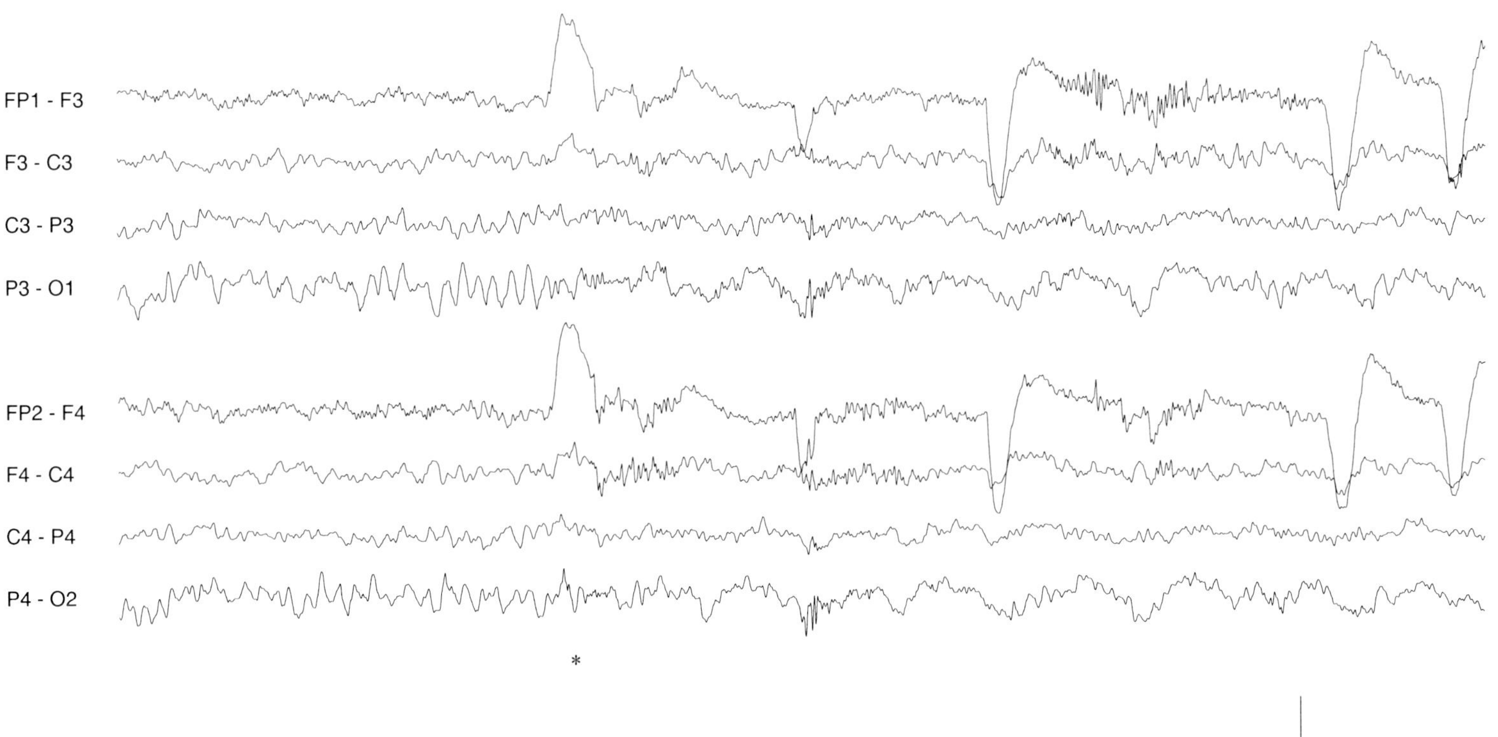

Abb. 3-34: Normale okzipitale Delta-Aktivität. Sechsjähriger Patient. Wach. Bei Kindern wurde das Auftreten von bilateralen okzipitalen Delta-Wellen beim Augenöffnen (*) noch nie in Assoziation mit anderen EEG-Veränderungen beobachtet und kann daher als für dieses Alter normal betrachtet werden. Diese Aktivität an O1–O2 entspricht weder Bewegungen noch einem Elektrodenartefakt. Eichsignal 1 s, 100 μV.

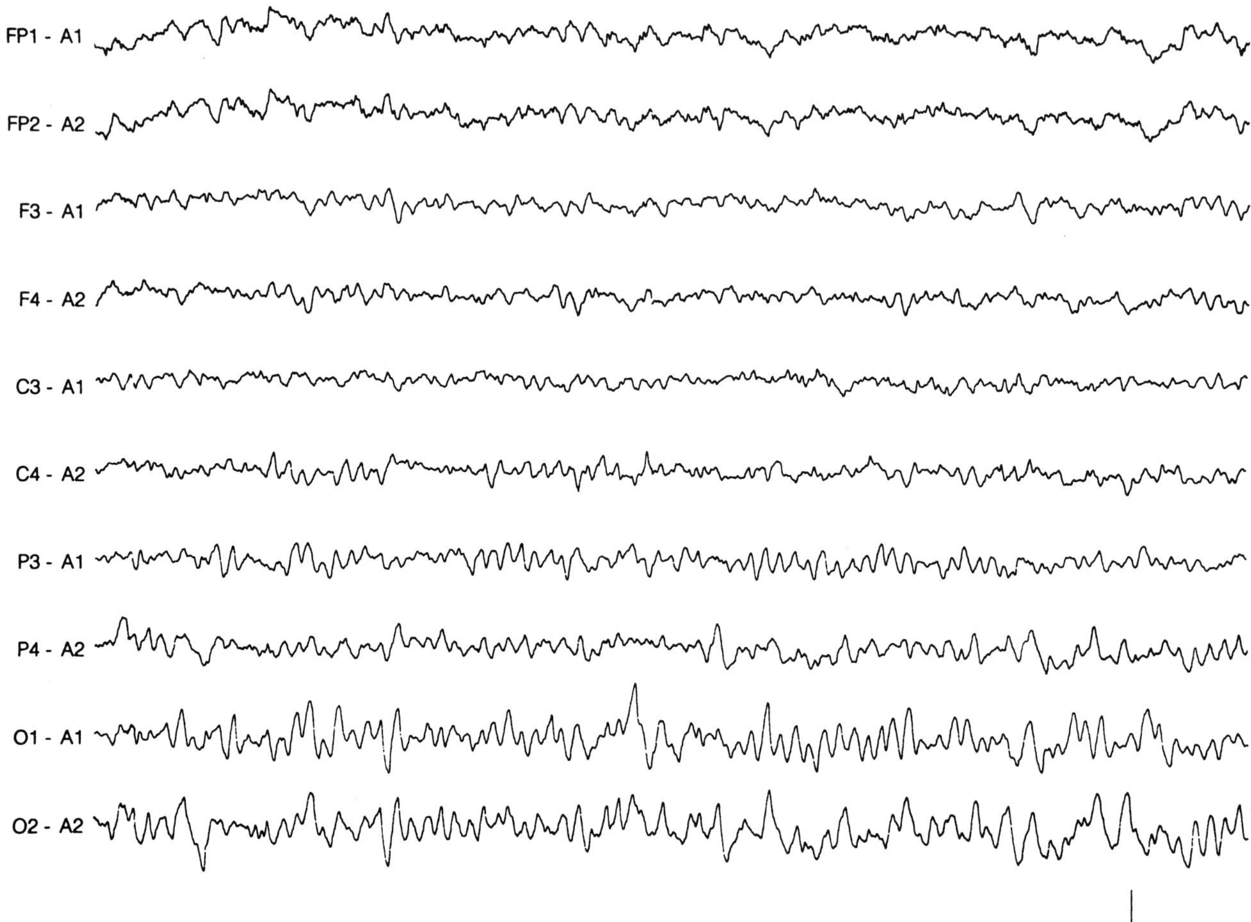

Abb. 3-35: Posteriore Theta- und Alpha-Aktivität. Sechsjähriger Patient. Augen geschlossen. Die posterioren Theta-Wellen bilden gemeinsam mit der Alpha-Aktivität scharf konturierte Wellen mit wechselnder Seitenbetonung. Eichsignal 1 s, 100 μV.

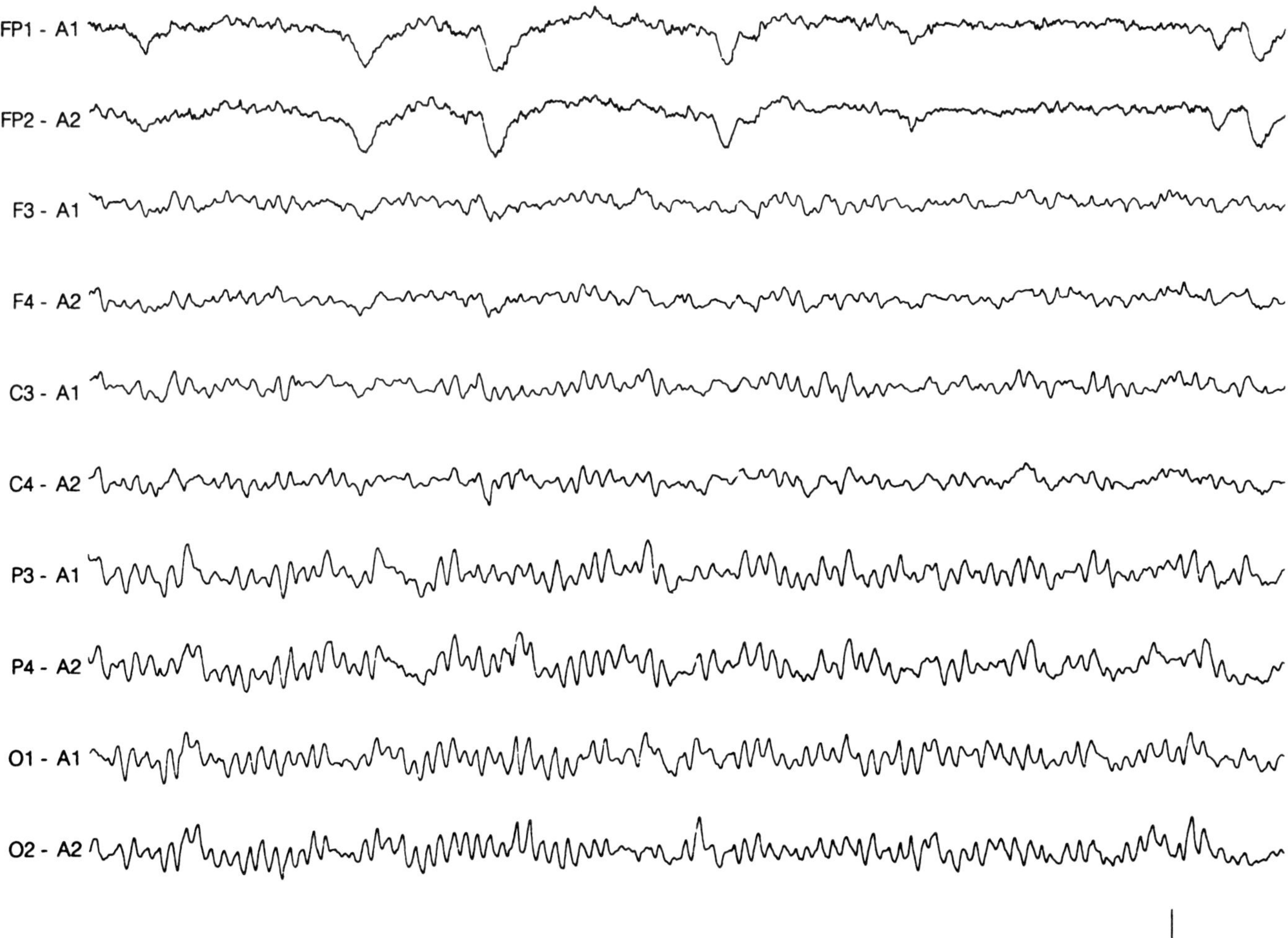

Abb. 3-36: Minimale posteriore Theta-Aktivität. Achtjähriger Patient. Augen geschlossen. Die Alpha-Aktivität scheint in diesem Beispiel wegen der geringeren posterioren Theta-Aktivität im Vergleich zur Alpha-Aktivität besser «reguliert» zu sein. Eichsignal 1 s, 150 μV.

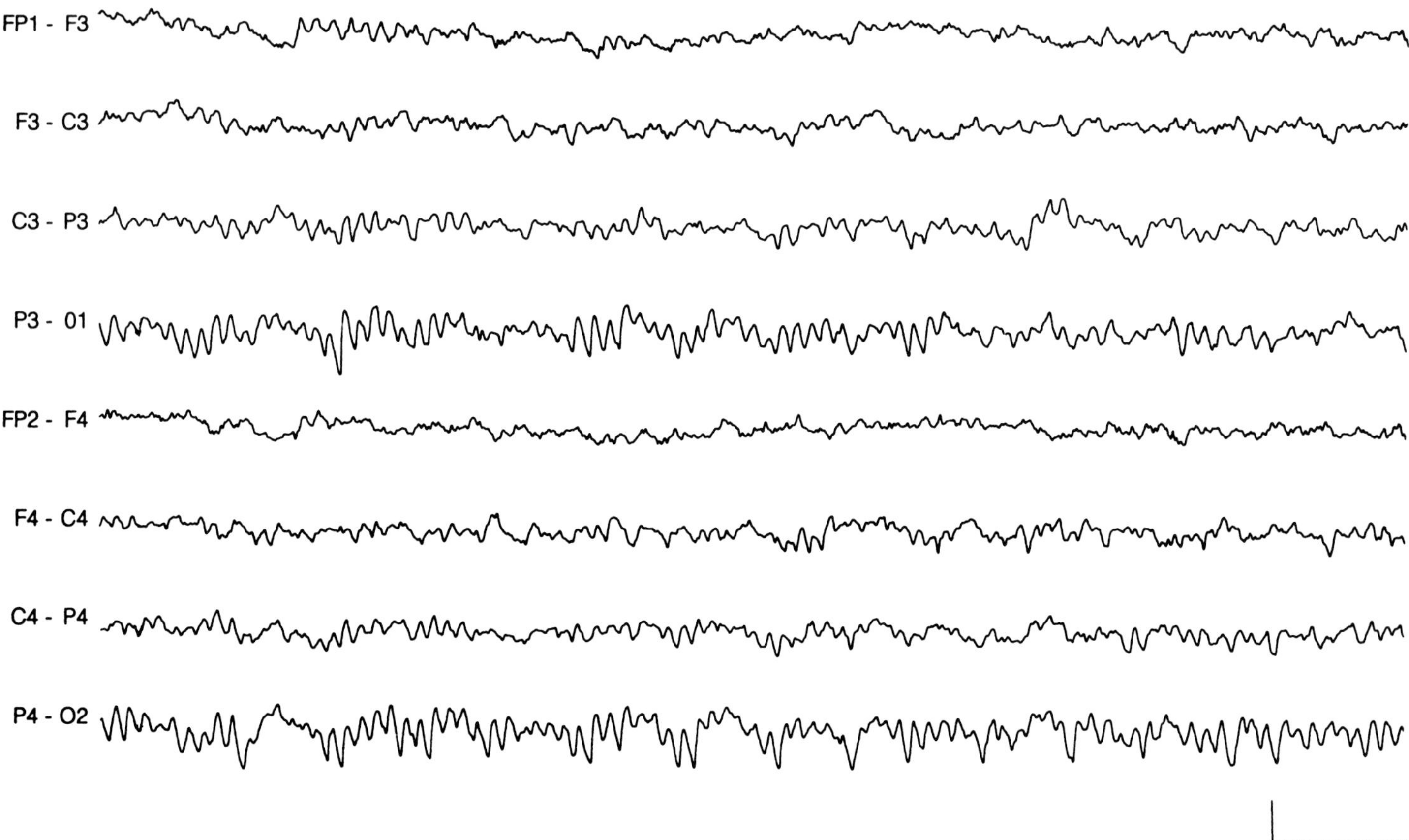

Abb. 3-37: Asymmetrie der posterioren langsamen Wellen. Fünfjähriger Patient. Augen geschlossen. Hier sind die posterioren langsamen Wellen rechts akzentuiert; beachte die diffuse Delta- und Theta-Aktivität. Eichsignal 1 s, 100 μV.

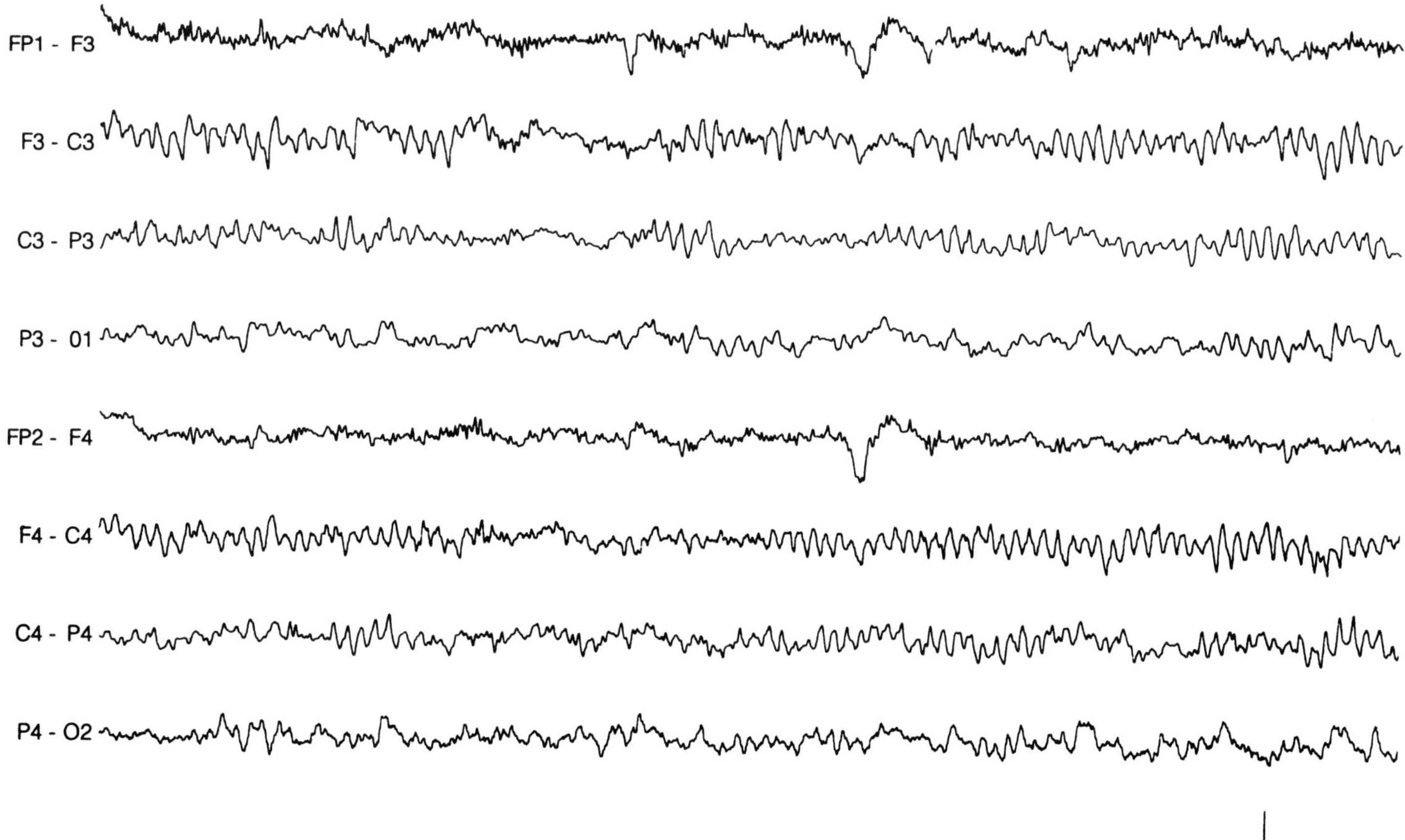

Abb. 3-38: Zentrale Rhythmen. Zehnjähriger Patient. In dieser Registrierung mit offenen Augen dominiert der bilateral zentrale 10-Hz-Rhythmus. Es besteht eine diffuse Delta-Aktivität. Der zentrale Rhythmus kann gelegentlich, so wie hier, scharf konturiert sein und auf den ersten Blick Spitzenpotenzialen ähneln, mit denen er aber nicht identisch ist. Rolando-Spikes (nicht vorhanden) besitzen eine deutliche nachfolgende langsame Welle in derselben Phase wie die Spitze und sind seltener an C3 oder C4 lokalisiert. Eichsignal 1 s, 70 µV.

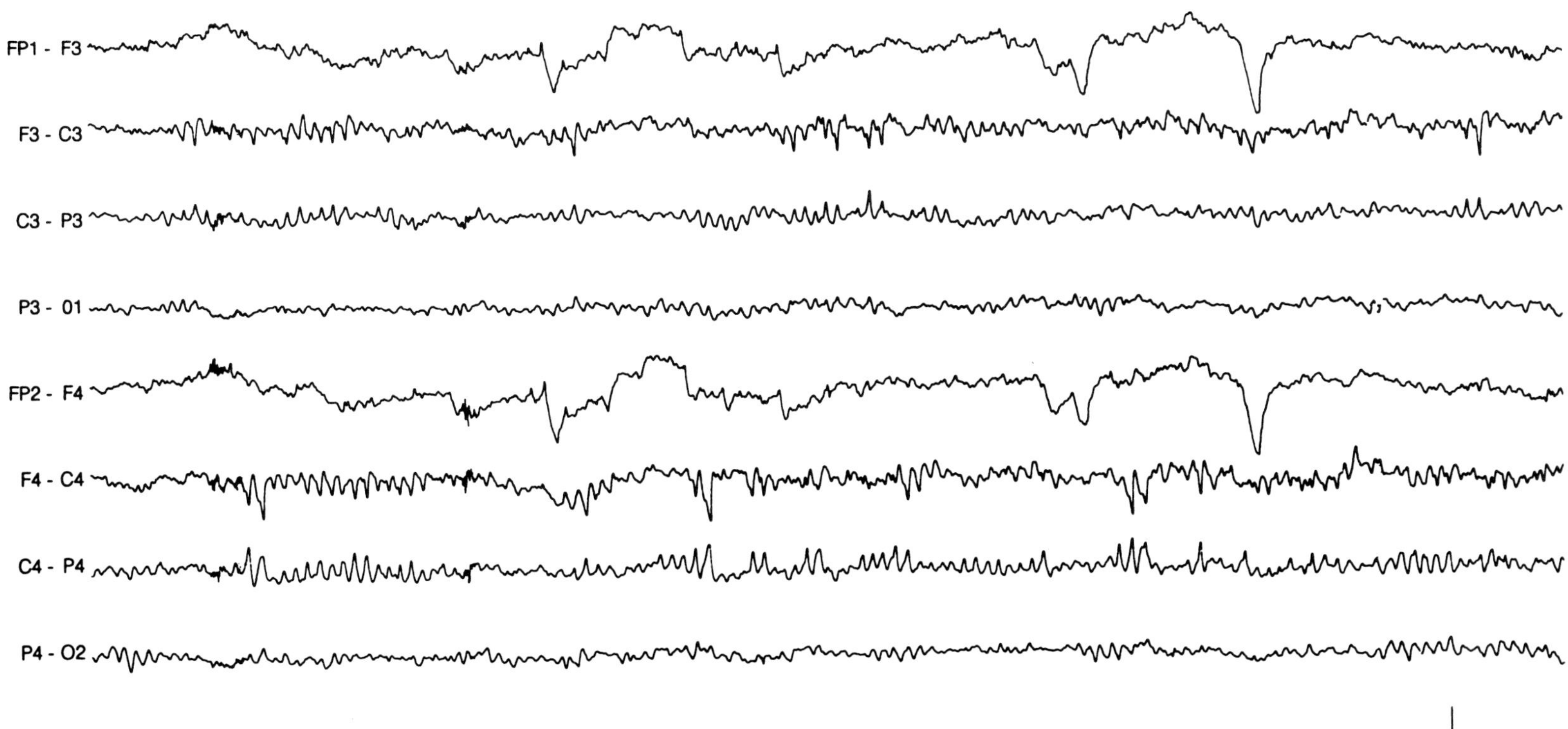

Abb. 3-39: Scharf konturierter µ-Rhythmus. Zehnjähriger Patient. Augen geöffnet. Ein weiteres Beispiel für einen scharf konturierten zentralen Rhythmus (μ). Eichsignal 1 s, 100 μV.

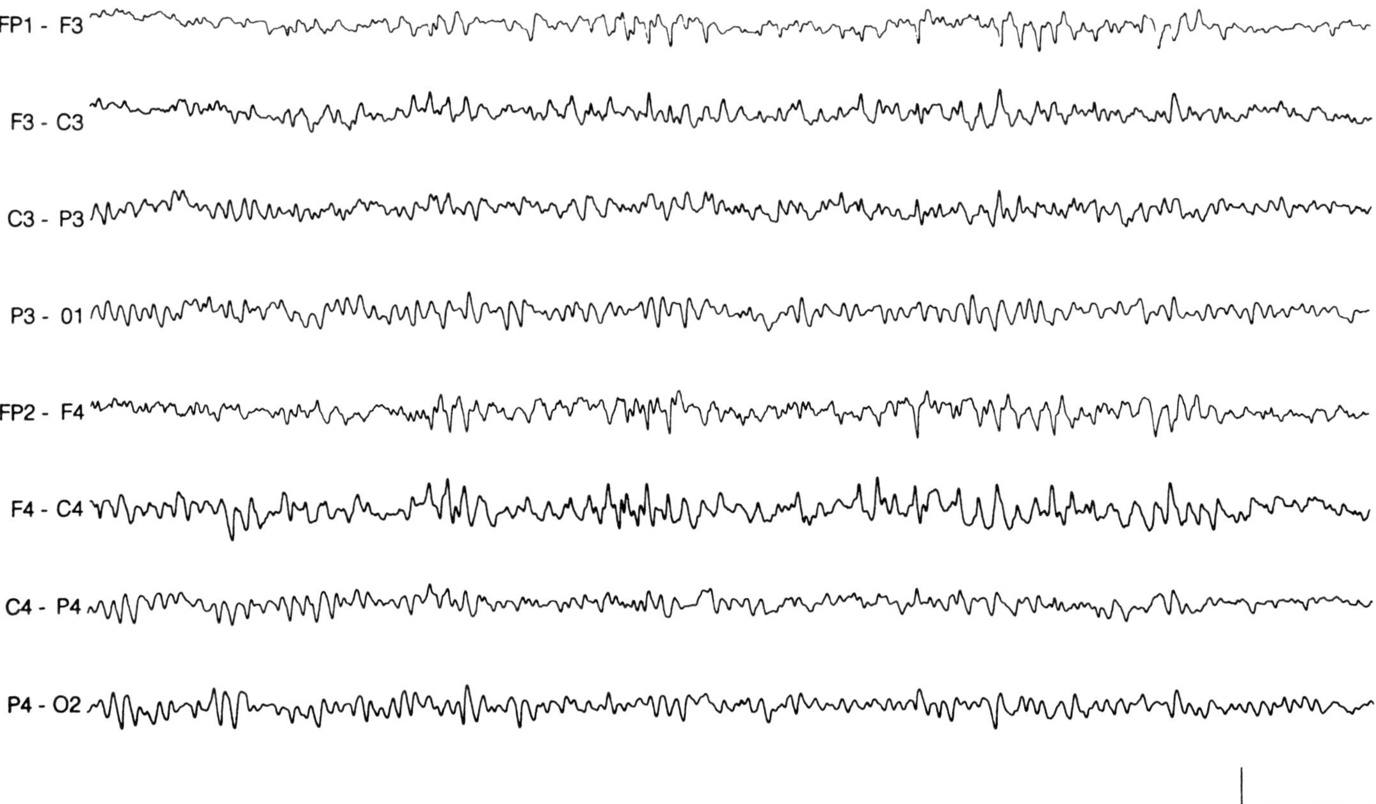

Abb. 3-40: Scharf konturierte frontale Rhythmen. 16-jähriger Patient. Die scharfe Konturierung entsteht durch die superior frontal (F3,4) vorhandene Theta-Aktivität in Kombination mit Beta-Rhythmus und darf nicht mit Spitzen verwechselt werden. Eichsignal 1 s, 70 μV.

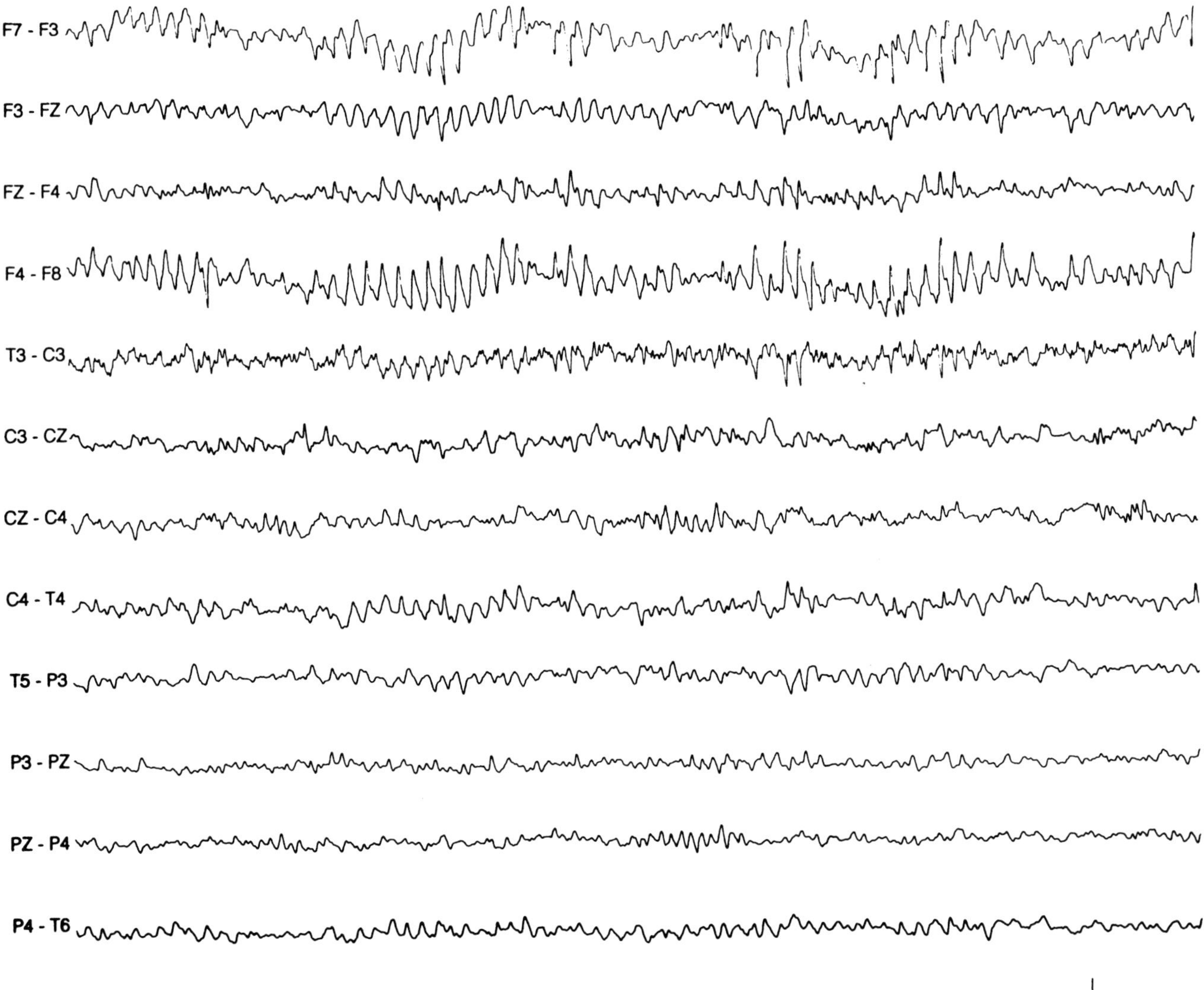

Abb. 3-41: Scharf konturierte frontale Rhythmen bei Müdigkeit. 16-jähriger Patient. Derselbe frontale Rhythmus wie in Abbildung 3-40 in einer Querreihe; normale Registrierung. Beachte die langsamen lateralen Augenbewegungen an F7 und F8: Eichsignal 1 s, 70 μV.

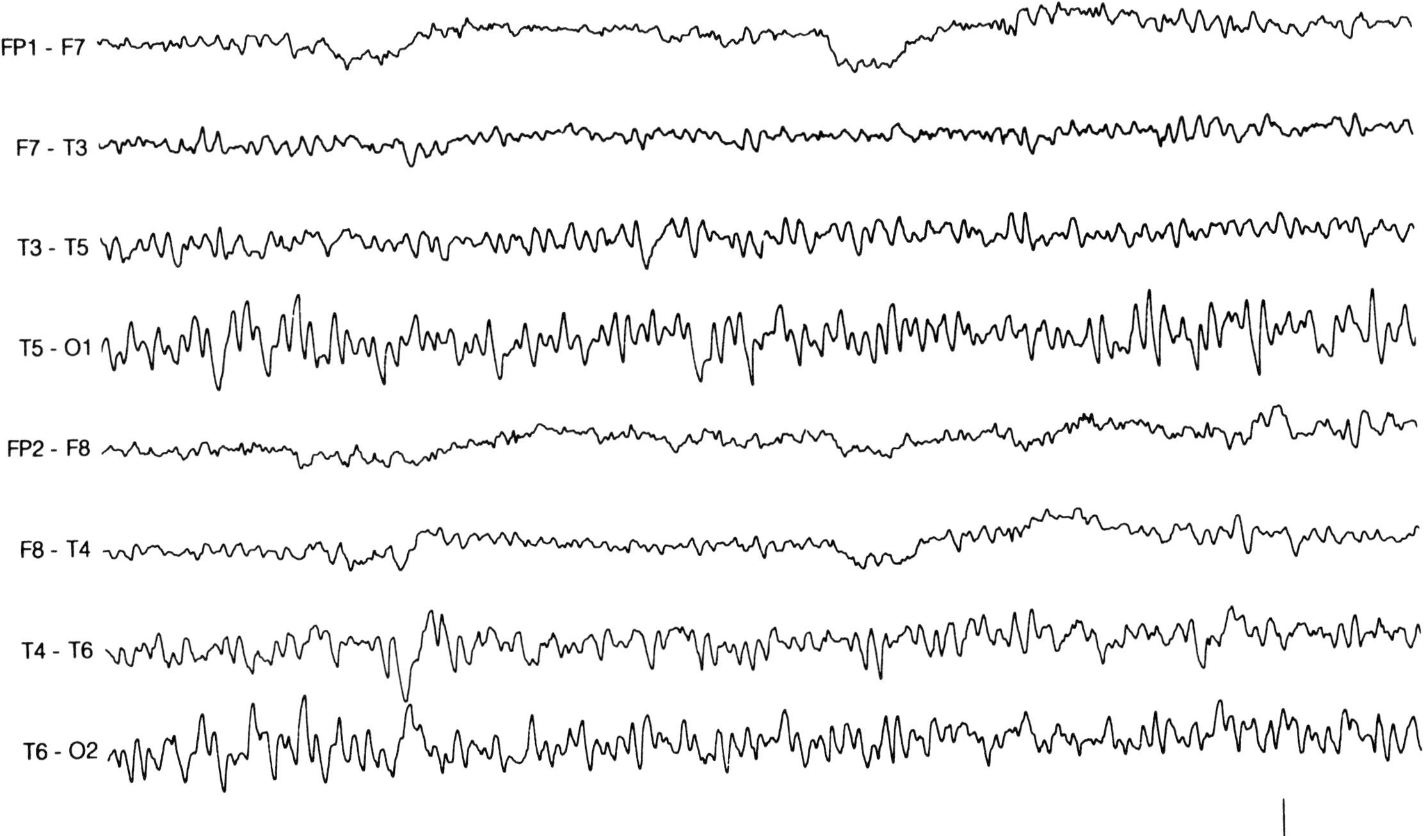

Abb. 3-42: Posteriore Rhythmen. 13-jähriger Patient. Die posterioren langsamen Wellen sind bis ins Jugendalter prominent. Auch hier bilden sie scharf konturierte Wellen, wie hier im linken Okzipitalbereich, die keine Spitzen sind. In diesem Alter sind breite, scharf konturierte posteriore temporale Wellen ein Normalbefund. Sie sind oft stärker rechts posterior temporal (T6) vorhanden, wie hier im ersten Abschnitt der Registrierung. Eichsignal 1 s, 100 μV.

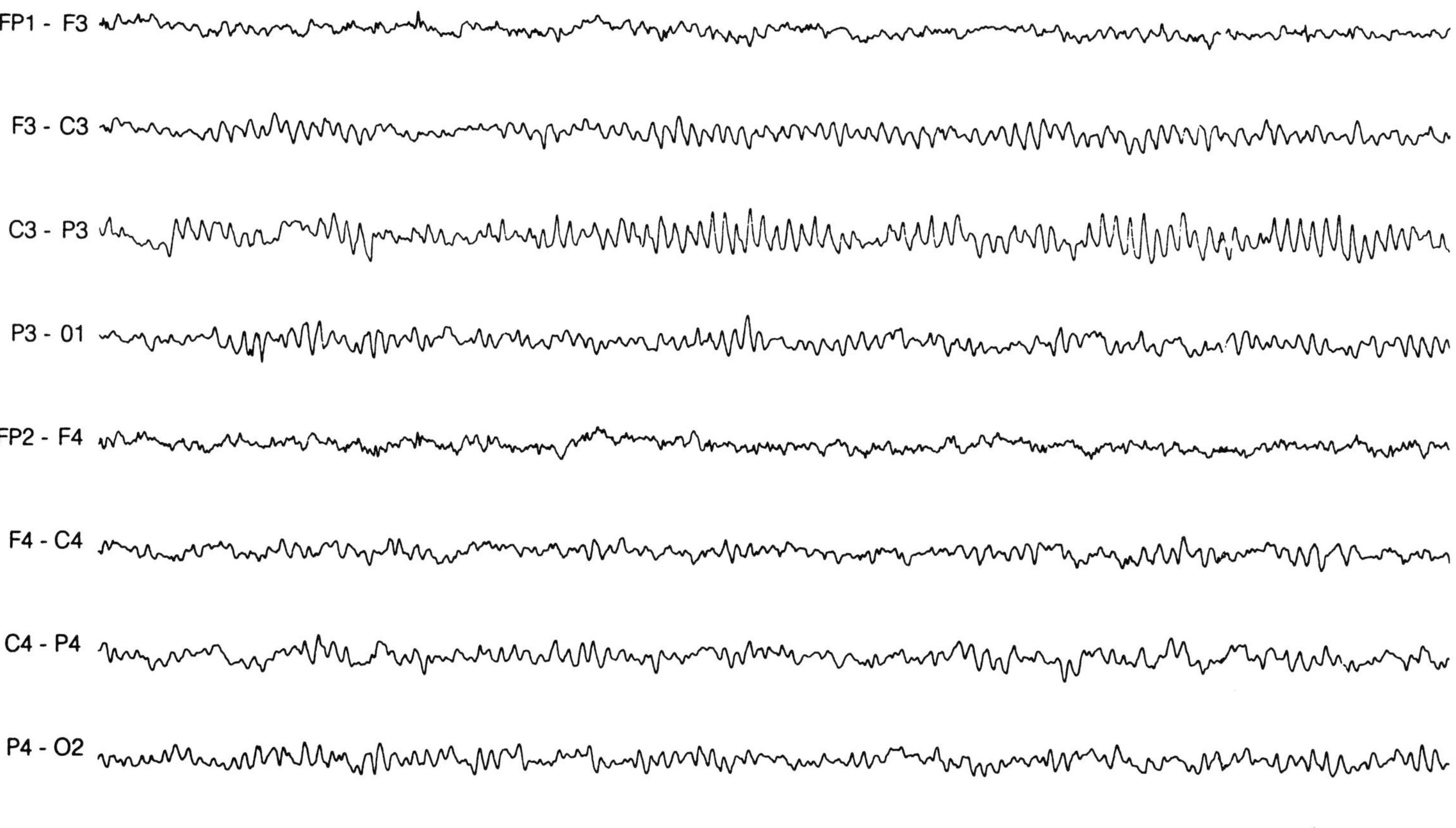

Abb. 3-43: Asymmetrischer μ-Rhythmus. Zwölfjähriger Patient. Augen geöffnet. Ein μ-Rhythmus kann über längere Abschnitte einer Registrierung ausgesprochen asymmetrisch sein, wie es hier am stärksten auf der linken Seite zu erkennen ist. Evtl. wurde der μ-Rhythmus auf der rechten Seite durch Bewegungen der linken Hand abgeschwächt. Diese Asymmetrie kann transient vorhanden sein und auf der kontralateralen Seite ein fokale Delta-Aktivität vortäuschen: Die normal wirkende Delta-Aktivität ist bei fehlendem zentralem Rhythmus deutlicher zu erkennen. Beachte auch die minimale Delta-Aktivität auf der linken Seite, die dem zentralen Rhythmus untergelagert ist. Eichsignal 1 s, 70 μV.

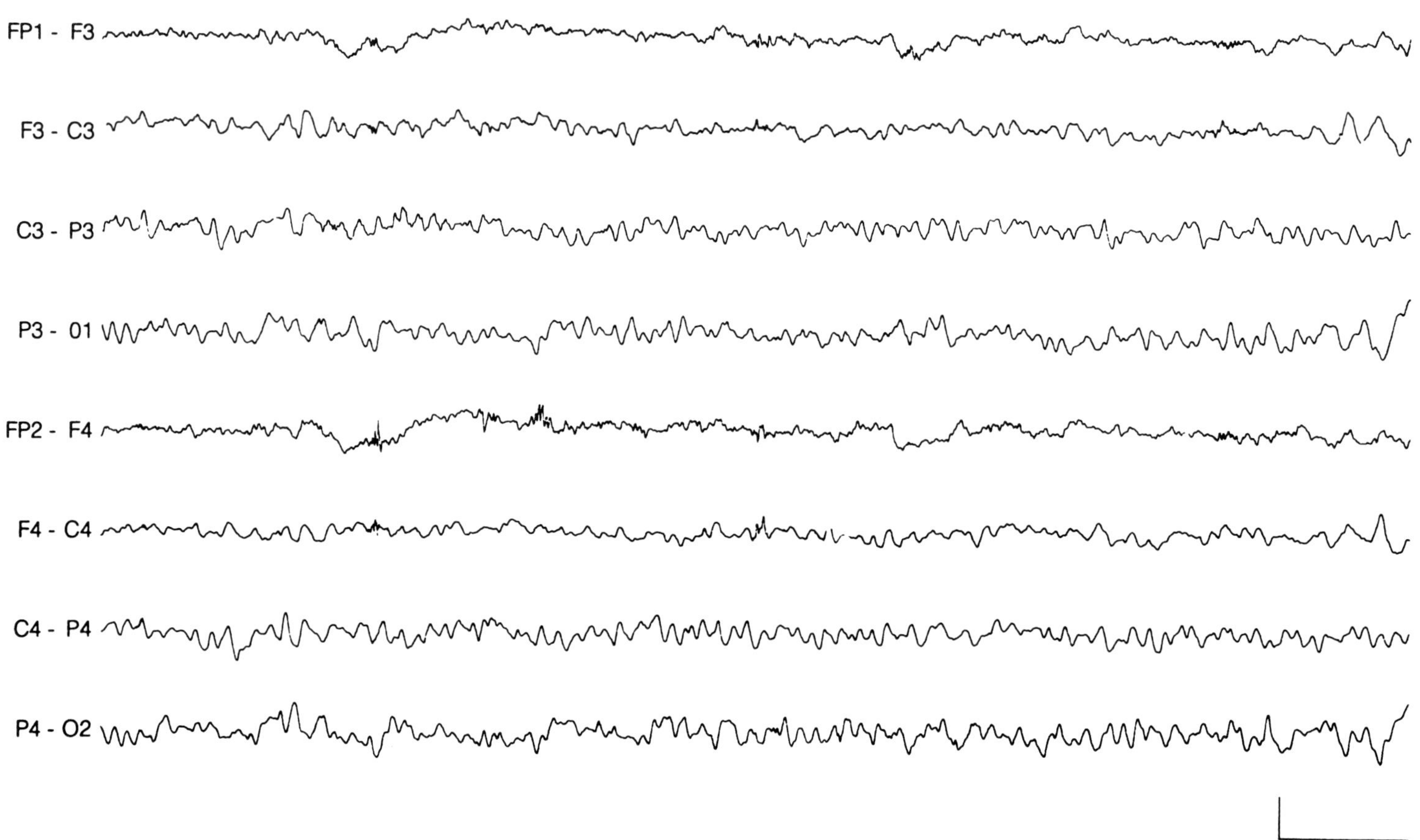

Abb. 3-44: Hyperventilation – Beginn. Achtjähriger Patient. Der Beginn der Hyperventilation kann mit einer Akzentuierung der Hintergrundaktivität einhergehen. Eichsignal 1 s, 150 μV.

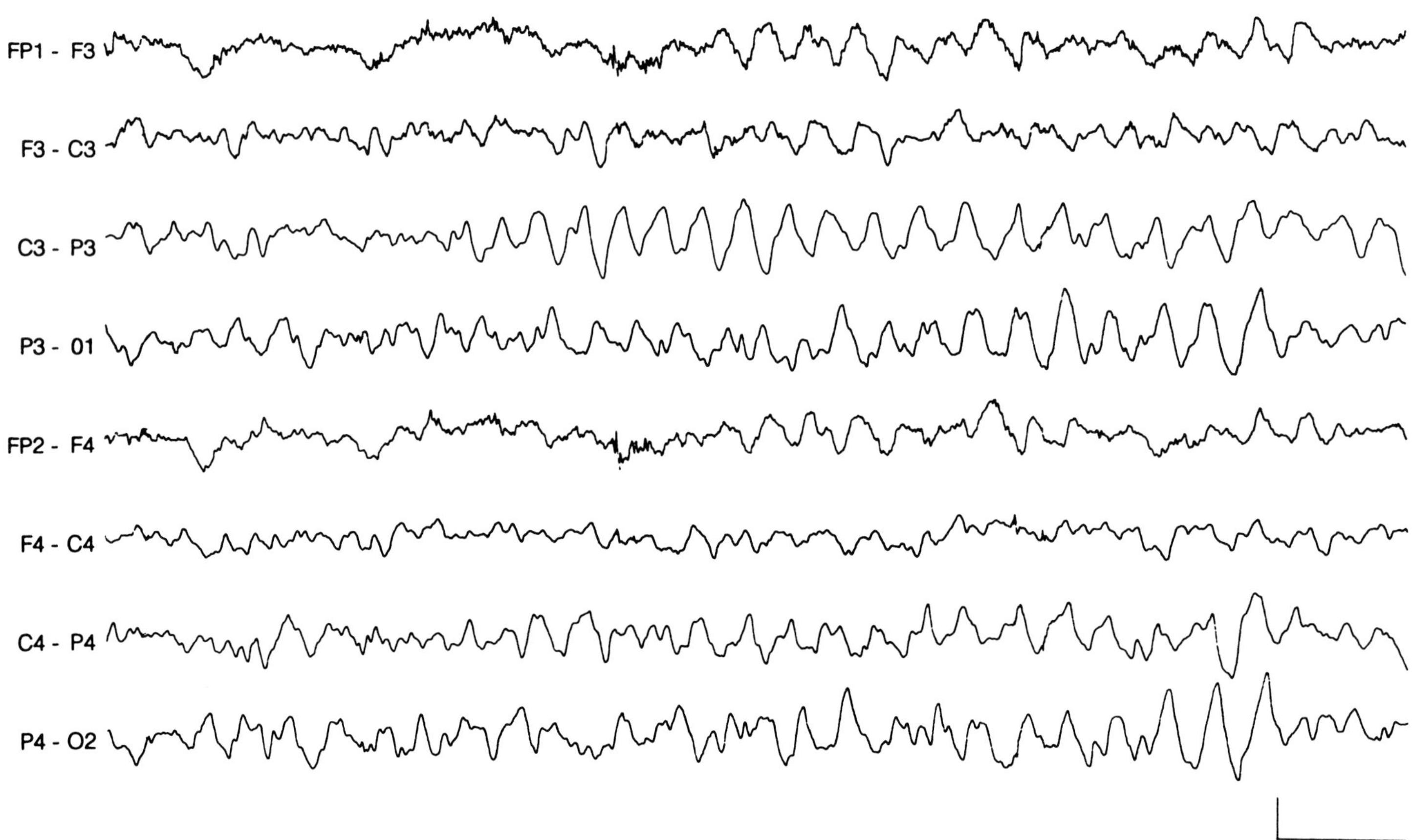

Abb. 3-45: Hyperventilation – initialer Spannungsaufbau. Achtjähriger Patient. Bis zum Alter von elf bis zwölf Jahren ist der initiale Spannungsaufbau in der Regel, wie in diesem Beispiel, posterior lokalisiert. Eichsignal 1 s, 150 μV.

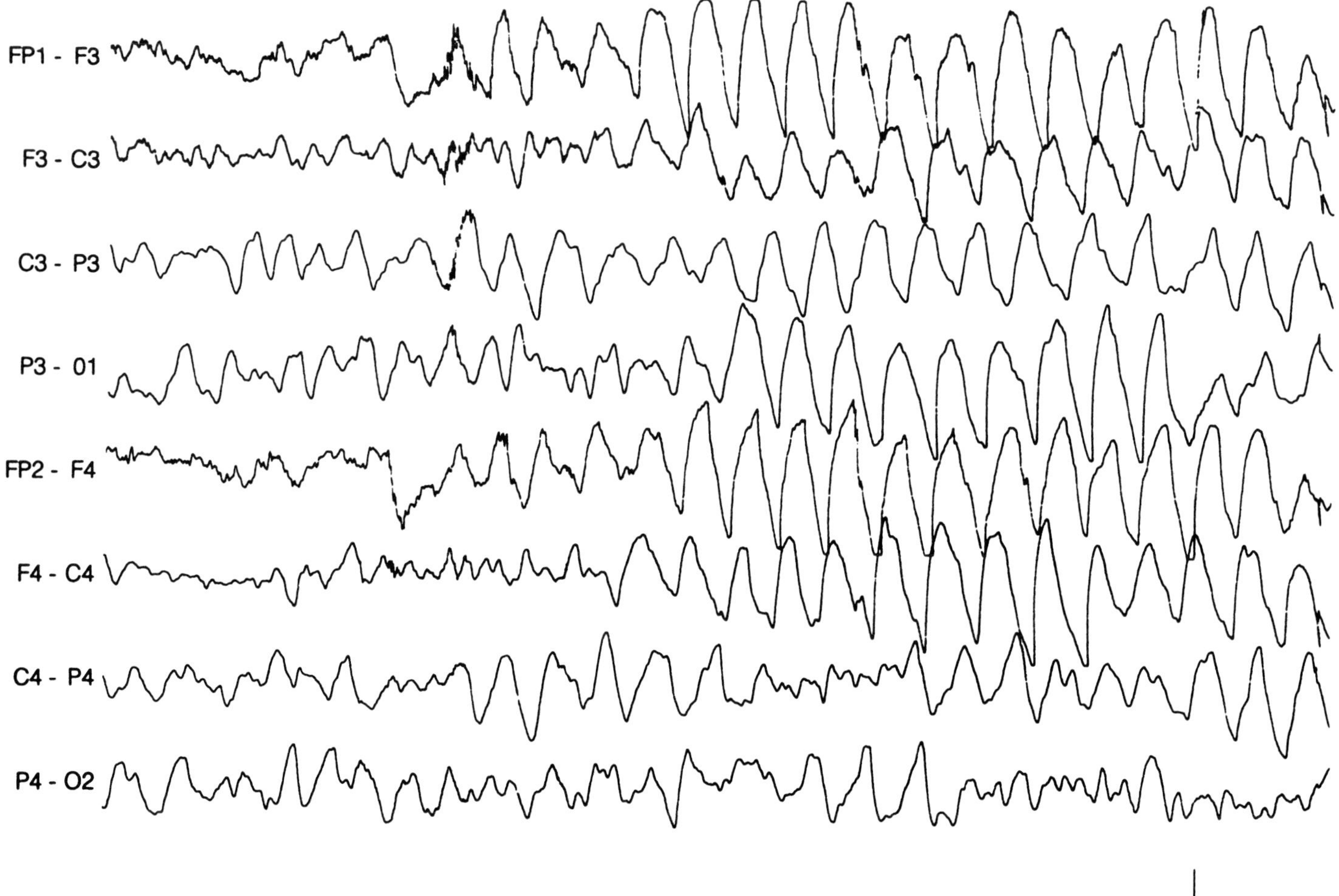

Abb. 3-46: Hyperventilation – maximaler Spannungsaufbau. Achtjähriger Patient. Das Maximum ist oft sehr hoch. Durch die Einlagerung von Hintergrundaktivität zwischen den rhythmischen Delta-Wellen können scharf konturierte Wellen entstehen, sodass bei oberflächlicher Betrachtung der Eindruck von Spitze-Welle-Komplexen entsteht, der aber täuscht. Spitze-Welle-Komplexe, die im Rahmen der Hyperventilation entstehen, sind weitaus steiler als die vorausgehende Hintergrundaktivität und treten gleichzeitig in mindestens zwei Kanälen auf. Eichsignal 1 s, 150 μV.

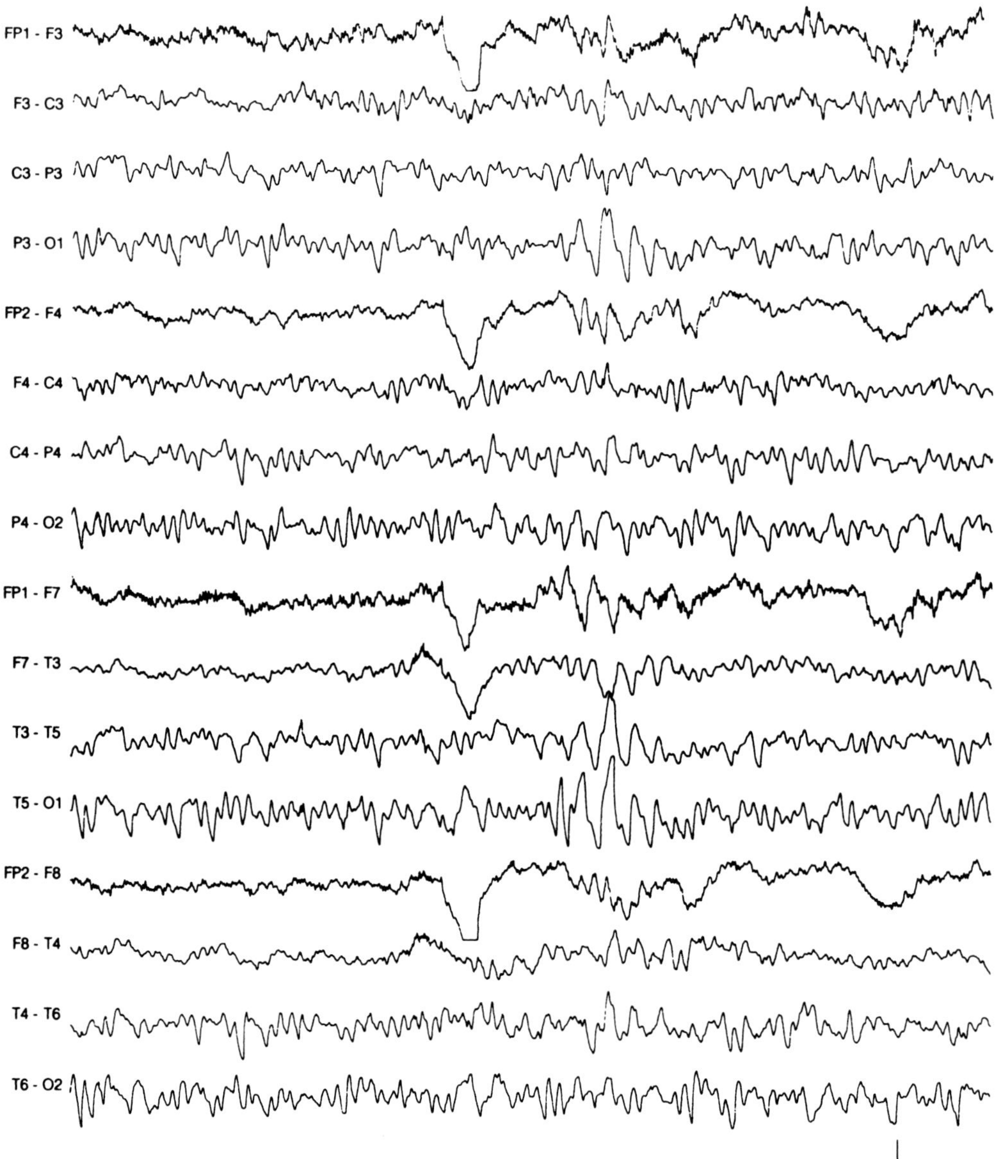

Abb. 3-47: Asymmetrische Bursts bei Hyperventilation. Sechsjähriger Patient. Hyperventilation führt oft zu Bursts, die auf eine Hemisphäre beschränkt sind oder ihr Maximum über einer Hemisphäre haben, wie es hier der Fall ist. Sofern eine derartige laterale Akzentuierung nicht dauerhaft besteht, handelt es sich um einen Normalbefund. Eichsignal 1 s, 100 μV.

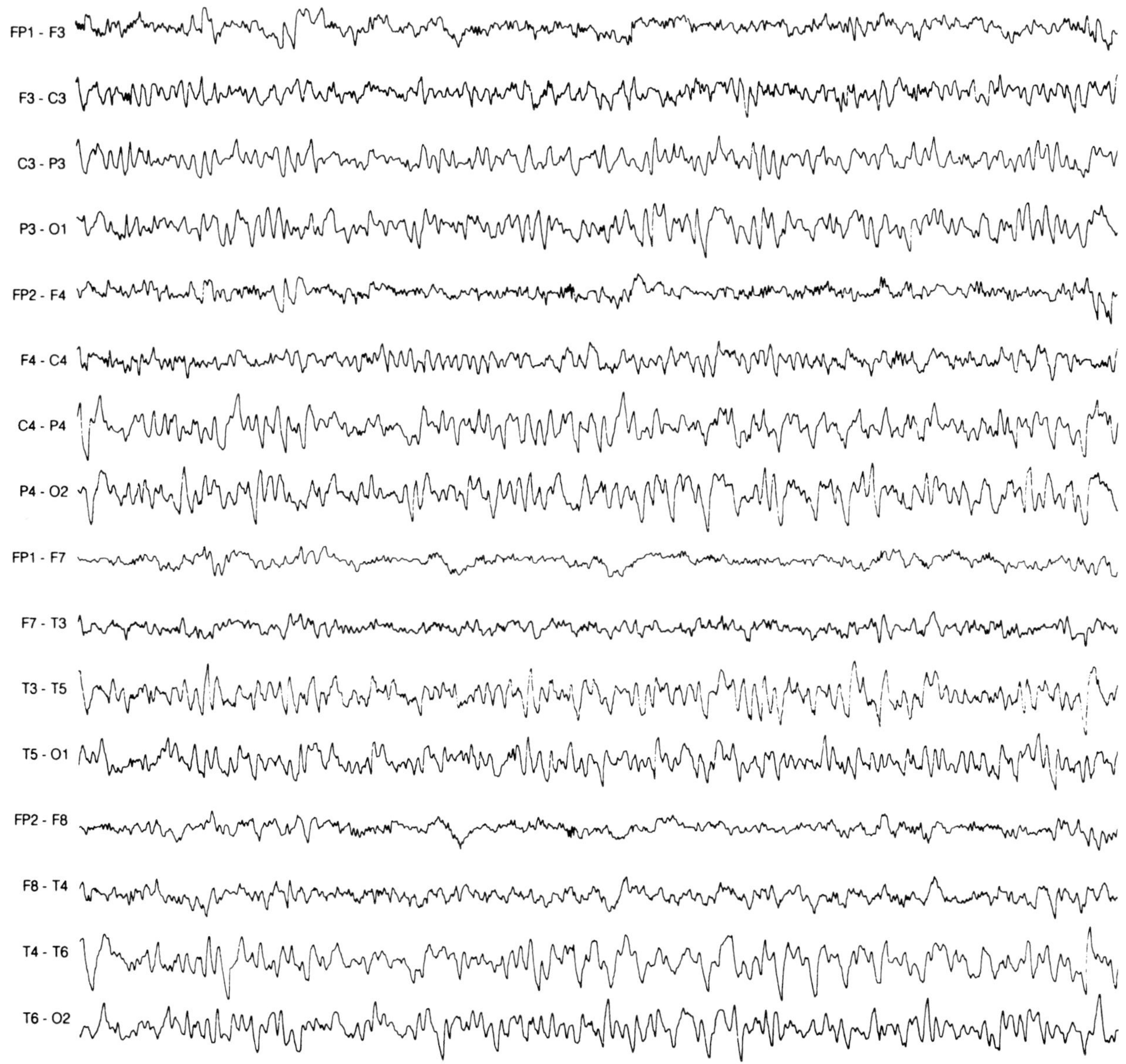

Abb. 3-48: Asymmetrische posteriore langsame Wellen bei Hyperventilation. Zehnjähriger Patient. Die vorherigen Beispiele haben gezeigt, dass posteriore langsame Wellen normalerweise asymmetrisch auftreten können. Da dieses Phänomen bei Hyperventilation verstärkt wird, wird auch seine Asymmetrie insbesondere in den posterioren temporalen Bereichen verstärkt. Am häufigsten besteht eine rechtsseitige Akzentuierung, wie in diesem Beispiel. Eichsignal 1 s, 70 μV.

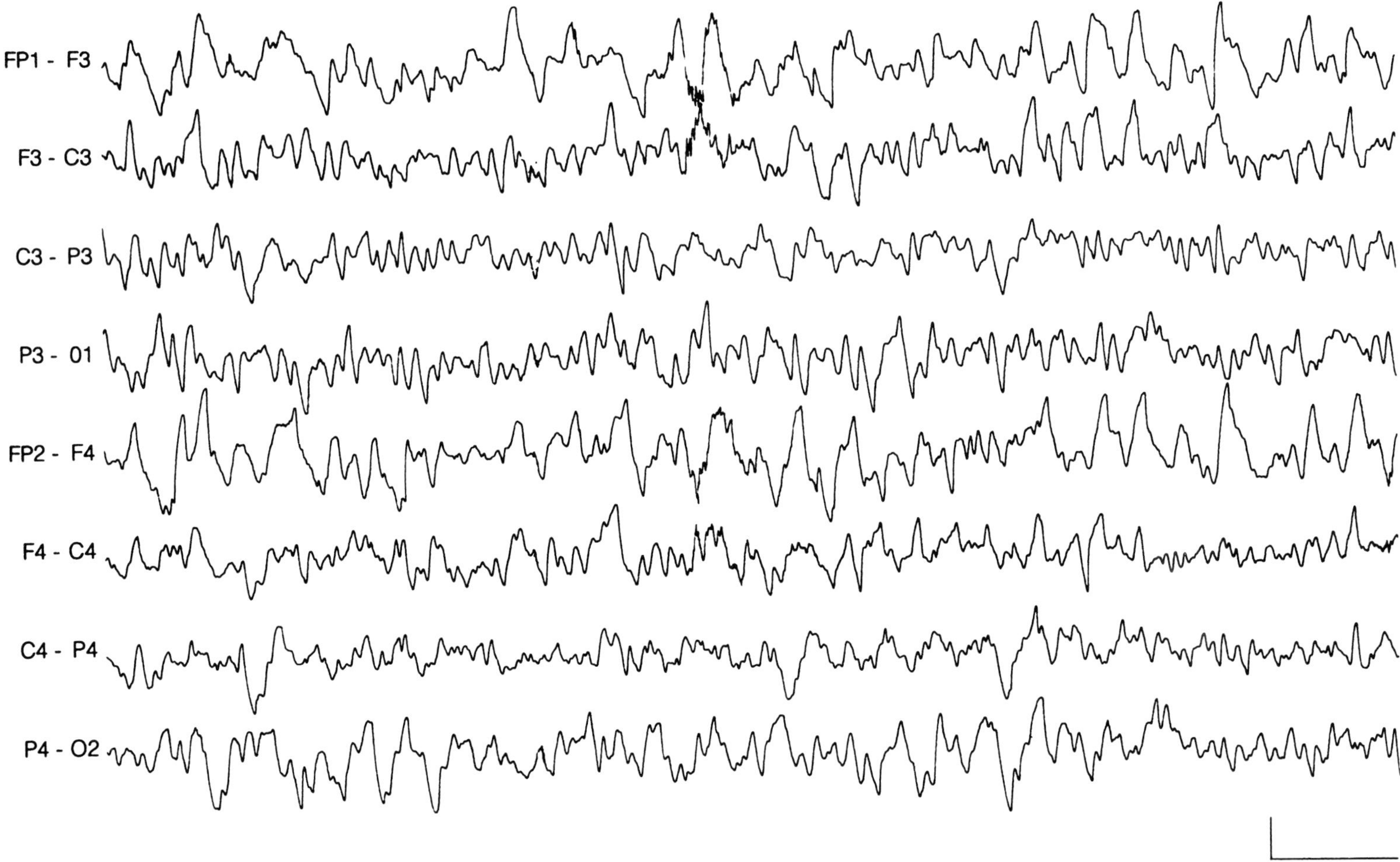

Abb. 3-49: Scharf konturierte Wellen bei Hyperventilation. 13-jähriger Patient. Die komplexe Mischung aus Wellenformen wird bei Kindern und Jugendlichen durch Hyperventilation verstärkt und erzeugt viele scharf konturierte Wellen (wie hier gezeigt), bei denen es sich nicht um Spitzen handelt. Eichsignal 1 s, 100 μV.

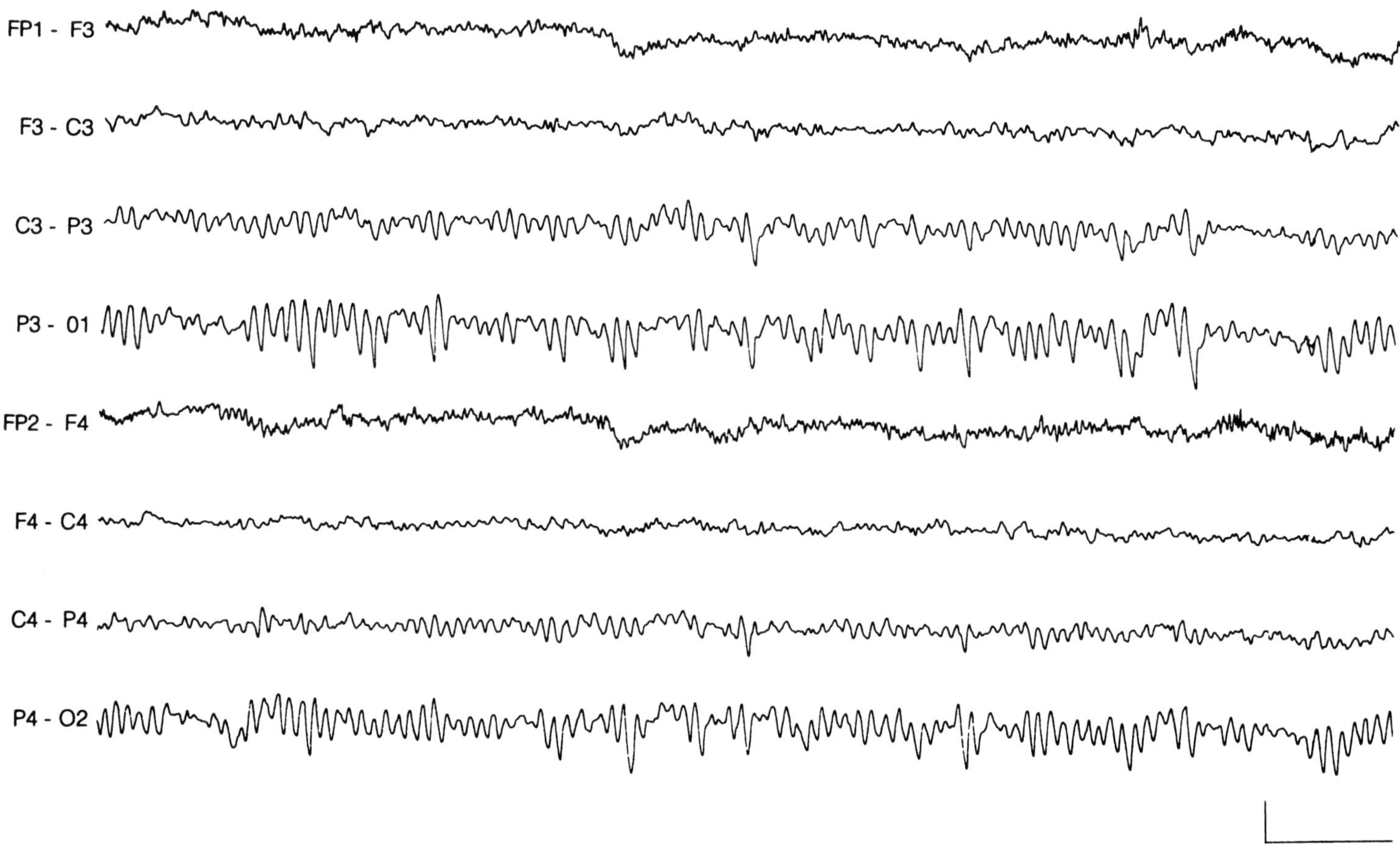

Abb. 3-50: Posteriore langsame Wellen. 13-jähriger Patient. Augen geschlossen. Ein weiteres Beispiel für posteriore langsame Wellen des Kindes- und Jugendlichenalters. Beachte die posterioren Wellen mit einer Länge von 400–600 ms mit Überlagerung durch Alpha-Aktivität, sodass eine scharfe Konturierung entsteht. Eichsignal 1 s, 100 μV.

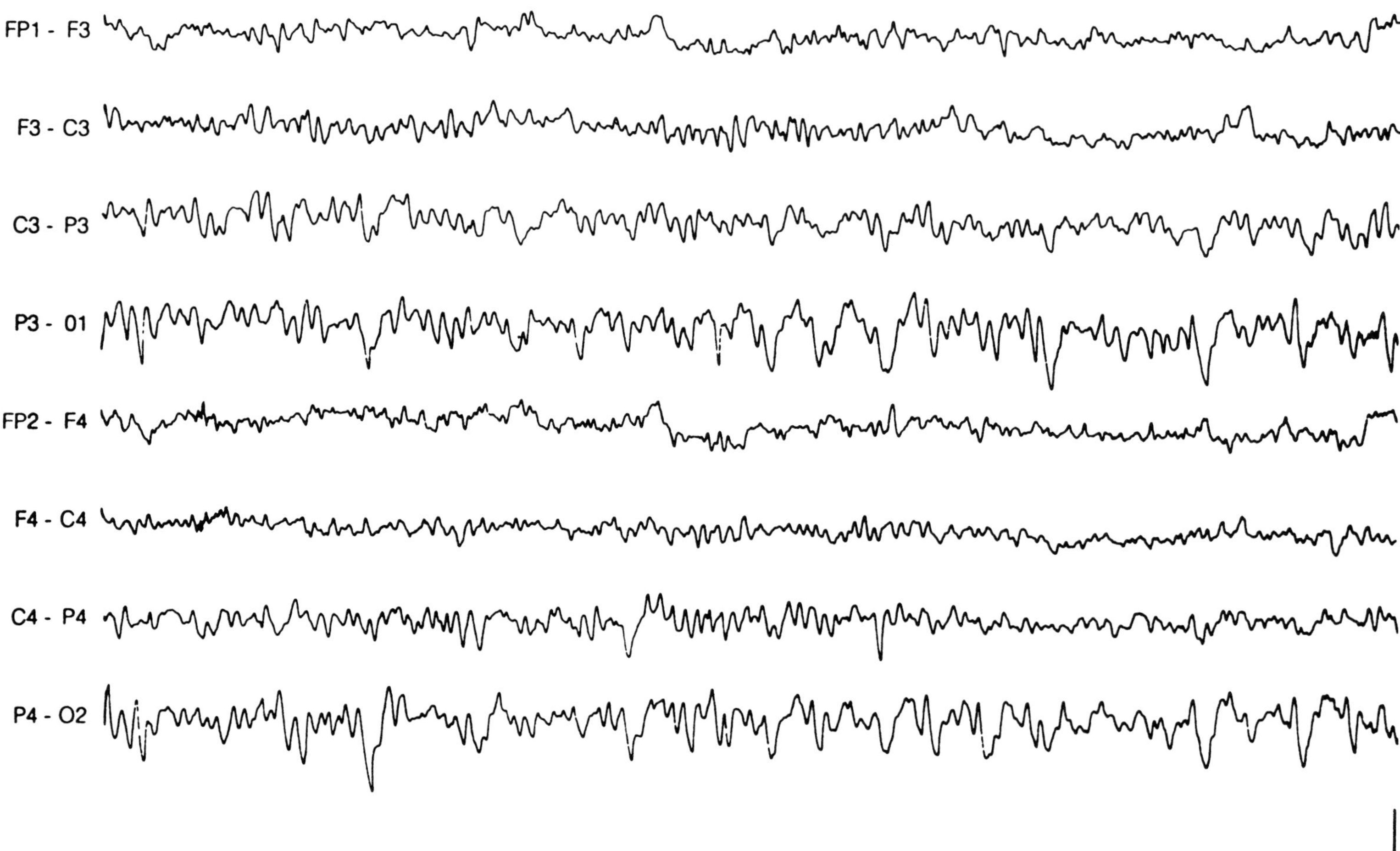

Abb. 3-51: Posteriore langsame Wellen des Kindes- und Jugendalters. 14-jähriger Patient. Wach. Augen geschlossen. Diese abrupten Wellen in O1–O2 mit einer Länge von 250–600 ms unterbrechen die Alpha-Aktivität, sodass scharf konturierte Wellen entstehen, die keine Spitzen sind. Diese Phänomene sind in der Regel zwei- bis dreimal häufiger als hier abgebildet und oft asymmetrisch. Selten sind sie auch bei jungen Erwachsenen vorhanden. Eichsignal 1 s, 70 μV.

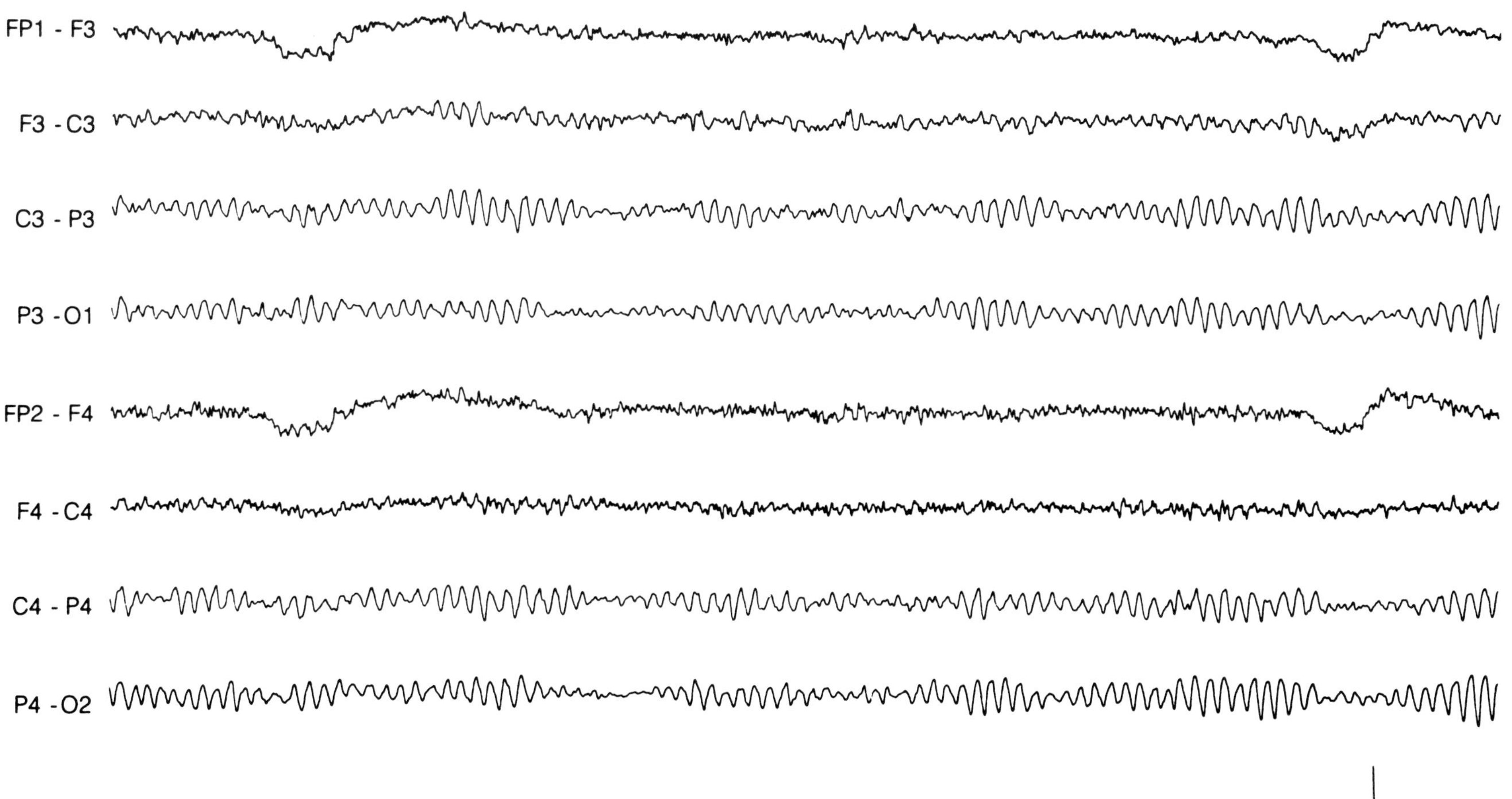

Abb. 3-52: Normale Alpha-Aktivität. 62-jähriger Patient. Gut regulierte Alpha-Aktivität mit einer Frequenz von 9 Hz. Sie ist leicht asymmetrisch, rechts höher und liegt im Normalbereich. Die Beta-Aktivität ist links frontal etwas geringer als rechts, wobei die Relevanz dieser Asymmetrie erst nach Auswertung eines längeren Abschnitts des EEGs beurteilt werden kann. Beachte die Augenbewegungen in der 2. und 10. Sekunde. Eichsignal 1 s, 50 μV.

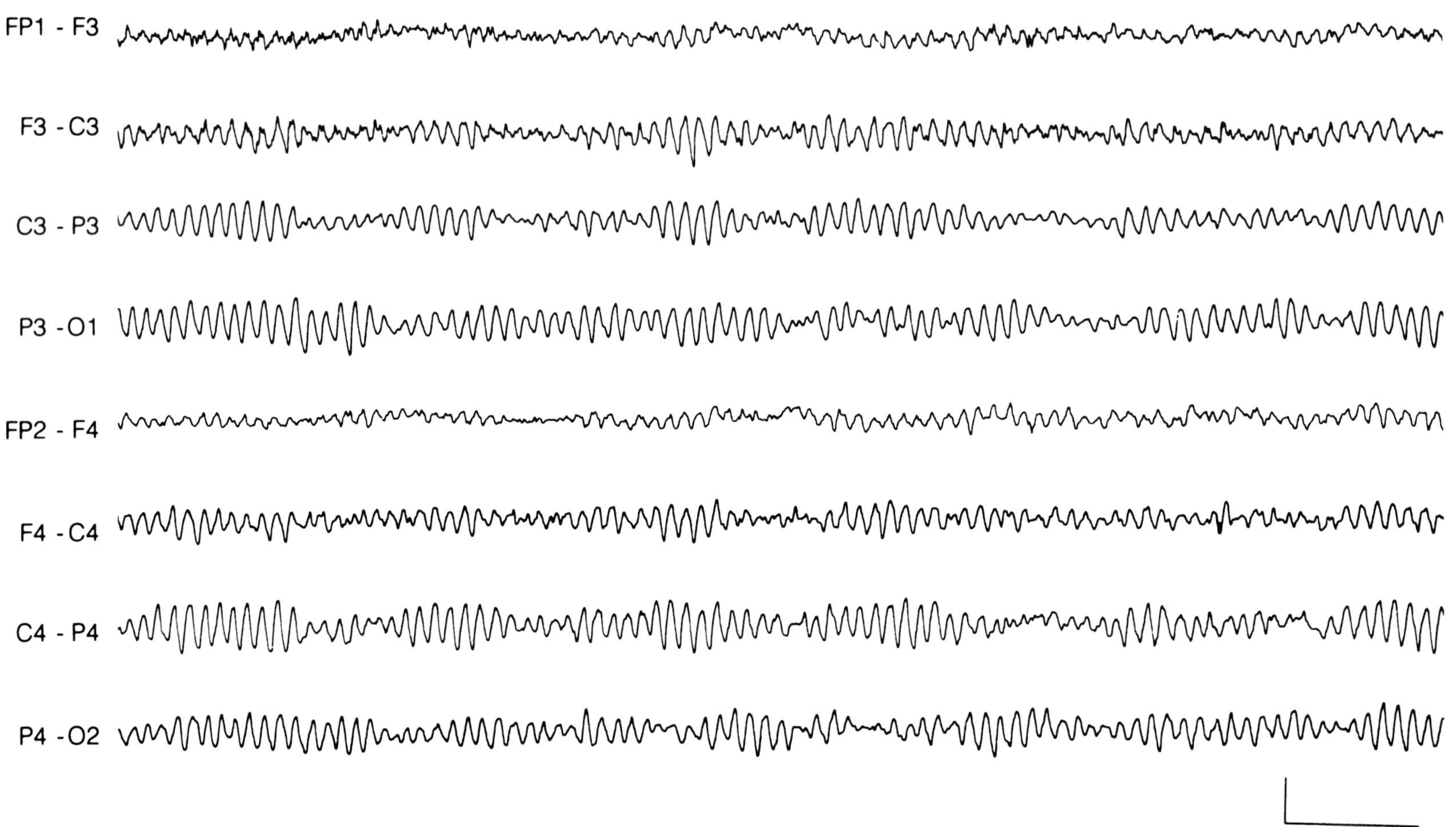

Abb. 3-53: Normale Alpha-Aktivität. 83-jähriger Patient. Alpha-Rhythmus von 8–9 Hz beim wachen Erwachsenen. Seine insbesondere in den Ableitungen C3–P3 und C4–P4 fluktuierenden Amplituden («Schlagen») weisen gemeinsam mit der inkompletten sinusoidalen Natur des Rhythmus darauf hin, dass mehr als eine Frequenz vorliegt, in diesem Fall 8 Hz und 9 Hz. Bei geschlossenen Augen lässt sich der relative Beitrag des Alpha- und des μ-Rhythmus zu den Potenzialen in den Ableitungen F3–C3 und F4–C4 nicht klären. Der Alpha-Rhythmus kann sich bis in die zentralen sowie seltener in die superioren frontalen Bereiche ausdehnen. Eichsignal 1 s, 70 μV.

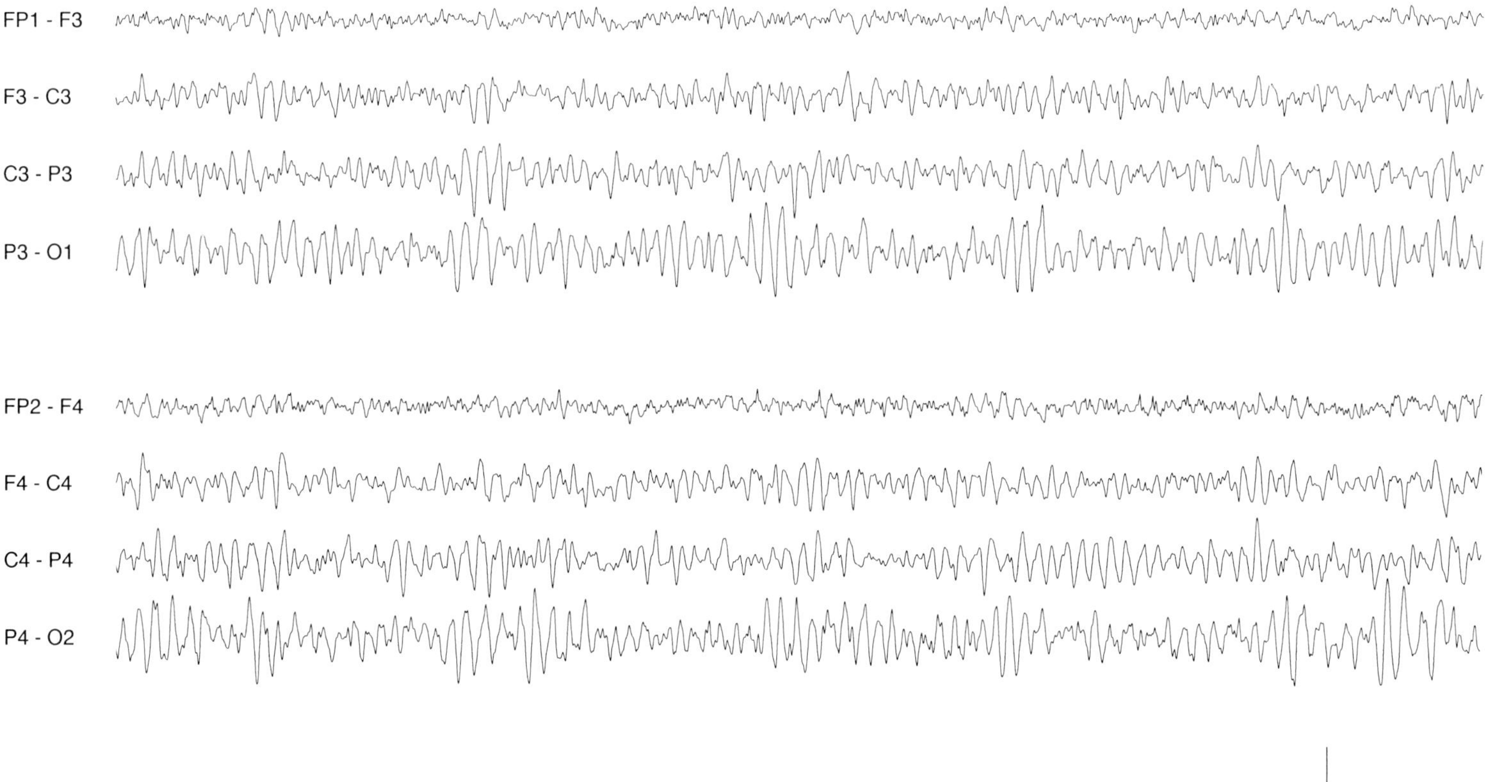

Abb. 3-54: Normalbefund. 80-jähriger Patient. Wach. Augen geschlossen. Die Frequenz des Alpha-Rhythmus sinkt nicht grundsätzlich mit steigendem Alter. Die geringe Menge an Theta-Wellen ist altersentsprechend. Eichsignal 1 s, 50 μV.

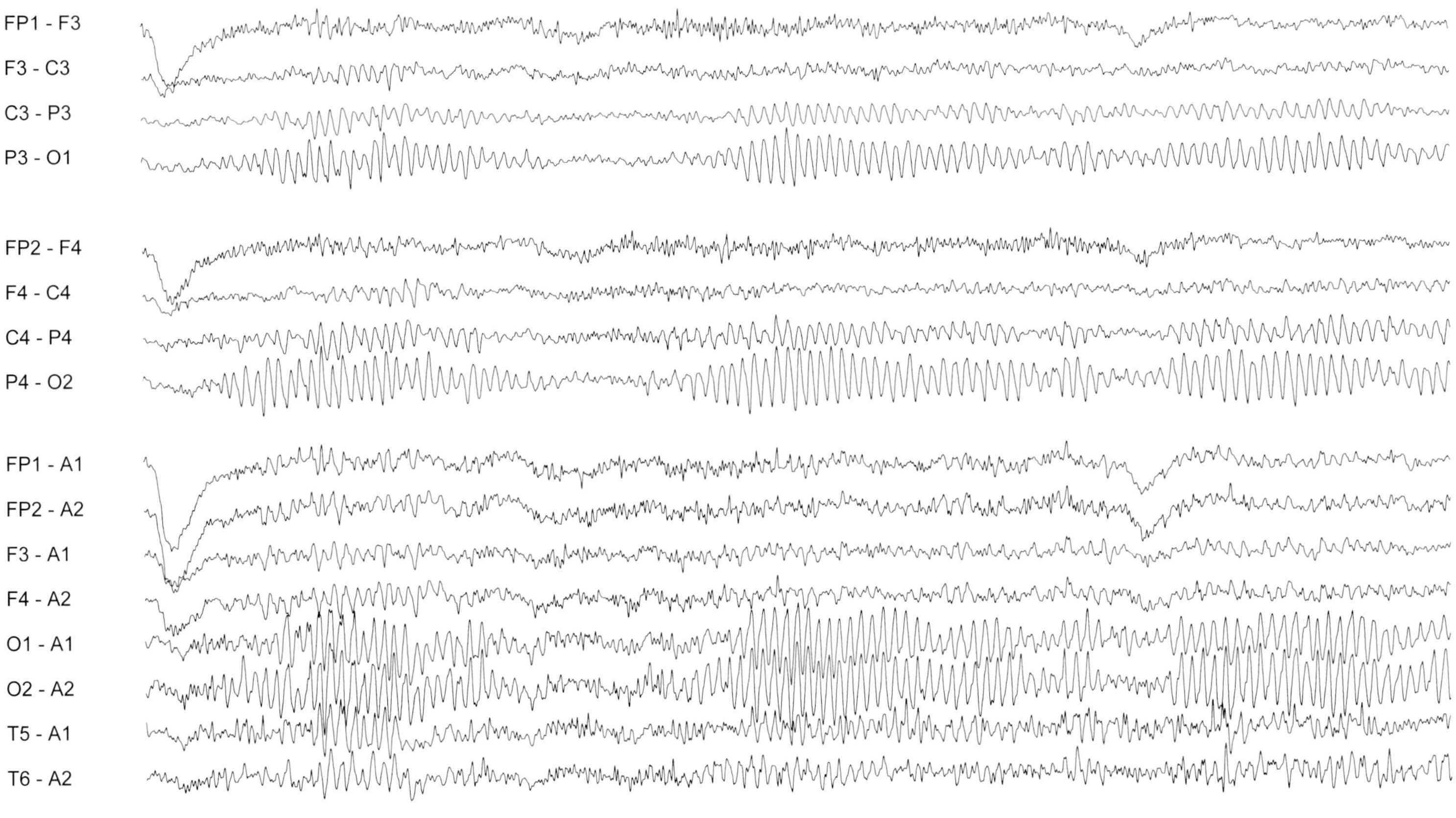

Abb. 3-55: Schlagender Alpha-Rhythmus. 17-jähriger Patient. Wach. Augen geschlossen. Alpha-Rhythmen benachbarter Frequenzen (z.B. 9 Hz und 10 Hz) können sich in derselben Phase zu hochamplitudigen Potenzialen summieren und dann die Phase wechseln, sodass es zur relativen Auslöschung kommt. Eichsignal 1 s, 70 μV.

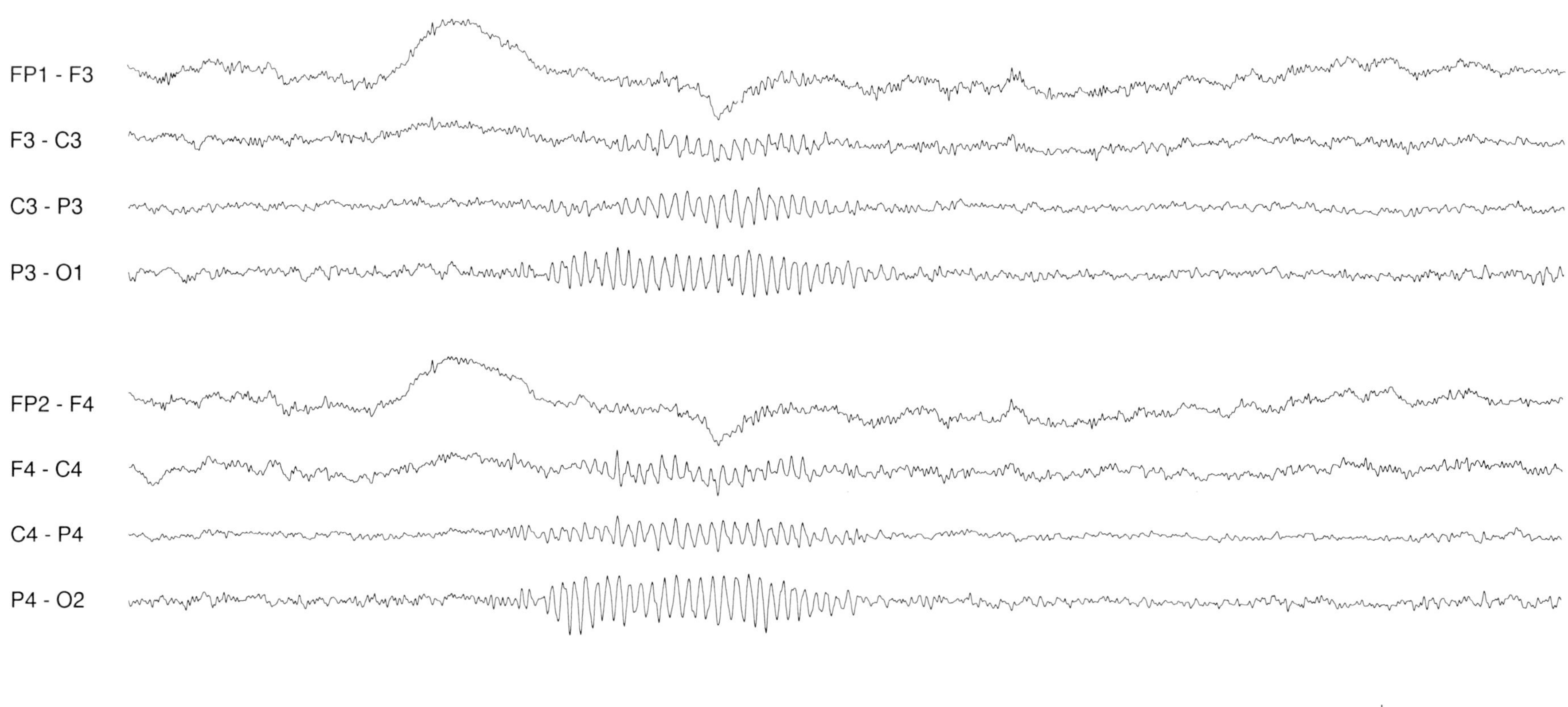

Abb. 3-56: Paradoxe Alpha-Aktivität. 52-jähriger Patient. Müde. Die Augenöffnung (zu erkennen an den Ablenkungen nach oben [negativ] in FP1,2) bei Müdigkeit löst Alpha-Aktivität aus. Eichsignal 1 s, 50 μV.

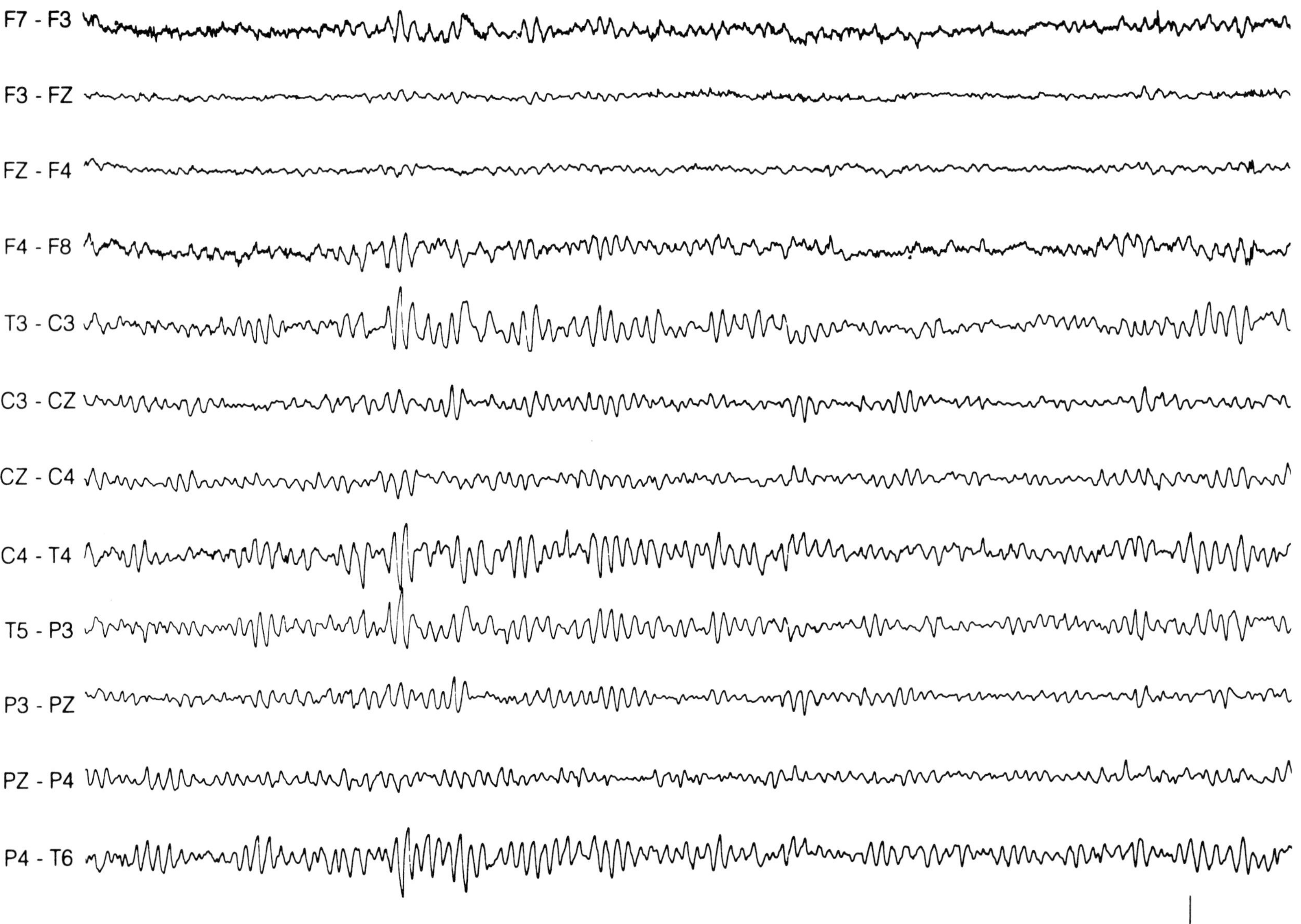

Abb. 3-57: Zentrale Alpha-Aktivität. 50-jähriger Patient. Diese Querreihe zeigt die Ausdehnung der Alpha-Aktivität auf den zentralen Bereich, wobei ein beitragender μ-Rhythmus nicht ausgeschlossen werden kann, da die Augen geschlossen bleiben. Die geringe zentrale Theta-Aktivität (4. Sekunde) ist keine Anomalie. Beachte die in dieser Montage typischerweise relativ geringe frontale Aktivität. Eichsignal 1 s, 50 μV.

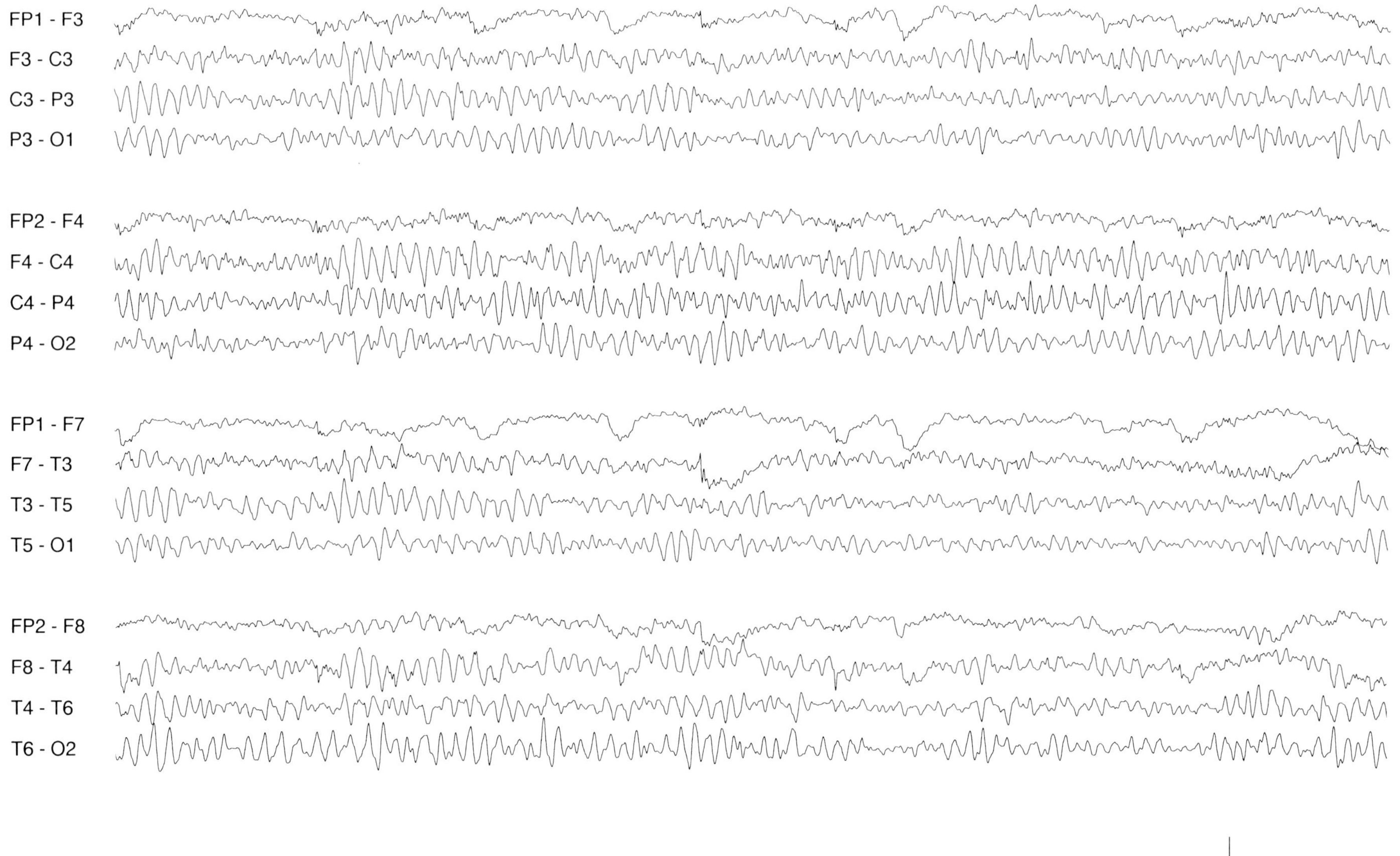

Abb. 3-58: Alpha- und μ-Aktivität. 23-jähriger Patient. Wach. Augen geschlossen. Die Alpha- und μ-Frequenzen überschneiden sich deutlich oder sind identisch. Der relative Beitrag dieser Elemente zu den Potenzialen in F3,4–C3,4 und C3,4–P3,4 ist in dieser Abbildung nicht gut abgrenzbar. Eichsignal 1 s, 50 μV.

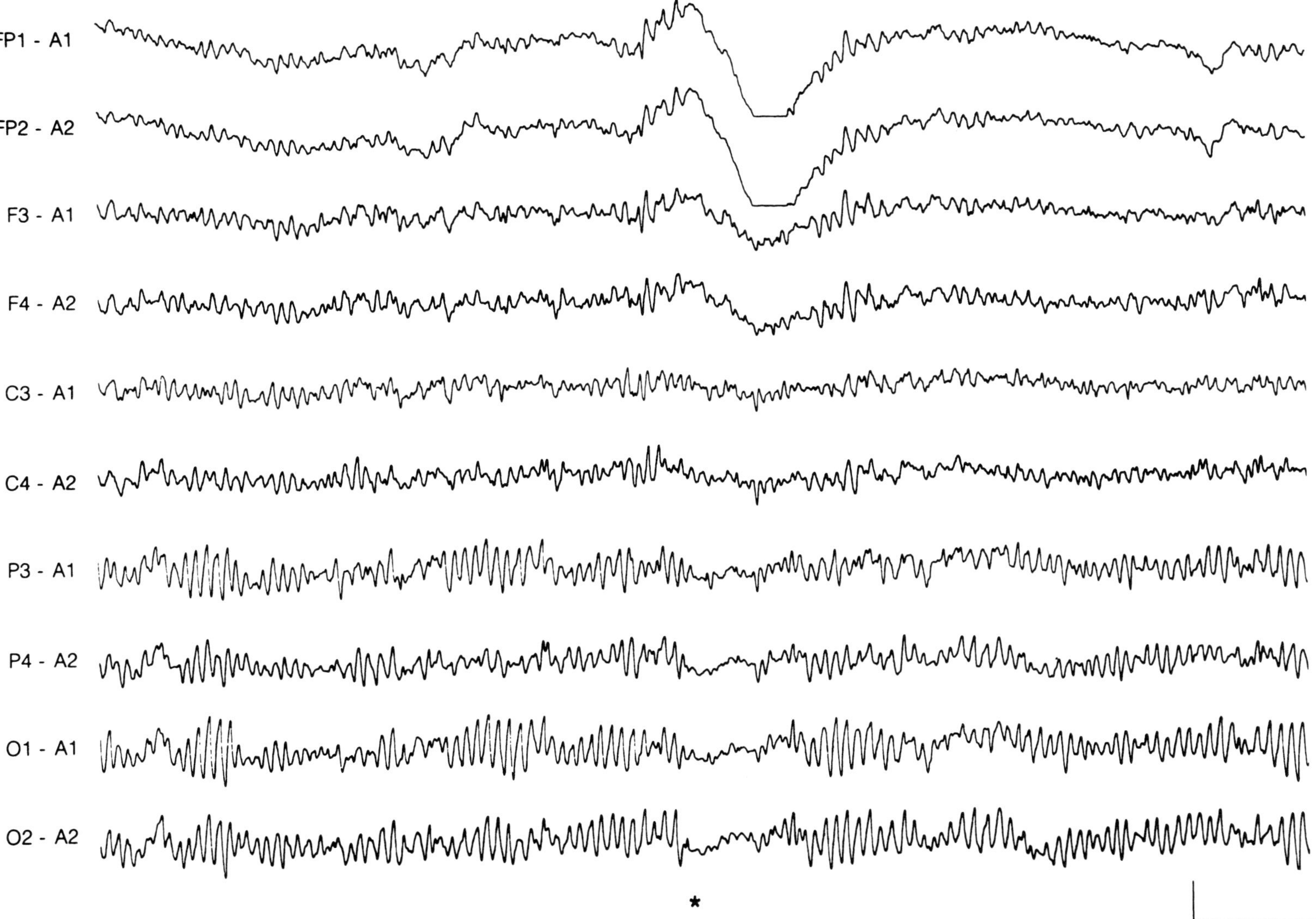

Abb. 3-59: Normale Alpha-Asymmetrie. 25-jähriger Patient. Auch mittelstarke Alpha-Asymmetrien sind klinisch nicht relevant, sofern (a) die Alpha-Aktivität an sich auf jeder Seite normal ist, (b) es keine über 1 Hz hinausgehenden Frequenzunterschiede gibt und (c) es keine anderen auffälligen EEG-Befunde gibt. Beachte die Fluktuation der Asymmetrie zwischen P3 und P4 mit der Zeit. Die Delta-Aktivität in den anterioren Ableitungen ist Folge langsamer Augenbewegungen. Das kurze Öffnen der Augen schwächt die Alpha-Aktivität vorübergehend ab (*). Eichsignal 1 s, 70 μV.

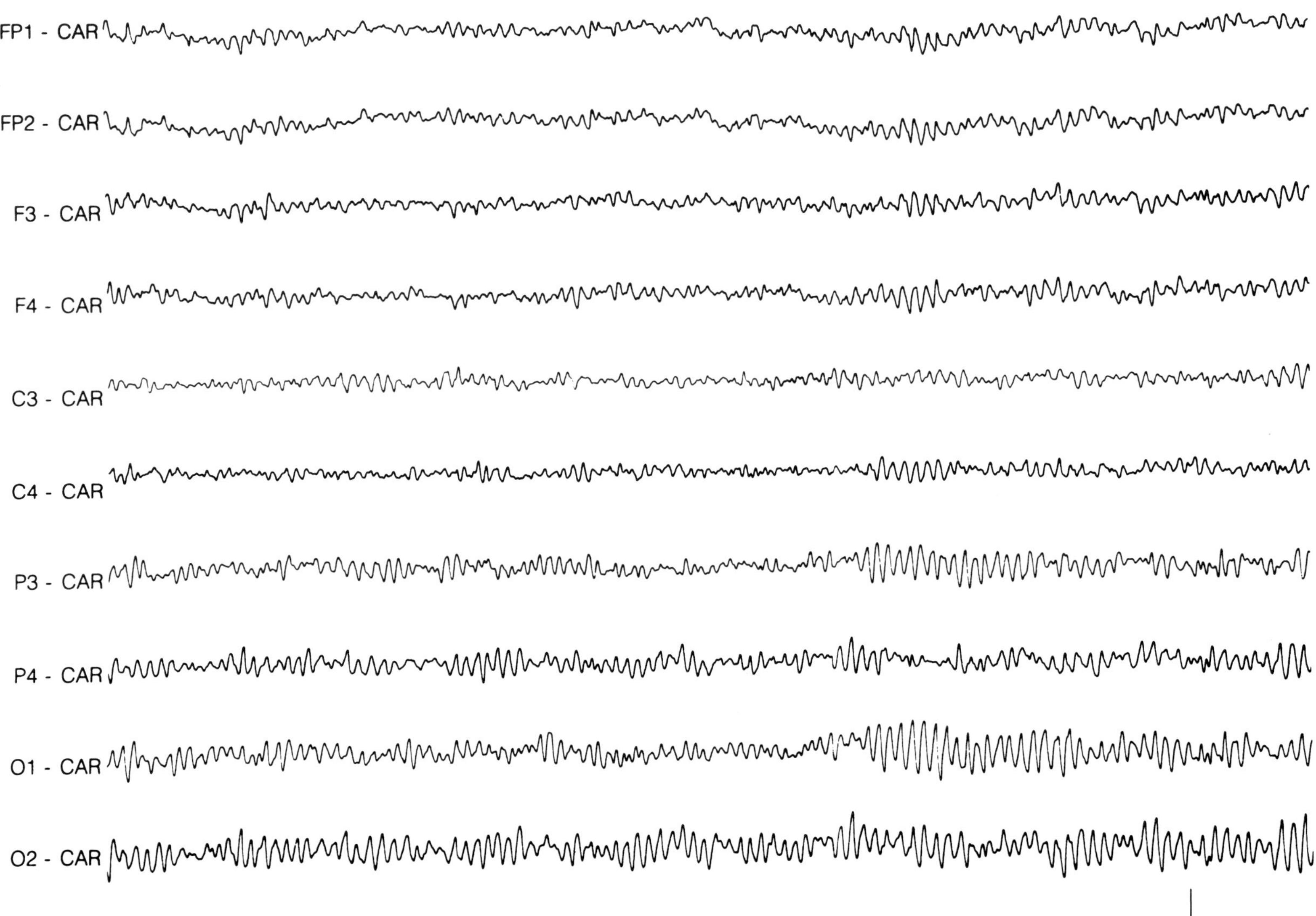

Abb. 3-60: Wechselnde Alpha-Asymmetrie. 25-jähriger Patient. Die Durchschnittsreferenz zeigt auch eine Alpha-Symmetrie und Verlagerungen der Asymmetrie. Beachte den Wechsel der Alpha-Asymmetrie in dieser Registrierung von rechts- zu linksseitiger Dominanz. Dabei handelt es sich eindeutig um einen Normalbefund, weil der Alpha-Rhythmus auf beiden Seiten normal ist und keine weiteren EEG-Auffälligkeiten vorliegen. Die der Alpha-Aktivität in den Ableitungen P3-CAR und O1-CAR untergelagerte niedrigamplitudige Delta-Aktivität ist so lange keine Anomalie, wie keine Störungen der Hintergrundaktivität vorliegen. Eichsignal 1 s, 70 μV.

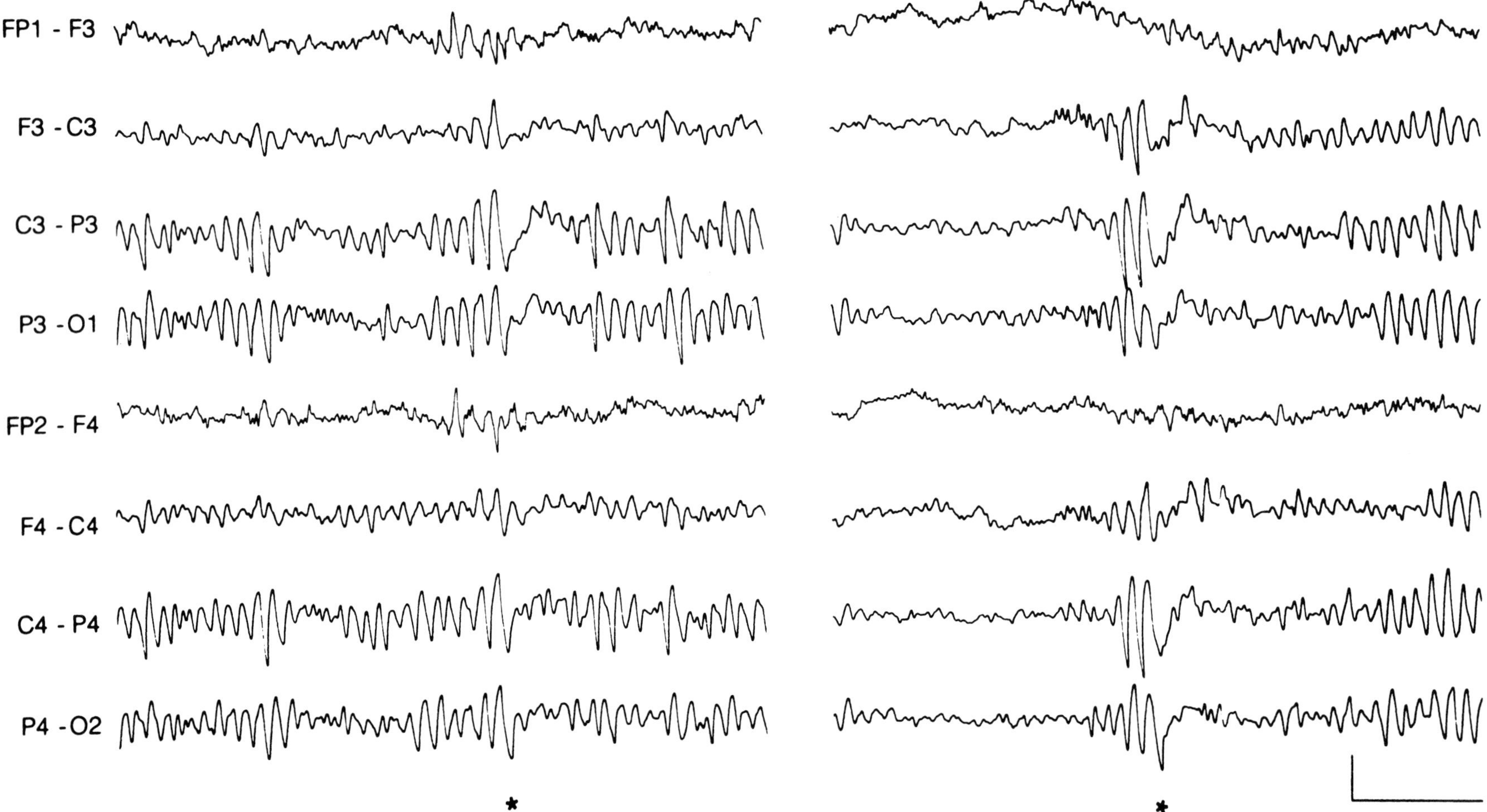

Abb. 3-61: Posteriore langsame Wellen des Kinder- und Jugendalters. 32-jähriger Patient. Die posterioren langsamen Wellen des Kinder- und Jugendalters können den Alpha-Rhythmus als polyphasische Potenziale (Aird und Gastaut, 1959) unterbrechen, sodass das hier zu erkennende posteriore Spitze-Welle-artige Phänomen entsteht (*). Die der normalen Hintergrundaktivität in vielen Ableitungen untergelagerte 1-Hz-Aktivität ist in der Jugend nicht anormal. Jugendliche Wellenformen können als Normalbefunde bis ins Erwachsenenalter persistieren. Eichsignal 1 s, 50 μV.

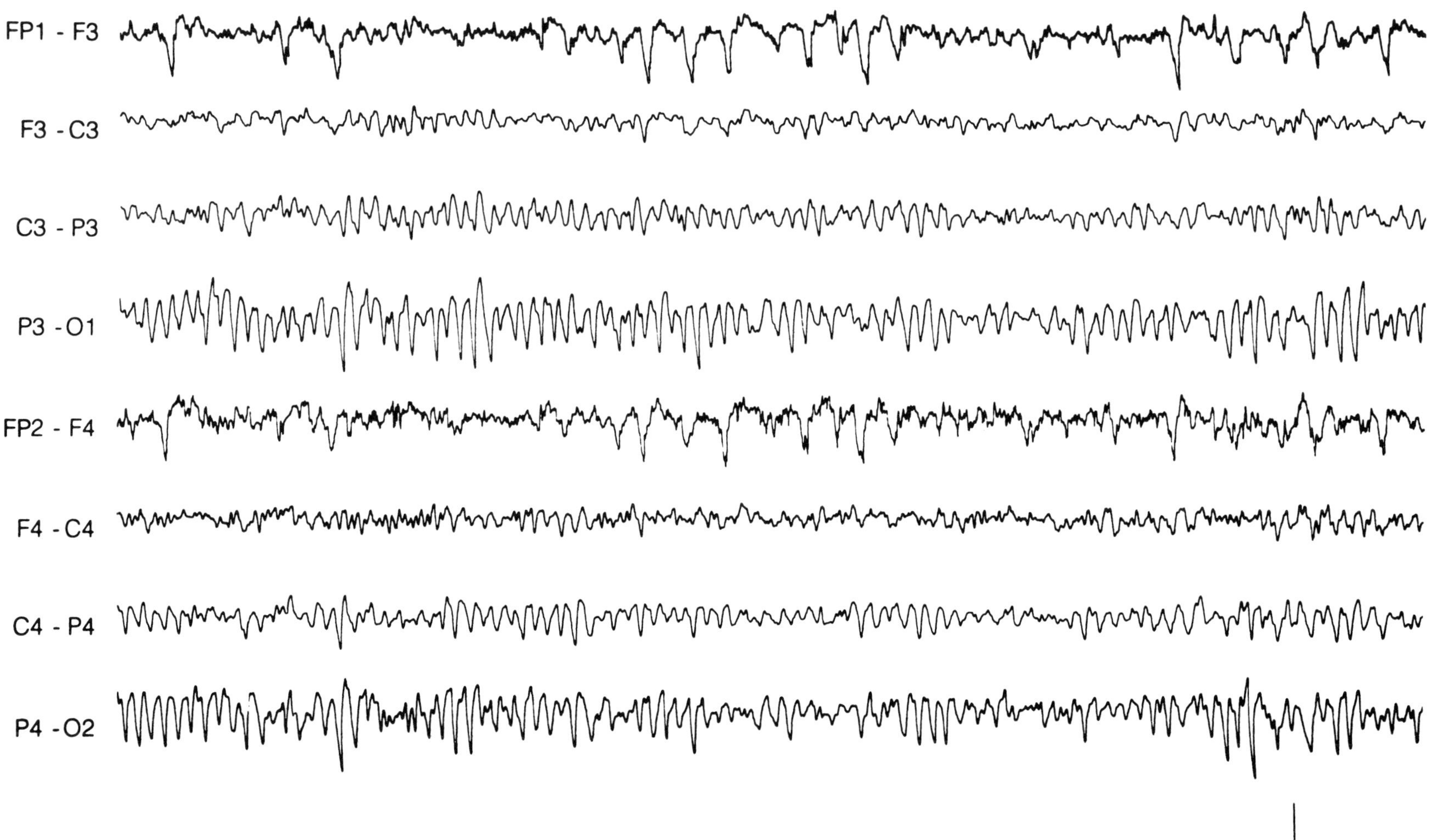

Abb. 3-62: Scharf konturierte Alpha-Aktivität. 32-jähriger Patient. Die negative Komponente (Ablenkung nach unten) der Alpha-Aktivität kann scharf konturiert sein. In den frontopolaren Ableitungen finden sich Lidartefakte. Eichsignal 1 s, 50 μV.

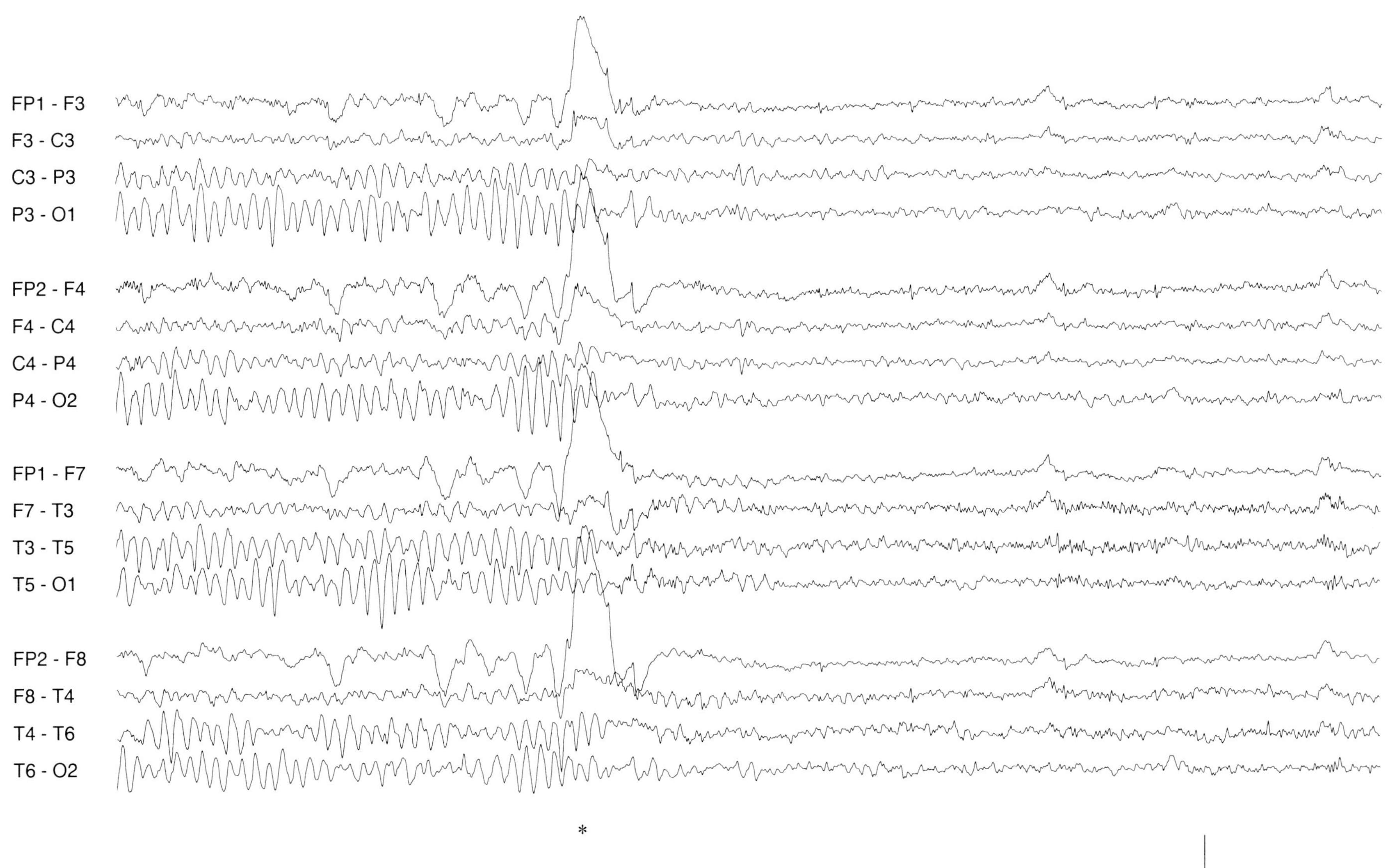

Abb. 3-63: Abschwächung der Alpha-Aktivität beim Augenöffnen. 45-jähriger Patient. Wach. Öffnen der Augen. Durch das Öffnen der Augen (*) verschwindet die Alpha-Aktivität vollständig und hinterlässt einen transienten zentralen Rhythmus. Eichsignal 1 s, 70 μV.

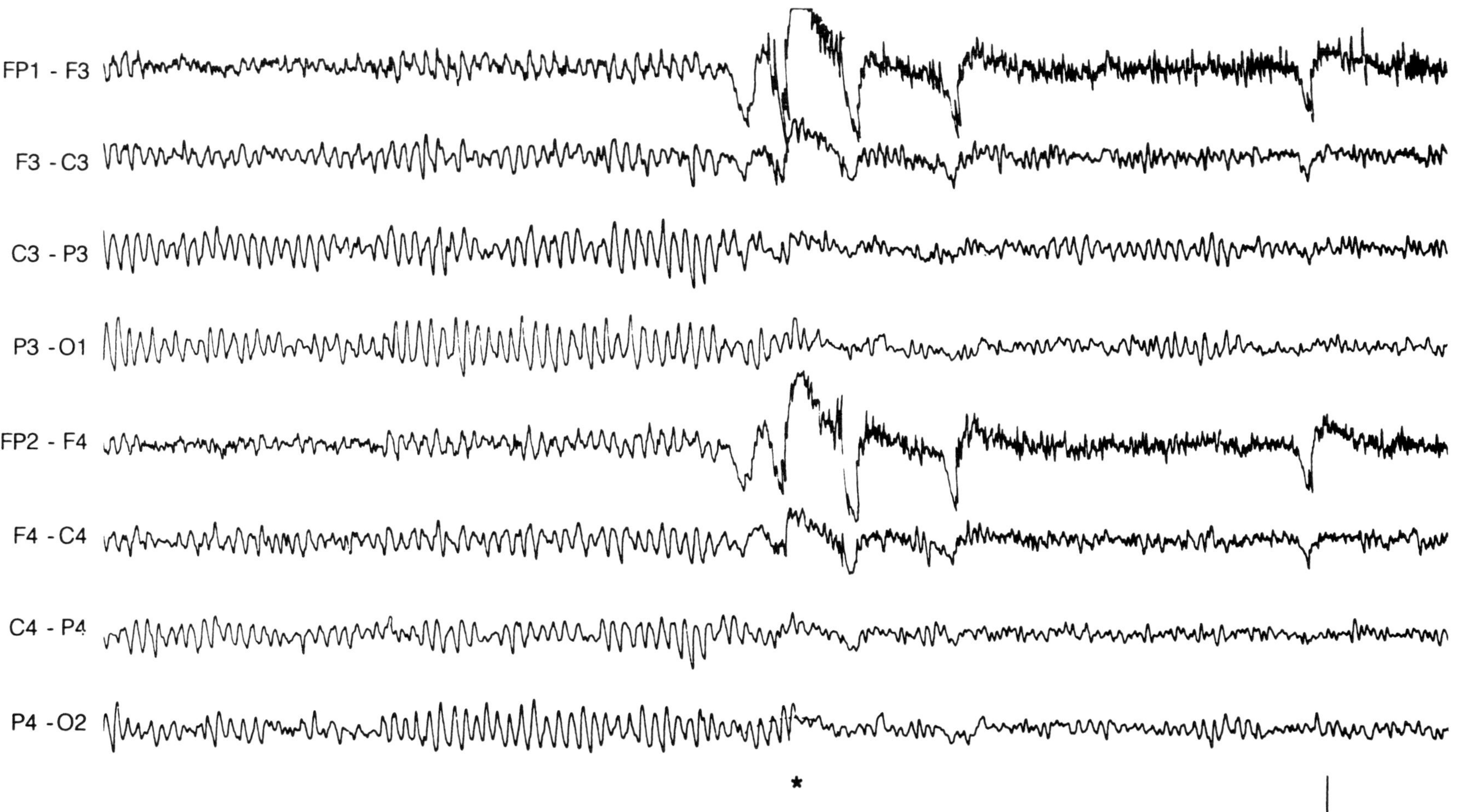

Abb. 3-64: Transiente und unvollständige Abschwächung der Alpha-Aktivität. 80-jähriger Patient. Das Öffnen der Augen (*) schwächt die Alpha-Aktivität zwar nur vorübergehend ab, was jedoch ausreicht, um die Beta-Aktivität zu zeigen (F3–C3, F4–C4), die bei geschlossenen Augen aufgrund der erheblichen anterioren Feldausdehnung der Alpha-Aktivität nicht zu erkennen war. In den Ableitungen Fp1,2–F3,4 ist Beta-Aktivität in Kombination mit Muskelaktivität vorhanden. Beachte die minimale parasagittale Theta-Aktivität, die bei den meisten normalen älteren Patienten vorhanden ist. Eichsignal 1 s, 50 μV.

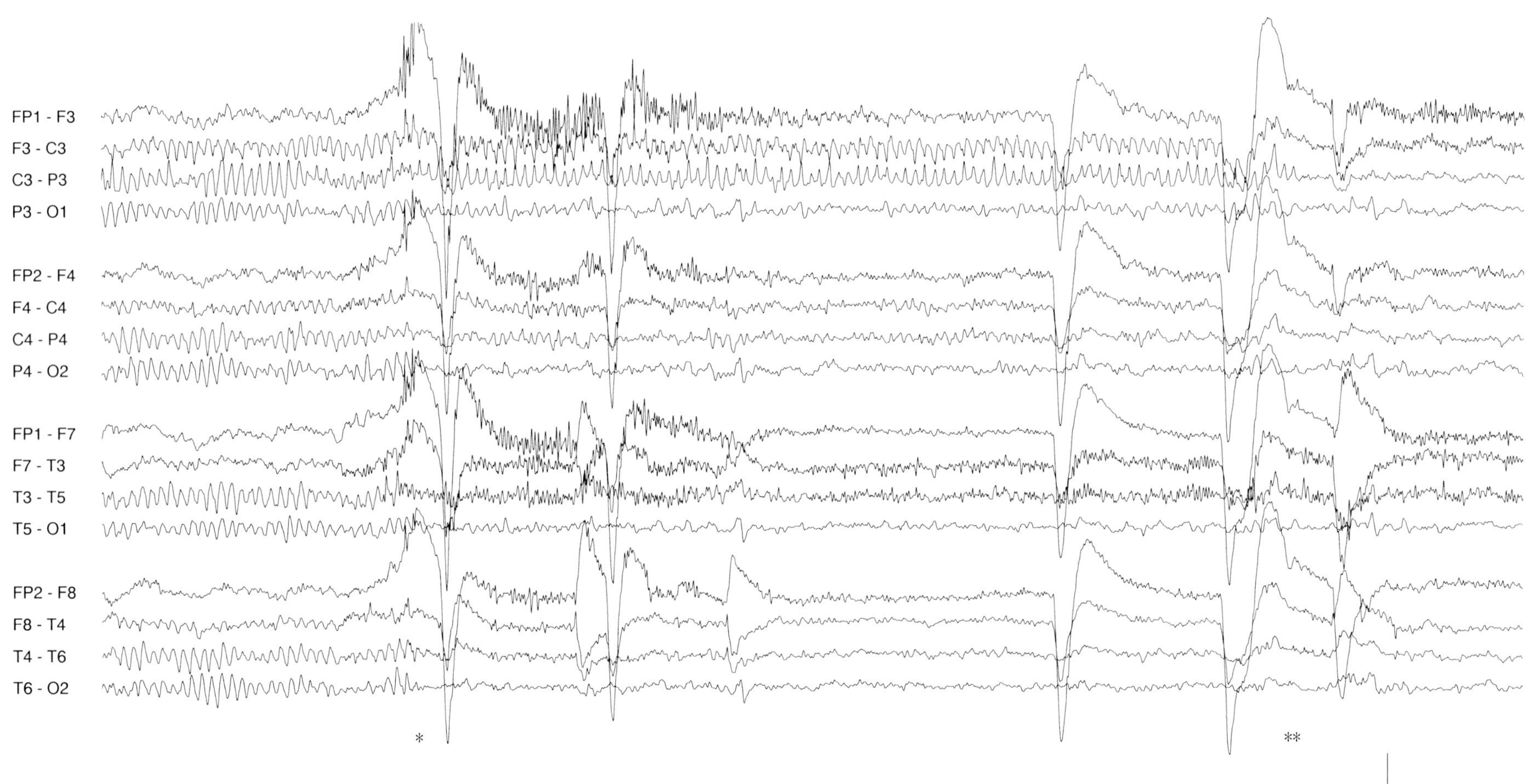

Abb. 3-65: Asymmetrischer μ-Rhythmus. 16-jähriger Patient. Wach. Das Öffnen der Augen (*) blockiert die Alpha-Aktivität, nicht aber den C3-μ-Rhythmus, der anschließend durch eine Bewegung des rechten Daumens blockiert wird (**). Eichsignal 1 s, 50 μV.

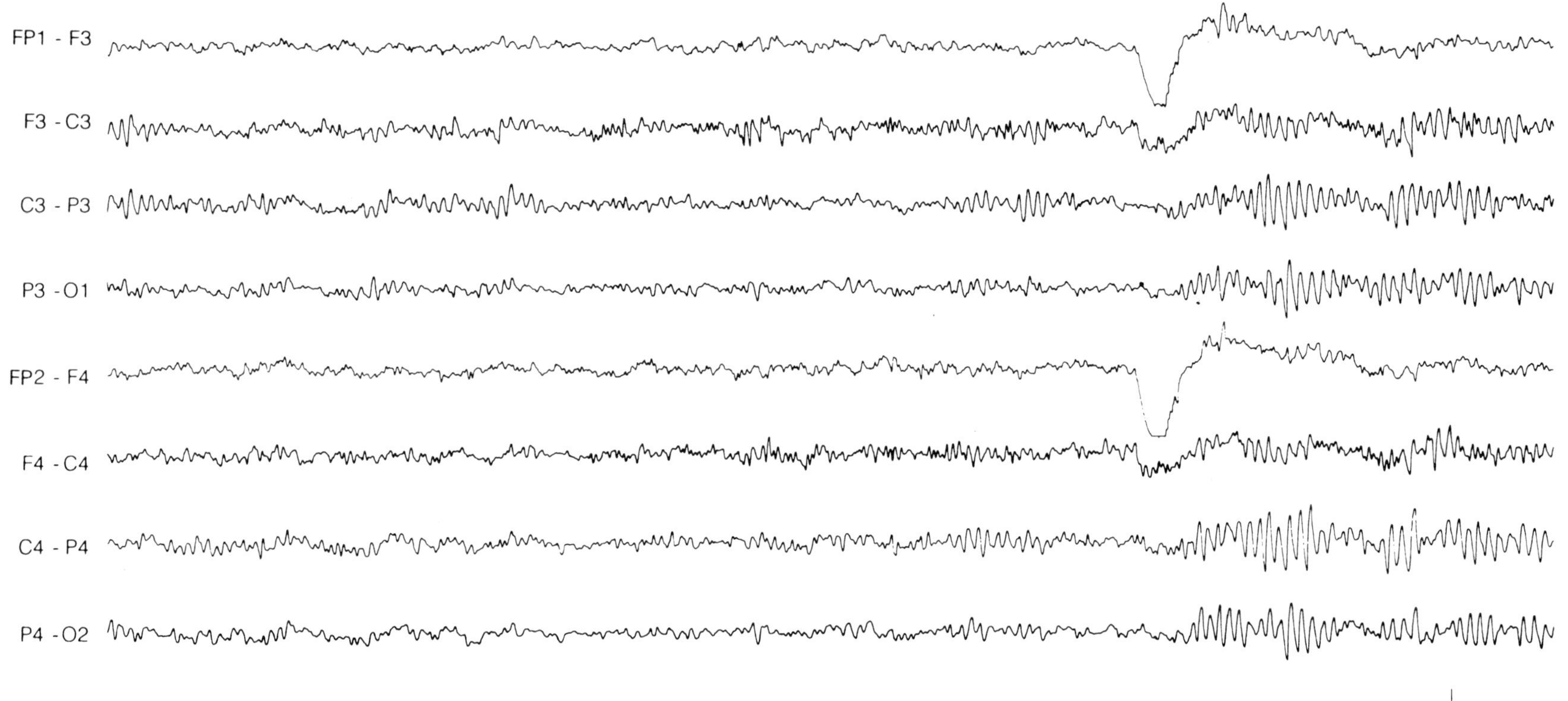

Abb. 3-66: Amorphes, dann gut organisiertes, normales EEG. 25-jähriger Patient. Im amorphen Abschnitt dieser Registrierung, die mit geöffneten Augen erfolgte, sowie im konventionelleren Abschnitt, der mit geschlossenen Augen erfolgte, ist keine Anomalie vorhanden. Auf beiden Seiten entstehen bei geöffneten Augen adäquate zentrale Rhythmen; daher ist die leichte linksseitige Prädominanz nicht signifikant. Mindestens ein Teil der posterioren Delta-Aktivität entspricht vermutlich einem Pulsartefakt; ohne eine Störung der posterioren Hintergrundaktivität sollte diese Delta-Aktivität nicht als Anomalie betrachtet werden. Eichsignal 1 s, 50 μV.

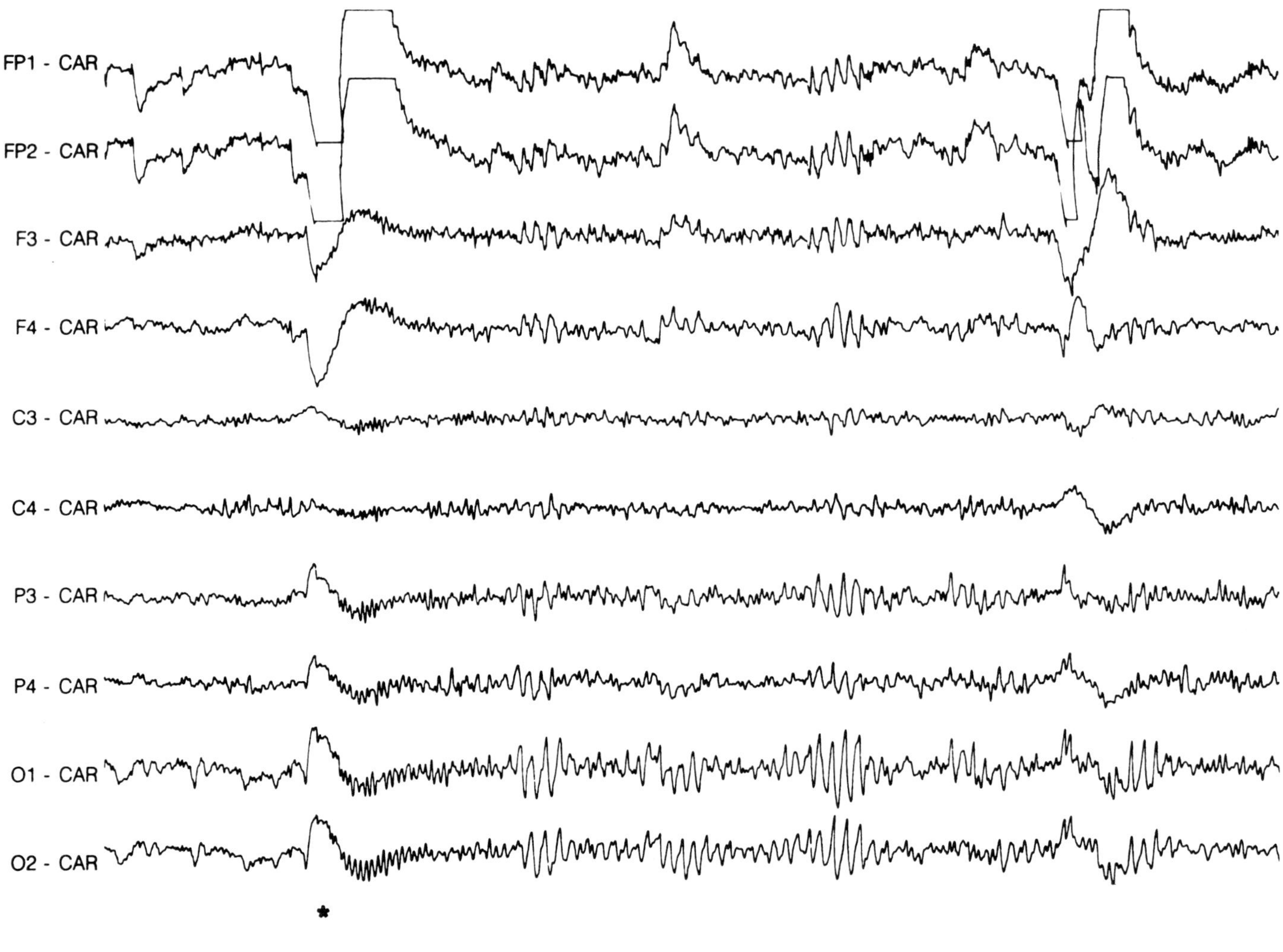

Abb. 3-67: Schnelle Alpha-Variante bei Lidschluss. 37-jähriger Patient. Kombination der schnellen Alpha-Variante, einem posterioren Beta-Rhythmus, der sich beim Öffnen der Augen abschwächt und bei Lidschluss besonders deutlich sein kann, mit einer Alpha-Aktivität gewöhnlicher Frequenz zu scharf konturierten Wellen. Beachte die überwiegend elektropositiven Lambda-Wellen in den okzipitalen Ableitungen in der ersten Sekunde vor dem Lidschluss. Die deutlichen, nach oben abgelenkten Potenziale in den okzipitalen und parietalen Ableitungen entsprechen einer Beteiligung der Durchschnittsreferenz beim Augenöffnen und besitzen die entgegengesetzte Phase zu denen in den Frontalableitungen. Die diffuse Theta-Aktivität und minimale Beta-Aktivität liegt im Normalbereich. Eichsignal 1 s, 50 μV.

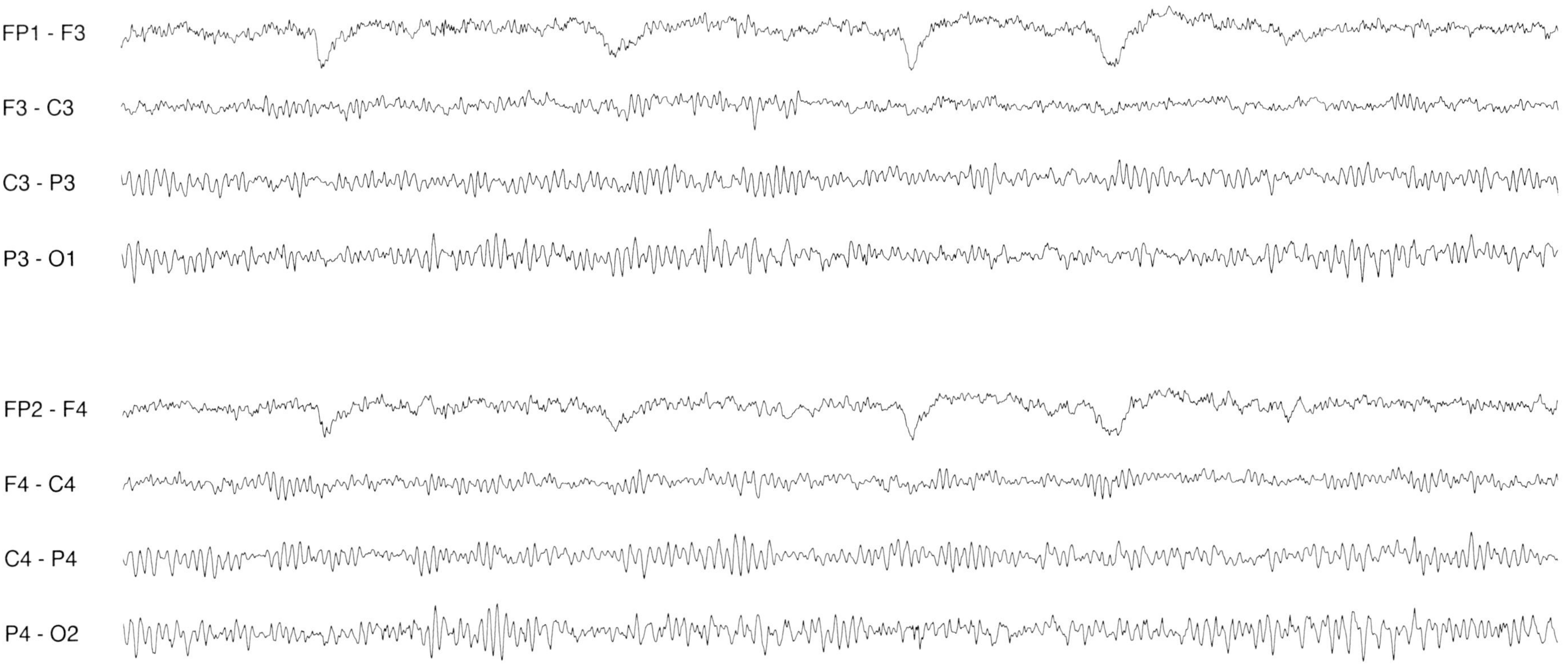

Abb. 3-68: Alpha- und Beta-Aktivität. 56-jähriger Patient. Wach. Augen geschlossen. Die diffuse Beta-Aktivität unterbricht und stört die Alpha-Aktivität dieser normalen Registrierung durch eine Medikamentenwirkung und macht sie steiler. Eichsignal 1 s, 50 μV.

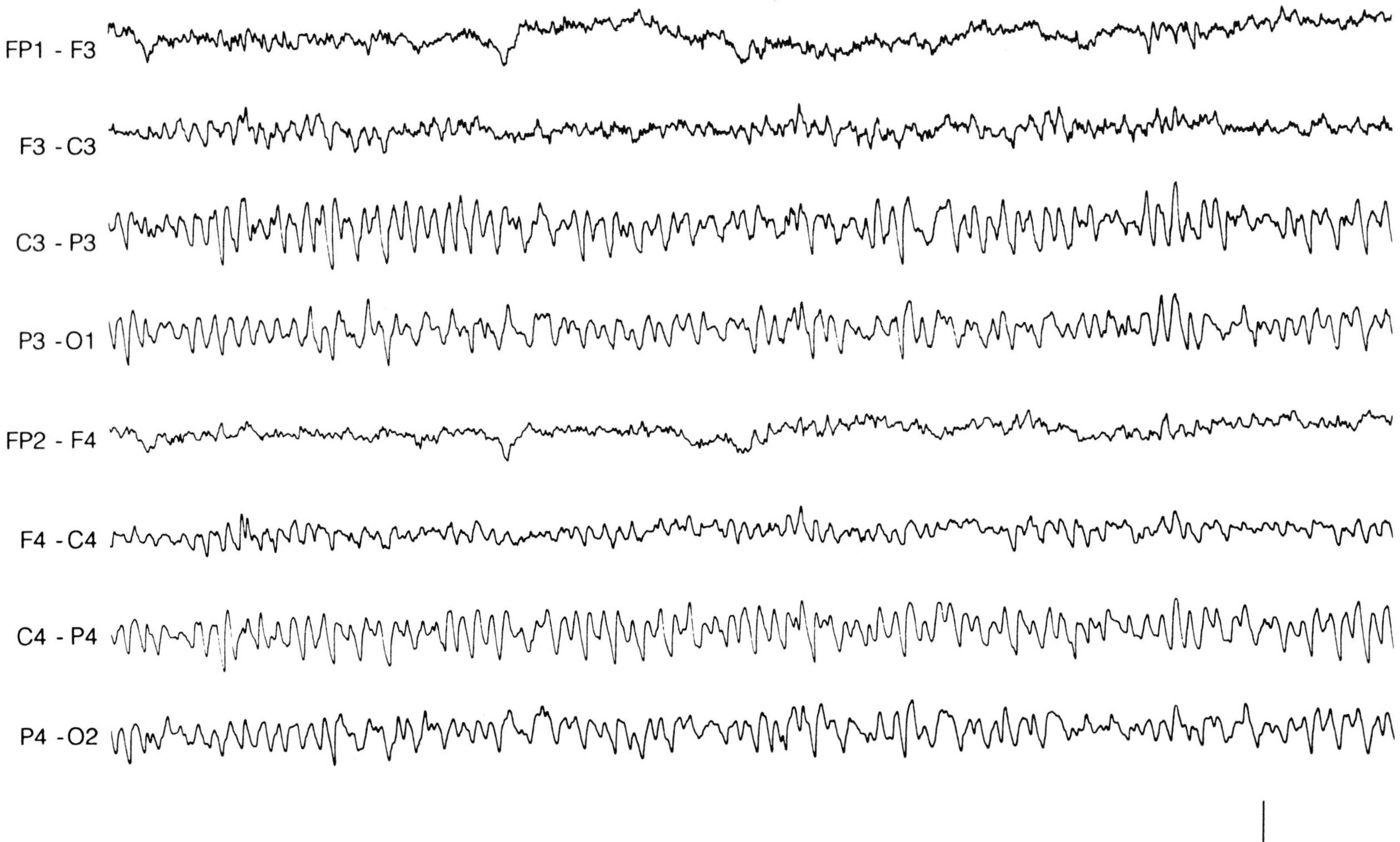

Abb. 3-69: Langsame Alpha-Variante. 60-jähriger Patient. EEG-Auszug, bei dem die Alpha-Aktivität überwiegend zur langsamen Variante gehört und vollkommen normal ist. Die Delta-Aktivität in den frontopolaren Ableitungen entspricht langsamen Augenbewegungen. Eichsignal 1 s, 50 μV.

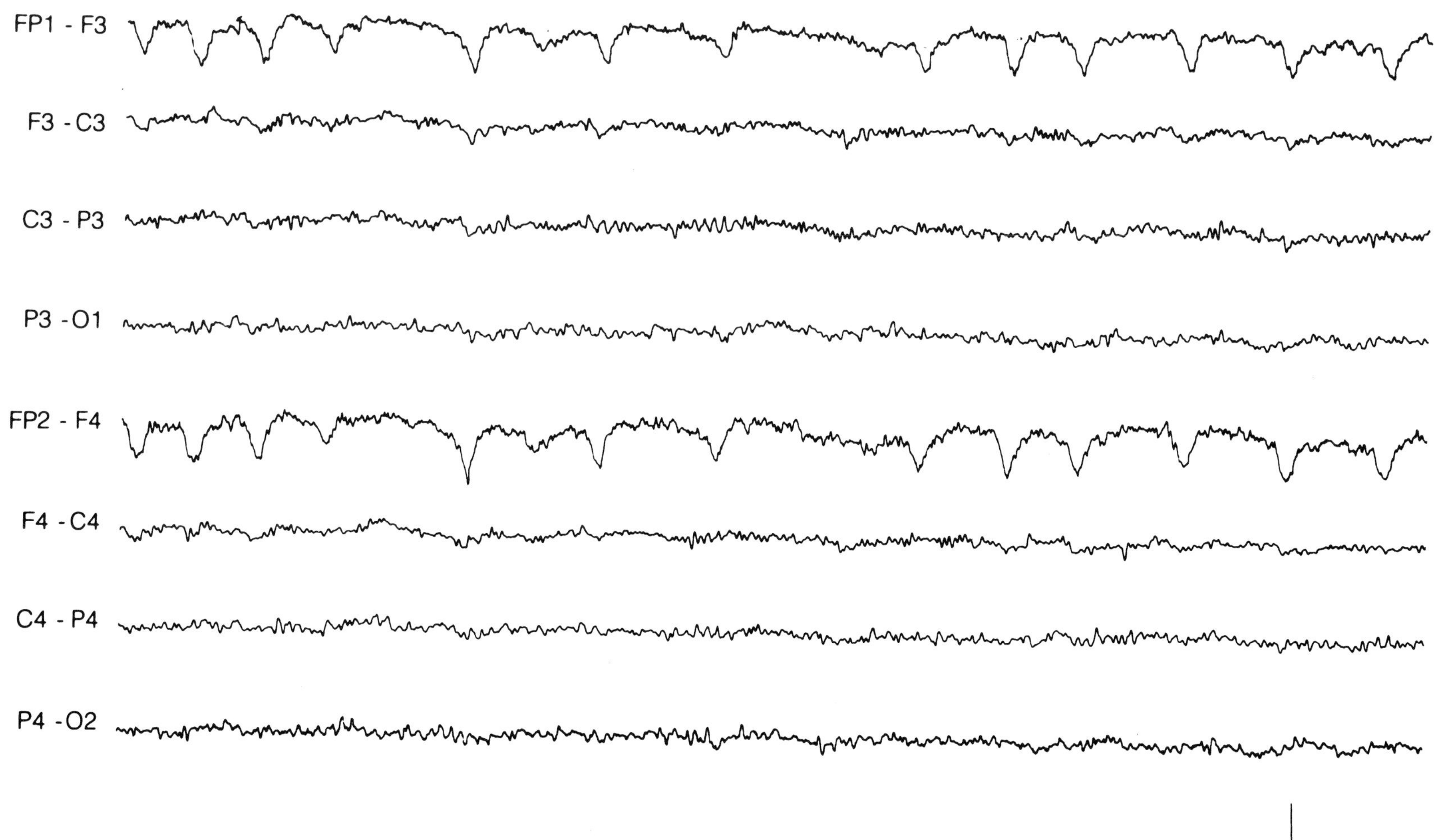

Abb. 3-70: Niedrigamplitudige Alpha-Aktivität. 70-jähriger Patient. Die minimale Alpha-Aktivität lässt andere normale Potenziale, wie diffuse Beta-Aktivität und niedrigamplitudige Delta-Aktivität, zu. Eichsignal 1 s, 50 μV.

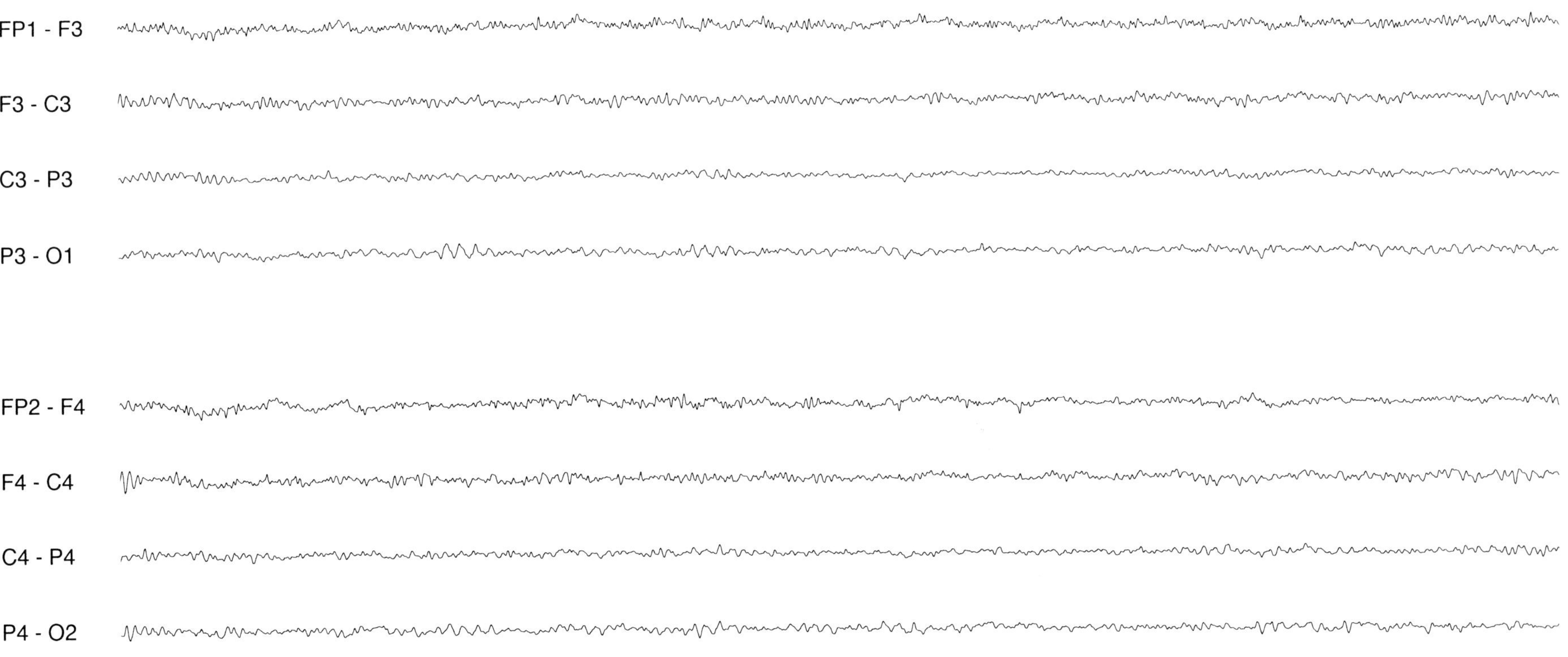

Abb. 3-71: Niedrigamplitudiges normales EEG. 78-jähriger Patient. Wach. Augen geschlossen. Bei manchen Patienten kann die Oszillation der zerebralen Potenziale weniger deutlich sein. Dies kann bei Angst der Fall sein und kann bei Hyperventilation verschwinden. Die Auswertung einer derartigen Registrierung zeigt niedrigamplitudige, hochfrequente Wellen (Alpha, Beta), die sie von einem echten Suppressionsmuster abgrenzen. Eichsignal 1 s, 50 μV.

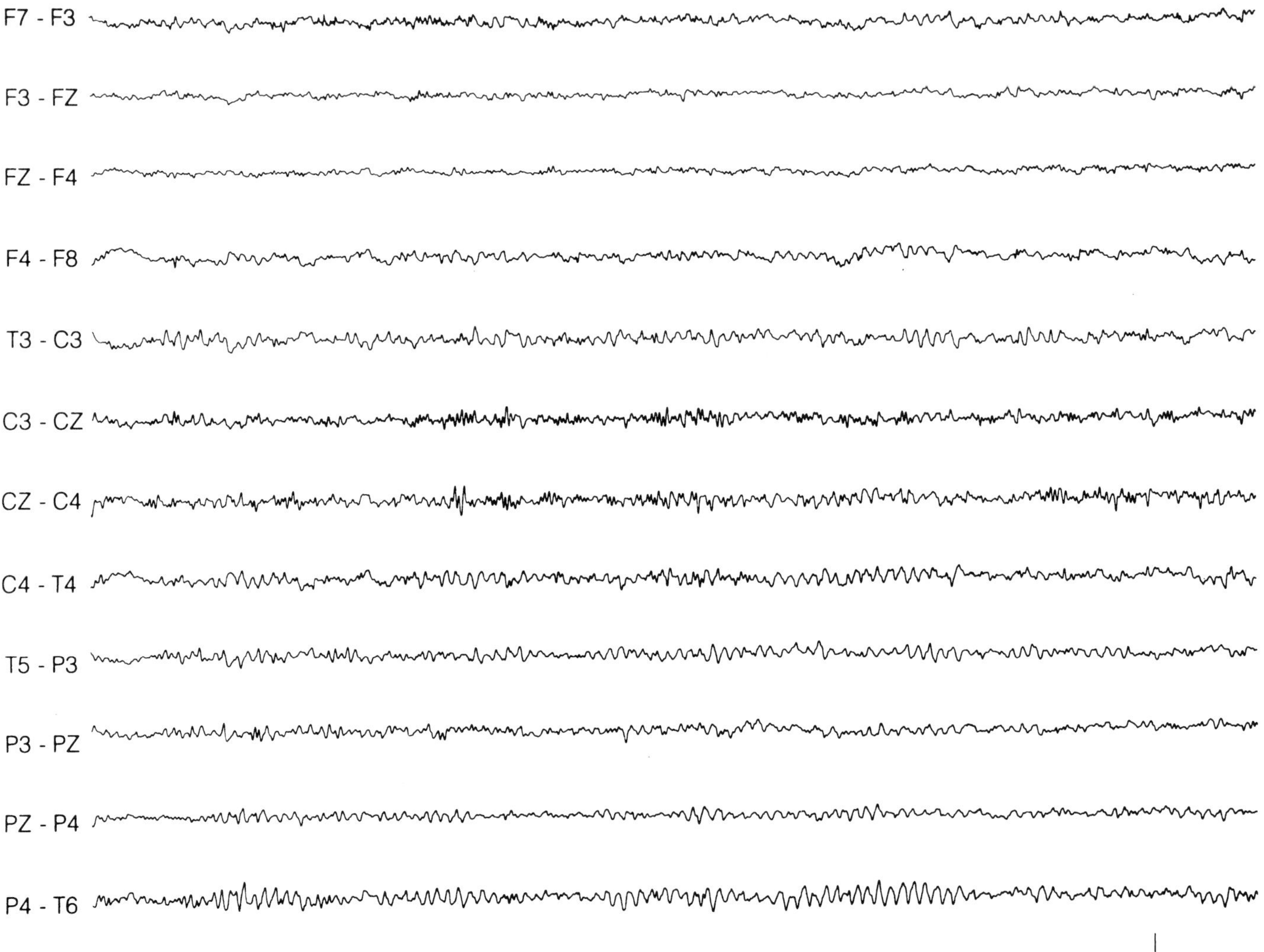

Abb. 3-72. Zentrale Beta-Aktivität. 39-jähriger Patient. Niedrigamplitudige Beta-Aktivität mit einer Frequenz von 20 Hz am zentralen Vertex (Cz) und minimal diffuse Aktivität in dieser Querreihe bei einem wachen Patienten mit geschlossenen Augen. Durch Kombination mit einem zentralen 9-Hz-Rhythmus entstehen gelegentliche steile Wellen, die keine Spitzen sind. Beachte den relativen Mangel von frontaler Aktivität in dieser Registrierung sowie die partielle Auslöschung der Alpha-Aktivität in den Ableitungen P3–Pz und Pz–P4 durch das ausgedehnte Feld der Alpha-Aktivität. Eichsignal 1 s, 50 μV.

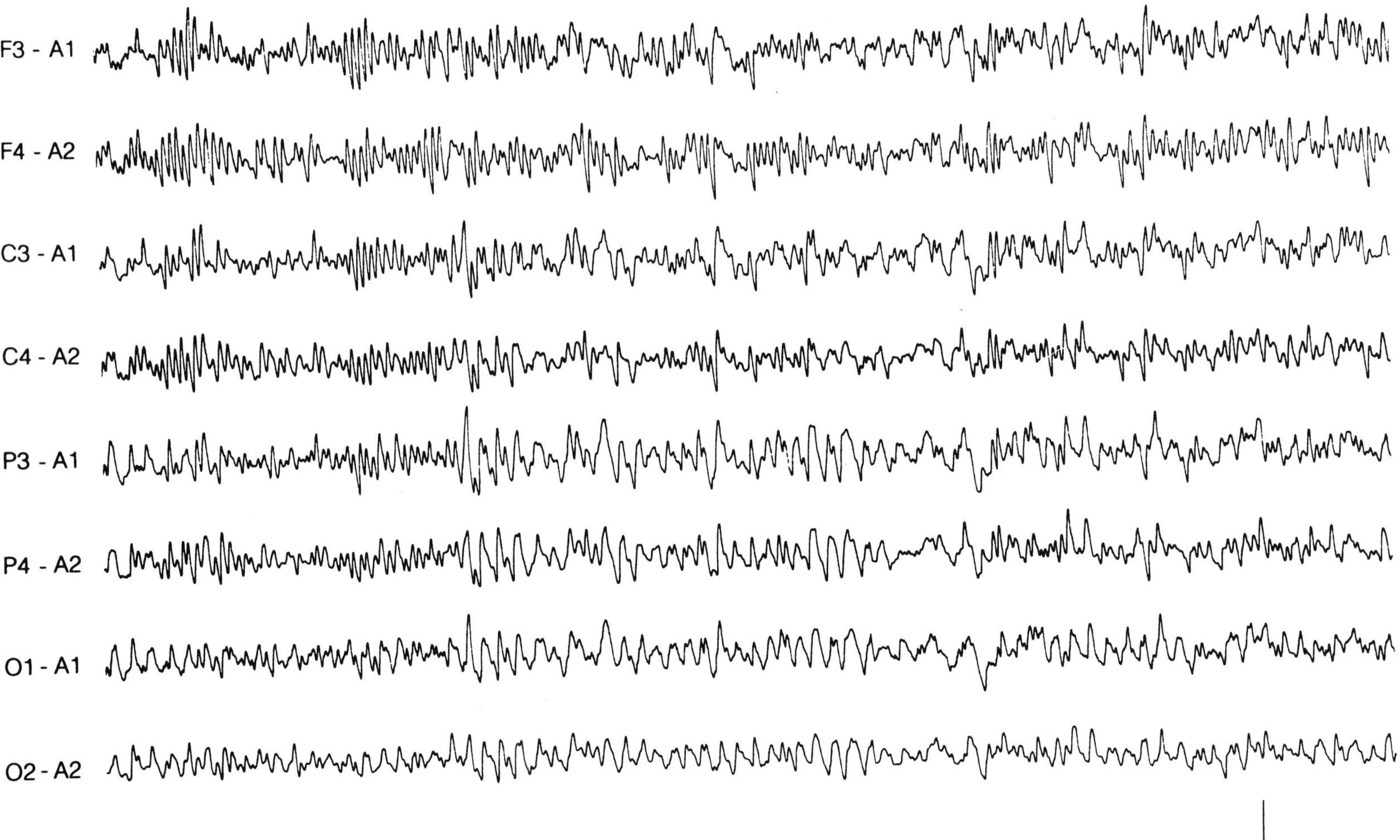

Abb. 3-73: Keine Spitzen. 23-jähriger Patient. Durch Kombination von Beta-Aktivität mit diffuser Theta- und posteriorer Alpha-Aktivität entstehen viele scharf konturierte Wellen, von denen keine eine Spitze ist. Diese Hintergrundkomponente verdeckt zum Teil die Vertex-Welle in der fünften Sekunde. Eichsignal 1 s, 70 μV.

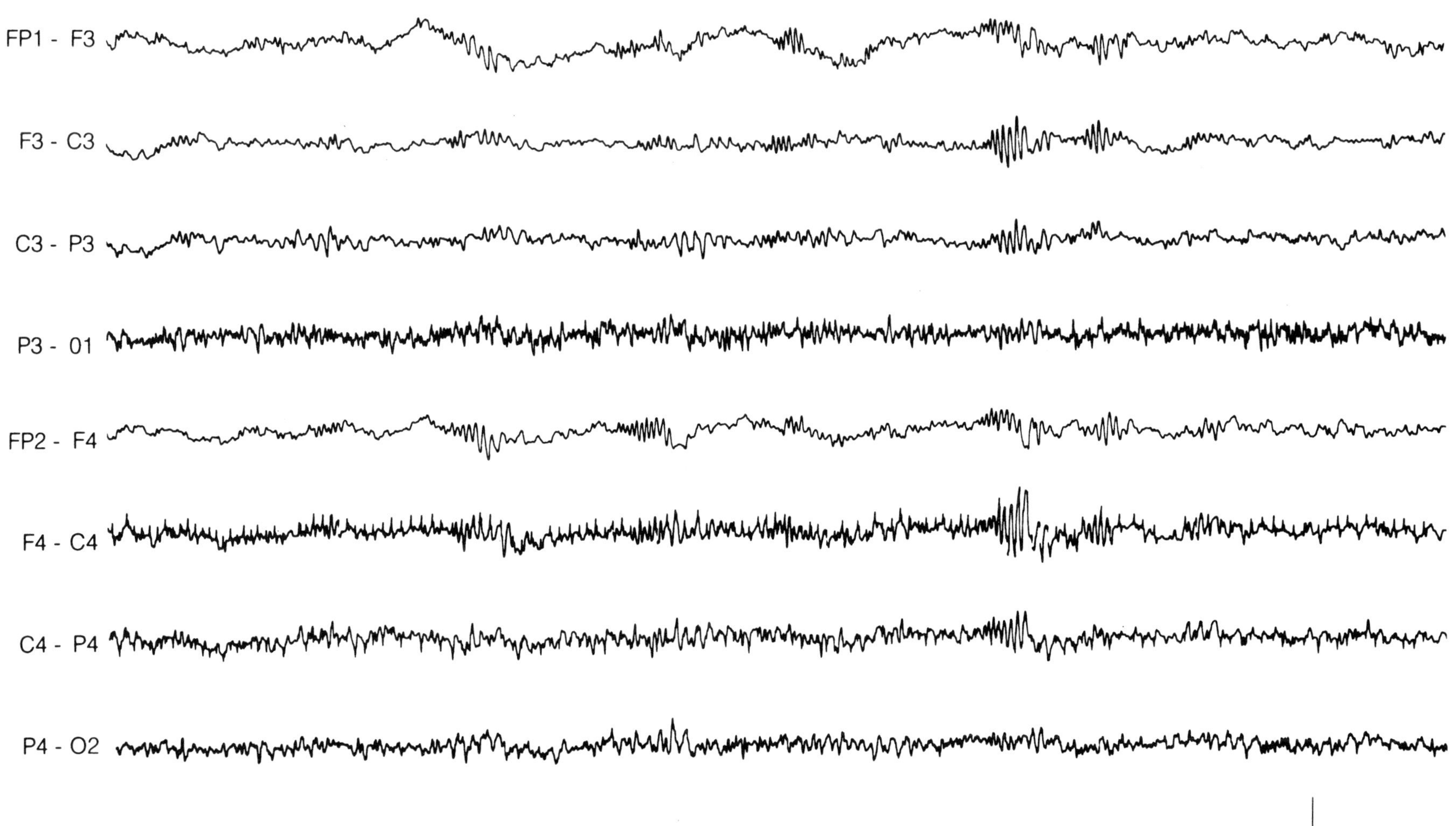

Abb. 3-74: Normale Bursts von Beta-Aktivität. 67-jähriger Patient. Die Amplituden der Beta-Aktivität können plötzlich fluktuieren und Bursts erzeugen, die bei oberflächlicher Betrachtung Spitzenpotenzialen ähneln. Die allmähliche Zunahme der Amplitude, die im Vergleich zu Spitzen eher sinusoidale Wellenform und das Fehlen einer prominenten nachfolgenden Delta-Welle sind Hinweise darauf, dass es sich dabei um Beta-Aktivität und nicht um Polyspikes handelt. In mehreren Kanälen wird die Morphologie durch Muskelaktivität kompliziert. Eichsignal 1 s, 50 μV.

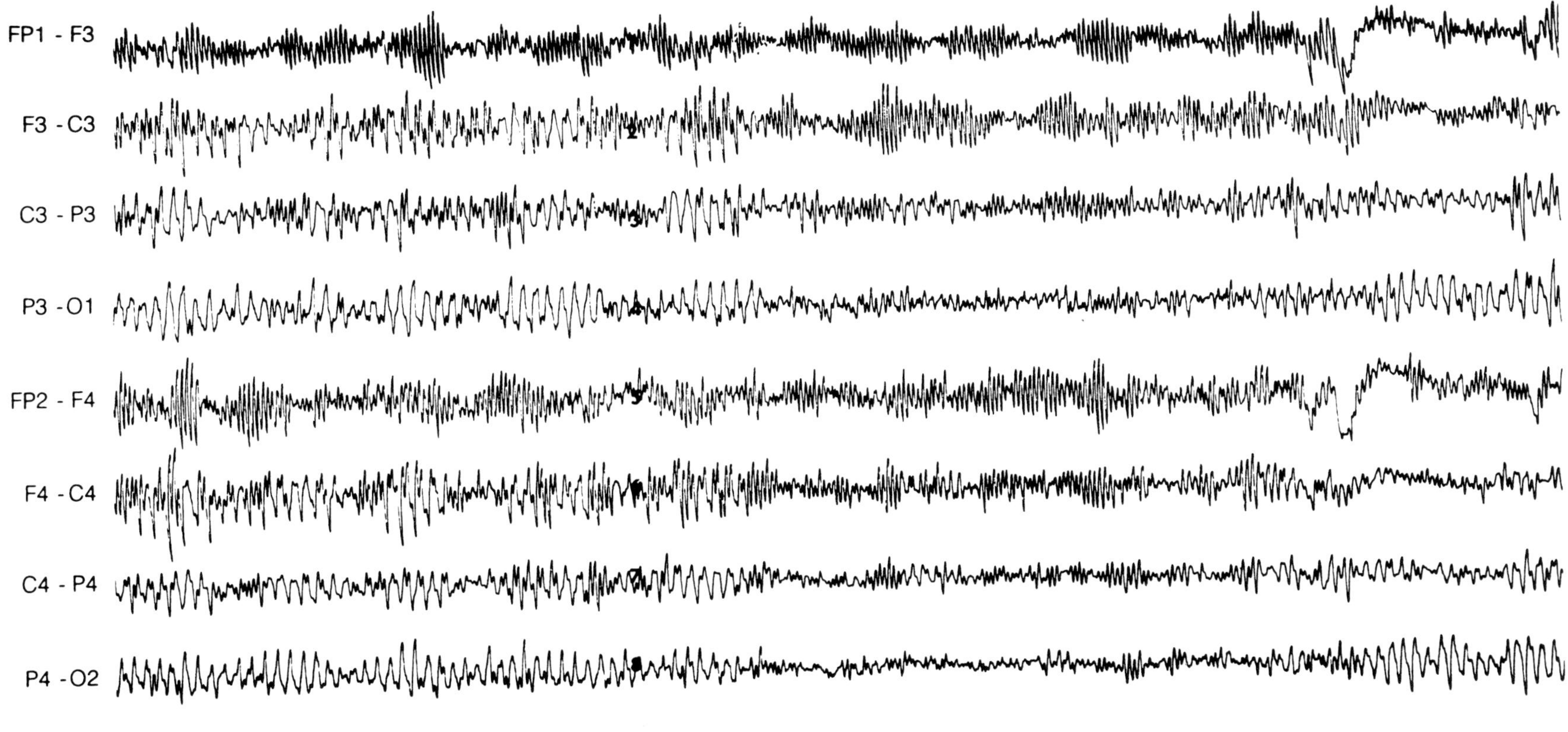

Abb. 3-75: Schlagende Beta-Aktivität. 55-jähriger Patient. Ebenso wie die Amplitude der Alpha-Aktivität fluktuiert auch die Amplitude der Beta-Aktivität regelmäßig, sodass ein «schlagender» Rhythmus entsteht. Beachte, dass durch die Kombination mit 10-Hz-Alpha-oder μ-Aktivität in den ersten 5 Sekunden ein besonders steiles Aussehen entsteht. Eichsignal 1 s, 50 μV.

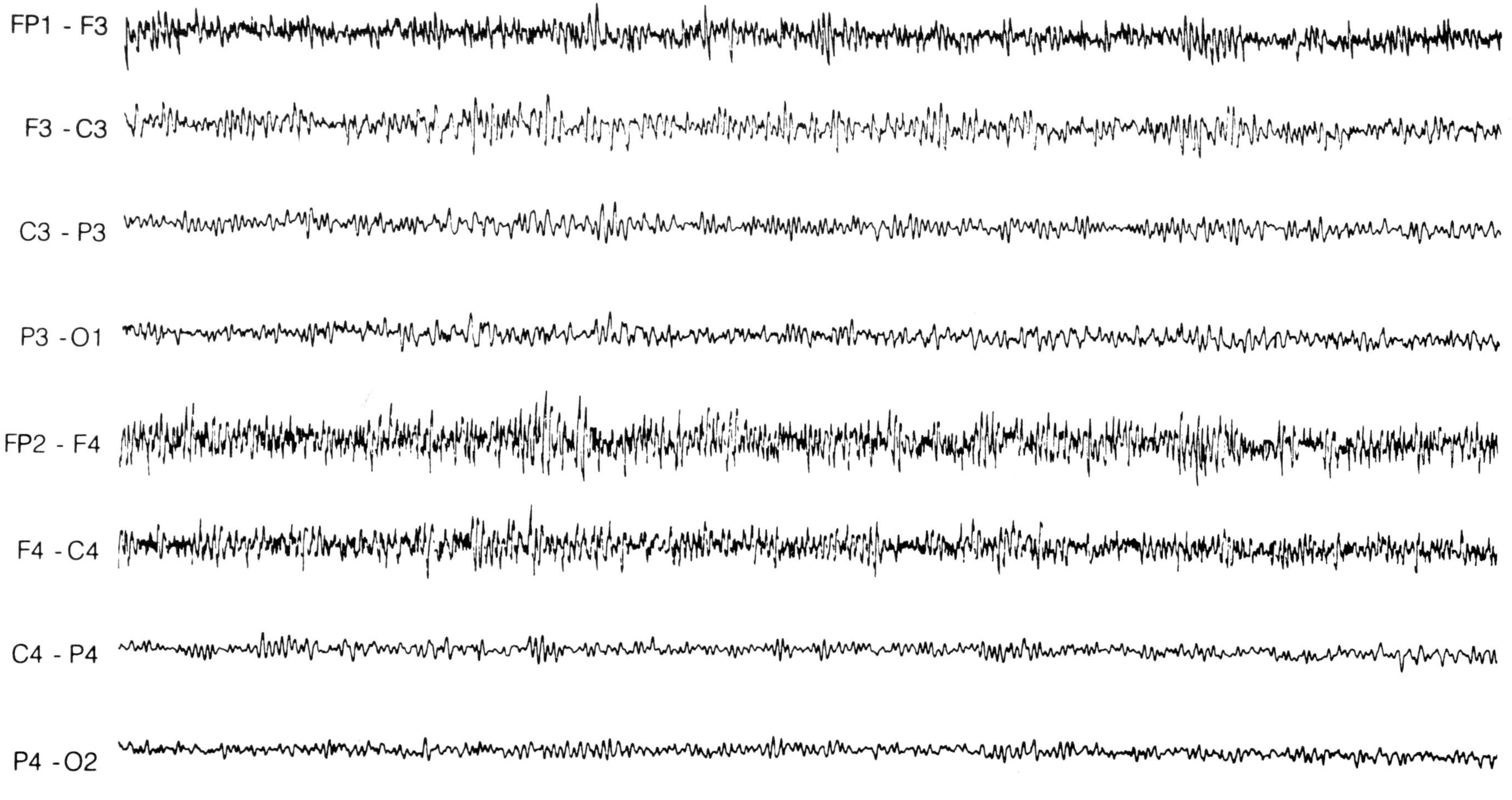

Abb. 3-76: Beta-Aktivität und Muskelartefakt. 55-jähriger Patient. Das rechts frontale Muskelartefakt produziert gemeinsam mit der Beta-Aktivität ein besonders dichtes Bild. Diese Kombination ist in der links frontalen Ableitung (Fp1–F3) nur minimal vorhanden. Eichsignal 1 s, 70 μV.

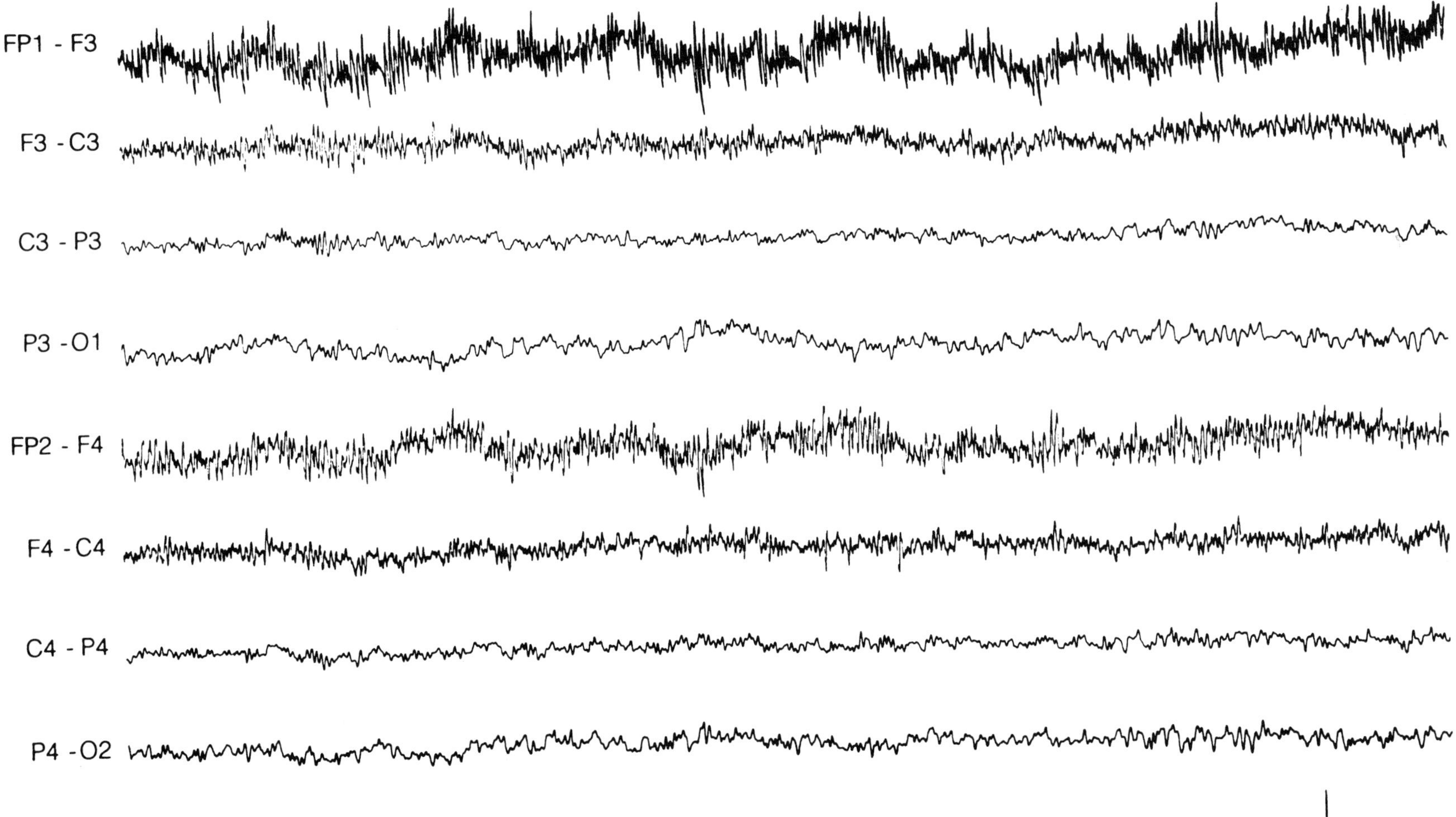

Abb. 3-77: Amorphes normales EEG. 18-jähriger Patient. Wenn kein Rhythmus, wie Alpha-Aktivität, eine Registrierung dominiert, entsteht durch den nahezu gleichen Wettkampf der anderen Wellen um Prominenz ein disorganisiertes Bild. Die okzipitalen bzw. frontalen Rhythmen werden durch Artefakte, wie Bewegungen des Kopfes bzw. des M. frontalis, kompliziert. Durch die fehlende Alpha-Aktivität ist eine normal ausgeprägte posteriore Beta- und Theta-Aktivität zu erkennen. Wichtig ist, ob Anomalien vorliegen. Ist das nicht der Fall, sollte das EEG als normal interpretiert werden, wie es hier der Fall ist. Eichsignal 1 s, 50 μV.

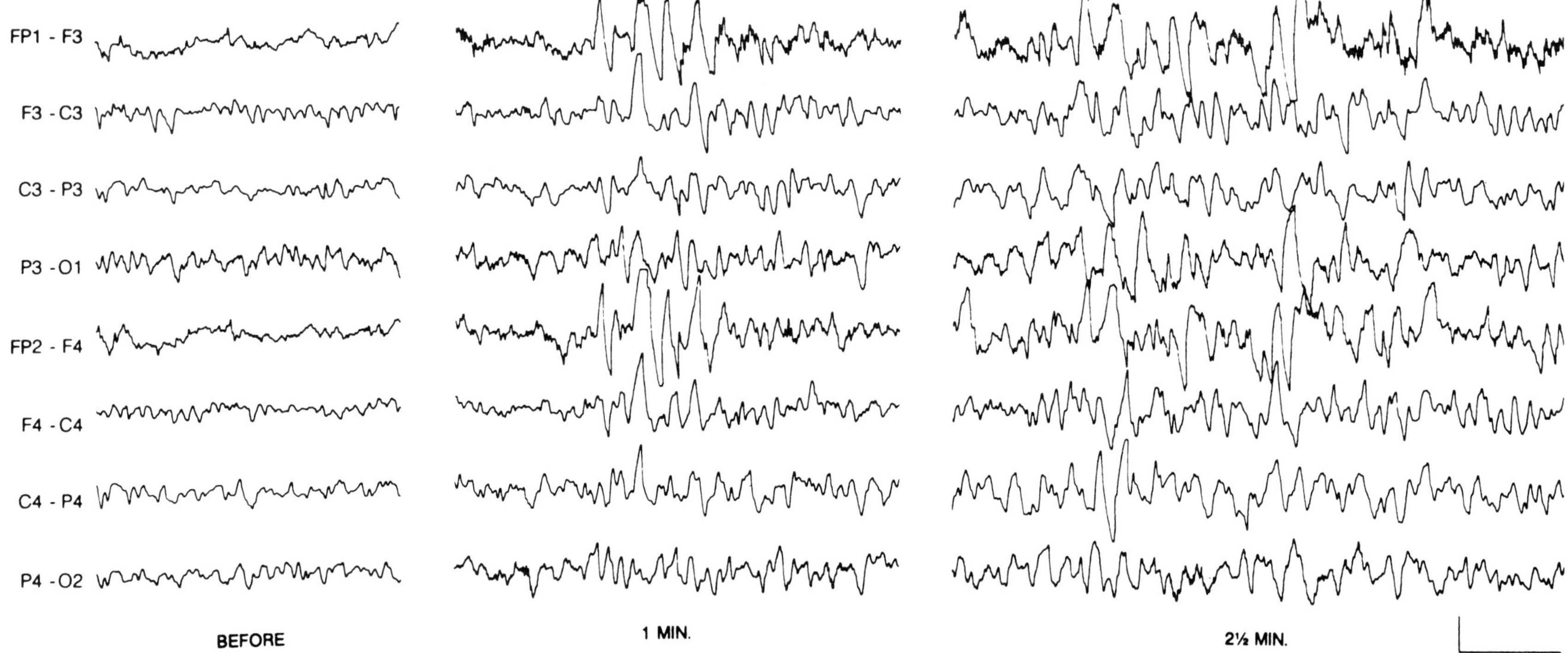

Abb. 3-78: Vor, zu Beginn und gegen Ende einer Hyperventilation. 17-jähriger Patient. Vor der Hyperventilation (links) besteht die Hintergrundaktivität aus einem Alpha-Rhythmus (ganz links), «langsamer Alpha-Variante» (ganz rechts) und einem bilateralen μ-Rhythmus. In der frühen Hyperventilationsphase (1. Minute) finden sich typische Bursts von 200–300 ms langen hochamplitudigen Wellen mit eingelagerten scharf konturierten Wellen (Mitte); keine dieser scharf konturierten Wellen sollte als definitive Spitze betrachtet werden. Diese hochamplitudigen Wellen persistieren in der späten Hyperventilationsphase (2,5 Minuten, rechts). Die Stärke der Hyperventilationsreaktion ist kein Kriterium für seine Normalität, sondern ist in der Jugend, bei Hypoglykämie und bei Atemanstrengung am ausgeprägtesten. Eichsignal 1 s, 50 μV.

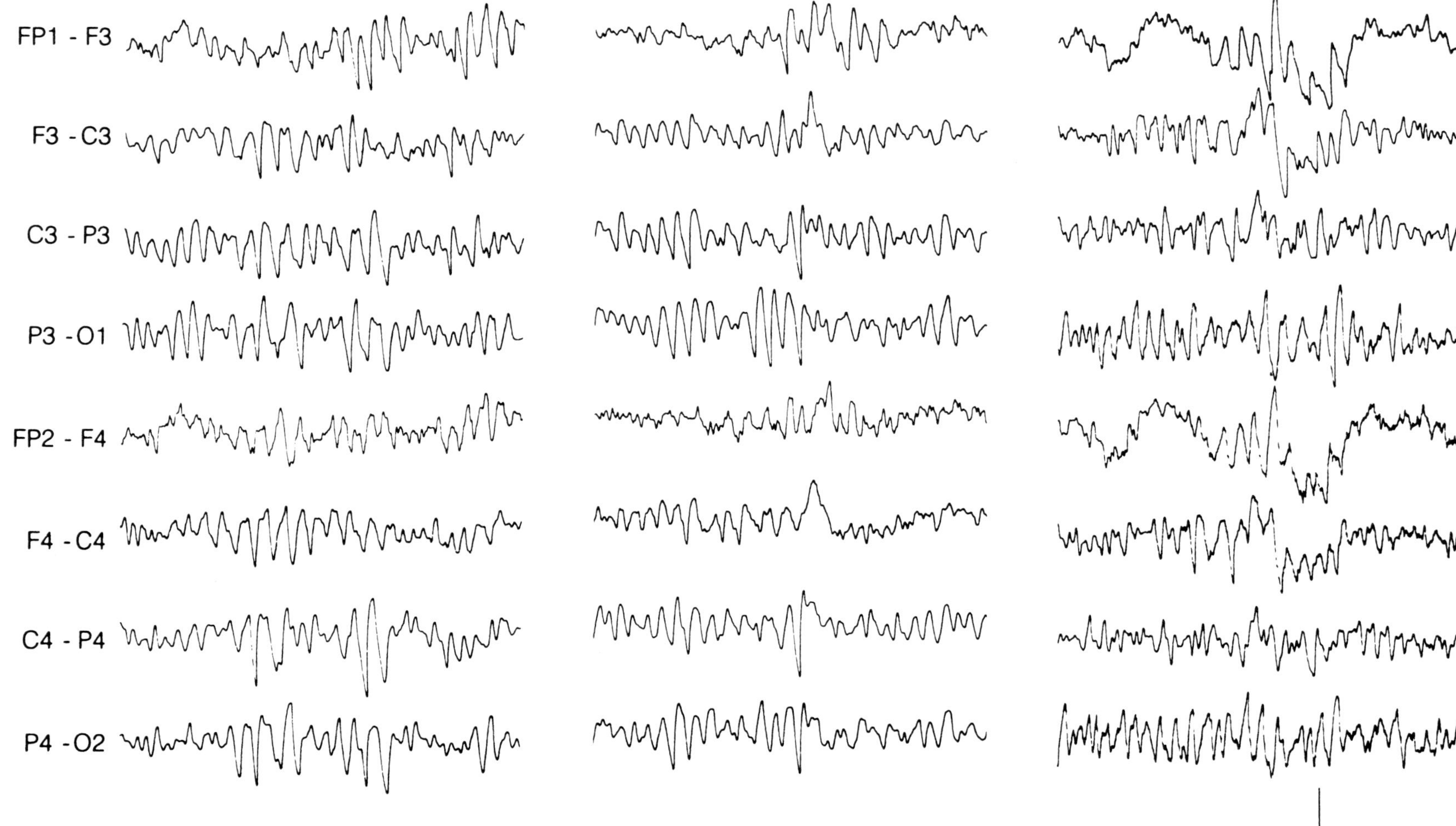

Abb. 3-79: Normale, scharf konturierte Hyperventilationsreaktion. 32-jähriger Patient. Keiner der Bursts in dieser Registrierung enthält Spitzen oder Spitze-Welle-Komplexe; stattdessen entsteht jeder durch eine Überlagerung der Hintergrundaktivität mit hyperventilationsbedingten Wellen. Eichsignal 1 s, 50 μV.

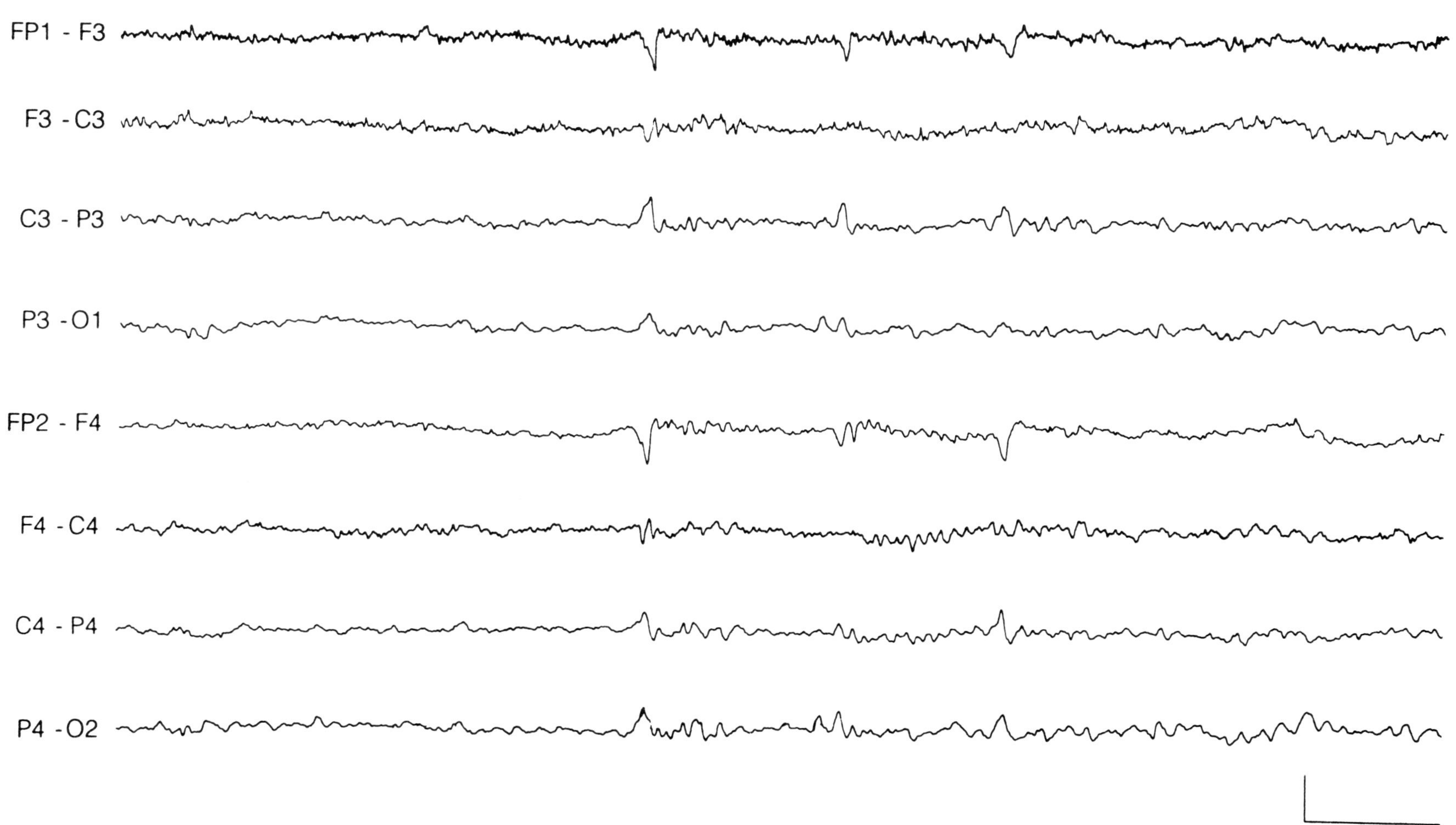

Abb. 3-80: Leichter Schlaf nach Hyperventilation. 46-jähriger Patient. Auf Hyperventilation und Fotostimulation kann gelegentlich Non-REM-Schlaf folgen (wie hier). Beachte die symmetrischen Vertex-Wellen und die niedrigamplitudigen 12-Hz-Spindeln. Letztere sind in der rechten Hemisphäre etwas deutlicher als in der linken. Eichsignal 1 s, 70 μV.

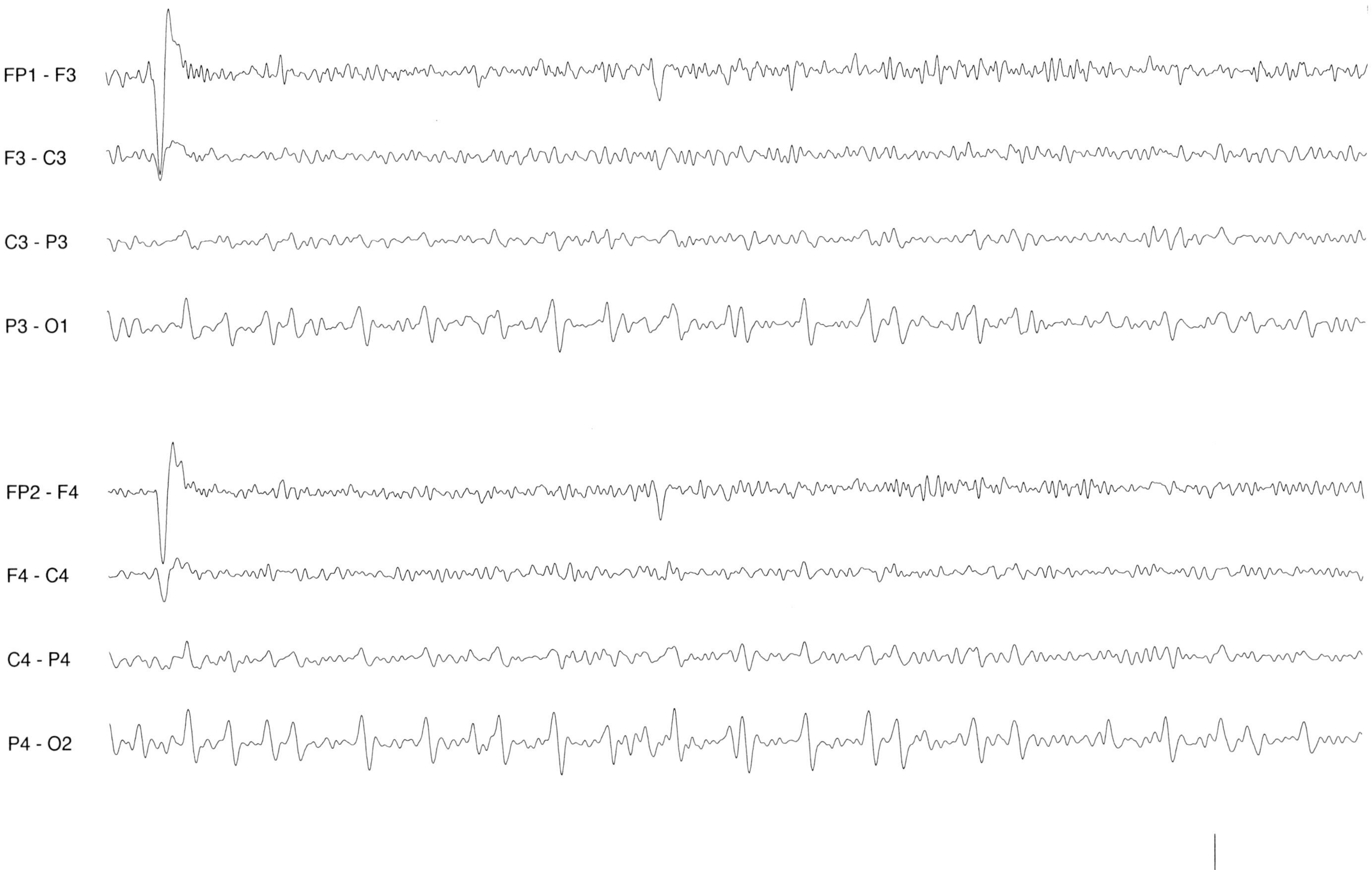

Abb. 3-81: Prominente Lambda-Wellen. 93-jähriger Patient. Wach. Augen geöffnet. Ebenso wie einzelne Lichtreize löst das Scannen komplexer visueller Reize bei älteren Patienten normalerweise eine hochamplitudige Lambda-Reaktion aus. Alle diese oft biphasischen Wellen beginnen mit einer elektropositiven Komponente an O1–O2, wobei Lambda-Wellen eine niedrigamplitudige, initial negative Komponente aufweisen können, die hier nicht zu sehen ist. Keine davon entsprach dem EKG (hier nicht gezeigt). Eichsignal 1 s, 70 μV.

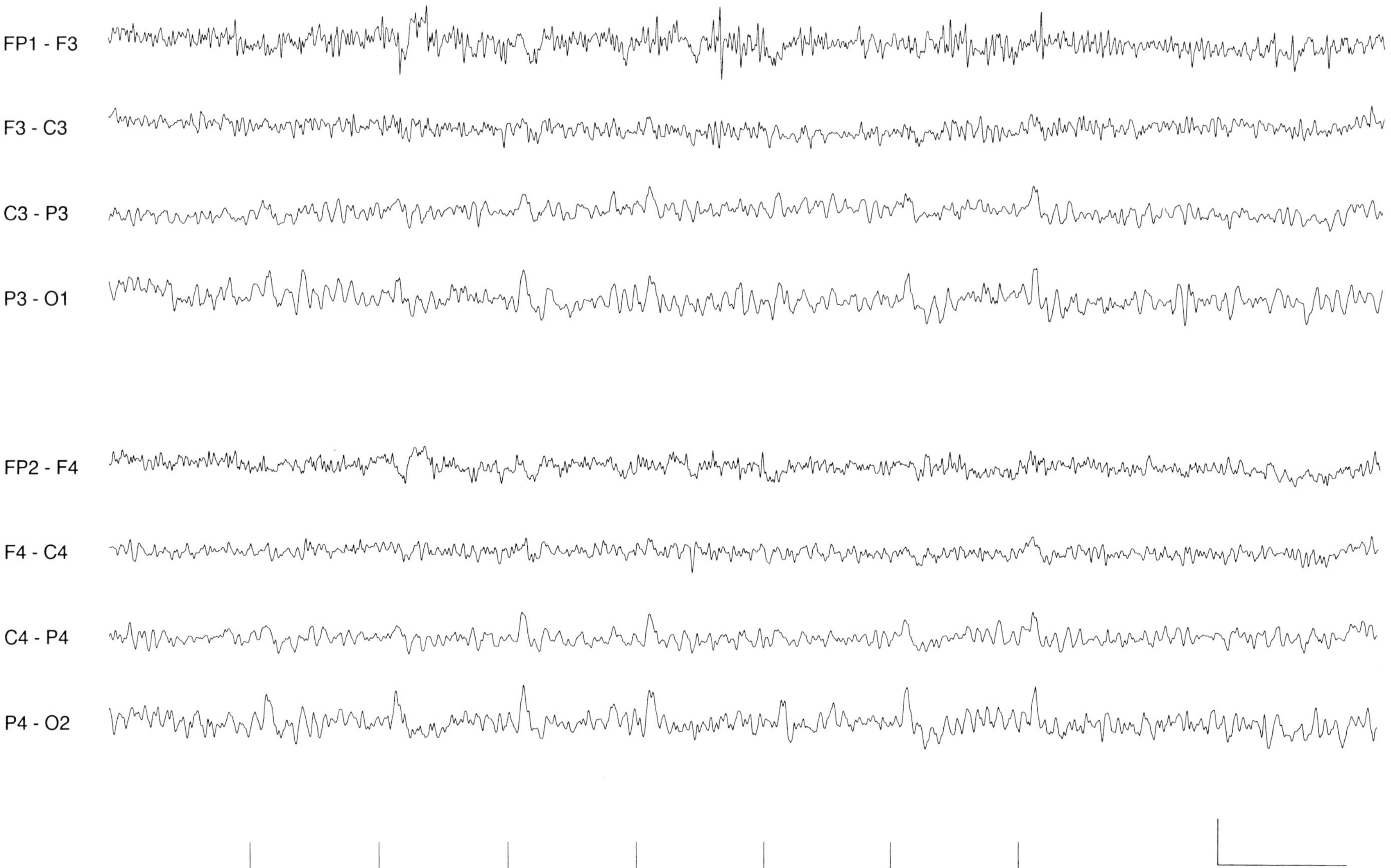

Abb. 3-82. Prominentes Photic «Following». Derselbe Patient wie in der vorherigen Abbildung. Wach. Augen geschlossen. Ebenso wie Lambda-Wellen werden Reaktionen auf einzelne Lichtreize bei Älteren verstärkt. Eichsignal 1 s, 50 μV.

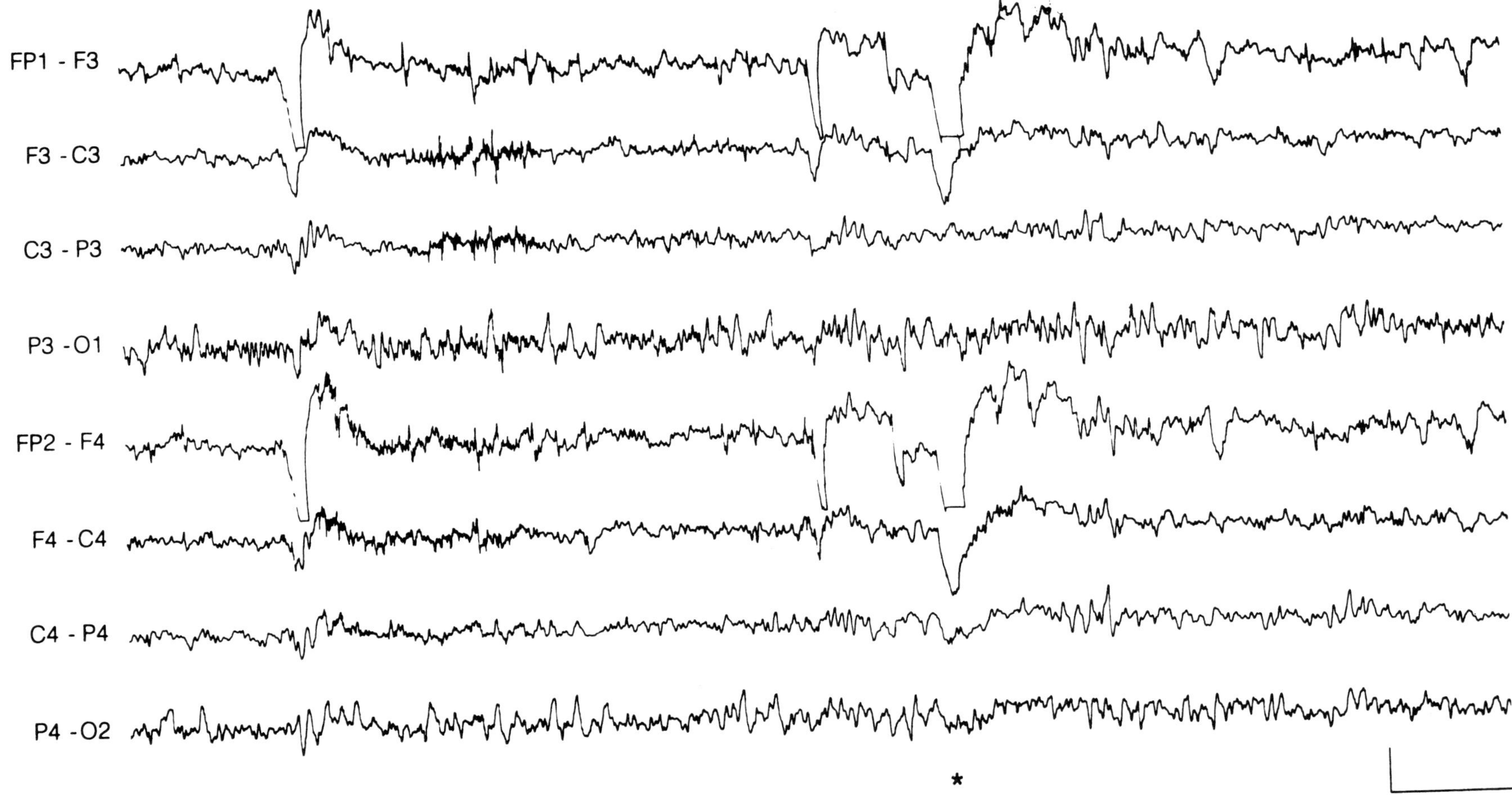

Abb. 3-83: Fehlende Anomalien entsprechen Normalbefund. 19-jähriger Patient. Kombination von prominenten Lambda-Wellen und Beta-Aktivität in den okzipitalen Ableitungen zu sehr unregelmäßiger, aber normaler Hintergrundaktivität. Lidschluss (*) hat aufgrund der geringen Alpha-Aktivität bei diesem offensichtlich ängstlichen Patienten einen nur minimalen Effekt. Augenbewegungen und frontale Muskelpotenziale erzeugen in den frontopolaren Ableitungen unregelmäßige Wellen. Zum Chaos tragen weiter eine normal ausgeprägte Theta-Aktivität, eine diffuse Beta-Aktivität und ein Burst von Muskelpotenzialen bei. Allerdings ist keine Anomalie vorhanden. Eichsignal 1 s, 70 μV.

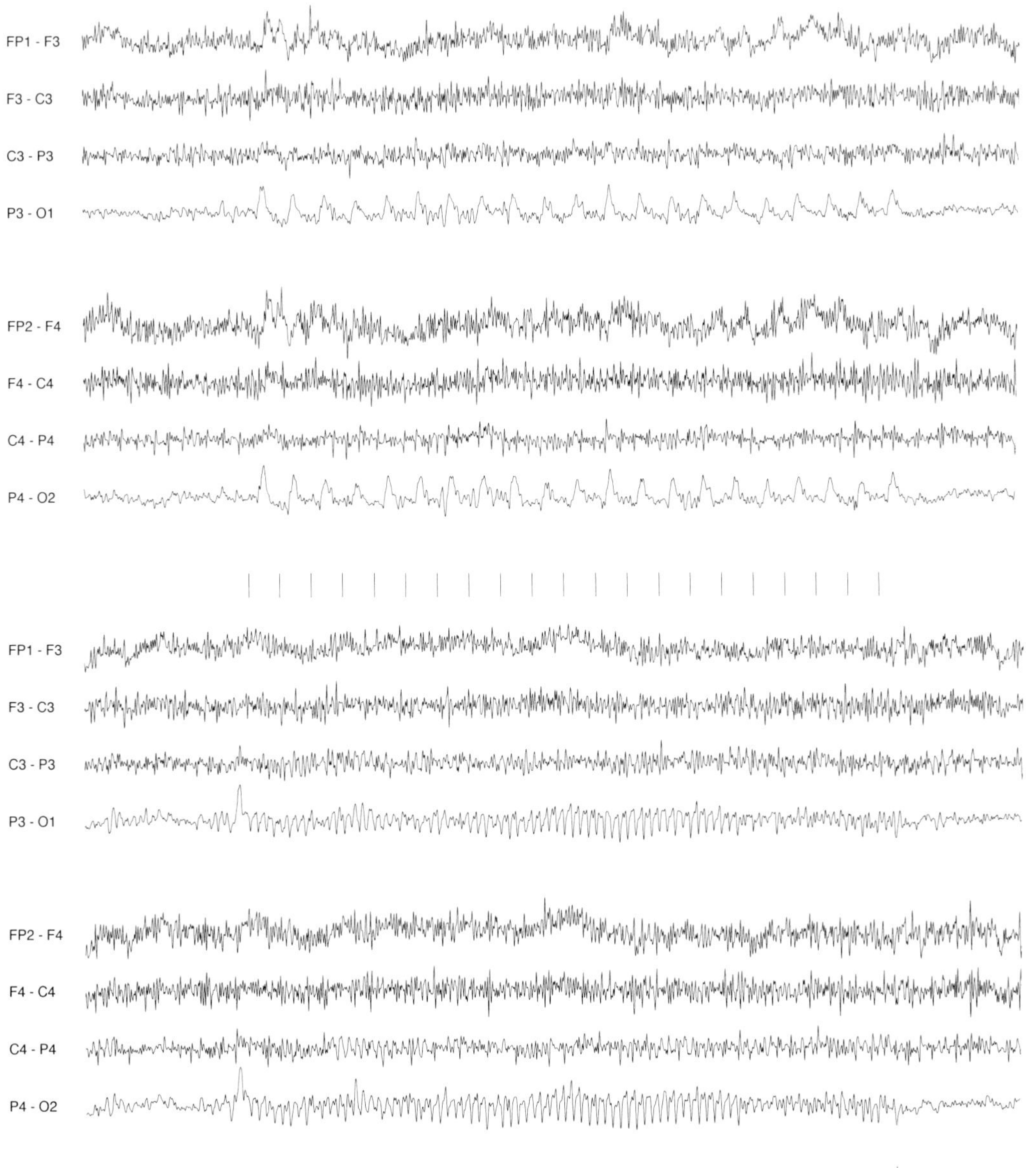

Abb. 3-84: Photic «On-Response» und Driving. 58-jähriger Patient. Wach. Augen geschlossen. Die On-Reaktion, der initial durch die Fotostimulation mit 12 Hz ausgelöste Effekt, besitzt dieselbe Morphologie wie die Following-Reaktion mit 3 Hz, während sich die Morphologie des «Driving» davon im Sinne der jeweiligen Physiologie unterscheidet (Perez-Borja, 1962). Eichsignal 1 s, 100 μV.

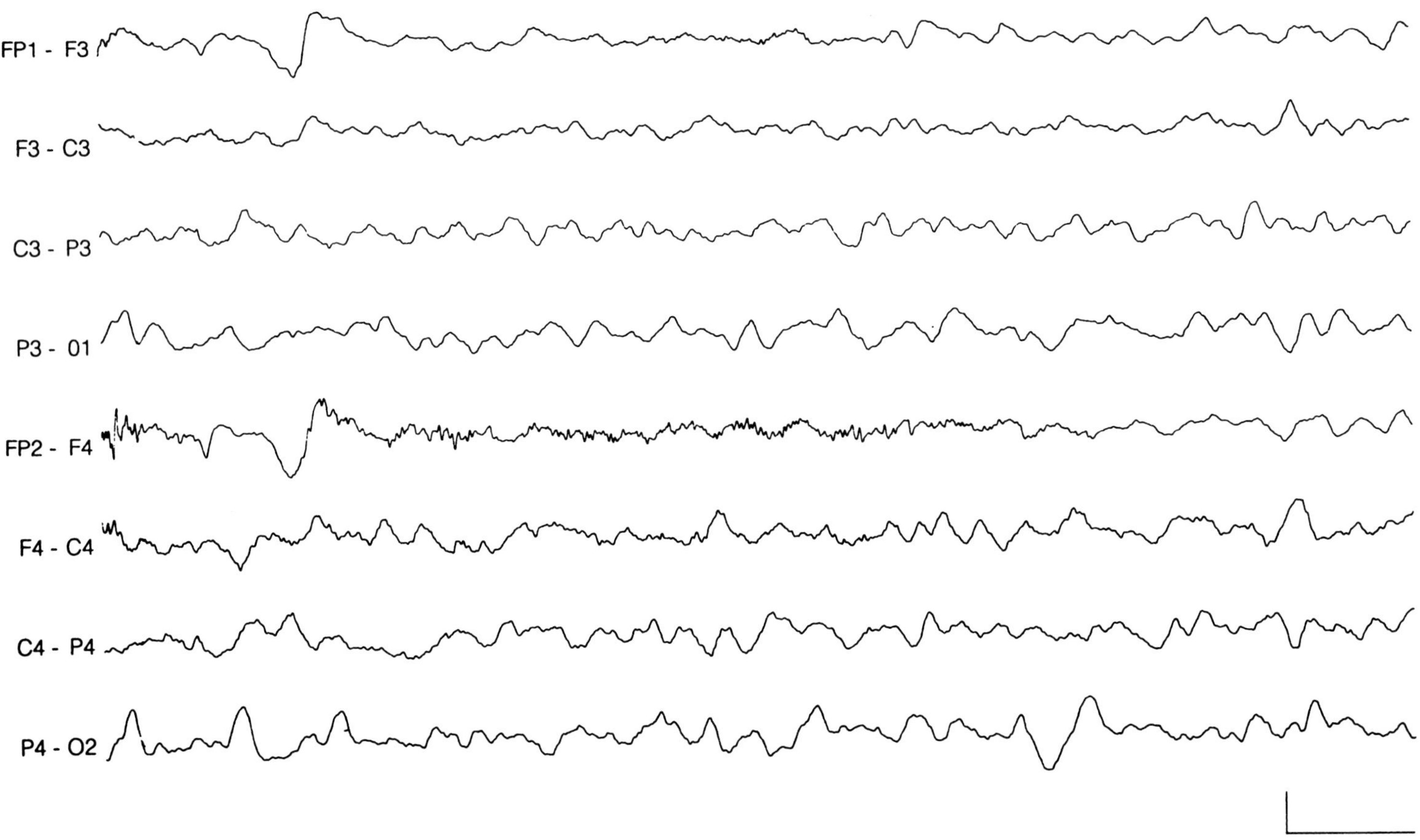

Abb. 3-85: Bei Müdigkeit verstärkte Delta- und Theta-Aktivität. Vier Monate alter Patient. In diesem Alter führt Müdigkeit zu nur mäßigen Veränderungen, wie einer leichten Zunahme der Delta- und Theta-Aktivität. Die vorübergehende Asymmetrie der Beta-Aktivität ist ein Normalbefund. Eichsignal 1 s, 100 μV.

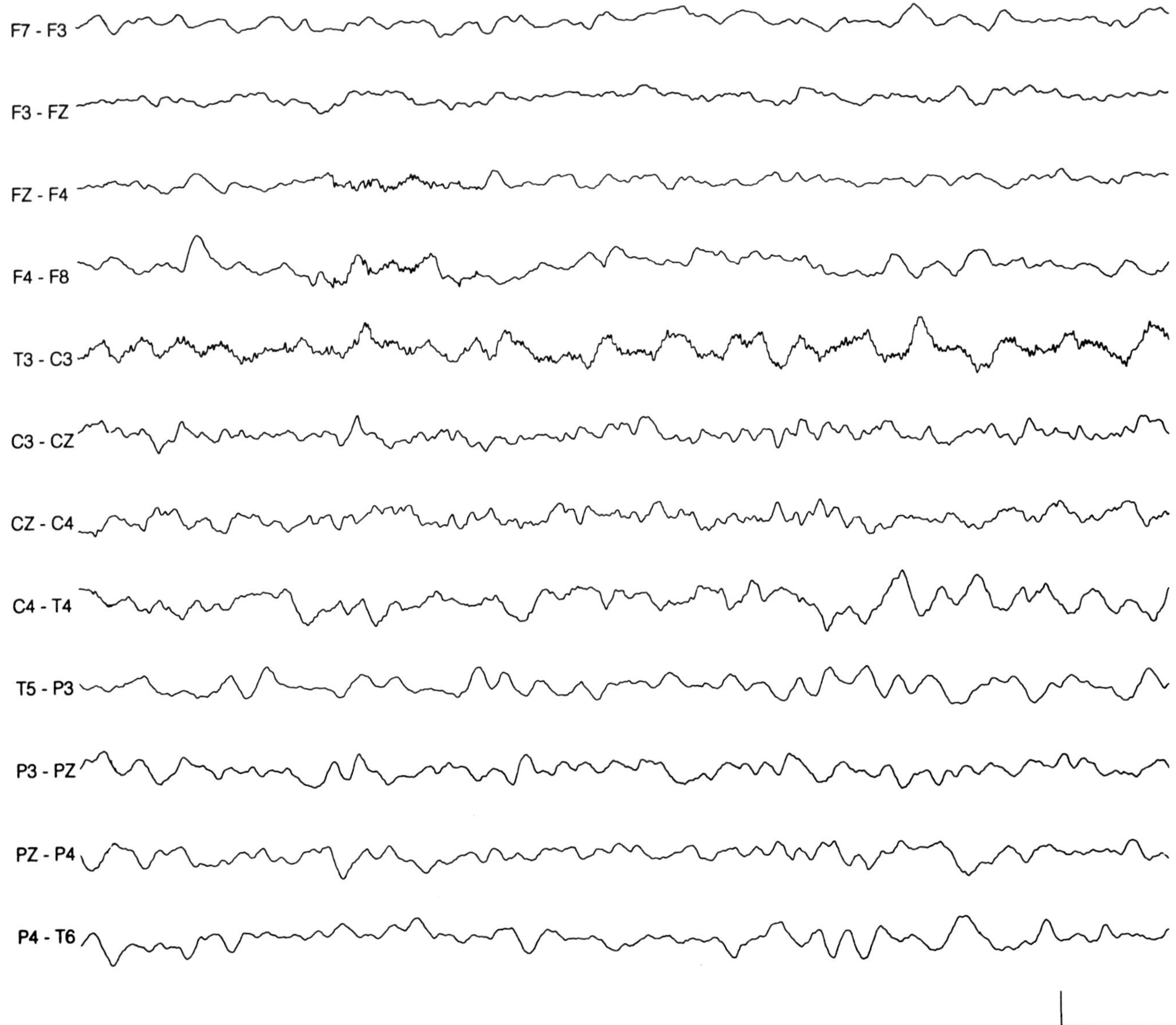

Abb. 3-86: Stärkere zentroparietale als frontale Aktivität. Vier Monate alter Patient. Ähnlich starke Müdigkeit wie in Abbildung 3-85, Darstellung in Querreihe. Beachte die posteriore Delta- und Theta-Aktivität, den gut entwickelten zentralen Theta-Rhythmus und die relativ geringe frontale Aktivität. Eichsignal 1 s, 100 μV.

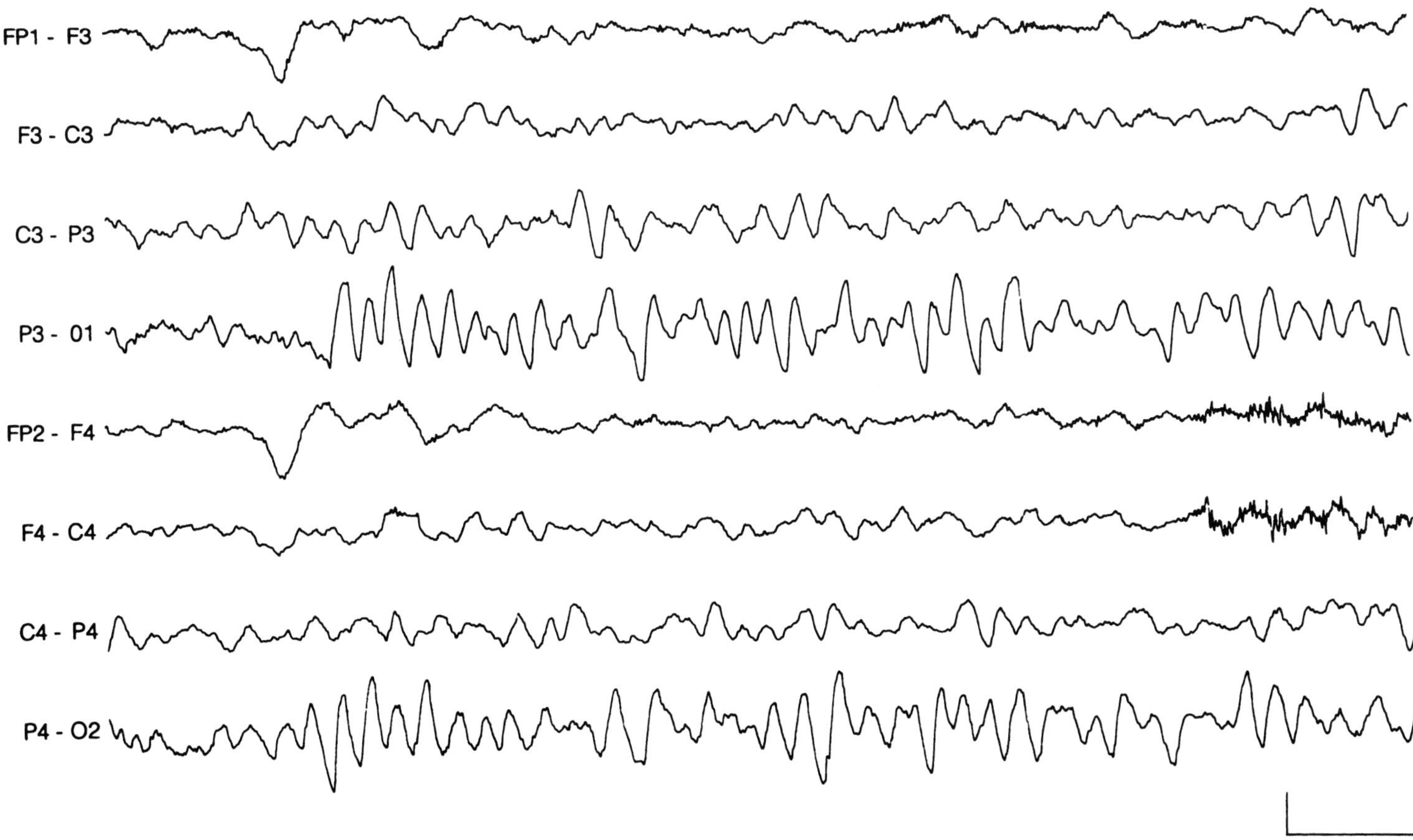

Abb. 3-87: Frühe Müdigkeit mit Augenschluss und Auslösung eines Hintergrundrhythmus. Acht Monate alter Patient. Die Theta-Aktivität mit einer Frequenz von 4–5 Hz vermischt sich in diesem Stadium der Müdigkeit mit einer Delta-Aktivität mit einer Frequenz von 2 Hz zu einer dauerhaften Hintergrundaktivität. Eichsignal 1 s, 100 μV.

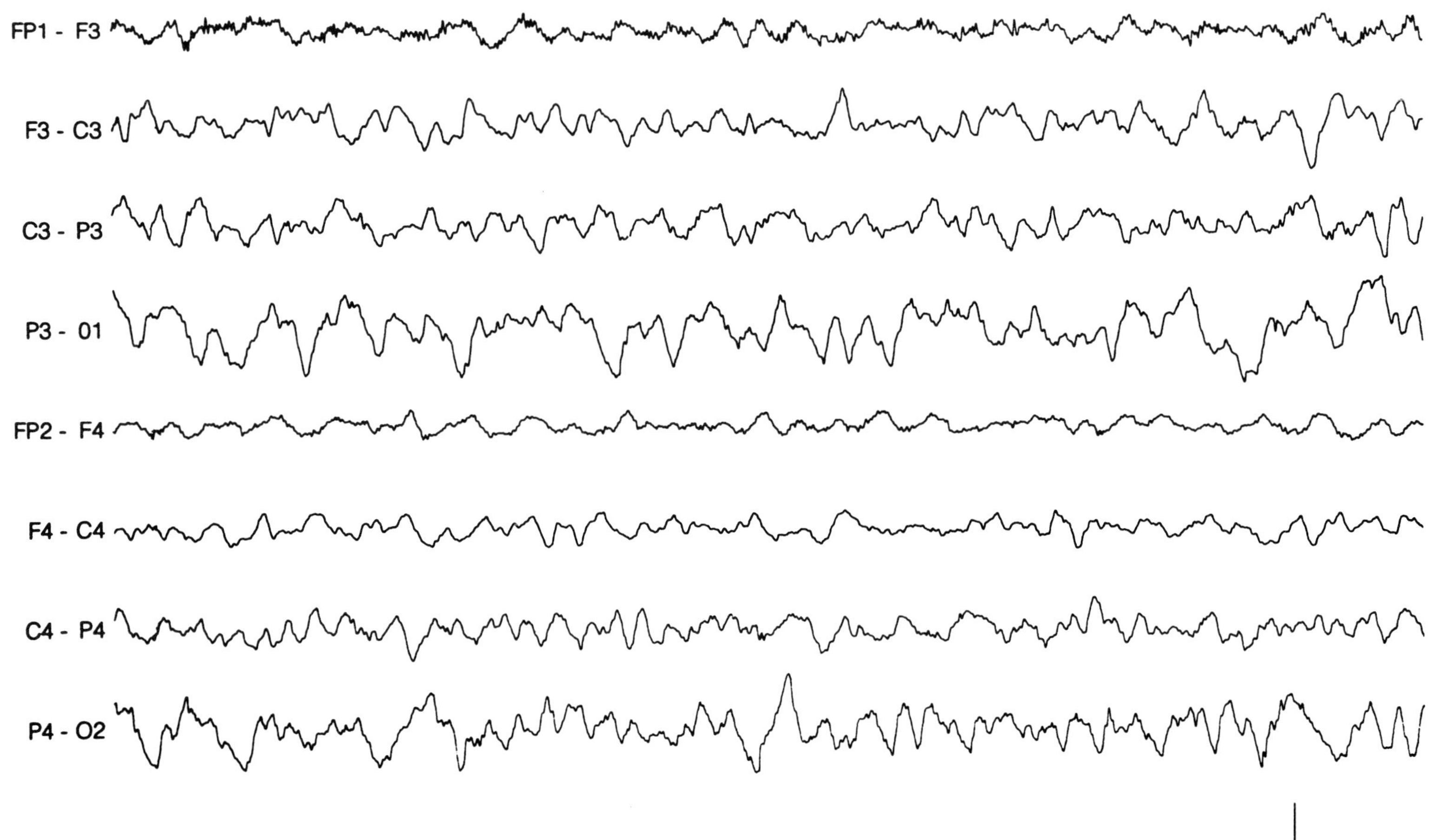

Abb. 3-88: Theta- und Delta-Aktivität bei Müdigkeit. Acht Monate alter Patient. Neben der Theta-Aktivität ist bei Müdigkeit gelegentlich auch die Delta-Aktivität akzentuiert, hier mit einem Maximum auf der linken Seite. Bei diesem Patienten wechselte die Delta-Aktivität während der Müdigkeit mehrfach die Seite – ein Normalbefund. Eichsignal 1 s, 100 μV.

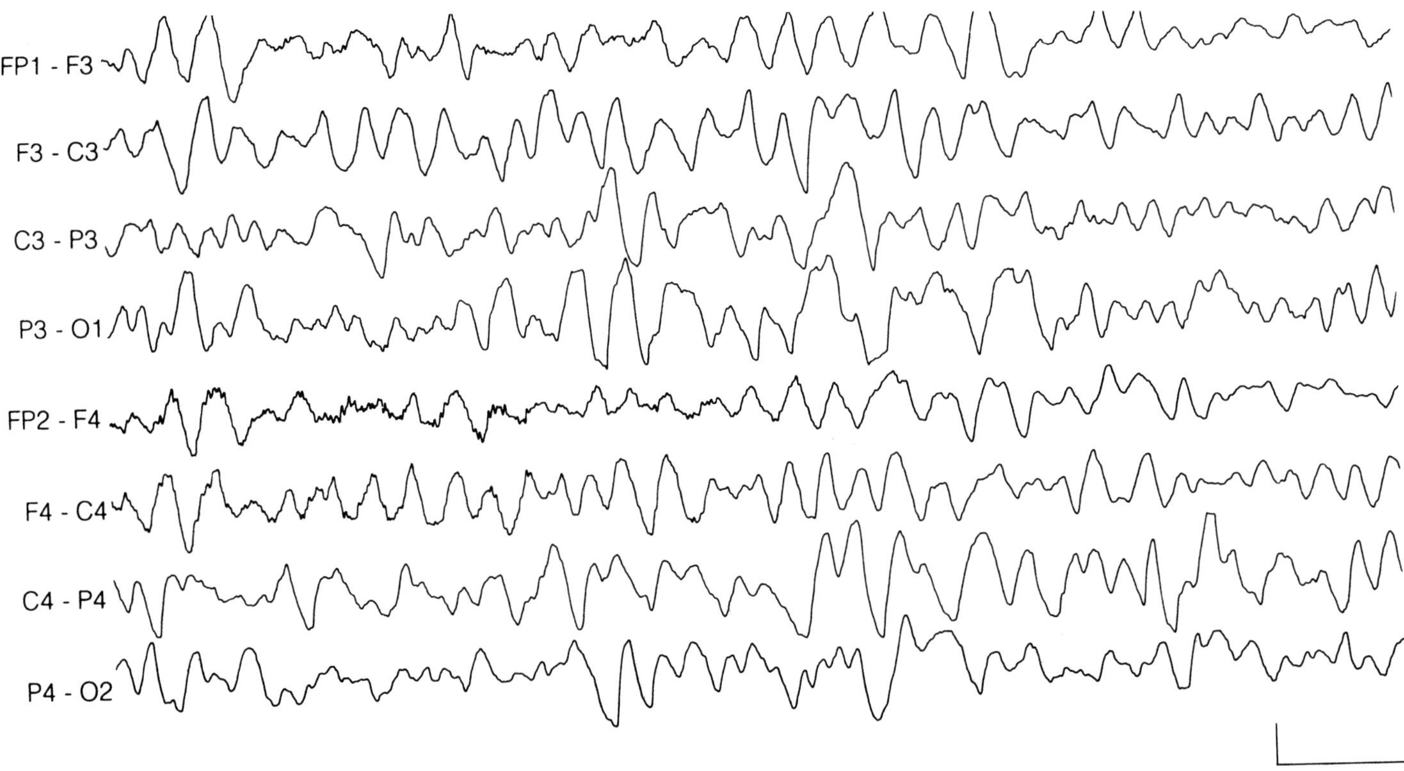

Abb. 3-89: Theta- und Delta-Aktivität bei Müdigkeit. Acht Monate alter Patient. Müde. Trotz der stärker als normal ausgeprägten diffusen Delta-Aktivität mit einer Frequenz von 1 Hz ist dieses Müdigkeitsmuster von überwiegend 3 Hz absolut normal für das Alter. Eichsignal 1 s, 100 μV.

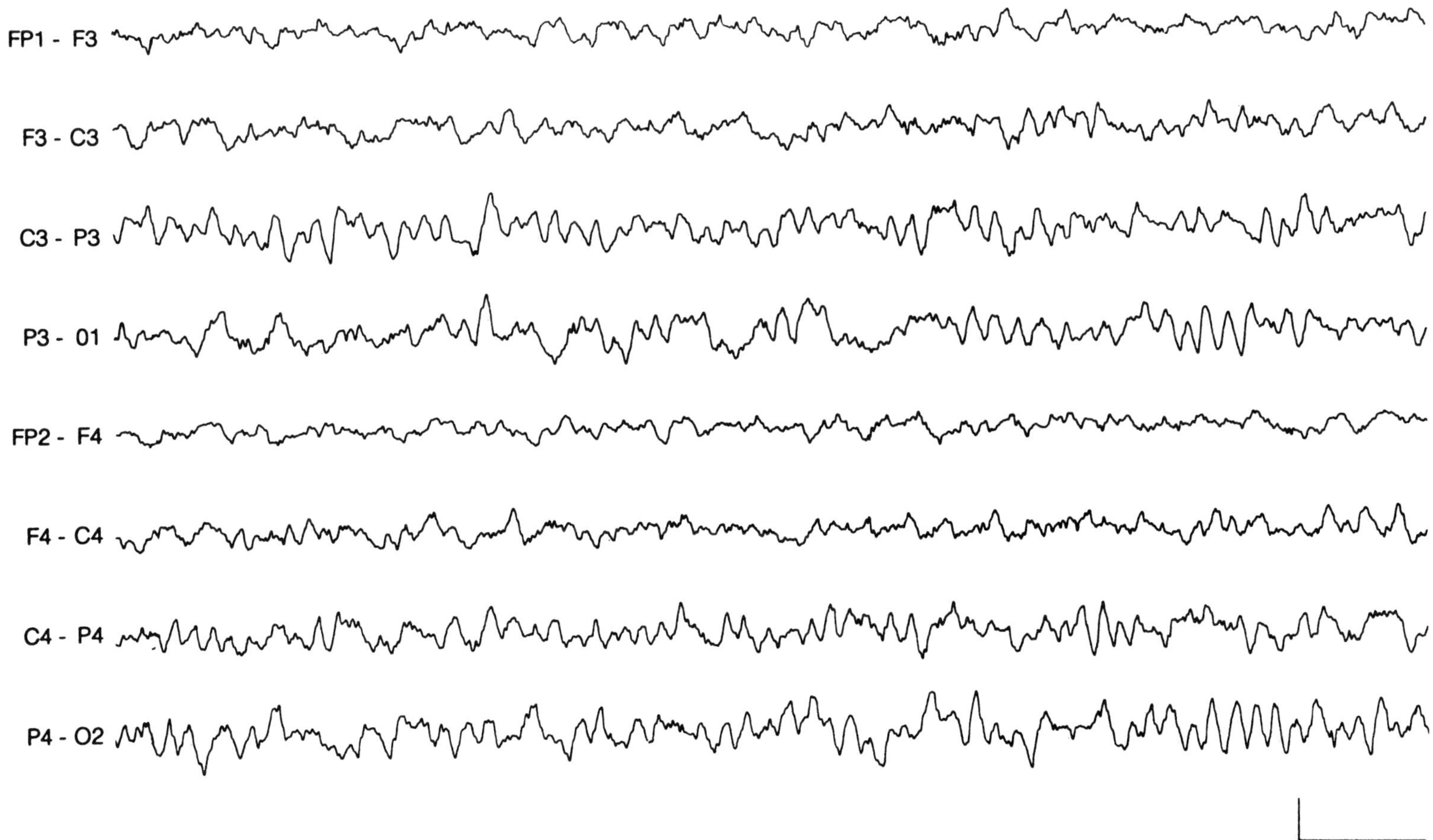

Abb. 3-90: Posteriorer Rhythmus. Elf Monate alter Patient. In diesem Alter kann Müdigkeit einen posterioren Rhythmus ähnlich dem bei passivem Augenschluss auslösen. Eichsignal 1 s, 70 μV.

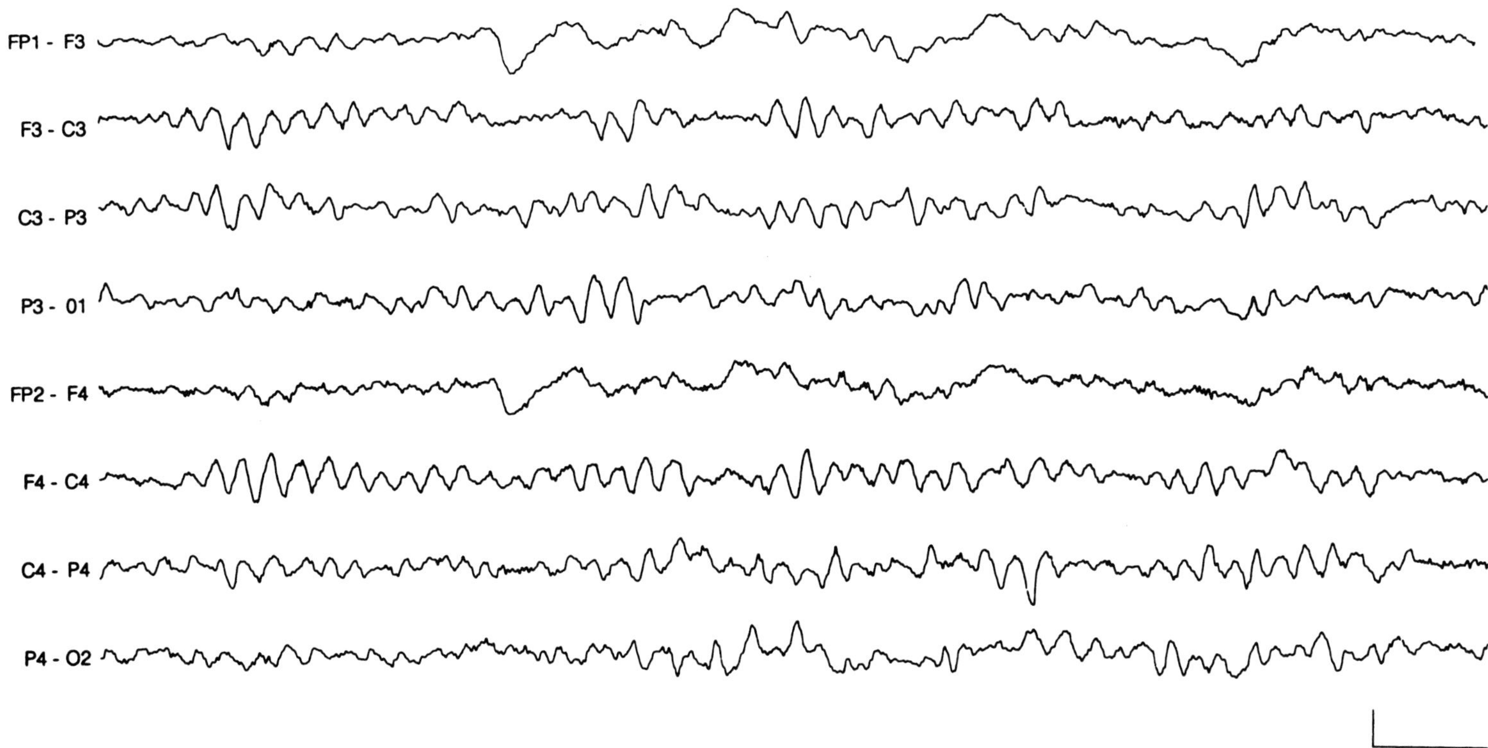

Abb. 3-91: Theta-Aktivität bei Müdigkeit. 13 Monate alter Patient. Im Kleinkindalter entstehen bei Müdigkeit meist längere Serien von Theta-Aktivität. Beachte die eingestreute niedrigamplitudige Beta-Aktivität, die, wie hier gezeigt, vorübergehend asymmetrisch sein kann. Die Sensitivität ist nicht so hoch wie in den vorherigen Beispielen. Eichsignal 1 s, 150 μV.

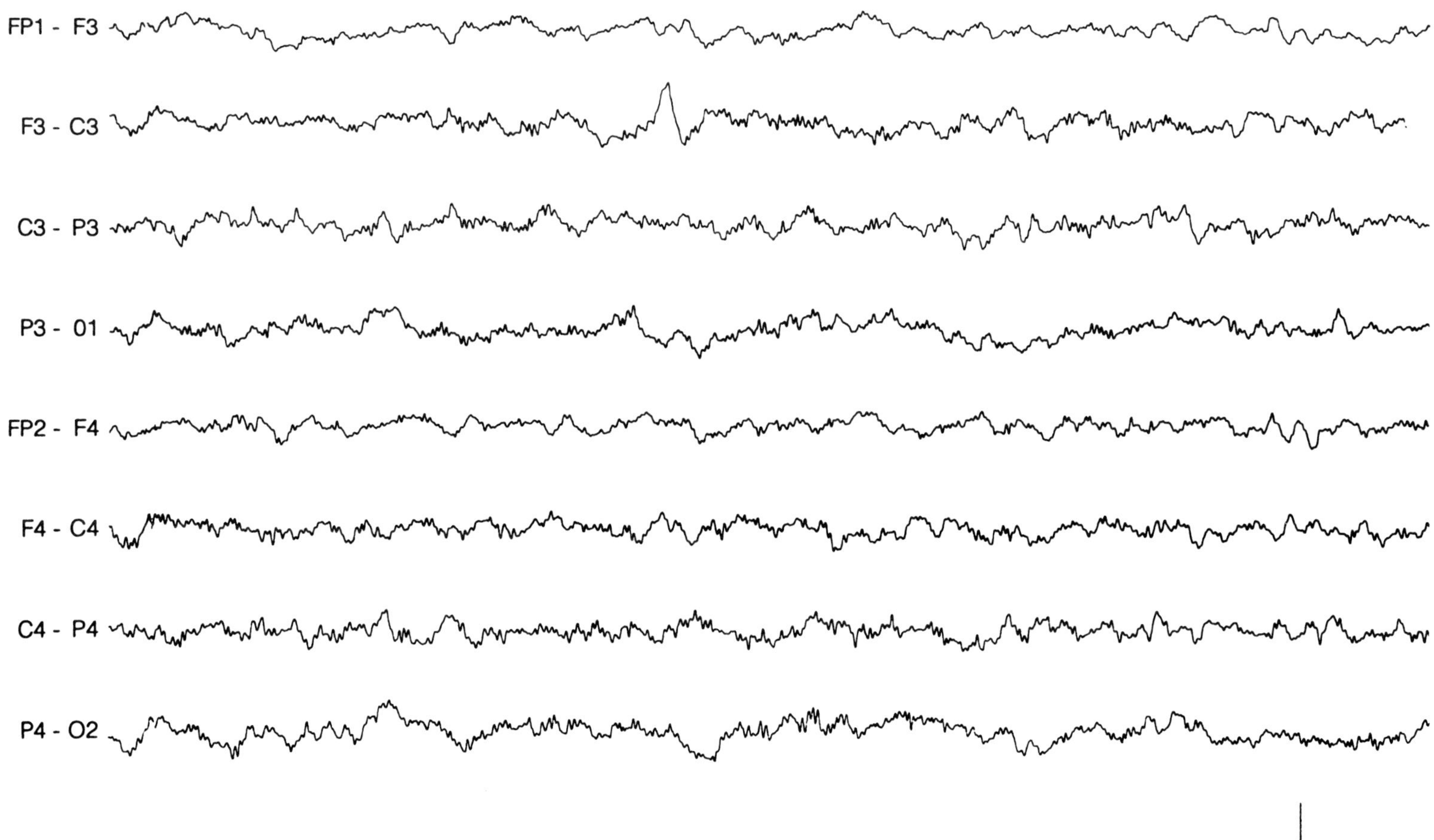

Abb. 3-92. Beta-Aktivität bei Müdigkeit. 13 Monate alter Patient. Bei Müdigkeit und Leichtschlaf tritt Beta-Aktivität in den Vordergrund. Normalerweise tritt sie, wie hier gezeigt, überwiegend zentral und posterior auf. Ebenso wie in anderen Beispielen ist die diffuse persistierende Delta-Aktivität ein Normalbefund. Eichsignal 1 s, 150 μV.

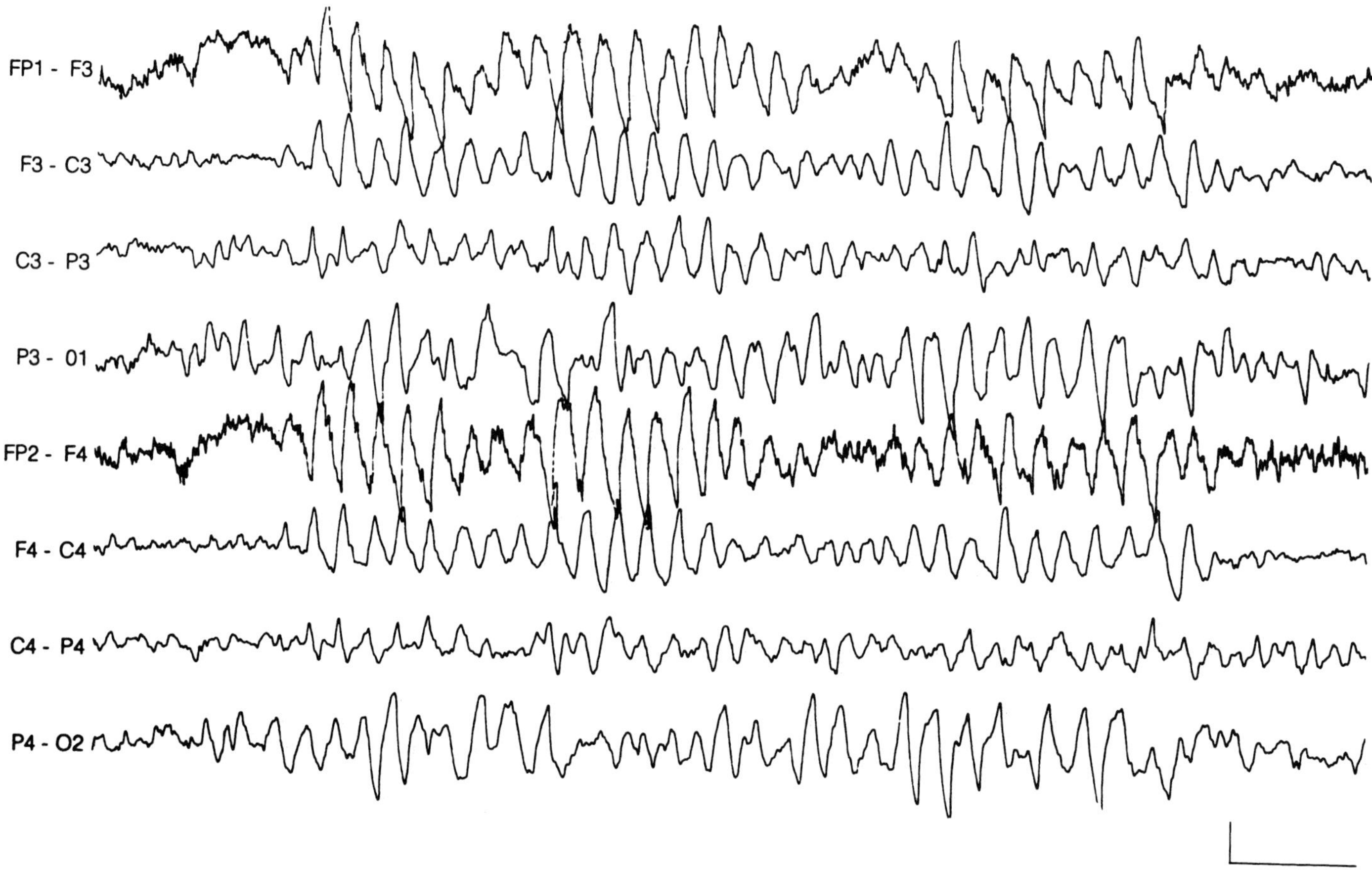

Abb. 3-93: Langer Burst von Theta-Aktivität bei Müdigkeit. Zweijähriger Patient. Prominente diffuse rhythmische Theta-Aktivität ist bei Kindern unter fünf Jahren das häufigste Muster bei Müdigkeit. Sie kann kontinuierlich auftreten oder in Form kurzer oder langer Bursts. Eichsignal 1 s, 100 μV.

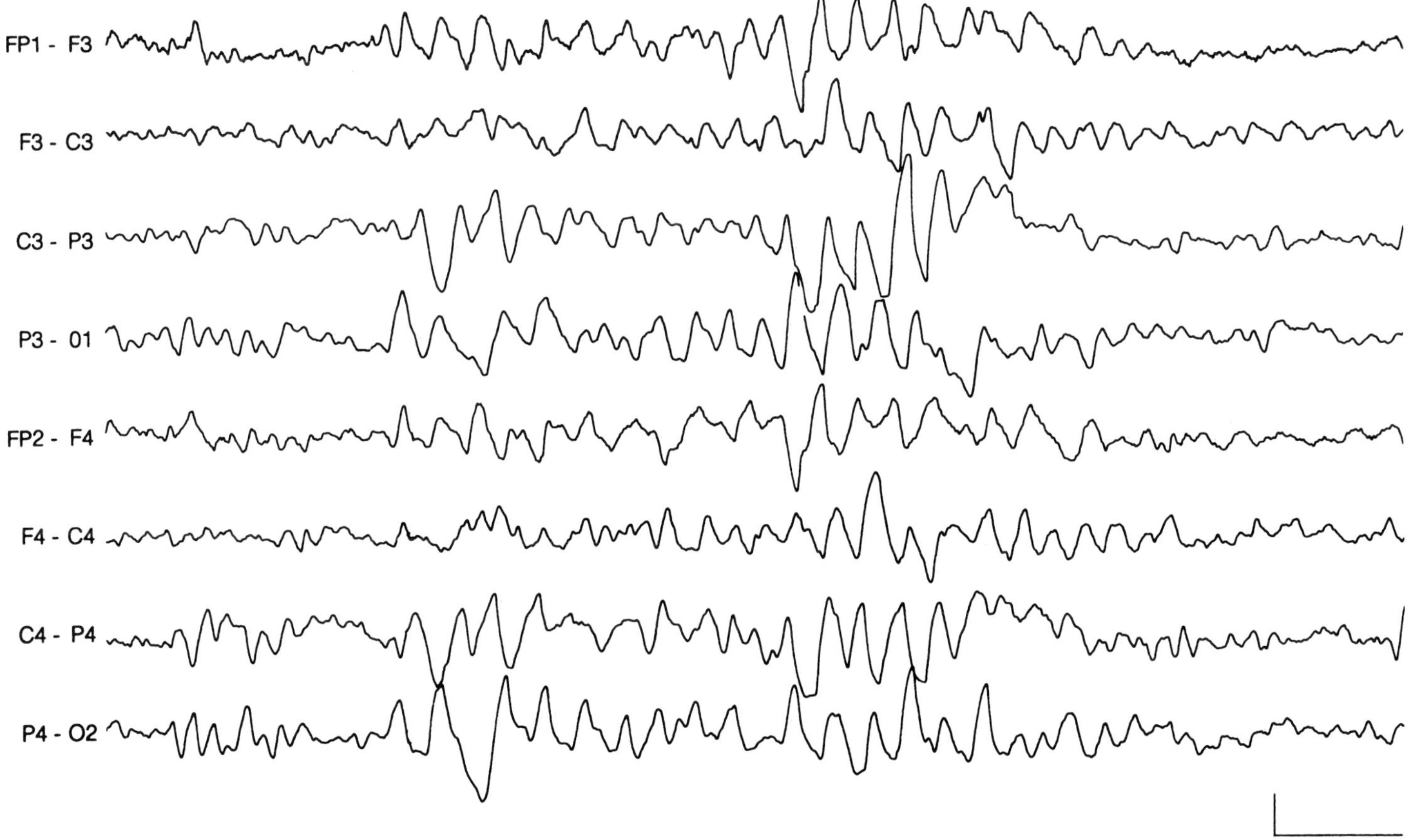

Abb. 3-94: Bursts von Delta- und Theta-Aktivität bei Müdigkeit. Dreijähriger Patient. Langer Burst von diffuser, synchroner Delta- und Theta-Aktivität auf einem Müdigkeitsmuster ähnlich dem in den vorherigen Abbildungen. Eichsignal 1 s, 150 μV.

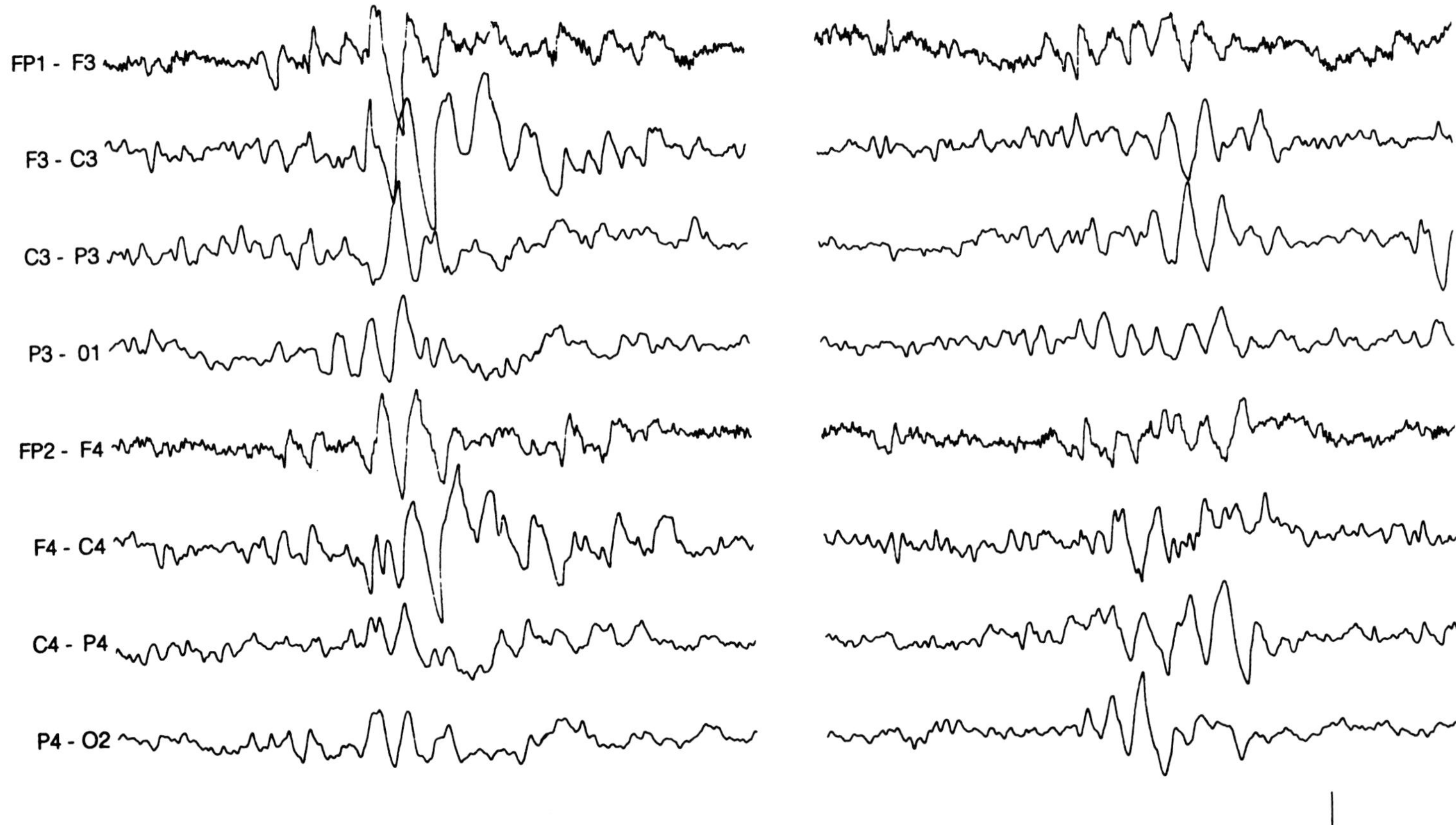

Abb. 3-95: Bursts von Theta-Aktivität bei Müdigkeit. Vierjähriger Patient. Zwei Beispiele von Bursts hochamplitudiger diffuser Wellen mit einer Frequenz von 3–5 Hz. Wie in diesen beiden EEG-Auszügen zu sehen, erzeugen derartige Wellen durch die Überlagerung der Hintergrundaktivität scharf konturierte Formen, die keine Spitzen sind. Eichsignal 1 s, 150 μV.

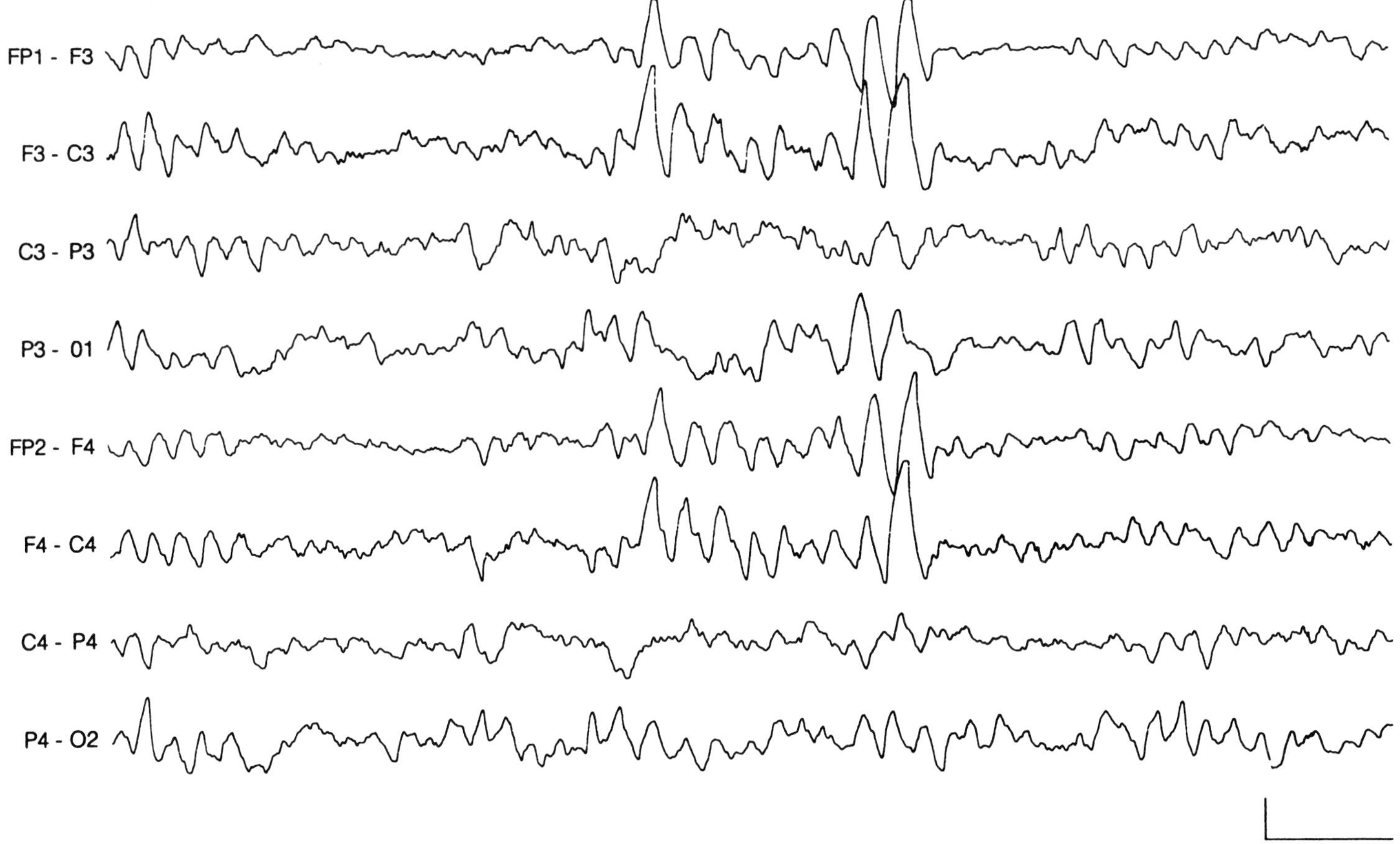

Abb. 3-96: Bursts von Theta-Aktivität. Vierjähriger Patient. Überlagerung eines Musters bei Müdigkeit ohne Bursts mit einem Muster mit Bursts. Eichsignal 1 s, 150 μV.

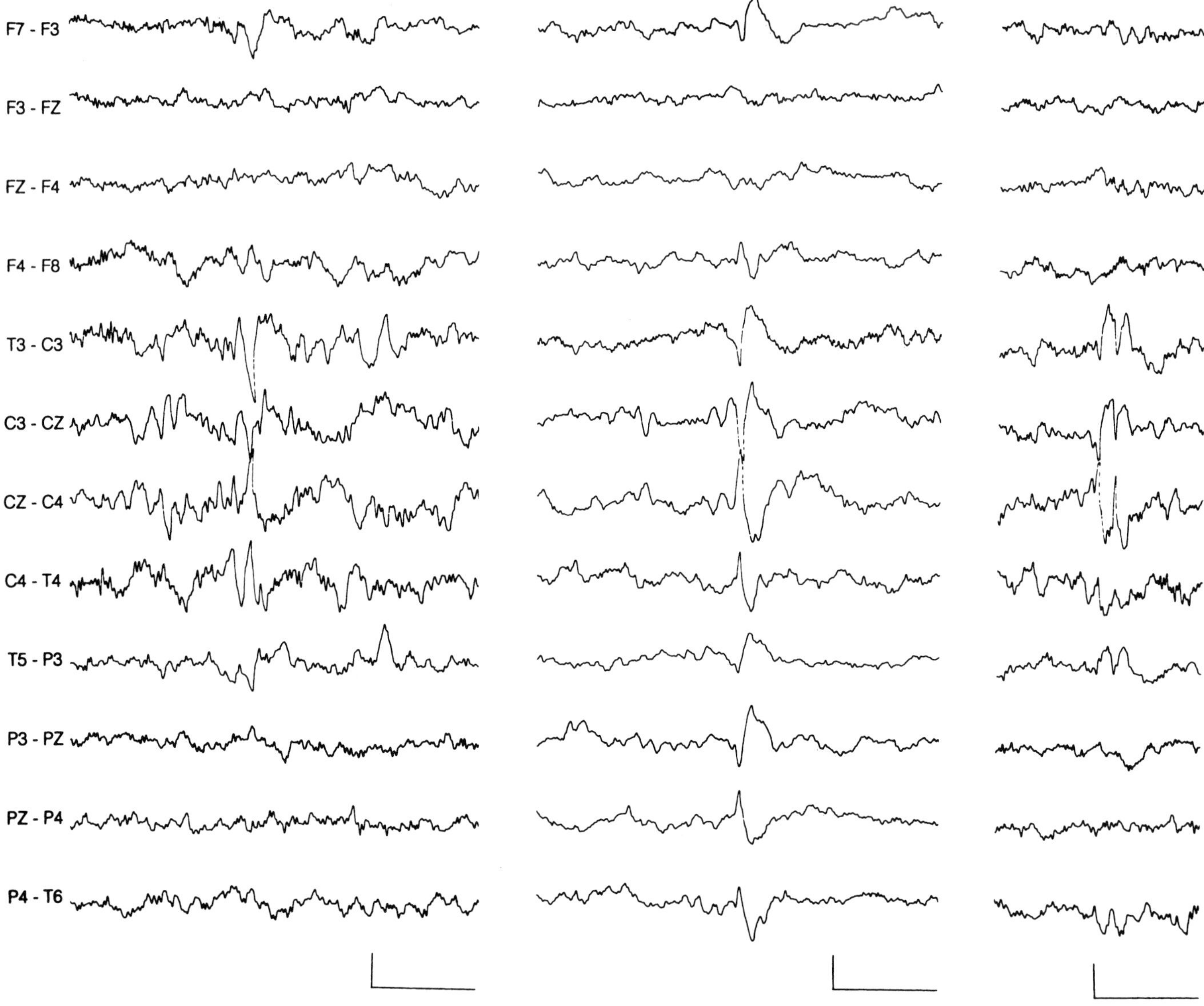

Abb. 3-97: Vertex-Wellen unterschiedlicher Morphologie in einer Querreihe. Zweijähriger Patient. Schlaf. Durch ihre hohe Amplitude und oft kurze Dauer ähneln sie sagittalen Spitzen, sind aber keine. Die scharfe Konturierung wird gelegentlich durch eine Kombination von Vertex-Wellen und zentraler Theta- und Beta-Aktivität verstärkt. Eichsignale 1 s, 100 μV; 1 s, 150 μV; 1 s, 100 μV.

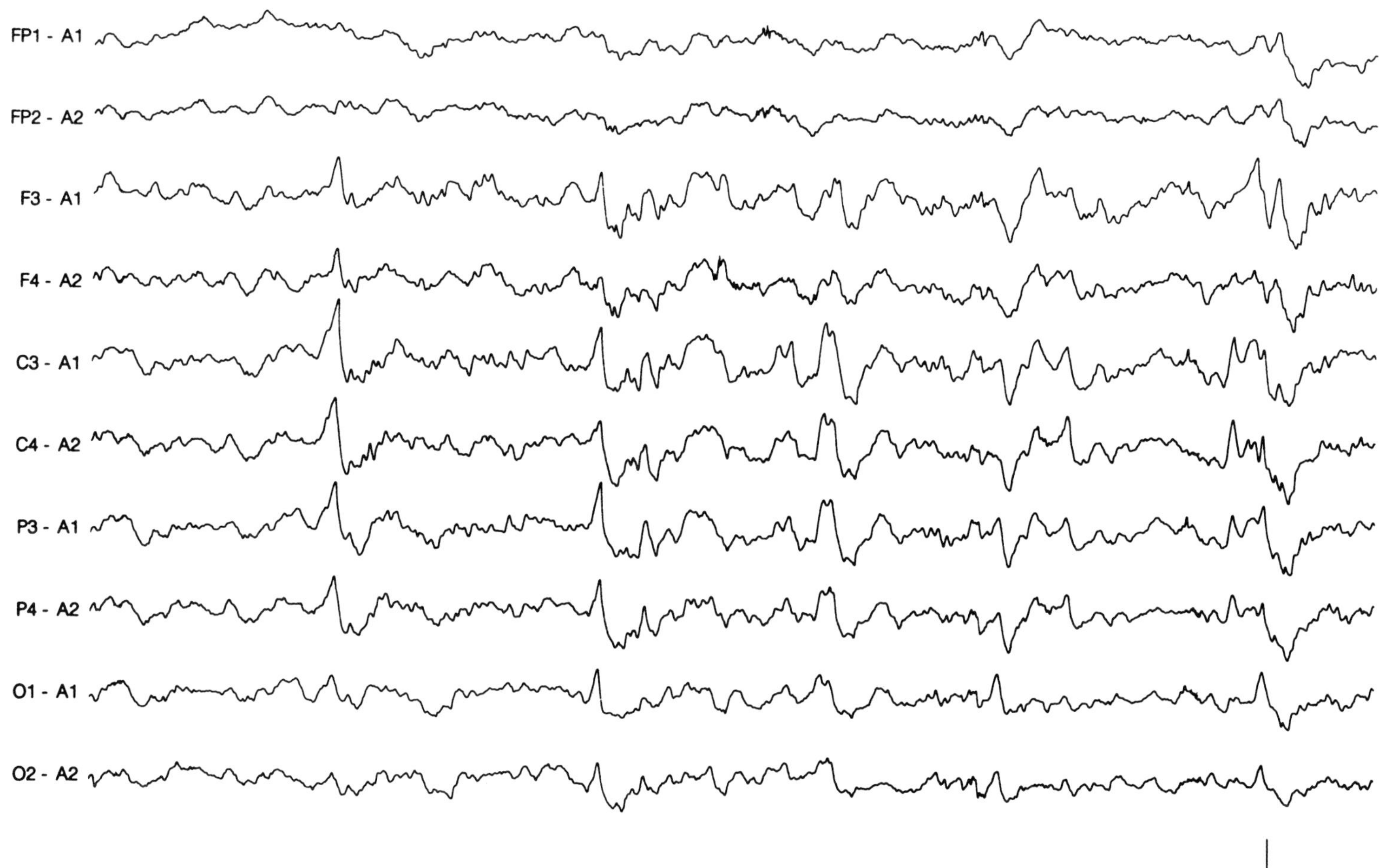

Abb. 3-98: Vertex-Wellen unterschiedlicher Morphologie in einer Referenzableitung. Dreijähriger Patient. Leichtschlaf. Beachte, dass die vierte Vertex-Welle überwiegend elektropositiv ist. Die Asymmetrie von Vertex-Wellen wechselt oft die Seite, wie in diesem EEG-Auszug, wo sie rechts frontal niedriger sind als links frontal. Eichsignal 1 s, 150 μV.

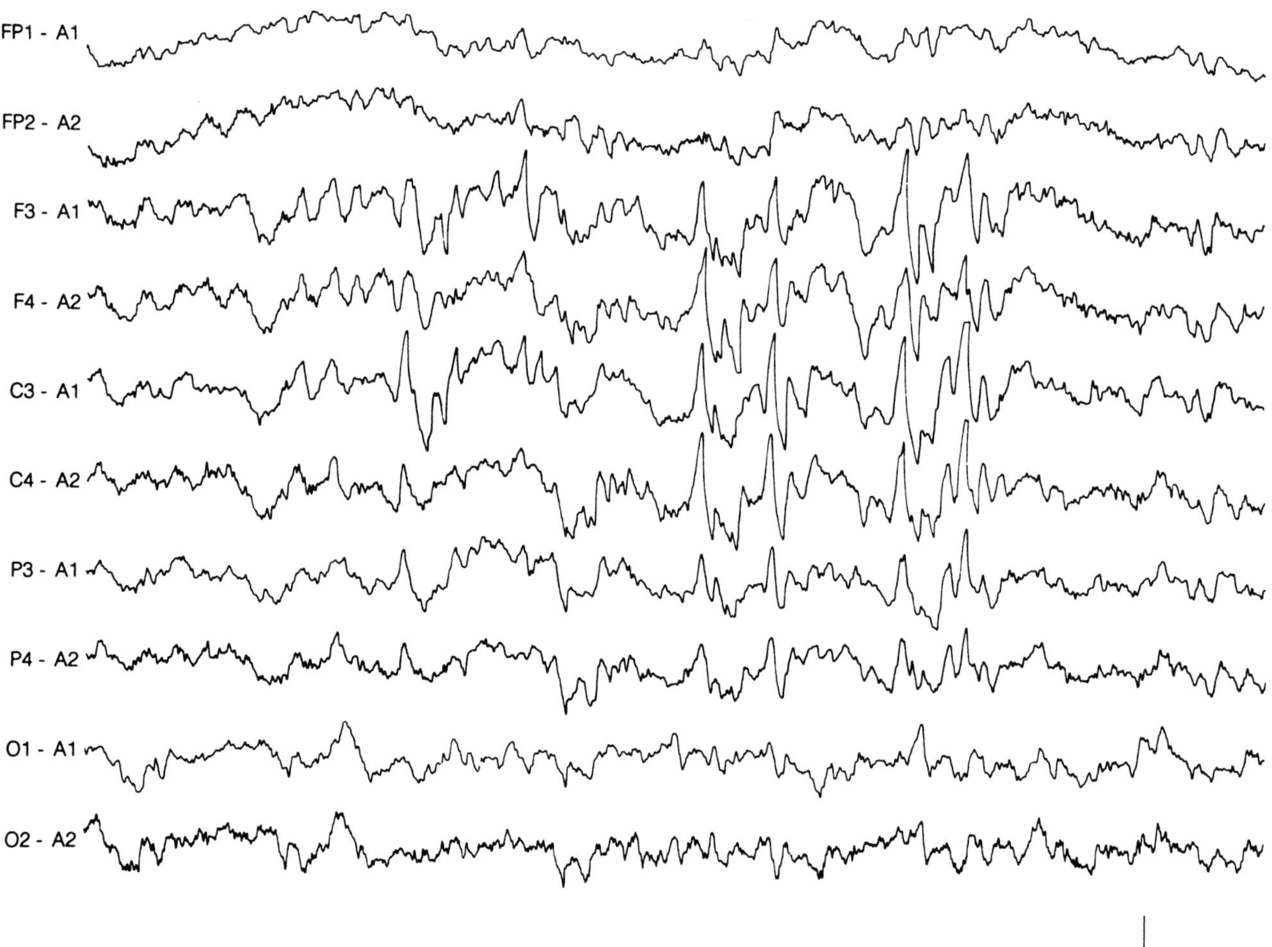

Abb. 3-99: Vertex-Wellen unterschiedlicher Morphologie. Nicht nur Morphologie, sondern auch Symmetrie unterscheiden sich; jedes dieser steilen Potenziale ist normal. Eichsignal 1 s, 100 μV.

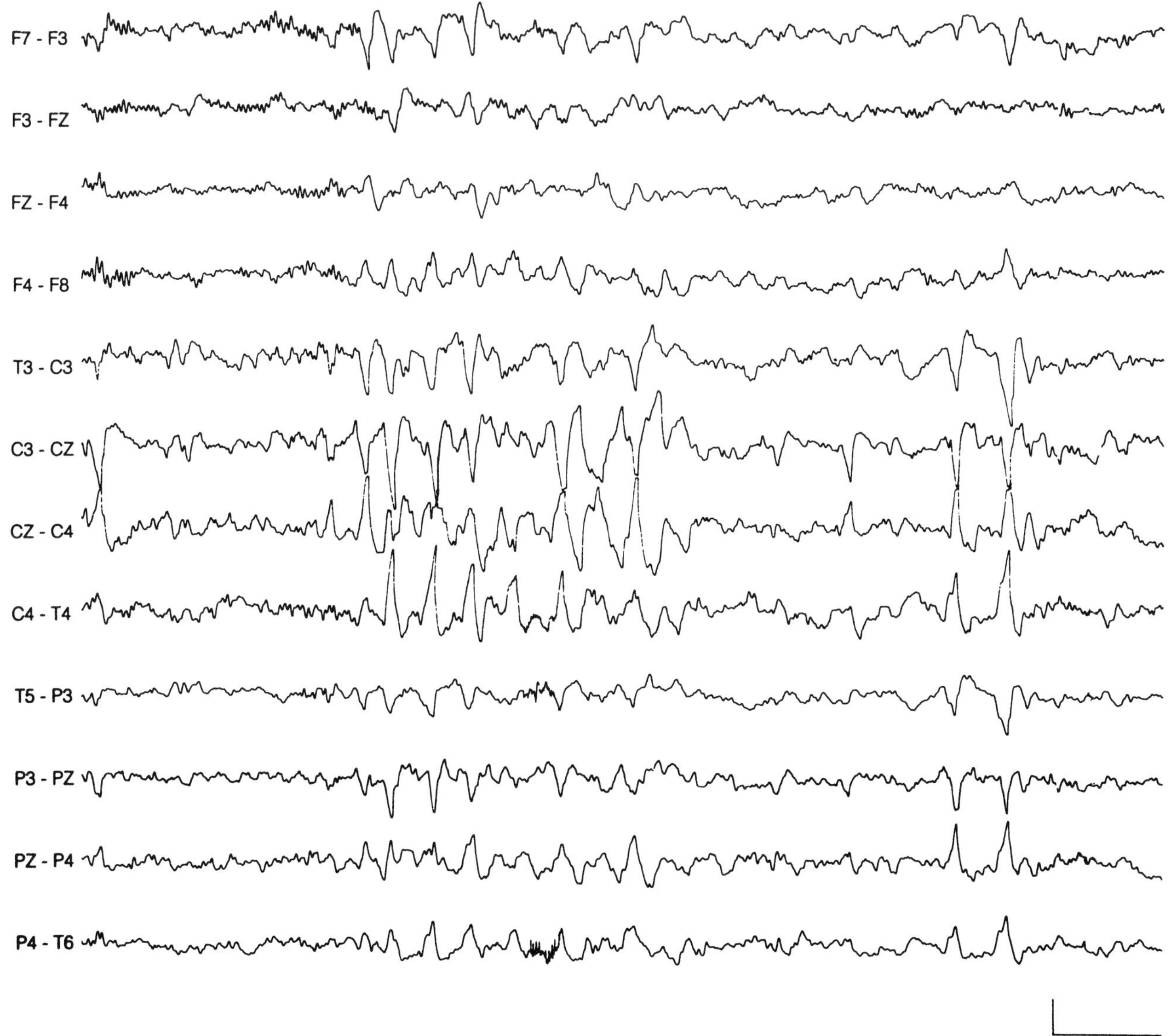

Abb. 3-100: Sequenzielle Vertex-Wellen. Achtjähriger Patient. Leichtschlaf. In der Kindheit treten Vertex-Wellen meist, wie hier in einer Querreihe gezeigt, in Sequenzen auf. Beachte die stärkere Beteiligung von Pz als von Fz. Eichsignal 1 s, 100 μV.

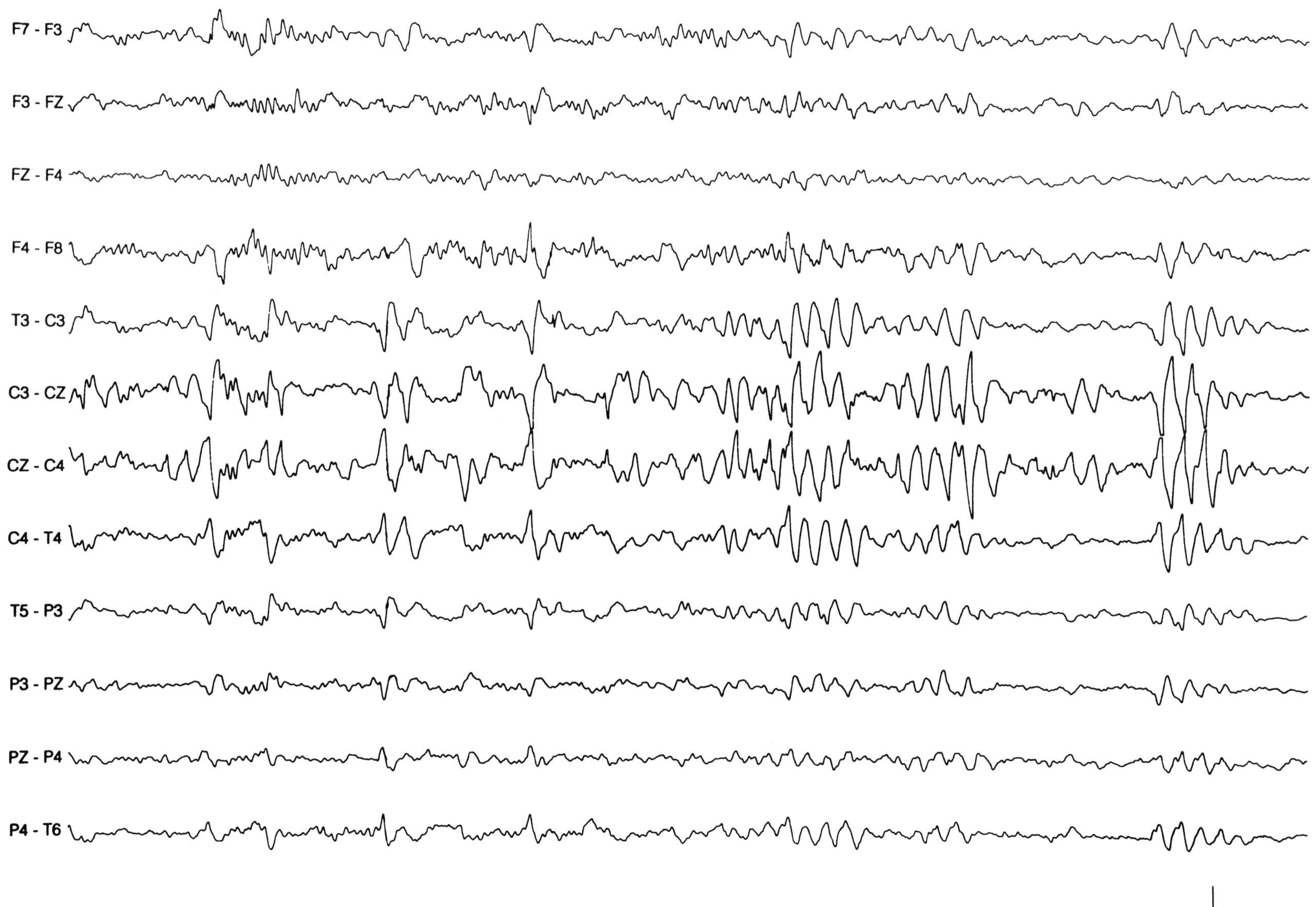

Abb. 3-101: Zu einem zentralen Rhythmus verschmelzende Vertex-Wellen. Neunjähriger Patient. Leichtschlaf. Die Vertex-Wellen sind so repetitiv, dass sie in der zweiten Hälfte dieses EEG-Auszugs zu einem zentralen Rhythmus verschmelzen. Eichsignal 1 s, 150 μV.

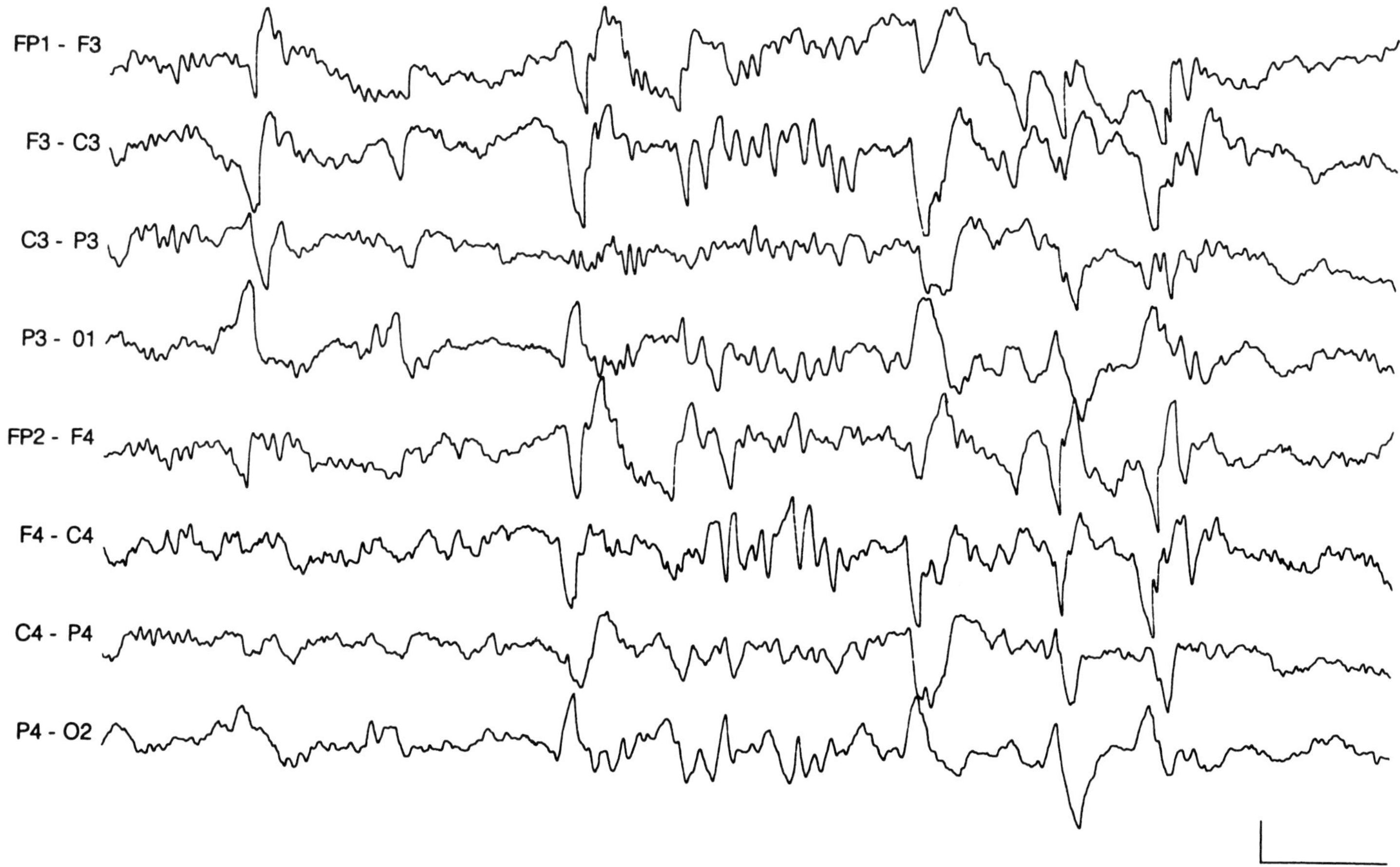

Abb. 3-102. Vertex-Wellen. Fünfjähriger Patient. Leichtschlaf. In dieser bipolaren Längsreihe weisen die repetitiven Vertex-Wellen eine unterschiedliche Morphologie und wechselnde Asymmetrien auf. Eichsignal 1 s, 100 μV.

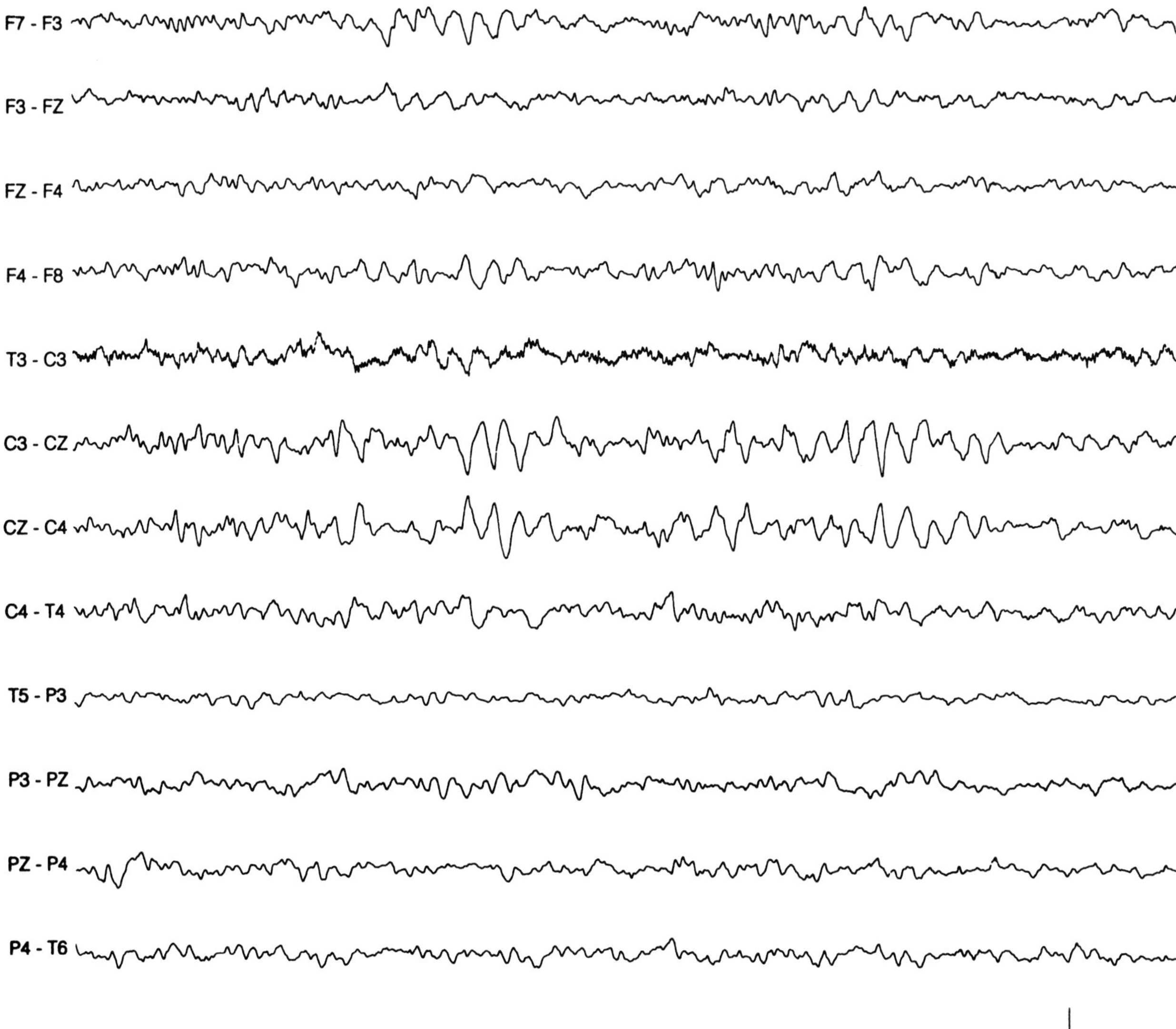

Abb. 3-103: Zentrale Theta-Aktivität. Dreijähriger Patient. Leichtschlaf. Gelegentlich tritt im Leichtschlaf ein frontozentraler Rhythmus mit einer Frequenz von 3–4 Hz auf. Beachte die Ähnlichkeit (und evtl. Identität) mit einem Rhythmus durch repetitive Vertex-Wellen in den vorausgegangenen Abbildungen. Eichsignal 1 s, 150 μV.

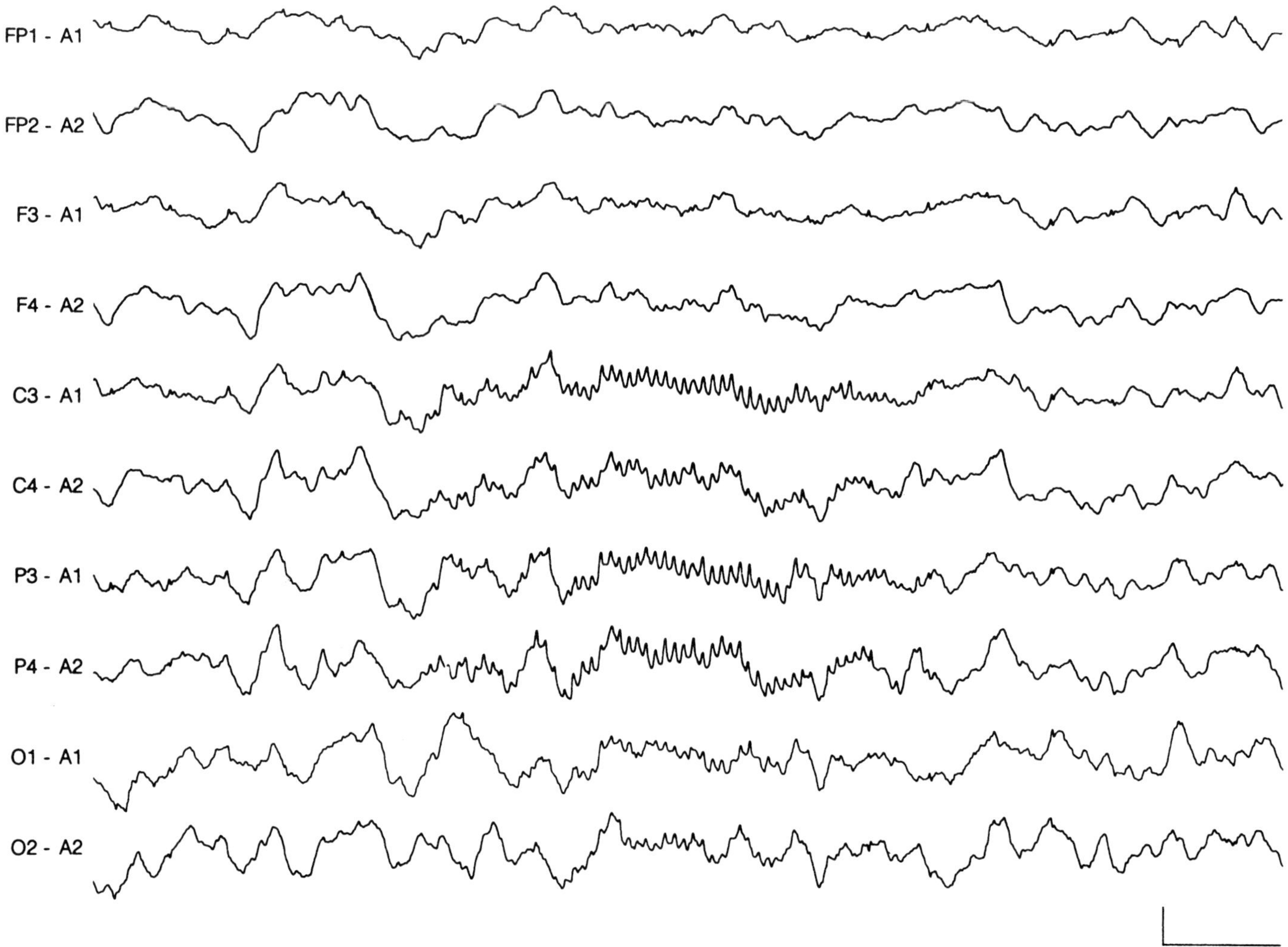

Abb. 3-104: Spindel. Vier Monate alter Patient. Schlaf. Relativ synchrone Spindel mit einer Dauer von fast 5 s. Diese zentroparietale Lage ist bei Säuglingen und Kleinkindern häufiger. Eichsignal 1 s, 100 μV.

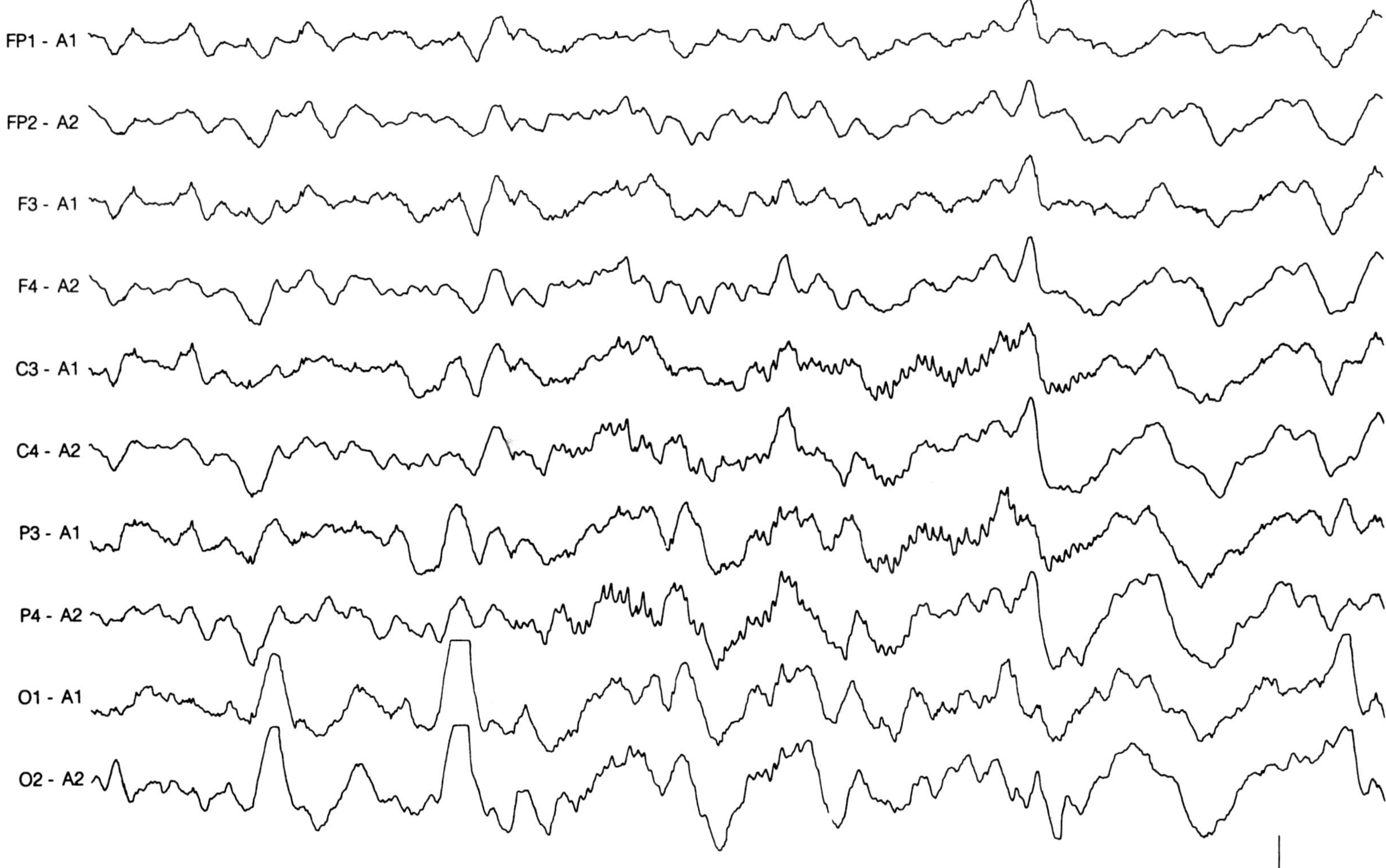

Abb. 3-105: Asynchrone Spindeln und okzipitale Delta-Aktivität. Vier Monate alter Patient. Schlaf. Prolongierte asynchrone zentroparietale Spindeln. Die Spindeln sind im Alter von drei bis neun Monaten länger als im späteren Leben. Spindeln sind bei Kindern unter zwei Jahren oft asynchron. Beachte die prominente okzipitale, scharf konturierte Delta-Aktivität, die bei Kleinkindern im Tiefschlaf ein Normalbefund ist; dadurch entsteht der normale «Frequenz–Amplituden-Gradient.» Eichsignal 1 s, 100 μV.

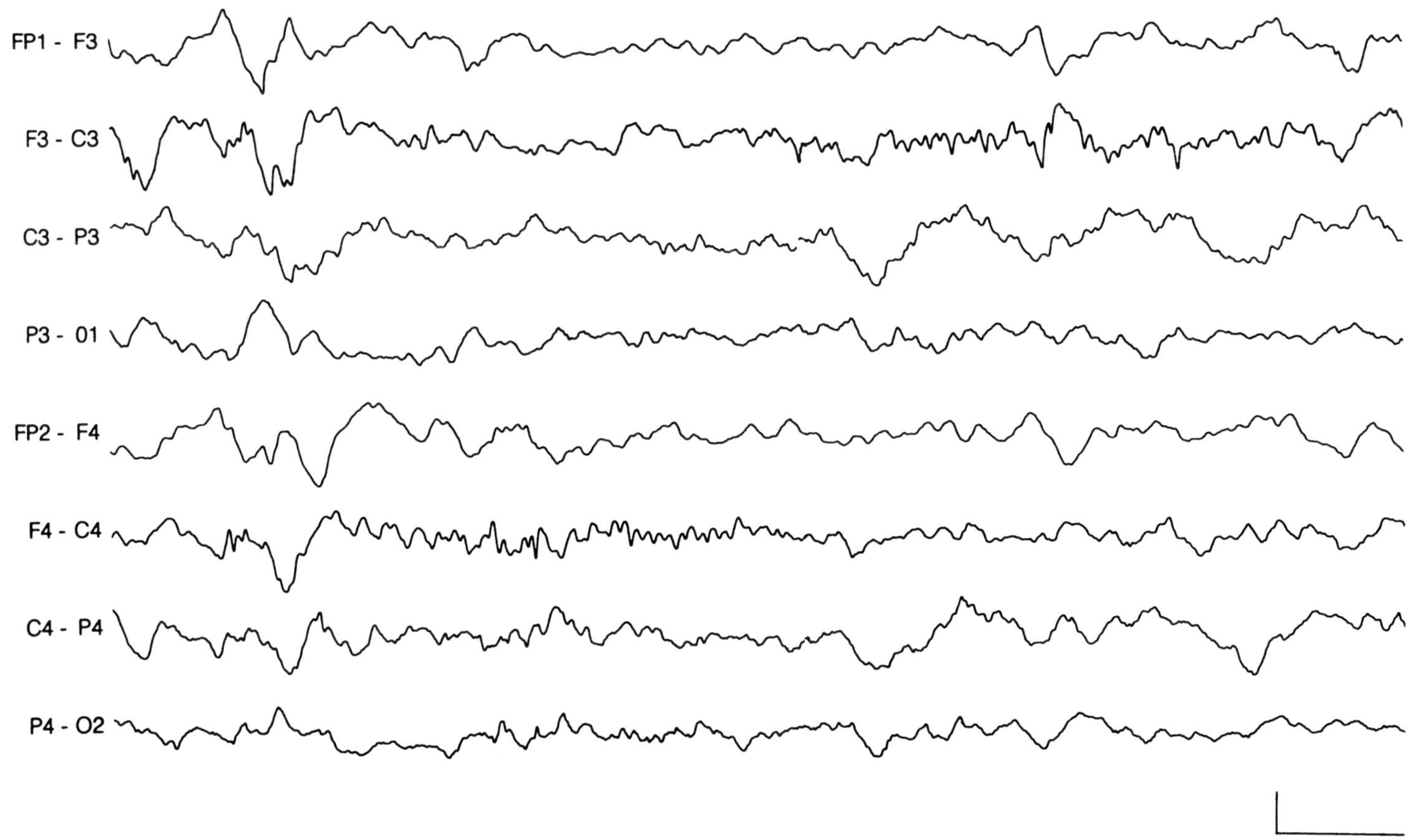

Abb. 3-106: Asynchrone Spindeln. Vier Monate alter Patient. Im 2. und 6. Kanal sind asynchrone Spindeln mit einer Länge von 3–4 s vorhanden. Sie sind bezogen auf die Hintergrund-Schlafaktivität niedrigamplitudig. Eichsignal 1 s, 150 μV.

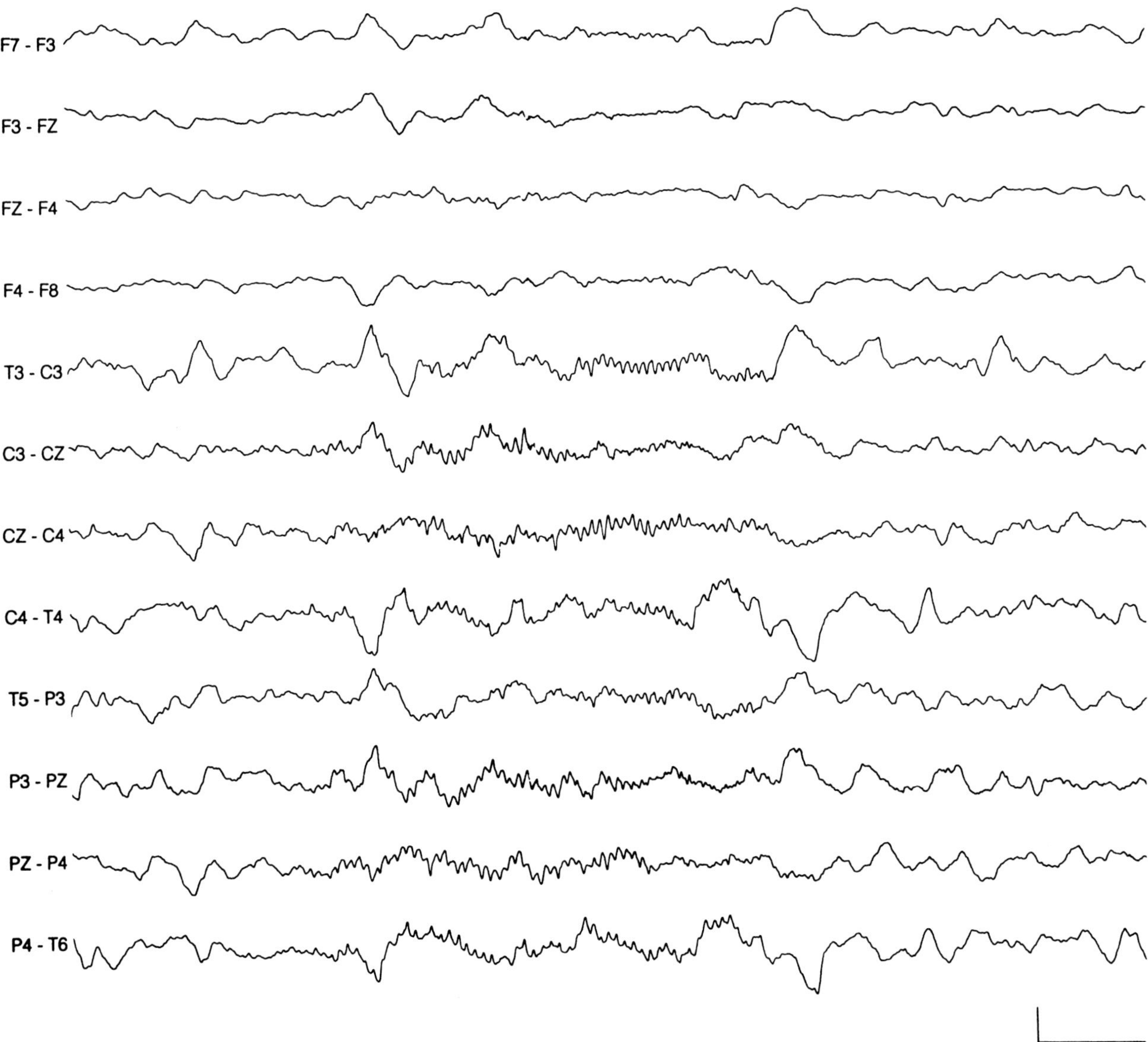

Abb. 3-107: Vertex-Wellen und Spindel. Vier Monate alter Patient. Schlaf. Nahezu angeheftet an die Vertex-Wellen tritt eine zentroparietale Spindel mit einer Dauer von 5 s auf. Beachte die typische geringe frontale Aktivität. Eichsignal 1 s, 100 μV.

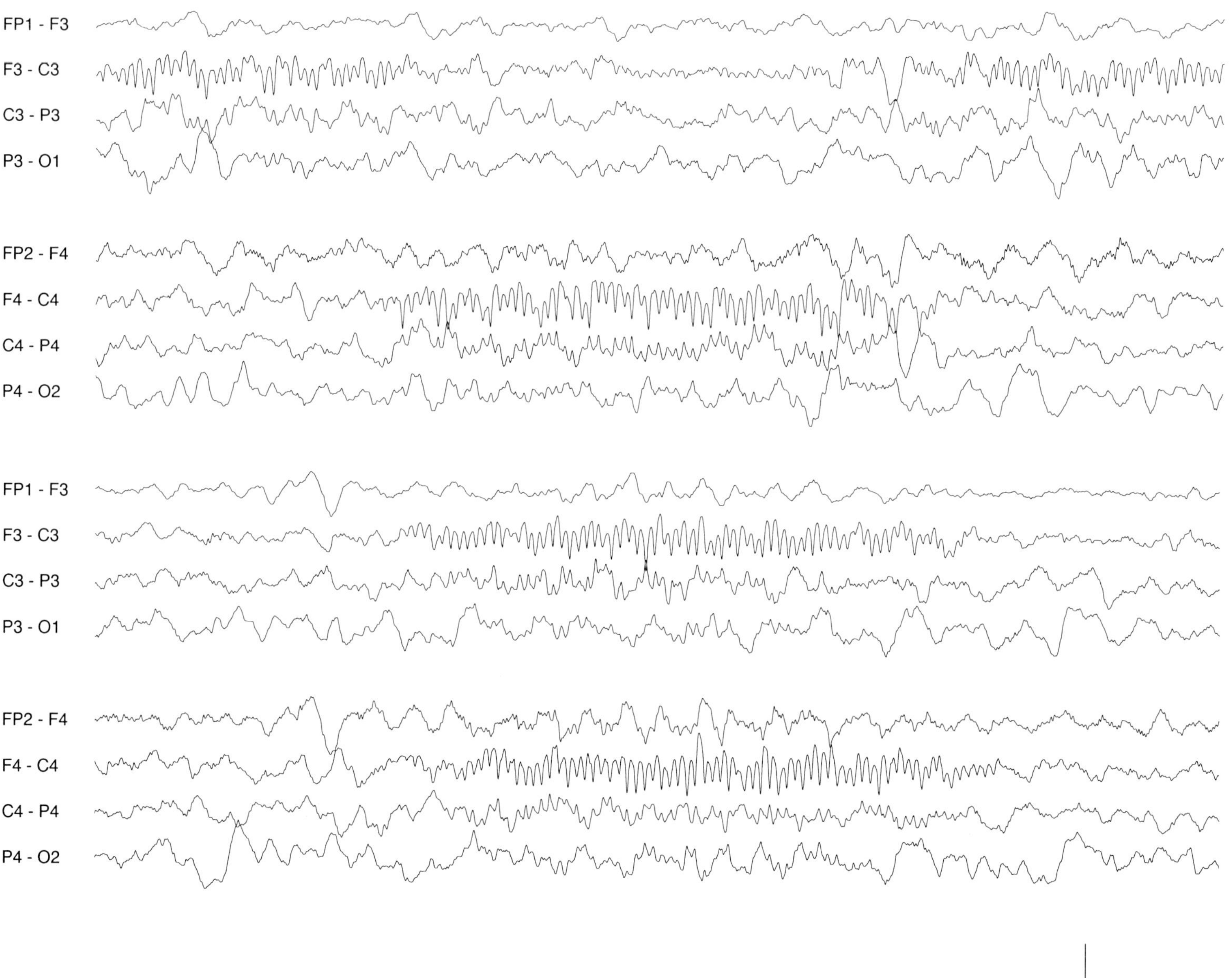

Abb. 3-108: Uni- und bilaterale Spindeln. Vier Monate alter Patient. Schlaf, zwei Ableitungen. Spindeln sind bei Kindern oft arkadenförmig und können transient und wechselnd unilateral auftreten (1.–8. Kanal). Beachte die posterior akzentuierte Delta-Aktivität, ein weiteres bei Kleinkindern normales Phänomen. Eichsignal 1 s, 100 μV.

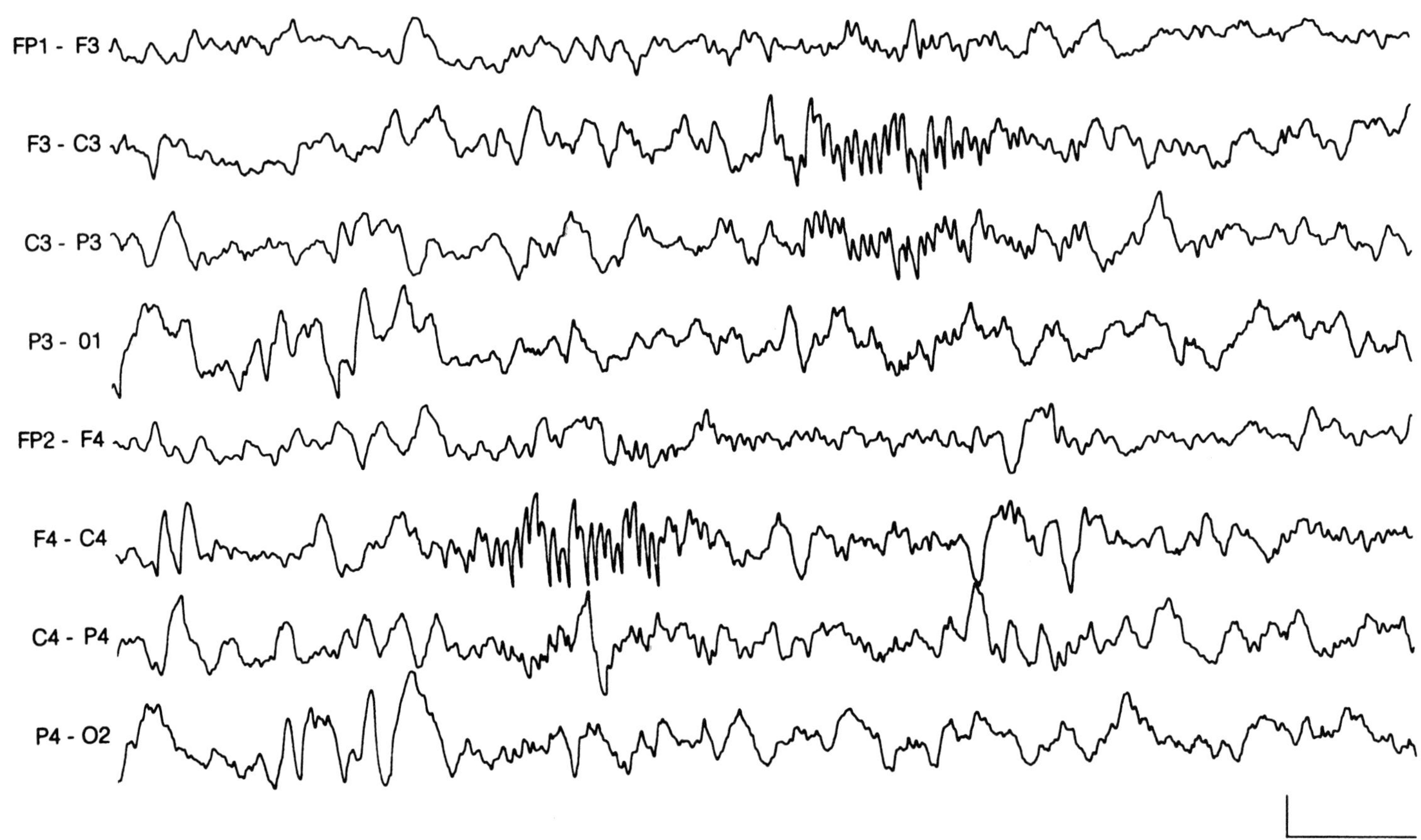

Abb. 3-109: Asynchrone, arkadenförmige Spindeln. Neun Monate alter Patient. Schlaf. Diese Konfiguration von Spindeln ist typisch für dieses Alter. Eichsignal 1 s, 100 μV.

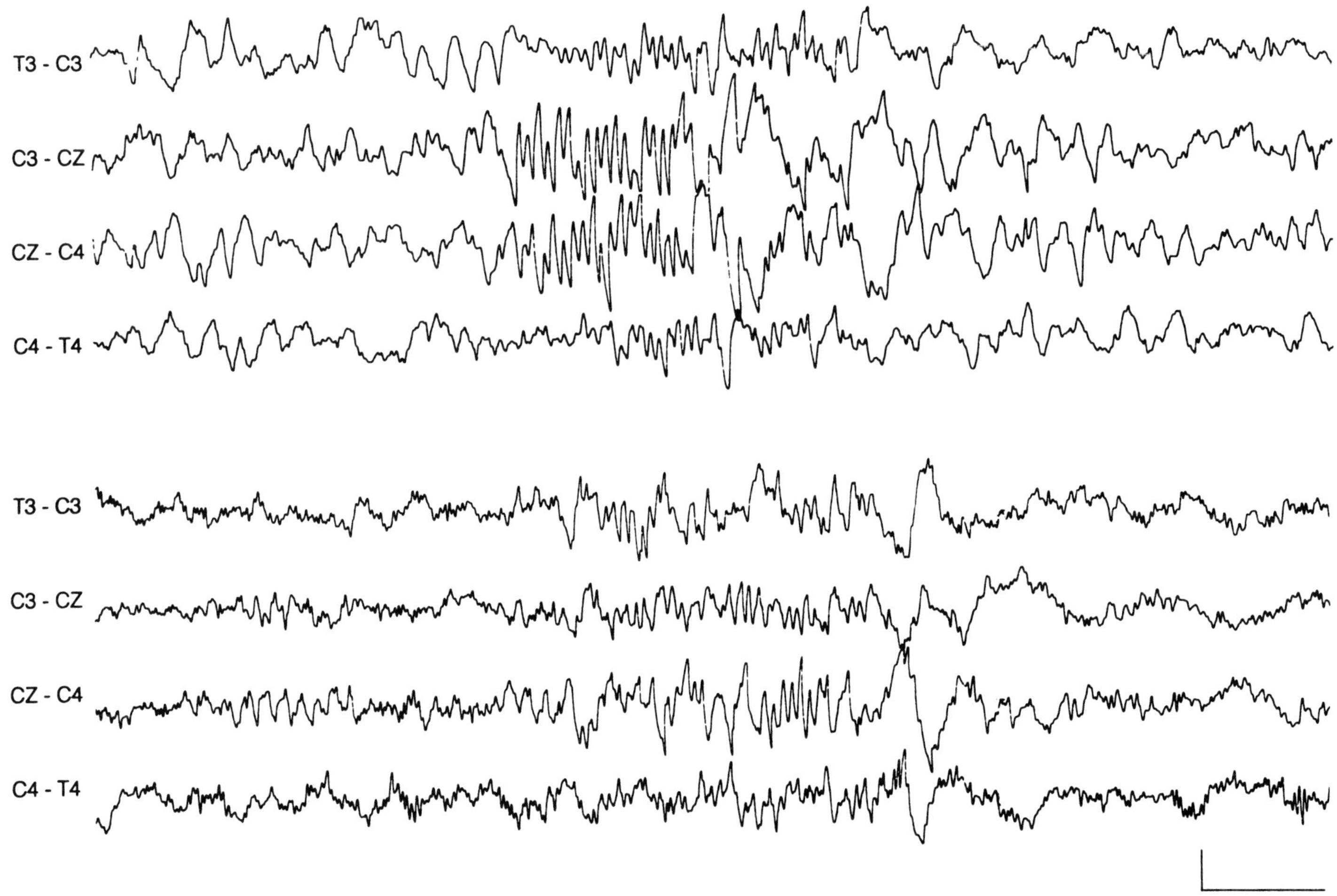

Abb. 3-110: Vertex-Wellen, Spindeln und Beta-Aktivität. Neun Monate (oben) und zwei Jahre (unten) alter Patient. Schlaf. Diese Komponenten bilden gemeinsam eine Serie normaler, scharf konturierter Wellen. Eichsignal 1 s, 100 μV.

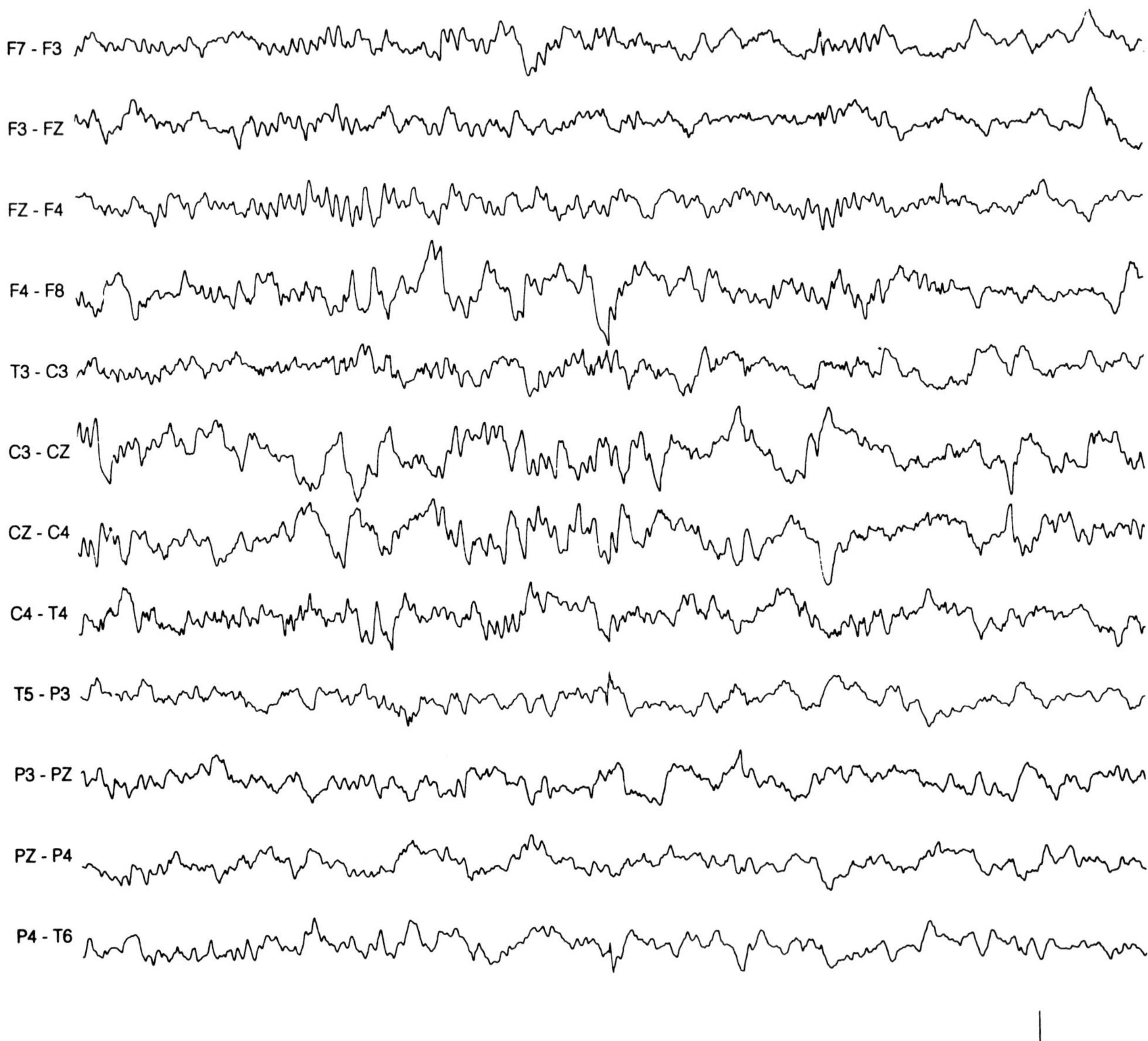

Abb. 3-111: Zentrale Rhythmen; kein Artefakt. Fünfjähriger Patient. Im tieferen Schlaf besteht eine prominente Delta-Aktivität in den zentroparietalen Bereichen. Gemeinsam mit anderen zentralen Rhythmen, wie Spindeln, Vertex-Wellen und Theta-Aktivität, entsteht ein chaotisches Artefakt-ähnliches Bild. Eichsignal 1 s, 100 μV.

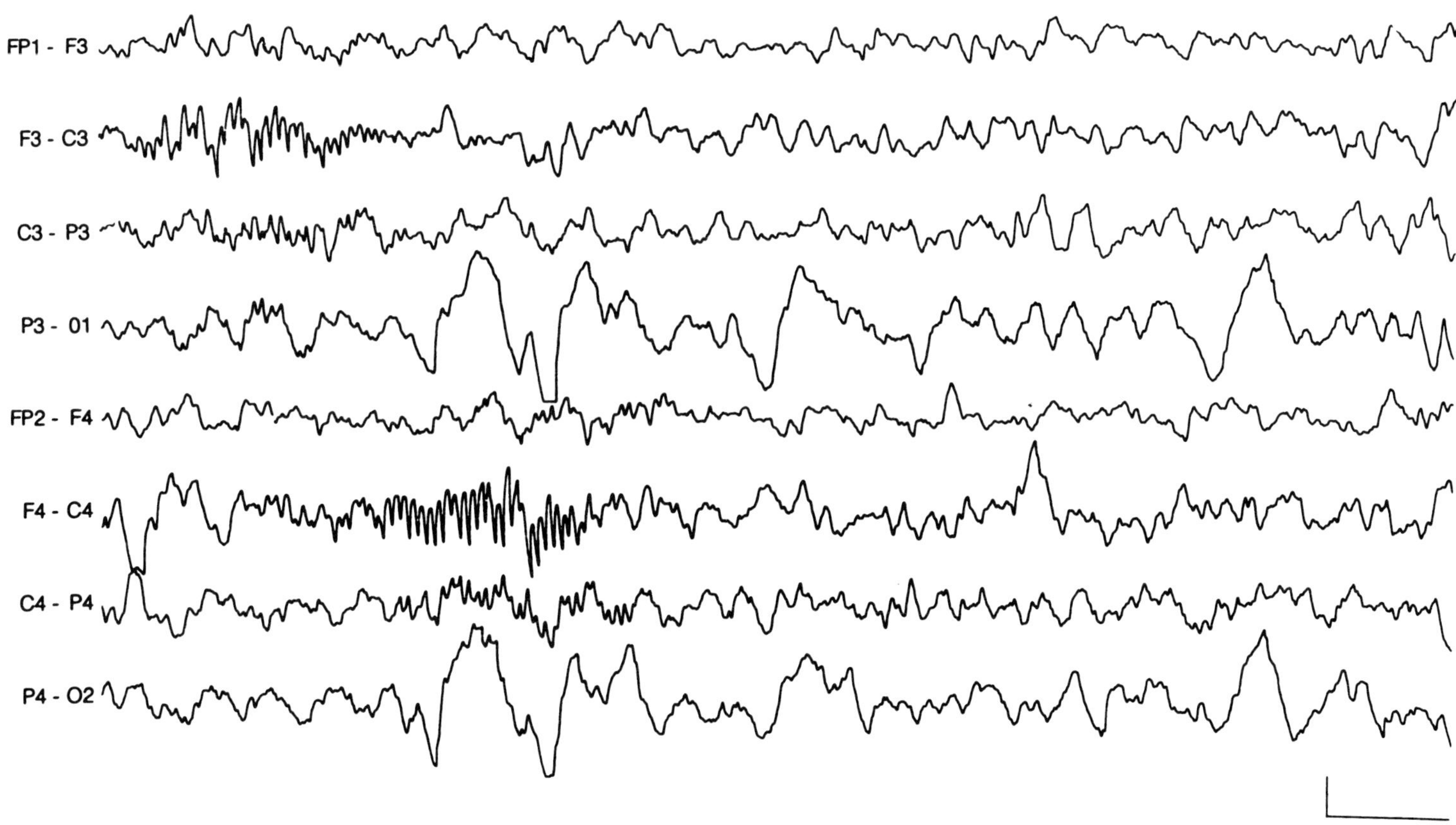

Abb. 3-112. Scharf konturierte okzipitale Delta-Aktivität. Neun Monate alter Patient. Schlaf. Gutes Beispiel für eine posterior akzentuierte Delta-Aktivität mit scharf konturierten Wellen. Beachte die asynchronen, arkadenförmigen Spindeln. Eichsignal 1 s, 100 μV.

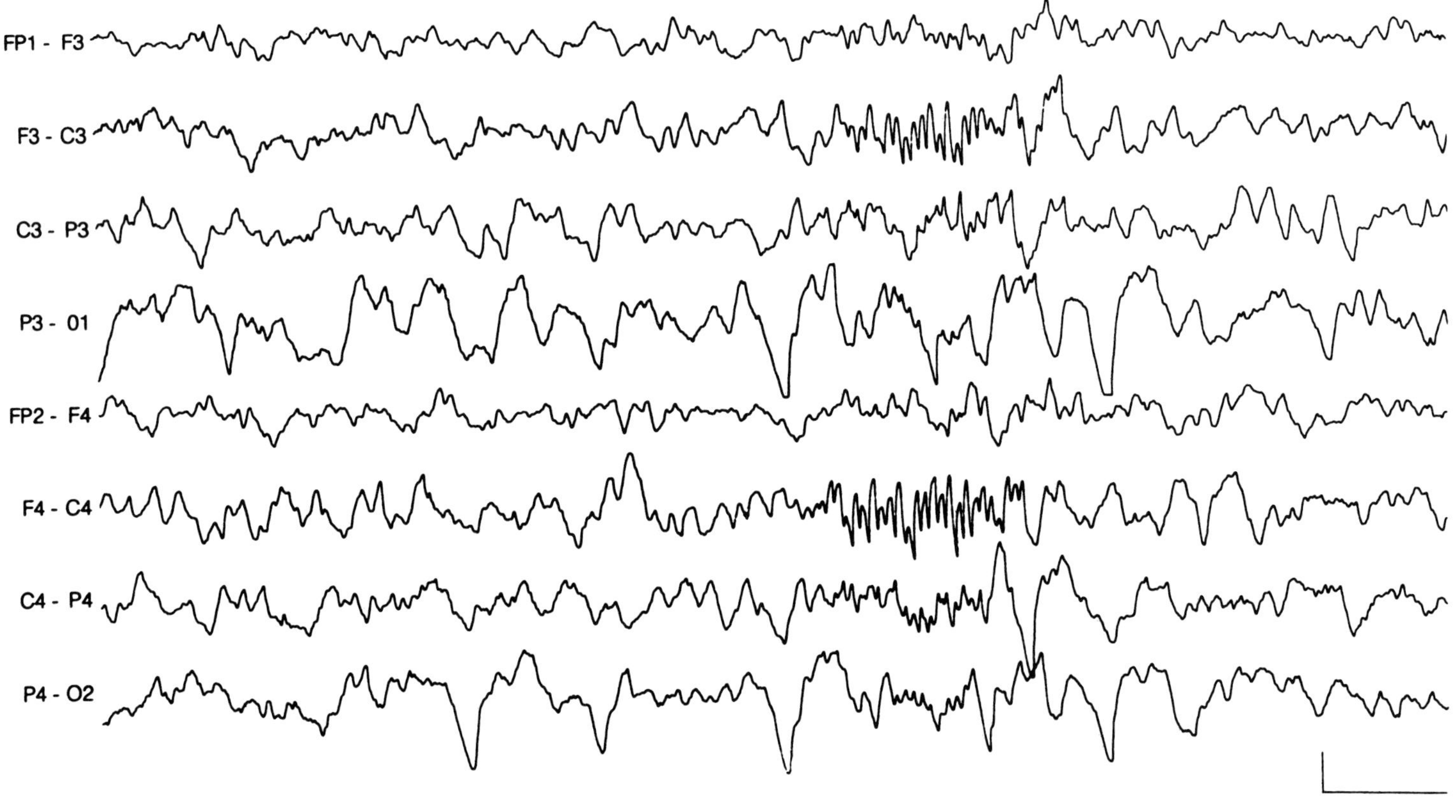

Abb. 3-113: Scharf konturierte okzipitale Delta-Aktivität. Neun Monate alter Patient. Ähnlich wie Abbildung 3-112. Eichsignal 1 s, 100 μV.

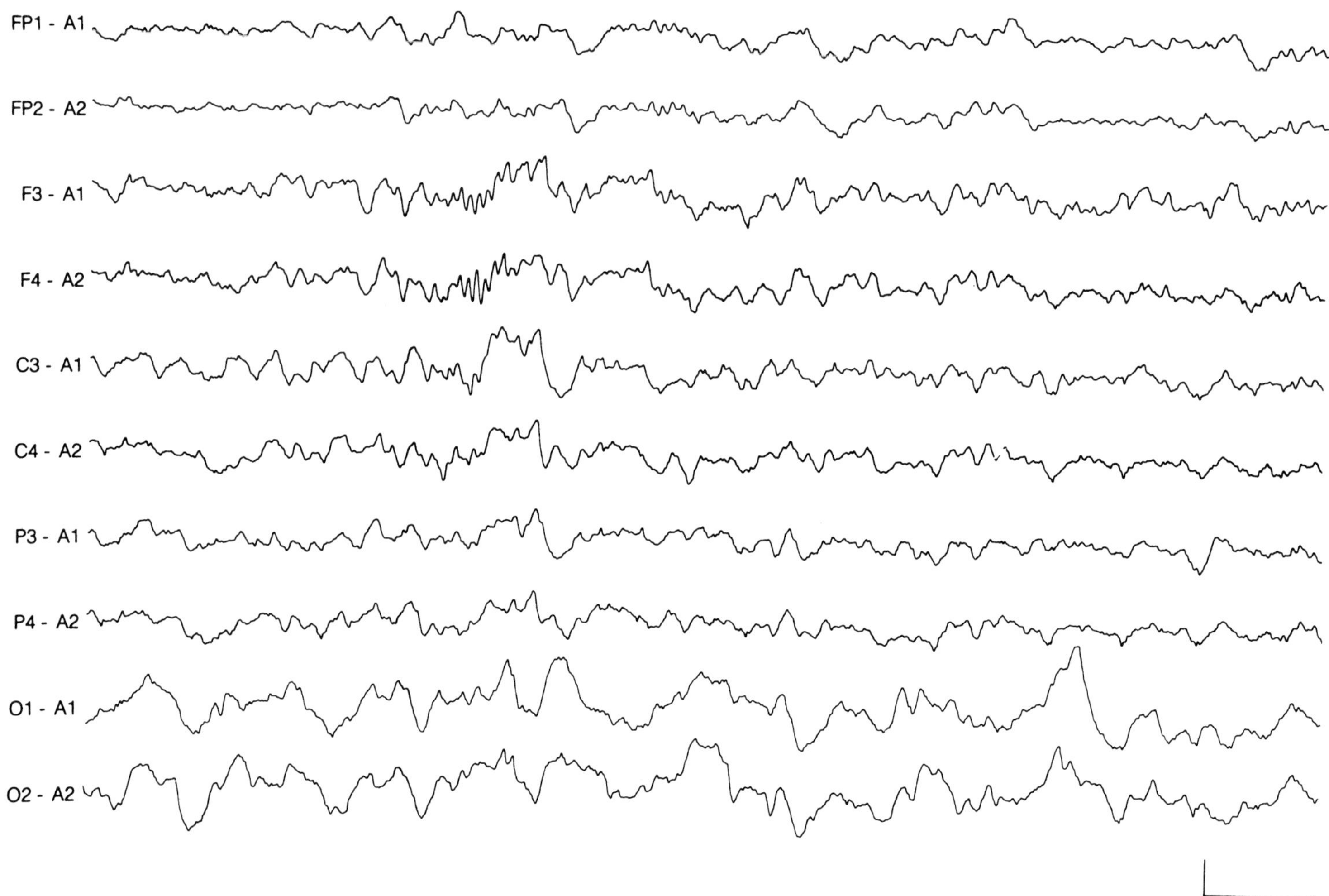

Abb. 3-114: Okzipitale Delta-Aktivität und minimale Spindeln. Dreijähriger Patient. Schlaf. Diese Referenzableitung ist ein weiteres Beispiel für eine normale, kontinuierliche, gelegentlich scharf konturierte okzipitale Delta-Aktivität. Beachte die minimalen Spindeln (F3,4). Eichsignal 1 s, 200 μV.

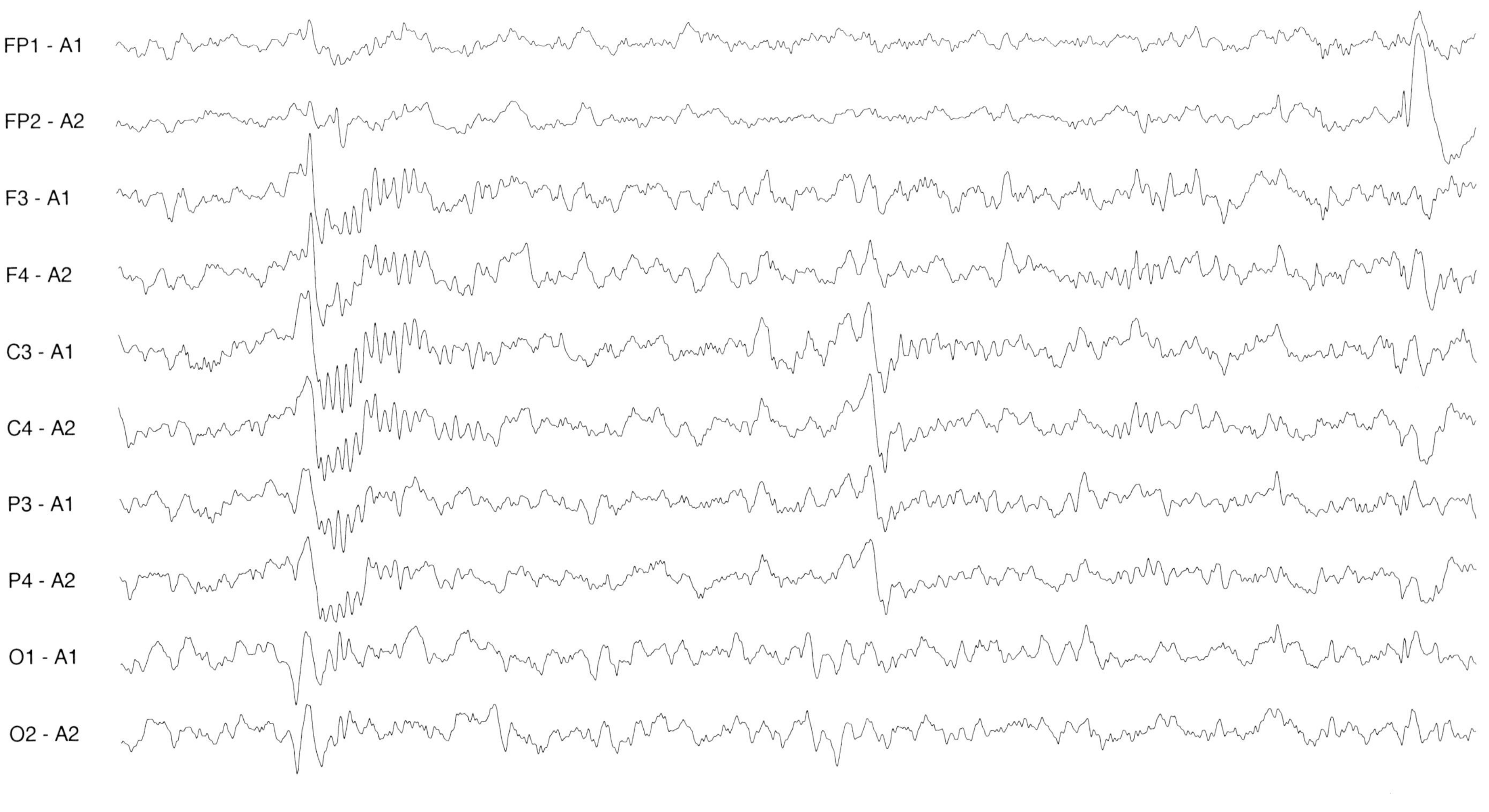

Abb. 3-115: K-Komplex und scharfe, transiente Vertex-Wellen. Sechsjähriger Patient. Schlaf. Der linke Teil dieses EEG-Auszugs enthält eine einzelne Vertex-Welle, auf die hochfrequente Spindeln folgen. Anschließend treten repetitive Vertex-Wellen auf. Im weiter rechten Anteil des EEG-Auszugs ist eine inzidentelle, rechts frontopolare (FP2) Spitze zu erkennen. Finden Sie noch eine? Eichsignal 1 s, 100 μV.

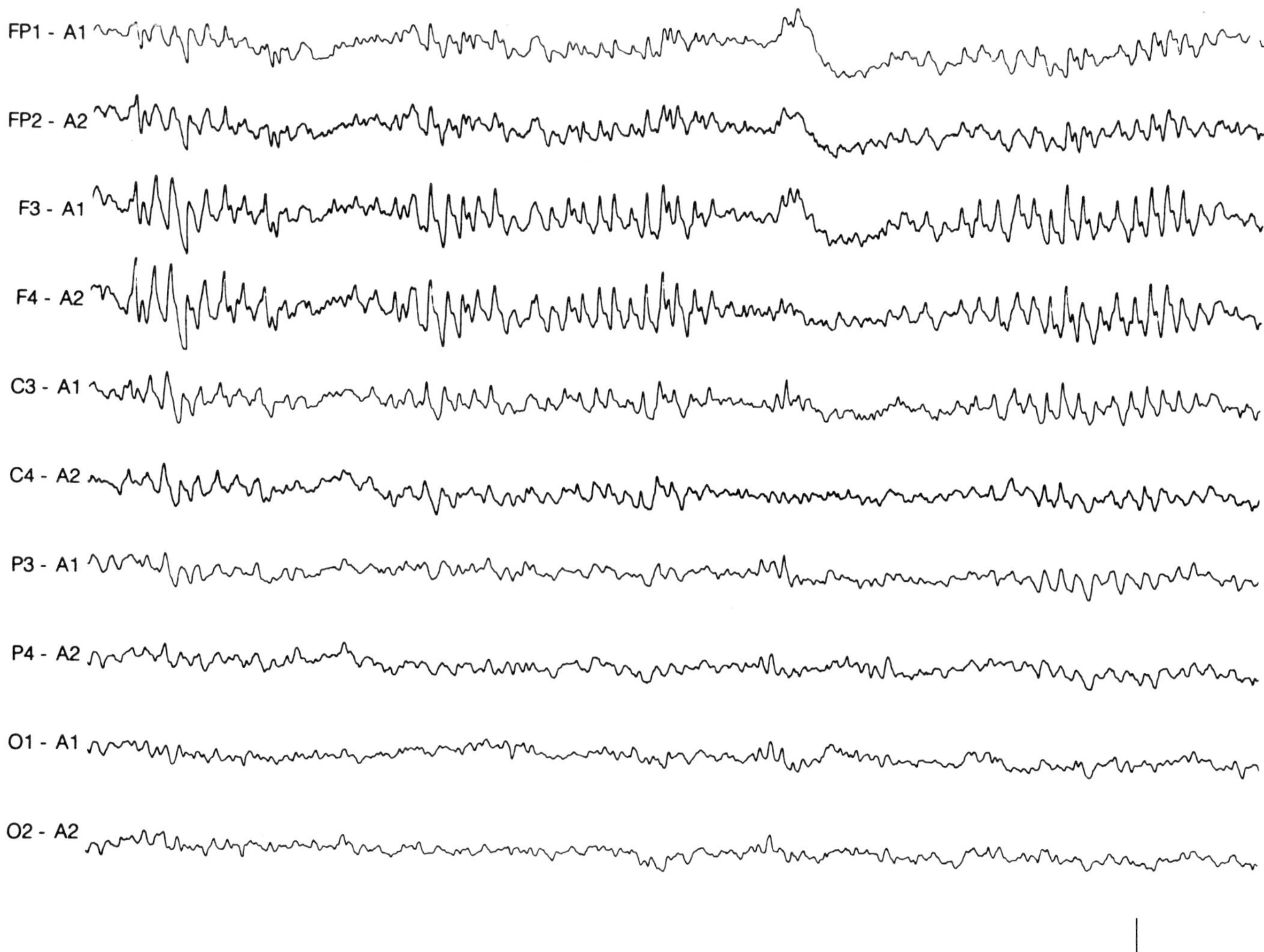

Abb. 3-116: Theta-förmige Spindeln. 16-jähriger Patient. Schlaf. Diese steilen Wellen mit einer Frequenz von 7 Hz in den superioren frontalen Bereichen (F3,4) sind tatsächlich Spindeln, deren Rate durch die Kerbe halbiert ist. Eichsignal 1 s, 70 μV.

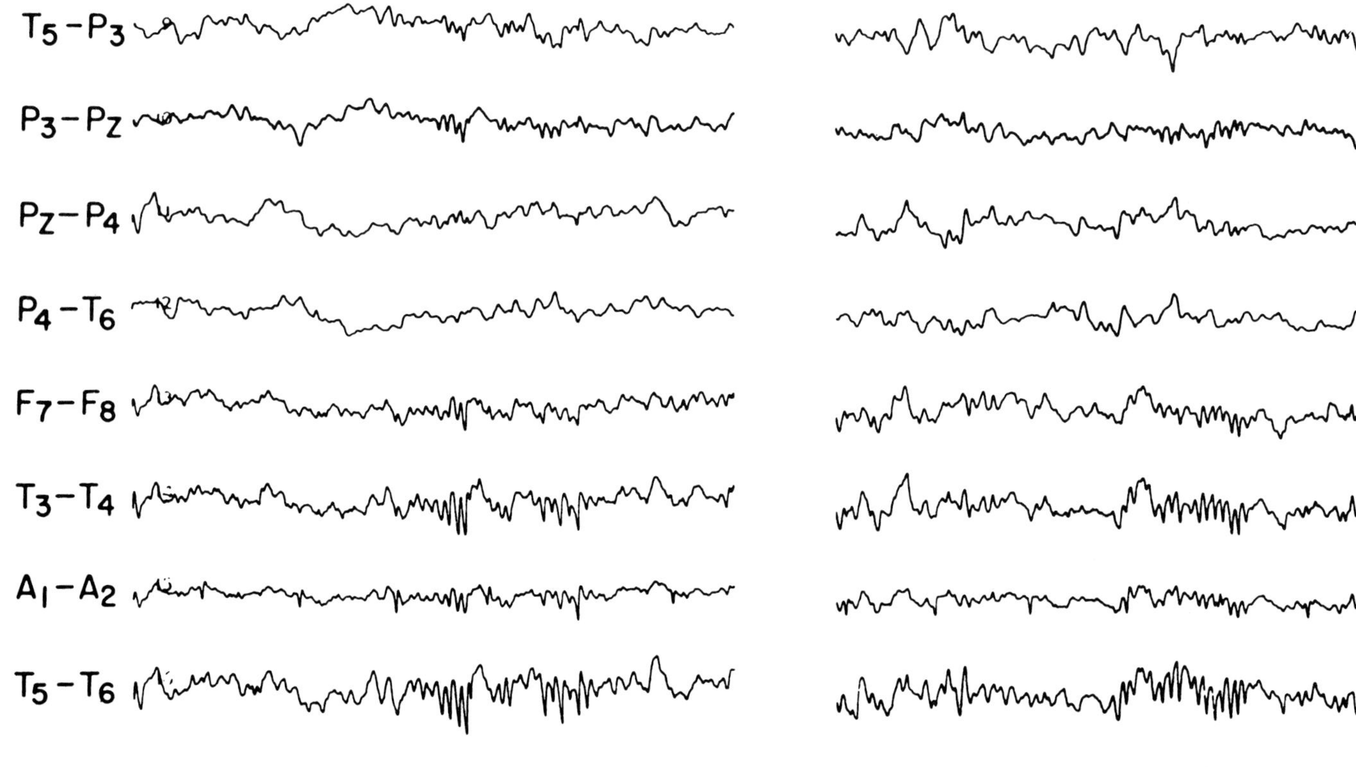

Abb. 3-117: Typische 14- und 6-Hz-positive Spitzen. 13-jähriger Patient. Schlaf. Gut abgegrenzte 14- und 6-Hz-positive Spitzen (14- und 6-Hz-positiver Burst), die am besten in den interhemisphärischen Ableitungen zu erkennen sind. Eichsignal 1 s, 70 μV.

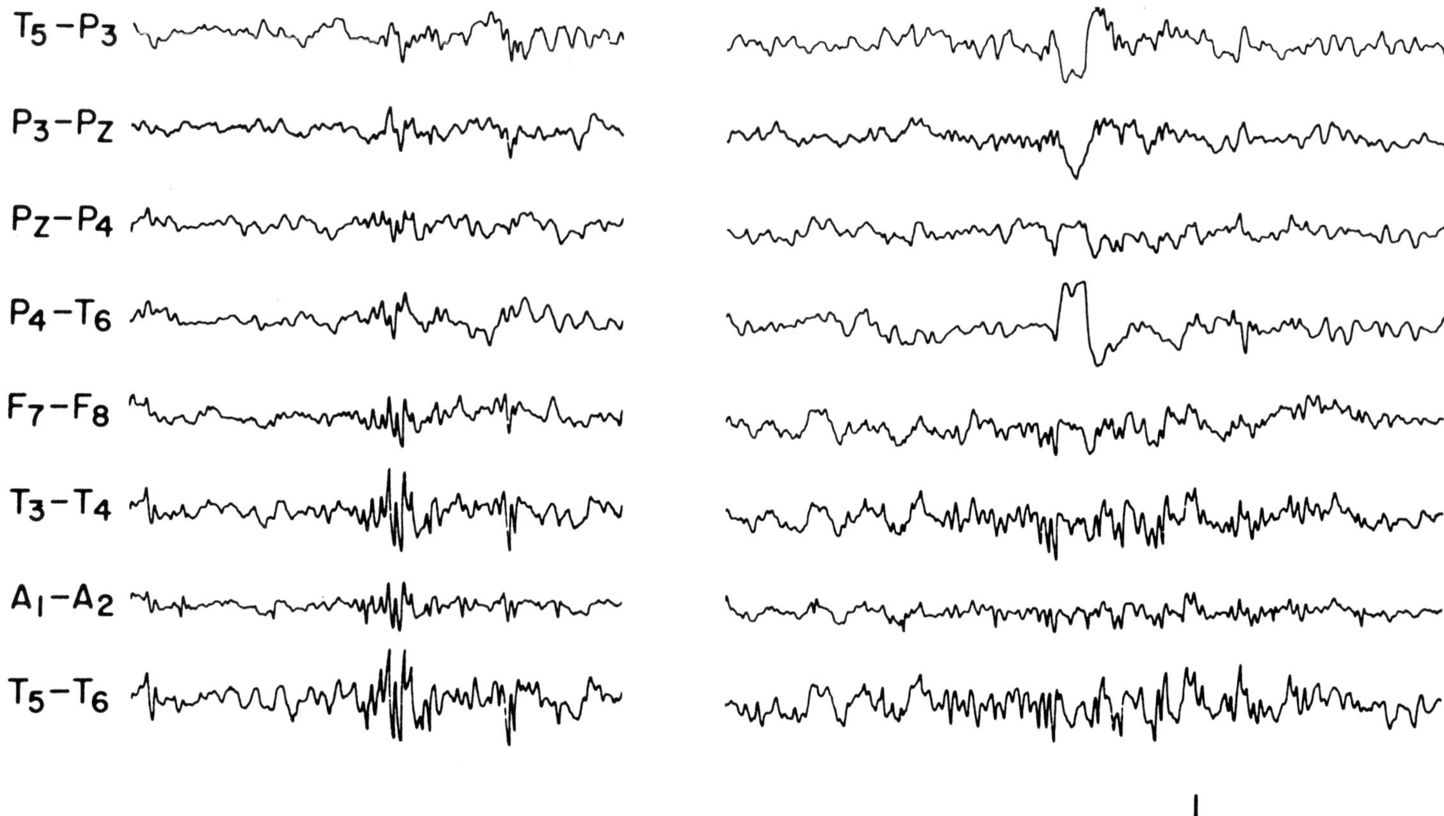

Abb. 3-118: Atypische 14- und 6-Hz-positive Spitzen. 13-jähriger Patient. Schlaf. Durch die Überlagerung der 14- und 6-Hz-positiven Spitzen durch eine ausgeprägte Hintergrundaktivität entsteht ein Phänomen, das mit anormalen Polyspikes verwechselt werden könnte. Eichsignal 1 s, 70 μV.

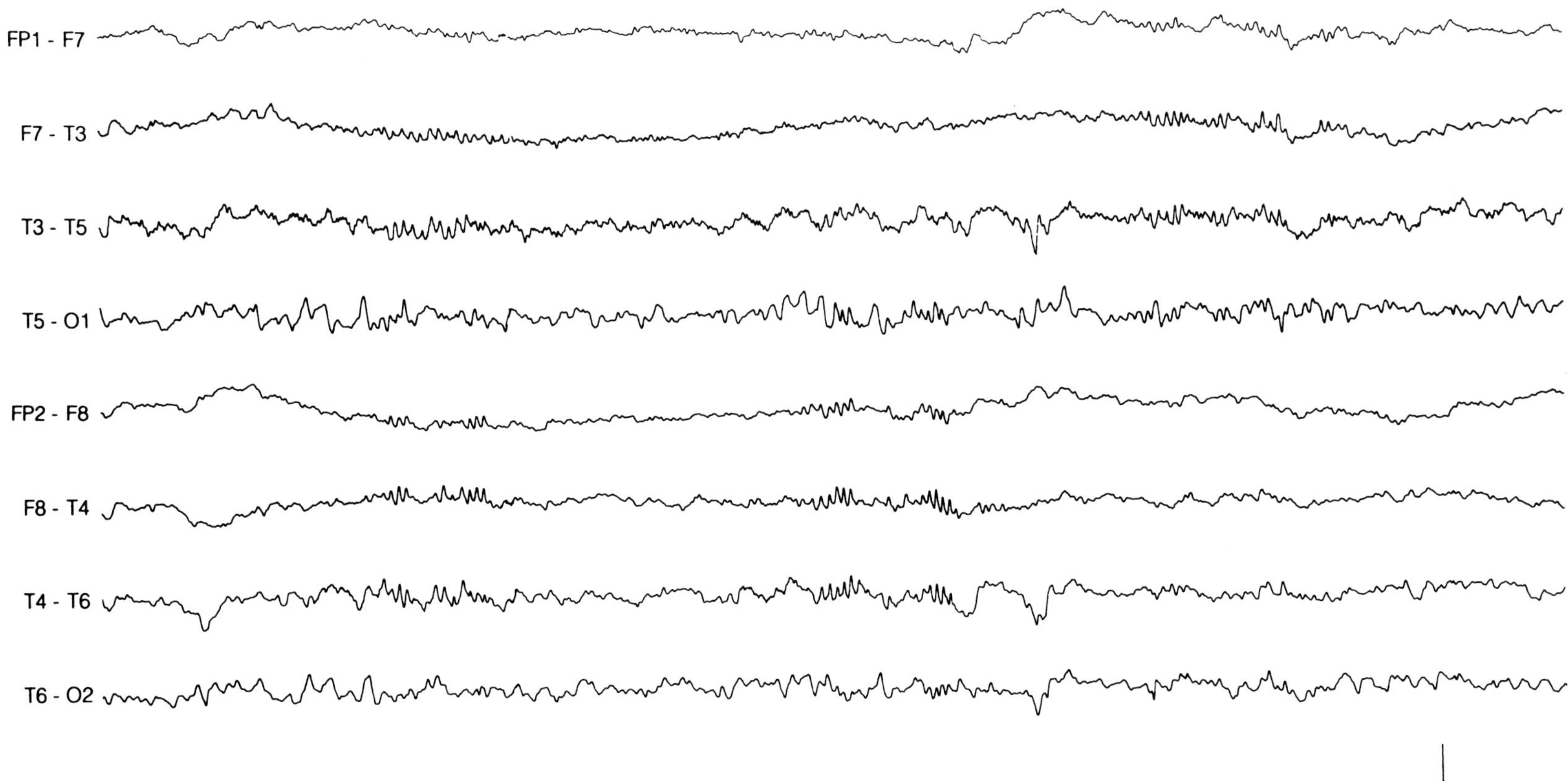

Abb. 3-119: 14- und 6-Hz-positive Spitzen. 13-jähriger Patient. Leichtschlaf. In dieser bipolaren Längsreihe sind nur geringe 14- und 6-Hz-positive Spitzen vorhanden. Eichsignal 1 s, 70 μV.

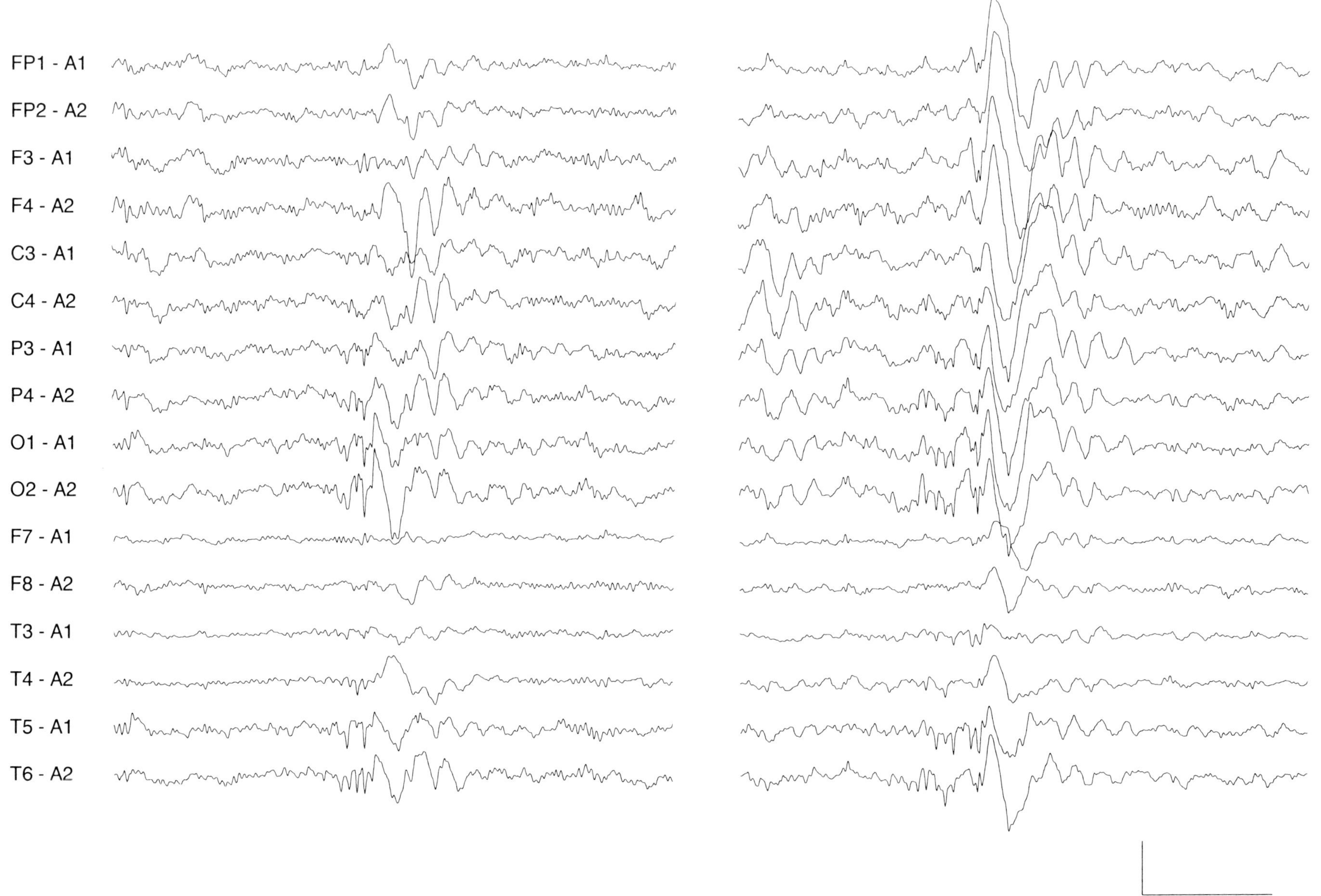

Abb. 3-120: 14- und 6-Hz-positive Spitzen und N-förmige Wellen. Sechsjähriger Patient. Schlaf. Bei manchen Patienten, liegen die häufigen 14- und 6-Hz-positiven Spitzen und Vertex-Wellen dicht zusammen, sodass die Vertex-Welle N-förmig imponiert (Reiher und Carmant, 1991). Eichsignal 1 s, 150 μV.

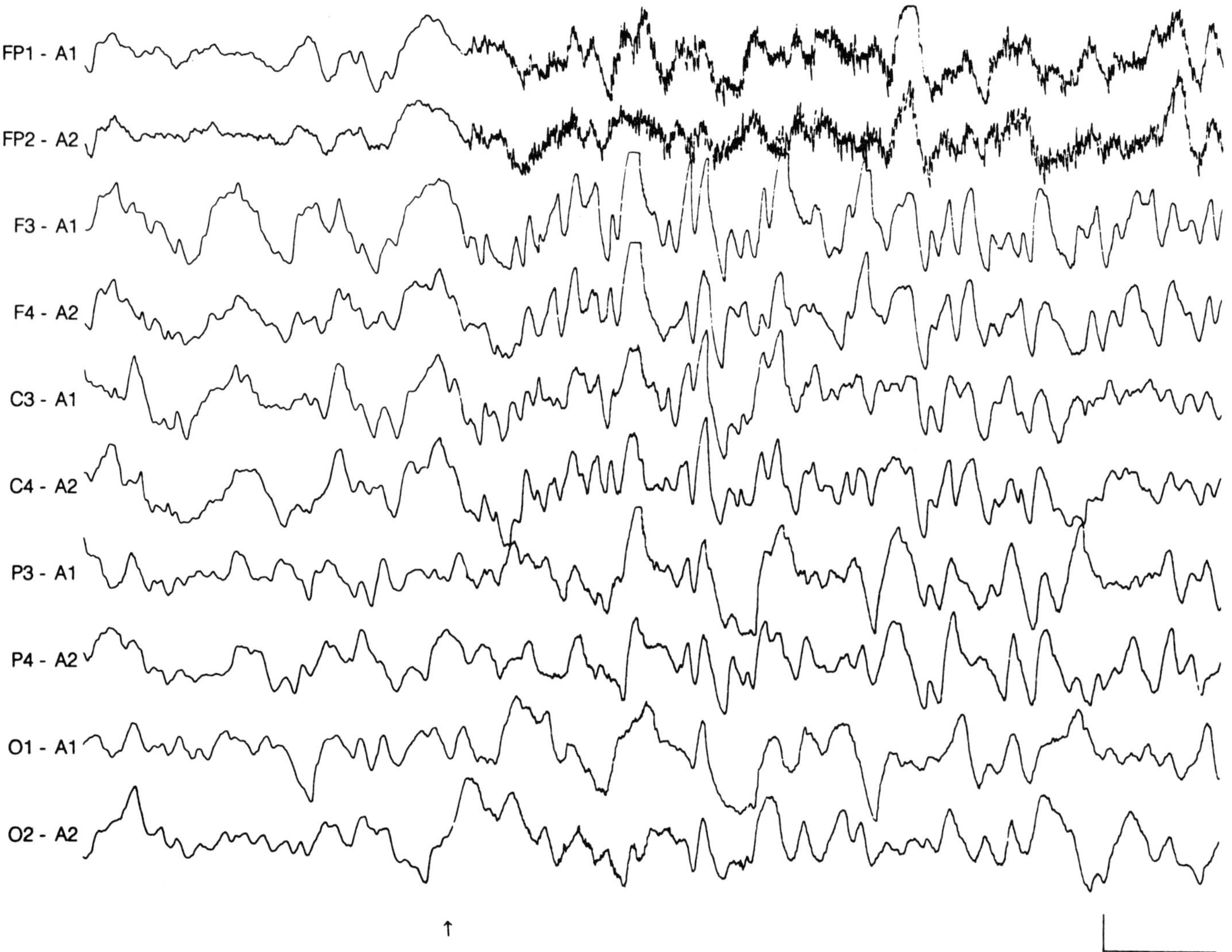

Abb. 3-121: Arousal. 23 Monate alter Patient. Dieses Arousal (↑) beginnt mit einer Mischung aus Delta-Aktivität und rhythmischer Theta-Aktivität. Die superiore frontale Delta-Aktivität ist rhythmischer und höherfrequenter als die parieto-okzipitale Delta-Aktivität; diese beiden Deltas treten in der Regel nicht synchron auf. Eichsignal 1 s, 200 μV.

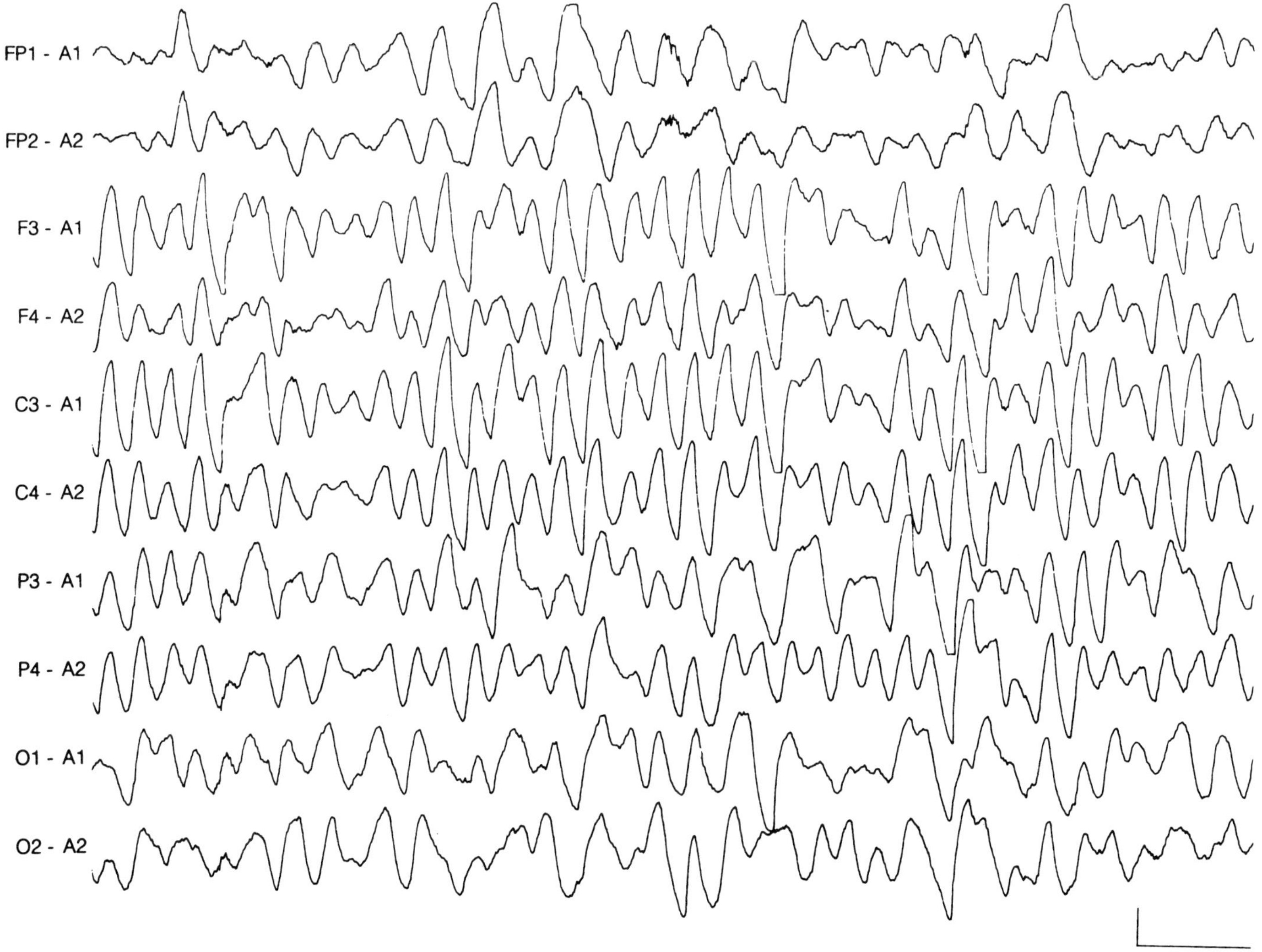

Abb. 3-122: Arousal. 23 Monate alter Patient. Derselbe Patient wie in Abbildung 3-121 eine Minute später. Die Theta-Aktivität mit einer Frequenz von 5–6 Hz wurde durch superiore frontoparietale rhythmische Wellen mit einer Frequenz von 3,5–4 Hz ersetzt. Beachte jedoch die unabhängig auftretende frontopolare und okzipitale Delta-Aktivität. Eichsignal 1 s, 200 μV.

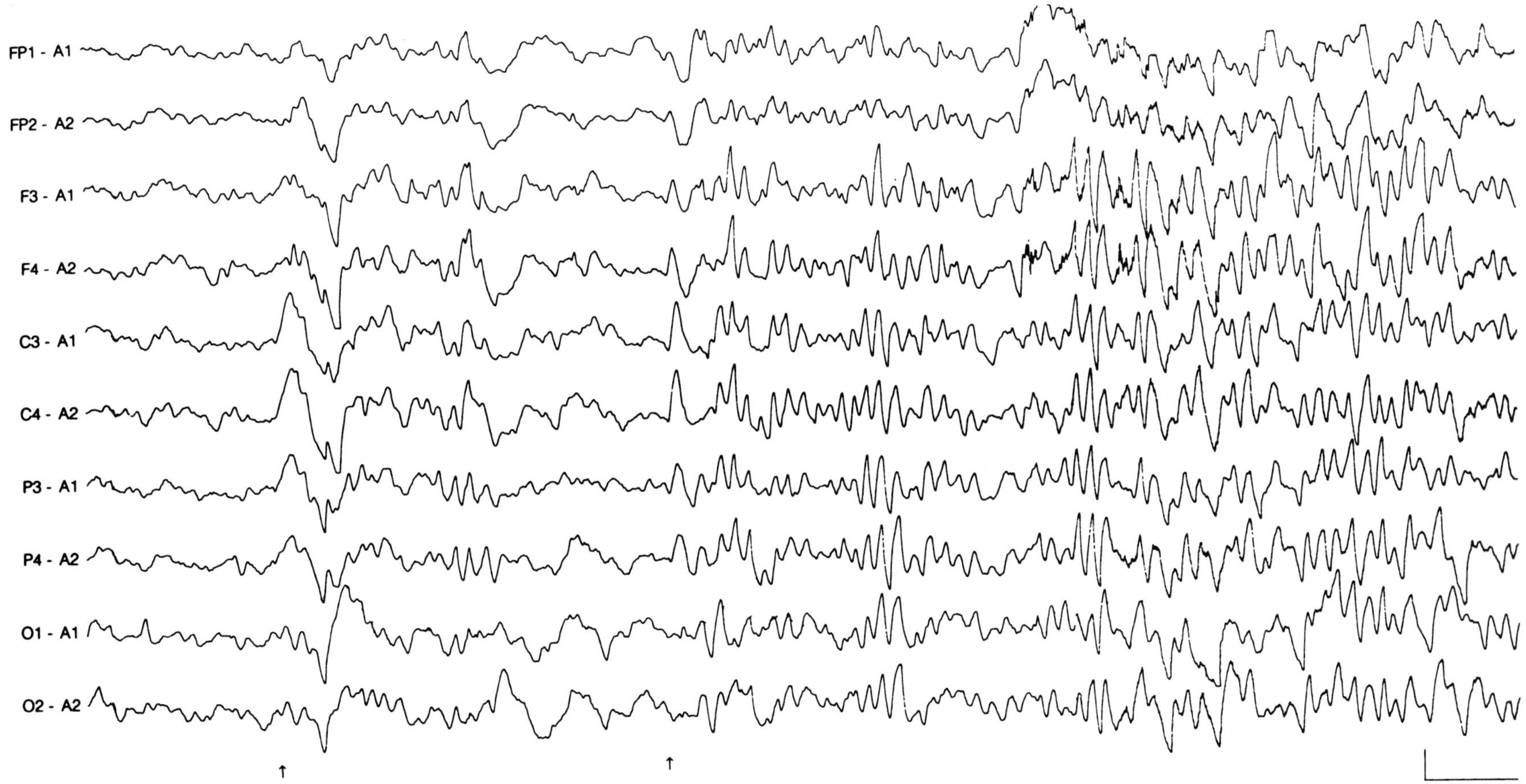

Abb. 3-123: Frühes Arousal. Dreijähriger Patient. Der erste auditive Reiz (↑) löst eine breite Vertex-Welle gefolgt von einer kurzen Serie von Delta- und Theta-Wellen aus. Durch den zweiten Reiz (↑) folgen unmittelbar auf die Vertex-Welle diffuse rhythmische Wellen mit einer Frequenz von 7 Hz. Dies bedeutet, dass es höchstwahrscheinlich zum Aufwachen kommen wird. Eichsignal 1 s, 200 μV.

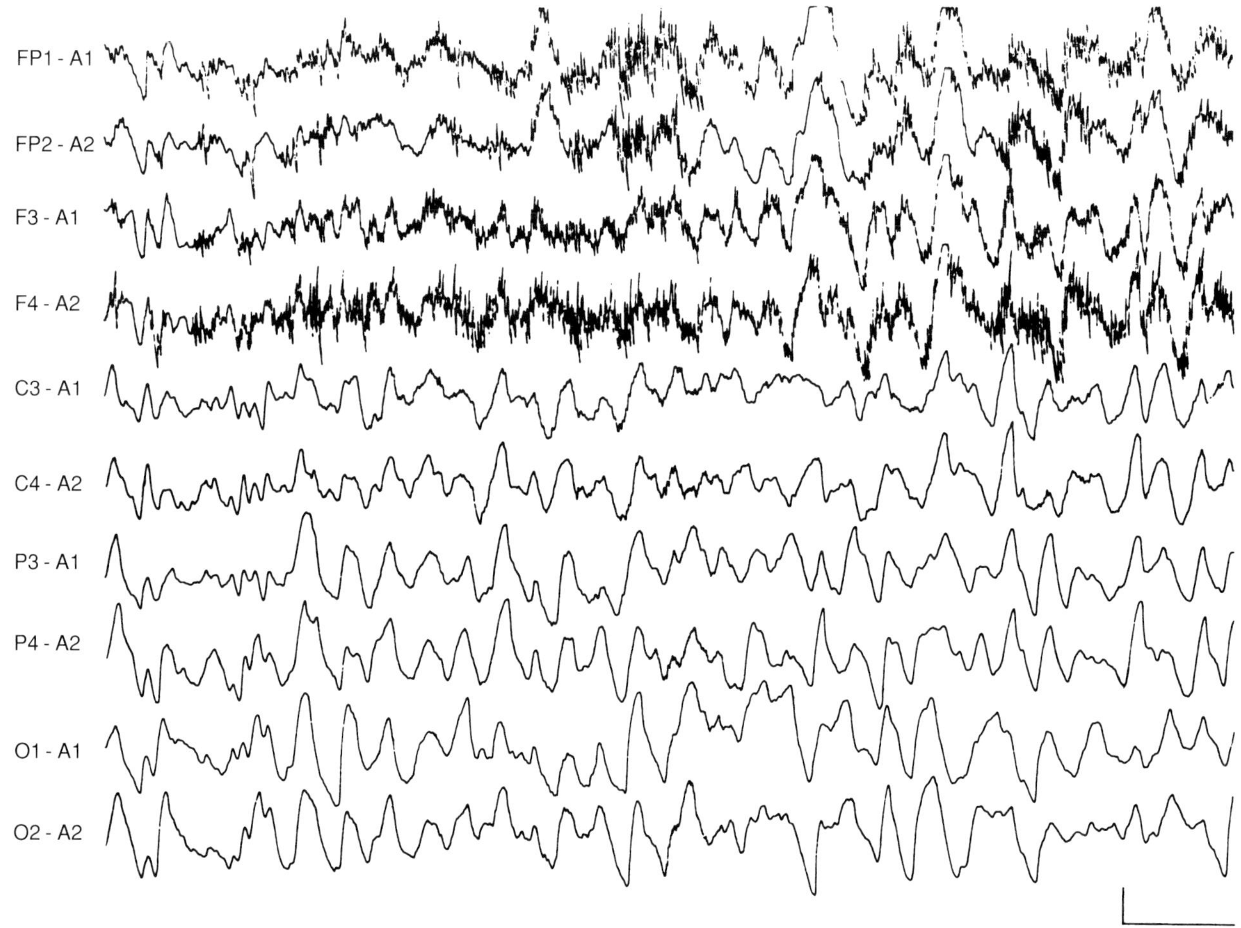

Abb. 3-124: Weiteres Arousal. Dreijähriger Patient. Fünf Sekunden später. Dieselbe Montage wie in Abbildung 3-123. Die Wellen mit einer Frequenz von 7 Hz werden bei fortgesetztem Aufwachen durch eine semirhythmische, hochamplitudige diffuse Aktivität mit einer Frequenz von 2–4 Hz ersetzt. Eichsignal 1 s, 200 μV.

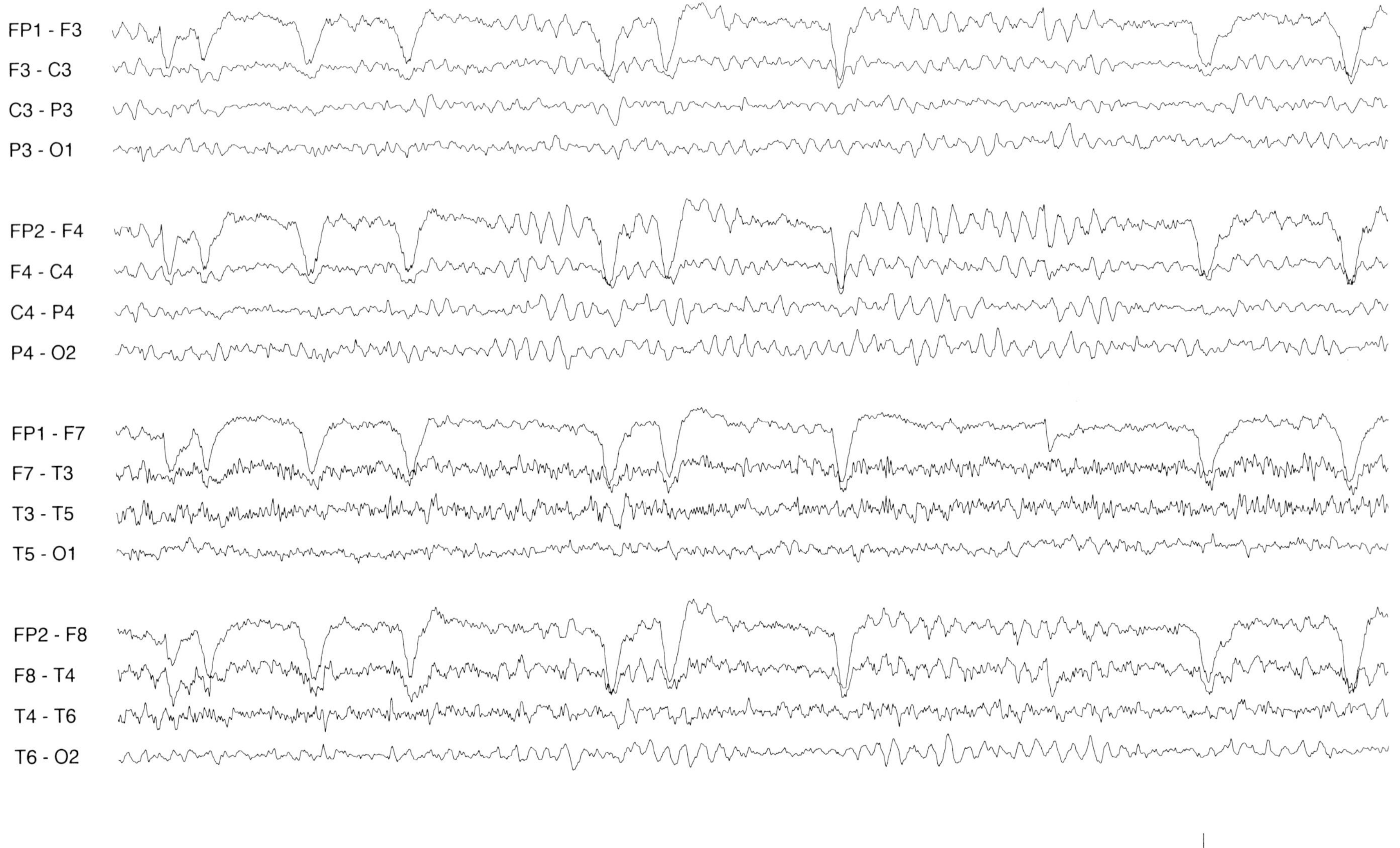

Abb. 3-125: Initiale Müdigkeit. 29-jähriger Patient. Augen geschlossen. Die anterioren rhythmischen Wellen mit einer Frequenz von 6–7 Hz sind oft der erste Hinweis auf Müdigkeit. Durch die Rhythmik unterscheiden sich solche Bursts von anormalen. Die leichte Prädominanz der rechten Hemisphäre ist klinisch nicht signifikant, sofern die Hintergrundaktivität sonst normal und symmetrisch ist. Eichsignal 1 s, 50 μV.

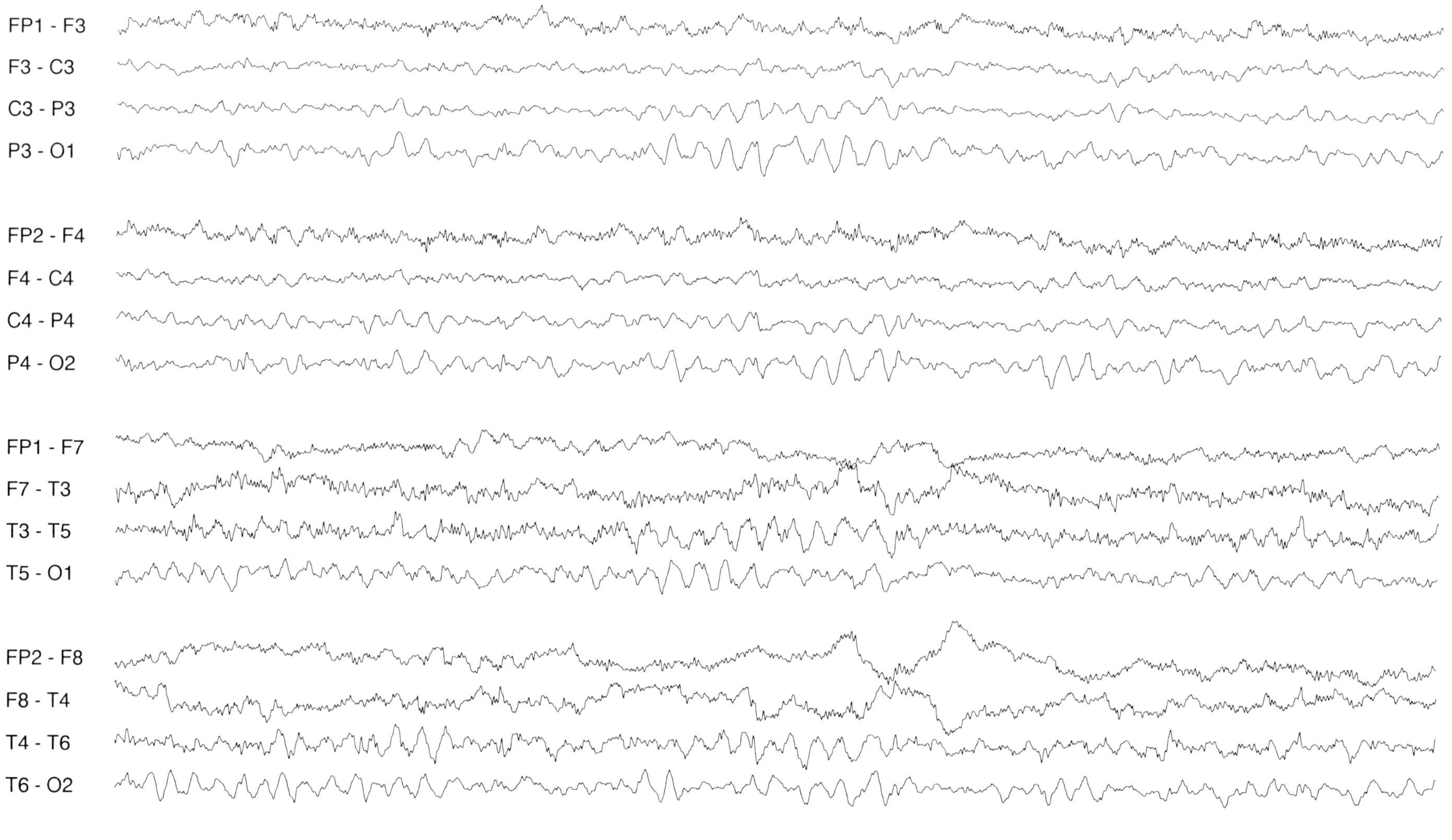

Abb. 3-126: Normale Müdigkeit beim Erwachsenen. 29-jähriger Patient. . Müde. Diese Müdigkeit wird von einem normalen Hintergrundrhythmus mit einer Frequenz von 5 Hz und langsamen lateralen Augenbewegungen begleitet. Ein Muskelartefakt kann bei Müdigkeit persistieren. Bevor von einer zu langsamen Hintergrundaktivität ausgegangen wird, sollte immer Müdigkeit in Erwägung gezogen werden. Eichsignal 1 s, 50 μV.

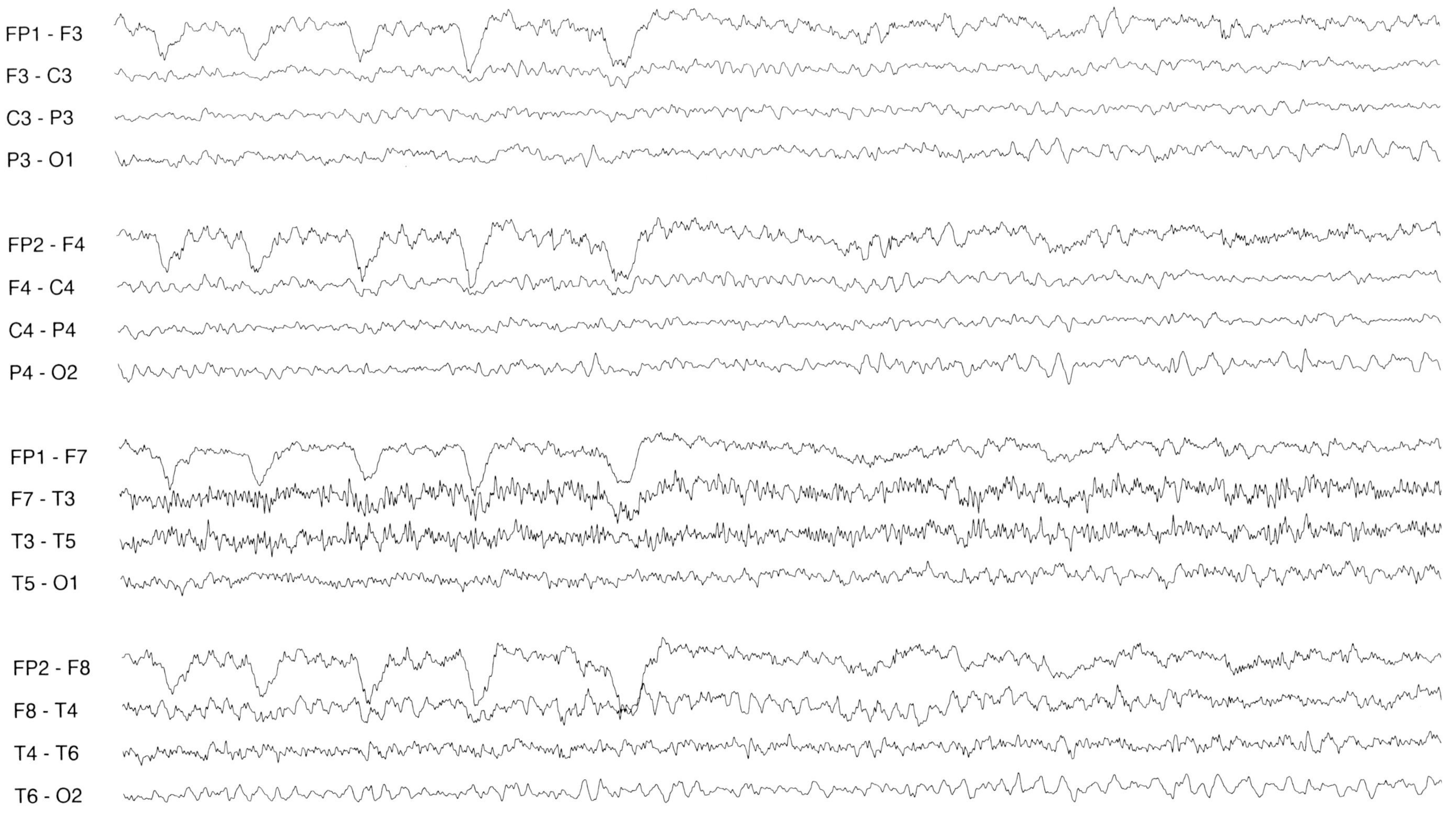

Abb. 3-127: Müdigkeit. Derselbe Patient wie in den vorausgegangenen zwei Abbildungen. Intermittierende Serien von Theta-Aktivität mit einer Frequenz von 7–5 Hz und einem Ersatz des Lidschlags durch langsame laterale Augenbewegungen als Zeichen von Müdigkeit. Übermäßiges Schlafen oder Müdigkeit am Tage sollte bei der klinischen Auswertung einer Registrierung angegeben werden; ausgeprägte Tagesschläfrigkeit kann als Abscence oder dyskognitiver Krampfanfall fehlinterpretiert werden. Eichsignal 1 s, 50 μV.

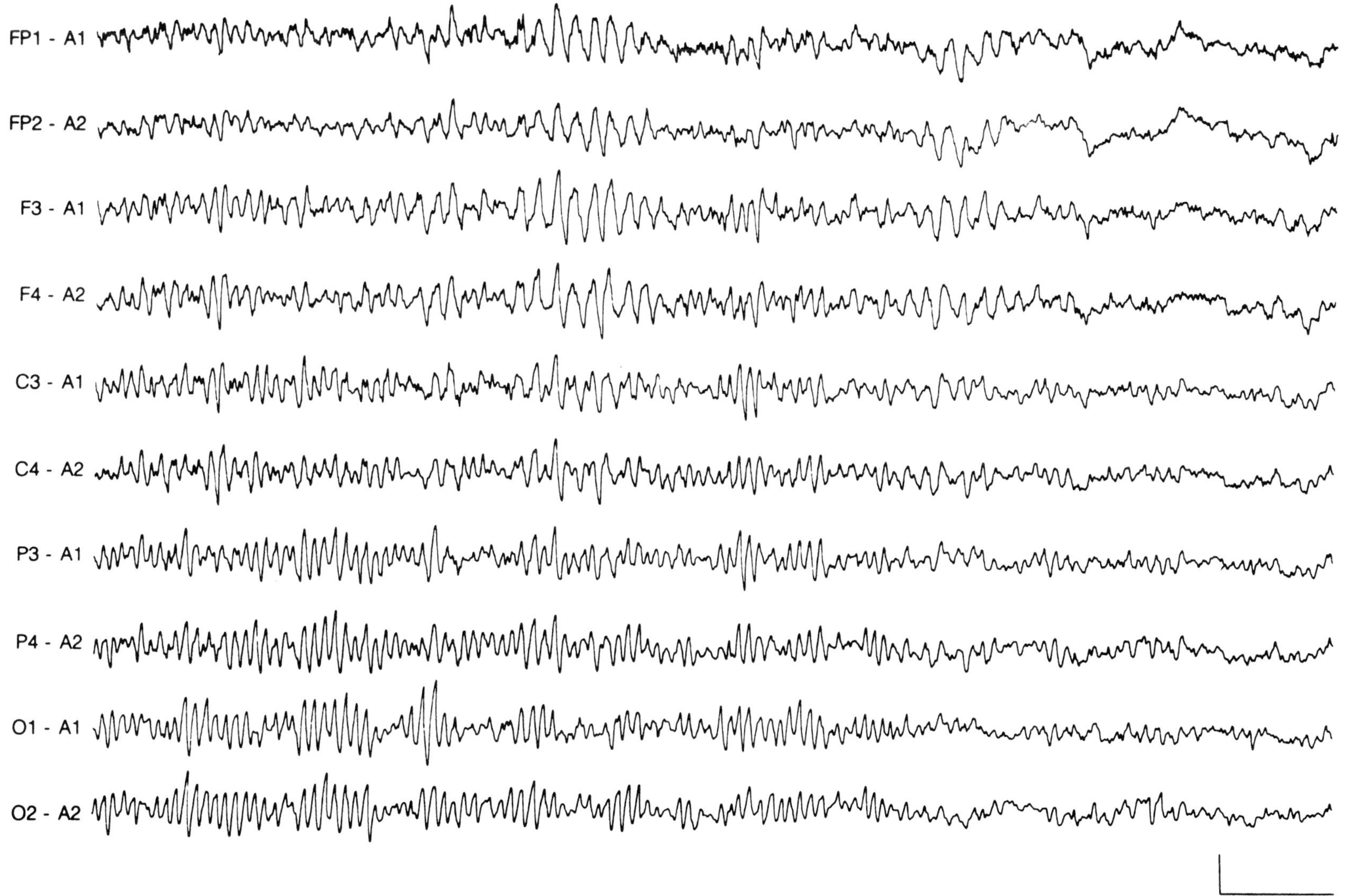

Abb. 3-128: Ohrreferenzableitung bei Müdigkeit. 20-jähriger Patient. Bursts von sinusoidaler Theta-Aktivität vor dem Rückgang der Alpha-Aktivität. Eichsignal 1 s, 70 μV.

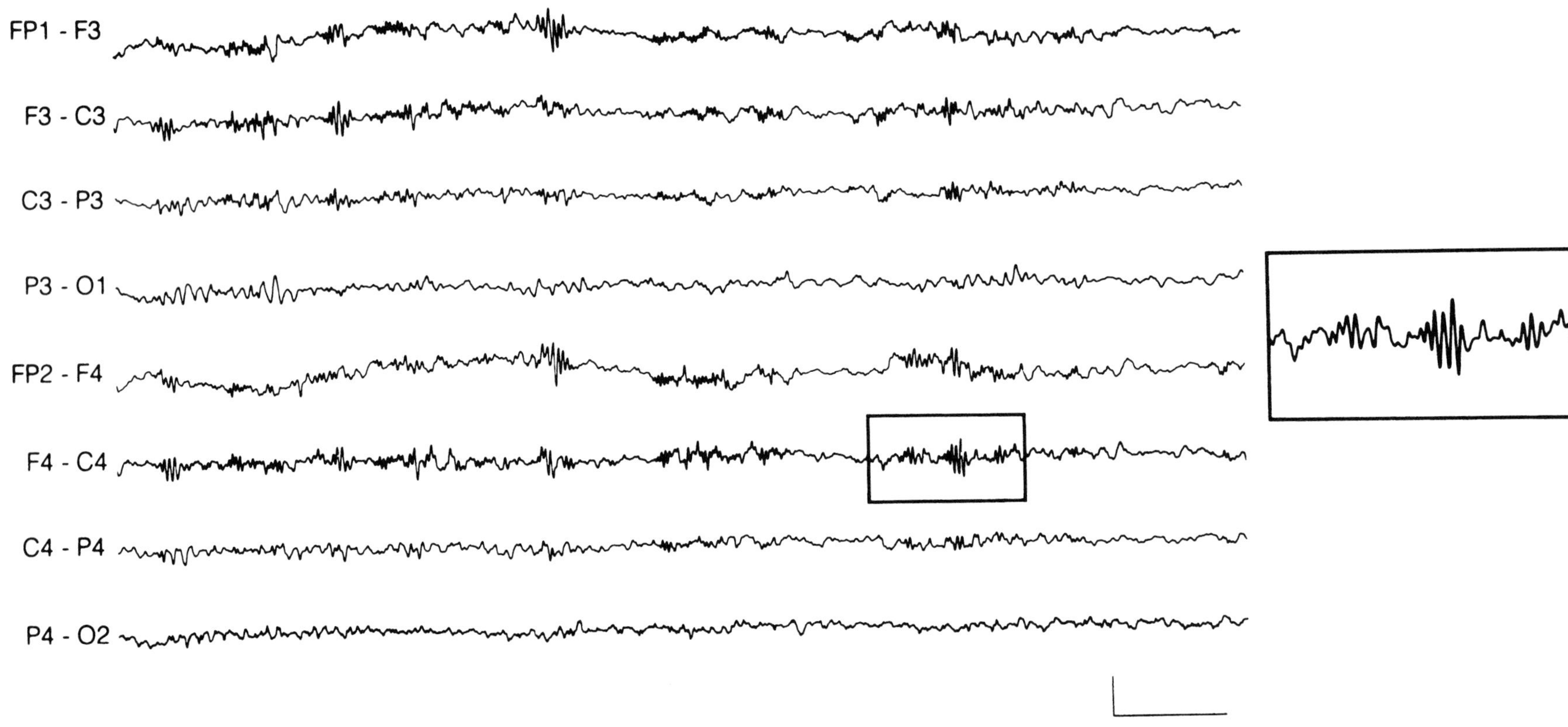

Abb. 3-129: Müdigkeit und Bursts von Beta-Aktivität. 41-jähriger Patient. Beta-Aktivität kann bei Müdigkeit in alarmierenden Bursts auftreten. Manche Komponenten von jedem Burst sind steil; trotzdem handelt es sich nicht um Polyspikes, bei denen in der Regel alle Komponenten steil sind und auf die eine langsame Welle folgt. Der Kasten zeigt die Morphologie der Bursts von Beta-Aktivität. Eichsignal 1 s, 70 μV.

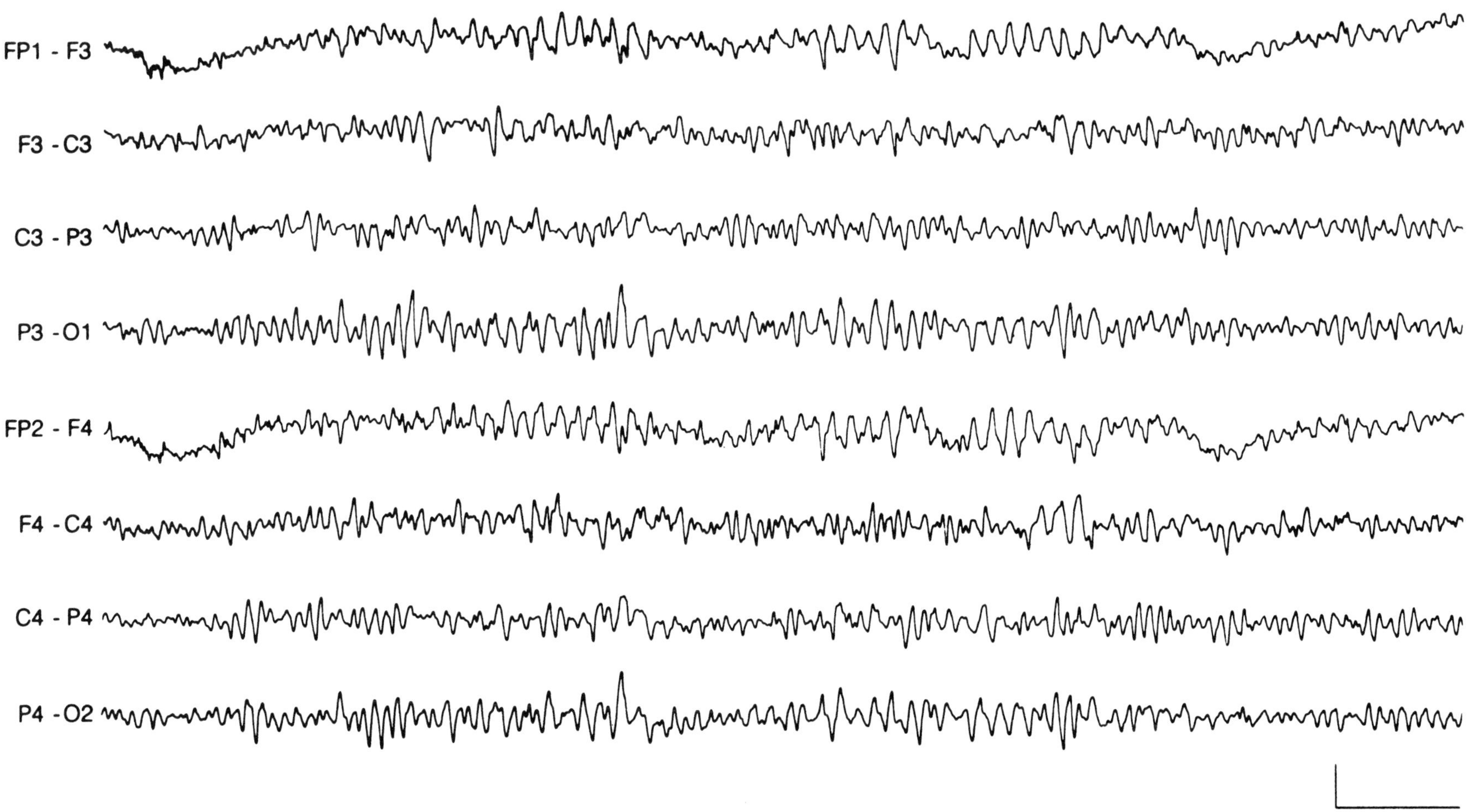

Abb. 3-130: Beta-Aktivität und Theta-Aktivität bei Müdigkeit. 20-jähriger Patient. Gemeinsam erzeugen Beta- und Theta-Aktivität in diesem Segment eine irreguläre Abfolge von oft steilen Wellen. Beachte die partiell erhaltene Alpha-Aktivität mit aufgelagerter Beta- und Theta-Aktivität. Eichsignal 1 s, 70 μV.

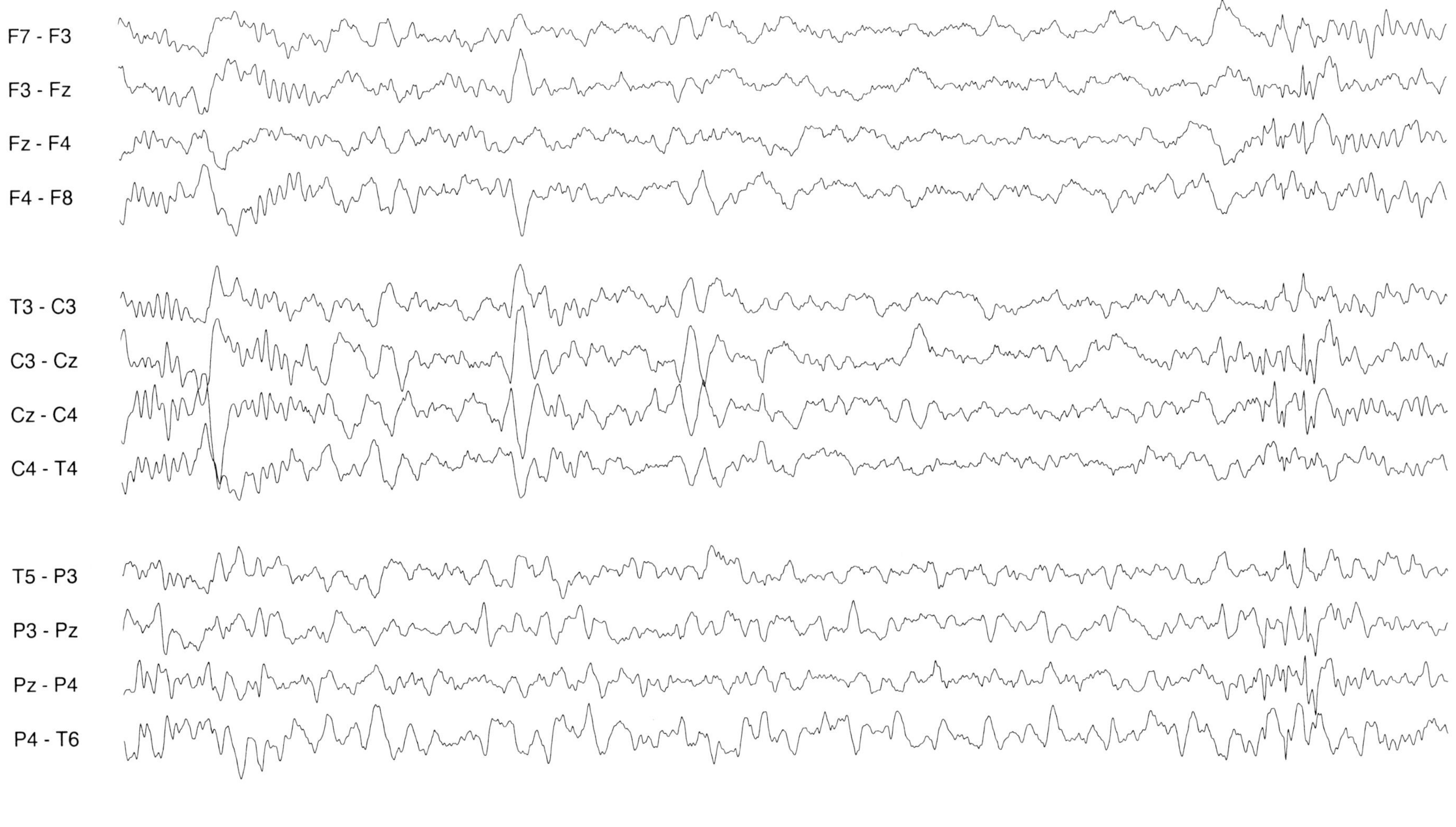

Abb. 3-131: Varianten von Vertex-Wellen. 19-jähriger Patient. Schlaf. In dieser Querreihe sind sehr gut die drei Varianten der normalen Vertex-Wellen und Spindeln zu erkennen. Außerdem sind 6-Hz-positive Spitzen vorhanden. Eichsignal 1 s, 50 μV.

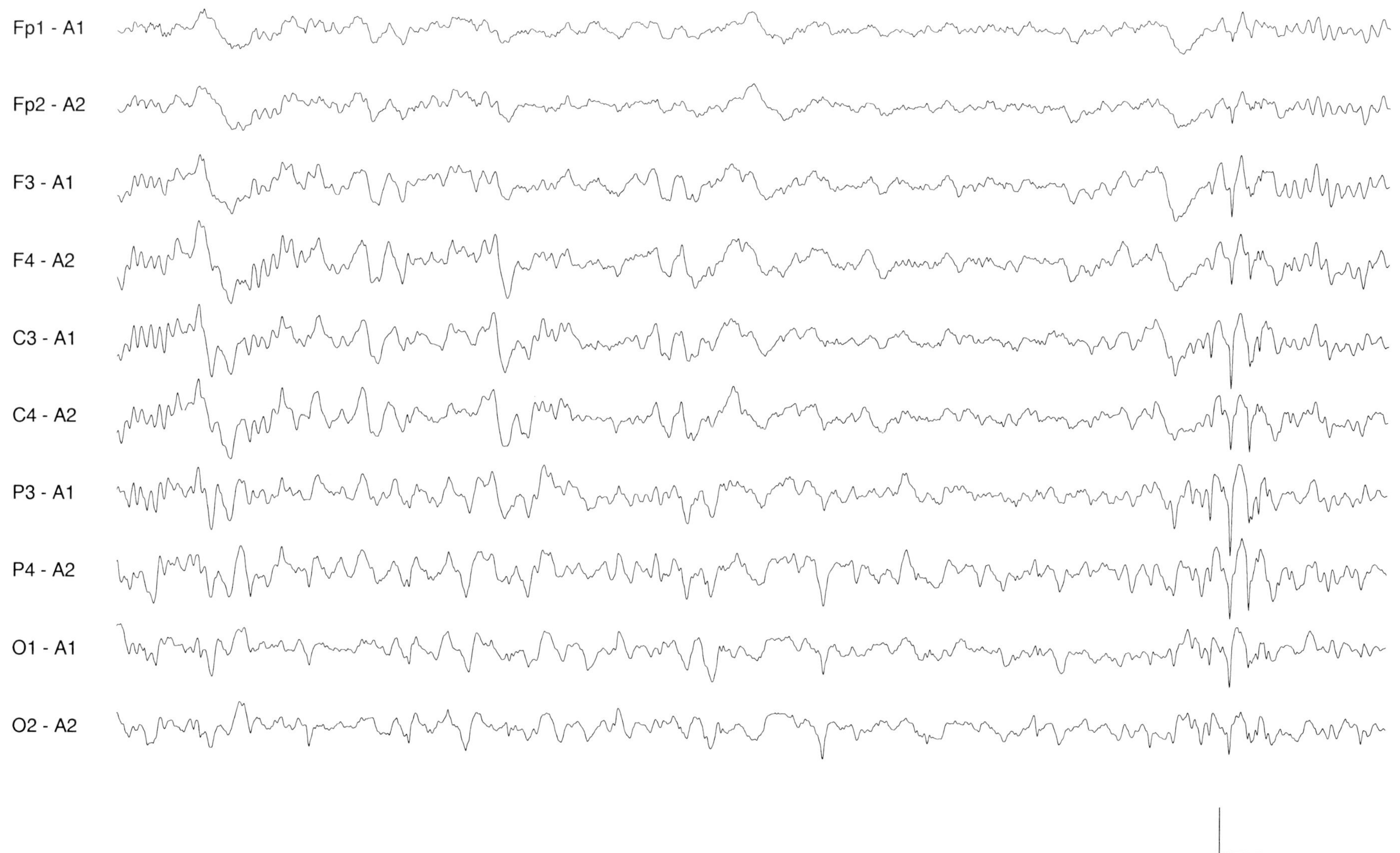

Abb. 3-132: Varianten von Vertex-Wellen in einer ipsilateralen Ohrreferenzableitung. 19-jähriger Patient. Schlaf. Dasselbe Bild wie in der vorausgegangenen Abbildung. Beachte die 6-Hz-positiven Spitzen an P3 und andernorts. Eichsignal 1 s, 70 µV.

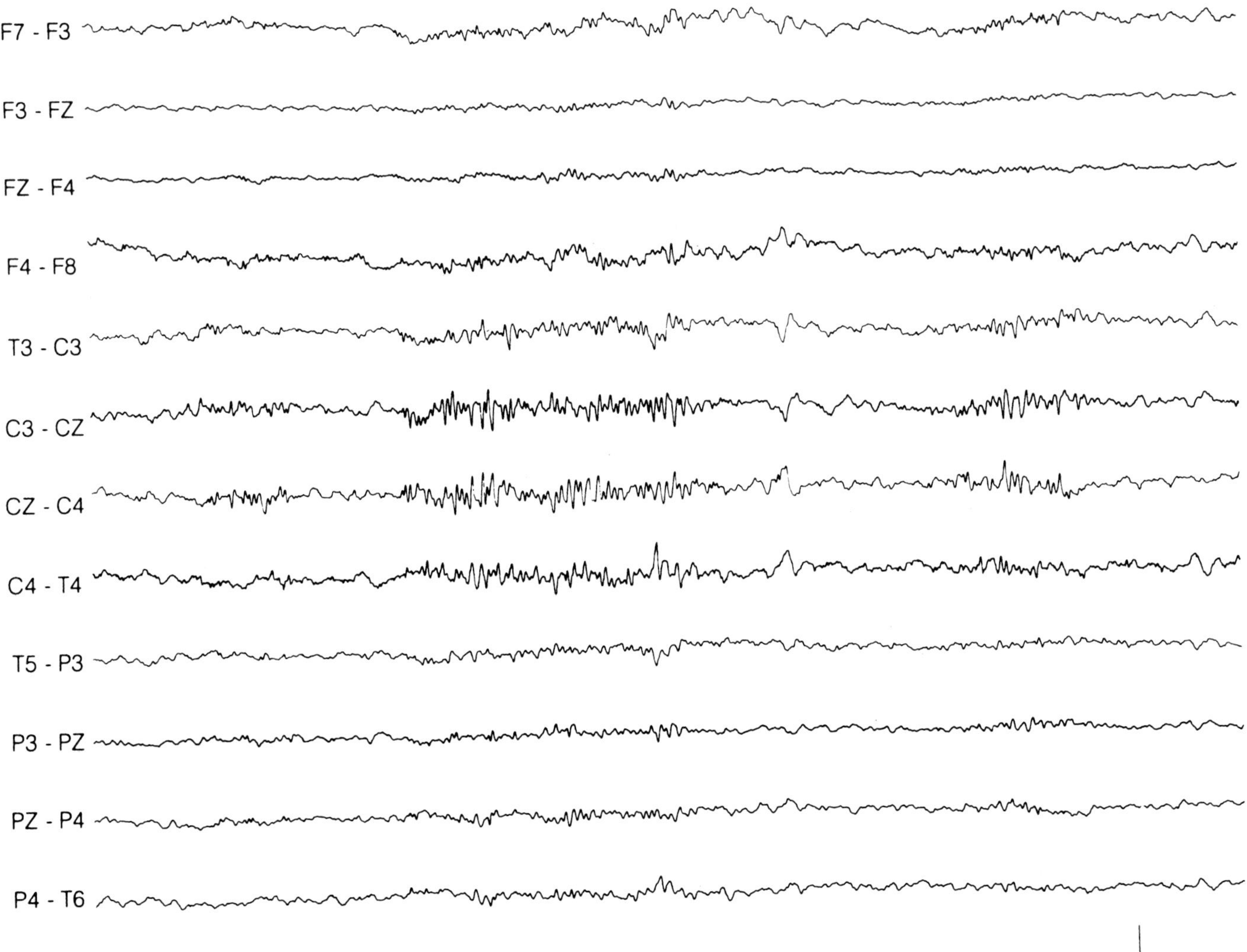

Abb. 3-133: Müdigkeit, Beta-Aktivität und eine Vertex-Welle. 25-jähriger Patient. Diese Querreihe mit sagittalen Elektroden zeigt die Augmentation der zentralen Beta-Aktivität und eine Vertex-Welle. Eichsignal 1 s, 70 μV.

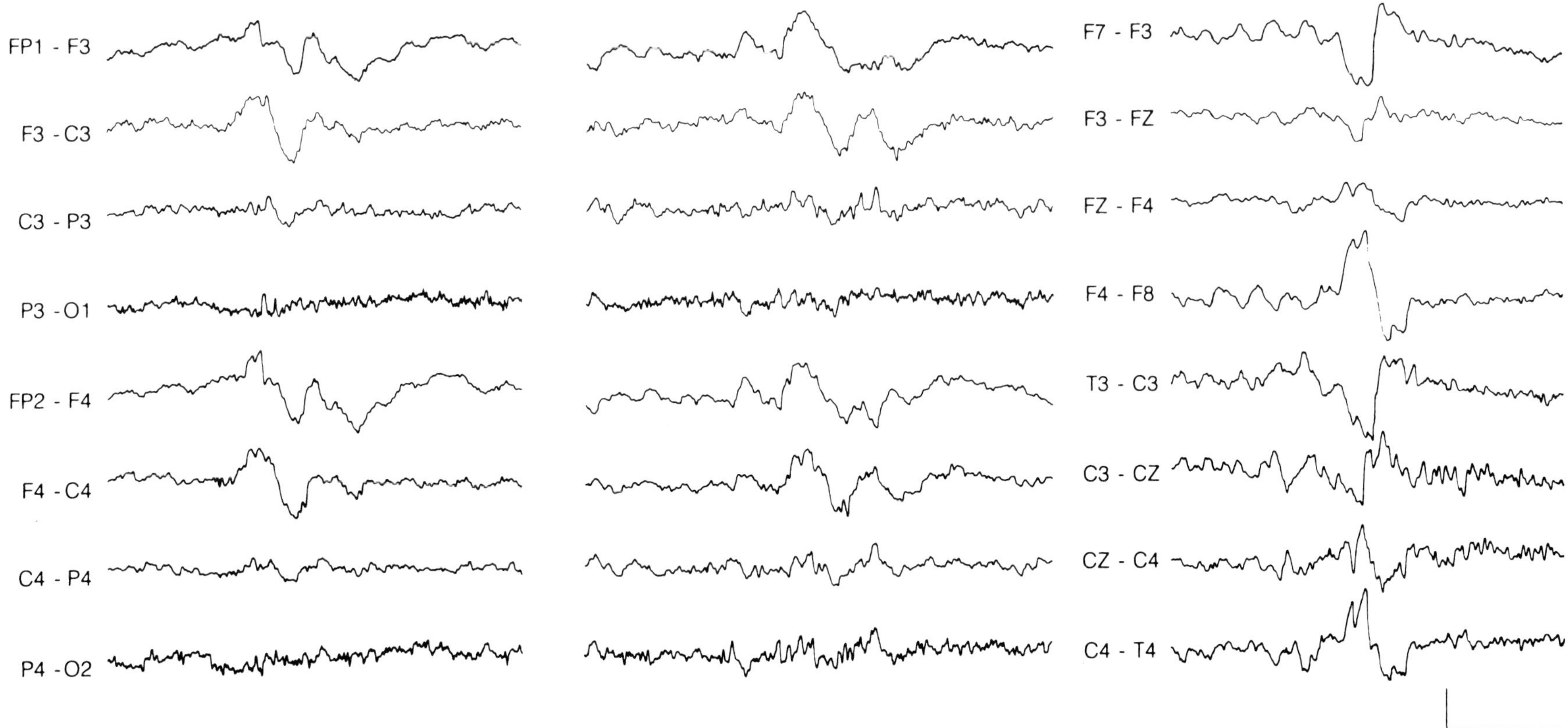

Abb. 3-134: Bursts von Delta-Aktivität bei einem müden Patienten über 60 Jahren. 67-jähriger Patient. In diesem Alter treten bei leichter Müdigkeit normalerweise Bursts von bilateral synchroner Delta-Aktivität mit einer Dauer von etwa 1 s (Fisch, 1999). Die Höchstmenge derartiger Wellen, die noch als normal bezeichnet werden kann, ist unbekannt. Vermutlich ist ein Auftreten in mehr als 10% der Müdigkeitsableitungen akzeptabel. Der dritte EEG-Auszug zeigt ihren Zusammenhang mit einer Vertex-Welle an Cz. Eichsignal 1 s, 50 μV.

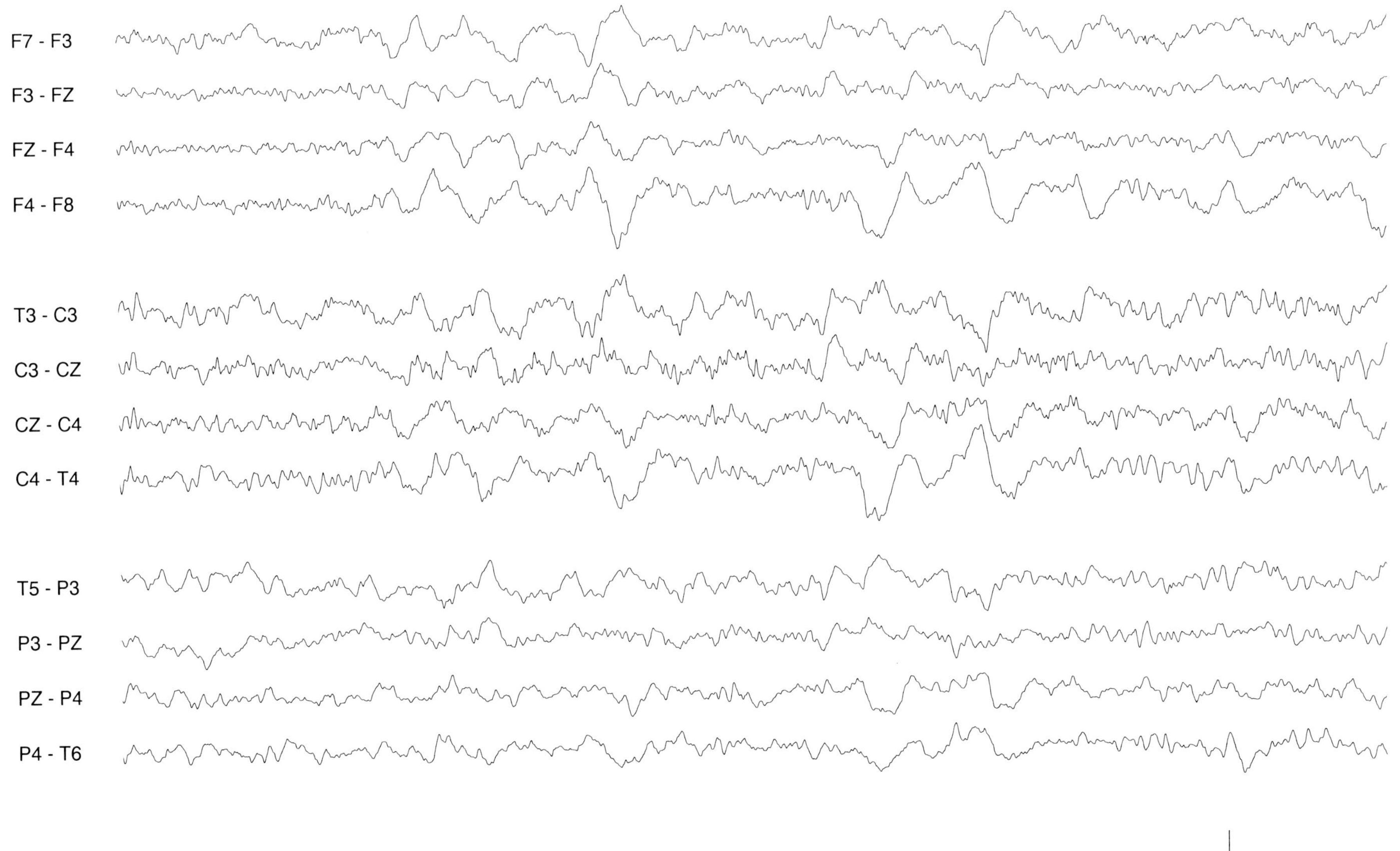

Abb. 3-135: Stumpfe Vertex-Wellen bei Älteren. 83-jähriger Patient. Schlaf. In diesem Alter nimmt die Dauer der Vertex-Wellen zu und ihre Schärfe ab, sodass sie sich kaum noch von Bursts von Delta-Aktivität unterscheiden lassen und daher die Grenze zwischen normal und anormal bilden. Eichsignal 1 s, 70 μV.

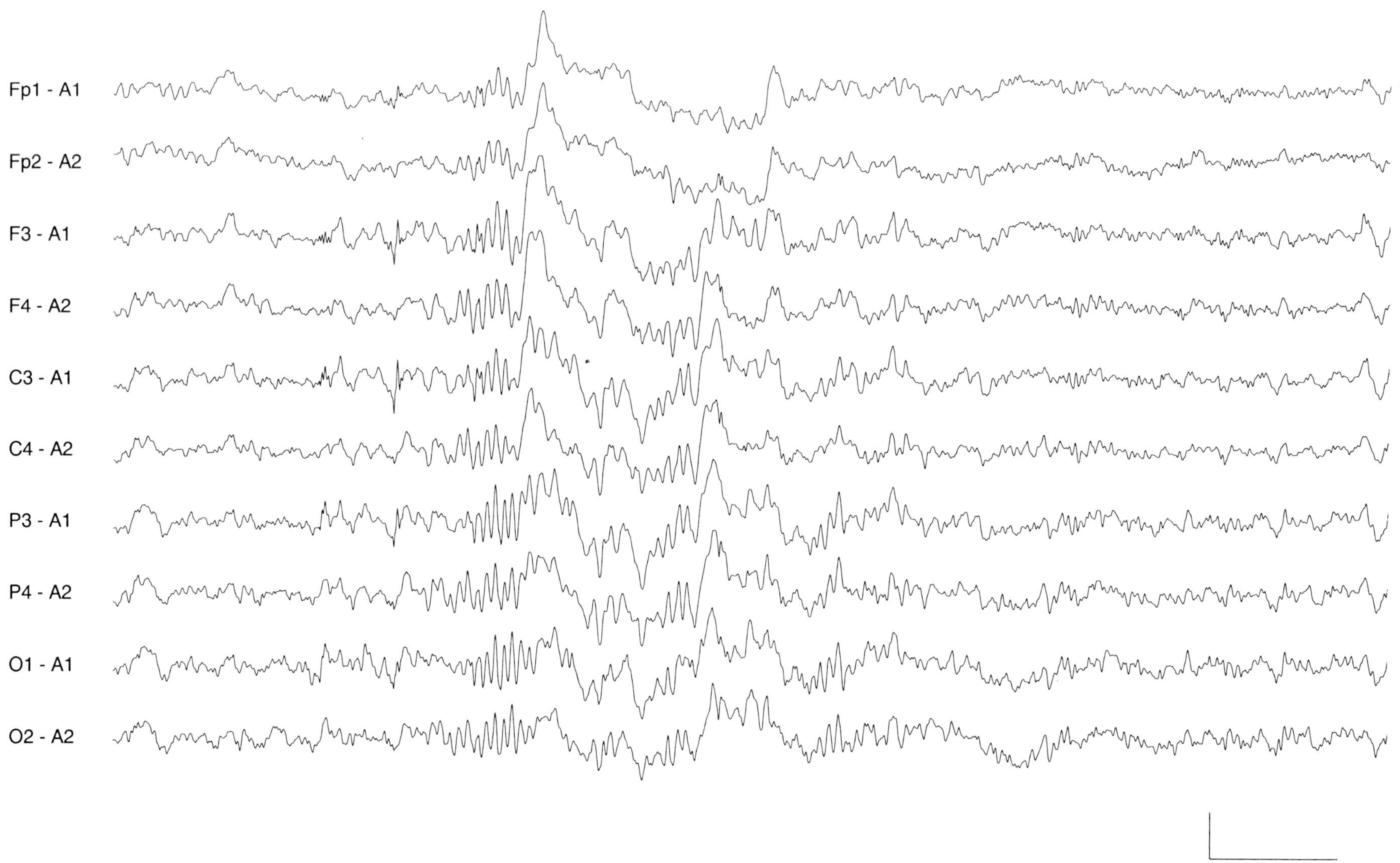

Abb. 3-136: Spindeln und Vertex-Wellen. 41-jähriger Patient. Schlaf. Symmetrische und synchrone Spindeln, die von Vertex-Wellen unterbrochen werden. Durch eine mögliche «Kontamination» von A1/A2 könnten diese Spindeln als weiter posterior imponieren als sie sind. Eichsignal 1 s, 70 μV.

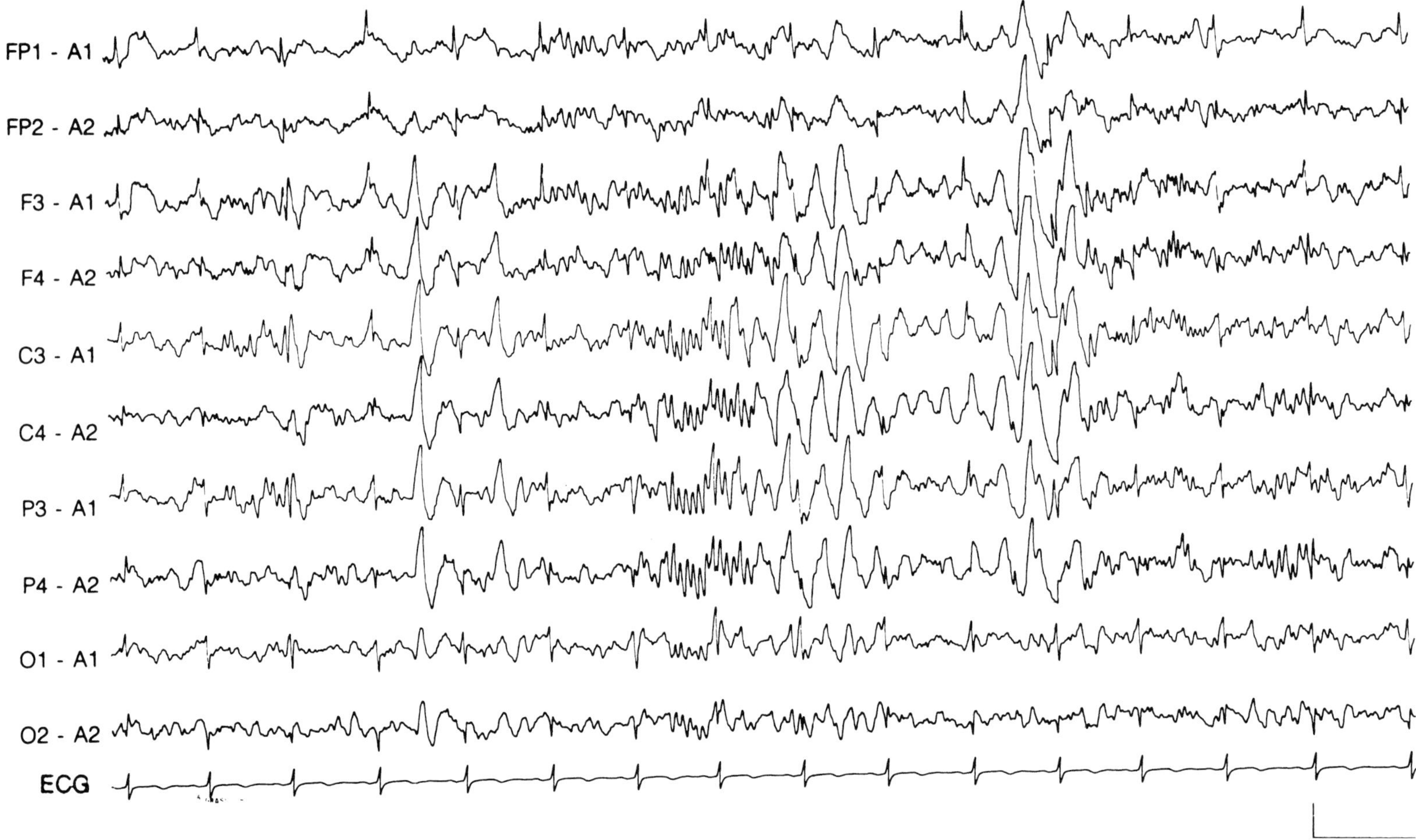

Abb. 3-137: Vertex-Wellen, Spindeln und EKG-Artefakt. 39-jähriger Patient. Das prominente EKG-Artefakt kombiniert sich mit Vertex-Wellen zu Spitze-Welle-artigen Komplexen, was die Bedeutung einer EKG-Überwachung unterstreicht. Eichsignal 1 s, 50 μV.

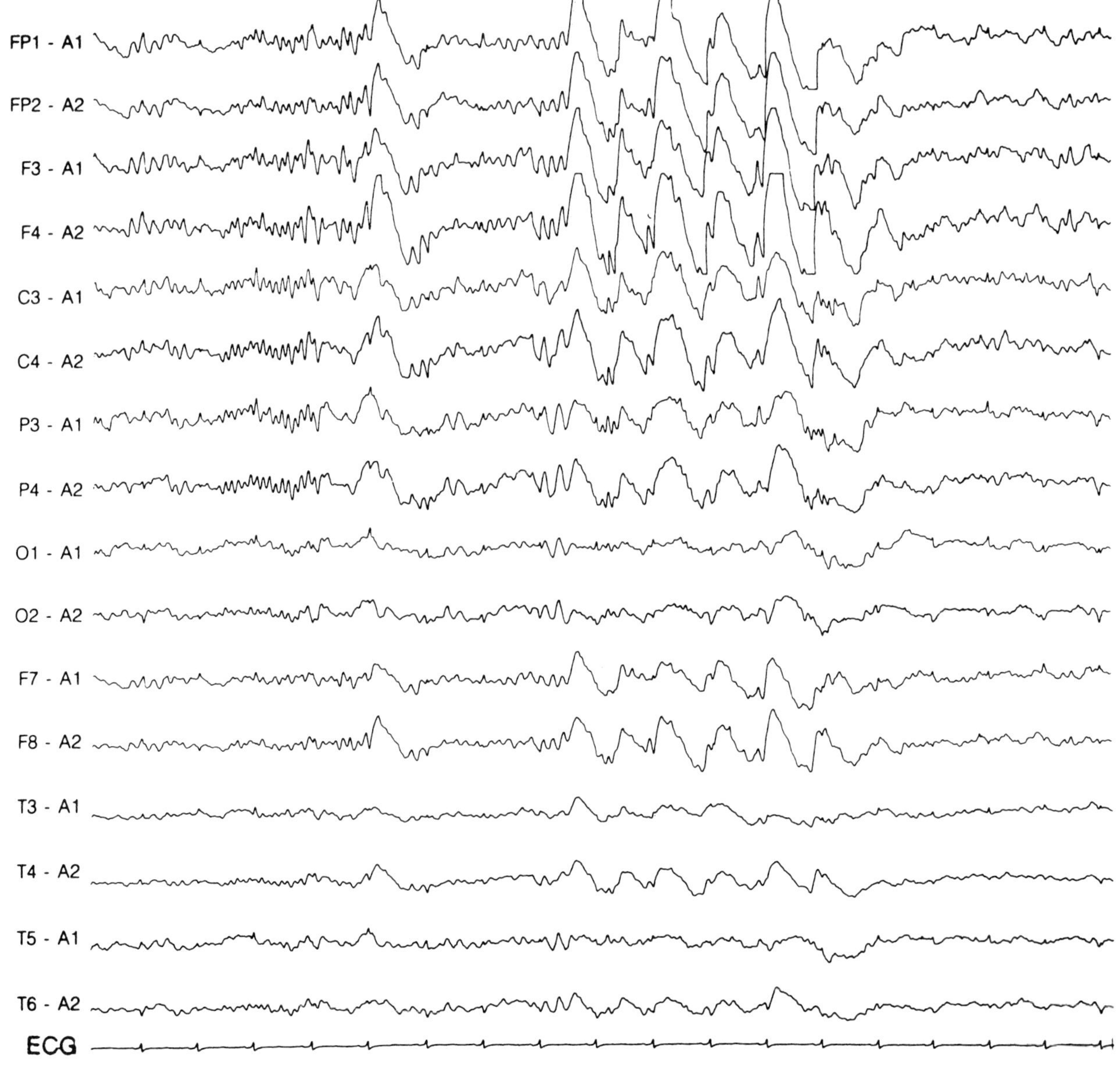

Abb. 3-138: Mitten Pattern. 31-jähriger Patient. Die Kombination aus Bursts von anteriorer rhythmischer Delta-Aktivität und relativ scharf konturierten Wellen der Hintergrundaktivität kann selten einen Komplex erzeugen, der wie ein Mitten Pattern mit vorausgehender «Daumensektion» aussieht. Dieser «Daumen» ist zwar scharf konturiert, aber trotzdem erheblich stumpfer als das Spitzenpotenzial von Slow-Spike-Wave-Komplexen, dem epileptiformen Muster, das einem normalen Mitten am ähnlichsten ist. Eichsignal 1 s, 70 μV.

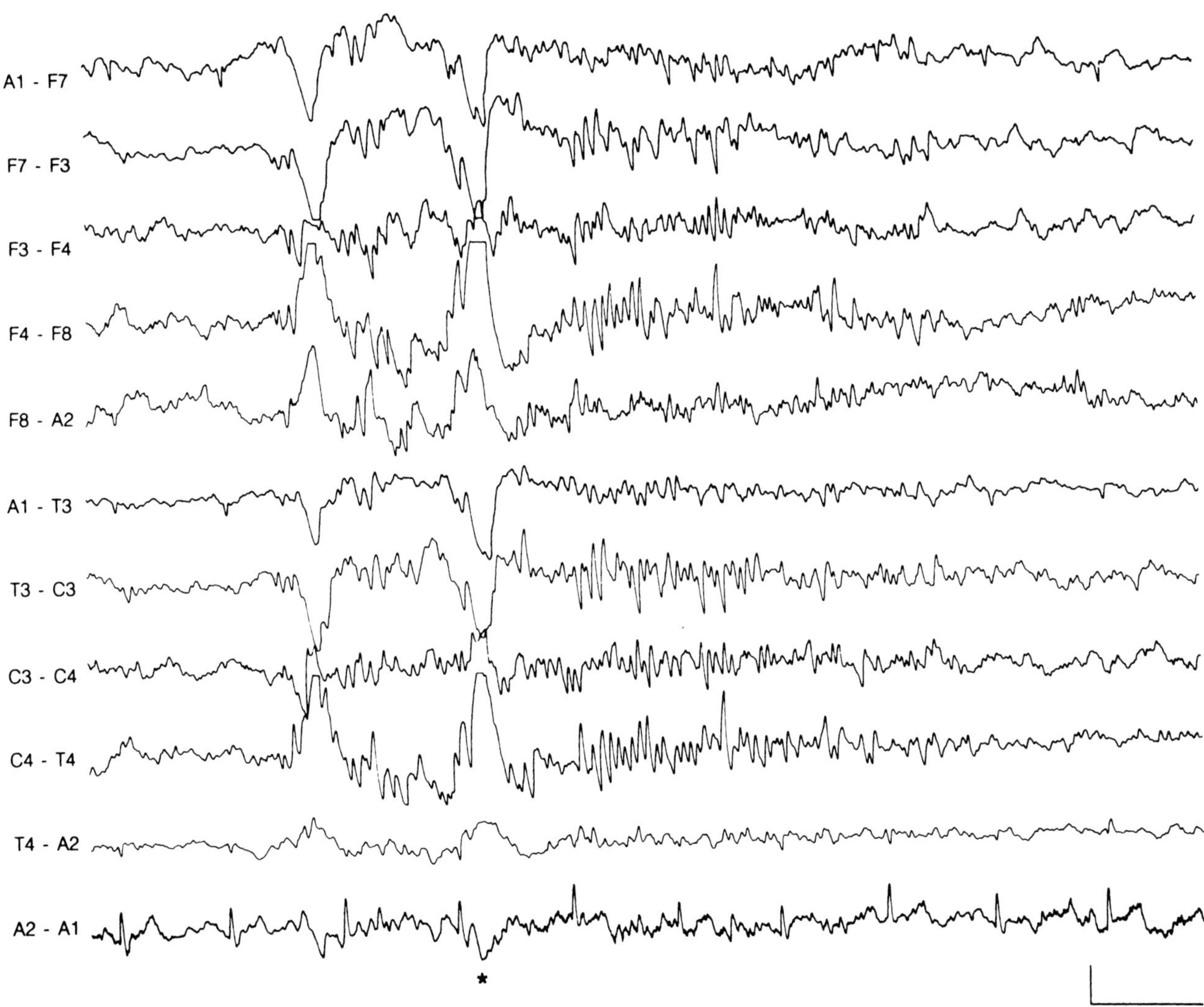

Abb. 3-139: Mittens und Spindeln bei tiefem Non-REM-Schlaf. 35-jähriger Patient. Hochamplitudige Wellen mit einer Dauer von 400–500 ms, Zentrum nahe dem frontalen Vertex und zentrale Kerbe in der aufsteigenden Phase durch eine kürzere Welle mit einer Dauer von 100–125 ms, sodass ein Mitten Pattern (*) entsteht. In dieser Registrierung folgen darauf unregelmäßige Spindeln, die nicht zum Mitten Pattern gehören. Die stärkere frontale Beteiligung derartiger Vertex-Wellen, die etwas langsamere Frequenz der Spindeln und das Mitten Pattern selbst zeigen das tiefere Schlafstadium an. Eichsignal 1 s, 50 μV.

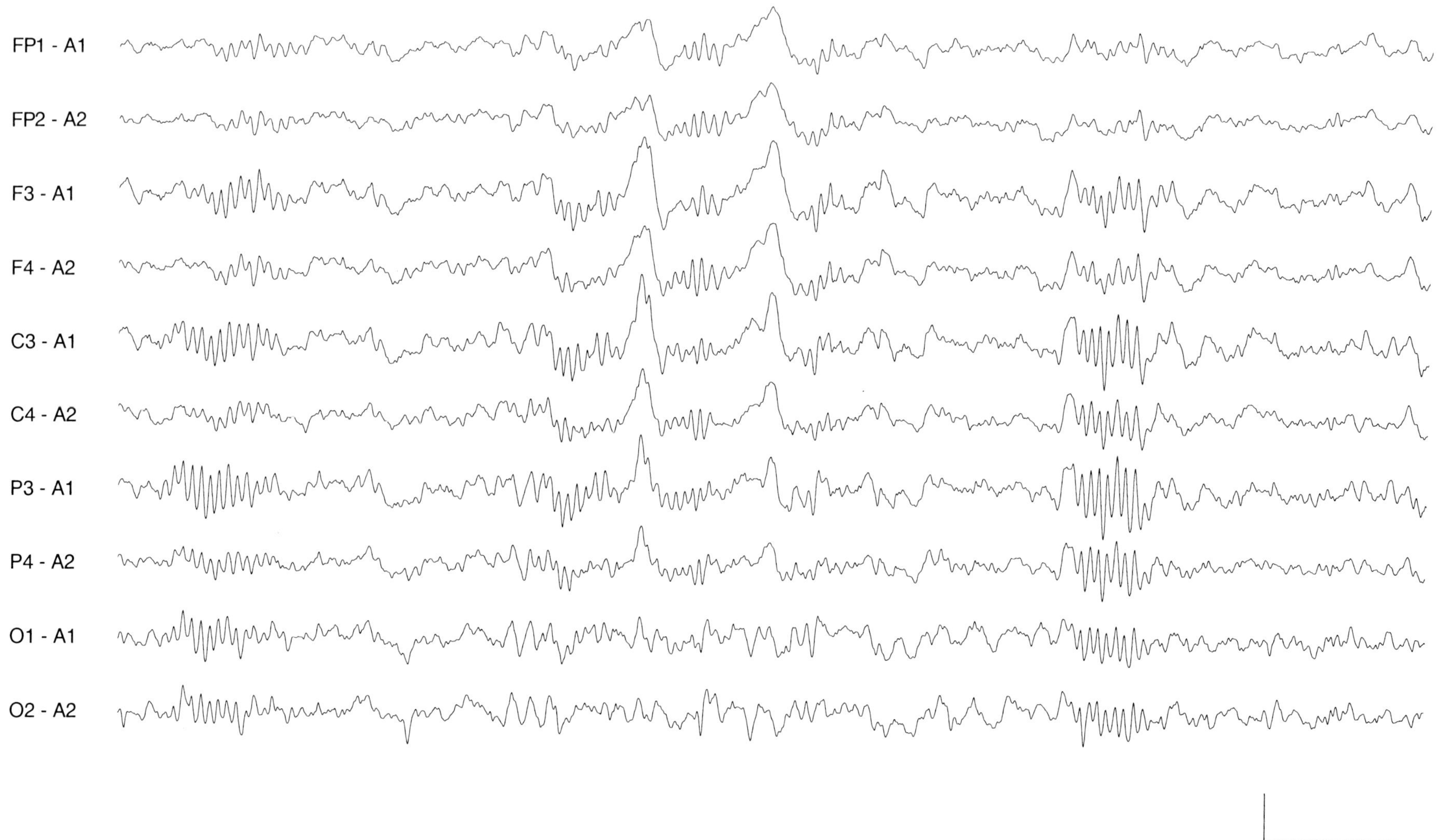

Abb. 3-140: Vertex-Wellen und Spindeln. 34-jähriger Patient. Typische Spindeln und Vertex-Wellen. Eichsignal 1 s, 70 μV.

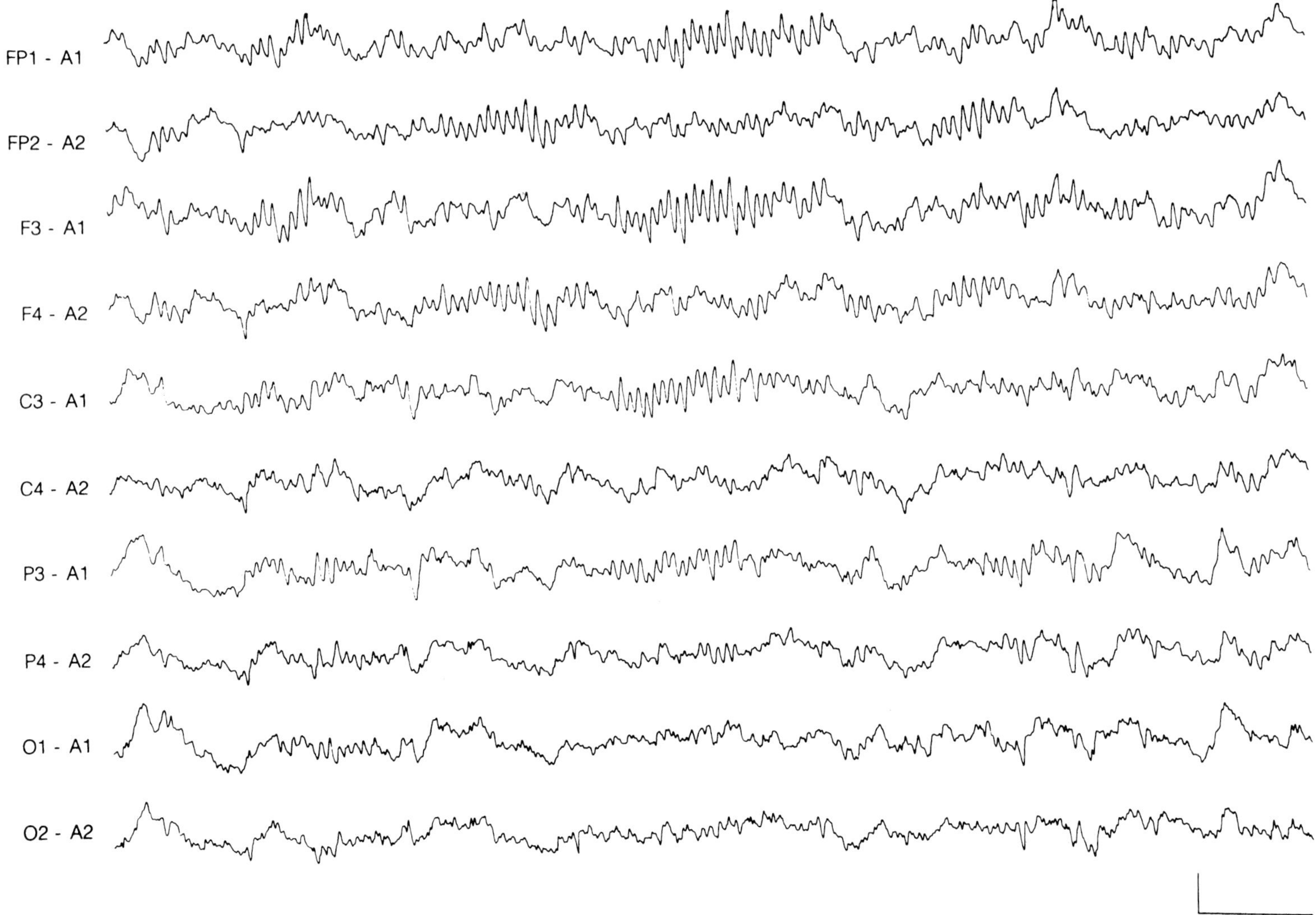

Abb. 3-141: Asynchrone normale Schlafspindeln. 81-jähriger Patient. Obwohl Schlafspindeln in der Regel bilateral synchron auftreten, können sie auch unabhängig voneinander in beiden Hemisphären erscheinen, wie hier und von Gibbs und Gibbs (1964) gezeigt. Die Gesamtmenge der Spindeln in dieser Registrierung ist normal. Eichsignal 1 s, 50 μV.

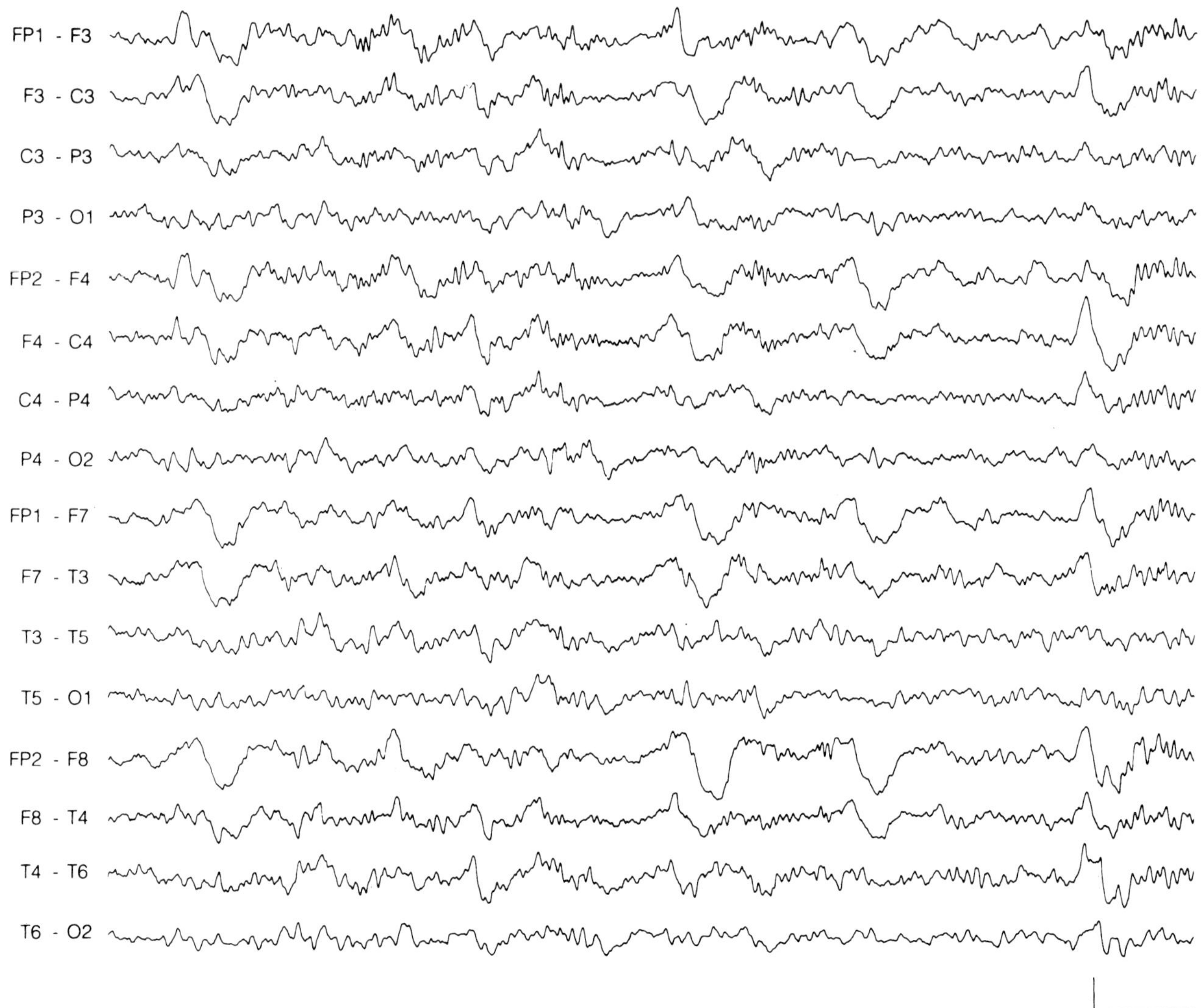

Abb. 3-142. Tiefschlaf, Stadium III. 36-jähriger Patient. Im tiefen Non-REM-Schlaf (Stadium III) sind Vertex-Wellen weniger prominent. Es dominieren eine diffuse Delta-Aktivität und frontal prädominante diffuse Spindeln. Eichsignal 1 s, 70 μV.

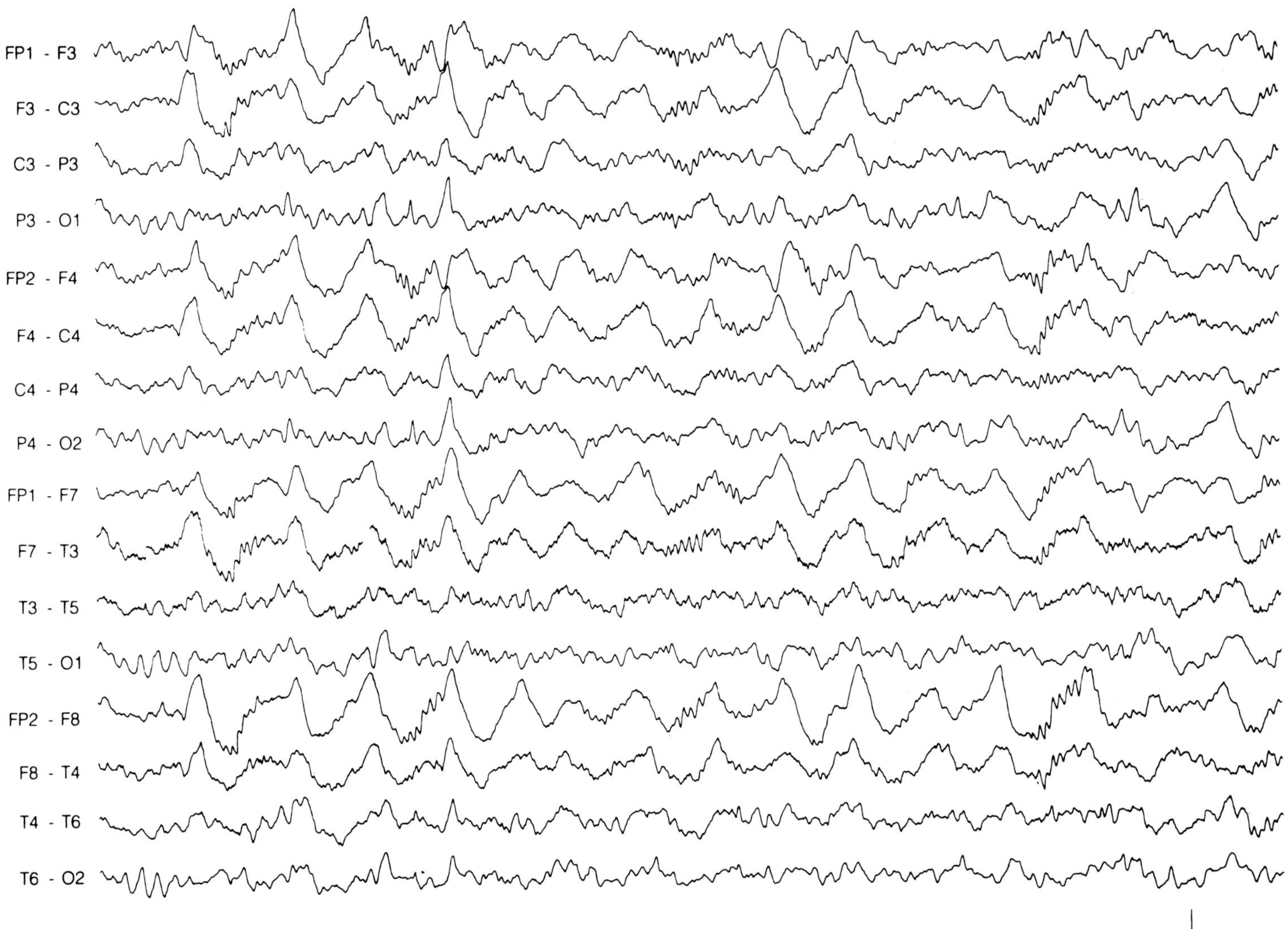

Abb. 3-143. Tiefschlaf, Stadium III. 36-jähriger Patient. Tiefer Non-REM-Schlaf (Stadium III) bei demselben Patienten wie in Abbildung 3-142 mit deutlich akzentuierter Delta-Aktivität. Die Frequenz der Spindeln ist auf 11–12 Hz gesunken und die Spindeln treten trotz des diffusen Feldes überwiegend frontal auf. Eichsignal 1 s, 70 μV.

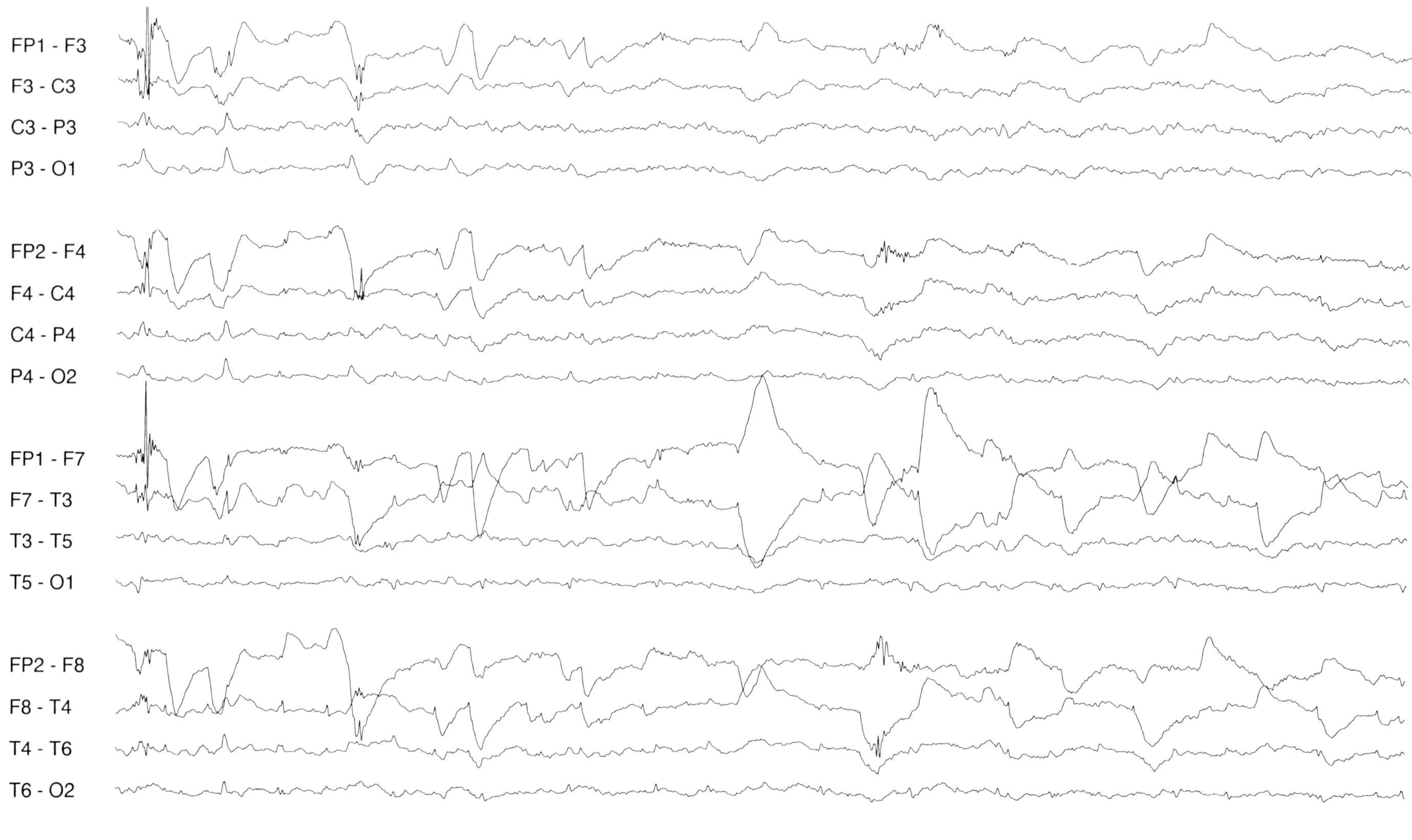

Abb. 3-144: Rapid eye movements (REM) und Muskelzucken. 70-jähriger Patient. Schlaf. Vorherrschender REM-Schlaf weist altersunabhängig häufig auf einen Schlafentzug sowie gelegentlich auf eine Narkolepsie hin. Derartige Augenbewegungen sind synchron, lateral oder vertikal. Das extrem kurze FP1-Potenzial in der ersten Sekunde ist eine periokuläre Zuckung, die ebenfalls für den REM-Schlaf typisch ist. Eichsignal 1 s, 50 μV.

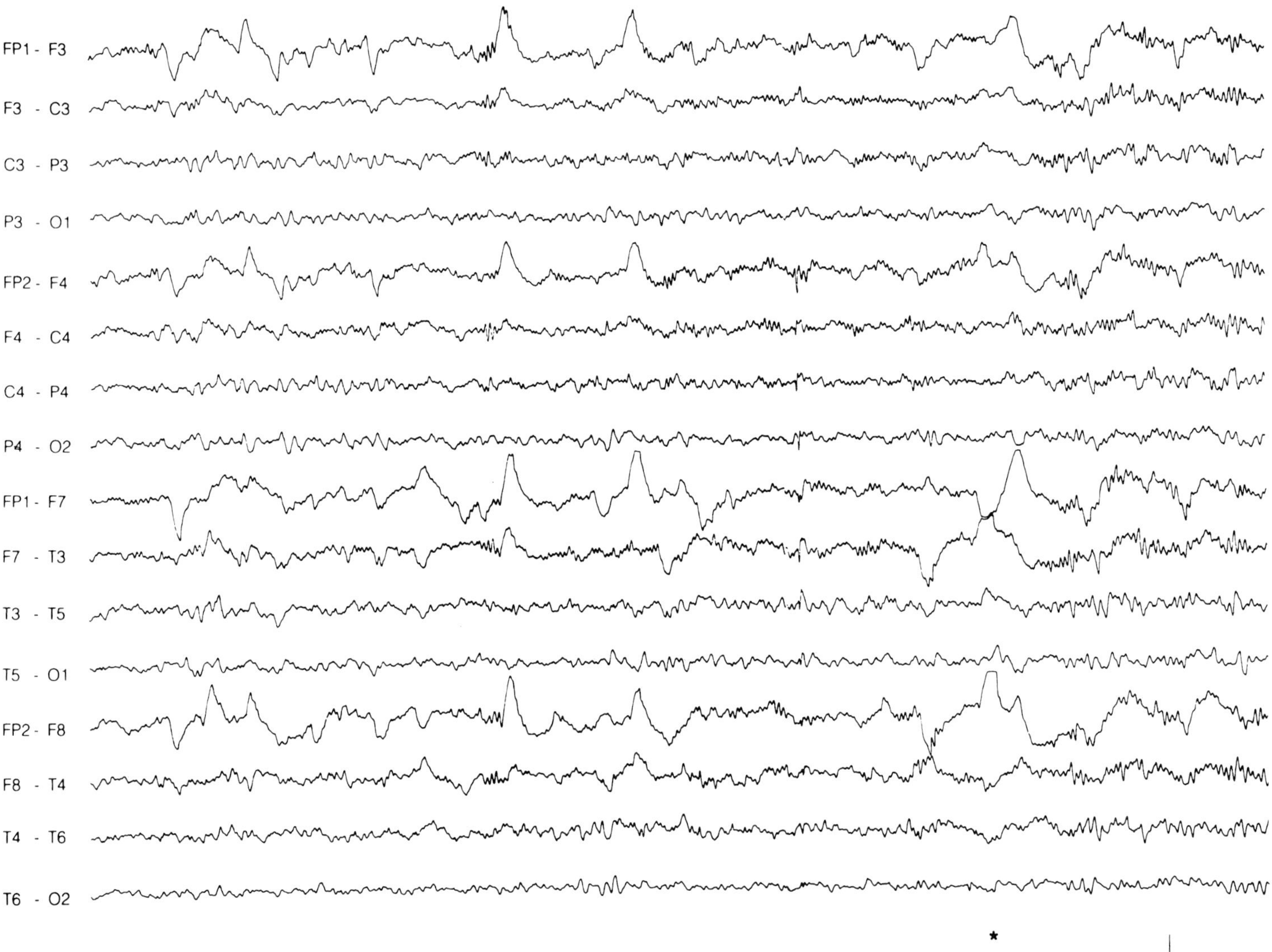

Abb. 3-145: Rapid-eye-movement-Schlaf. 36-jähriger Patient. REM-Schlaf kann unerwartet im Rahmen von Routineregistrierungen auftreten. Bei dieser Aufzeichnung ist eine gemischte Hintergrundaktivität mit Theta-Aktivität, Beta-Aktivität und minimaler Delta-Aktivität vorhanden. Beachte die schnellen vertikalen Augenbewegungen. Außerdem findet sich eine prominente, nach rechts gerichtete Augenbewegung (*). Eichsignal 1 s, 70 μV.

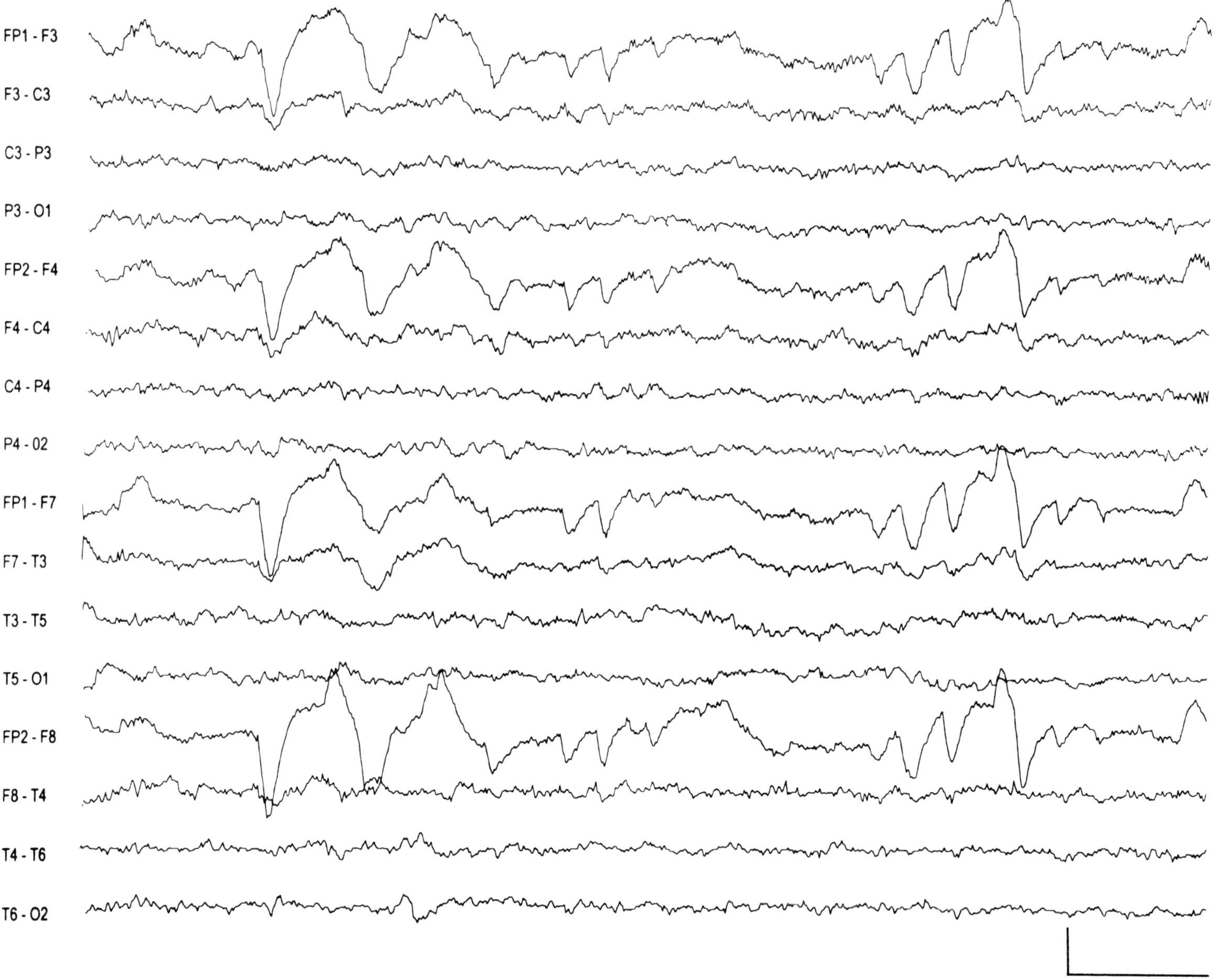

Abb. 3-146: Rapid-eye-movement-Schlaf. 38-jähriger Patient. Bursts von synchronen vertikalen Augenbewegungen gemeinsam mit niedrigamplitudiger kontinuierlicher Theta-Aktivität und minimaler Beta-Aktivität kennzeichnen diesen EEG-Auszug als REM-Schlaf. Eichsignal 1 s, 50 μV.

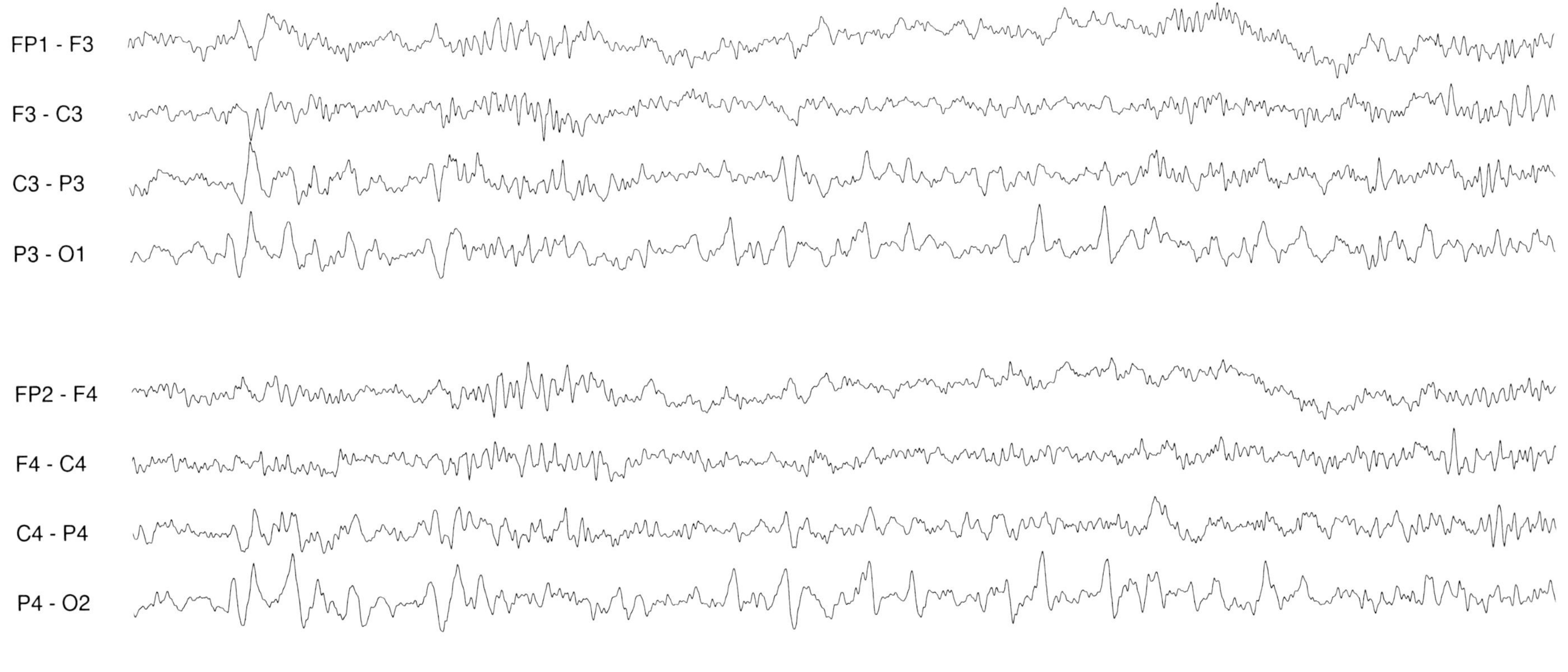

Abb. 3-147: Positive okzipitale Transiente des Schlafs (POSTS). 19-jähriger Patient. Müde. Augen geschlossen. Diese okzipitalen positiven Potenziale ähneln Lambda-Wellen und treten bei normalem Schlaf auf. Eichsignal 1 s, 50 μV.

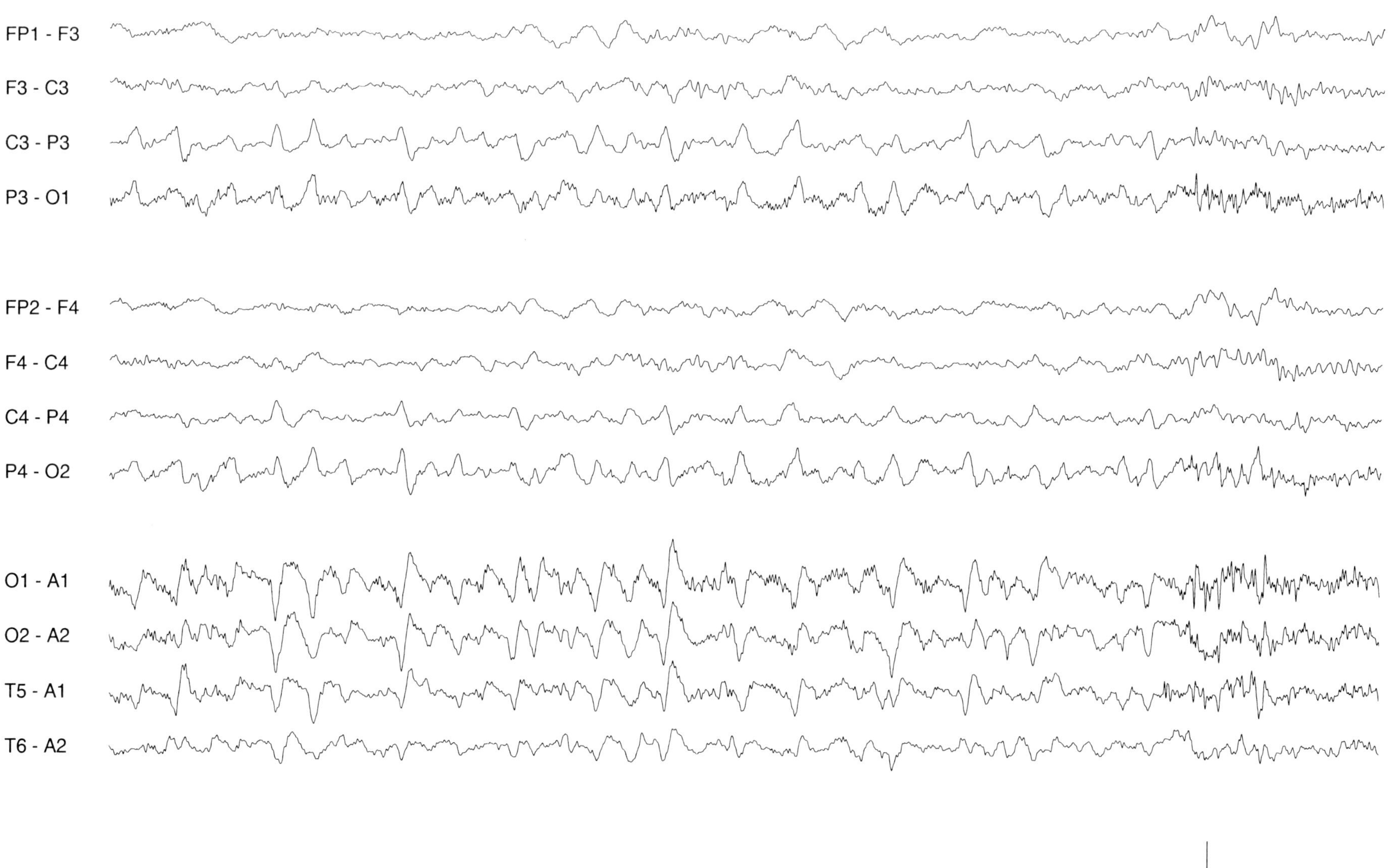

Abb. 3-148: Positive okzipitale Transiente des Schlafs (POSTS). 25-jähriger Patient. Die repetitiven spitzenartigen okzipitalen Wellen sind wegen der Positivität ihrer spitzenartigen Potenziale POSTS und keine konventionellen Spitzen. Beachte die 14- und 6-Hz-positiven Spitzen am Ende des Segments. Eichsignal 1 s, 100 μV.

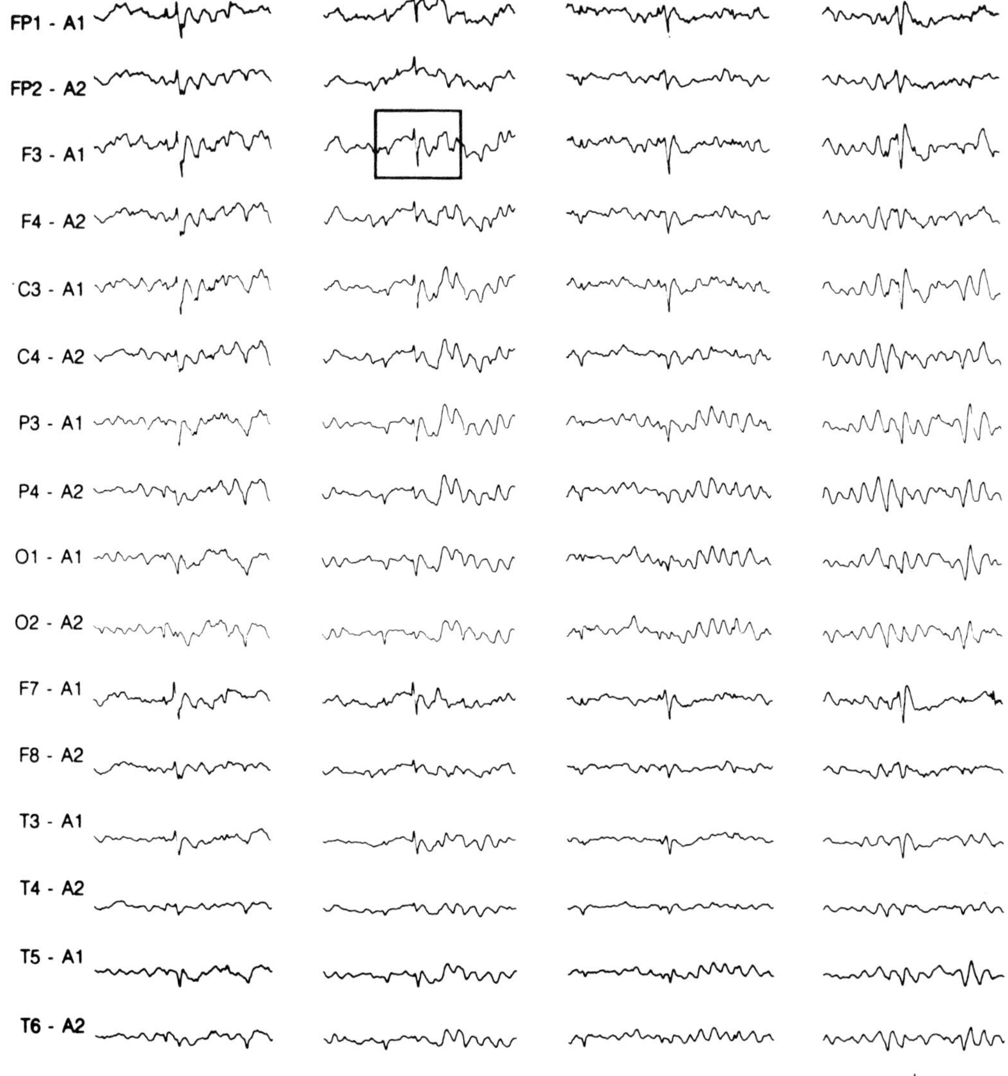

Abb. 3-149: Benigne epileptiforme Transienten des Schlafs (BETS). 41-jähriger Patient. Benigne epileptiforme Transienten des Schlafs (BETS) sind in den Ohrreferenzableitungen (A1, A2) gut zu erkennen. Es besteht eine partielle Auslöschung zwischen der aktiven Ohrreferenzelektrode und den posterioren Elektroden, wobei das Feld breit ist wie das anderer normaler steiler Wellen. Diese diphasischen und monophasischen Spitzen besitzen einen abrupt aufsteigenden Schenkel und eine noch steilere absteigende Kurve mit einer relativ kleinen nachfolgenden langsamen Welle. Im Gegensatz zu epileptiformen Spitzen besteht keine Störung der Hintergrundaktivität. Obwohl diese BETS überwiegend in der linken Hemisphäre auftreten, beachte die mäßige Beteiligung der homologen Regionen auf der rechten Seite. Das vergrößerte Feld zeigt die typische Morphologie der BETS. Eichsignal 1 s, 70 μV.

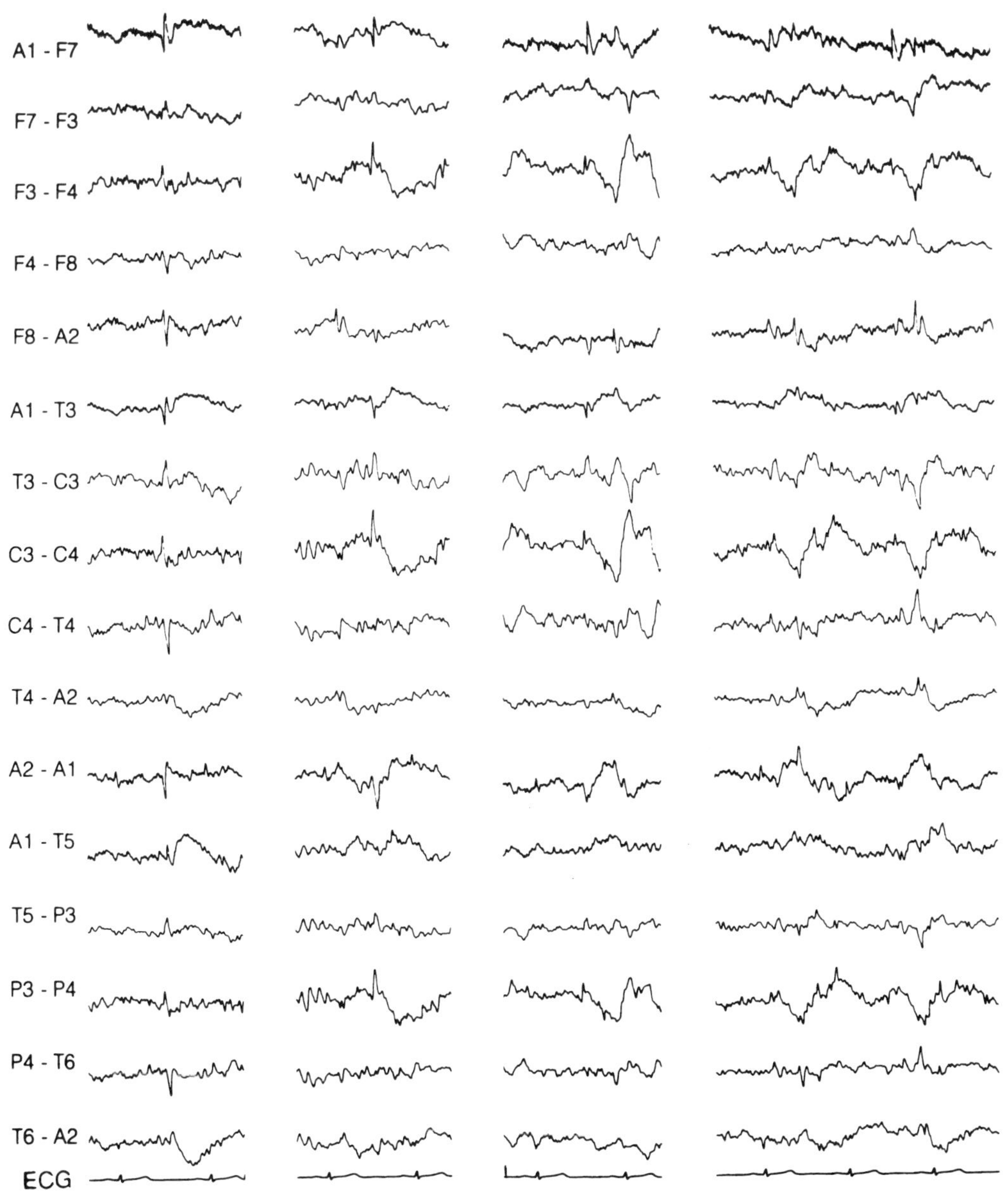

Abb. 3-150: Benigne epileptiforme Transienten des Schlafs (BETS) in einer Querreihe. 60-jähriger Patient. Das transverse Dipolfeld der BETS verstärkt deren Expression in Querreihen, wo sie mit anormalen anterioren temporalen Spitzen verwechselt werden können. Das ausgedehnte Feld mit gelegentlichen Ablenkungen in den die Mittellinie überspannenden Ableitungen (F3–4, C3–4, P3–4), die relative Auslöschung in den posterior-temporalen Ohrableitungen (A1–T5, T6–A2), die typische diphasische, sehr steile Morphologie und die fehlende Störung der Hintergrundaktivität dienen der Unterscheidung von anterioren temporalen Spitzen. Anteriore temporale Spitzen (hier nicht gezeigt) beziehen fast immer A1 und F7, aber kaum T5 mit ein. Eichsignal 1 s, 50 μV.

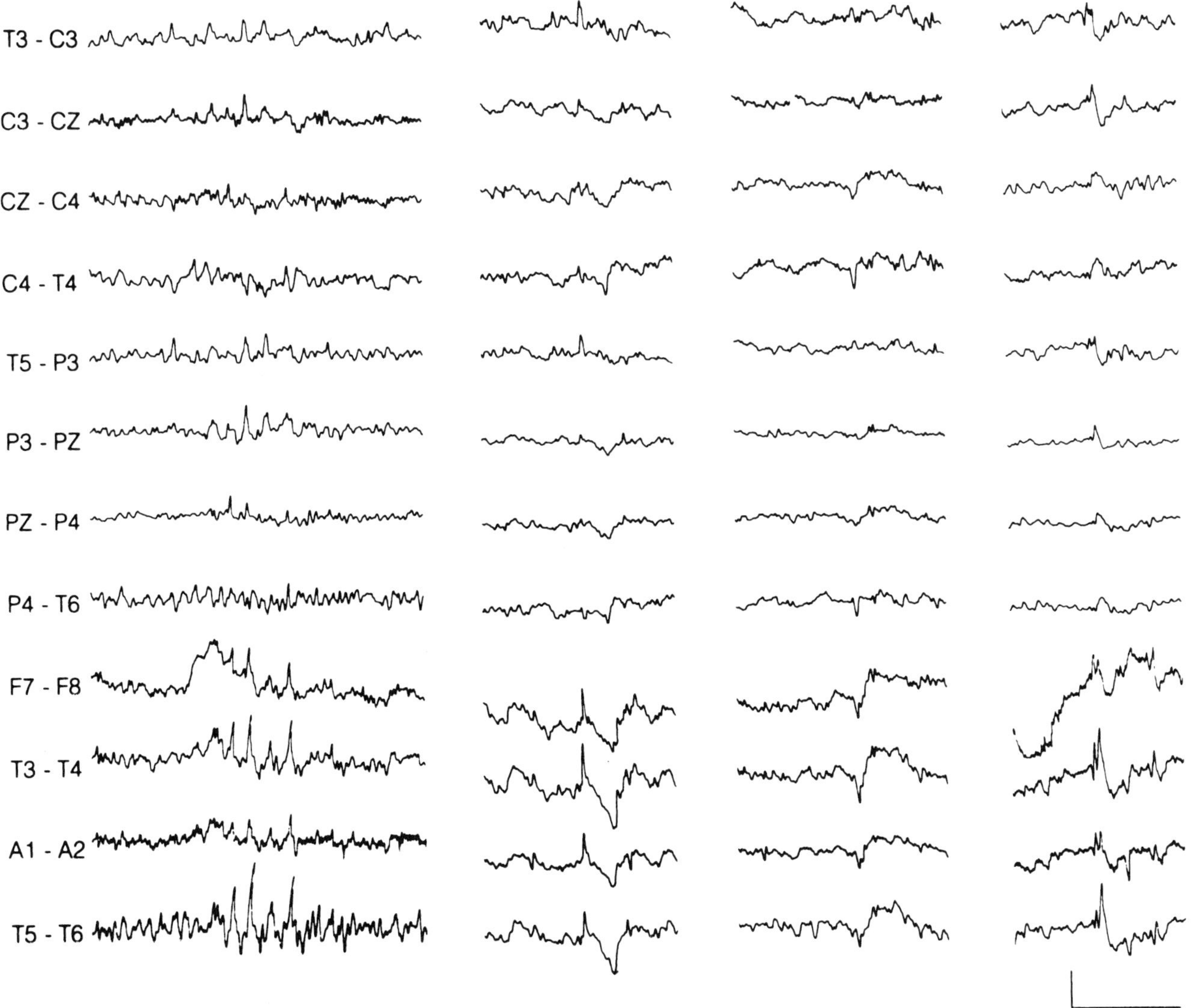

Abb. 3-151: Benigne epileptiforme Transienten des Schlafs (BETS), Querreihe und interhemisphärische Ableitungen. 39-jähriger Patient. Die breite allmähliche Kurve der BETS kann in der bipolaren Querreihe minimale und aufgrund des interhemisphärischen Dipols in den interhemisphärischen Ableitungen mittelstarke Ablenkungen auslösen. Diese Grundsätze sind hier zu erkennen. Eichsignal 1 s, 50 μV.

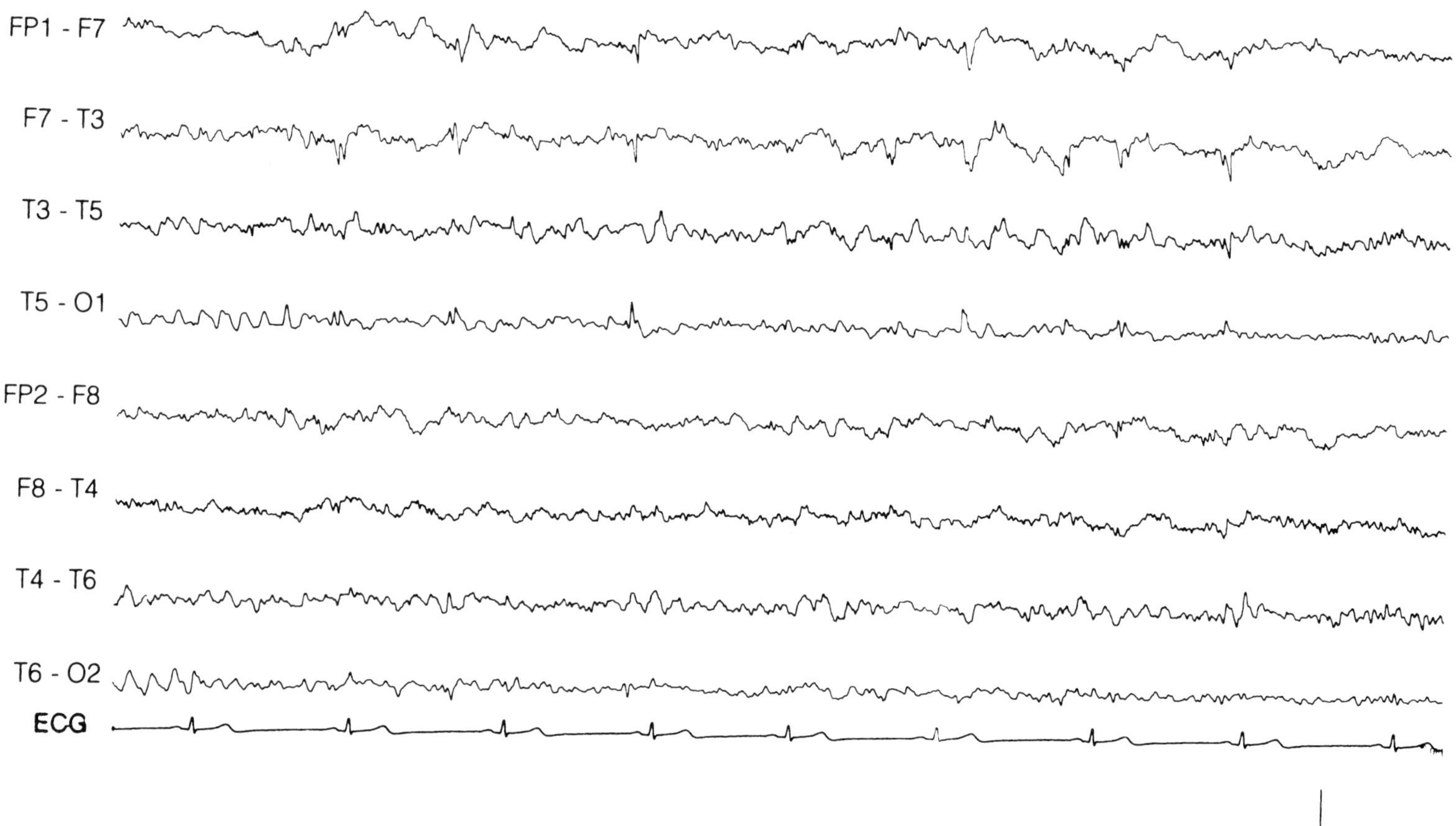

Abb. 3-152: Benigne epileptiforme Transienten des Schlafs (BETS) in einer bipolaren Längsreihe. 29-jähriger Patient. Die zuvor dargestellten Eigenschaften der BETS bereiten auf den häufigsten Befund vor – in der oft eingesetzten bipolaren Längsreihe. Ihre typische Morphologie, das breite Feld, die deutliche Beteiligung der midposterioren temporalen Bereiche (hier: T3 und T5) und die fehlende prominente nachfolgende langsame Welle oder eine Störung der Hintergrundrhythmen unterscheidet diese Entladungen von anterioren temporalen Spitzen. Die hier vorhandene linksseitige temporale intermittierende Delta-Aktivität hat keine Ähnlichkeit mit BETS. Eichsignal 1 s, 50 μV.

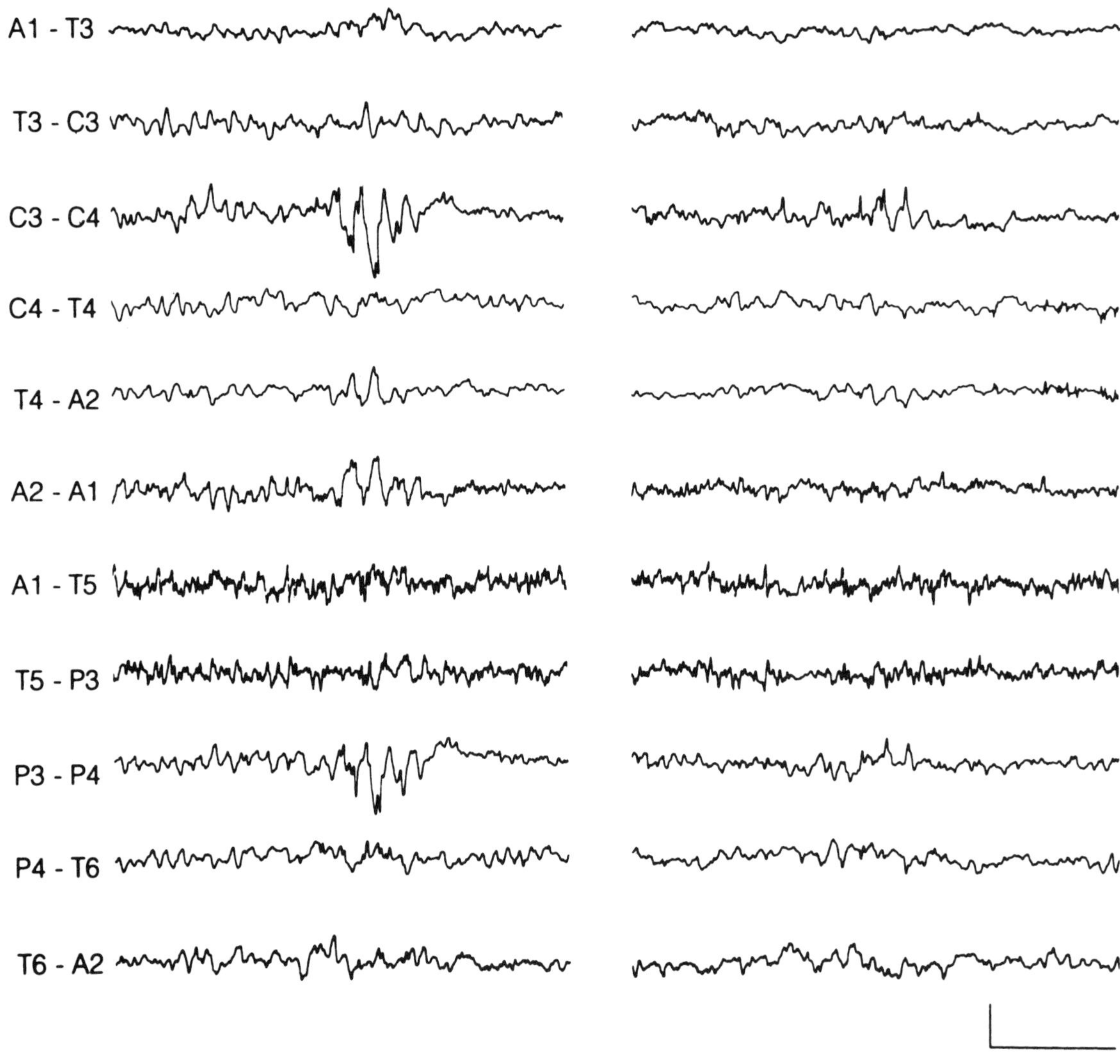

Abb. 3-153: 6-Hz-Spike-Wave und 6-Hz-positive Spitzen. 22-jähriger Patient. Diese Längsreihe zeigt die Koexistenz dieser beiden Phänomene in derselben Registrierung wie bei Silverman (1967). Der Burst im linken Segment imponiert als 6-Hz-Spike-Wave mit minimal elektropositivem Spitzenpotenzial, während der im rechten Segment eher einer 6-Hz-positiven Spitze ähnelt. Die relativ prominente Spitze in der Ableitung C3–C4 mit minimaler Ablenkung in den benachbarten Kanälen weist auf ein breites elektropositives Feld in der rechten Hemisphäre hin mit einem möglicherweise gleichzeitig vorhandenen elektronegativen Feld in der linken Hemisphäre. Klinisch nicht relevante Phänomene wie das vorliegende besitzen oft breite Felder. Eichsignal 1 s, 50 μV.

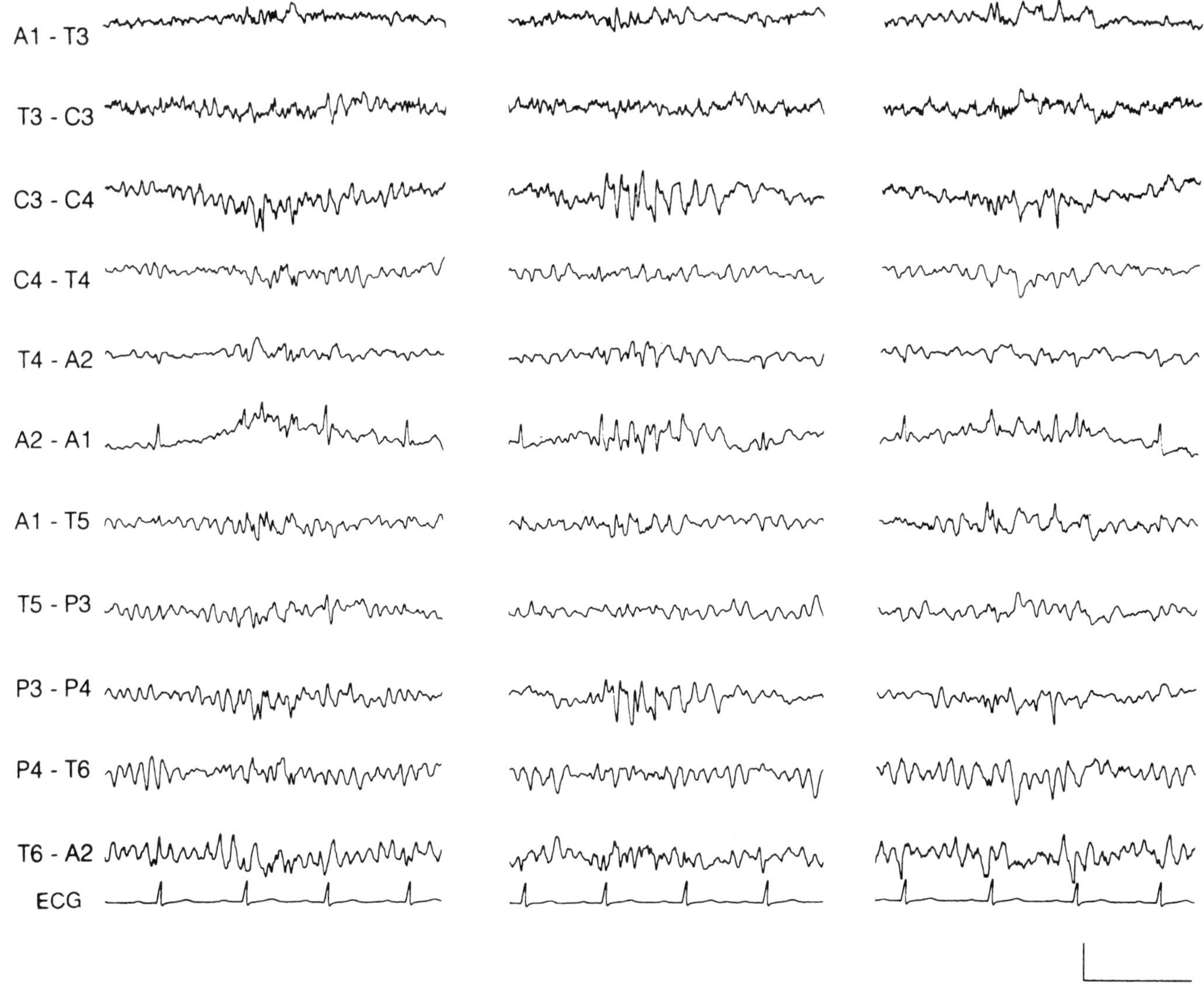

Abb. 3-154: 6-Hz-Spike-Wave/positive Spikes: inkomplette Expression. 23-jähriger Patient. In dieser Registrierung treten nur minimale derartige Entladungen auf, die in den vorherigen Abbildungen deutlicher waren. Eichsignal 1 s, 70 μV.

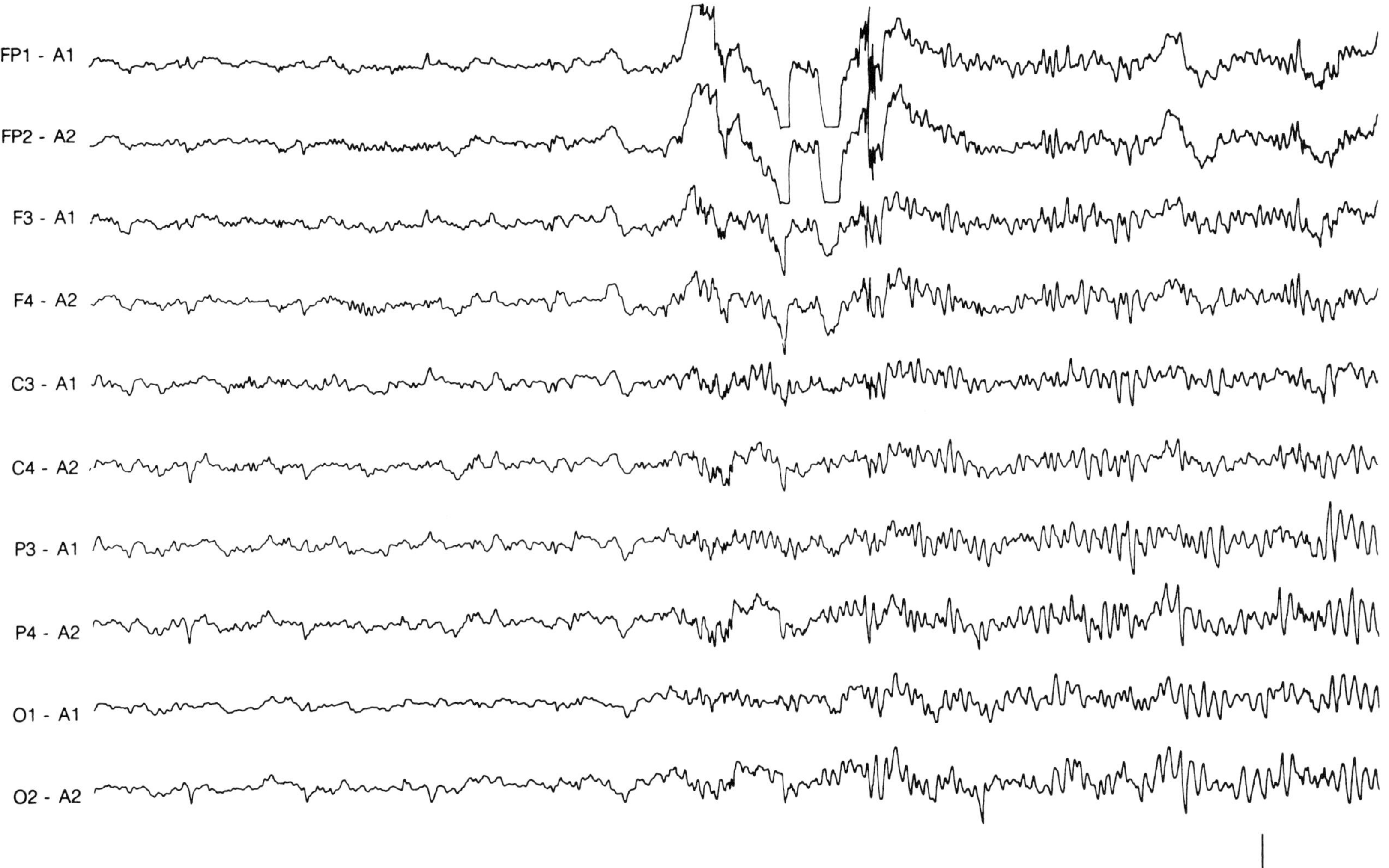

Abb. 3-155: Sofortiges Arousal aus Müdigkeit. 16-jähriger Patient. Ein leichter auditiver Reiz löste sofort einen Wechsel von diffuser Theta- und Beta-Aktivität der Müdigkeit zu einem Wachmuster mit überwiegender Alpha-Aktivität ohne eingestreute langsame Wellen aus. Die an den frontopolaren Elektroden aufgezeichneten Potenziale entsprechen dem Augenöffnen aufgrund des auditiven Reizes, dann einem Lid- und frontalen Muskelartefakt. Eichsignal 1 s, 70 μV.

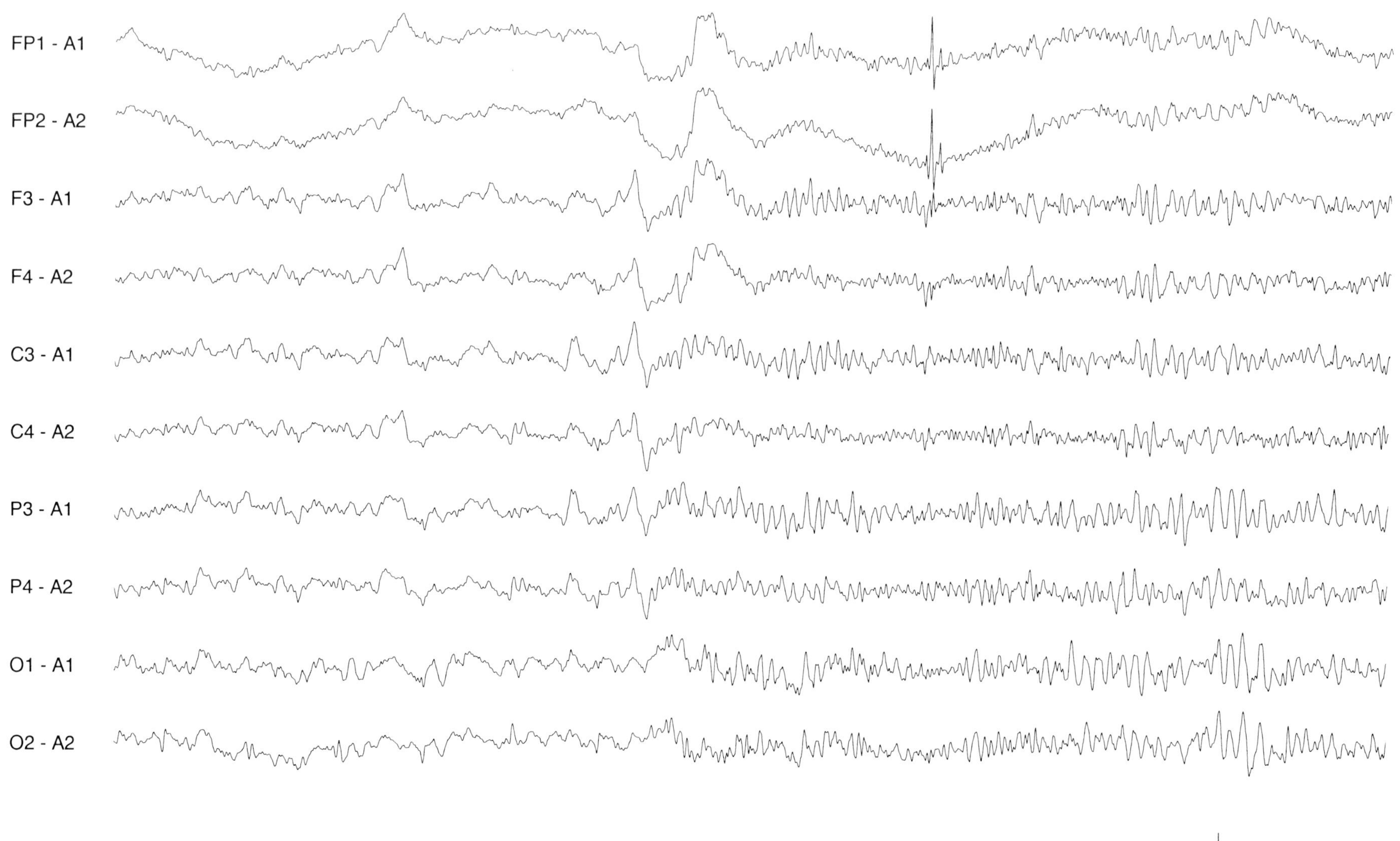

Abb. 3-156: Normales Arousal. 22-jähriger Patient. Vom leichten bis zum mitteltiefen Schlaf folgt unmittelbar auf die Vertex-Welle eine hochfrequente diffuse Aktivität. Eichsignal 1 s, 50 μV.

Kapitel 4

Epileptiforme Muster

Die Epilepsie ist eine klinische Diagnose. Die elektroenzephalografischen Daten spielen nur eine unterstützende Rolle. Da ein Krampfanfall eine relativ kurze, unvorhersehbare Störung der zerebralen Funktion ist, wird der Arzt nur in sehr wenigen Fällen Zeuge eines typischen Anfalls. Wichtigstes diagnostisches Werkzeug ist daher die vollständige und präzise Beschreibung durch den Patienten oder Zeugen des Anfalls. Diese Beschreibung ist jedoch oft unzureichend, wenn die Symptome, Befunde oder Umstände auch zu einer oder mehreren anderen vorübergehenden Störungen der zentralnervösen Funktion passen oder der Patient und/oder die Zeugen den Anfall nicht präzise genug oder lückenhaft beschreiben. In diesen Fällen hilft die einmalige oder wiederholte Ableitung eines Elektroenzephalogramms (EEG) bei der Diagnosefindung. Die Epilepsie ist eine rezidivierende Erkrankung, sodass auch ihre elektrografischen Korrelate oft fluktuieren. Somit schließt das Fehlen eines derartigen Phänomens bei einer einmaligen Ableitung nicht aus, dass es bei einem nachfolgenden EEG doch vorhanden ist.

Das EEG kann bei der Beantwortung folgender Fragen helfen: (a) Entsprechen die Episoden einer epileptischen Erkrankung? (b) Handelt es sich um primär oder sekundär generalisierte oder fokale Krampfanfälle? (c) Von welchem Anteil des zerebralen Kortex gehen fokale Anfälle aus? (d) Zu welchem Epilepsiesyndrom gehören die Krampfanfälle? Das gleichzeitige Auftreten eines epileptischen Anfalls (z.B. einer Absence) und einer EEG-Veränderung, welche die zu einem generalisierten Anfall gehörenden kortikalen neuronalen Ereignisse widerspiegelt (z.B. generalisierte Spitze-Welle-Komplexe), ist der einzige Fall, in dem das EEG die Diagnose mit Sicherheit bestätigt. Tatsächlich ist ein EEG die einzige Möglichkeit zur zweifelsfreien Diagnose der Epilepsie oder zur akkuraten Klassifikation eines zerebralen Anfalls, und zwar binnen weniger Millisekunden nach seinem Beginn. Treten derartige EEG-Veränderungen ohne klinische epileptische Anfälle auf, besteht lediglich ein starker Verdacht auf die klinische Diagnose einer Epilepsie, ohne dass sie jedoch bestätigt ist.

Spitzenpotenziale werden weitaus häufiger abgeleitet als epileptische Anfälle auftreten. Obwohl sie bei epileptischen Patienten oft interiktalen Störungen der neuronalen Funktion entsprechen, besteht eine nur unzureichende Korrelation mit der Epilepsie. So berichtete Trojaborg (1968) bei 82% von 242 Kindern mit Spitzenherden über eine Epilepsie, während Eeg-Olofsson et al. (1971) bei 1,9% ihrer 743 normalen Kinder in Ruhe fokale Spitzen oder scharfe Wellen nachwiesen. Cavazzuti et al. (1980) und Okubo et al. (1994) wiesen bei 3,5% und 4,5% der normalen Kinder Spitzen – meist im Rahmen der benignen partiellen Epilepsien des Kindesalters – nach. Somit besteht eine gute Korrelation zwischen der epileptiformen Aktivität im Ruhe-EEG und Krampferkrankungen des Kindes. Allerdings bedeuten fokale Spitzen weder zwangsweise eine Epilepsie noch sind sie für die Diagnose einer epileptiformen Erkrankung erforderlich.

In 50% der isolierten Wachableitungen bei Patienten mit bekannter Epilepsie findet sich eine epileptiforme Aktivität. Dieser Anteil steigt auf 80–85%, wenn auch eine Ableitung mit Schlafinduktion erfolgt. Auch mehrfache Ableitungen erhöhen die Wahrscheinlichkeit: bei zwei EEGs beträgt sie 80–85% und bei vier EEGs 90% (Binnie und Stefan, 1999). Auch Hyperventilation und Fotostimulation erhöhen die Häufigkeit von Spitzen.

Die Identifikation von EEG-Veränderungen als Spitzen ist bei Kindern durch deren häufigeres Vorkommen und oft auffälligeres Aussehen als bei älteren Patienten erleichtert. Allerdings sind bei Kindern in der Regel mehr Wellen im EEG scharf konturiert, die in der klinischen Praxis oft mit epileptiformen Veränderungen verwechselt werden. Normale, scharf konturierte Wellen in Wachableitungen beim Kind umfassen μ-Rhythmen, posteriore langsame Wellen des Kindes- und Jugendalters, scharf konturierte temporale Wellen und den Spannungsaufbau bei Hyperventilation. Die medikamentös induzierte Beta-Aktivität erzeugt bei der bereits reichlich vorhandenen diffusen Theta-Aktivität scharf konturierte Wellen. Bei Müdigkeit können die normalen Bursts von hochamplitudigen rhythmischen Wellen mit einer Frequenz von 3–5 Hz durch aufgelagerte Wellen eingekerbt werden, sodass ein gekerbtes Spitze-Wellen-artiges Bild entsteht. Die normalen steilen Vertex-Wellen des Kindes, die arkadenförmigen Spindeln und die scharf konturierte okzipitale Delta-Aktivität sind Schlafpotenziale, die mit Spitzen verwechselt werden können. Außerdem treten bei Kindern viele harmlose Spitzenpotenziale auf. Am bekanntesten sind die 14- und 6-Hz-positiven Spitzen, die bei vielen Jugendlichen ganz normal in den Schlafableitungen vorkommen. Auch reine 6-Hz-Spitzen entsprechen keiner epileptischen Erkrankung. Obwohl sie in den seltenen Fällen, in denen sie auftreten, recht spektakulär sind, sind sie ebenso wie die rhythmische temporale Theta-Aktivität der Schläfrigkeit klinisch nicht relevant. Wie später im Text gezeigt wird, unterscheiden sich die für Kinder typischen Spitzenpotenziale von denen bei epileptischen Erkrankungen.

Trotz derartiger Vorbehalte untermauern gut erkennbare Spitzen und Spitze-Welle-Komplexe, die zumindest gelegentlich in der Ruheableitung auftreten, nicht nur den klinischen Verdacht einer Krampferkrankung bei Kindern, sondern helfen dem Arzt auch bei der Entscheidung, ob es sich um fokale, sekundär generalisierte oder primär generalisierte epileptische Anfälle handelt.

Nachfolgend werden die Merkmale und klinischen Zusammenhänge der wichtigsten epileptiformen Muster vorgestellt.

4.1 FOKALE EPILEPTIFORME POTENZIALE

Fokale epileptiforme Potenziale betreffen definitionsgemäß einen Bereich einer Hemisphäre mit gelegentlicher Ausbreitung auf andere ipsilaterale Zonen und den homotopen Bereich der anderen Hemisphäre.

Rolando-Spikes

Beschreibung

Rolando-Spikes sind in der Regel stereotype, reichlich vorhandene hochamplitudige Entladungen mit drei klar definierten Phasen und prominenten anschließenden langsamen Wellen, die im 10-20-System einzeln oder in Gruppen im zentralen Bereich (C3 oder C4) vorkommen. Häufig ist die Hauptkomponente der Spitzen in den Ableitungen F3–C3 oder F4–C4 deutlich nach unten abgelenkt, was einen Dipol an diesen Elektroden vermuten lässt. Dieser Dipol kann gelegentlich mit einer entfernten Referenz bestätigt werden. Das negative elektrische Feld der abgelenkten Hauptkomponente breitet sich in der Regel nach parietal aus, was an den oft nur minimalen Ablenklungen der Ableitungen C3–P3 oder C4–P4 zu erkennen ist. Die positive Komponente des besagten Dipols tritt ipsi- oder bilateral im Frontalbereich auf. Dies lässt sich jedoch nicht immer nachweisen, selbst wenn andere Merkmale derartiger Spitzen vorhanden sind. Oft ist die Inzidenz von refraktären Anfällen und anderen neurologischen Veränderungen bei Nachweis eines Dipols niedriger, wobei dieser Zusammenhang häufig unzuverlässig ist.

Die Lokalisation der elektronegativen Komponente dieser zentralen Spitzen kann von inferior nach superior variieren. Bei der Ableitung mit dicht aneinanderliegenden Elektroden ermittelten Legarda et al. (1994) zwei Bereiche mit maximal negativem Feld: superior (C3,4) und inferior (C5,6) zentral, wobei Letzteres häufiger war. Der Anteil der Patienten mit epileptischen Erkrankungen war in beiden Gruppen gleich hoch. Schon vorher hatte Beaussart (1972) bei Ableitungen mit dem 10-20-Elektodensystem gezeigt, dass sich derartige zentrale Spitzen häufiger auf den midtemporalen (T3,4) als auf den sagittalen (Cz) Bereich ausbreiten. Die iktalen Symptome zeigen, dass die Spitzen etwa im unteren Rolando-Bereich liegen. Somit treten motorische Krampfanfälle der kontralateralen Hand meist in der hohen zentralen Gruppe auf und eine Hypersalivation mit motorischer Beteiligung von Mund und Gesicht meist in der unteren zentralen Gruppe (Legarda et al., 1994). Allerdings besteht kein Zusammenhang zwischen der Seite der iktalen Symptome und der Seite der Spitzenpotenziale (Beaumanoir et al., 1974), da die Lage oft bei verschiedenen EEG-Registrierungen oder während derselben Registrierung wechselt. Bei 30–40% der Patienten treten diese Spitzen gleichzeitig und asynchron auf jeder Seite auf. Die höheramplitudigen Spitzen können sich homotopisch ausbreiten. Dieser Befund kann zu einem virtuell synchronen und symmetrischen Muster augmentiert werden, sodass seine Morphologie Spitze-Welle-Komplexen ähnelt. So finden sich bei etwa 5% der Patienten unabhängige generalisierte Spitze-Welle-Komplexe, die spontan oder häufiger bei Fotostimulation, Hyperventilation oder Schlaf auftreten (Beaussart, 1972; Beaumanoir et al., 1974).

Da die für die benigne fokale Epilepsie des Kindesalters typischen Spitzen auch bei anderen neurologischen Erkrankungen oder bei vollkommen asymptomatischen Patienten auftreten, hängt ihre Bedeutung vom klinischen Zusammenhang ab. So traten bei unserem vierjährigen Patienten linksseitig Rolando-Spikes auf, dessen Anfälle eine Beteiligung der rechten supplementär-motorischen Rinde implizierten, die einen Tumor enthielt. Bei nur 26 (60%) von 43 Kindern mit Rolando-Spikes fanden de Weerd und Arts (1993) eine Epilepsie.

In anderen Bereichen können Spitzen mit ähnlicher Morphologie wie Rolando-Spikes auftreten, vor allem parietal und posterior-temporal. Gastaut und Broughton (1972) sowie Beaumanoir et al. (1974) betonten den engen Zusammenhang zwischen Rolando-Spikes und dem μ-Rhythmus; die Unterscheidung zwischen einem prominenten μ-Rhythmus und Rolando-Spikes ist oft schwierig.

Die Anzahl von Rolando-Spikes und ähnlichen Spitzen in anderen Bereichen nimmt ebenso wie deren bilaterale Synchronie im Non-REM-Schlaf zu. Bei 20–35% der Patienten treten Rolando-Spikes nur im Schlaf auf (Lombroso, 1967; Blom und Heijbel, 1975). Daher sollte bei klinischem Verdacht auf eine benigne Rolando-Epilepsie des Kindesalters und normalen Wachableitungen eine Schlafableitung erfolgen. Hyperventilation und Fotostimulation lösen diese Entladungen nicht aus. Sie können auch reichlich im REM-Schlaf vorhanden sein, bleiben dann aber unilateral. Obwohl Rolando-Spikes in einer oder mehreren Registrierungen fehlen können, sind sie meist reichlich vorhanden, im scharfen Gegensatz zu den eher seltenen klinischen Anfällen. Abgesehen von einer transienten Verlangsamung bei Phasen mit reichlichen Spitzen ist die Hintergrundaktivität im Wachzustand und im Schlaf in der Regel normal. Ein dauerhaft veränderter Hintergrundrhythmus über demselben Bereich könnte auf eine strukturelle Läsion hinweisen. Aufgrund der Seltenheit dieser Anfälle im Wachzustand gibt es keine komplette Studie der iktalen EEG-Veränderungen. Allerdings beschrieben Dalla Bernardina und Tassinari (1975) einen Patienten, dessen nächtliche Krampfanfälle im linken zentroparietalen Bereich als Wellen mit einer Spannungshöhe von 20–30 μV und einer Frequenz von 12 Hz begannen. Eine derartige Attacke findet sich auch in diesem Buch.

Das Alter beim Auftreten des EEG-Musters korreliert eng mit dem Alter beim Auftreten der Epilepsie und liegt zwischen drei und zehn Jahren. Nach der Jugend sind Rolando-Spikes selten.

Klinische Bedeutung

Die Inzidenz der Epilepsie in Assoziation mit Rolando-Spikes liegt in den verschiedenen Studien bei 54–84% (Beaussart, 1972; Blom und Brorson, 1966; Smith und Kellaway, 1964).

Nächtliche generalisierte Krampfanfälle, Attacken am Tage mit Beteiligung der unteren Rolando-Region und typischen zentralen Spitzen bilden bei ansonsten gesunden Kindern ein selbstlimitierendes Syndrom. Diese Krankheit macht 15% aller kindlichen Anfälle aus – ausgenommen der Fieberkrämpfe (Blom et al., 1972; Heijbel et al., 1975).

Heijbel et al. (1975) führten bei Geschwistern und Eltern einmalig EEG-Ableitungen, meist mit Schlafableitungen, durch. Rolando-Spikes traten bei 11 (34%) von 32 Geschwistern und 1 (3%) von 36 Eltern auf. Blom et al. (1972) stellten fest, dass die mit Rolando-Spikes einhergehende epileptische Erkrankung im Alter von 1 bis 13 Jahren beginnt, mit einem Altersgipfel bei fünf bis neun Jahren.

Temporale Spitzen

Beschreibung

Anteriore temporale Spitzen treten vor allem bei Jugendlichen und Erwachsenen auf, aber auch bei Kindern über sechs Jahren. Sie sind in den Ableitungen F7,8, T3,4 und A1,2 lokalisiert und werden von Mandibular-Notch-Elektroden und Sphenoidal-Elektroden aufgezeichnet (Sadler und Goodwin, 1989). Um sie auszulösen, sind oft eine Hyperventilation und verschiedene Schlafstadien erforderlich. Temporale Spitzen können mit fokalen Störungen der Hintergrundaktivität, wie exzessiver Delta- oder Theta-Aktivität, einhergehen.

Der Untersucher muss temporale Spitzen von Rolando-Spikes unterscheiden, die auch von den temporalen Elektroden vor allem der mittleren und posterioren temporalen Regionen (T3,4 und T5,6) erfasst werden. Das Feld der anterioren temporalen Spitzen breitet sich nur minimal und niemals über die Sylvi-Furche aus. Die Ausdehnung im Bereich der Sylvi-Furche lässt sich durch eine bipolare Querreihe registrieren. Allerdings kann die gelegentlich vorhandene frontale Elektropositivität der Rolando-Spikes, die in der Ableitung F4 F8 zur Ablenkung nach unten führt, eine anterior-temporale Elektronegativität vortäuschen. Daher sind Längs- und Querreihen erforderlich, um diese beiden Formen von Spitzen voneinander abzugrenzen, was aufgrund ihrer unterschiedlichen klinischen Bedeutung wichtig ist.

Klinische Bedeutung

Anterior-temporale Spitzen entsprechen in der Regel einer identifizierbaren strukturellen Läsion (Falconer et al., 1964). Eeg-Olofsson et al. (1971) ermittelten bei nur zwei ihrer 743 normalen Kinder temporale Spitzen. Die Temporallappenepilepsie ist in der Kindheit nicht selten (Falconer, 1971). Die Ätiologie ergibt sich meist aus der klinischen Anamnese und umfasst Fieberkrämpfe mit mesiotemporaler Sklerose und neokortikale Fehlbildungen (Aicardi, 1994).

Okzipitale Spitzen

Beschreibung

Diese gut definierten oberflächennegativen Spitzen treten uni- oder bilateral synchron oder unabhängig auf und breiten sich oft ipsilateral nach parietal und posterior-temporal aus. Okzipitale Spitzen sind bei geschlossenen Augen am häufigsten; beim Öffnen der Augen werden sie abgeschwächt oder verschwinden. Dadurch lassen sie sich leicht von den gelegentlich elektronegativen Lambda-Wellen, die nur beim Scannen eines komplexen Feldes vorhanden sind, unterscheiden. Patienten mit okzipitalen Spitzen im Wachzustand können im Schlaf posteriore Polyspikes entwickeln.

Klinische Bedeutung

Eeg-Olofsson et al. (1971) fanden nur bei zwei von 743 normalen Kindern okzipitale Spitzen. Bei Kindern unter vier Jahren sind Spitzen im Okzipitalbereich häufiger als in jedem anderen Gehirnbereich und häufiger als in jeder anderen Altersgruppe (Trojaborg, 1968). Smith und Kellaway (1964) fanden bei nur einem Drittel der Patienten mit okulären Veränderungen bereits im Säuglingsalter und okzipitalen Spitzen eine Epilepsie. Syndrome sind Migräne, okzipitale epileptiforme Erkrankungen und okzipitale Spitzen (Andermann, 1987). Okzipitale Spitzen treten gemeinsam mit anderen fokalen okzipitalen EEG-Veränderungen bei Kindern mit epileptogenen Läsionen in diesem Bereich, wie Tumoren und kortikalen Entwicklungsstörungen, auf. Gobbi et al. (1991) beschrieben Patienten mit okzipitalen Spitzen, refraktärer Epilepsie und okzipitalen Kalzifikationen im Rahmen einer Zöliakie. Patienten mit einer progressiven myoklonen Epilepsie, wie der

Lafora-Krankheit, können okzipitale Spitzen und durch Licht ausgelöste Anfälle aufweisen (Tassinari et al., 1978).

Maher et al. (1995) betrachteten alle EEGs des einzigen Labors in Neufundland und identifizierten 31 Kinder mit okzipitalen Spitzen im EEG, von denen 23 Kinder (74%) eine benigne, nonläsionale Epilepsie, fünf Kinder Anfälle (16%) bei fokalen Läsionen und andere Kinder weniger gut definierte Veränderungen aufwiesen. Bei zwei Kindern (6%) fand sich keine Epilepsie.

Die klinische Bedeutung von okzipitalen Spitzen hängt von weiteren EEG-Veränderungen ab. Ein ansonsten normales EEG weist auf eine Krankheit wie die benigne fokale Epilepsie des Kindesalters hin. Eine unilateral auffällige Alpha-Aktivität (Verlangsamung, Abschwächung) und fokal überschießende Delta-Aktivität weisen jeweils auf eine Epilepsie bei fokalen Läsionen hin. Migränöse Erkrankungen können beide Formen von EEG-Ableitungen erzeugen. Eine kongenitale oder im Säuglingsalter auftretende Blindheit kann mit okzipitalen Spitzen und bilateral fehlender Alpha-Aktivität einhergehen.

Multifokale Spitzen

Beschreibung

Patienten, die in einer EEG-Registrierung Spitzen an mindestens drei nicht benachbarten Elektroden aufweisen, wobei mindestens ein Fokus in jeder Hemisphäre liegt, weisen multifokale Spitzen auf. In unserem Labor fanden sich diese Muster bei 63 (4%) von 1500 Kindern (Blume, 1978). Eeg-Olofsson et al. (1971) ermittelte dieses Muster bei keinem der normalen Kinder.

Klinische Bedeutung

Die nachfolgenden Daten stammen aus zwei Studien zu diesem Muster von Noriega-Sanchez und Markand (1976) sowie Blume (1978). Alle Patienten dieser Studien waren Kinder, abgesehen von 3,7% der Patienten in der Studie von 1976. In früheren EEG-Ableitungen hatten 16% der Patienten in der Studie von 1976 Hypsarrhythmien und 11% wiesen Slow-Spike-Wave-Komplexe auf. Kotagal (1995) wies multifokale Spitzen als Übergang zwischen Hypsarrhythmie und Slow-Spike-Wave-Komplexen nach.

Krampfanfälle traten bei mehr als 90% der Patienten auf. Mehr als 80 % der Patienten hatten generalisierte motorische Anfälle, am häufigsten generalisierte tonisch-klonische Anfälle. Bei der Hälfte der Patienten fand sich mehr als eine Anfallsart. Bei 60% der Patienten mit mindestens einer Spitze alle 10 Sekunden, aber nur bei 33% der Patienten mit selteneren Spitzen traten täglich Anfälle auf. Nur ein Drittel der Patienten war kognitiv normal. Patienten mit seltenen Spitzen (52%), mit weniger als zehn Spitzenherden (47%) und mit normaler Hintergrundaktivität (39%) wiesen häufiger eine normale Intelligenz auf. Bei etwa der Hälfte der Patienten war die neurologische Untersuchung auffällig. Eine normale Intelligenz fand sich bei 47% der Patienten mit normaler neurologischer Untersuchung, aber nur bei 16% der Patienten mit auffälligem neurologischem Befund.

Mögliche Ursachen sind vor allem zerebrale Krankheiten, die bereits früh im Leben auftreten, wie perinatale Verletzungen, zentralnervöse Infektionen, neokortikale Fehlbildungen, degenerative Erkrankungen, Traumen und Anoxie.

Periodische Veränderungen

Beschreibung

Periodische, repetitive, relativ stereotype fokale und/oder diffuse EEG-Entladungen entsprechen bei Kindern und Erwachsenen physiologischen akuten und subakuten Veränderungen. Dabei kann es sich um Spitzen, Polyspikes oder Delta-Aktivität handeln, deren Lokalisation und Ausbreitung überwiegend von der zugrunde liegenden strukturellen Läsion abhängt.

Klinische Bedeutung

In der Regel lässt sich bei Patienten mit einer periodischen EEG-Veränderung eine strukturelle Läsion nachweisen. Dazu gehören akute Schädigungen, wie ein Infarkt, eine Kontusion, eine Enzephalitis oder eine anoxische Enzephalopathie (Gross et al., 1999). Subakute Läsionen (wie eine subakute sklerosierende Panenzephalitis und eine regional akzentuierte chronische Enzephalitis) produzieren bei Progressivität periodische Veränderungen. Pathologische chronische, nicht progressive Anomalien gehen mit periodischen EEG-Veränderungen einher, sofern vor kurzem mehrere epileptische Anfälle aufgetreten sind. Allerdings sind auch periodische Veränderungen, die nicht im Zusammenhang mit akuten Läsionen oder Anfällen standen, beschrieben (Westmoreland et al., 1986; Gross et al., 1999).

Strukturelle Läsionen sind diffus oder multifokal oder betreffen den Großteil einer Region. Eine kleine Läsion führt bei einem akuten Ereignis, wie einem Anfall, zu einer periodischen Veränderung. Unter diesen Umständen ist die Periodizität fast immer transient und dauert postiktal nur Sekunden oder wenige Minuten. Eventuell bestehen assoziierte systemische Stoffwechselerkrankungen (Garg et al., 1995), deren Bedeutung für die Periodizität jedoch weiterhin unklar ist.

4.2 «GENERALISIERTE» EPILEPTIFORME POTENZIALE

«Generalisiert» ist eine Fehlbezeichnung, da nicht alle Elektroden ein diffuses, identisches zerebrales Potenzial ableiten. Allgemein bezieht sich dieser Begriff auf ausgedehnte Veränderungen, die in der Regel simultan und synchron in beiden Hemisphären auftreten.

Generalisierte Spitze-Welle-Komplexe

Beschreibung

Diese Veränderung wird auch als generalisierte Slow-Spike-Wave-Komplexe oder generalisierte Spike-Waves bezeichnet. Wenn in jedem Komplex mehr als eine Spitze vorhanden ist, spricht man von Polyspike-Wave-Komplexen.

Die Hauptkomponenten eines generalisierten Spitze-Welle-Komplexes sind einzelne, bilateral synchrone Spitzen oder Abfolgen von Spitzen (Polyspikes) mit nachfolgender rhythmischer langsamer Welle. Beide sind oberflächennegativ. Bei der Untersuchung von Monospike-Wave-Komplexen entdeckte Weir (1965), dass sie eine weitaus komplexere Morphologie aufweisen. In einer Serie aus Spitze-Welle-Komplexen geht jeder negativen Welle mit einer Dauer von 200–500 ms ein positives Wellental mit einer Dauer von 100–150 ms voraus. Dieses positive Wellental kann aus zwei negativen Spitzen bestehen; die zweite, größere Spitze ist die klassische Spitze des Spitze-Welle-Komplexes. Die Amplitude der Spitzen ist in der Regel frontal am höchsten und fluktuiert während einer Spitze-Welle-Serie, ist aber in der Regel zu Beginn am höchsten. Die nachfolgende negative Welle ist frontoparietal am stärksten und temporal am schwächsten ausgeprägt. Der erste Komplex einer Spitze-Welle-Serie kann aus manifesten Polyspikes und Wellen bestehen, aus denen mit Fortschreiten der Serie Monospike-Wave-Komplexe entstehen.

Klassische Spitze-Welle-Komplexe treten bilateral synchron und symmetrisch auf, sie können aber auch 10–25 ms früher beginnen und/oder in einer Hemisphäre stärker ausgeprägt sein (Lemieux und Blume, 1986). Diese Prädominanz sollte jedoch während einer oder mehrerer Registrierungen die Seite wechseln. Selten ist eine klassische Spike-Wave-Serie auf eine Hemisphäre oder Region beschränkt. Fragmente von Spitze-Welle-Komplexen treten insbesondere in bipolaren Ableitungen auf, in denen die breiten Felder zur partiellen Auslöschung von Potenzialen führen. Derartige Fragmente lassen sich in der Regel durch ihre morphologische Ähnlichkeit zu Komponenten der voll exprimierten Spitze-Welle-Komplexe und ihr breiteres Feld von fokalen Spitzen unterscheiden. «Generalisierte» Spitze-Welle-Komplexe können diffus über beide Hemisphären verteilt sein. In derartigen Fällen ist ihre Spannung in der Regel über den Frontalbereichen am höchsten. In anderen Fällen ist das Feld beschränkter und betrifft nur synchron die anterioren Kopfbereiche; seltener sind sie auf die posterioren Kopfbereiche beschränkt.

Spitze-Welle-Komplexe können vereinzelt, als kurze Bursts oder prolongierte Serien auftreten. Ihre Frequenz ist meist zu Beginn mit 3–6 Hz bzw. in der Regel 3–3,5 Hz am höchsten und sinkt anschließend. Sie beginnen und enden abrupt mit fast sofortiger Rückkehr zum interiktalen EEG; selten persistieren ein bis zwei frontal prädominante rhythmische Delta-Wellen. Bei prolongierter Spitze-Welle-Serie, beispielsweise bei einem Abscencen-Status, sinkt die Frequenz auf 2 Hz. Sofern die Serie zu Beginn der Registrierung bereits läuft, kann die Differenzierung von Slow-Spike-Wave-Komplexen schwierig sein.

Die Hauptbedeutung der Hyperventilation bei Kindern ist die Auslösung von Spitze-Welle-Komplexen, die in der «Ruheableitung» nicht vorhanden waren. Dalby (1969) berichtete, dass Spitze-Welle-Komplexe durch Hyperventilation bei 50% seiner Patienten mit Abscence-Attacken und bei 25% mit anderen Formen der primär generalisierten Epilepsie hervorgerufen werden. Spitze-Welle-Komplexe treten nicht immer in den ersten Minuten einer Hyperventilation auf. Besteht daher klinisch der Verdacht auf eine primär generalisierte Epilepsie und registriert die Ruheableitung keine Spitze-Welle-Komplexe, kann für 3–4 Minuten eine Hyperventilation erforderlich sein, die bei weiterhin fehlenden Spitze-Welle-Komplexen wiederholt werden kann.

Die klinisch bedeutsamste Veränderung bei Fotostimulation ist die fotoparoxysmale Reaktion: die bilateral synchrone Entladung von Polyspikes oder Polyspike-Wave-Komplexen, die nicht mit der Lichtreizfrequenz zusammenfällt und auch nach Beendigung der Fotostimulation andauern kann (Reilly und Peters, 1973). Am besten lässt sich diese Reaktion mit einer Flickerlichtfrequenz von 12–20 Hz, insbesondere bei geschlossenen Augen, auslösen. Sie tritt bei etwa 3% aller Patienten, bei denen ein EEG durchgeführt wird oder die fokale Krampfanfälle hatten, sowie bei 20–50% der Patienten mit generalisierten tonisch-klonischen oder myoklonischen Anfällen oder Absencen auf (Takahashi, 1987). Eine fotoparoxysmale Reaktion legt nahe, dass die Anfälle eines Patienten mit primär generalisierter Epilepsie durch Lichtreize ausgelöst werden. (Bei einigen dieser Patienten können durch den Augenschluss Spike-Wave-Komplexe hervorgerufen werden.) Werden durch einzelne Lichtreize weit verbreitete synchrone Spitzen ausgelöst, besteht der Verdacht auf eine progressive Myoklonusepilepsie (Pampiglione und Harden, 1973).

Da die fotoparoxysmale Reaktion auch bei Normalgesunden sowie bei Patienten mit Stoffwechselstörungen oder Drogenentzug vorkommt, erlaubt sie für sich genommen keine verbindlichen Rückschlüsse auf das Vorliegen eines Krampfleidens. Auch Verwandte von Patienten mit primär generalisierten epileptischen Anfällen können eine fotoparoxysmale Reaktion aufweisen, ohne dass sie zwangsweise selber unter einer Epilepsie leiden. Andererseits bestätigen derartige Polyspike-Wave-Komplexe fragliche Spitze-Welle-Entladungen in der Ruheableitung. Bei Kindern mit Fieberkrämpfen kann eine fotoparoxysmale Reaktion bedeuten, dass es sich um die Erstmanifestationen der Myoklonusepilepsie des Kindesalters handelt (Dalla Bernardina et al., 1982; Dravet et al., 1984).

Die Häufigkeit von Spitze-Welle-Komplexen nimmt in der Regel während des Non-REM-Schlafs zu, insbesondere in den Schlafstadien III und IV (Sato et al., 1973). Sie können auch ausschließlich im Schlaf auftreten und sind im REM-Schlaf am seltensten. Ihre Morphologie verändert sich im Laufe des Non-REM-Schlafs, insbesondere während des tieferen Schlafs. Die Bursts werden kürzer, die Komplexe unregelmäßig, die Polyspike-Wave-Komplexe häufiger und die Wiederholungsrate mit 1,5–2,5 Hz geringer. Im Gegensatz dazu ähneln die Spike-Wave-Komplexe des REM-Schlafs denen des Wachzustands. Das Arousal kann Spike-Wave-Komplexe auslösen.

Bursts von rhythmischen Wellen mit einer Frequenz von 2–4 Hz («projizierte» Aktivität») und rhythmische okzipitale Delta-Aktivität sind zwei nicht diagnostische Veränderungen, die oft gemeinsam mit generalisierten Spike-Wave-Komplexen auftreten. Treten sie gemeinsam mit einer entsprechenden Klinik auf, sollten Provokationsmanöver zur Auslösung von Spike-Wave-Komplexen, wie eine längere Registrierung, eine zusätzliche Hyperventilation und Schlaf, erfolgen.

Selten treten als elektrografische Begleiterscheinung bei Absencen rhythmische Wellen mit einer Frequenz von 8–20 Hz auf. Zwei derartige Rhythmen können sich übereinander lagern, wobei einer eventuell ein Vielfaches des anderen ist, sodass Sägezahnwellen entstehen. Diese Veränderung kann subtil, aber häufig auftreten und wieder verschwinden und sich als Müdigkeitsmuster oder Beta-Aktivität maskieren. Leider weisen davon betroffene Patienten oft häufige und therapierefraktäre Abscence-Attacken auf.

Klinische Bedeutung

Das Vorhandensein generalisierter Spitze-Welle-Komplexe in Ruhe oder bei Hyperventilation liefert einen sehr starken klinischen Anhalt für das Vorliegen eines primär generalisierten Krampfleidens. Allerdings kann diese Diagnose nicht allein anhand des EEG-Befunds gestellt werden. In vier Serien von Patienten mit derartigen EEG-Veränderungen (Dalby, 1969; Lundervold et al., 1959; Silverman, 1954; Blume et al., 1982) litten 97–98% der Patienten unter einer generalisierten Epilepsie. Umgekehrt fanden Eeg-Olofsson et al. (1971) in den Ruheregistrierungen von 743 normalen Kindern keine Spitze-Welle-Komplexe. Zwei dieser Kinder wiesen bei Hyperventilation Spitze-Welle-Komplexe auf.

Gibbs et al. (1935) waren die ersten, die einen Zusammenhang zwischen generalisierten Spitze-Welle-Komplexen und der Petit-mal-Epilepsie (Absencen) herstellten. In anschließend durchgeführten Serien reichte die Inzidenz klinisch offensichtlicher Absencen von 26% (Silverman, 1954) bis 70% (Clark und Knott, 1955). In unserer Studie (Blume et al., 1982) fanden wir bei 58% von 60 Patienten Absencen, die nur aufgrund des Vorhandenseins von generalisierten 3-Hz-Spitze-Welle-Komplexen ausgesucht worden waren. Dalby (1969) ermittelte bei Patienten mit Polyspike-Wave-Komplexen eine höhere Inzidenz von generalisierten tonisch-klonischen Anfällen (GTC) und Myoklonusepilepsie. Trotz derartiger Zusammenhänge kann das EEG jedoch nicht vorhersagen, ob ein Patient mit Absencen irgendwann generalisierte tonisch-klonische Anfälle entwickeln wird (Dalby, 1969; Niedermeyer, 1972). Außerdem schwankt die Inzidenz generalisierter tonisch-klonischer Anfälle stark von Studie zu Studie: von 37% (Dalby, 1969) bis 86% (Jasper und Kershman, 1941). Unter unseren Patienten wiesen 65% generalisierte tonisch-klinische Anfälle auf.

Bei einer leichten Epilepsie, wie den generalisierten tonisch-klonischen Anfällen bei der juvenilen Myoklonusepilepsie, kann das EEG normal sein. In anderen Fällen kann es diffuse Bursts von Theta-Aktivität oder sporadische Spitze-Welle- oder Polyspike-Wave-Komplexe mit einer Frequenz von 4–5 Hz aufweisen. Asymmetrische und/oder fokale Spitze-Welle-Komplexe können recht häufig auftreten, sind dann aber als «Fragmente» oder regionale Expressionen von bilateral synchronen Veränderungen zu betrachten. Während eines nur selten registrierten generalisierten tonisch-klonischen Anfalls treten in der tonischen Phase diffuse Wellen mit einer Frequenz von 20–40 Hz auf, die sich auf etwa 10 Hz verlangsamen und auf die in der klonischen Phase bilateral synchrone und diffuse Polyspike-Wave-Komplexe folgen. Leider wird die Registrierung während eines generalisierten tonisch-klonischen Anfalls rasch durch ein Muskelartefakt überlagert. Postiktal überwiegt eine diffuse Delta- und Theta-Aktivität, die nach wenigen Minuten wieder in die normale Aktivität übergeht. Nach einem primär generalisierten tonisch-klonischen Anfall sollten keine regionalen postiktalen Veränderungen auftreten. Bei sekundärer Generalisierung kann der Anfall selbst in einer Hemisphäre stärker ausgeprägt sein, sodass seine postiktalen Auswirkungen die am stärksten betroffene Seite oder Region widerspiegeln würden.

Die Untersuchung von Patienten während bilateral synchroner 3-Hz-Spitze-Welle-Komplexe erbrachte mehrere interessante Merkmale von Absencen. Browne et al. (1974) studierten die Reaktionszeiten auf auditorische Reize vor und während der Spitze-Welle-Komplexe. Die Reaktionszeiten waren mit 0,5–1,5 s nach dem Beginn des Spitze-Welle-Komplexes meist anormal; anschließend fand eine gewisse Erholung statt, da 52% der Reaktionszeiten, die 4 s nach Spitze-Welle-Entladungen gemessen wurden, normal waren. Diese Ergebnisse passen zu der häufigen klinischen Beobachtung, wonach Patienten im Absence-Status häufiger partiell reagieren, während die Reaktivität nach einer kurzen Attacke in der Regel vollständig verloren geht. Die Reaktionszeiten waren öfter beeinträchtigt, wenn die Spitze-Welle-Komplexe alle Ableitungen betrafen, als wenn manche Regionen bilateral frei blieben. Dies entspricht der von manchen Patienten geäußerten Behauptung, dass sie während einer Abscence partiell bei Bewusstsein bleiben. In der Praxis ist eine Absence-Attacke klinisch kaum nachweisbar, sofern die Serie aus Spitze-Welle-Komplexen nicht länger als 5 s dauert (Niedermeyer, 1987).

Das EEG hilft bei der Überwachung der Anzahl der Absencen und damit der Therapiekontrolle. Sowohl die Häufigkeit als auch die Länge von Spitze-Welle-Komplexen korrelieren mit der Menge der Absencen (Miller und Blume, 1993).

Penry et al. (1975) ermittelten bei der Untersuchung von Absencen mit einer Multi-Kamera-Aufzeichnung in 90% der Fälle eine motorische Beteiligung. Bei 63% der Patienten fanden sich Automatismen und bei 45% leichte klonische Komponenten. Der Haltungstonus war oft reduziert (22%), während eine Zunahme der Körperspannung selten war (5%). Automatismen traten umso häufiger auf, je länger der epileptische Anfall dauerte, während klonische Bewegungen, in der Regel der Augenlider, eher früh im Anfallsverlauf auftraten. Die meisten Anfälle (35%) bestanden aus mindestens zwei Komponenten, während drei oder mehr Komponenten eher selten waren (5%). Klass und Daly (1961), Dalby (1969) sowie Blume et al. (1982) ermittelten gelegentlich unilaterale motorische Muster im Rahmen von Krampfanfällen mit generalisierten 3-Hz-Spitze-Welle-Komplexen. Dazu gehören die konjugierte laterale okuläre Deviation oder unilaterale klonische Zuckungen. Derartige motorische Muster betreffen nicht grundsätzlich dieselbe Seite.

Die kontinuierlichen Spitze-Welle-Komplexe des Schlafs (elektrografischer Status epilepticus des Schlafs) geht mit sehr zahlreichen sequenziellen, bilateral synchronen Spitze-Welle-Komplexen im Non-REM-Schlaf einher und entspricht daher repetitiven Absencen (Patry et al., 1971). Atypische Absencen mit atonischer Komponente gehören zu den epileptischen Erkrankungen mit Manifestation im Wachzustand, da auch in der Wachableitung unterschiedlich viele 3-Hz-Spitze-Welle-Komplexe auftreten. Da gleichzeitig Verhaltensauffälligkeiten und mentale Störungen, wie eine Sprachreduktion, auftreten, besitzt das Syndrom die gleichen klinischen und elektrografischen Merkmale wie das Landau-Kleffner-Syndrom. Das typische elektrografische Muster und die assoziierte Epilepsie verschwinden in der Regel während der Jugend, was mit einer Verbesserung der neuropsychischen Funktion einhergeht (Jayakar und Seshia, 1991).

Bilaterale synchrone myoklonische Krampfanfälle gehen für gewöhnlich mit bilateralen Spitze-Welle-Komplexen oder Polyspike-Waves einher, die in einem ansonsten normalen EEG gemeinsam mit Slow-Spike-Wave-Komplexen beim Lennox-Gastaut-Syndrom oder gemeinsam mit exzessiver Delta-Aktivität bei degenerativen zentralnervösen Erkrankungen und metabolischen Enzephalopathien auftreten können. Obwohl der Myoklonus von Spitze-Welle-Komplexen begleitet wird, besteht ein unterschiedlicher zeitlicher Zusammenhang zwischen der Spitze und den myoklonischen Zuckungen (Gastaut et al., 1974). Manche Patienten mit generalisierten Spitze-Welle-Komplexen haben lediglich Fieberkrämpfe.

Entsprechend dem Alter beim Auftreten der primär generalisierten Epilepsien ermittelte Dalby (1969), dass die Altersgruppe der Fünf- bis 14-Jährigen die meisten Patienten mit generalisierten Spitze-Welle-Komplexen enthielt. Allerdings kommen sie in absteigender Anzahl auch vor und nach diesem Alter vor; bei Einjährigen ebenso wie bei alten Menschen.

Generalisierte Slow-Spike-Wave-Komplexe

Beschreibung

Klassische Slow-Spike-Wave-Komplexe bestehen aus einer Spitze, auf die nach 350–400 ms eine rhythmische Welle folgt. Generalisierte Slow-Spike-Wave-Komplexe treten in prolongierten, bilateral synchronen Serien mit einer Frequenz von 1–2 Hz auf. Gelegentlich können sporadisch 3-Hz-Spitze-Welle-Komplexe zwischen den Slow-Spike-Wave-Komplexen eingestreut sein. Morphologie, Amplitude und Frequenz der Slow-Spike-Wave-Komplexe variieren oft mäßig stark von einem Burst zum anderen und innerhalb eines Bursts. Sie sind in der Regel diffus verteilt, können aber prinzipiell in oder begrenzt auf eine anteriore oder posteriore Region auftreten. Obwohl sie meist bilateral symmetrisch sind, sind transiente und wechselnde Asymmetrien möglich. Slow-Spike-Wave-Komplexe finden sich in der Regel in weitaus mehr Abschnitten einer Registrierung als 3-Hz-Spitze-Welle-Komplexe. Hyperventilation und Fotostimulation haben keine Auswirkungen auf Slow-Spike-Wave-Komplexe, während sie im Schlaf häufiger werden. Die interparoxysmale Registrierung ist in der Regel gemessen am Alter zu langsam. Im Schlaf können Polyspike-Wave-Komplexe, generalisierte Polyspikes, schnelle rhythmische Wellen mit einer Frequenz von 10–20 Hz (epileptogener rekrutierender Rhythmus) und dekrementale Ereignisse auftreten. Normale Schlafpotenziale, wie Spindeln und Vertex-Wellen, können fehlen.

Am häufigsten sind Slow-Spike-Wave-Komplexe im Alter von ein bis fünf Jahren; sie finden sich aber auch bei Jugendlichen sowie gelegentlich bei Erwachsenen. Slow-Spike-Wave-Komplexe treten auch im ersten Lebensjahr auf und sind dann häufig mit einer Hypsarrhythmie vermischt.

Klinische Bedeutung

Klinische Krampfanfälle treten bei 98% der Patienten mit Slow-Spike-Wave-Komplexen auf (Blume et al., 1973; Markand, 1977). In den meisten Studien sind tonische Krampfanfälle am häufigsten (Chevrie und Aicardi, 1972; Gastaut et al., 1966) und atypische Absencen am nächsthäufigsten; sie gehen mit einer allmählich beginnenden und endenden Bewusstseinsstörung einher. Außerdem sind im Rahmen von Absencen Automatismen und eine diffuse Zu- oder Abnahme des Muskeltonus möglich. Auch atonische, myoklonische und tonisch-klonische Krampfanfälle können sich entwickeln. Leider finden sich bei den meisten Patienten mehrere Arten von epileptischen Anfällen; die Attacken treten täglich auf und die Krampfanfälle sind therapierefraktär. Eine Studie zeigte, dass mehr als die Hälfte dieser Patienten auch nach durchschnittlich noch 14,9 Jahren Krampfanfälle haben (Blume et al., 1973).

Die Krampfanfälle treten bei Patienten mit 3-Hz-Spitze-Welle-Komplexen in der Regel früher im Leben auf; das mediane Alter liegt bei 11–28 Monaten (Blume et al., 1973; Markand, 1977; Chevrie und Aicardi, 1972). Außerdem stellten Chevrie und Aicardi fest, dass die Anfallsart vom Alter bei Beginn der Epilepsie abhängt. Das mittlere Erkrankungsalter beträgt bei tonischen Anfällen 16 Monate, bei atypischen Absencen 32 Monate, bei Myoklonusanfällen 39 Monate, bei tonisch-klonischen Anfällen 43 Monate und bei atonischen Anfällen 48 Monate.

Im Gegensatz zu 3-Hz-Spitze-Welle-Komplexen gehen lange Serien von Slow-Spike-Wave-Komplexen in der Regel nicht mit fassbaren klinischen Veränderungen einher, wobei die Testung auf subtile Veränderungen oft durch eine subnormale mentale Leistungsfähigkeit eingeschränkt wird. Oft gehen tonische Krampfanfälle mit diffusen dekrementalen Ereignissen, schnellen (10–25 Hz) rhythmischen Wellen und/oder Polyspikes einher (Blume et al., 1973; Markand, 1977). Zu Beginn generalisierter Slow-Spike-Wave-Komplexe oder bei allen Mustern von tonischen Krampfanfällen können atypische Absencen auftreten. Häufig sind myoklonische Anfälle von hochamplitudigen bisynchronen Spitzen begleitet, die auf Slow-Spike-Wave-Komplexe aufgelagert sind, oder sie gehen mit gar keinen EEG-Veränderungen einher.

Alle der zuvor erwähnten Studien ermittelten bei der großen Mehrheit der Patienten mit Slow-Spike-Wave-Komplexen kognitive Einschränkungen. Sie sind nicht immer sofort zu erkennen, werden aber im Verlauf bei immer mehr Patienten offensichtlich. So wurden in den Serien von Chevrie und Aicardi 30% der Patienten beim ersten Krampfanfall (medianes Alter 11 Monate), 69% zum Zeitpunkt des ersten EEGs mit Slow-Spike-Wave-Komplexen (medianes Alter 35 Monate) und 93% bei der Kontrolle (medianes Alter 4 Jahre, 5 Monate) als subnormal eingestuft. Hingegen wiesen 79% der Patienten von Blume et al. normale motorische Meilensteine auf, 35% eine normale Intelligenz in einem medianen Alter von vier Jahren und sieben Monaten und 24% Normalbefunde bei der Kontrolle im Alter von 16 Jahren und zehn Monaten. Bei Hinweisen auf eine organische Gehirnerkrankung vor dem ersten Krampfanfall oder Beginn der Epilepsie vor einem Alter von zwei Jahren bestanden häufigere und schwerere kognitive Einschränkungen.

Die Kombination aus refraktären generalisierten epileptischen Anfällen, Slow-Spike-Wave-Komplexen und schnellen (10–20 Hz) rhythmischen Wellen ist typisch für das Lennox-Gastaut-Syndrom, das erstmals von Lennox (1945) beschrieben und von Gastaut et al. (1966) näher beschrieben wurde. Dieses Syndrom manifestiert sich initial mit einer Epilepsie. Ein kleiner Teil der Patienten hatte infantile Spasmen mit Hypsarrhythmie und entwickelte mit zunehmendem Alter epileptische Symptome und EEG-Veränderungen im Sinne des Lennox-Gastaut-Syndroms. Ausnahmsweise treten als erste epileptische Anfälle Absencen und/oder generalisierte tonisch-klonische Anfälle mit 3-Hz-Spitze-Welle-Komplexen auf.

Bei etwa der Hälfte der Patienten ist es pränatal, perinatal oder früh postnatal zu diffusen zentralnervösen Schäden gekommen (Blume et al., 1973; Markand, 1977; Gastaut et al., 1966). Es ist nur zu vermuten, ob Faktoren wie Schwangerschaftsstörungen, zerebrale Fehlbildungen, Geburtstraumen und Anoxie, Meningitis oder Trauma die Slow-Spike-Wave-Komplexe jeweils vollständig erklären können. Außerdem fanden sich bei mehr als der Hälfte der Patienten der zuvor erwähnten Studien keine offensichtlichen Ursachen für die Slow-Spike-Wave-Komplexe. Bei Patienten mit Lennox-Gastaut-Syndrom sind nachweisbare degenerative Krankheiten selten.

Hypsarrhythmie und infantile Spasmen

Plötzliche kurze, tonische Muskelkontraktionen, die zur Beugung oder Streckung des Rumpfes und der Extremitäten führen, gehören zu einer epileptischen Erkrankung von Säuglingen und Kleinkindern; dieses Krankheitsbild wird auch als West-Syndrom bezeichnet. Das interiktale EEG-Korrelat ist in der Regel eine Hypsarrhythmie. Leider weisen die meisten Patienten zum Zeitpunkt der Spasmen sowie im späteren Leben kognitive Störungen auf.

Beschreibung

Die von Gibbs und Gibbs (1952) beschriebene Hypsarrhythmie besteht aus einer chaotischen Mischung von hochamplitudigen Wellen mit einer Frequenz von 1–3 Hz und multifokalen asynchronen Spitzen sowie scharfen Wellen unterschiedlicher Morphologie und Amplitude. Während dieses Muster bei Wachheit und im Leichtschlaf fast immer vorhanden ist, kann es im Schlaf unterbrochen sein. Dieser Effekt der Schlafstadien sollte beim Vergleich serieller Registrierungen desselben Patienten berücksichtigt werden.

Die Hypsarrhythmie kann in einer Hemisphäre überwiegen oder sogar mit fokalen Spitzen einhergehen. Eine derartige regionale Akzentuierung korreliert in der Regel mit einer fokalen Läsion (Drury et al., 1995). Die assoziierten infantilen Spasmen sind in der Regel in den kontralateralen Extremitäten akzentuiert (Gaily et al., 1995). Das hypsarrhythmische Muster kann von Phasen der Abschwächung unterbrochen sein. Eine asynchrone hochamplitudige Delta-Aktivität mit minimalen epileptiformen Potenzialen kann auftreten. Das Vorkommen derartig unterschiedlicher EEG-Muster hängt von der Dauer der Registrierung, dem klinischen Status des Patienten und strukturellen Anomalien ab. So können große zystische Defekte einer Hemisphäre eine Asymmetrie erzeugen, indem sie die Expression der Hypsarrhythmie auf der betroffenen Seite beeinträchtigen.

Während eines Spasmus verändert sich das EEG abrupt und diffus. Initial tritt eine hochamplitudige Welle mit oder ohne Spitze auf. Darauf folgt in der Regel sofort eine diffuse Abschwächung der Aktivität, das Elektrodekrement (Bickford und Klass, 1960), das gelegentlich von einer niedrigamplitudigen, hochfrequenten Aktivität überlagert wird. Die Dauer der Elektrodekrement-Komponenten liegt zwischen weniger als einer Sekunde und mehr als einer Minute. Nach dem Spasmus kann die Registrierung für ein paar Sekunden bis Minuten normaler erscheinen und eine stärker regulierte Hintergrundaktivität aufweisen. Anschließend kehrt das hypsarrhythmische Muster zurück.

Klinische Bedeutung

Die Hypsarrhythmie ist das typischste interiktale EEG-Muster bei infantilen Spasmen. Gemäß Jeavons und Bower (1974) treten sie bei dieser Erkrankung in zwei Dritteln der EEGs auf. Bei 32% ihrer Patienten traten initial auch andere epileptiforme Entladungen auf, sodass nur 2% der Patienten normale oder leicht veränderte Registrierungen aufwiesen. Bei diesen 2% zeigten sich in den nachfolgenden EEG-Registrierungen entweder eine Hypsarrhythmie oder andere Formen der epileptiformen Aktivität. Umgekehrt wiesen unter den 80 von Baird und Borofsky (1957) untersuchten Patienten mit Hypsarrhythmie 51 infantile Spasmen, 20 andere epileptische Anfälle und neun keine offensichtliche Epilepsie auf. Die Hypsarrhythmie zeigt sich fast ausschließlich im Alter zwischen drei Monaten und fünf Jahren entsprechend dem zeitlichen Verlauf des West-Syndroms. Die Entwicklung der Hypsarrhythmie wurde von Watanabe et al. (1973) untersucht. Initial war das EEG bei Patienten mit mutmaßlich pränataler Ursache der infantilen Spasmen normal oder enthielt nur fokale Spitzen, auf die gelegentlich multifokale Anomalien folgten, bevor die Veränderungen in eine Hypsarrhythmie übergingen. Bei Patienten mit perinataler zentralnervöser Schädigung zeigte das initiale EEG entweder ein Burst-Suppression-Muster (Ohtahara syndrome) oder ein niedergespanntes EEG. Die Kontroll-EEGs vor der Entwicklung der Hypsarrhythmie zeigten sequenziell eine normale oder fast normale Aktivität, dann eine fokale oder multifokale Veränderung und schließlich eine Hypsarrhythmie. Bei der Gruppe mit postnatalen zentralnervösen Ereignissen bestanden zum Zeitpunkt der Schädigung exzessive Slow-Wave-Komplexe und das nachfolgende EEG war normal, leicht anormal oder fokal anormal und schließlich hypsarrhythmisch. Ohtahara (1978) beschrieb ein Syndrom, das in den ersten Lebensmonaten mit refraktären tonischen Anfällen und einem Burst-Suppression-Muster im EEG beginnt. Daraus entwickelt sich oft ein West-Syndrom, das für gewöhnlich mit kognitiven Einschränkungen einhergeht.

Mit Abklingen der Hypsarrhythmie sinkt die Amplitude ihrer Komponenten und die Spitzen sind weniger multifokal und synchroner (Hrachovy et al., 1984). Diese Entwicklung zu Slow-Spike-Wave-Komplexen kann im Alter von zwei bis vier Jahren auftreten. Jeavons et al. (1970) untersuchten 68 Patienten mit einem Alter von mindestens fünf Jahren, bei denen infantile Spasmen aufgetreten waren: Bei 34 Patienten war das EEG normal, 31 Patienten wiesen im EEG fokale oder andere Veränderungen auf und bei drei Patienten blieb die Hypsarrhythmie bestehen.

Leider spielt das EEG bei der Diagnostik infantiler Spasmen eine nur begrenzte Rolle, da keines der iktalen und interiktalen Muster zuverlässig mit Ätiologie und Verlauf, Prognose der Anfallslinderung und geistiger Entwicklung korreliert (Hoeffer et al., 1963; Jeavons et al., 1973). Allerdings können Hypsarrhythmie und infantile Spasmen eine Pyridoxinabhängigkeit anzeigen. Somit kann die intravenöse Infusion von 50–100 mg Pyridoxin unter EEG-Monitoring diese Diagnose bei weiterhin unklarer Ätiologie sichern, wenn das EEG und die Anfallsmenge innerhalb weniger Minuten deutlich abnehmen (Holmes und Stafstrom, 1998).

4.3 EEG-VERÄNDERUNGEN IM RAHMEN VON EPILEPTISCHEN ANFÄLLEN

Der beste diagnostische Beleg für eine Epilepsie ist ein im EEG aufgezeichneter, klinisch typischer Krampfanfall, der auch die Klassifikation ermöglichen würde (fokal, generalisiert oder sekundär generalisiert).

Fokale Anfälle

Ein fokaler epileptischer Anfall besteht aus der repetitiven Aktivität einer Region, die sich von deren Hintergrundaktivität abhebt und nicht einfach durch eine Statusänderung erklärt werden kann (Blume et al., 1984). Morphologisch handelt es sich bei dieser ununterbrochenen Aktivität um mehrere aufeinanderfolgende Spitzen oder sinusoidale Wellen. Diese Muster entwickeln sich durch die progressive Veränderung von Morphologie und/oder Frequenz bei fast allen klinischen Anfällen weiter. Aus sinusoidalen Wellen können repetitive Spitzen werden oder umgekehrt. Mit fortschreitender Attacke kann die Frequenz ihrer Komponenten zunehmen, abnehmen oder in einigen Bereichen zu- und in anderen abnehmen. Diese Evolution hilft bei der elektrografischen Unterscheidung fokaler Anfälle von repetitiven, scharf konturierten, klinisch harmlosen Mustern, wie dem rhythmischen temporalen Theta der Schläfrigkeit oder den subklinischen rhythmischen elektrografischen Entladungen des Erwachsenen (SREDA) (Westmoreland, 1990). Leider ändern sich Morphologie und Abfolge iktaler Muster bei diffuser Enzephalopathie und werden bizarr, unregelmäßig und langsamer.

Generalisierte Anfälle

Gelegentlich manifestiert sich ein elektrografischer Krampfanfall einfach mit mehreren interiktalen Potenzialen, wie einer Serie aus 3-Hz-Spitze–Welle-Entladungen bei Absencen. Aufgrund der meist reichlich vorhandenen Slow-Spike-Wave-Komplexe lässt sich oft nur schwer entscheiden, ob eine atypische Absence vorliegt. Das klinische Korrelat diffuser rhythmischer Wellen mit einer Frequenz von 10–20 Hz sind Absencen oder tonische Krampfanfälle. Generalisierte myoklonische Krampfanfälle gehen mit hochamplitudigen, diffusen, bilateral synchronen Spitze-Welle-Komplexen einher, wobei der zeitliche Zusammenhang zwischen der EEG-Spitze und der myoklonischen Zuckung zwischen den Patienten und sogar beim selben Patienten im Laufe der Zeit variiert. Bei tonisch-klonischer (Grand mal) Epilepsie bestehen oft Kombinationen vieler der zuvor erwähnten EEG-Befunde: Während der tonischen Phase treten sehr niederamplitudige hochfrequente Wellen, rhythmische Wellen mit einer Frequenz von 10–20 Hz oder beide auf. Diese Wellen werden von bilateral synchronen Slow-Waves mit einer Dauer von 300–400 ms unterbrochen, sodass in der klonischen Phase Polyspike-Wave-Entladungen auftreten. Die iktale Phase der infantilen Spasmen und die Hypsarrhythmie wurden beschrieben (siehe Gastaut und Broughton [1972] zur umfassenden Besprechung dieser Zusammenhänge zwischen dem iktalen EEG und der Klinik).

Bei sekundär generalisierten Krampfanfällen finden sich gleichzeitig die Merkmale fokaler und generalisierter Anfälle.

4.4 FOKALE EPILEPTIFORME MUSTER

Fokale Spitzen (Abb. 4-1.1 bis 4-1.80)

- steile Wellen
- deutliche Abgrenzung von der Juxtaposition von mindestens zwei Hintergrundfrequenzen
- unterbrochene Hintergrundaktivität
- mehr als eine Phase mit abruptem Wechsel der Polarität
- größte Komponente in der Regel elektronegativ
- asymmetrische Steigungen
- Vorkommen in mehr als einer Elektrodenposition mit einem physiologischen Feld, also entsprechenden Spannungsgradienten über der Kopfhaut
- Slow-Wave-Komplexe mit einer Dauer von 70–200 ms

Rolando-Spikes (Abb. 4-1.1-13, 4-1.16–20)

- hohe Amplituden an C3 oder C4 im 10-20-System
- überwiegend im niedrigeren zentralen Bereich (C5,6) bei eng gesetzten Elektroden
- deutliche Abwärtsablenkung in F3–C3 oder F4–C4 als Hinweis auf einen Dipol
- überwiegend parasagittale Ausbreitung der negativen Komponente, in der Regel parietal, gelegentlich frontal
- reichlich und stereotyp
- unilateral, bilateral unabhängig und / oder bilateral synchron
- bei fehlenden Spitzen normale Hintergrundaktivität
- können nur im Schlaf zunehmen oder auftreten

Rolandiforme Spitzen in anderen Lokalisationen (Abb. 4-1.14, 4-1.15 und 4-1.18)

- parietal, zentroparietal sagittal, posterior temporal oder okzipital
- evtl. komplexes Feld
- evtl. bilateral synchron

Frontale Spitzen (Abb. 4-1.21 bis 4-1.42)

- meist elektronegativ
- gelegentlich ausgedehnt
- evtl. bilateral ausgedehntes Feld
- zur Abgrenzung von Artefakten durch Augenbewegungen oft periokuläre Elektroden erforderlich

Okzipitale Spitzen (Abb. 4-1.43 bis 4-1.56)

- elektronegativ.
- Augen geschlossen
- Beteiligung von 01, 02, T5, T6
- evtl. EKG-Ableitung zur Identifikation erforderlich
- mit oder ohne Verlust der Hintergrundaktivität (Alpha)

Temporale Spitzen (Abb. 4-1.57 bis 4-1.78)

- Hauptkomponente elektronegativ
- überwiegend in den Elektrodenpositionen: Mandibular Notch (Ml,2), Tl,2, A1,2, F7,8, T3,4
- gelegentlich Beteiligung der homologen kontralateralen und frontopolaren (FPl,2) Bereiche
- scharf abgegrenztes Feld, steile Amplitudengradienten, inferolaterales Maximum oder breiteres Feld, allmählicher Gradient, stärkere Ausbreitung über die Sylvi-Furche
- innerhalb des Feldes oft unterschiedliche Spitzen

- Assoziation mit ipsilateraler temporaler Delta- und/oder exzessiver temporaler Theta-Aktivität

Polyspikes (Abb. 4-1.53 bis 4-1.56; 4-1.67 bis 4-1.68)

- spitzer als Beta-Aktivität
- plötzlicher Beginn und Ende
- evtl. nachfolgende Delta-Wellen

Multifokale Spitzen (Abb. 4-1.79 und 4-1.80)

- mindestens drei Spitzenherde, von denen in jeder Hemisphäre mindestens einer liegt
- Anfälle bei 90%
- meist generalisierte tonisch-klonische Anfälle
- evtl. mehr als eine Anfallsart
- oft tägliche Krampfanfälle

4.5 GENERALISIERTE EPILEPTIFORME MUSTER

Generalisierte Spitze-Welle- und Polyspike-Wave-Komplexe (Abb. 4-2.1 bis 4-2.8, 4-2.10 bis 4-2.25, 4-2.28 bis 4-2.35)

- bilateral synchrone Spitze-Welle-Komplexe mit einer Frequenz von 2,5–4 Hz
- bestehen aus einer Spitze, einem Wellental und einer Welle
- plötzlich beginnende und endende Bursts
- bei langen Paroxysmen langsamer werdende Frequenz
- maximale Amplitude in der Regel in F3, F4; gelegentlich posterior (P3,4; O1,2)
- variable anterior-posteriore Ausdehnung
- evtl. maximale oder ausschließliche Expression in einer Hemisphäre; wechselnde Asymmetrie
- gelegentlich Abstufung zwischen «generalisierten» und «fokalen» Spitze-Welle-Komplexen
- oft unvollständige Formen
- im Schlaf langsamere Frequenz und unregelmäßiger

Slow-Spike-Wave-Komplexe (Abb. 4-2.36 bis 4-2.39)

- bilateral synchrone sinusoidale Wellen, jeweils in einem Komplex von einer Spitze und einer Talwelle begleitet
- Frequenz 2,5 Hz
- Beginn und Ende weniger abrupt als bei Spitze-Welle-Komplexen
- in einem Großteil der Registrierung
- oft keine fassbare klinische Veränderung
- langsame Hintergrundaktivität

6-Hz-Spitze-Welle-Komplexe (Abb. 4-2.26 und 4-2.27)

- 5–7 Hz
- diffus, posterior oder anterior akzentuiert
- kleine, kurze Spitzenkomponente
- Fusion der anterior prädominanten Form mit 3-Hz-Spitze-Welle-Komplexen; evtl. stärker epileptogen als posteriore 6-Hz-Spitze-Welle-Komplexe

Schnelle rhythmische Wellen und Polyspikes (Abb. 4-2.9, 4-2.40 bis 4-2.45, 4-2.53 bis 4-2.58)

- Burst von rhythmischen Wellen und/oder Abfolgen von Spitzen mit einer Frequenz von 8–30 Hz
- generalisiert, frontales Maximum
- 40–350 μV
- Dauer 1–8 s
- Assoziation mit tonischen Krampfanfällen oder Absencen
- evtl. Auftreten bei Augenschluss

Hypsarrhythmie (Abb. 4-2.46 bis 4-2.52)

- kontinuierliche (Wachableitung) hochamplitudige Wellen mit einer Frequenz von 1–3 Hz und multifokalen asynchronen Spitzen
- im Schlaf diskontinuierlich
- Elektrodekrement: plötzliche Abschwächung der Aktivität mit oder ohne niederamplitudige, hochfrequente Wellen. Gleichzeitig infantile Spasmen, tonische Krampfanfälle oder keine fassbare Veränderung

Periodische lateralisierte epileptiforme Entladungen und hemisphärische Spitzen (Abb. 4-2.58 bis 4-2.62)

- weit verteilte epileptiforme Entladungen
- «Brücke» zwischen fokalen und generalisierten Mustern

Fotoparoxysmale Reaktion (Abb. 4-2.63 bis 4-2.74)

- Polyspikes, Spitze-Welle-Komplexe
- unterschiedliche Frequenz der Spitzen in den Bursts und kein Zusammenhang mit Lichtreizrate
- evtl. Dauer über den Lichtreiz hinaus
- diffus, maximale Expression anterior oder posterior
- Nachweis am besten durch Kombination aus Ohrreferenz und bipolarer parasagittaler Montage
- Auslösung von Spitze-Welle-Komplexen am leichtesten durch Augenschluss und geschlossene Augen
- Auslösung bei geschlossenen Augen meist bei einer Flickerlichtfrequenz von 15 Hz, bei offenen Augen meist bei einer Flickerlichtfrequenz von 20 Hz
- Absenkung der Schwelle durch wiederholte Lichtreize
- Auslösung von Spitze-Welle-Komplexen bei fotosensitiven Patienten durch Augenschluss ohne Lichtreiz möglich
- Verdacht auf Myoklonusepilepsie bei epileptiformer Reaktion auf einzelne Lichtreize

Fotomyogene (fotomyoklonische) Reaktion (Abb. 4-2.75 und 4-2.76)

- Muskelpotenziale von Gesichtsmuskelkontraktionen, vor allem M. orbicularis oculi und M. frontalis
- Latenz von 50 ms
- überwiegend bei geschlossenen Augen
- allmähliche Zunahme bei weiteren Lichtreizen; Ende mit Lichtreiz
- evtl. gleichzeitige fotoparoxysmale Reaktion

4.6 EPILEPTISCHE ANFÄLLE

Periodische lateralisierte epileptiforme Entladungen (PLEDs) (Abb. 4-3.1, 4-3.2, 4-3.4 und 4-3.5)

- diphasische oder polyphasische Spitzen
- meist elektronegativ
- Slow-Wave nach Spitze
- Dauer jedes Komplexes etwa 200–500 ms
- hemisphärisch oder regional; nicht auf eine Elektrodenposition beschränkt
- Rezidiv alle 0,5–2 s
- anormale Hintergrundaktivität im Bereich der PLEDs
- akuter oder subakuter zerebraler Prozess
- in wenigen Fällen synchrone kontralaterale myoklone Zuckungen

PLEDs Plus (Abb. 4-3.3)

- Niedrigamplitudige, rhythmische, hochfrequente Entladung mit Auflagerung auf konventionelle PLEDs, meist die zweite Steigung.

BiPLEDs (Abb. 4-3.6)

- Bilaterale, asynchrone PLEDs.

Fokale Anfälle (Abb. 4-3.7 bis 4-3.55)

- neues und dauerhaftes fokales oder regionales Muster, das nicht durch eine Änderung der Wachheit oder ein Artefakt erklärt werden kann
- Manifestation durch:
  - rhythmische Wellen mit einer Frequenz von 2–40 Hz
  - Abfolge von Spitzen
  - Elektrodekrement
- allmähliche Veränderung von Morphologie und/oder Frequenz im Laufe des Krampfanfalls
- allmähliche Ausbreitung auf benachbarte und/oder homologe Bereiche im Laufe des Krampfanfalls

Generalisierte Anfälle (Abb. 4-3.56 bis 4-3.72)

- bilateral synchrone Abfolge von Spitze-Welle-Komplexen, Spitzen oder rhythmischen Wellen
- hochfrequente Muster (schnelle rhythmische Wellen, Polyspikes) treten in der Regel früher im Laufe des Anfalls auf als niedrigfrequente (Spitze-Welle-Komplexe, rhythmische Delta-Aktivität)
- meist abrupt, nicht fokal beginnend und endend

Nicht epileptische Ereignisse (Abb. 4-3.73 bis 4-3.79)

- subklinische rhythmische elektrografische Entladungen des Erwachsenen, rhythmische mid-temporale Entladungen, nicht zerebrale Ereignisse
- sich nicht entwickelndes rhythmisches Phänomen
- normal

LITERATUR

Aicardi J. *Epilepsy in Children*. New York: Raven Press; 1994: 168.

Andermann F. Clinical features of migraine-epilepsy syndromes. In: Andermann F, Lugaresi E, eds. *Migraine and epilepsy*. Boston: Butterworth-Heinemann; 1987: 3–30.

Baird HW, Borofsky LG. Infantile myoclonic seizures. *J Pediatr*. 1957; 50: 332–339. Beaumanoir A, Ballis T, Varfis G, et al. Benign epilepsy of childhood with rolandic spikes. A clinical EEG and telencephalographic study. Epilepsia. 1974; 15: 301–315.

Beaussart M. Benign epilepsy of children with rolandic (centro-temporal) paroxysmal foci. A clinical entity. Study of 221 cases. *Epilepsia*. 1972; 13: 795–811.

Bickford RG, Klass DW. Scalp and depth electrographic studies of electrodecremental seizures. *Electroencephalogr Clin Neurophysiol*. 1960; 12: 263(P).

Binnie CD, Stefan H. Modern electroencephalography: its role in epilepsy management. *Clin Neurophysiol*. 1999; 110: 1671–1697.

Blom S, Brorson LO. Central spikes or sharp waves (rolandic spikes) in children's EEG and their clinical significance. *Acta Pediatr Scand*. 1966; 55: 385–393.

Blom S, Heijbel J. Benign epilepsy of children with centro-temporal EEG foci. Discharge rate during sleep. *Epilepsia*. 1975; 16: 133–140.

Blom S, Heijbel J, Bergfors PG. Benign epilepsy of children with centro-temporal EEG foci. Prevalence and follow-up study of 40 patients. *Epilepsia*. 1972; 13: 609–619.

Blume WT. Clinical and electrographic correlates of the multiple independent spike foci pattern in children. *Ann Neurol*. 1978; 4: 541–547.

Blume WT. Hemispheric epilepsy. *Brain*. 1998; 121: 1937–1949.

Blume WT, David RB, Gomez MR. Generalized sharp and slow wave complexes. Associated clinical features and long-term follow-up. *Brain*. 1973; 96: 289–306.

Blume WT, Kaibara M. In Blume WT, ed. *Atlas of Pediatric Encephalography*, 2nd ed. Philadelphia: Lippincott–Raven; 1999.

Blume WT, Klass DW, Daly DD. In: Blume WT, ed. *Atlas of Pediatric Electroencephalography*. New York: Raven Press; 1982: 140.

Blume WT, Young GB, Lemieux JF. EEG morphology of partial epileptic seizures. *Electroencephalogr Clin Neurophysiol*. 1984; 57: 295–302.

Brenner RP, Atkinson R. Generalized paroxysmal fast activity: electroencephalographic and clinical features. *Ann Neurol*. 1982; 11: 386–390.

Browne TR, Penry JK, Porter RJ, et al. Responsiveness before, during and after spike-wave paroxysms. *Neurology*. 1974; 24: 659–665.

Cavazzuti V, Winston K, Baker R, et al. Psychological changes following surgery for tumours in the temporal lobe. *J Neurosurg*. 1980; 53: 618–626.

Chevrie JJ, Aicardi J. Childhood epileptic encephalopathy with slow spike-wave. A statistical study of 80 cases. *Epilepsia*. 1972; 13: 259–271.

Clark EC, Knott JR. Paroxysmal wave and spike activity and diagnostic subclassification. *Electroencephalogr Clin Neurophysiol*. 1955; 7: 161–164.

Dalby MA. Epilepsy and 3 per second spike and wave rhythms. A clinical, electroencephalographic and prognostic analysis of 346 patients. *Acta Neurol Scand Suppl*. 1969; 45: 1–180.

Dalla Bernardina B, Capovilla G, Gattoni MB, et al. epilepsy myoclonique grave de la premiere annee. *Rev Electroencephalogr Neurophysiol Clin*. 1982; 12 :21–25.

Dalla Bernardina B, Tassinari CA. EEG of a nocturnal seizure in a patient with "benign epilepsy of childhood with rolandic spikes." *Epilepsia*. 1975; 16: 497–501.

de la Paz D, Brenner RP. Bilateral independent periodic lateralized epileptiform discharges. *Arch Neurol*. 1981; 38: 713–715.

de Weerd AW, Arts WF. Significance of centro-temporal spikes on the EEG. *Acta Neurol Scand*. 1993; 87: 429–433.

Dravet C, Roger J, Bureau M. L'epilepsie myoclonique severe du nourrisson. In: Roger J, Dravet C, Bureau M, Dreifuss FE, Wolf P, eds. *Les syndromes epileptiques de l'enfant et de l'adolescent*. London: John Libbey, 1984; 58–66.

Drury I, Beydoun A, Garofalo LA, Henry TR, eds. Asymmetric hypsarrhythmia: Clinical electroencephalographic and radiological findings. *Epilepsia*. 1995; 36: 41–47.

Eeg-Olofsson O, Petersen I, Sellden U. The development of the electroencephalogram in normal children from the age of 1 through 15 years. Paroxysmal activity. *Neuropädiatrie*. 1971; 2: 375–404.

Engel J Jr. A practical guide for routine EEG studies in epilepsy. *J Clin Neurophysiol*. 1984; 1 (2): 109–142.

Falconer MA. Genetic and related aetiological factors in temporal lobe epilepsy. A review. *Epilepsia*. 1971; 12: 13–31.

Falconer MA, Serafetinides EA, Corsellis JAN. Etiology and pathogenesis of temporal lobe epilepsy. *Arch Neurol*. 1964; 10: 233–248.

Gaily EK, Shewmon DA, Chugani HT, et al. Asymmetric and asynchronous infantile spasms. *Epilepsia*. 1995; 36: 873–882.

Garg BP, Patel H, Markand ON. Clinical correlation of periodic lateralized epileptiform discharges in children. *Pediatr Neurol*. 1995; 12: 225–229.

Gastaut H, Broughton R. *Epileptic Seizures. Clinical and Electrographic Features, Diagnosis and Treatment*. Springfield: Charles C. Thomas; 1972.

Gastaut H, Broughton R, Roger J, et al. Generalized convulsive seizures without local onset. In: Vinken PJ, Bruyn GW, eds. *Handbook of Clinical Neurology*. Amsterdam: Elsevier; 1974; 107–129.

Gastaut H, Roger J, Soulayrol R, et al. Childhood epileptic encephalopathy with diffuse slow spike-waves (otherwise known as "petit mal variant") or Lennox syndrome. *Epilepsia*. 1966; 7: 139–179.

Gibbs FA, Davis H, Lennox WG. The electroencephalogram in epilepsy and in conditions of impaired consciousness. *Arch Neurol Psychiatry*. 1935; 34: 1133–1148.

Gibbs FA, Gibbs EL. *Atlas of Electroencephalography*. Vol 2: Epilepsy. Reading, PA: Addison–Wesley, 1952: 24.

Gobbi G, Ambrosetto G, Parmeggiani A, et al. The malignant variant of partial epilepsy with occipital spikes in childhood. *Epilepsia*. 1991; 32 (Suppl 1): 16–17.

Gross DW, Wiebe S, Blume WT. The periodicity of lateralized epileptiform discharges (PLEDs). *Clin Neurophysiol*. 1999; 110 (9): 1516–1520.

Heijbel J, Blom S, Rasmuson M. Benign epilepsy of children with centrotemporal EEG foci: A genetic study. *Epilepsia*. 1975; 16: 285–293.

Hoeffer PFA, de Napoli RA, Lesse S. Periodicity and hypsarrhythmia in the EEG. *Arch Neurol*. 1963; 9: 424–436.

Holmes GL, Stafstrom CE. The epilepsies. In: David RB, ed. *Child and Adolescent Neurology.* St. Louis: Mosby – Year Book; 1998: 218.

Hrachovy RA, Frost JD Jr, Kellaway P. Hypsarrhythmia: Variations on the theme. *Epilepsia.* 1984; 25: 317–325.

Hughes JR. Two forms of the 6/sec spike and wave complex. *Electroencephalogr Clin Neurophysiol.* 1980; 48: 535–550.

Jasper H, Kershman J. Electroencephalographic classification of the epilepsies. *Arch Neurol Psychiatry.* 1941; 45: 903–943.

Jayakar PB, Seshia SS. Electrical status epilepticus during slow-wave sleep: A review. *J Clin Neurophysiol.* 1991; 8: 299–311.

Jeavons PM, Bower BD. Infantile spasms. In: Vinken PJ, Bruyn GW, eds. *Handbook of Clinical Neurology. Vol. 15: The Epilepsies.* New York: Elsevier; 1974: 219–234.

Jeavons PM, Bower BD, Dimitrakoudi M. Long-term prognosis of 150 cases of "West syndrome." *Epilepsia.* 1973; 14: 153–164.

Jeavons PM, Harper JR, Bower BD. Long-term prognosis in infantile spasms: A follow-up report on 112 cases. *Dev Med Child Neurol.* 1970; 12: 413–421.

Klass DW, Daly D. Petit mal seizures [sound movie recording]. *Electroencephalogr Clin Neurophysiol.* 1961; 13: 824(P).

Kotagal P. Multifocal independent spike syndrome: Relationship to hypsarrhythmia and the slow spike-wave (Lennox-Gastaut) syndrome. *Clin Electroencephalogr.* 1995; 26: 23–29.

Legarda S, Jayakar P, Duchowny M, et al. Benign rolandic epilepsy: High central and low central subgroups. *Epilepsia.* 1994; 35: 1125–1129.

Lemieux JF, Blume WT. Topographical evolution of spike-wave complexes. *Brain Res.* 1986; 373: 275–287.

Lennox WG. The petit mal epilepsies, their treatment with tridione. *JAMA.* 1945; 129: 1069–1074.

Lombroso CT. Sylvian seizures and midtemporal spike foci in children. *Arch Neurol.* 1967; 17: 52–59.

Lundervold A, Henriksen GE, Fegersten L. The spike and wave complex: A clinical correlation. *Electroencephalogr Clin Neurophysiol.* 1959; 11: 13–22.

Maher J, Ronen GM, Ogunyemi AO, et al. Occipital paroxysmal discharges suppressed by eye opening: Variability in clinical and seizure manifestations in childhood. *Epilepsia.* 1995; 36: 52–57.

Markand ON. Slow spike-wave activity in EEG and associated clinical features: Often called "Lennox" or "Lennox-Gastaut" syndrome. *Neurology.* 1977; 27: 746–757.

Miller H, Blume WT. Primary generalized seizure disorder: Correlation of epileptiform discharges with seizure frequency. *Epilepsia.* 1993; 34: 128–132.

Niedermeyer E. Epileptic seizure disorders. In: Niedermeyer E, Lopes da Silva F, eds. *Electroencephalography: Basic Principles, Clinical Applications and Related Fields.* Baltimore: Urban & Schwarzenberg; 1987: 415–416.

Niedermeyer E. *The Generalized Epilepsies. A Clinical Electroencephalographic Study.* Springfield, IL: Charles C. Thomas; 1972: 18.

Noriega-Sanchez A, Markand ON. Clinical and electroencephalographic correlation of independent multifocal spike discharges. *Neurology.* 1976; 26: 667–672.

Ohtahara S. Clinico-electrical delineation of epileptic encephalopathies in childhood. *Asian Med J.* 1978; 21: 7–17.

Okubo Y, Matsuura M, Asai T, et al. Epileptiform EEG discharges in healthy children: Prevalence, emotional and behavioral correlates, and genetic influences. *Epilepsia.* 1994; 35: 832–841.

Pampiglione G, Harden A. Neurophysiological identification of a late infantile form of "neuronal lipidosis." *J Neurol Neurosurg Psychiatry.* 1973; 36: 68–74.

Patry G, Lyagoubi S, Tassinari CA. Subclinical "electrical status epilepticus" induced by sleep in children. *Arch Neurol.* 1971; 24: 242–252.

Penry JK, Porter RJ, Dreifuss FE. Simultaneous recording of absence seizures with video tape and electroencephalography: A study of 374 seizures in 48 patients. *Brain.* 1975; 98: 427–440.

Reiher J, Grand'Maison F, Leduc CP. Partial status epilepticus; Short-term prediction of seizure outcome from on-line EEG analysis. *Electroencephalogr Clin Neurophysiol.* 1992; 82: 17–22.

Reilly EL, Peters JF. Relationship of some varieties of electroencephalographic photosensitivity to clinical convulsive disorders. *Neurology.* 1973; 23: 1050–1057.

Sadler RM, Goodwin J. Multiple electrodes for detecting spikes in partial complex seizures. *Can J Neurol Sci.* 1989; 16: 326–329.

Sato S, Dreifuss FE, Penry JK. The effect of sleep on spike-wave discharges in absence seizures. *Neurology.* 1973; 23: 1335–1345.

Silverman D. Clinical correlates of the spike-wave complex. *Electroencephalogr Clin Neurophysiol.* 1954; 6: 663–669.

Smith JMB, Kellaway P. The natural history and clinical correlates of occipital foci in children. In: Kellaway P, Petersen I, eds. *Neurological and Electroencephalographic Correlative Studies in Infancy.* New York: Grune & Stratton; 1964: 230–249.

Takahashi T. Activation methods. In: Niedermeyer E, Lopes da Silva F, eds. *Electroencephalography: Basic Principles, Clinical Applications and Related Fields.* Baltimore: Urban & Schwarzenberg; 1987: 212.

Tassinari CA, Bureau-Paillas M, Dalla Bernardina B, et al. La maladie de Lafora. *Rev EEG Neurophysiol.* 1978; 8: 107–122.

Trojaborg W. Changes of spike foci in children. In: Kellaway P, Petersen I, eds. *Clinical Electroencephalography of Children.* New York: Grune & Stratton; 1968: 213–225.

Walsh JM, Brenner RP. Periodic lateralized epileptiform discharges: Long-term outcome in adults. *Epilepsia.* 1987; 28: 533–536.

Watanabe K, lwasc K, Hara H. The evolution of EEG features in infantile spasms. A prospective study. *Dev Med Child Neurol.* 1973; 15: 584–596.

Weir B. The morphology of the spike-wave complex. *Electroencephalogr Clin Neurophysiol.* 1965; 19: 284–290.

Westmoreland BF, Klass DW, Sharbrough FW. Chronic periodic lateralized epileptiform discharges. *Arch Neurol.* 1986; 43: 494–496.

Westmoreland BF. Benign EEG variants and patterns of uncertain clinical significance. In: Daly DD, Pedley TA, eds. *Current Practice of Clinical Electroencephalography.* New York: Raven Press; 1990: 243–252.

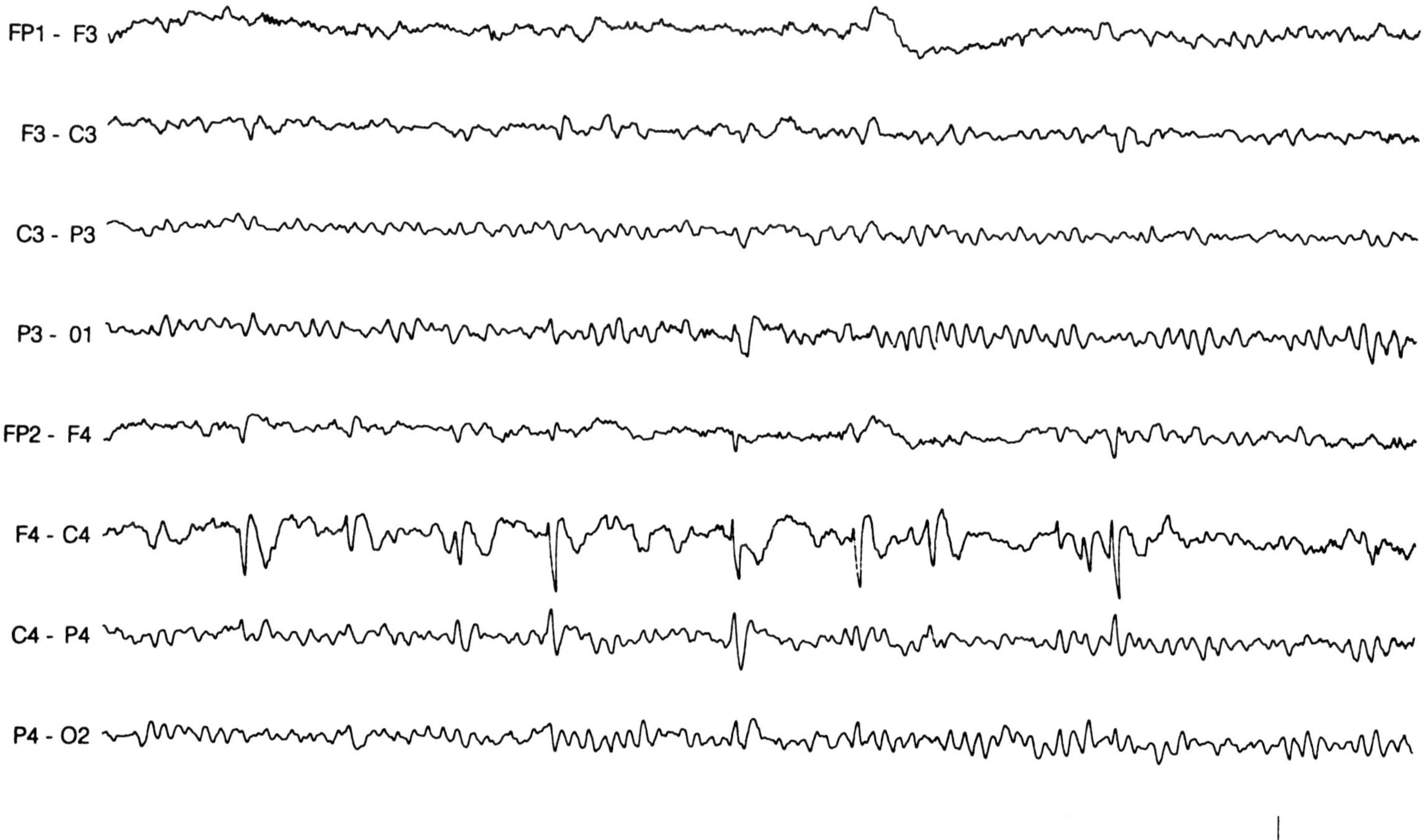

Abb. 4-1.1: Rolando-Spikes. Neunjähriger Patient. Wach. Das typischste Merkmal von Rolando-Spikes ist die deutliche Abwärtsablenkung in einer superioren frontozentralen Ableitung (hier: F4–C4). Die Form ist immer triphasisch, wobei die zweite Phase am deutlichsten ist; beachte aber die Variabilität. Fast ebenso typisch ist bei bestimmten Patienten die relativ minimale Ablenkung in der zentroparietalen Ableitung (hier: C4–P4), die in der Regel vor der frontozentralen Ableitung ihren Höchstwert erreicht. Sofern diese Spitzen reichlich vorhanden sind, ist die Hintergrundaktivität verlangsamt, kehrt aber für gewöhnlich in den Normalbereich zurück, sobald die Spitzen wieder fehlen, wie in den letzten 2 s dieses EEG-Auszugs. Eichsignal 1 s, 100 μV.

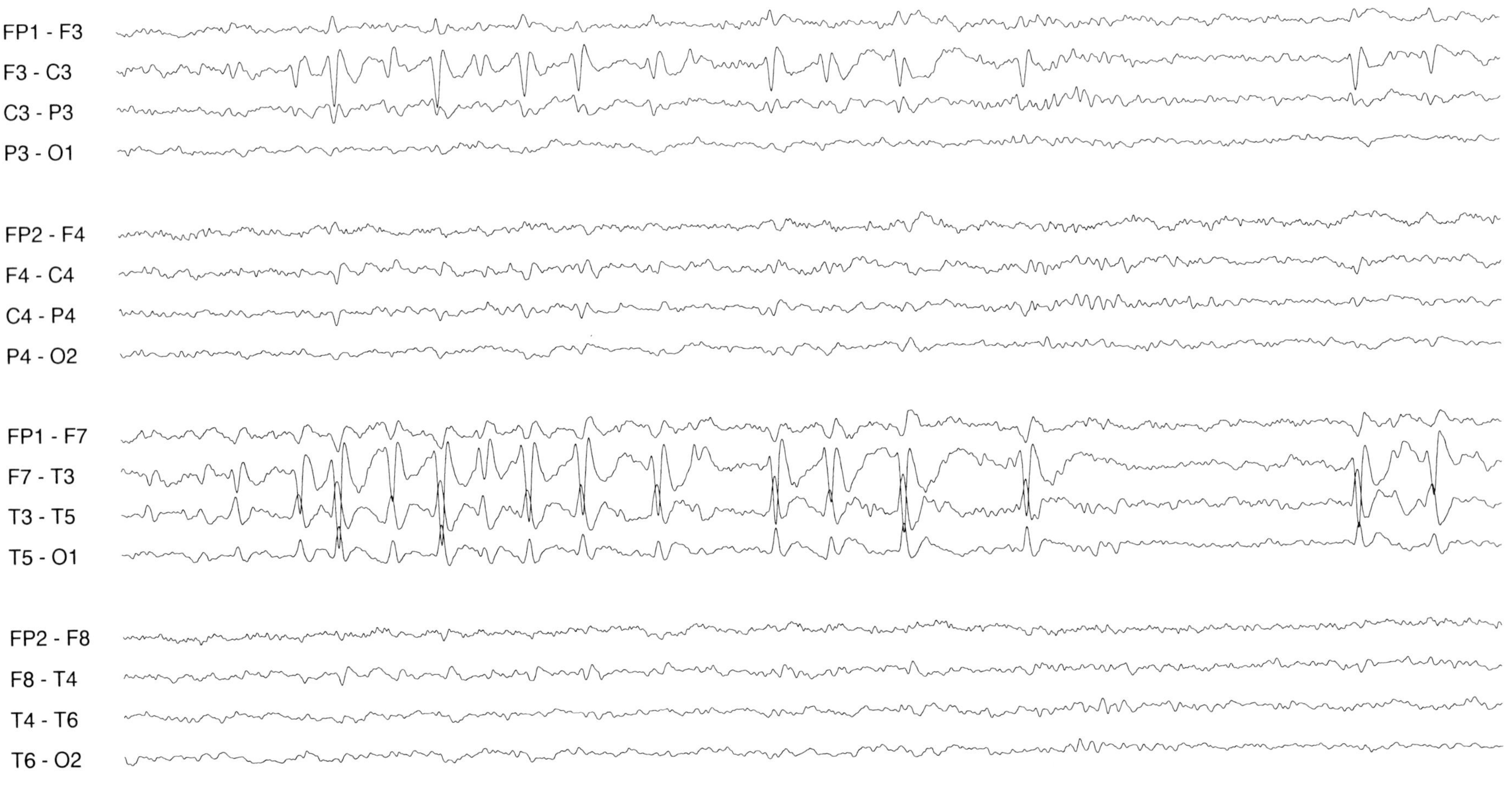

Abb. 4-1.2: Zentrotemporale (Rolando-) Spikes. Elfjähriger Patient. Müde. Augen geschlossen. Die deutliche Ablenkung nach unten in der Ableitung F3–C3 wird durch die Überschneidung des elektropositiven FP1–F3-Feldes mit dem elektronegativen C3–P3-Feld hervorgerufen, sodass ein radialer Dipol entsteht. Das Fehlen dieses Dipols in der temporalen Ableitung bedeutet eine eher vertikale Ausrichtung mit Negativität an T3. Eichsignal 1 s, 150 μV.

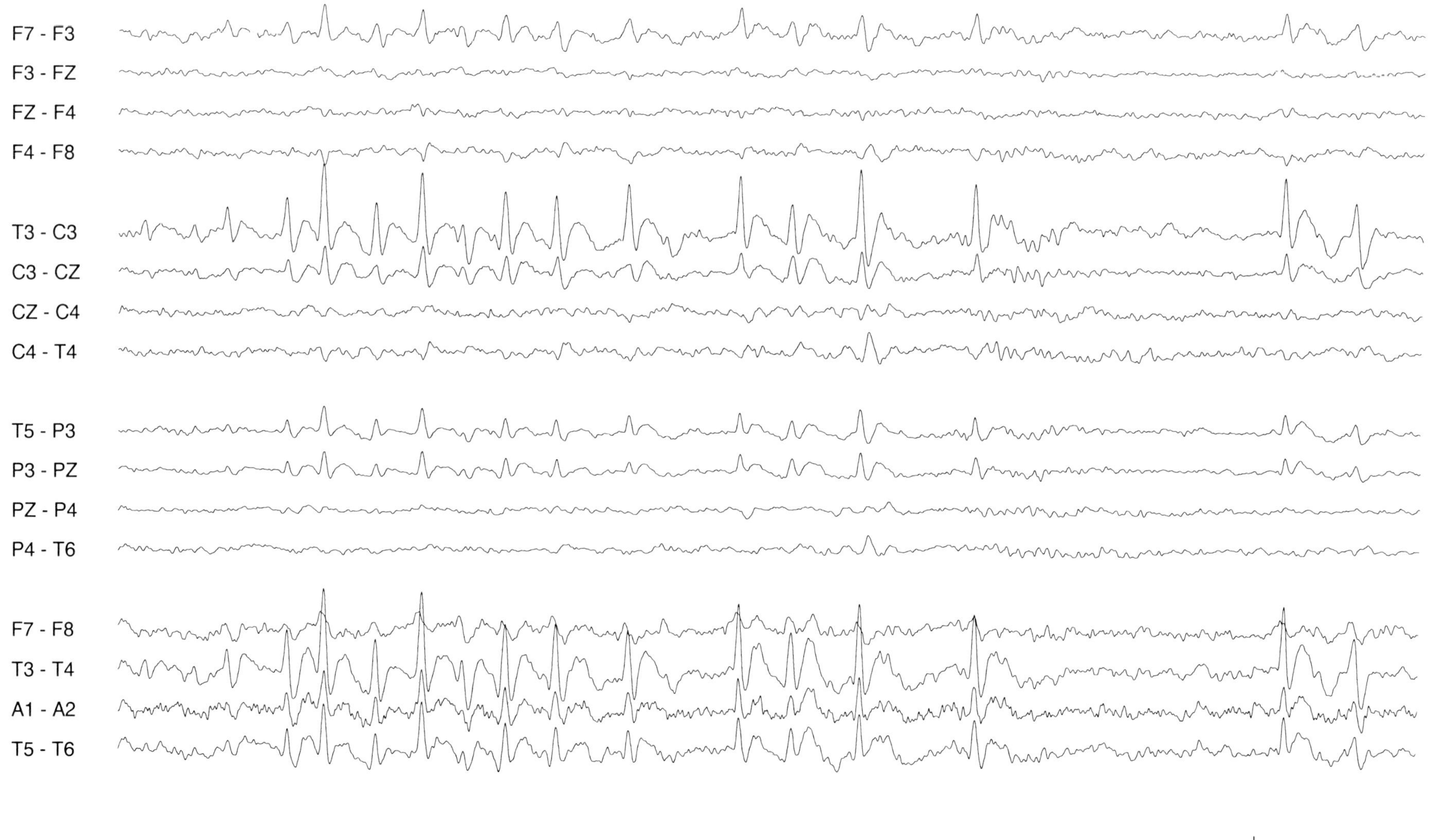

Abb. 4-1.3: Querreihe mit Rolando-Spikes. Das gleiche Bild wie Abbildung 4-1.2. Nach der Feststellung, dass die linke Hemisphäre beteiligt ist (und nicht die rechte), stellt die Querreihe das Spitzenfeld präziser dar und bestätigt die überwiegende Beteiligung von T3 mit erheblicher Ausbreitung. Eichsignal 1 s, 150 μV.

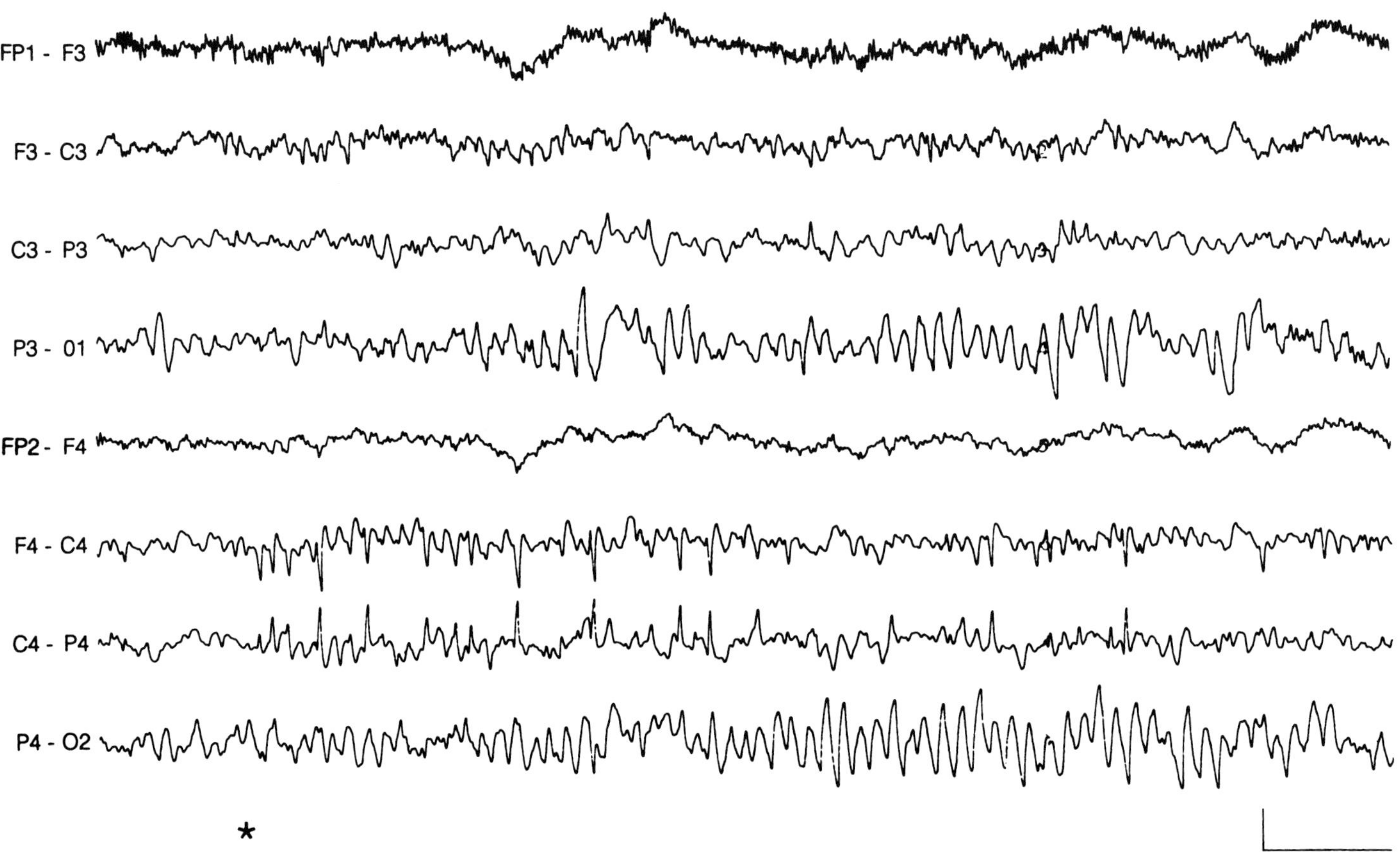

Abb. 4-1.4: µ-Rhythmus mit Ähnlichkeit zu Rolando-Spikes. Zehnjähriger Patient. Wach. Wenn ein µ-Rhythmus sehr scharf konturiert ist, hat er oft so viel Ähnlichkeit mit Rolando-Spikes, dass wie hier gezeigt keine sichere Unterscheidung mehr möglich ist. Das Vorhandensein einer ähnlichen Morphologie in den Ableitungen F4–C4 und C4–P4 sowie der Umstand, dass dieser µ-Rhythmus alle Abstufungen von Schärfe zeigt, legen nahe, dass alle diese Muster zum µ-Rhythmus (*) gehören. Augen geschlossen. Eichsignal 1 s, 100 µV.

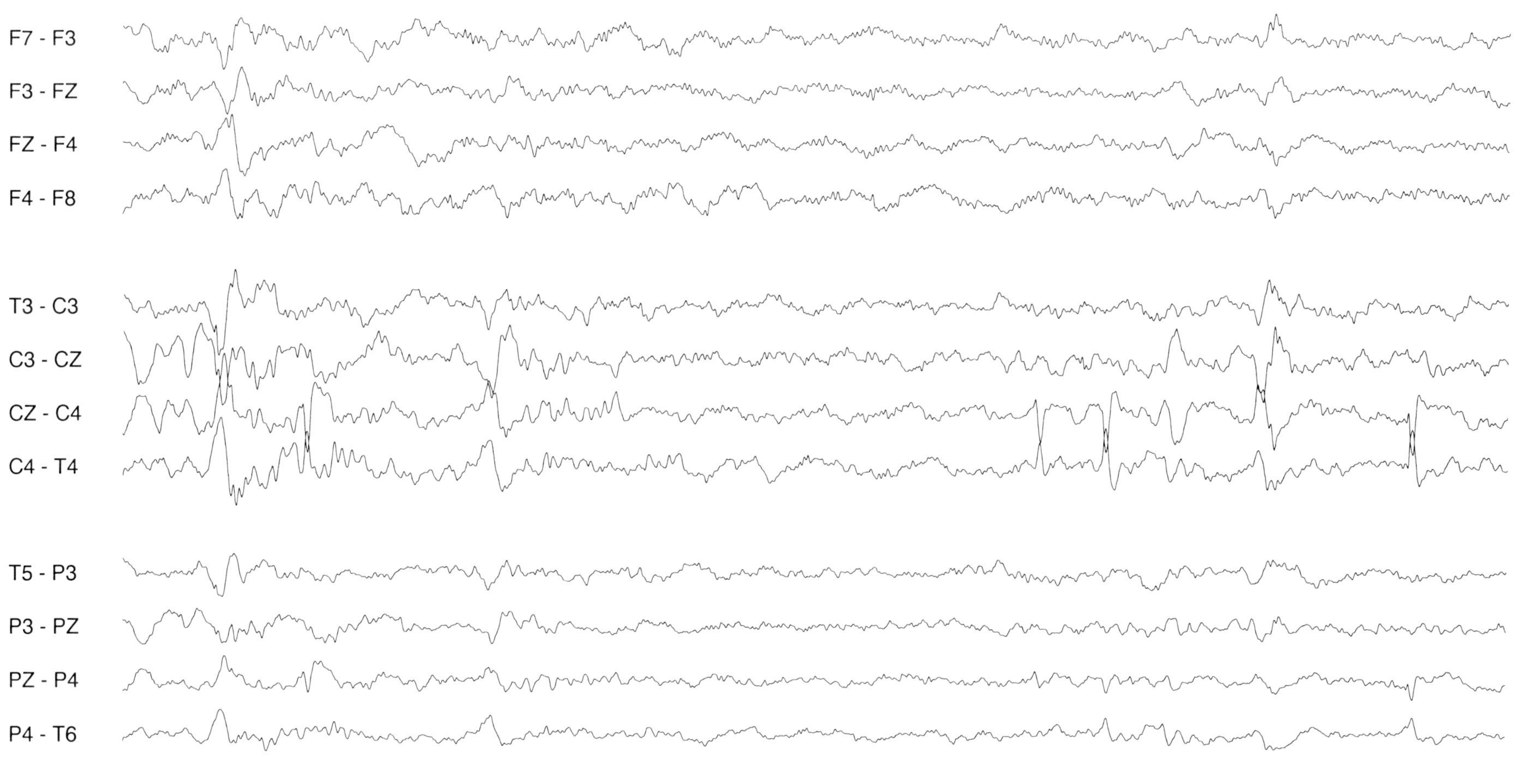

Abb. 4-1.5: Vertex-Wellen und rechts zentrale Spitzen. Siebenjähriger Patient. Schlaf. Die Vertex-Wellen an CZ sind zwar sehr spitz, lassen sich aber leicht von den kürzeren, rechts zentralen (C4) Spitzen abgrenzen. Eichsignal 1 s, 150 μV.

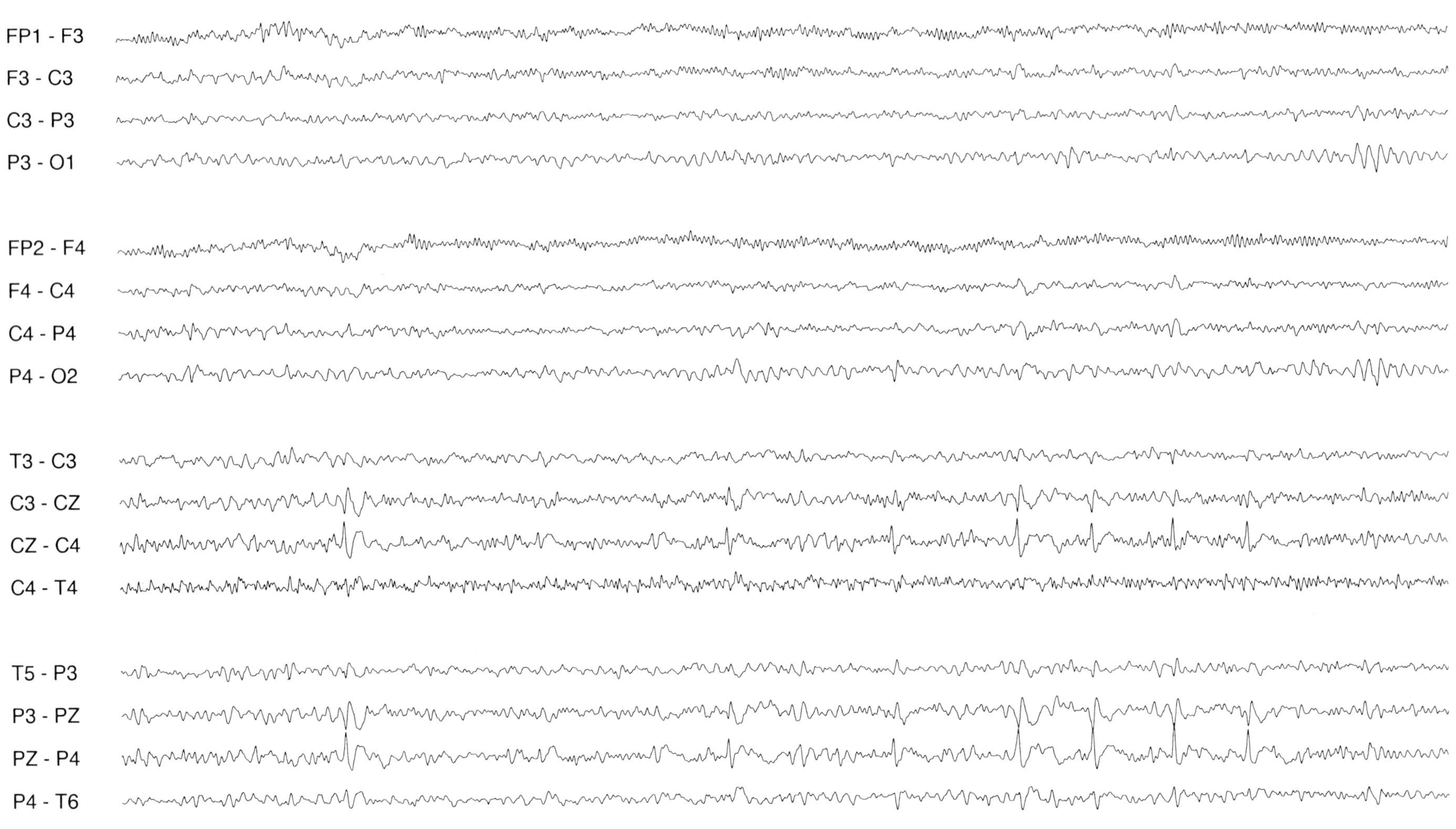

Abb. 4-1.6: Parasagittale Vermutungen und sagittale Überraschung. 21-jähriger Patient. Wach. Augen geschlossen. Diese bipolare Längsreihe erlaubt in den ersten 4 s nur Vermutungen über zentrale epileptiforme Entladungen. Diese obligate Querreihe löst das Rätsel des parasagittalen Anteils, indem es dort reichlich Spitzen an CZ,PZ nachweist. Eichsignal 1 s, 100 μV.

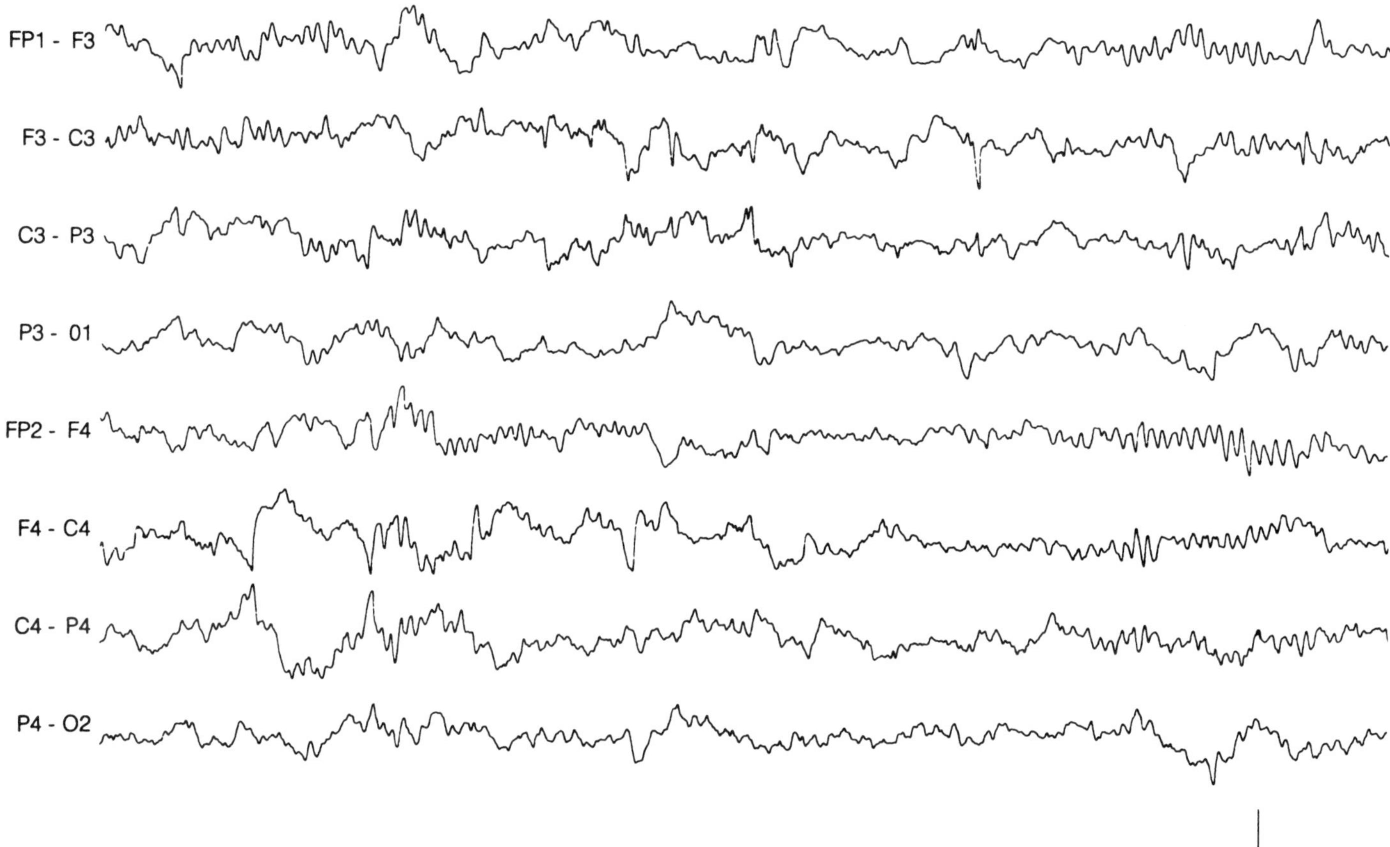

Abb. 4-1.7: Rolando-Spikes. Fünfjähriger Patient. Schlaf. Trotz der moderaten Frequenz können Rolando-Spikes partiell von normalen Schlafpotenzialen verdeckt werden. In diesem Fall ist die Unterscheidung zwischen den linken Rolando-Spikes und den rechtsseitigen Vertex-Wellen nicht schwierig. In der vorletzten Sekunde tritt linksseitig eine Vertex-Welle auf. Eichsignal 1 s, 150 μV.

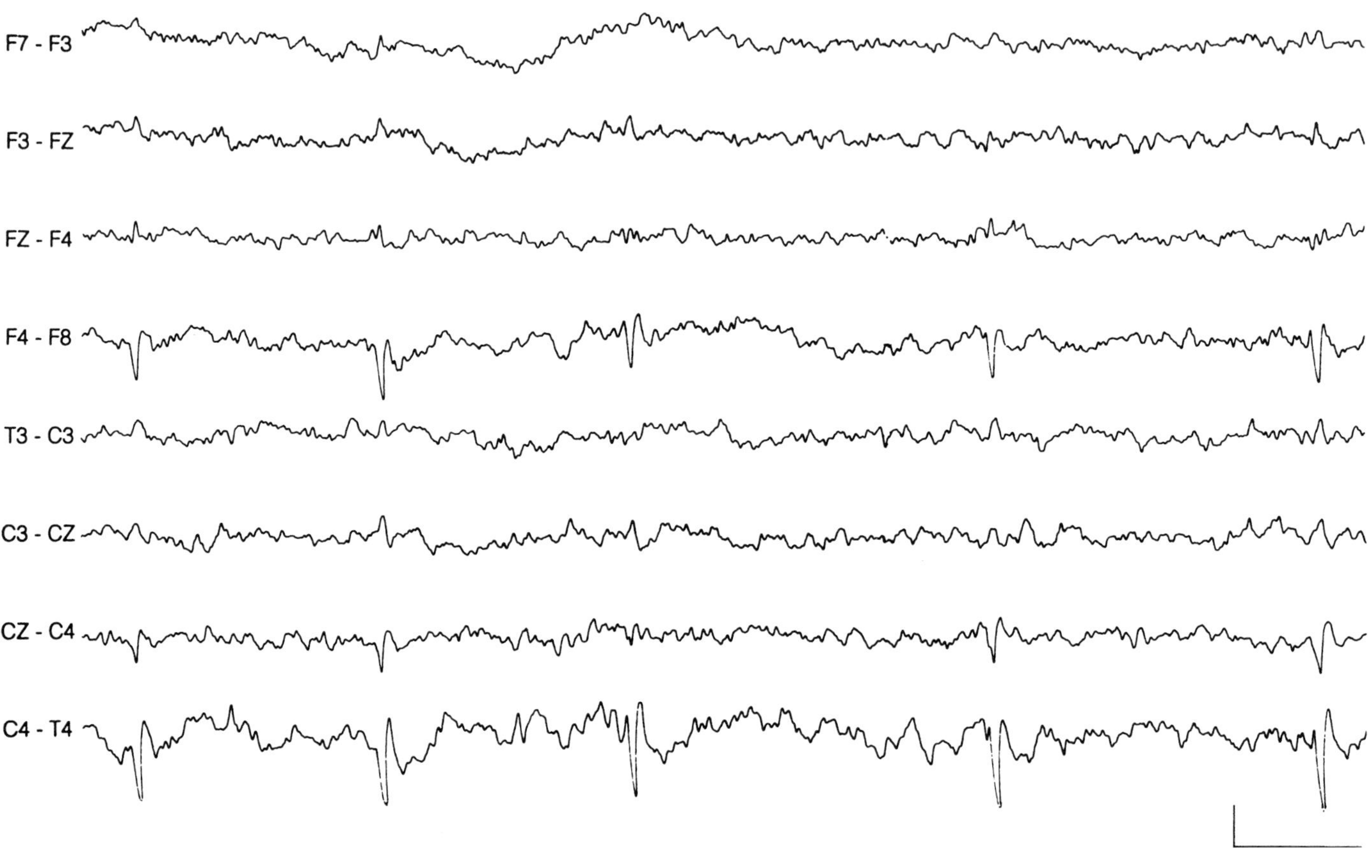

Abb. 4-1.8 und 4-1.9: Rolando-Spikes. Neunjähriger Patient. Müde. Diese 16-Kanal-Registrierung wurde in zwei EEG-Auszüge zu acht Kanälen unterteilt, die in dieser und der nächsten Abbildung wiedergegeben werden. Der erste EEG-Auszug zeigt die elektronegative Phase dieser Spitze vor allem an T4 mit Ausbreitung überwiegend auf F8, was die Interhemisphärenableitungen (F7–F8, T3–T4) jedoch nicht bestätigen. Möglicherweise beruhen die deutlichen Ablenkungen an F4–F8 auf der Elektropositivität an F4. Die niedrigamplitudigen Aufwärtsablenkungen im 2. und 3. Kanal des ersten Bildes treten zeitgleich mit den Abwärtsablenkungen im 4. und 8. Kanal auf, was diese Interpretation unterstützt. Beachte die moderate Elektronegativität an T6 und die leichte Elektronegativität an A2. Eichsignal 1 s, 70 μV.

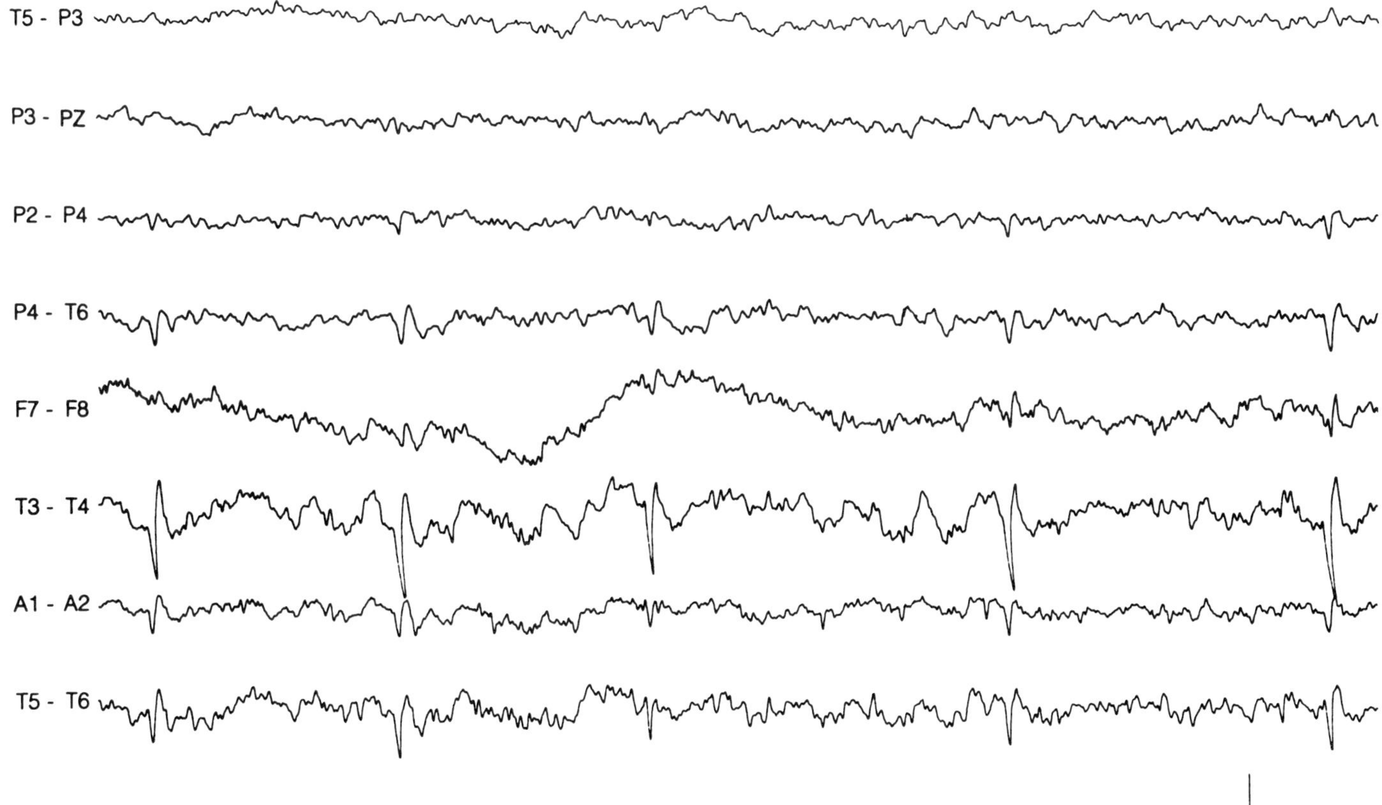

Abb. 4-1.9: Rolando-Spikes *(Fortsetzung)*. Neunjähriger Patient. Müde. Diese 16-Kanal-Registrierung wurde in zwei EEG-Auszüge zu acht Kanälen unterteilt, die in dieser und der vorherigen Abbildung wiedergegeben werden. Der erste EEG-Auszug zeigt die elektronegative Phase dieser Spitze vor allem an T4 mit Ausbreitung überwiegend auf F8, was die Interhemisphärenableitungen (F7–F8, T3–T4) jedoch nicht bestätigen. Möglicherweise beruhen die deutlichen Ablenkungen an F4–F8 auf der Elektropositivität an F4. Die niedrigamplitudigen Aufwärtsablenkungen im 2. und 3. Kanal des ersten Bildes treten zeitgleich mit den Abwärtsablenkungen im 4. und 8. Kanal auf, was diese Interpretation unterstützt. Beachte die moderate Elektronegativität an T6 und die leichte Elektronegativität an A2. Eichsignal 1 s, 70 μV.

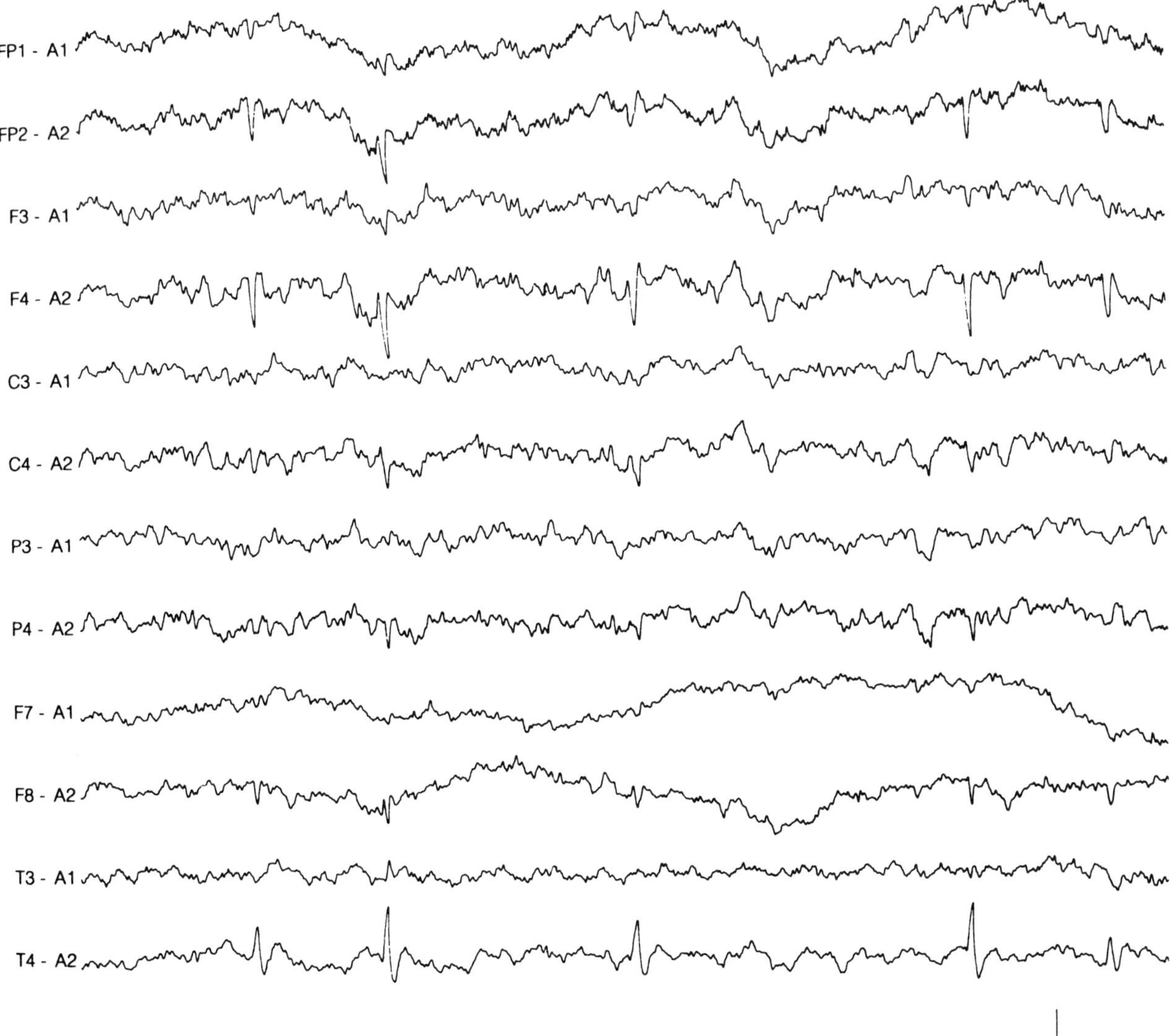

Abb. 4-1.10: Rolando-Spikes. Neunjähriger Patient. Derselbe Patient, derselbe Müdigkeitsgrad. Die Abwärtsablenkung in den meisten geradzahligen Kanälen weist gemeinsam mit den Daten der vorherigen EEG-Auszüge darauf hin, dass A2 leicht elektronegativ ist. Die Aufwärtsablenkung im unteren Kanal zeigt die starke Elektronegativität an T4. Aufgrund der starken Abwärtsablenkung im 2. und 4. Kanal, d. h. einer möglichen Elektropositivität an F4 und FP2, besteht die Möglichkeit eines Dipols. Eichsignal 1 s, 70 μV.

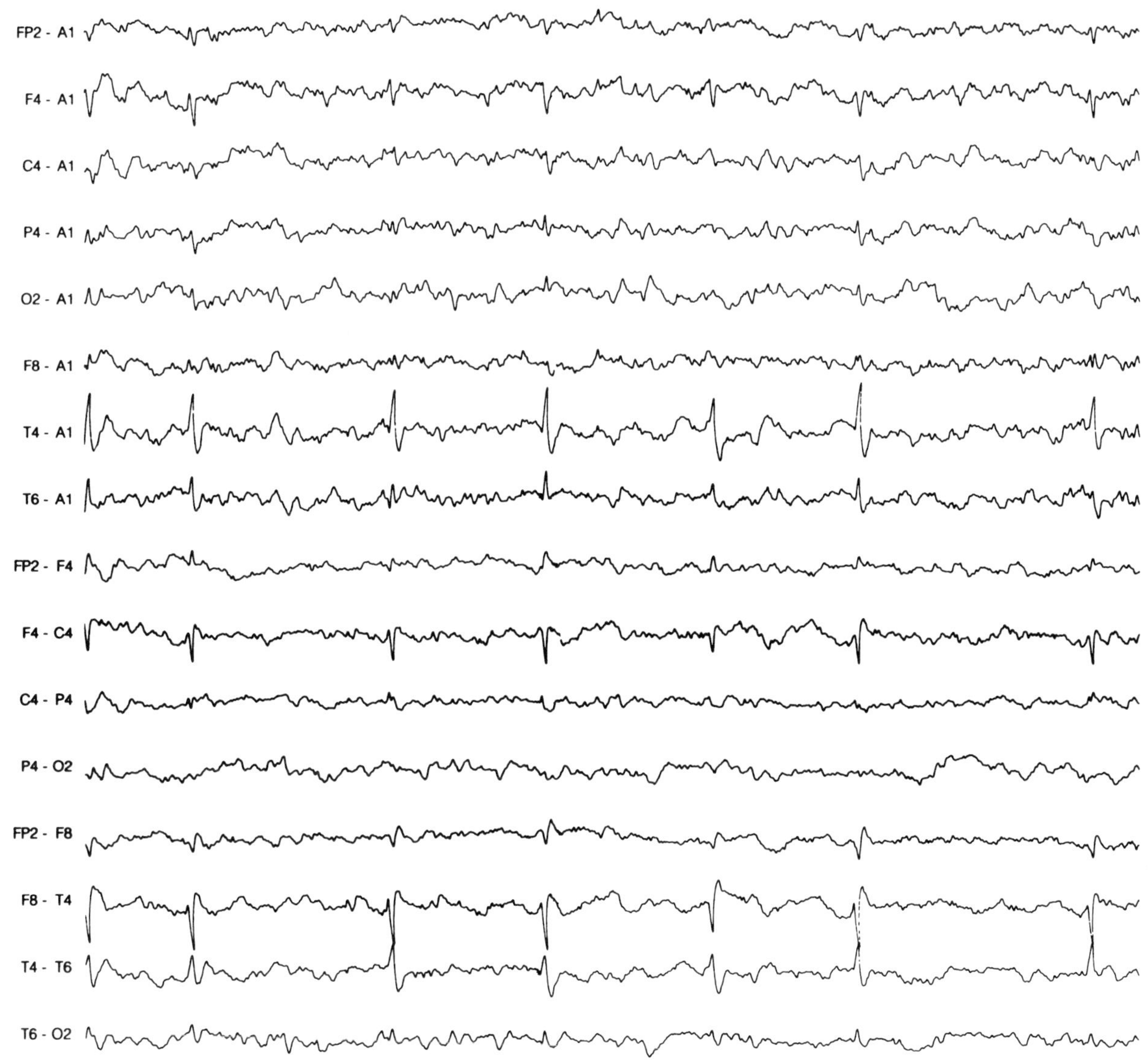

Abb. 4-1.11: Referenzielle und bipolare Ableitung mit Rolando-Spikes. Neunjähriger Patient. Schlaf. Die weitere Analyse dieser rechtsseitigen Rolando-Spikes erfolgt durch die Kombination einer rechtsseitigen bipolaren Montage mit einer Referenz der rechtsseitigen Elektroden zum inaktiven linken Ohr (A1). Dabei ergibt sich eine prominente Elektronegativität an T4 mit moderater Ausbreitung zu T6 und eine simultane Elektropositivität an F4 mit minimaler Ausbreitung zu FP2. Dieser «Dipol» erklärt die prominente Abwärtsablenkung in der Ableitung F4–C4. Im linken Anteil dieses EEG-Auszugs gibt es Hinweise auf ein sich anterior-posterior bewegendes Feld, da der Elektropositivität an F4 und FP2 eine kurze Elektronegativität vorausgeht. Eichsignal 1 s, 100 μV.

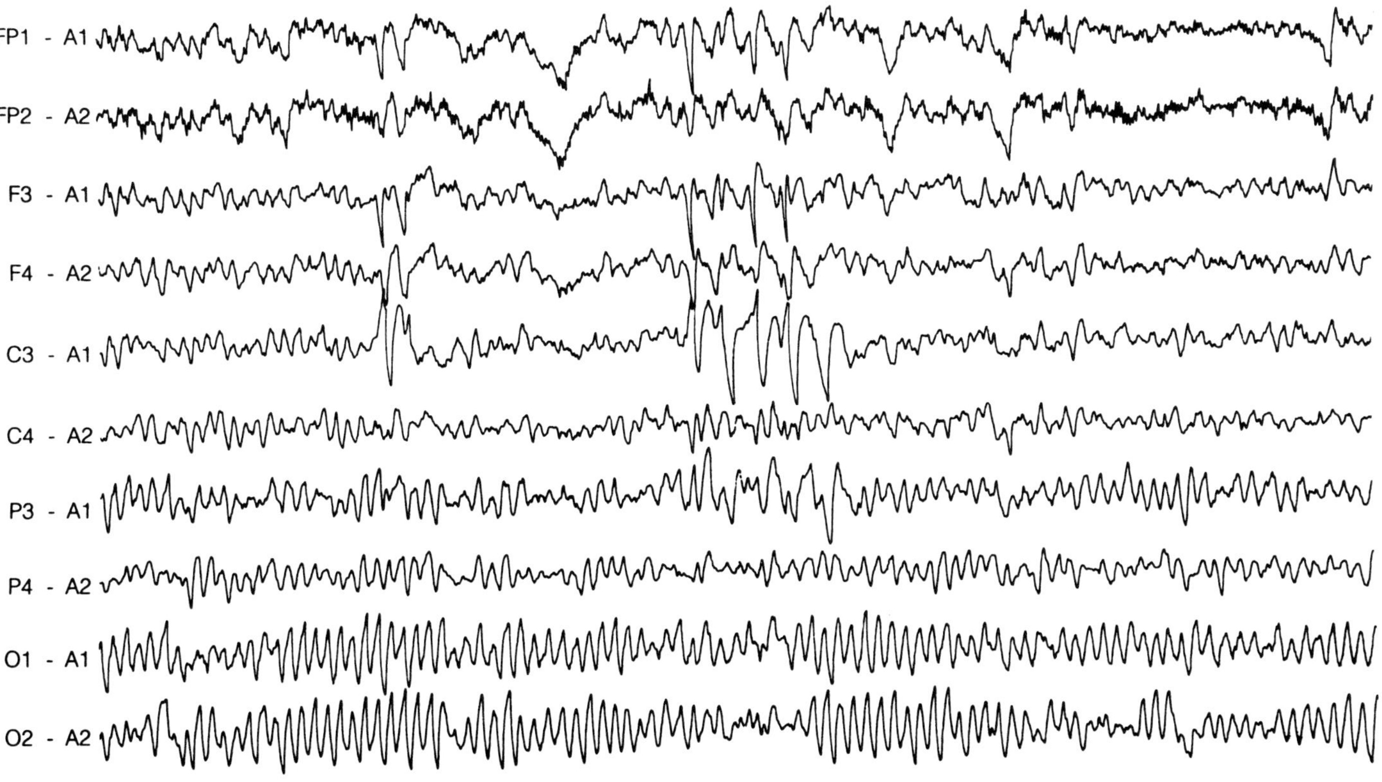

Abb. 4-1.12. Rolando-Spikes. Zehnjähriger Patient. Wach. In dieser Referenzableitung besteht eine fast simultane Elektronegativität der Hauptkomponenten dieser Spikes in der linken zentroparietalen (C3,P3) Region mit bifrontaler Elektropositivität. Bei diesem neurologisch ansonsten unauffälligen Jungen traten Episoden mit perioralen Kribbelparästhesien und Speichelfluss auf. Sowohl die klinischen als auch die elektroenzephalografischen Befunde weisen auf eine benigne Rolando-Epilepsie des Kindesalters hin. Eichsignal 1 s, 100 μV.

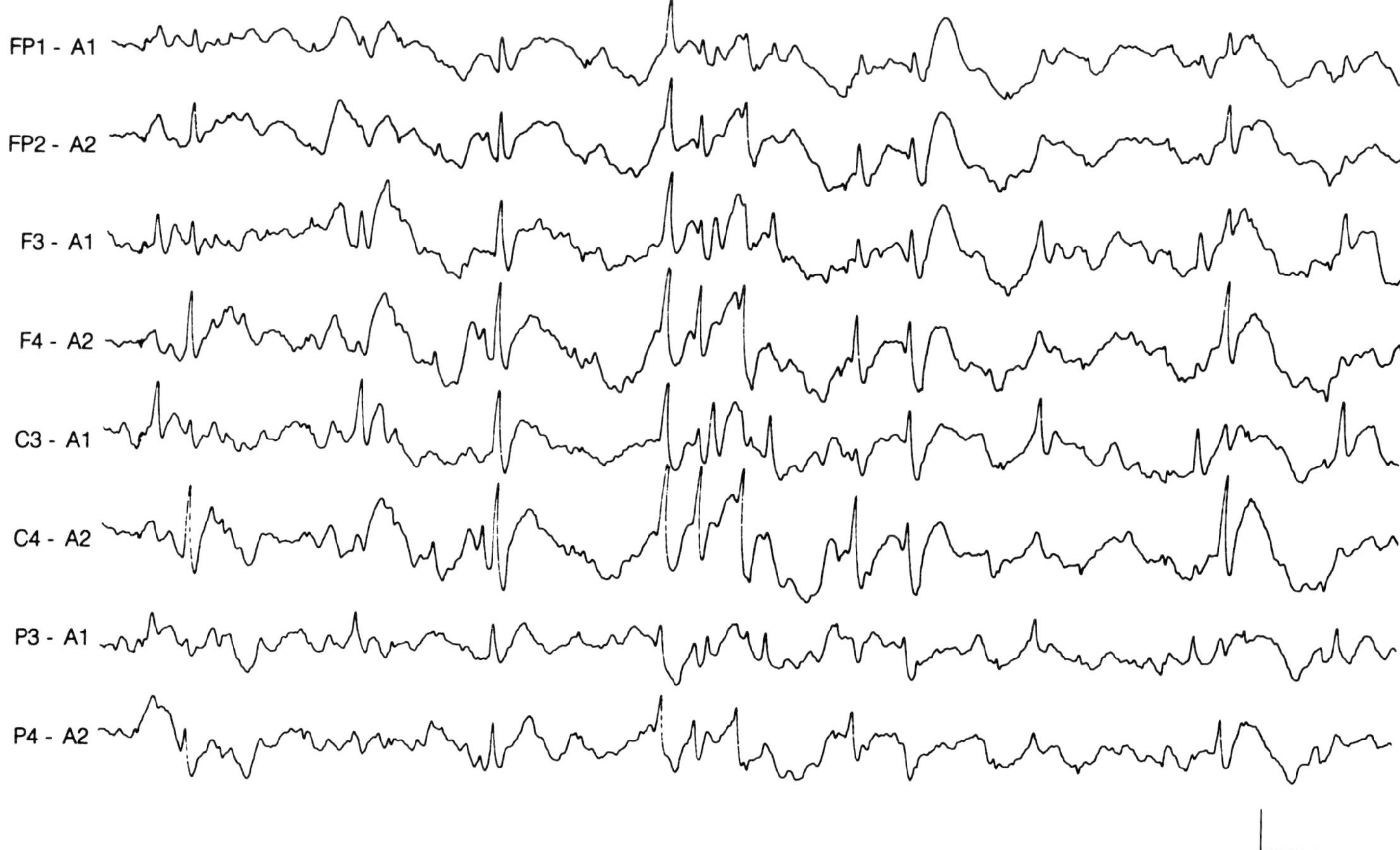

Abb. 4-1.13: Rolando-Spikes: unabhängig und bilateral synchron. Dreijähriger Patient. Schlaf. In dieser Abbildung treten die Rolando-Spikes bilateral unabhängig oder synchron auf, sodass das Bild generalisierter Spitze-Welle-Komplexe entsteht. Die bilaterale Synchronie wird vermutlich durch den Schlaf gefördert. Diese Spikes sind in den superioren frontalen Regionen sowie an C3 und C4 elektronegativ. Eichsignal 1 s, 150 μV.

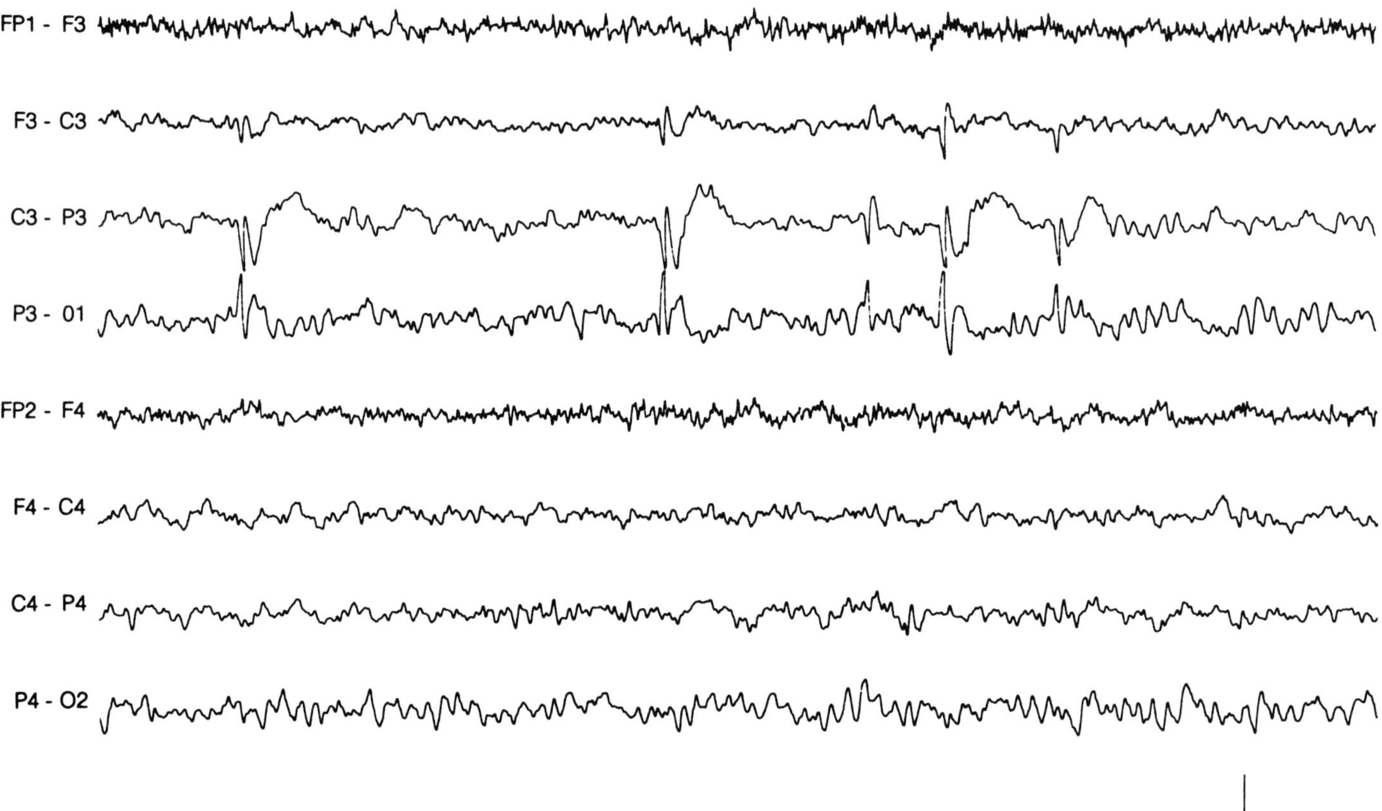

Abb. 4-1.14: Links parietale Spitzen. Fünfjähriger Patient. Wach. Im Parietalbereich können Spitzenpotenziale auftreten, die Ähnlichkeit mit Rolando-Spikes haben. Eichsignal 1 s, 70 μV.

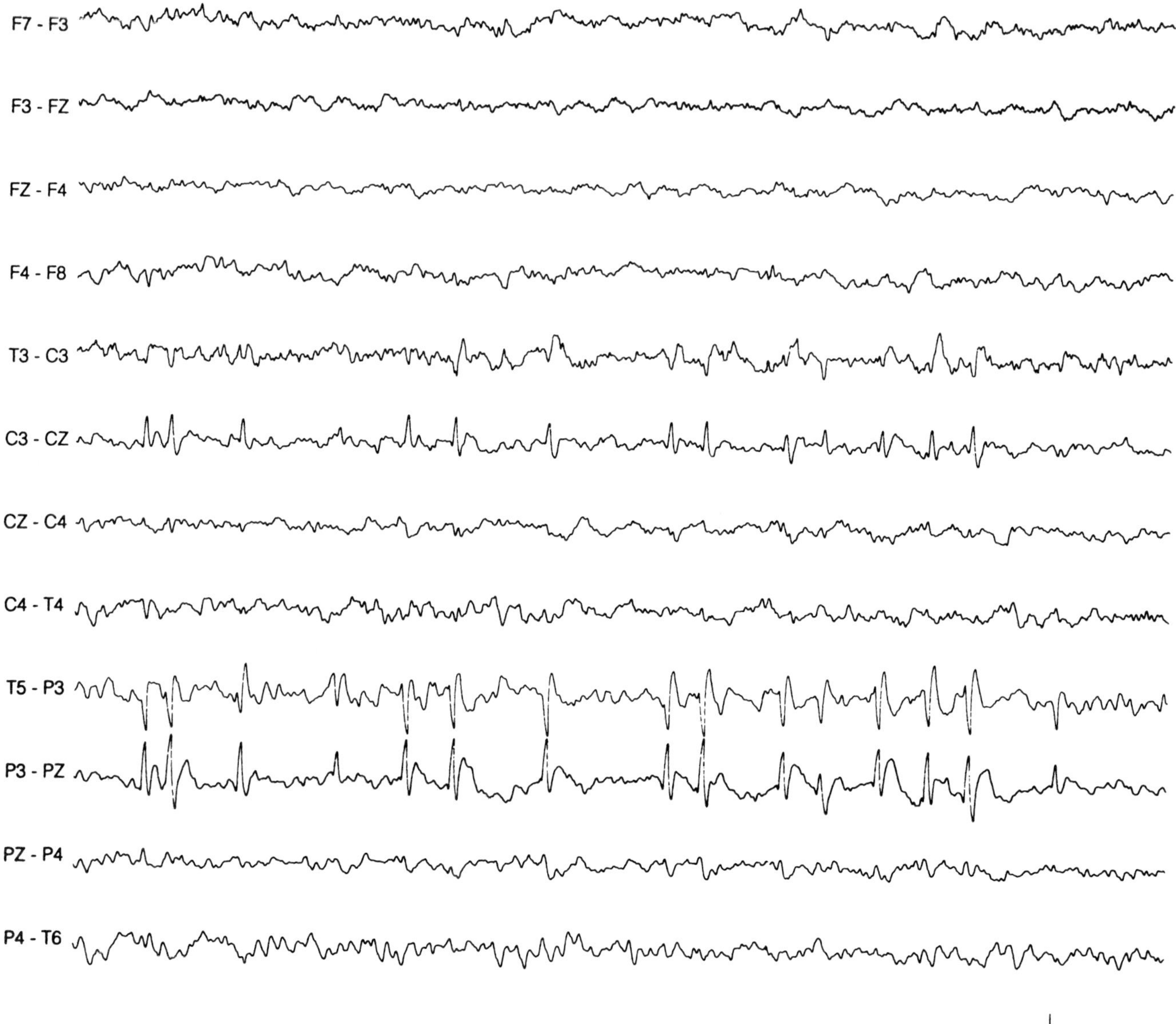

Abb. 4-1.15: Links parietale Spitzen. Fünfjähriger Patient. Müde. In dieser Querreihe sind ähnliche Spitzenpotenziale zu erkennen wie in Abbildung 4-1.14 mit moderater Ausbreitung auf C3. Eichsignal 1 s, 100 μV.

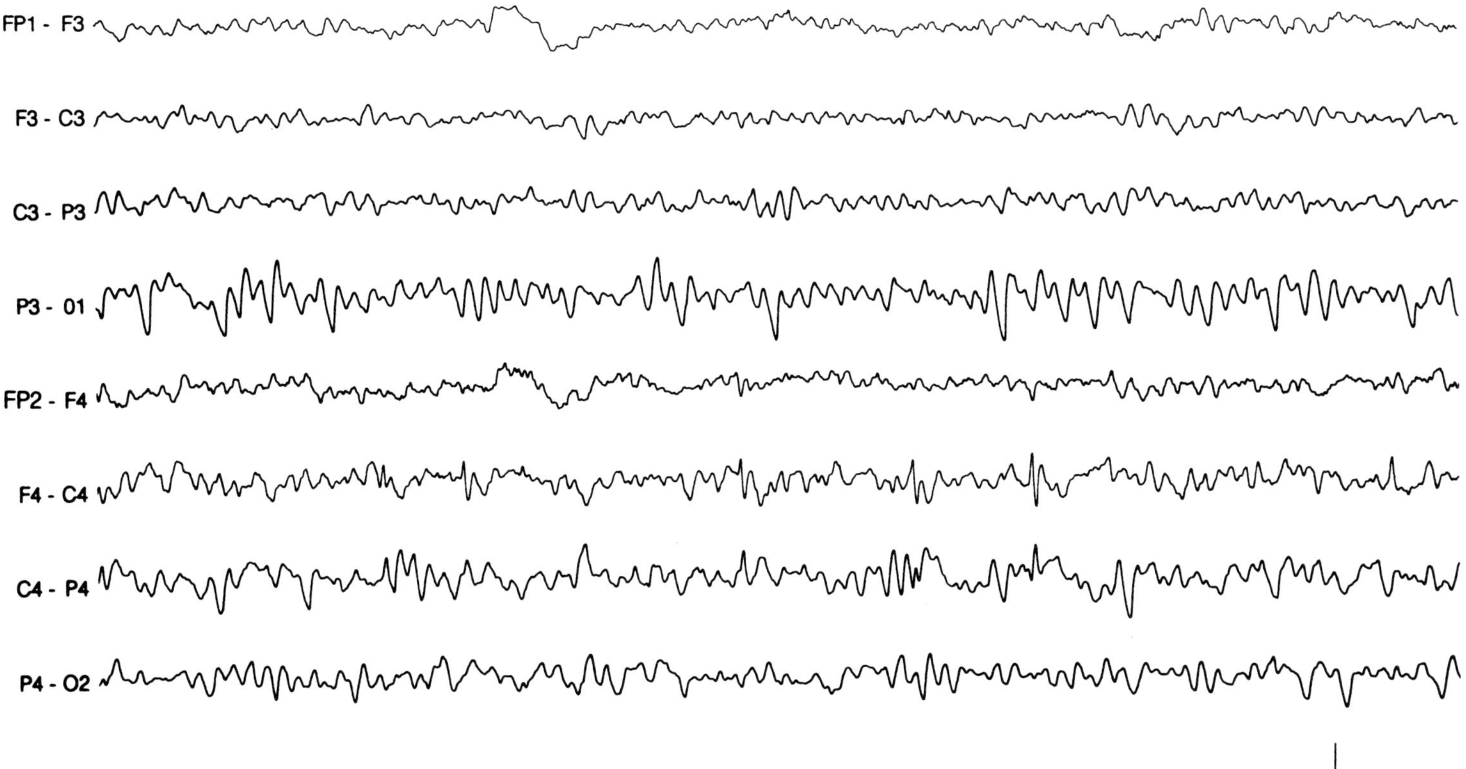

Abb. 4-1.16: Rechts zentrale Spitzen. Fünfjähriger Patient. Wach. Zwei Aspekte dieser Registrierung weisen darauf hin, dass diese rechts zentralen (C4) Spitzen keine benignen Rolando-Spikes sind: (a) die relativ prominenten Ablenkungen in der rechten zentroparietalen (C4–P4) Ableitung und (b) die exzessive rechts zentroparietale (C4–P4) Delta- und Theta-Aktivität mit deutlicher Abschwächung der rechtsseitigen Alpha-Aktivität. Eichsignal 1 s, 100 μV.

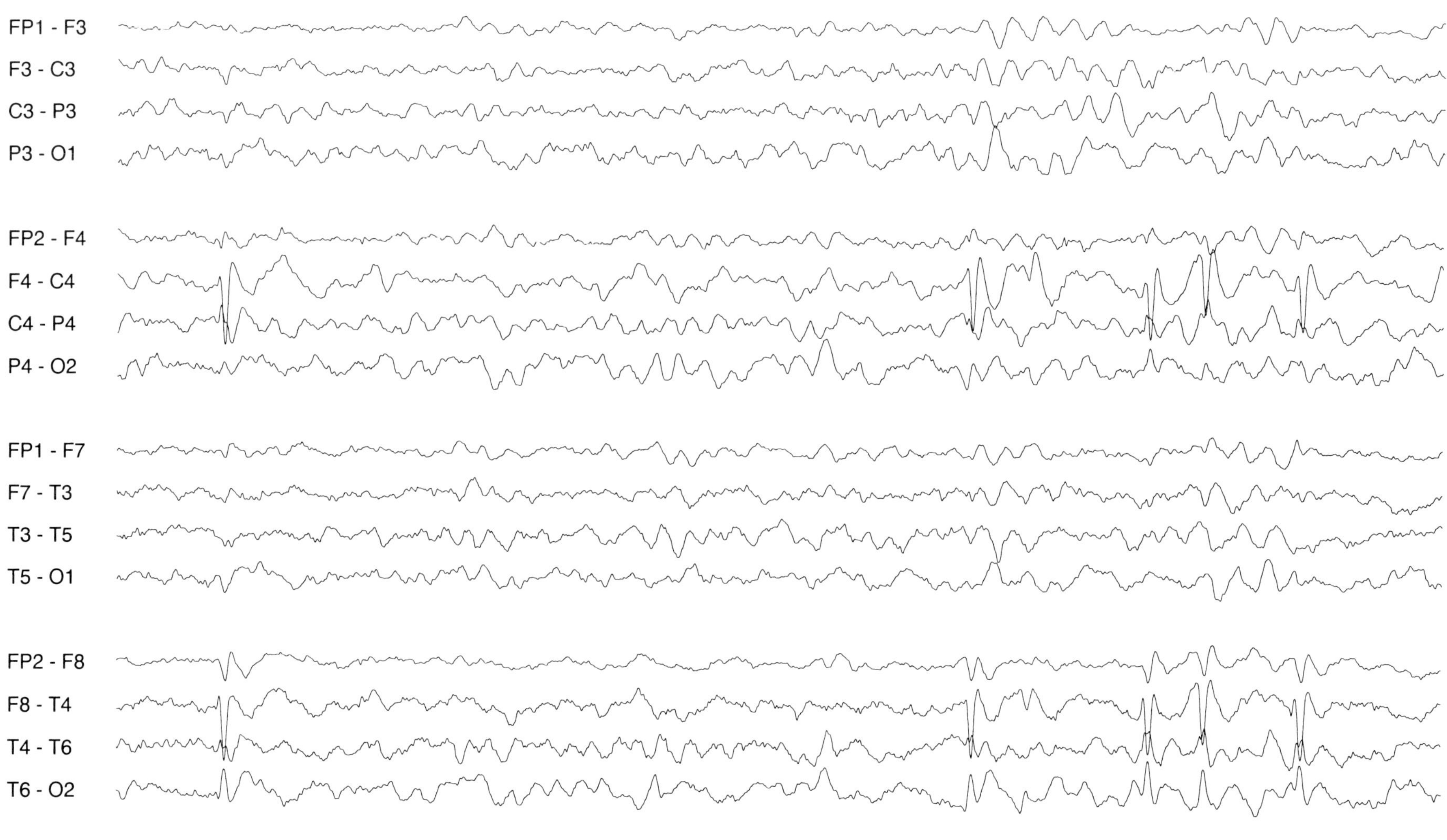

Abb. 4-1.17: Zentrale, temporale (Rolando-) Spikes. Dreijähriger Patient. Müde. Die deutliche Abwärtsablenkung der Hauptkomponente dieser Spitzen zeigt, dass sie ein positives (FP2–F4–F8) und ein negatives Feld (C4–P4–T6) überspannen und daher eine Wand des Gyrus centralis besetzen. Sie können mit einer unterschiedlich starken Delta-Aktivität einhergehen, ohne dass dies in jedem Fall Zeichen einer Läsion ist. In diesem Fall treten sie vermutlich postiktal auf, da das Kind zwei Tage vor der Registrierung einen fokalen epileptischen Anfall hatte. Eichsignal 1 s, 150 μV.

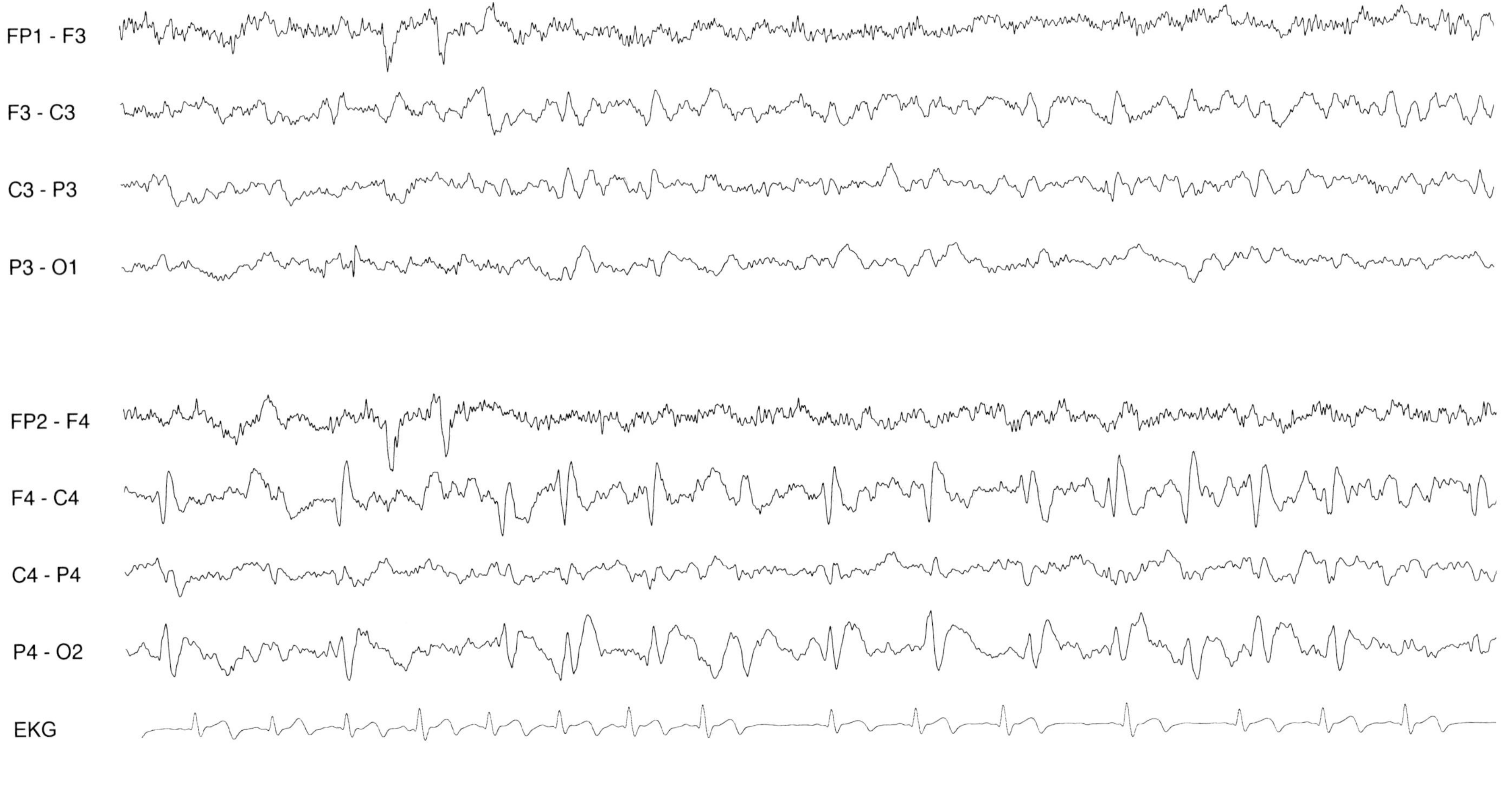

Abb. 4-1.18: Rechts zentroparietale Spitzen. Dreijähriger Patient. Wach. Augen geöffnet. Die sehr zahlreichen Spitzen sehr unterschiedlicher Morphologie ähneln benignen «Rolando-Spikes». Aufgrund des fehlenden Dipols besteht vermutlich rechts eine zentroparietale Läsion. Aufgrund der regelmäßigen Wiederholung dieser Spitzenpotenziale besteht vermutlich eine kortikale Dysplasie. Bei diesem Patienten erhöhten die Spitzenpotenziale nicht die Wahrscheinlichkeit, dass seine «gelegentliche Blickstarre» epileptische Anfälle sind, da zu keiner Zeit linksseitig sensibel-motorische Veränderungen auftraten. Eichsignal 1 s, 100 μV.

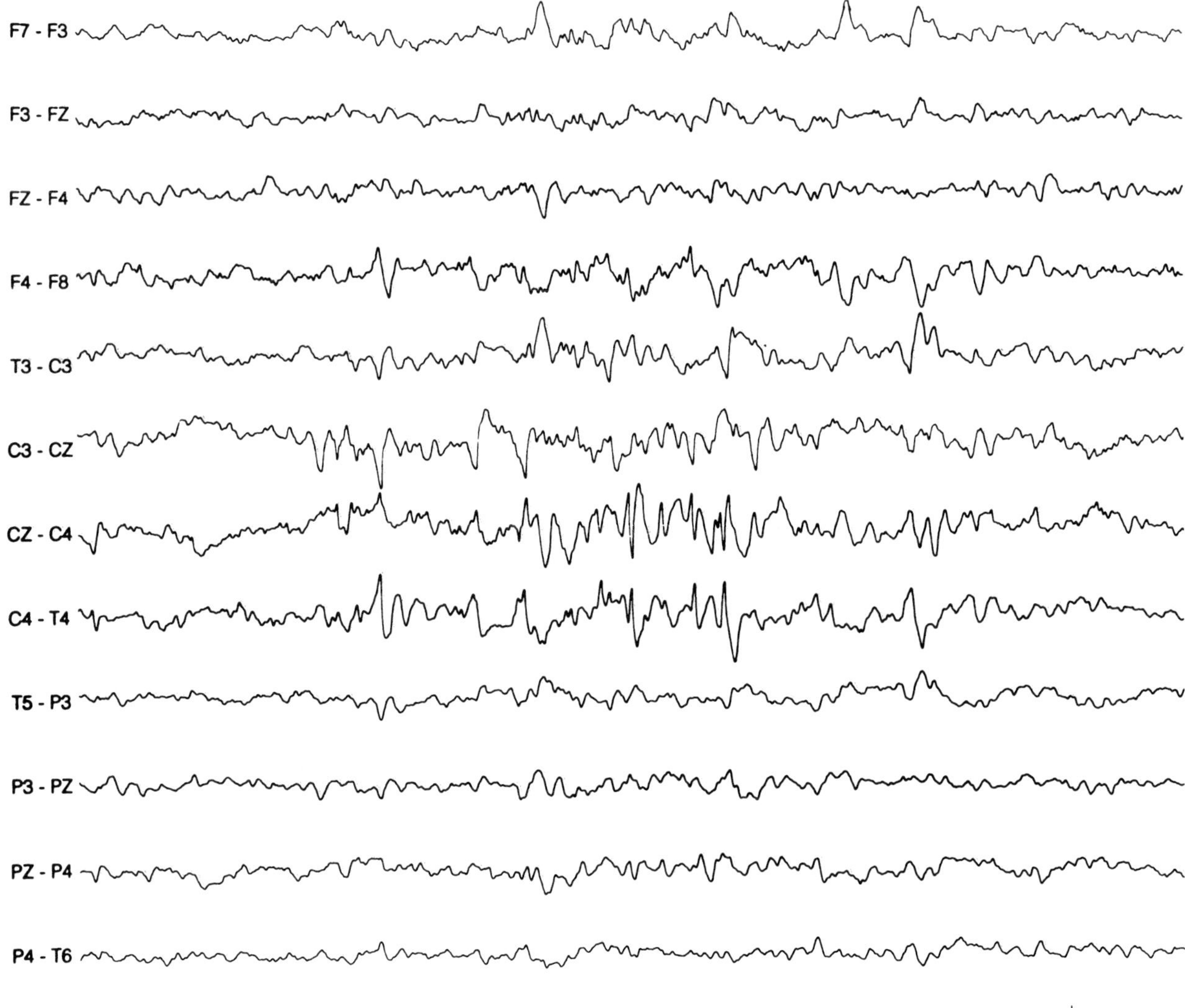

Abb. 4-1.19: Vertex-Wellen und rechts zentrale Spitzen. Fünfjähriger Patient. Die Vertex-Wellen, die überwiegend zentrosagittal (CZ) vorkommen, weisen eine andere Morphologie und Lokalisation auf als die rechts zentralen C4-Spitzen. Eichsignal 1 s, 150 μV.

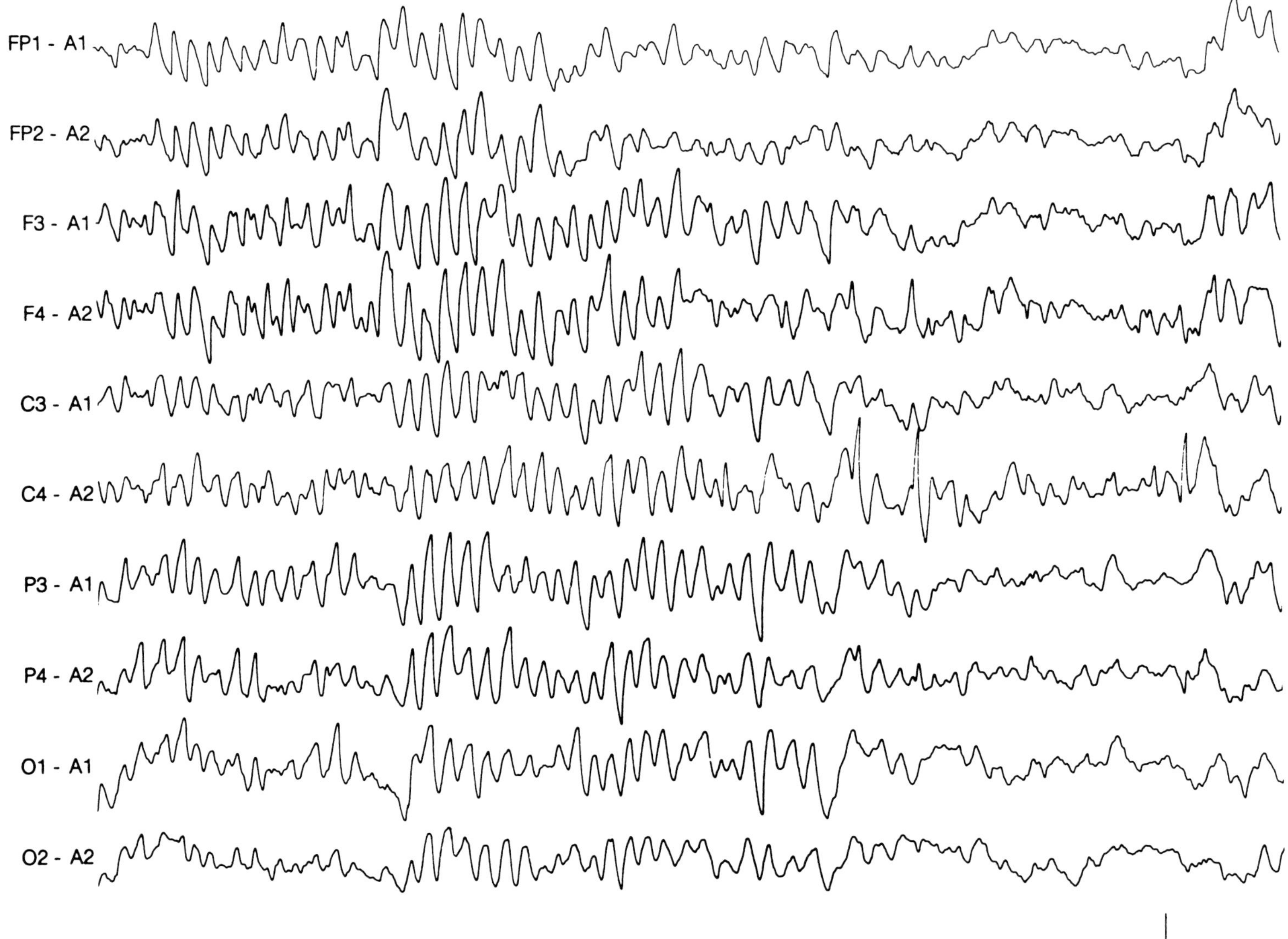

Abb. 4-1.20: Rechts zentrale Spitzen bei Müdigkeit. Fünfjähriger Patient. In dieser Referenzableitung treten die rechts zentralen (C4,F4) Spitzen bei Müdigkeit nach einem Burst von Theta-Aktivität auf. Da es keinen Hinweis auf einen Dipol gibt, zeigen diese Spitzen eine Läsion an. Eichsignal 1 s, 100 μV.

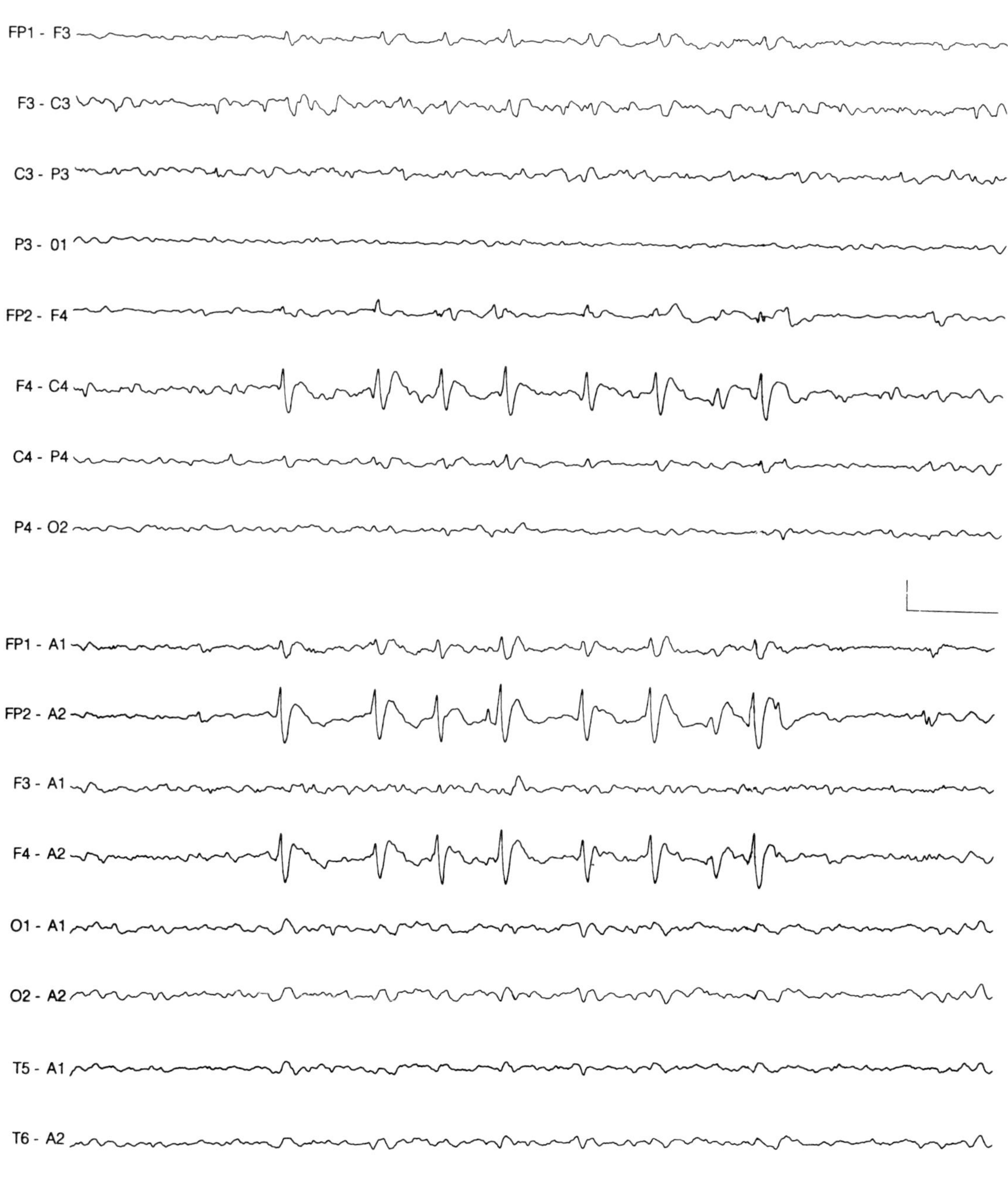

Abb. 4-1.21: Rechts frontale Spitzen. Achtjähriger Patient. Müde. Die höchsten Spitzen sind elektronegativ und finden sich in den rechts frontalen (FP2–F4) Elektroden, während die negative F4 zur rechts zentralen (C4) Elektrode nach oben abgelenkt wird und es zwischen den frontalen Elektroden (FP2,F4) zur fast vollständigen Auslöschung kommt. Beachte die moderate homologe Ausbreitung. Durch die deutliche Aufwärtsablenkung in der Ableitung F4–C4 unterscheiden sich diese Spitzen von benignen Rolando-Spikes. Den Beweis dafür, dass diese Spitzen in der bipolaren Ableitung aus der rechts frontalen (FP2,F4) Region stammen, liefert die gleichzeitig registrierte Ohrreferenzableitung, in der das rechte Ohr (A2) ausgespart ist. Eichsignal 1 s, 300 μV.

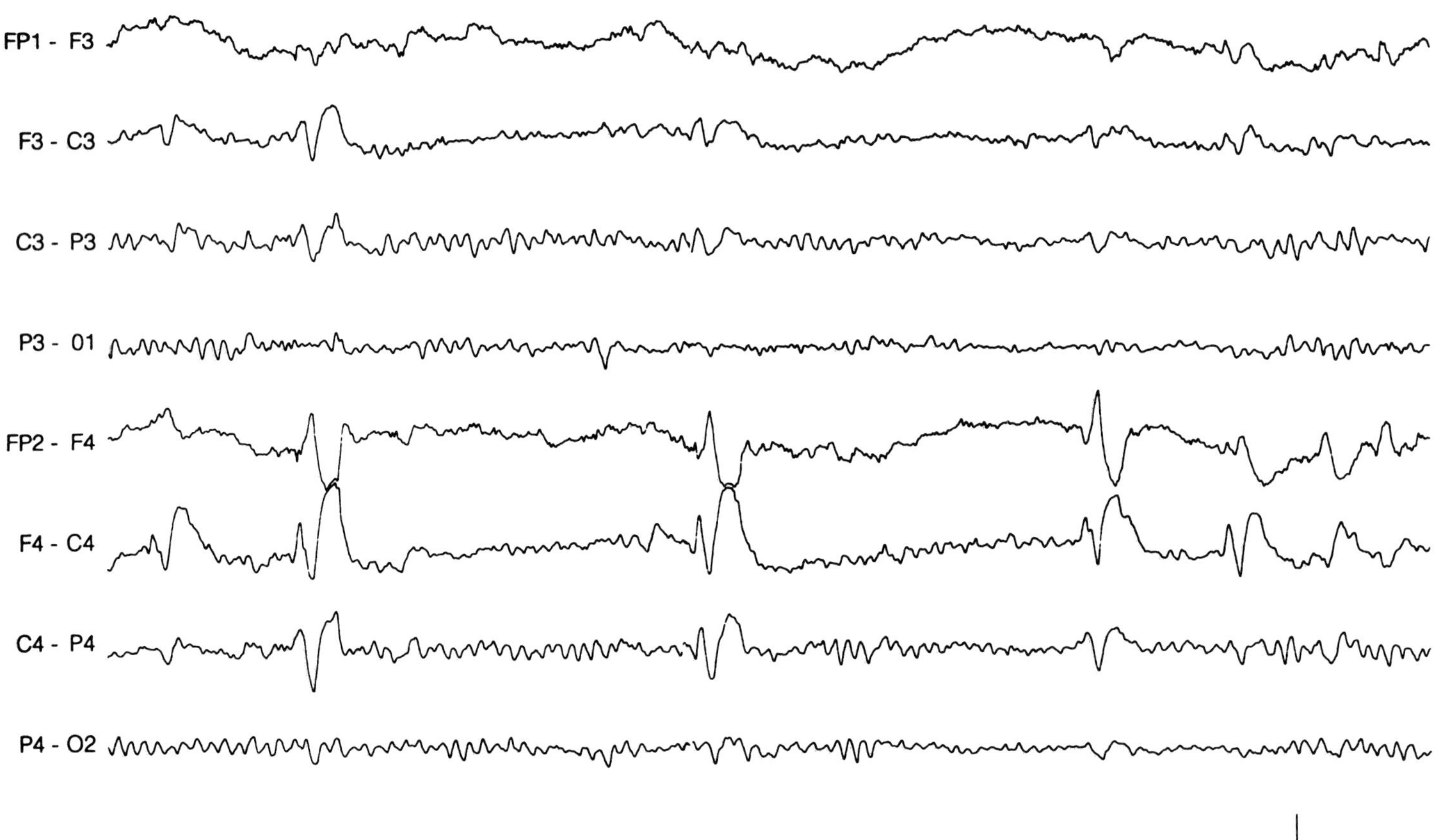

Abb. 4-1.22: Rechts frontale Spitzen. Elfjähriger Patient. Wach. Die F4-Spitzen treten wiederholt auf. Das auf die rechte Hemisphäre begrenzte Spitzenfeld ohne offensichtlichen Dipol weist auf eine zerebrale Läsion hin. Eichsignal 1 s, 100 μV.

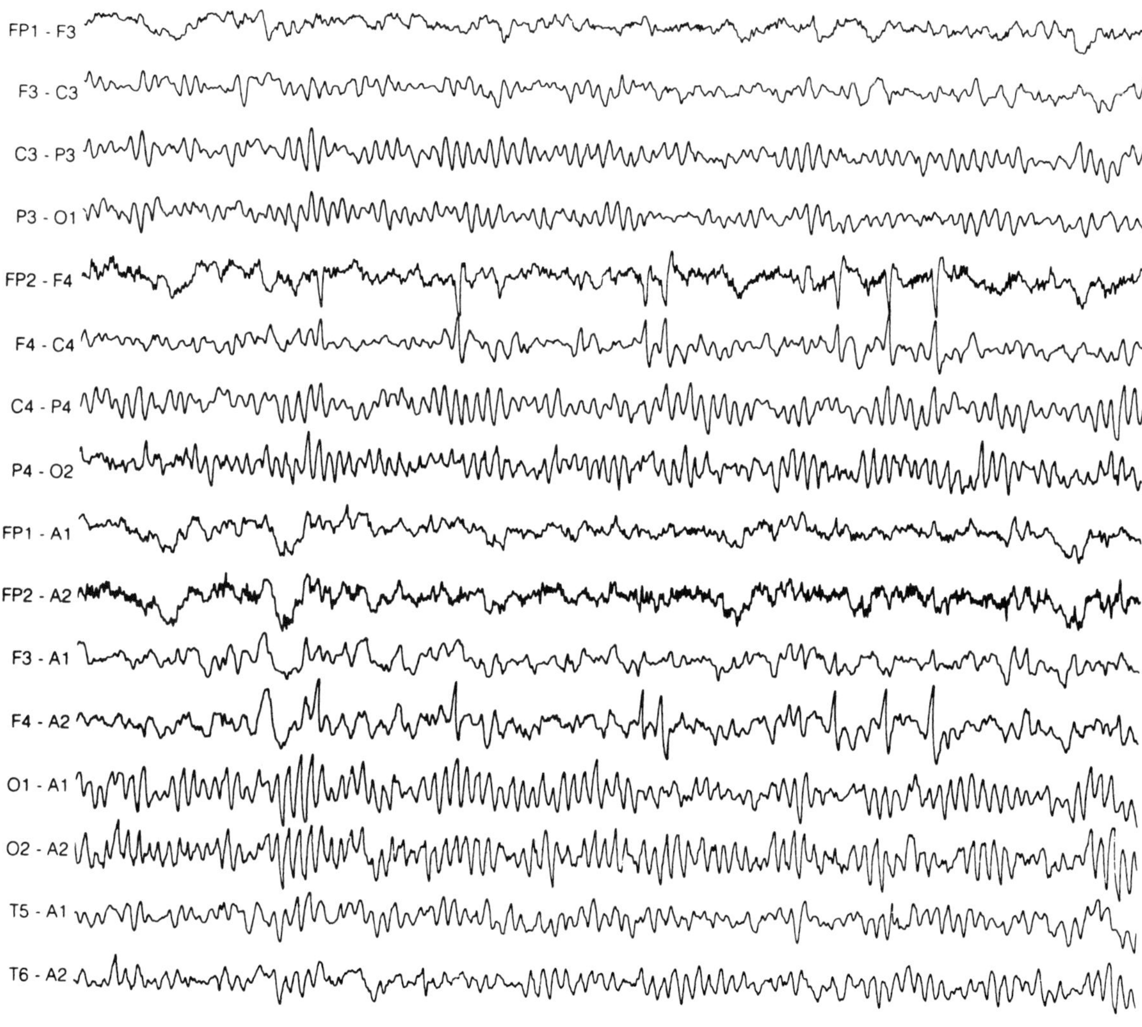

Abb. 4-1.23: Rechts frontale Spitzen. Achtjähriger Patient. Wach. Die rechts superior frontal (F4) auftretenden Spitzen sind in den bipolaren und Referenzableitungen dieser Montage gut abgegrenzt. Eichsignal 1 s, 70 μV.

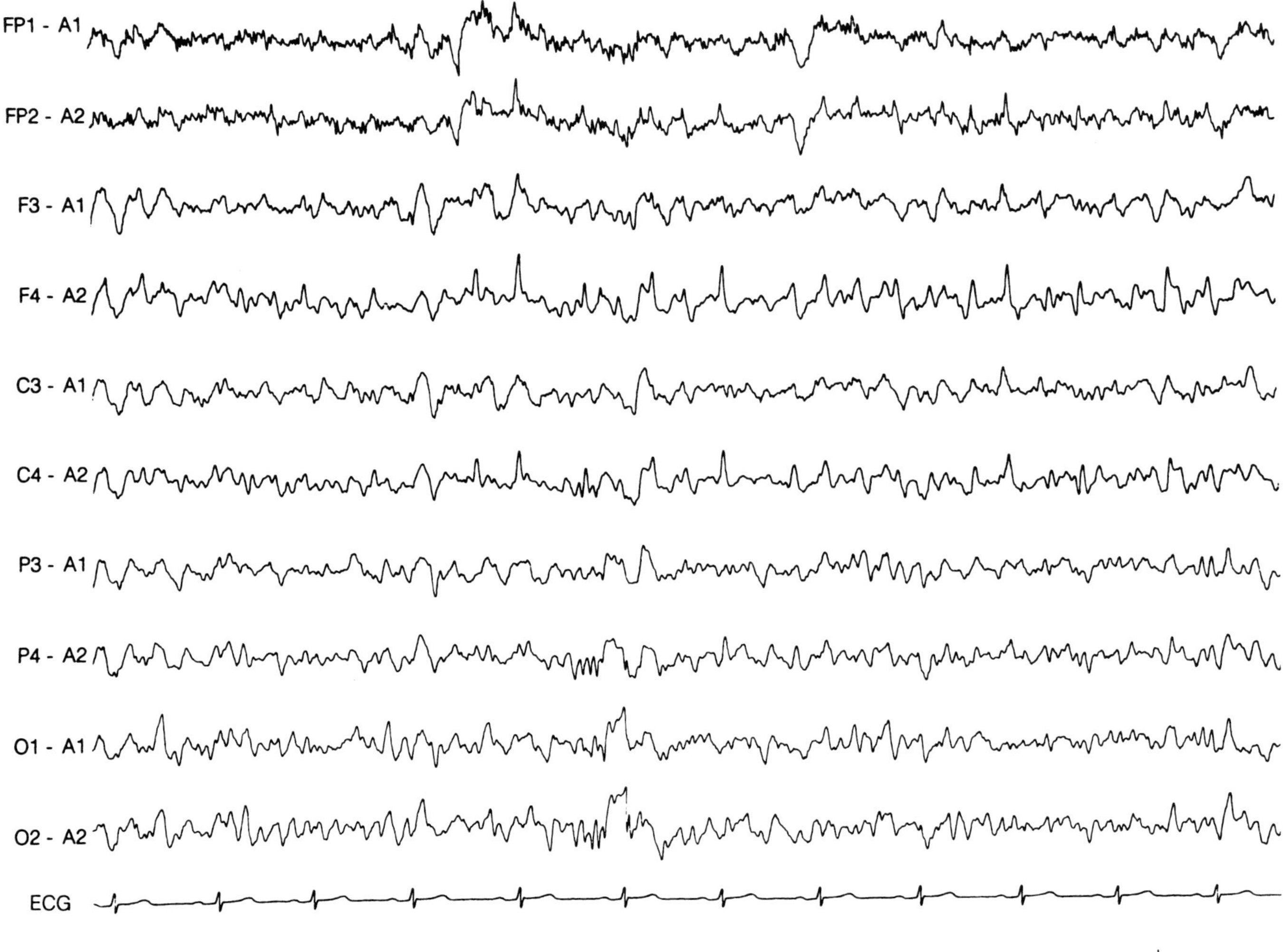

Abb. 4-1.24: Rechts frontozentrale Spitzen und EKG. Elfjähriger Patient. Müde. Die regelmäßig auftretenden rechts frontozentralen (F4,C4) Spitzen lassen sich durch die gleichzeitige EKG-Ableitung gut vom EKG-Artefakt abgrenzen. Beachte die 14- und 6-Hz-positiven Spitzen in der rechten okzipitoparietalen (O2,P4) Region in der Mitte des EEG-Auszugs. Dieser Patient erholt sich vom Landau-Kleffner-Syndrom. Eichsignal 1 s, 100 μV.

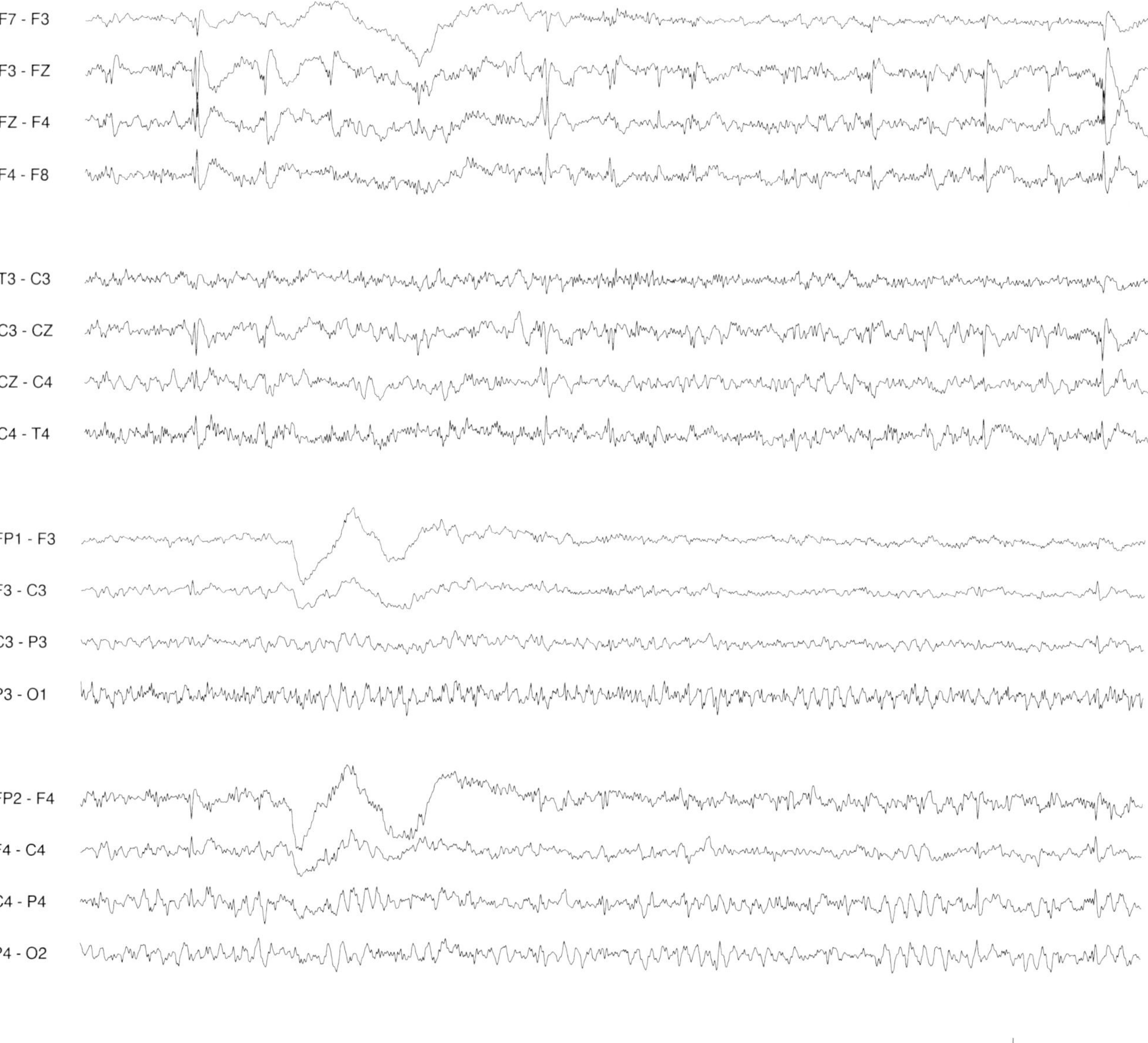

Abb. 4-1.25: Längsreihe mit verborgenen sagittalen Spitzen. 24-jähriger Patient. Wach. Augen geschlossen. Die parasagittale Längsreihe (untere acht Kanäle) zeigt an F4 nur eine Mischung aus Theta- und Delta-Aktivität. Der einzige Hinweis auf epileptiforme Entladungen findet sich in FP2–F4; in der Querreihe (obere acht Kanäle) sind diese hingegen erstaunlich prominent. Eichsignal 1 s, 70 μV.

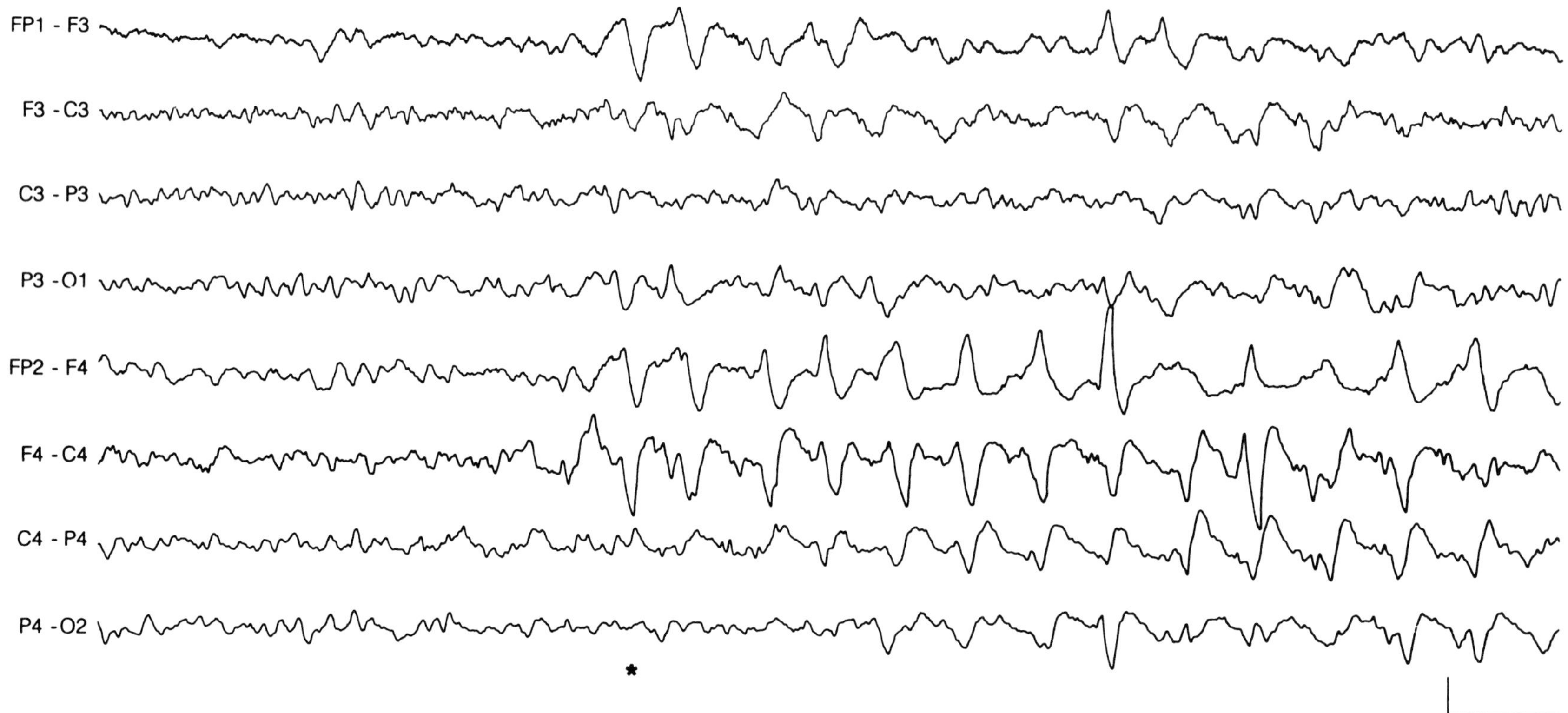

Abb. 4-1.26: Repetitive rechts frontale breite Spitzen (scharfe Wellen). 63-jähriger Patient. Müde. Diese repetitiven rechts frontalen Spitzen besitzen ein variables Feld. Während einige der späteren Entladungen an F4 deutlich elektropositiv sind, sind die Phasen der ersten definitiven Entladung (*) nicht umgekehrt, sodass die Möglichkeit eines rasch von F4 zu FP2 weiterleitenden Herdes besteht (ähnlich wie die okzipitofrontale Verzögerung triphasischer Wellen). Die später in der Sequenz auftretenden Spitzen reichen weiter nach posterior und umfassen die gesamte rechte Hemisphäre. Da die Beteiligung der homologen Regionen auf der linken Seite bei frontalen Spitzen häufig ist, zeigen die steilen Ablenkungen an FP1 keinen zusätzlichen Herd in diesem Bereich an. In der linken Hemisphäre besteht keine eigenständige Pathologie, weil die Delta-Aktivität der linken Hemisphäre nur bei hochamplitudiger Delta-Aktivität der rechten Hemisphäre auftritt. Dieses Spitzenfeld lässt sich mit einer linksseitigen Ohrreferenz oder mit einer Durchschnittsreferenz besser darstellen als mit dieser bipolaren Montage. Eichsignal 1 s, 100 μV.

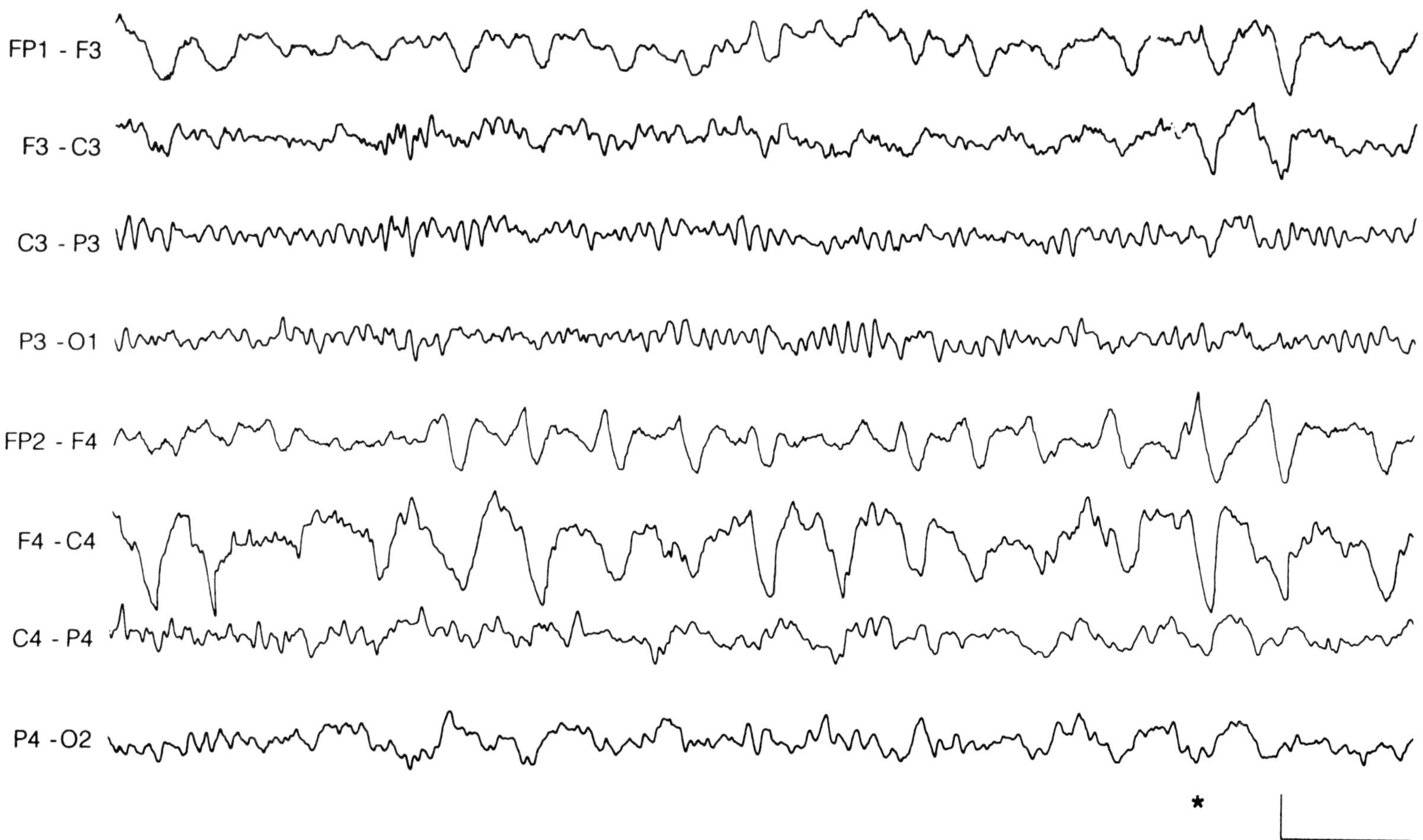

Abb. 4-1.27: Rechts frontale Spitzen und rechts hemisphärische Delta-Aktivität. 63-jähriger Patient. Wach. Augen geschlossen. Rechts frontal findet sich mehr als eine Form epileptiformer Entladungen. Am häufigsten sind elektropositive breite Spitzen in FP2–F4, denen gelegentlich elektronegative Spitzen an FP2 (*) aufgelagert sind. Die diffuse rechtsseitige Delta-Aktivität und der Verlust der rechtsseitigen Alpha-Aktivität spiegeln die ausgedehnte Funktionsstörung der rechten Hemisphäre wider. Obwohl einige dieser breiten Spitzen triphasisch sind, handelt es sich wegen der unilateralen (rechts) Prädominanz mit normaler Hintergrundaktivität in der linken Hemisphäre im Wachzustand nicht um «triphasische Wellen». Die niedrigamplitudige links frontale Delta-Aktivität spiegelt vermutlich die Ausbreitung der frontal akzentuierten rechtsseitigen Delta-Aktivität wider, da jede linksseitige Welle ein rechtsseitiges Gegenstück aufweist. Eichsignal 1 s, 70 μV.

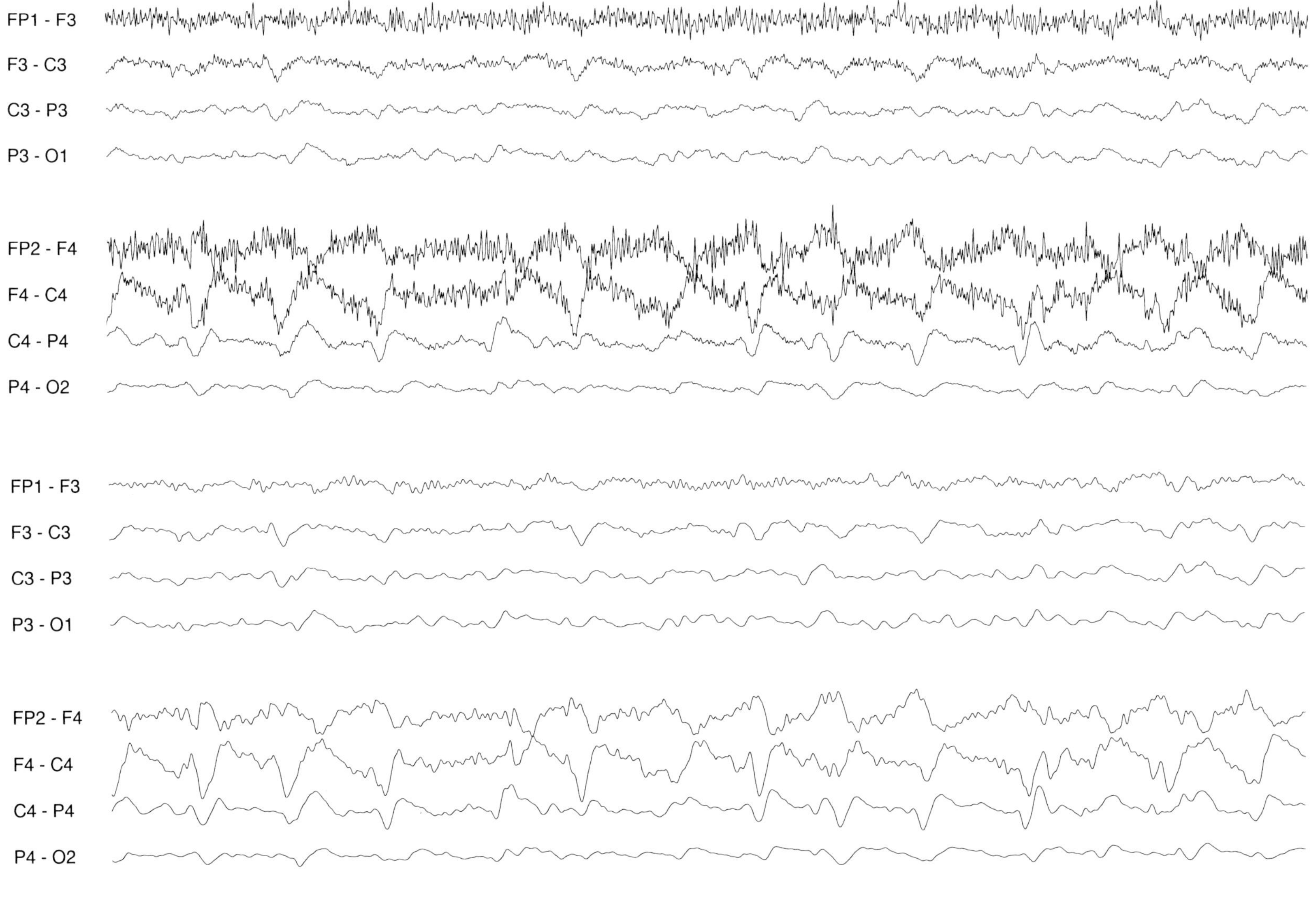

Abb. 4-1.28: Rechts frontale periodische lateralisierte epileptiforme Entladungen (PLEDs) und Muskelpotenziale. 67-jähriger Patient. Verwirrt. Durch den Hochfrequenzfilter (HFF) bei 70 Hz (obere acht Kanäle) überlagert das Muskelartefakt diese repetitiven Entladungen nur partiell, die sich mäßig besser darstellen lassen, indem der Filter auf 15 Hz gesenkt wird (untere acht Kanäle). Eichsignal 1 s, 100 μV.

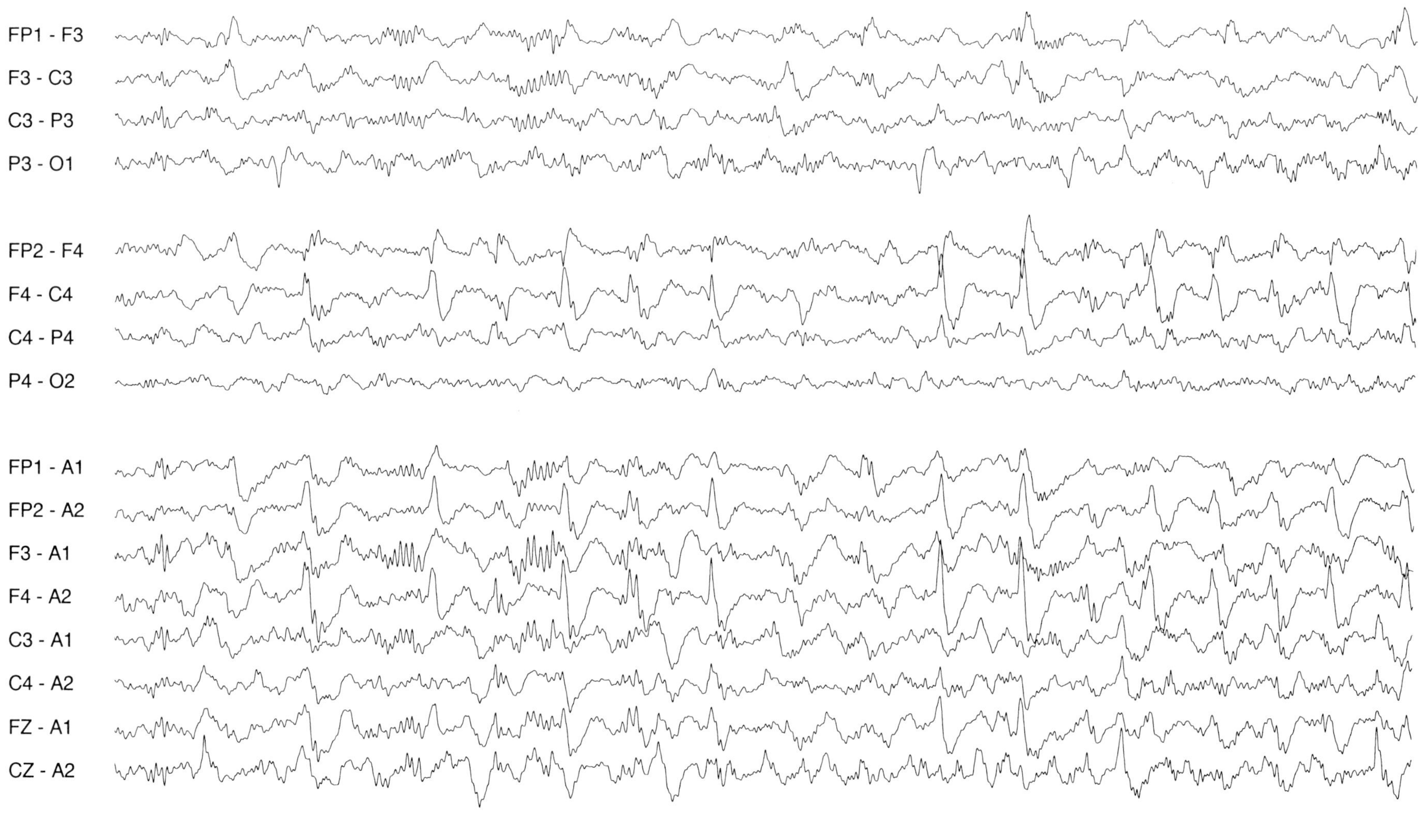

Abb. 4-1.29: Rechts frontale «periodische» Spitzen. 13-jähriger Patient. Wach. Augen geöffnet. Sich regelmäßig wiederholende Muster entsprechen fast immer einem sich entwickelnden zentralnervösen Prozess, wie einer rasch auftretenden Demenz oder einer postiktalen Veränderung, wie es bei diesem Jugendlichen der Fall ist. Die hochfrequenten rhythmischen Bursts in der linken Hemisphäre (Maximum in F3–FP1) sind Polyspikes. Die Potenziale bei Muskelaktivität sind nicht so rhythmisch und diskret. Eichsignal 1 s, 200 μV.

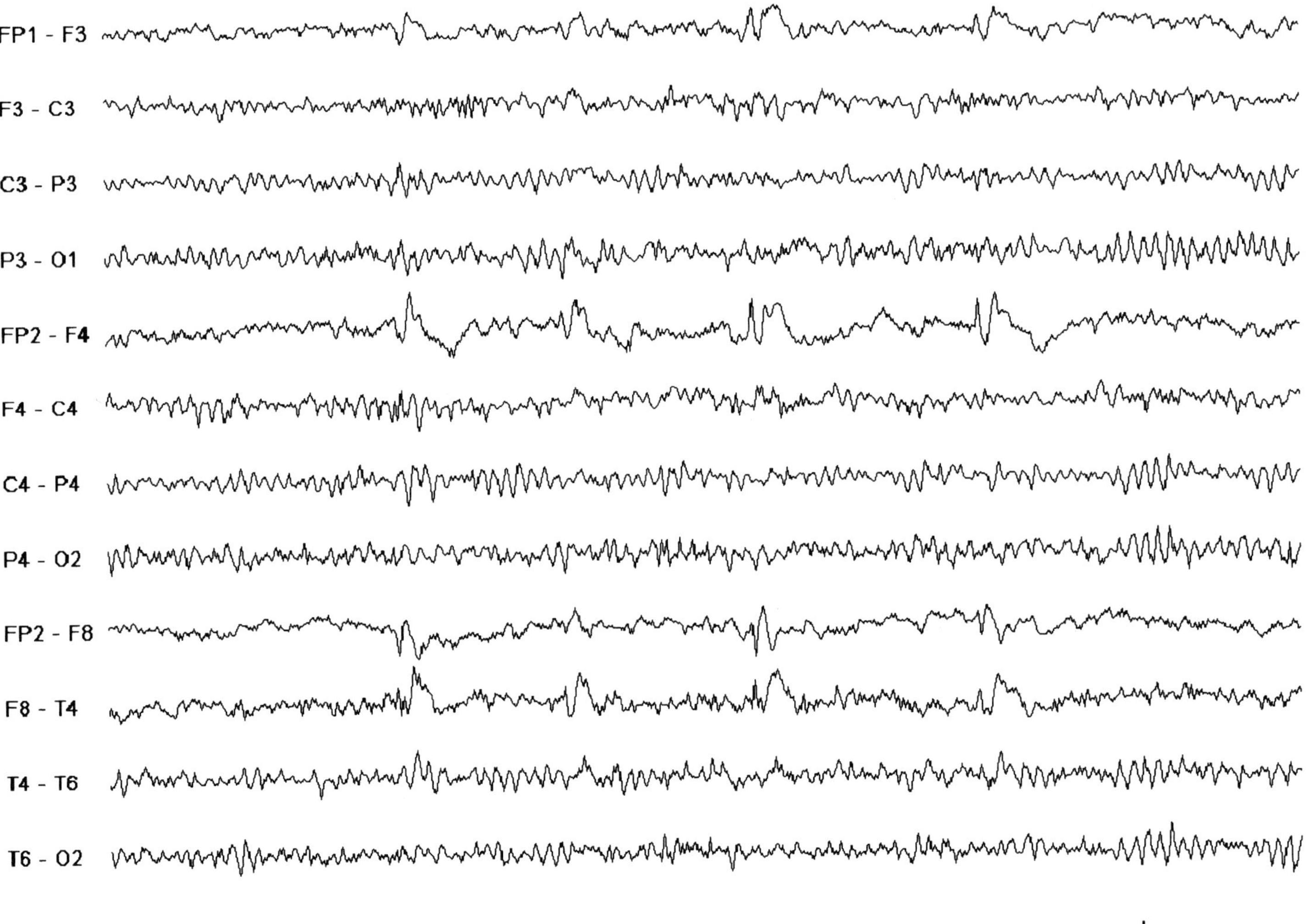

Abb. 4-1.30: Rechts frontale Spitzen. Diese bipolare Ableitung zeigt rechts frontopolare, inferior-frontale (FP2, F8) Spitzen. Die deutliche Ablenkung in der Ableitung F8–T4 wäre für eine anterior-temporale Spitze ungewöhnlich, bei der in dieser Ableitung eine Auslöschung zu erwarten wäre. Eichsignal 1 s, 50 μV.

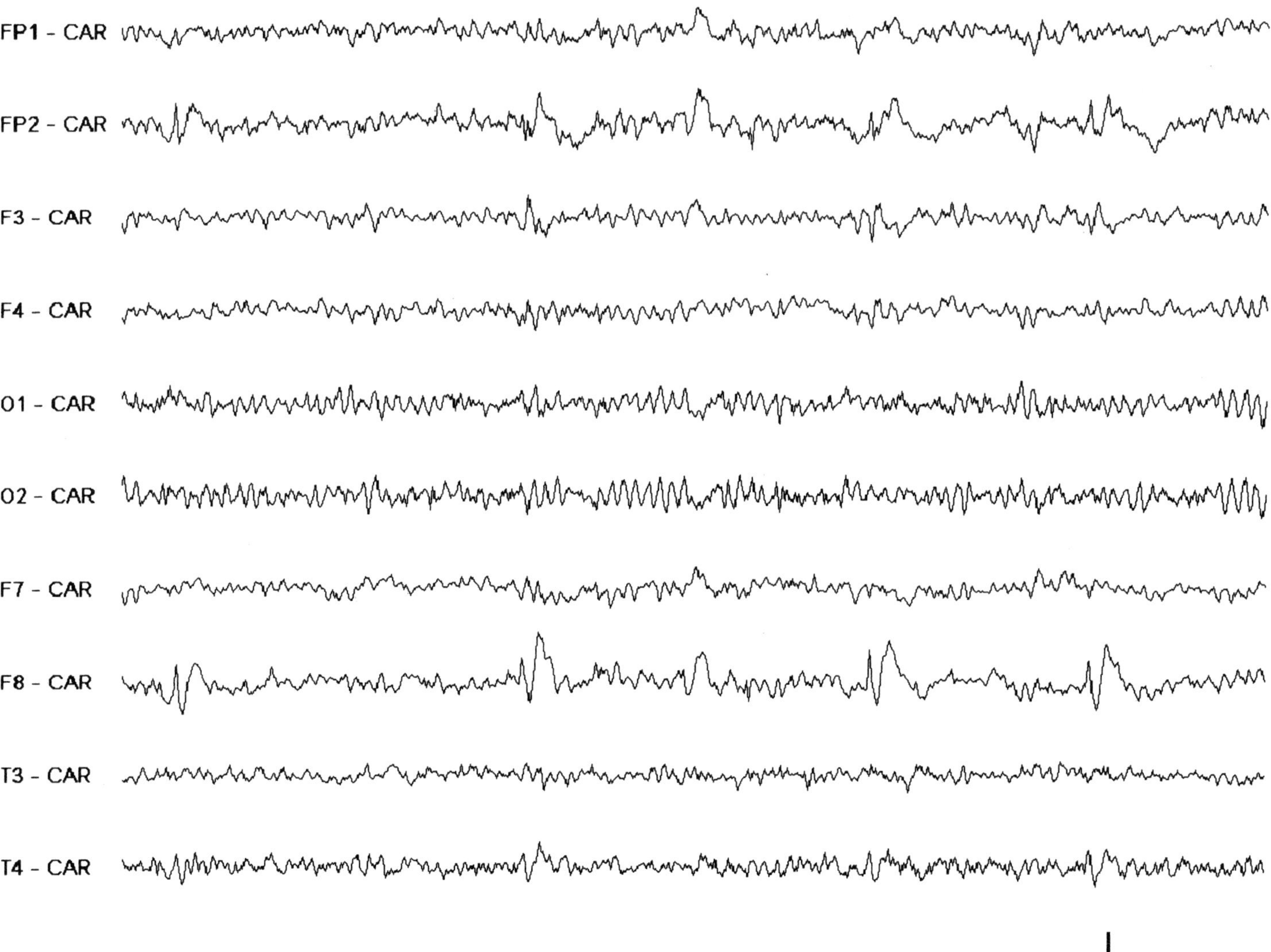

Abb. 4-1.31: Durchschnittsreferenz mit frontalen Spitzen. Die Darstellung der Spitzen der vorherigen Abbildung mittels Durchschnittsreferenz belegt die überwiegend inferior-frontale (F8) Beteiligung mit Ausbreitung auf die rechte frontopolare Region (FP2) und nur minimale Ausbreitung nach temporal (T4). Dies bestätigt, dass die F8-Position sowohl inferior-frontale als auch temporale Veränderungen anzeigen kann. Eichsignal 1 s, 50 μV.

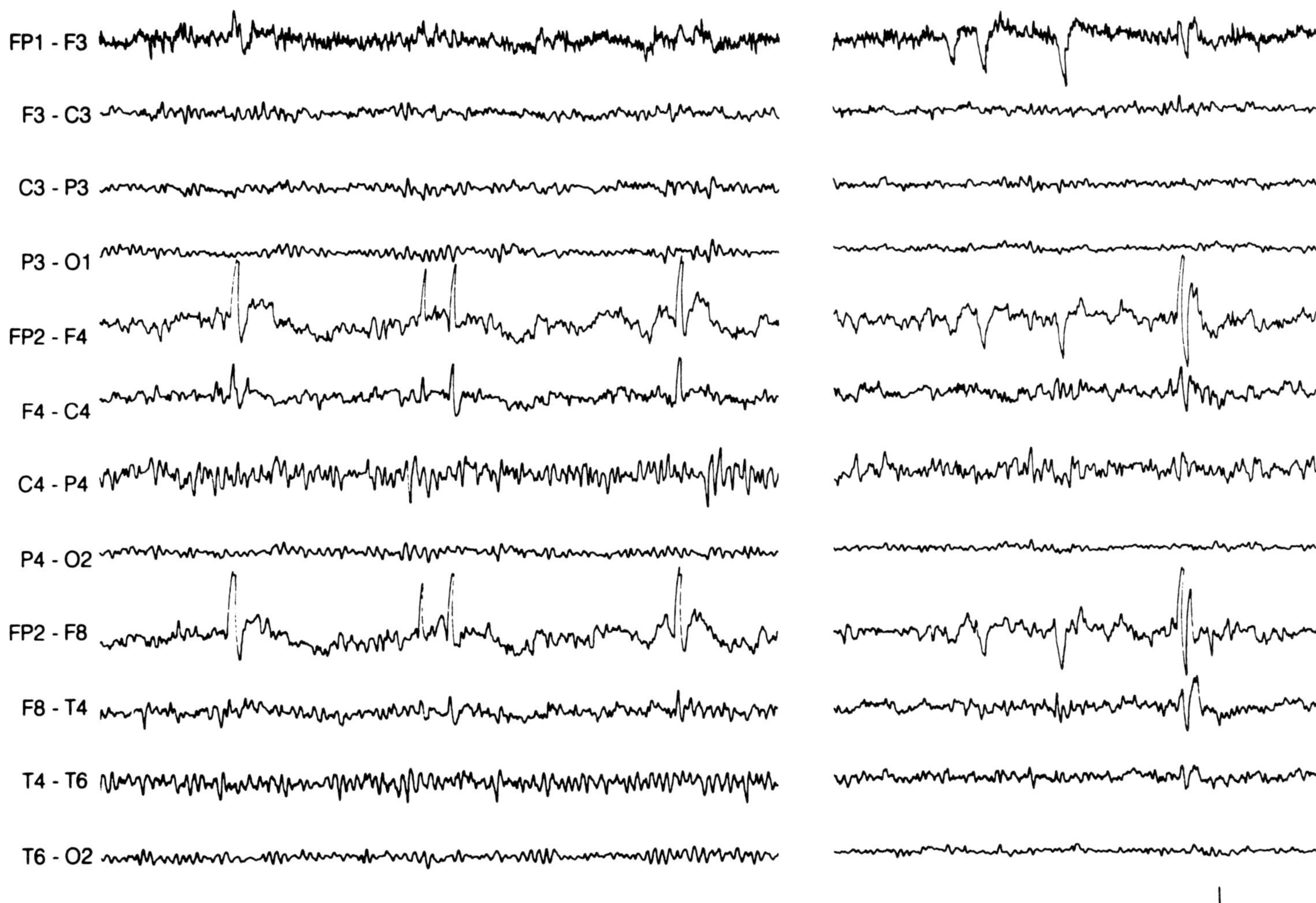

Abb. 4-1.32: Prominente rechts frontale Spitzen und Delta-Aktivität. 41-jähriger Patient. Die rechts frontopolare (FP2) Lokalisation der Spitzen und der Delta-Aktivität sollte leicht zu erkennen sein, wobei sich die Spitzen weiter nach rechts superior-frontal (F4) ausbreiten als die Delta-Aktivität. Beachte den 15-Hz-Knochenlückenrhythmus (Breach Rhythm) in den Ableitungen C4–P4 und T4–T6. Das zweite (rechte) Segment zeigt die typische bifrontale polare (FP1, FP2) elektropositive Ablenkung durch Augenbewegungen und die initiale elektronegative Ablenkung der FP2-Spitze. Eichsignal 1 s, 50 μV.

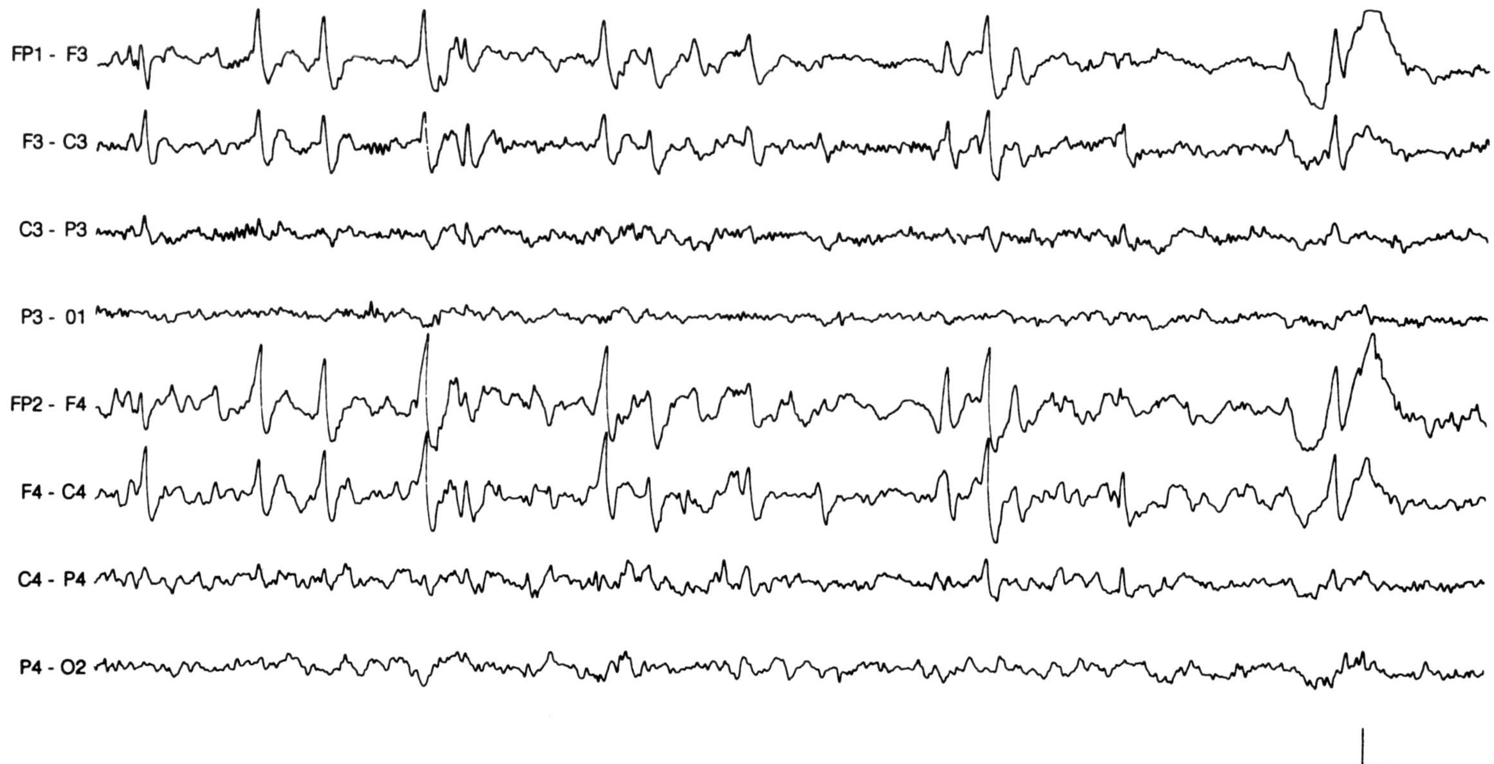

Abb. 4-1.33: Frontopolare Spitzen. 14-jähriger Patient. Wach. Die höhere Amplitude der Spitzen und der Delta-Aktivität auf der rechten Seite weist auf einen Ursprung an FP2 mit Ausbreitung auf FP1 hin. Eichsignal 1 s, 100 μV.

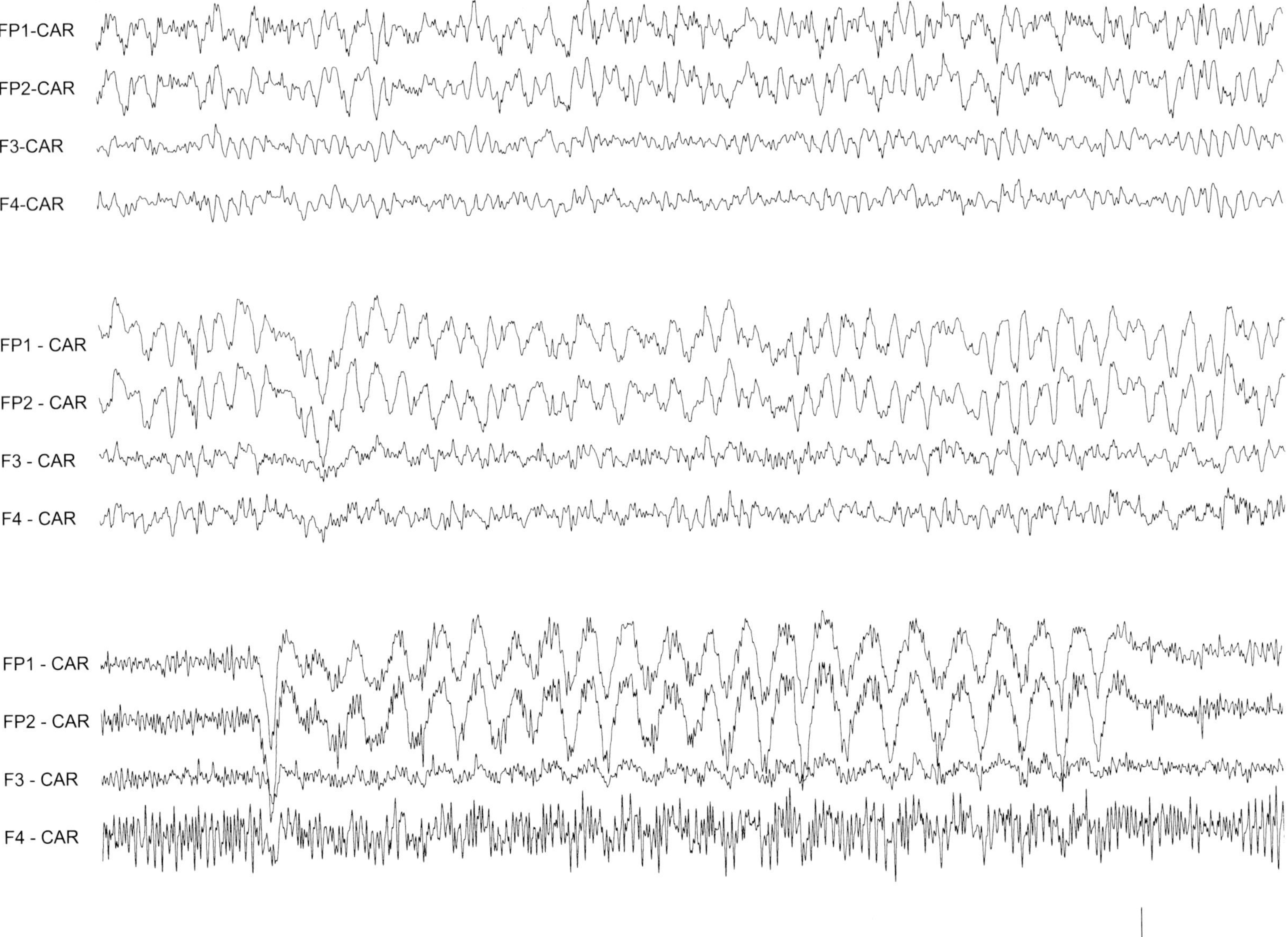

Abb. 4-1.34: Drei Formen von Augenartefakten. Beispiele von drei wachen Patienten. Auch ohne Maßnahmen zur Reduktion von Augenbewegungen, wie passiven Augenschluss, Augenöffnen oder Schlaf, und ohne infraorbitale Ableitungen lässt sich dieses Artefakt anhand der durchgehend identischen Morphologien in FP1 und FP2 von frontaler Delta- und Theta-Aktivität abgrenzen. Eichsignal 1 s, 70 μV.

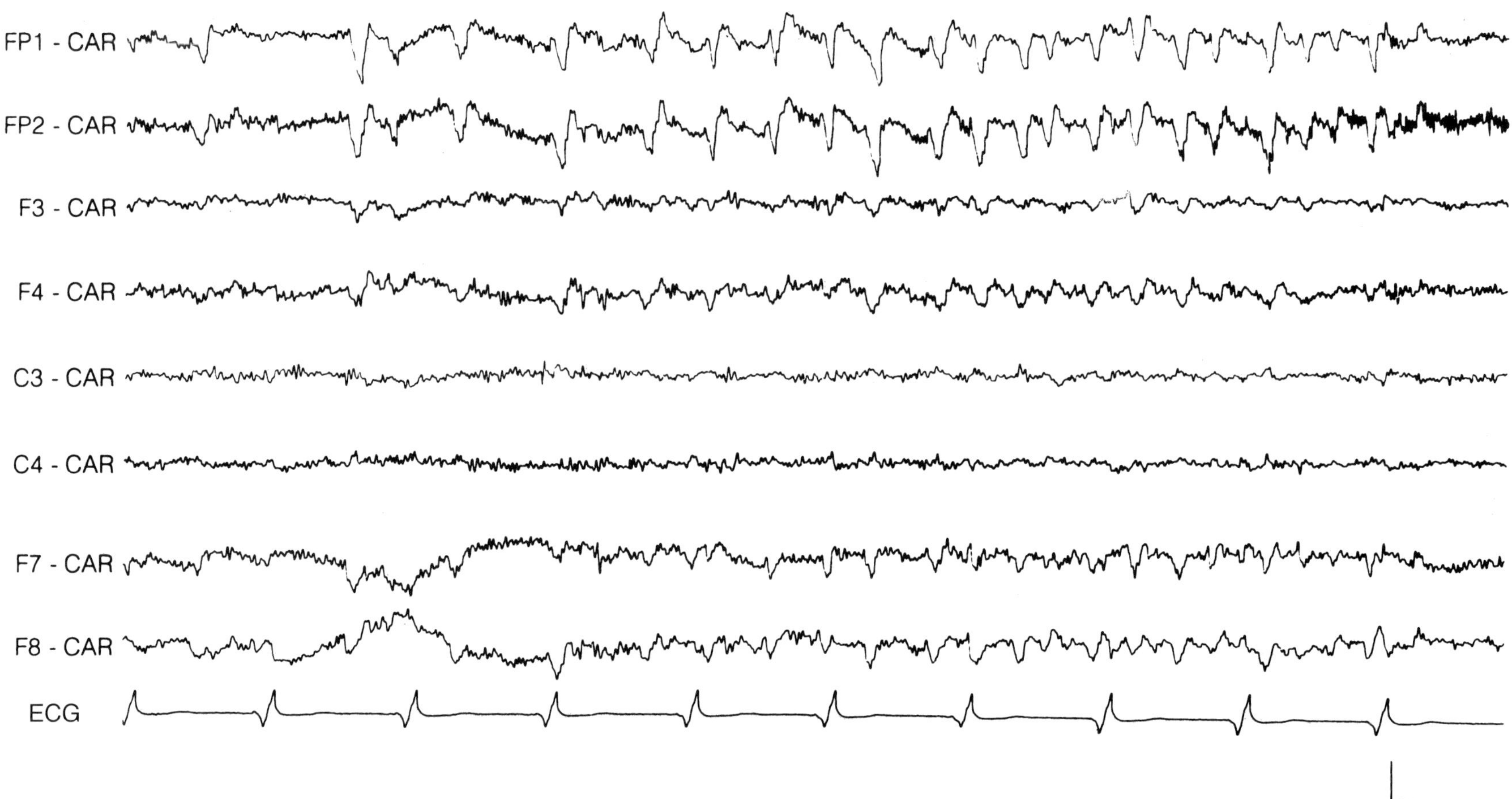

Abb. 4-1.35: Bifrontopolare elektropositive Spitzen. 76-jähriger Patient. Polarität und Morphologie dieser Entladungen ähneln zwar Blinzelartefakten, es treten aber während dieser Ableitung bei Müdigkeit nur langsame laterale Augenbewegungen auf, die sich in den Ableitungen F7, F8 in der 2.–4. Sekunde widerspiegeln. Beachte das leicht frühere Auftreten der Spitzen in FP2 als in FP1. Die triphasische Form von einigen dieser Entladungen ist für Blinzelartefakte ebenso wie die initiale negative Komponente ausgesprochen ungewöhnlich. Eichsignal 1 s, 70 μV.

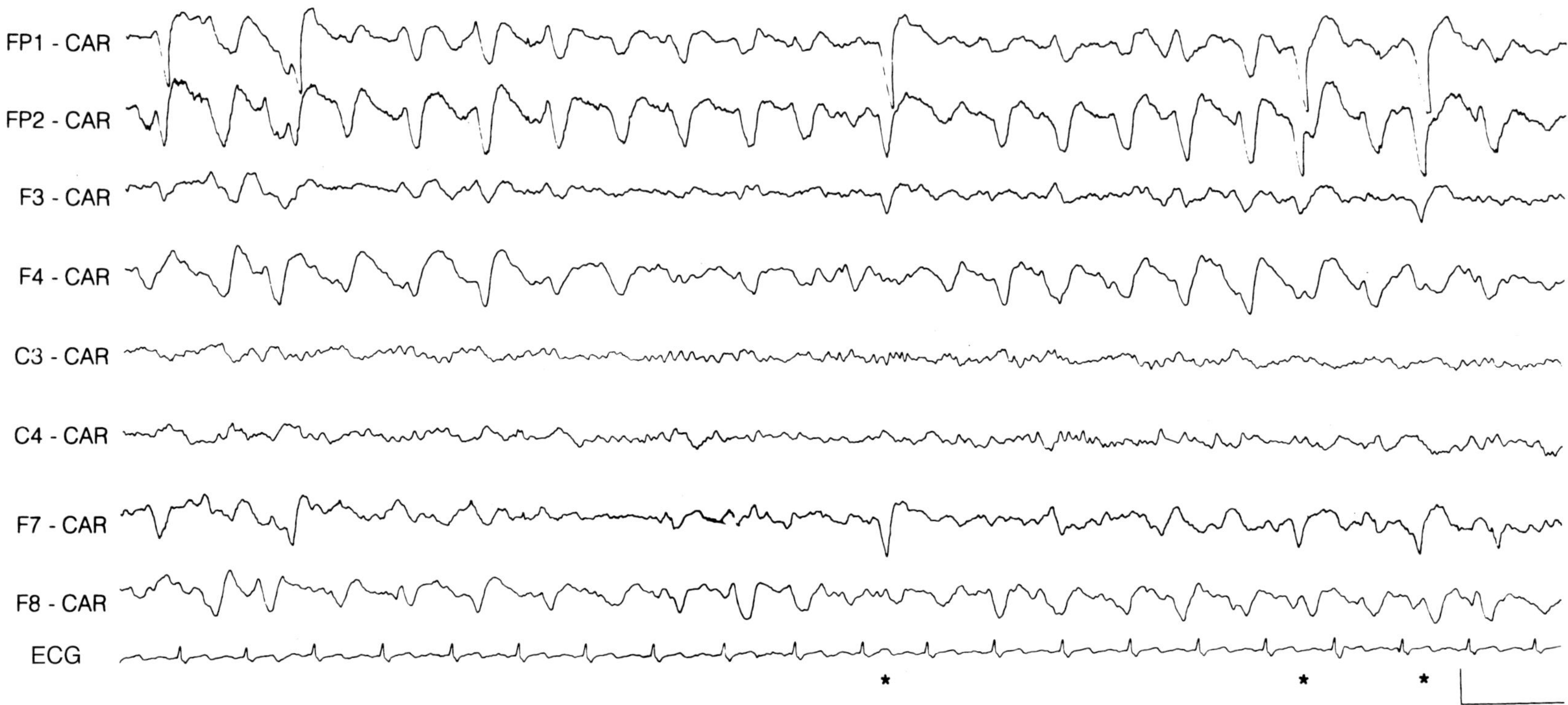

Abb. 4-1.36: Bifrontale Spitzen mit rechtsseitigem Maximum und triphasischer Morphologie. 63-jähriger Patient. Obwohl diese repetitiven, primär elektropositiven bifrontopolaren (FP2, FP1) breiten Spitzen aufgrund ihrer anterioren Lage und ihrer Morphologie triphasischen Wellen ähneln, zeigen ihre Asymmetrie und die normale Hintergrundaktivität in der linken Hemisphäre, dass es sich nicht um triphasische Wellen handelt. Blinzelartefakte (*) sind an ihrer Lokalisation und Morphologie zu erkennen. Vergleiche mit Abbildung 4-1.35: Eichsignal 1 s, 100 μV.

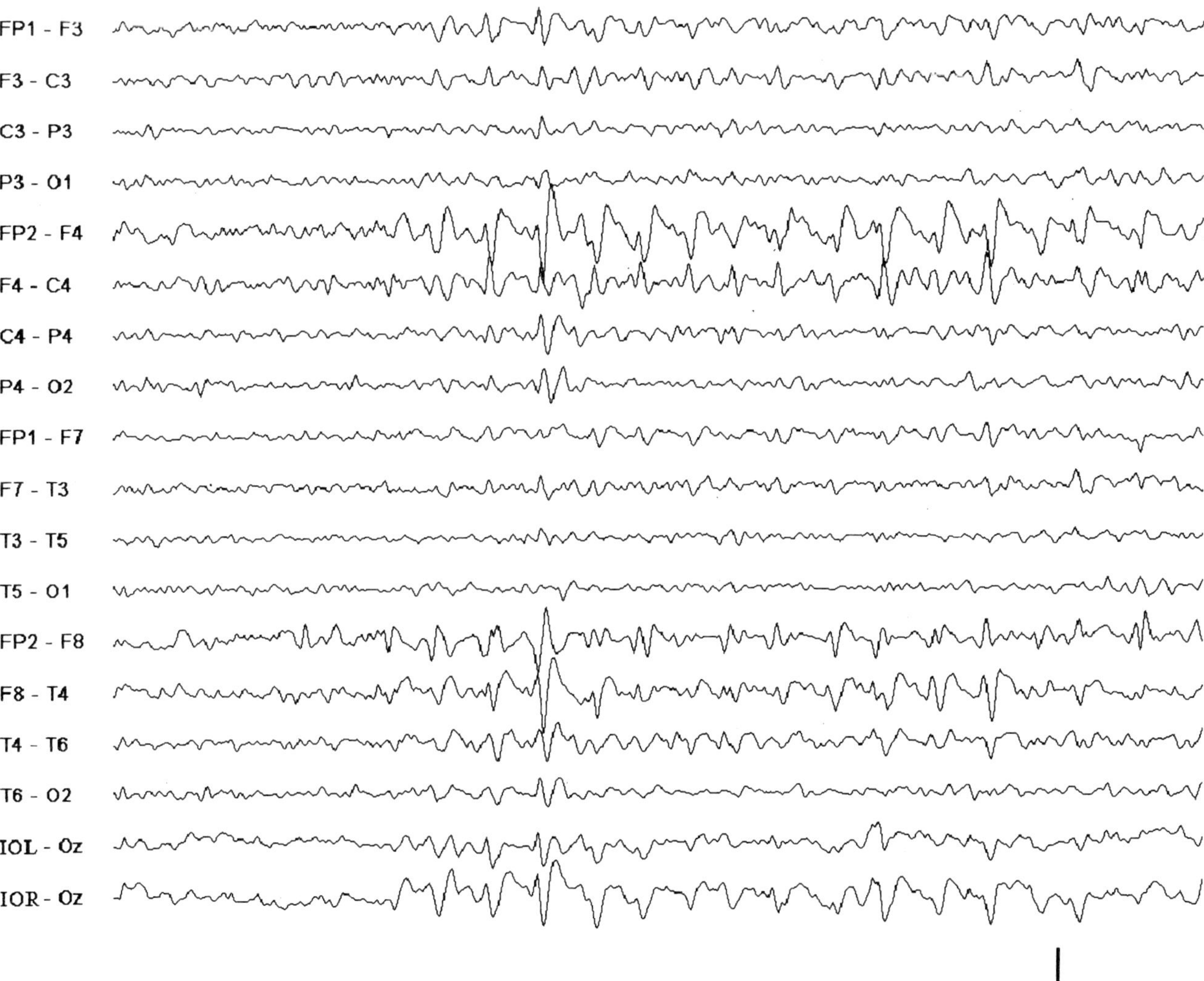

Abb. 4-1.37: Repetitive rechts frontale Spitzen mit infraorbitaler Ausbreitung. Obwohl sie zur Registrierung extraokulärer Bewegungen verwendet werden, können infraorbitale Elektroden Potenziale der anterioren frontalen Regionen aufzeichnen. Diese Ableitungen weisen auf einen Dipol mit Negativität in der rechten superioreren frontalen Region (F4) und Positivität in der rechts frontopolaren Region (FP2, IOR) hin. Dies lässt sich durch eine Referenzableitung weiter klären. IOL = infraorbital links; IOR = infraorbital rechts. Eichsignal 1 s, 50 μV.

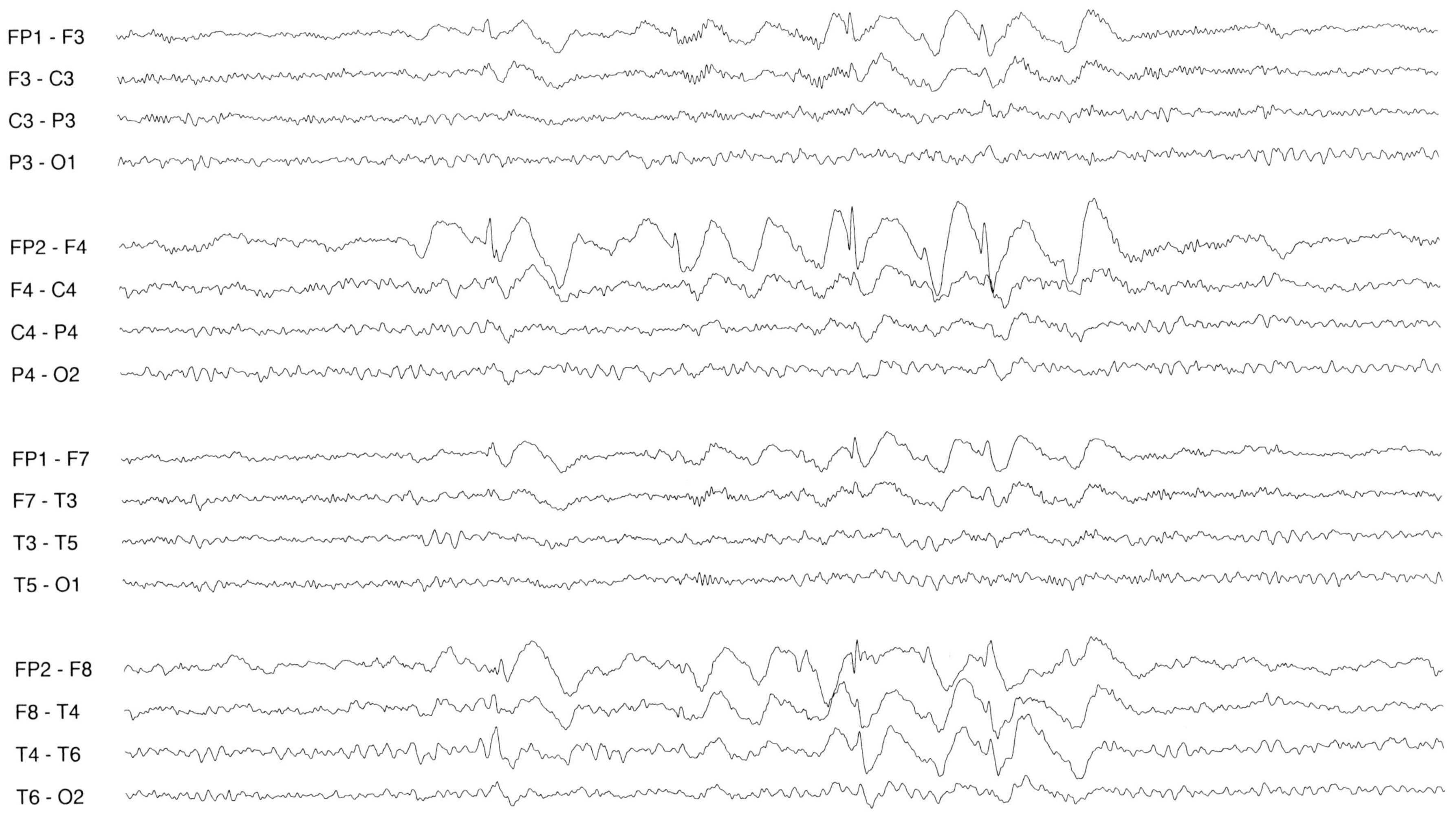

Abb. 4-1.38: Rechts frontopolare Spitzen mit Ausbreitung. 50-jähriger Patient. Wach. Augen geschlossen. Wie es oft der Fall ist, breiten sich diese rechts frontopolaren (FP2) Spitzen mit begleitender Delta-Aktivität nicht nur moderat in den linken frontopolaren Bereich aus, sondern auch in den rechten anterioren midtemporalen Bereich. Beachte die bilateral vollkommen normale Alpha-Aktivität. Eichsignal 1 s, 100 μV.

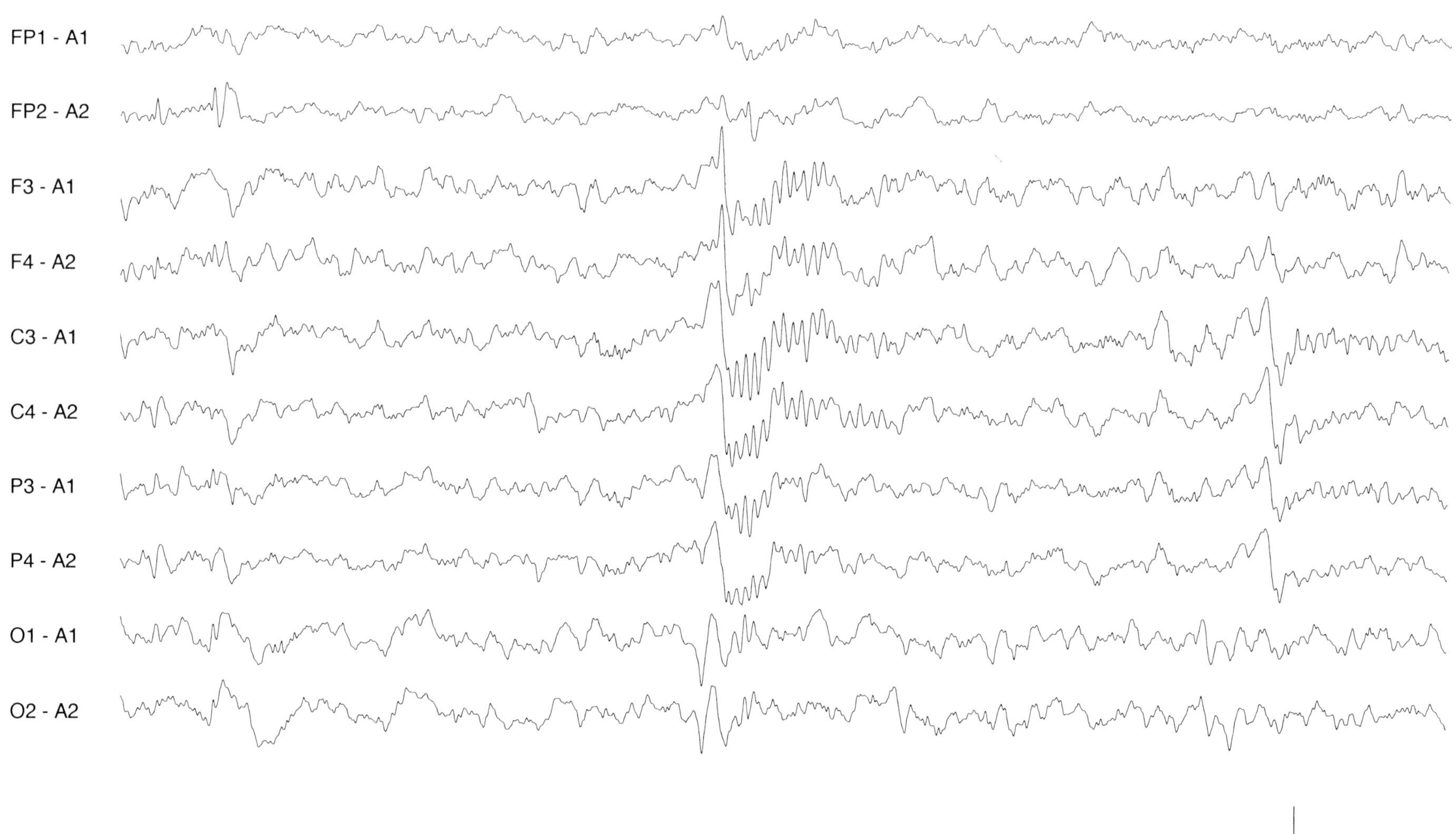

Abb. 4-1.39: K-Komplex und rechts frontopolare Spitzen. Sechsjähriger Patient. Schlaf. Diese klassischen Schlafpotenziale (Vertex-Wellen und Spindeln) dürfen nicht von den klinisch relevanten rechts frontalen Spitzen ablenken. Eichsignal 1 s, 150 μV.

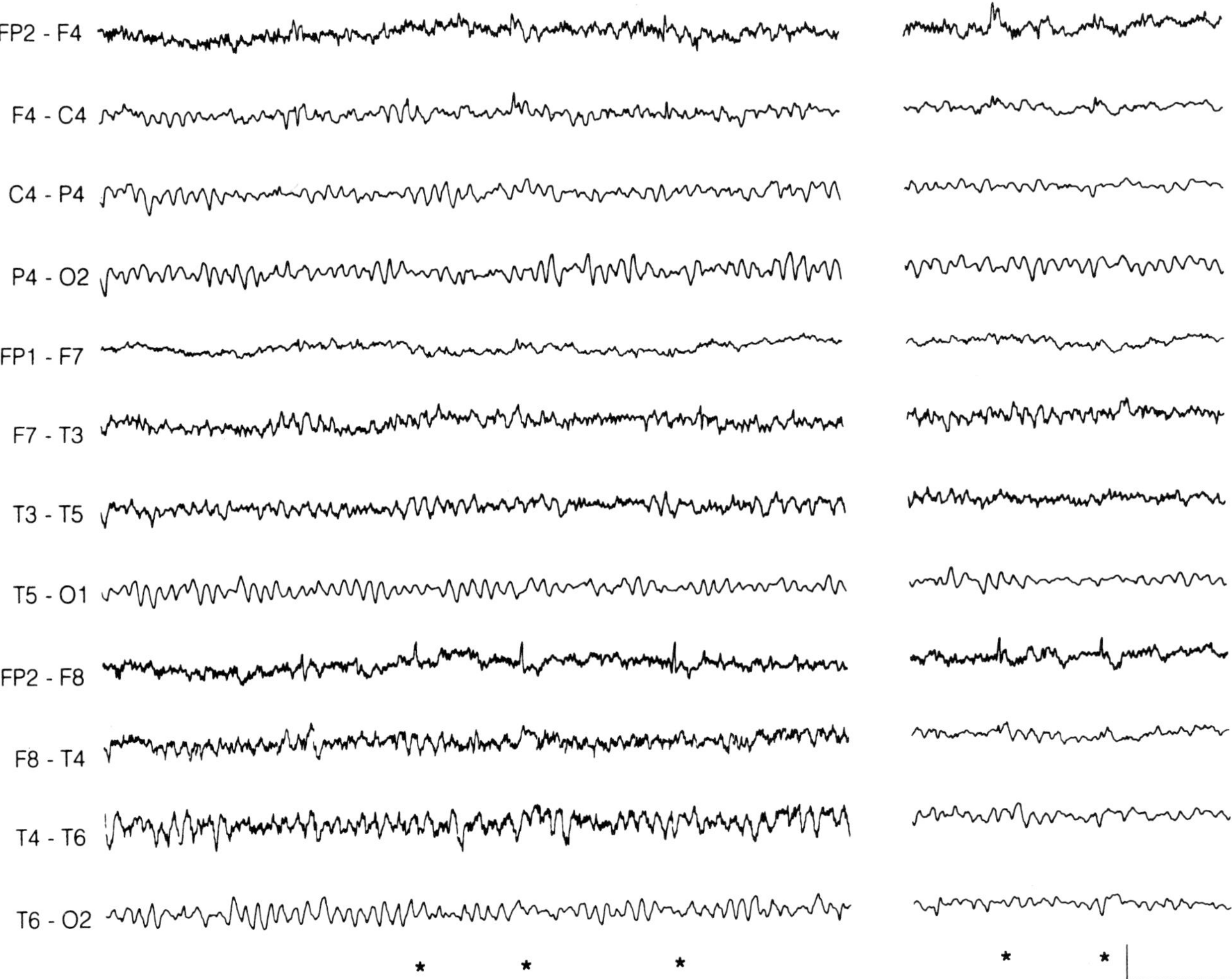

Abb. 4-1.40: Niedrigamplitudige rechts frontopolare Spitzen. 23-jähriger Patient. Gelegentlich handelt es sich bei sehr kurzen, niedrigamplitudigen spitzenartigen Formen in den frontopolaren Ableitungen um periokuläre Muskelpotenziale. Diese (*) entsprechen jedoch rechts frontopolaren (FP2) Spitzen, weil sie sich auf F4 ausbreiten, wie es in der Ableitung F4–C4 zu erkennen ist. Diese Spitzen werden weder zu FP1 (Ableitung FP1–F7) noch zu F3 (nicht gezeigt) weitergeleitet. Eichsignal 1 s, 50 μV.

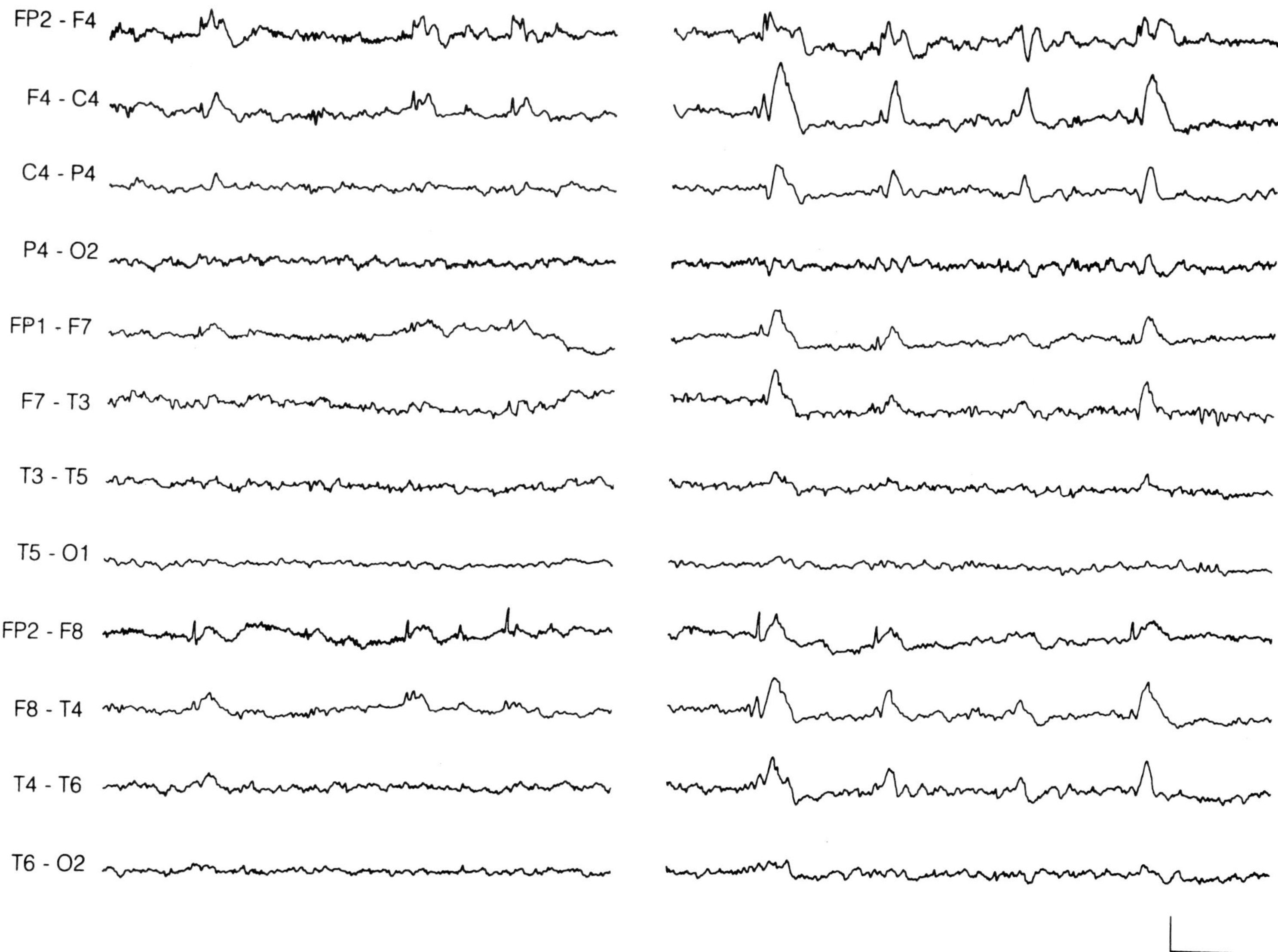

Abb. 4-1.41: Rechts frontopolare Spitzen. 23-jähriger Patient. Derselbe Patient wie in Abbildung 4-1.40. Die Amplitude und das Feld dieser Spitzen nehmen bei Müdigkeit zu, während die begleitenden langsamen Wellen immer prominenter werden. Es besteht eine Fortleitung nach links frontal (FP1, F7). Eichsignal 1 s, 70 μV.

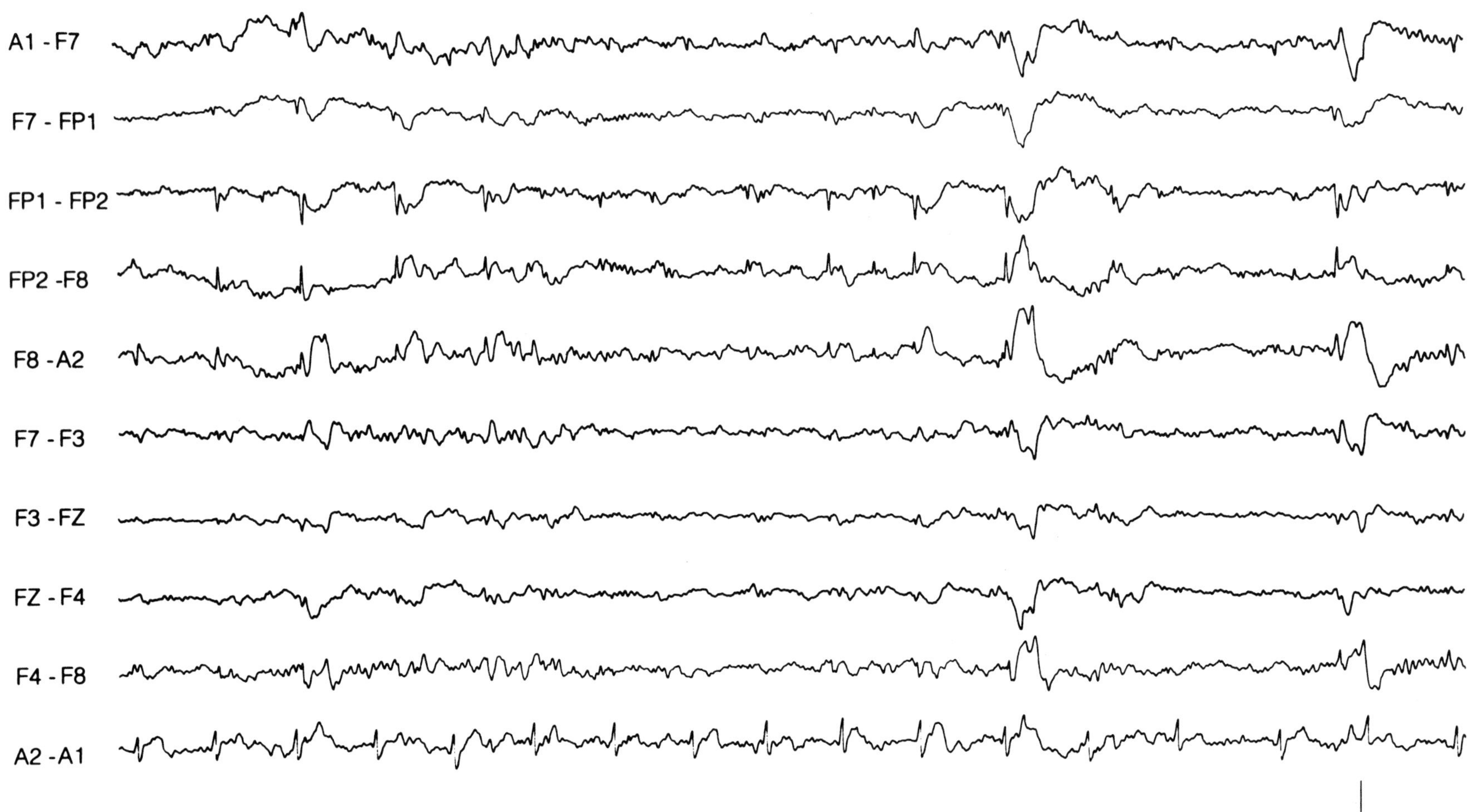

Abb. 4-1.42: Frontale Querreihe mit frontopolaren Spitzen. 23-jähriger Patient. Derselbe Patient wie in den Abbildungen 4-1.40 und 4-1.41. In dieser Ableitung ist klar zu erkennen, dass die Spitzen und ihr Feld rechts frontopolar (FP2) auftreten und sich geringfügig nach rechts inferior frontal (F8) und links frontopolar (FP1) ausbreiten. Beachte den Nutzen der EKG-Aufzeichnung durch die Ohrelektroden (A2–A1) bei der Abgrenzung dieser Spitzen mit nahezu metronomischer Frequenz von kardialen Potenzialen. Eichsignal 1 s, 70 μV.

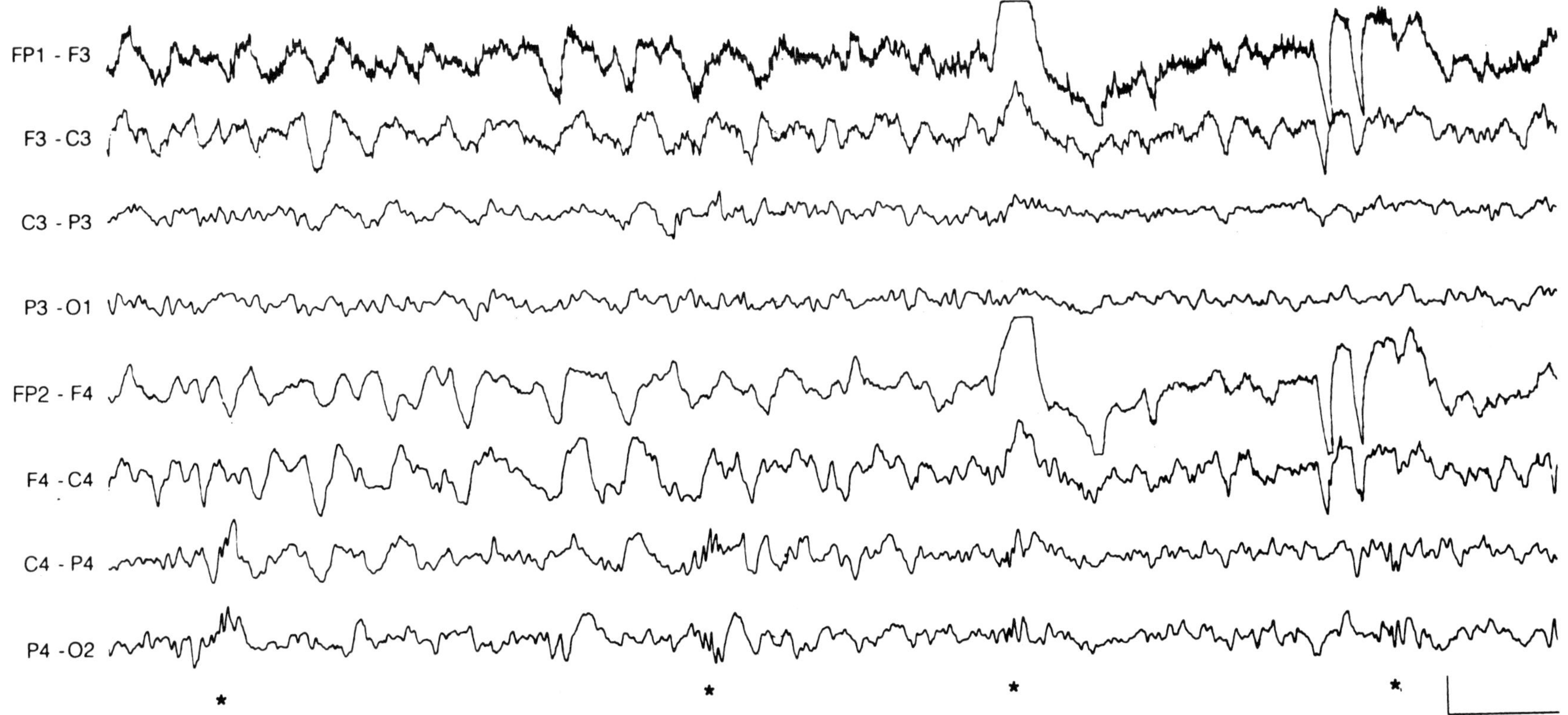

Abb. 4-1.43: Rechts parietookzipitale Polyspikes. 63-jähriger Patient. Wach. Diffuse Veränderungen, wie die in der rechten Hemisphäre akzentuierte Delta-Aktivität, können niedrigamplitudige fokale Veränderungen, wie diese rechts parietalen (P4, O2) Polyspikes (Sterne), partiell verschleiern. Eichsignal 1 s, 50 μV.

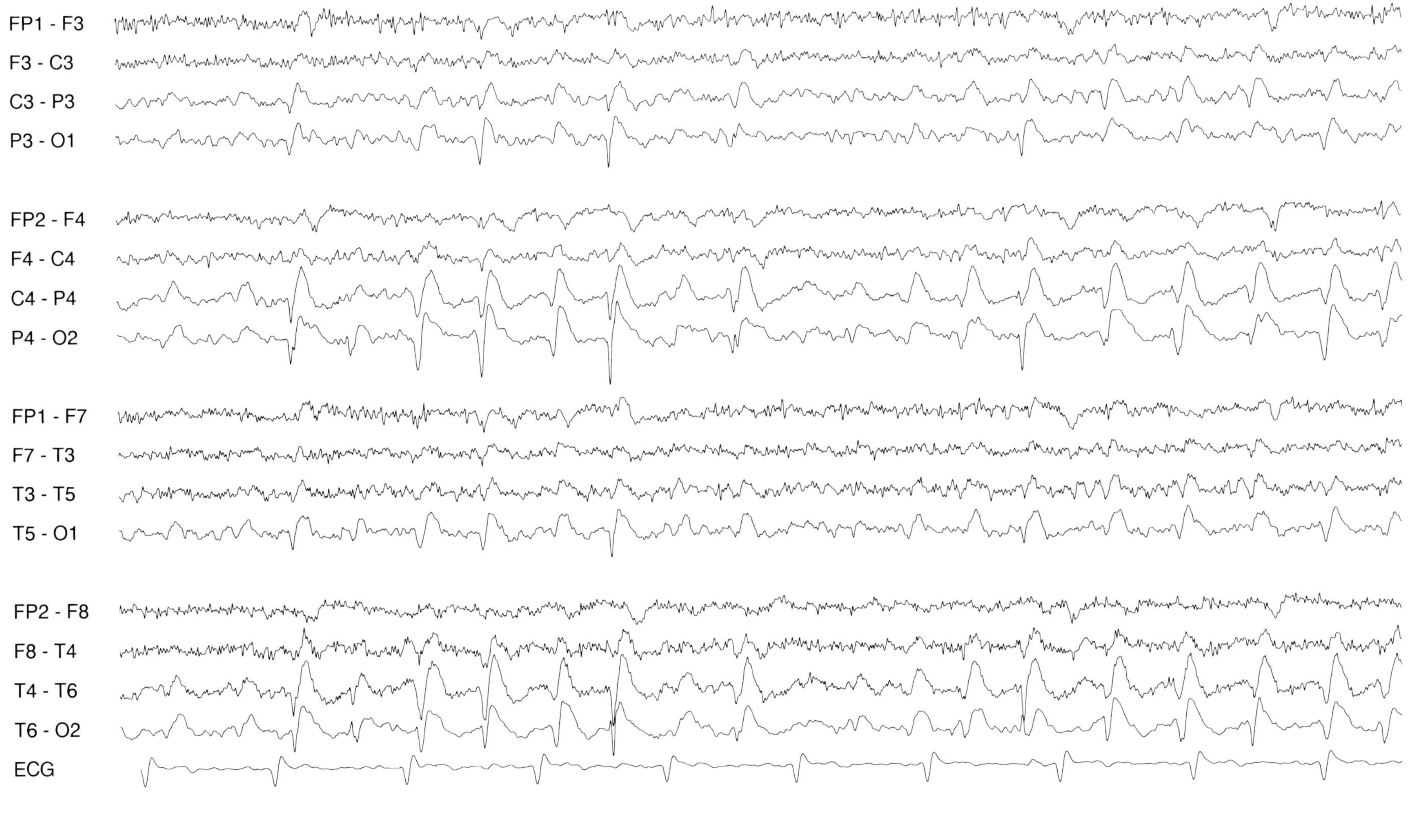

Abb. 4-1.44: Rechts okzipitale Spitzen. 48-jähriger Patient. Wach. Augen geschlossen. Diese bilateral synchronen okzipitalen Spitzen umfassen vor allem den rechten Okzipitalbereich (O2), was an der stärkeren Weiterleitung in der rechten Hemisphäre und der langsameren, rechts posterioreren Hintergrundaktivität zu erkennen ist. Beachte die Bedeutung des EKGs bei der Entscheidung, dass es sich bei diesen scharf konturierten Potenzialen um okzipitale Spitzen und nicht um EKG-Artefakte handelt. Eichsignal 1 s, 150 μV.

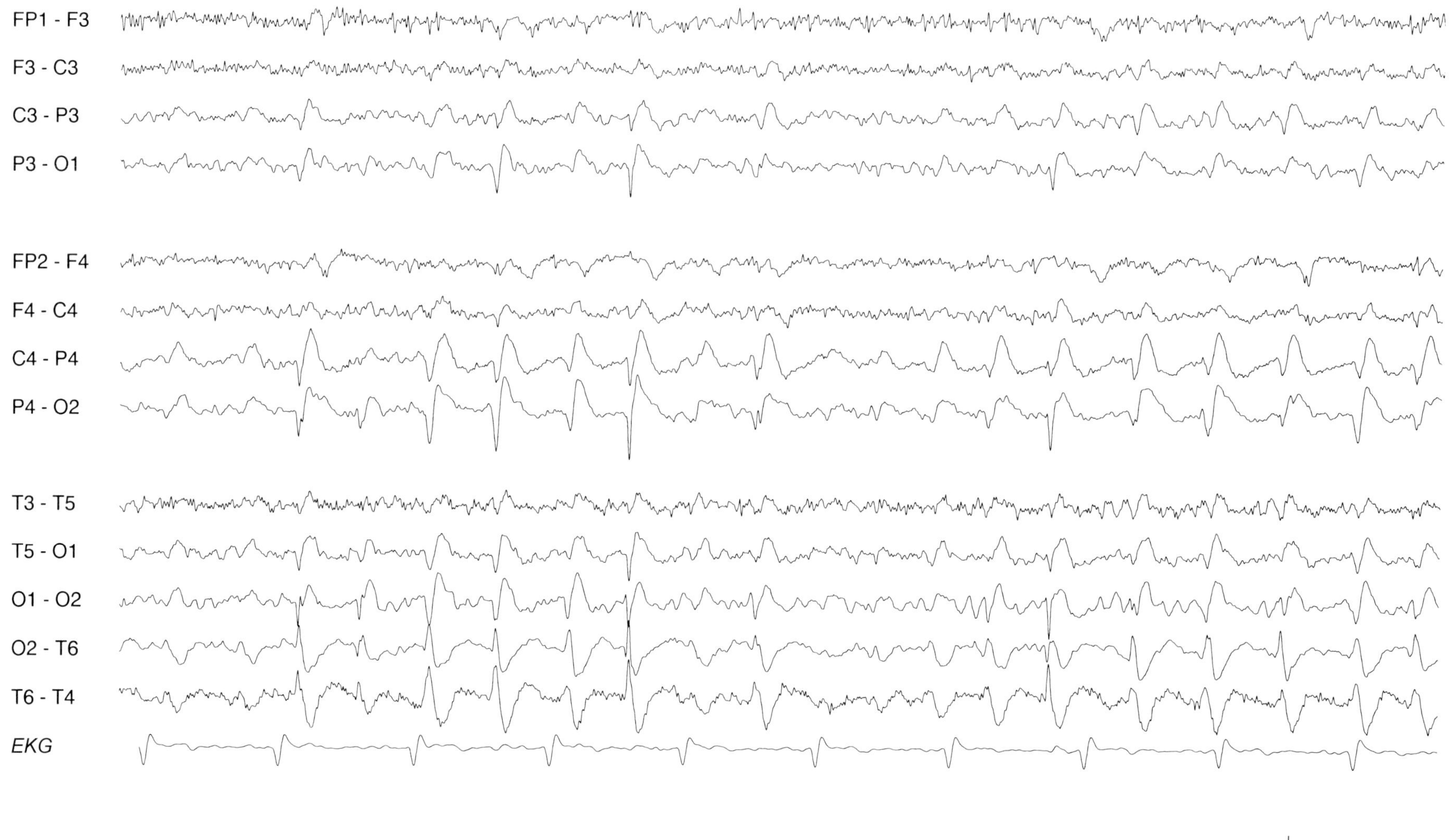

Abb. 4-1.45: Okzipitale Querreihe. Dieselben Spitzen wie in Abbildung 4-1.44. Die Querreihe bestätigt O2 als Fokus dieser Spitzen, mit seltener, fast gleicher Beteiligung von T6. Eichsignal 1 s, 150 μV.

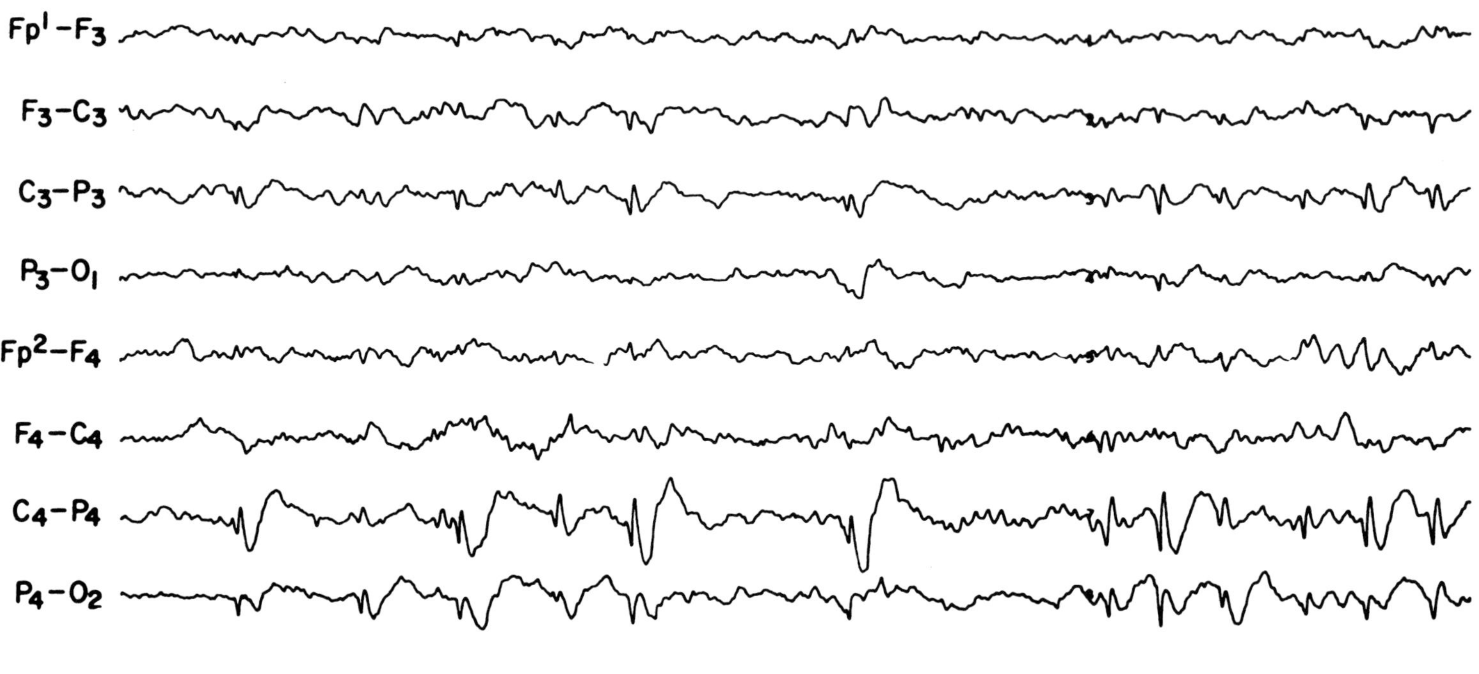

Abb. 4-1.46: Rechts okzipitale Spitzen. Zweijähriger Patient. Leichter Schlaf. Die okzipitalen Spitzen breiten sich unterschiedlich stark nach frontal (zu P4) und kontralateral aus, was sich jedoch durch Schlaf oder Hyperventilation verstärken lässt. Eichsignal 1 s, 100 μV.

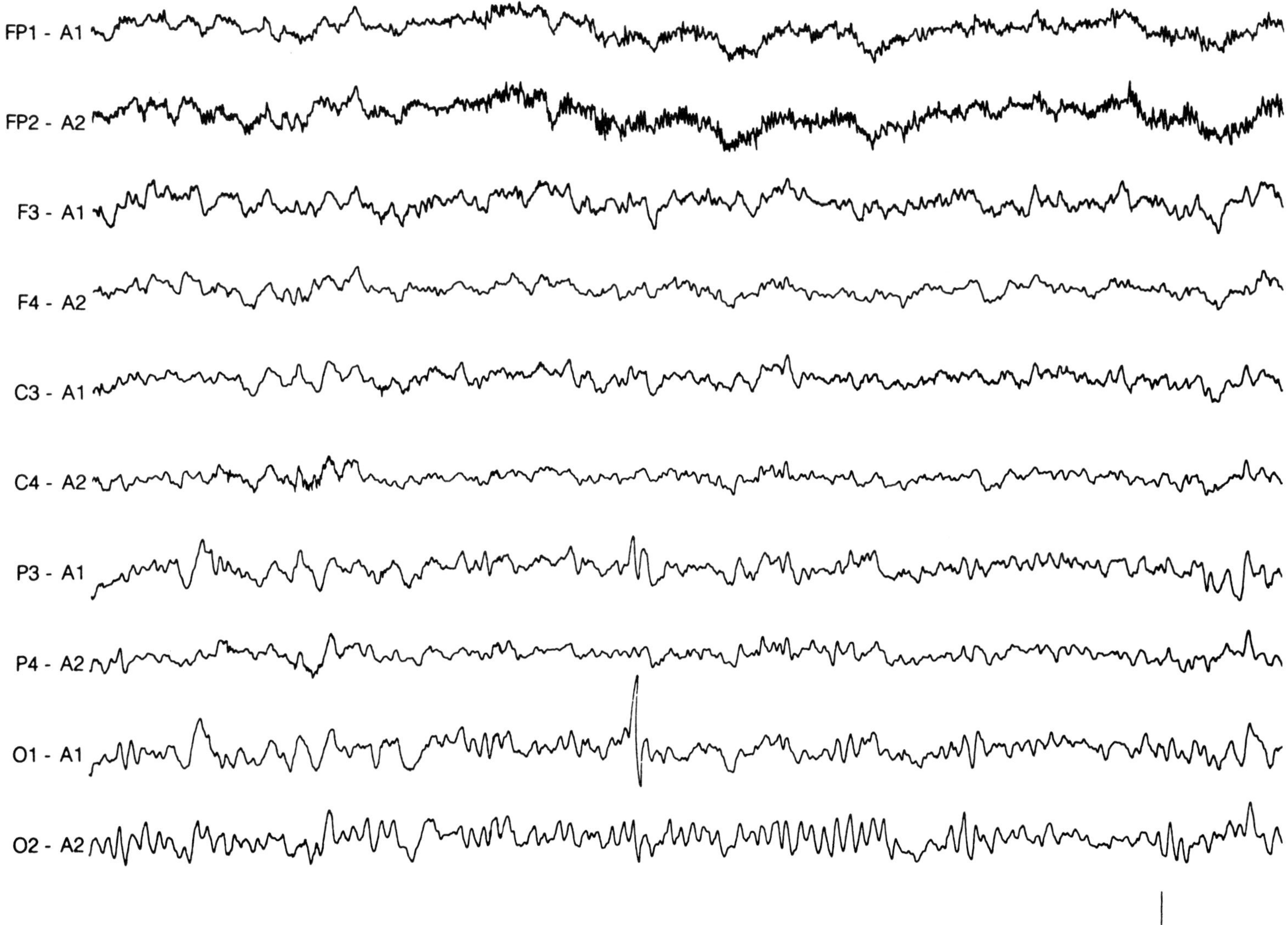

Abb. 4-1.47: Links okzipitale Spitzen mit Alpha-Reduktion. Siebenjähriger Patient. Wach. Diese links okzipitale (O1) Spitze entspricht einer zerebralen Läsion, weil die Alpha-Aktivität links okzipital (O1) niedriger ist als rechts okzipital (O2) und die Delta-Aktivität links okzipitoparietal (P3) erhöht ist. Eichsignal 1 s, 100 μV.

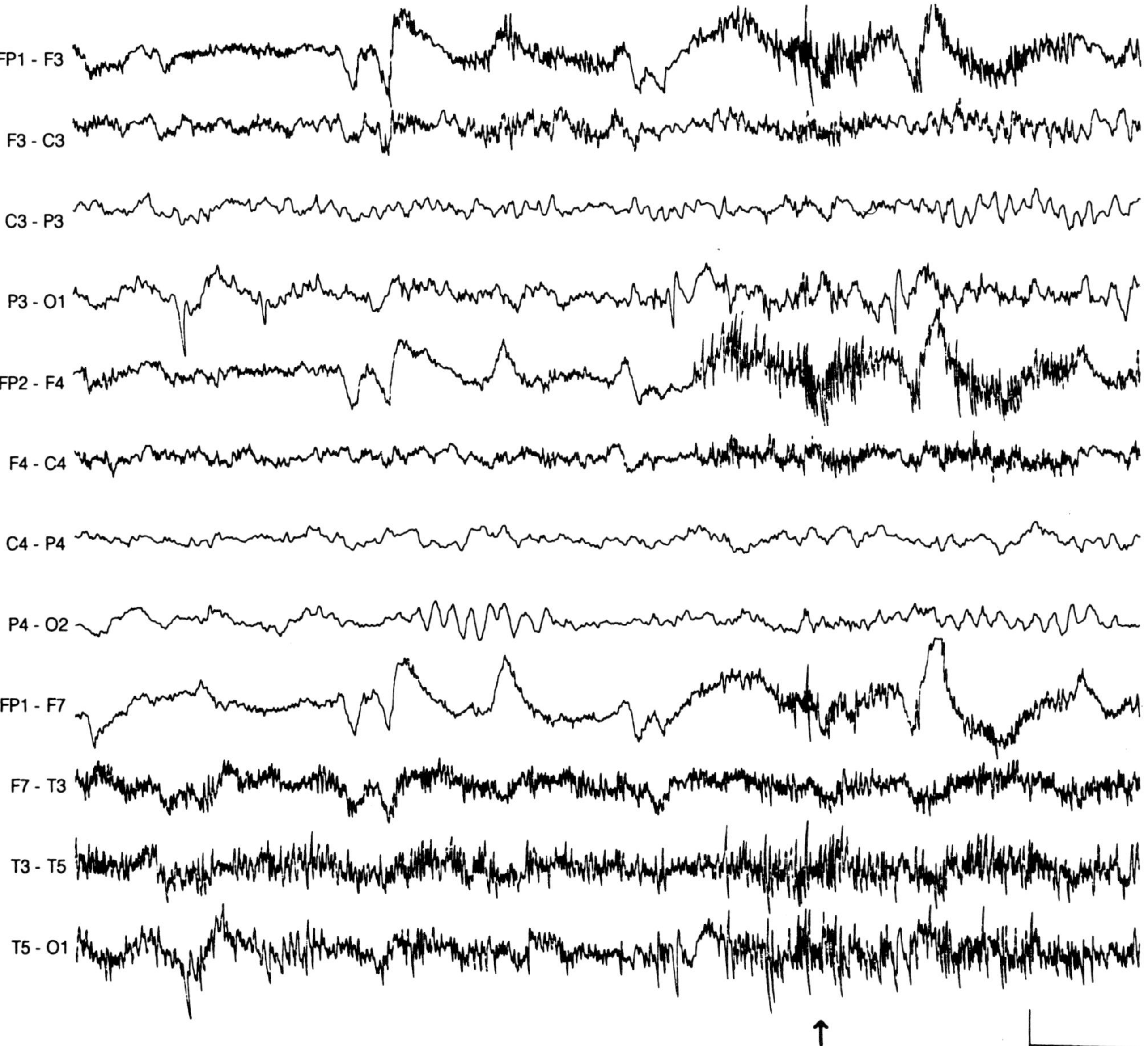

Abb. 4-1.48: Links okzipitale Spitzen und Artefakt. Zweijähriger Patient. Wach. Die okzipitalen Spitzen lassen sich inmitten von erheblichen Artefakten gelegentlich gut an ihrer typischen Form erkennen. Passiver Augenschluss (c). Eichsignal 1 s, 100 μV.

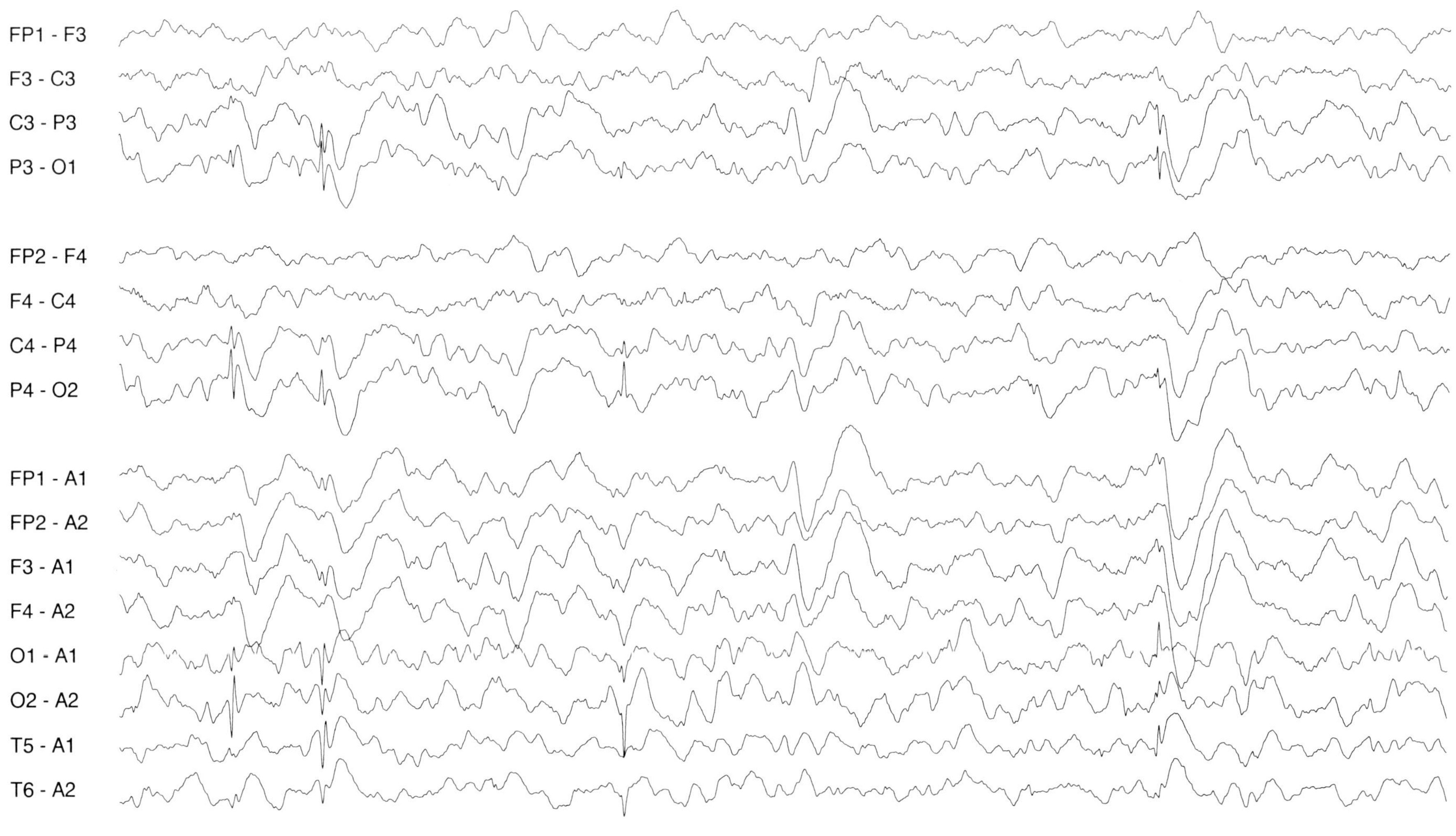

Abb. 4-1.49: Bilaterale okzipitale Spitzen. Dreijähriger Patient. Schlaf. Diese Spitzen werden als «needle spikes» bezeichnet, da sie bei Kindern mit angeborener Blindheit auch ohne Epilepsie auftreten können (Smith und Kellaway, 1964). Beachte die Kürze dieser Entladungen, durch die sie bei oberflächlicher Betrachtung einem Artefakt ähneln. Folgende Aspekte zeigen an, dass es sich tatsächlich um epileptiforme Potenziale handelt: (1) die Ausdehnung auf P3,P4, (2) die stereotype Wellenform und (3) das Fehlen anderer Hinweise auf ein Artefakt. Die posterior akzentuierte Delta-Aktivität im Schlaf ist ein in dieser Altersgruppe normales Muster. Eichsignal 1 s, 100 μV (obere 8 Kanäle) bzw. 1 s, 150 μV (untere 8 Kanäle).

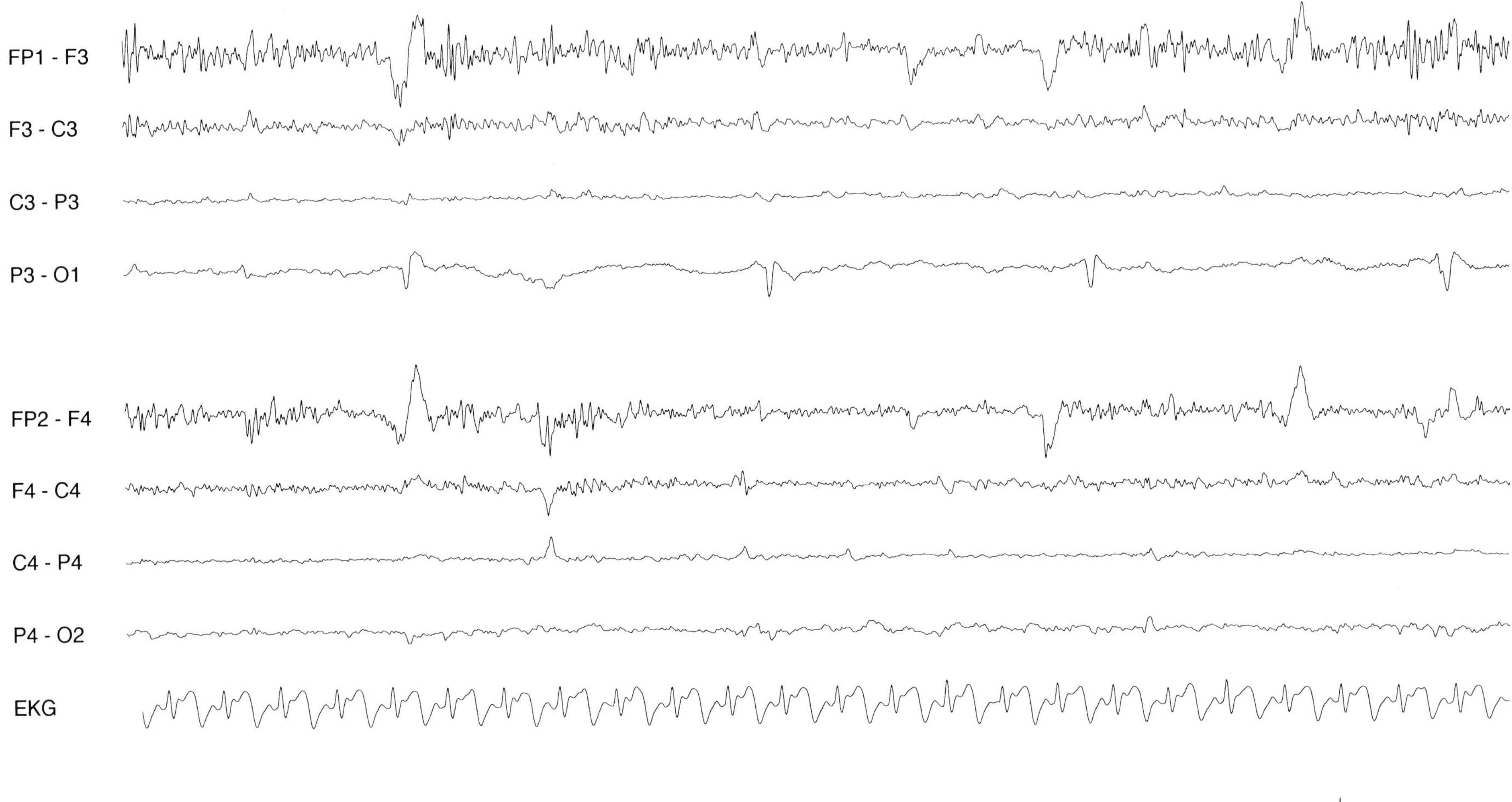

Abb. 4-1.50: Diffuse Verlangsamung und artefaktische links okzipitale Spitzen. 15 Monate alter Patient. Wach. Augen geöffnet. Wichtigstes Merkmal ist der diffuse Mangel von zerebraler Aktivität; in diesem Alter sollte bei geöffneten Augen eine starke Theta- und Delta-Aktivität vorhanden sein. Die spitzen O1-Wellen können ohne Hinweise auf die Beteiligung weiterer Elektrodenpositionen Artefakte oder Spitzen sein. Eichsignal 1 s, 50 μV.

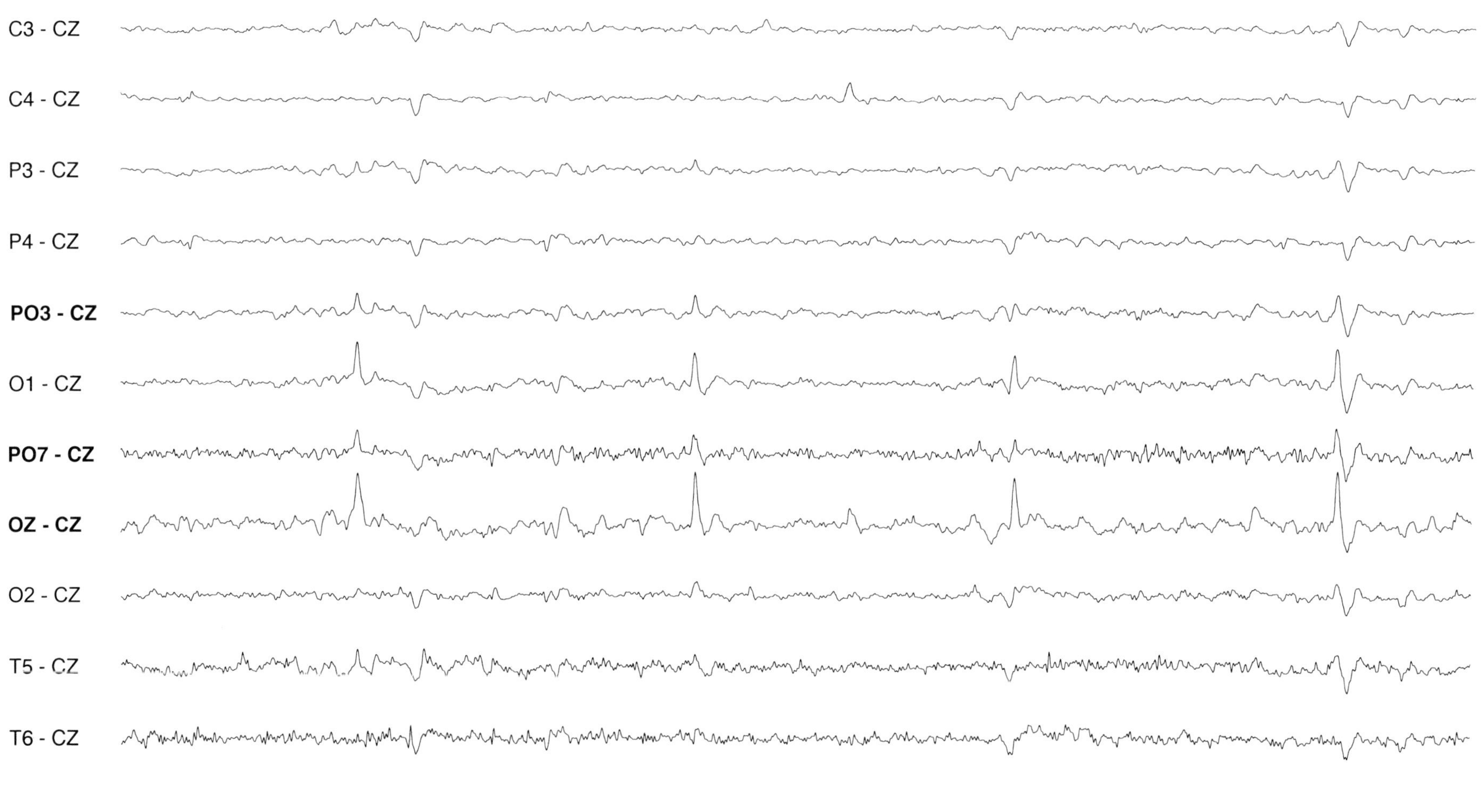

Abb. 4-1.51: Diffuse Verlangsamung und artefaktische links okzipitale Spitzen. 15 Monate alter Patient. Wach. Augen geöffnet. Derselbe Patient wie in Abbildung 4-2.50. Die Beteiligung von OZ und den benachbarten Elektroden bestätigt, dass diese steilen Wellen die epileptiforme Aktivität einer kleinen Region sind. Daher sind die benachbarten 10-20-Elektroden (P3, T5) kaum beteiligt. Beachte die fett gesetzten zusätzlichen Elektroden (PO3, PO7 und OZ) außerhalb des 10-20-Systems. Eichsignal 1 s, 50 μV.

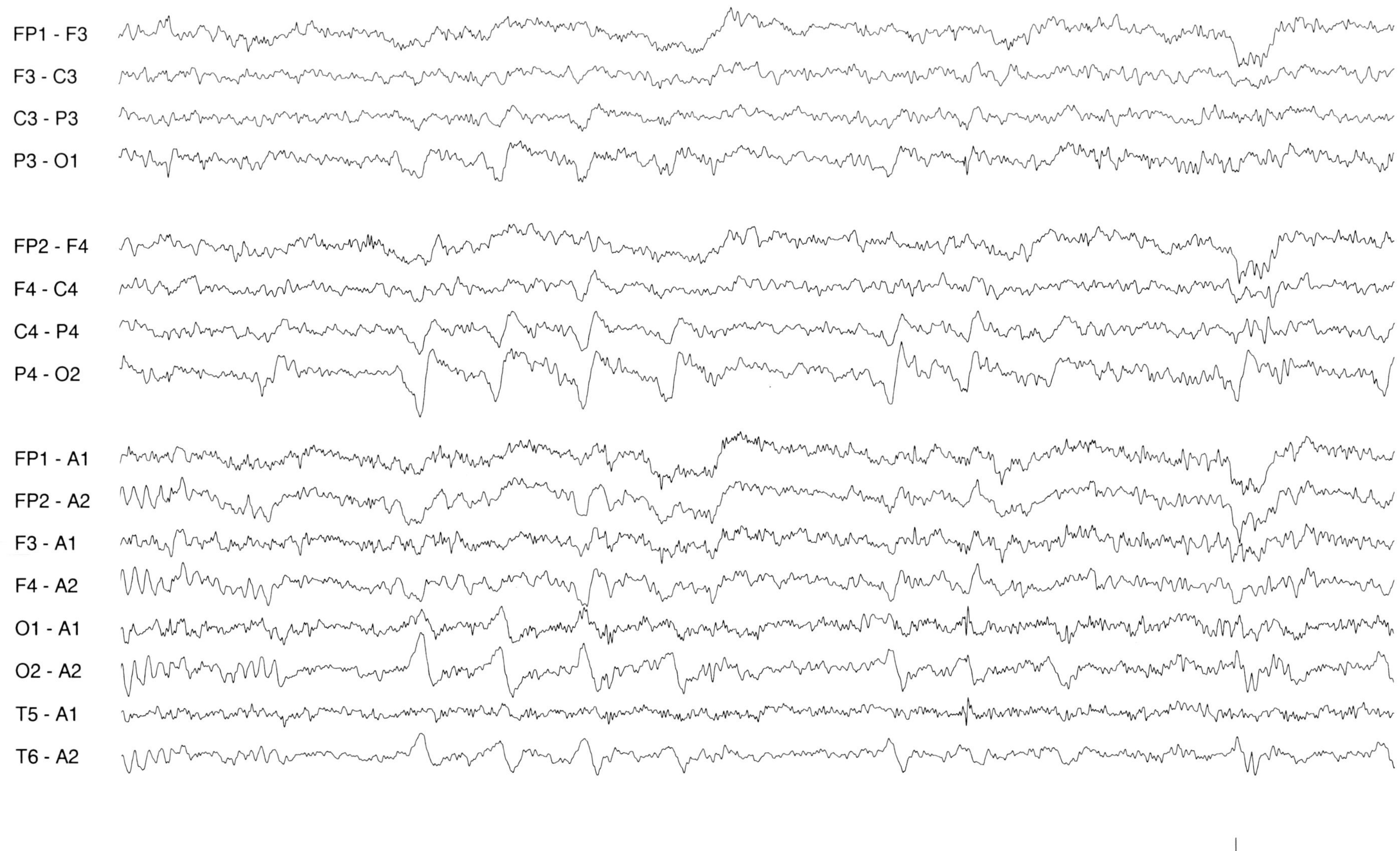

Abb. 4-1.52: Repetitive rechts okzipitale breite Spitzen. Zwölfjähriger Patient. Wach. Augen geschlossen. Trotz ihrer morphologischen Ähnlichkeit mit Vertex-Wellen sind sie aufgrund ihrer Lokalisation als fokale epileptiforme Entladungen zu identifizieren, die überwiegend O2 betreffen und sich auf T6 sowie in geringerem Umfang auch auf A2 ausdehnen. Eine A2-Beteiligung (negativ) ist wahrscheinlicher als ein Dipol mit Positivität in F4–FP2. Eichsignal 1 s, 100 μV.

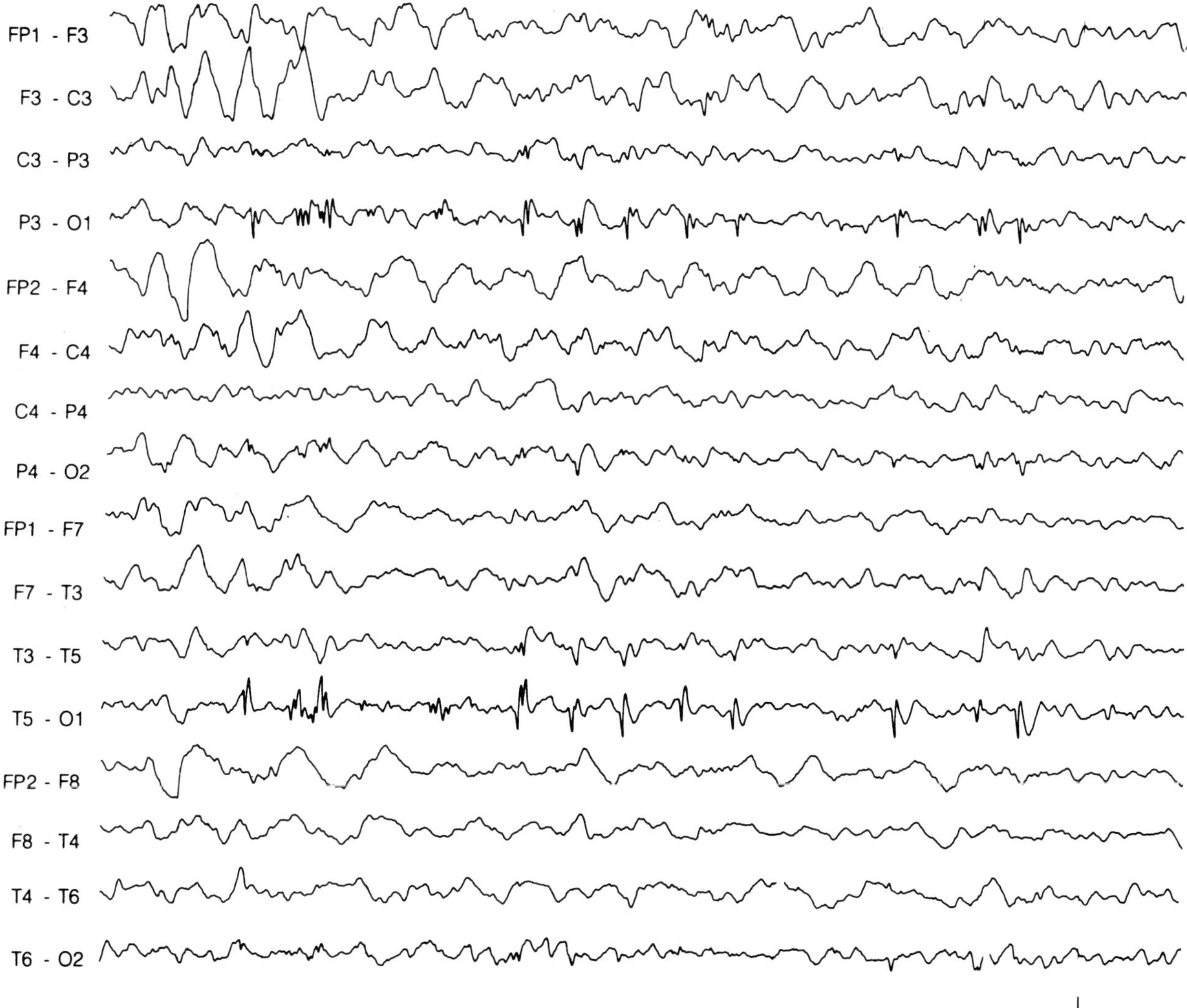

Abb. 4-1.53: Okzipitale Spitzen und Polyspikes im Schlaf. 15-jähriger Patient. Okzipitale Spitzen und Polyspikes können in großer Zahl ausschließlich im Non-REM-Schlaf auftreten, wie hier links okzipital (O1). Beachte die geringfügige Ausbreitung nach posterior temporal (T5) und die minimale Ausbreitung nach links parietal (P3) und rechts okzipital (O2). Eichsignal 1 s, 100 μV.

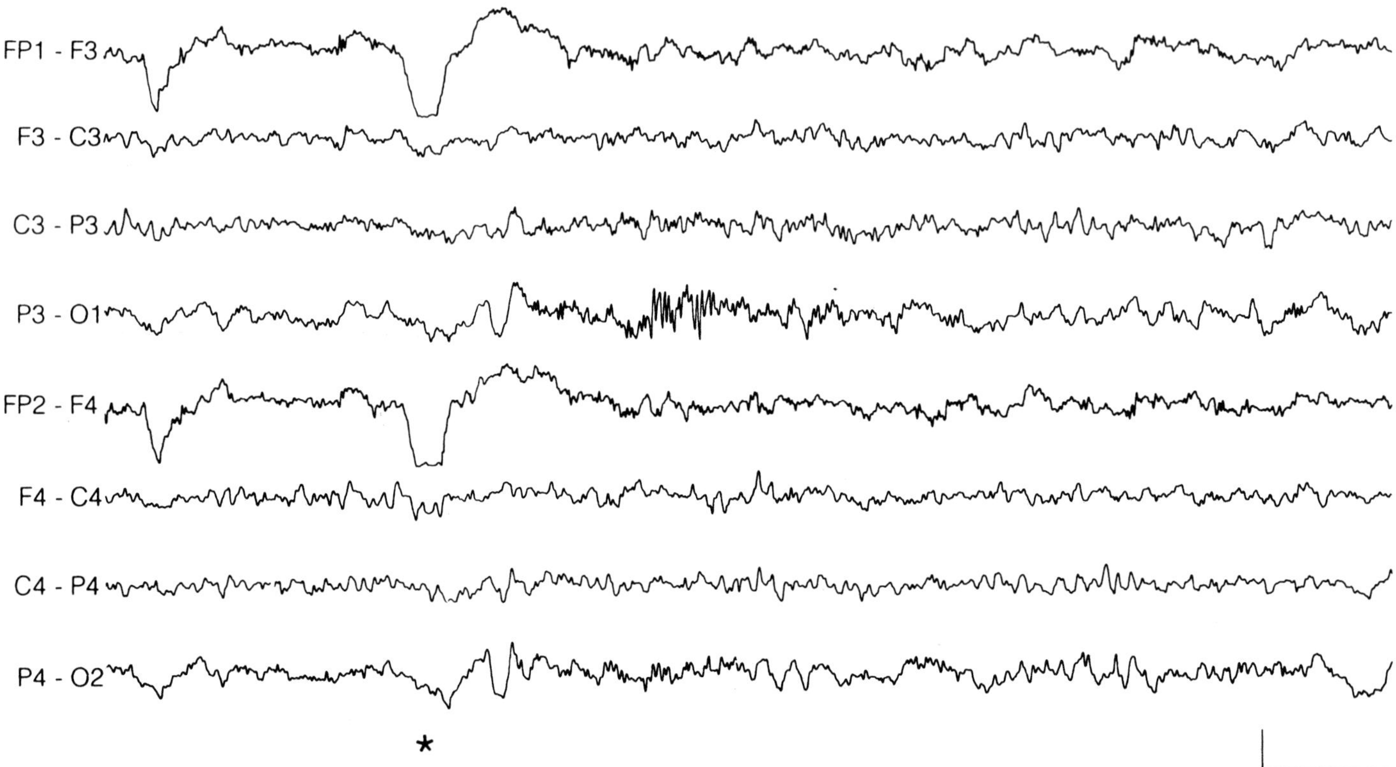

Abb. 4-1.54: Okzipitale Polyspikes. Sechsjähriger Patient. Wach. Nach Augenschluss (*) treten links okzipital (O1) Polyspikes auf, die sich auf O2 ausbreiten. Okzipitale Spitzen sind bei geschlossenen Augen oder Lidschluss bei weitem am häufigsten. Eichsignal 1 s, 70 μV.

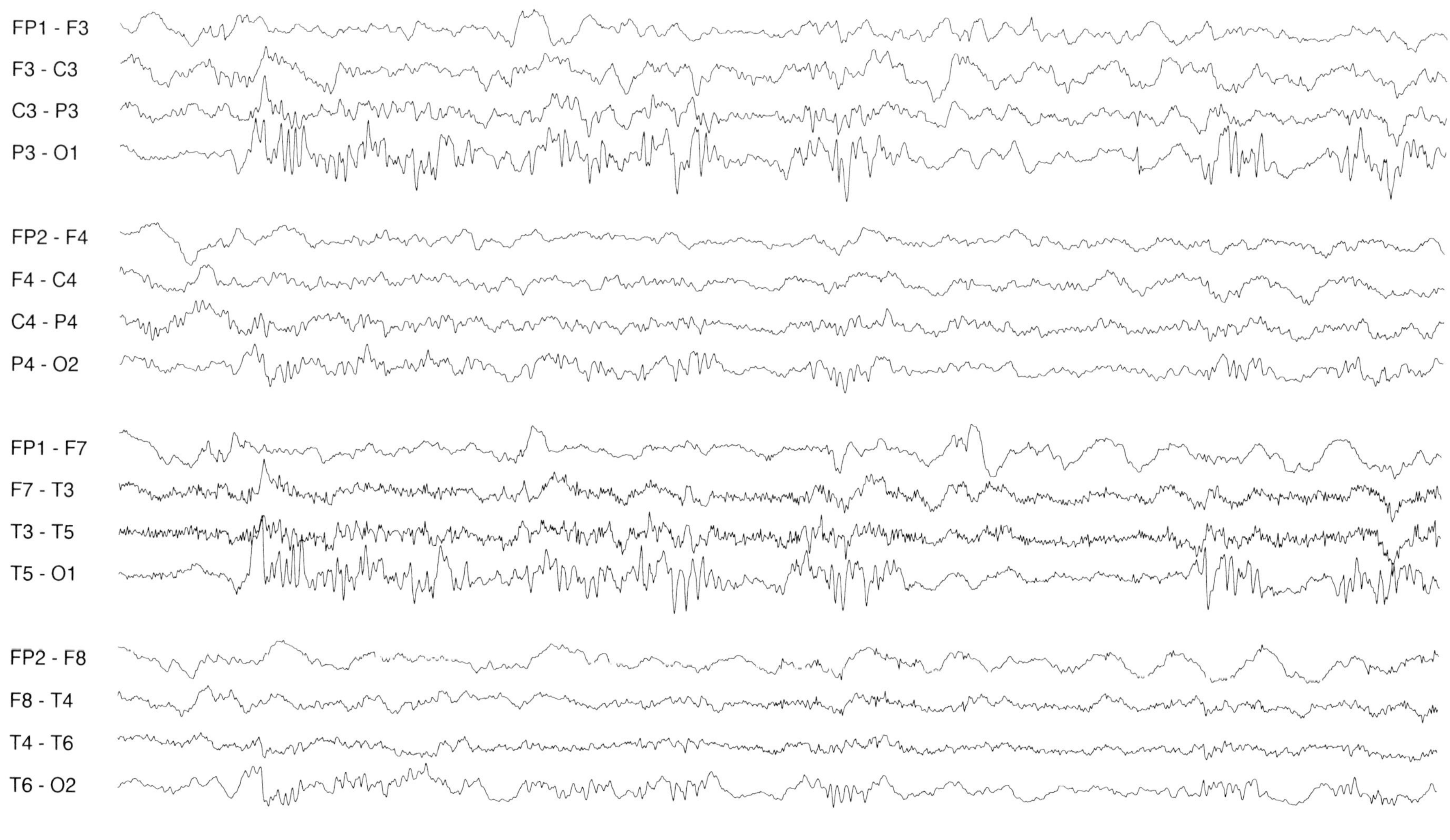

Abb. 4-1.55: Links okzipitale Polyspikes. 55-jähriger Patient. Verwirrt. Bei okzipitalen Epilepsien kommt es im Schlaf oft zu Polyspikes, wie in diesem EEG-Auszug. Durch ihr bizarres Aussehen erinnern sie bei oberflächlicher Betrachtung an ein Artefakt, ihre konsistente Weiterleitung nach T5–P3 belegt aber ihre Echtheit. Eichsignal 1 s, 100 μV.

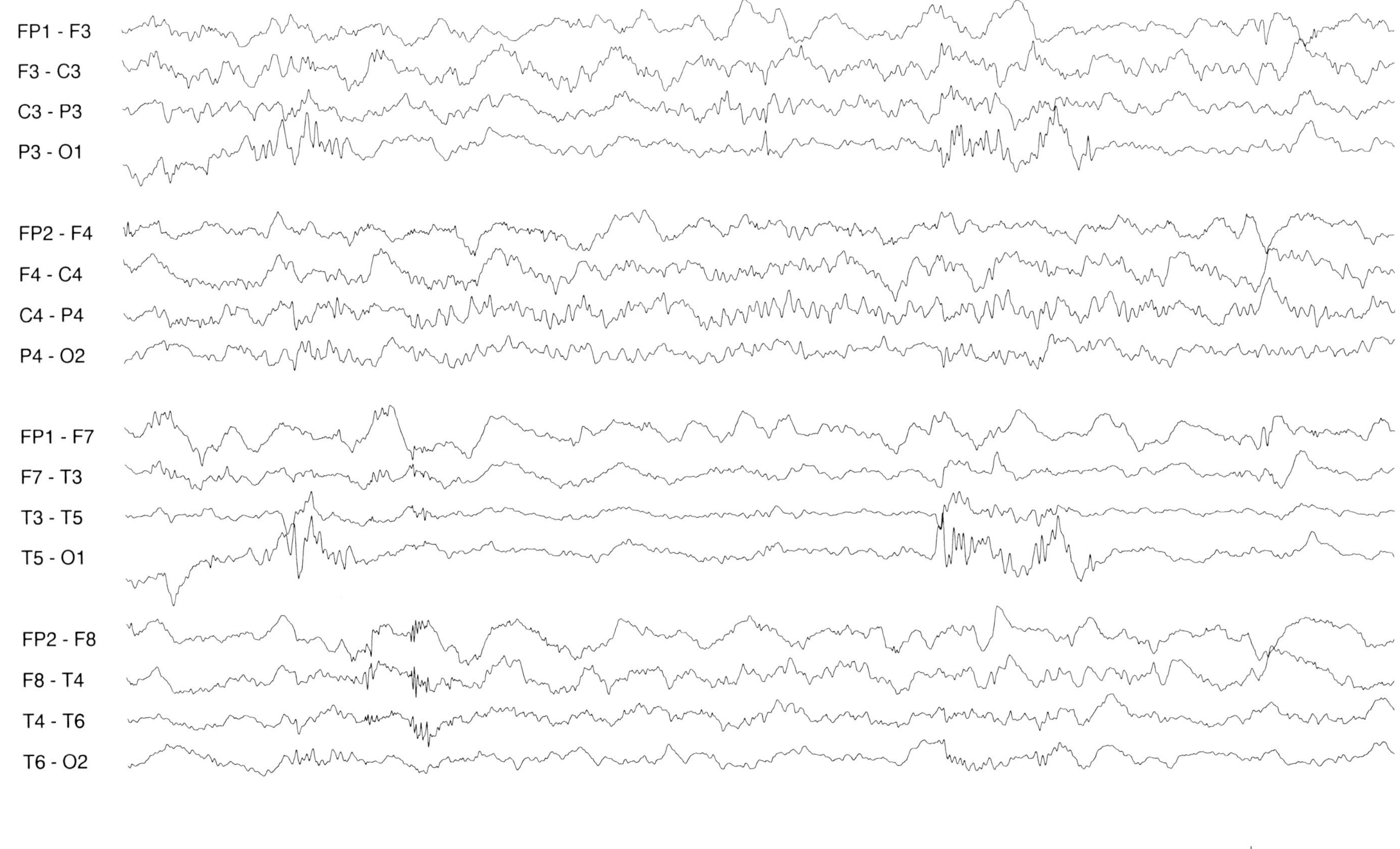

Abb. 4-1.56: Links okzipitale Polyspikes, links okzipitotemporale Abschwächung. 55-jähriger Patient. Verwirrt. Neben den bizarren Polyspikes in O1 imponiert eine reduzierte Hintergrundaktivität an O1–T3. Eichsignal 1 s, 100 μV.

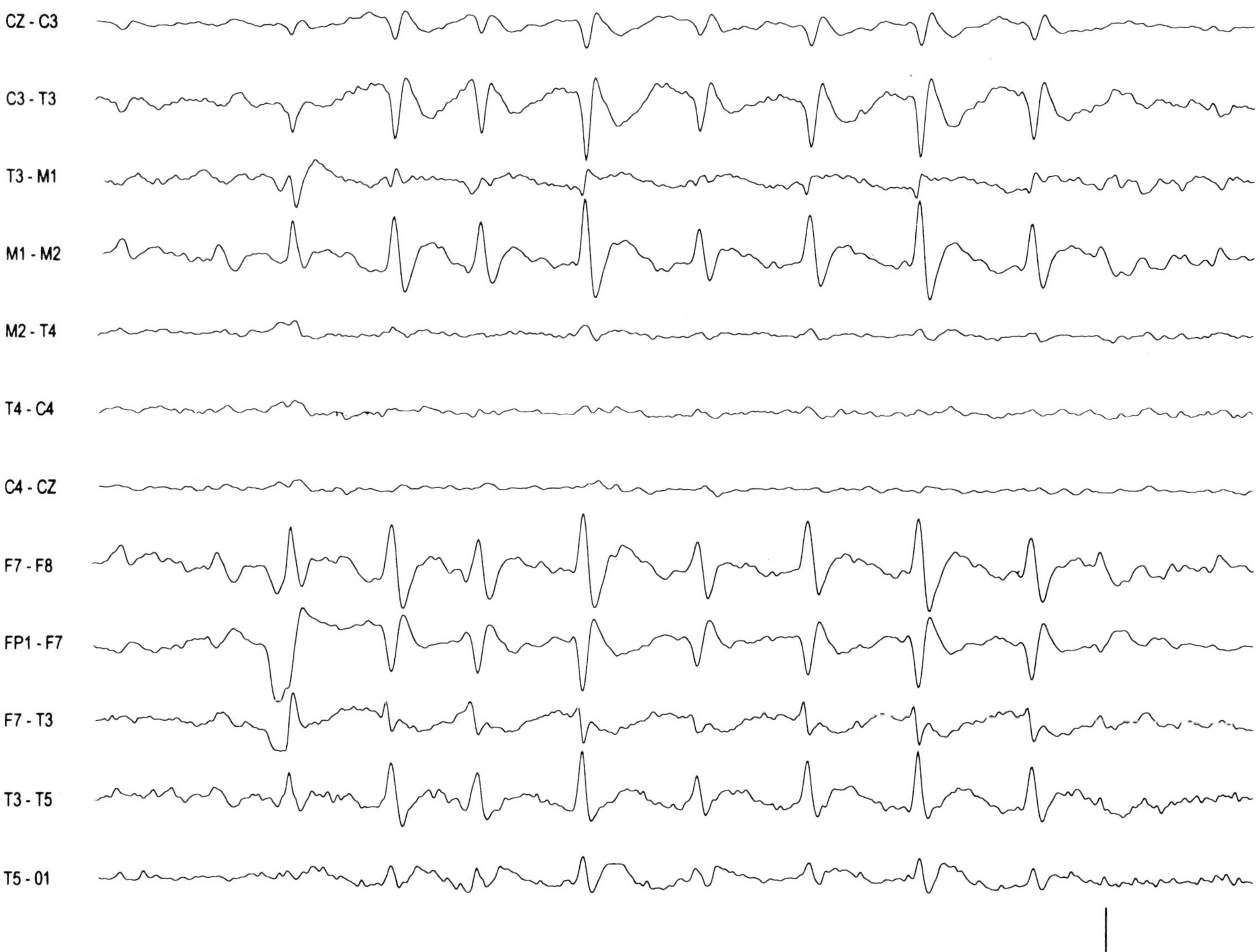

Abb. 4-1.57: Kombinierte bipolare Quer- und Längsreihe mit temporalen Spitzen. 38-jähriger Patient. Diese häufigen links temporalen elektronegativen Spitzen sind in dieser kombinierten Ableitung gut an M1 (linke Mandibular-Notch-Elektrode), T3 und F7 zu erkennen. Die Mandibular-Notch-Elektroden werden 2,5 cm anterior des Tragus unmittelbar unterhalb des Zygomas platziert (Sadler und Goodwin, 1989). Eichsignal 1 s, 200 μV.

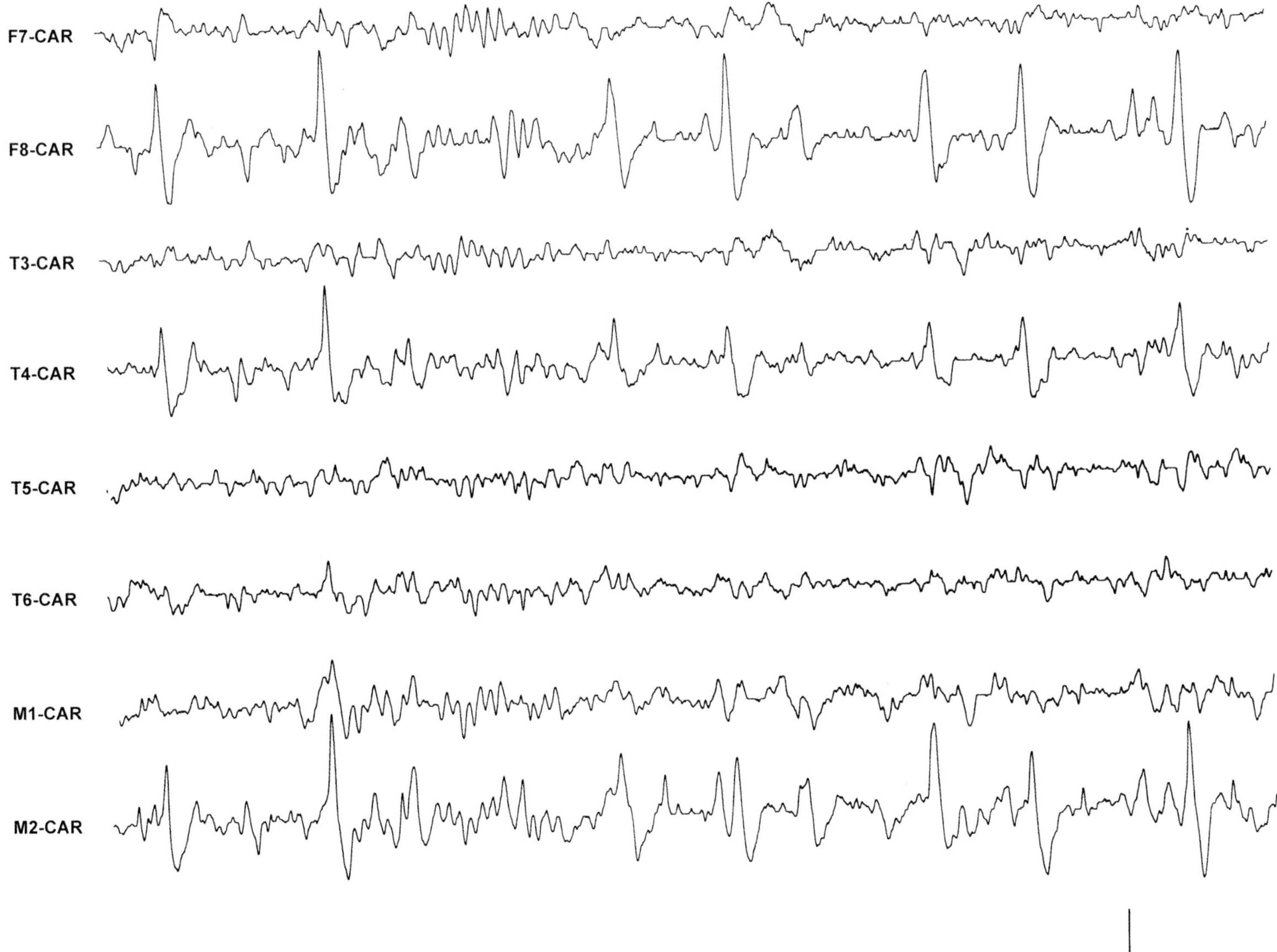

Abb. 4-1.58: Durchschnittsreferenz mit rechts anterioren mesiotemporalen Spitzen. 35-jähriger Patient. Bei Läsionen in dieser Region, z.B. der mesiotemporalen Sklerose, stellt die Durchschnittsreferenz die anteriore mesiotemporale Verteilung der Spitzen gut dar. In diesem Fall treten die Spitzen überwiegend rechts anterior mesiotemporal (F8, M2) auf und breiten sich mäßig stark nach rechts midtemporal (T4) aus. Bei manchen Patienten tauchen derartige Spitzen mit eher geringerer Beteiligung von F8 überwiegend an M2 und T4 auf. Sporadisch wird auch der rechte posteriore Temporalbereich einbezogen. Beachte die minimale Beteiligung der homotopen Regionen. Eichsignal 1 s, 30 μV.

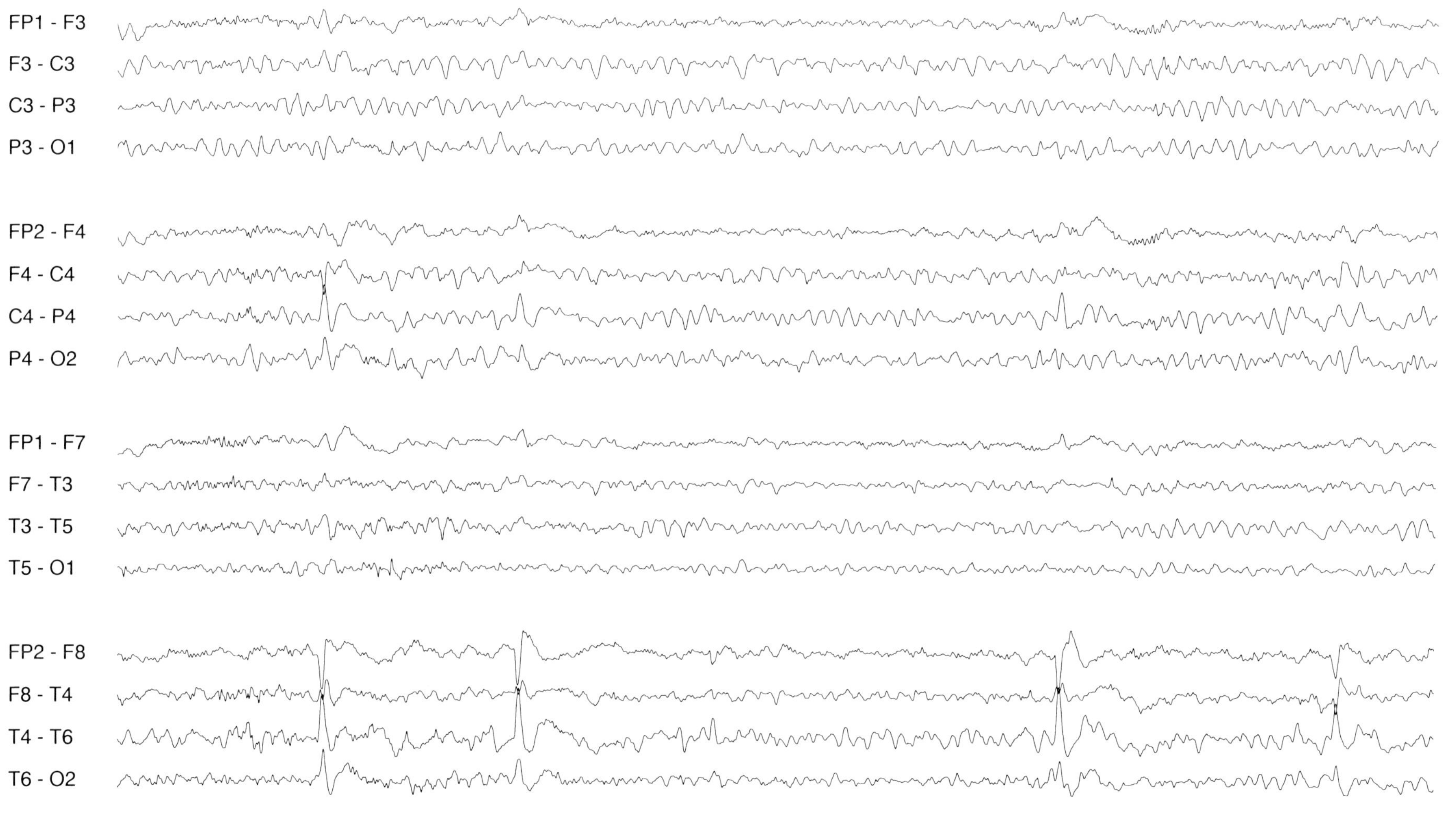

Abb. 4-1.59: Rechts anteriore mesiotemporale Spitzen und Delta-Aktivität. 41-jähriger Patient. Wach. Augen geschlossen. Sowohl die Spitzen als auch die Delta-Aktivität tauchen überwiegend in F8–T4 auf und sind für die relative Auslöschung der Potenziale im 14. Kanal verantwortlich. Allerdings überschreitet das anteriore mesiotemporale Feld den vom 10-20-Elektrodensystem abgedeckten Bereich, sodass zur vollständigen Erfassung Mandibular-Notch-Elektroden erforderlich sind. Eichsignal 1 s, 150 μV.

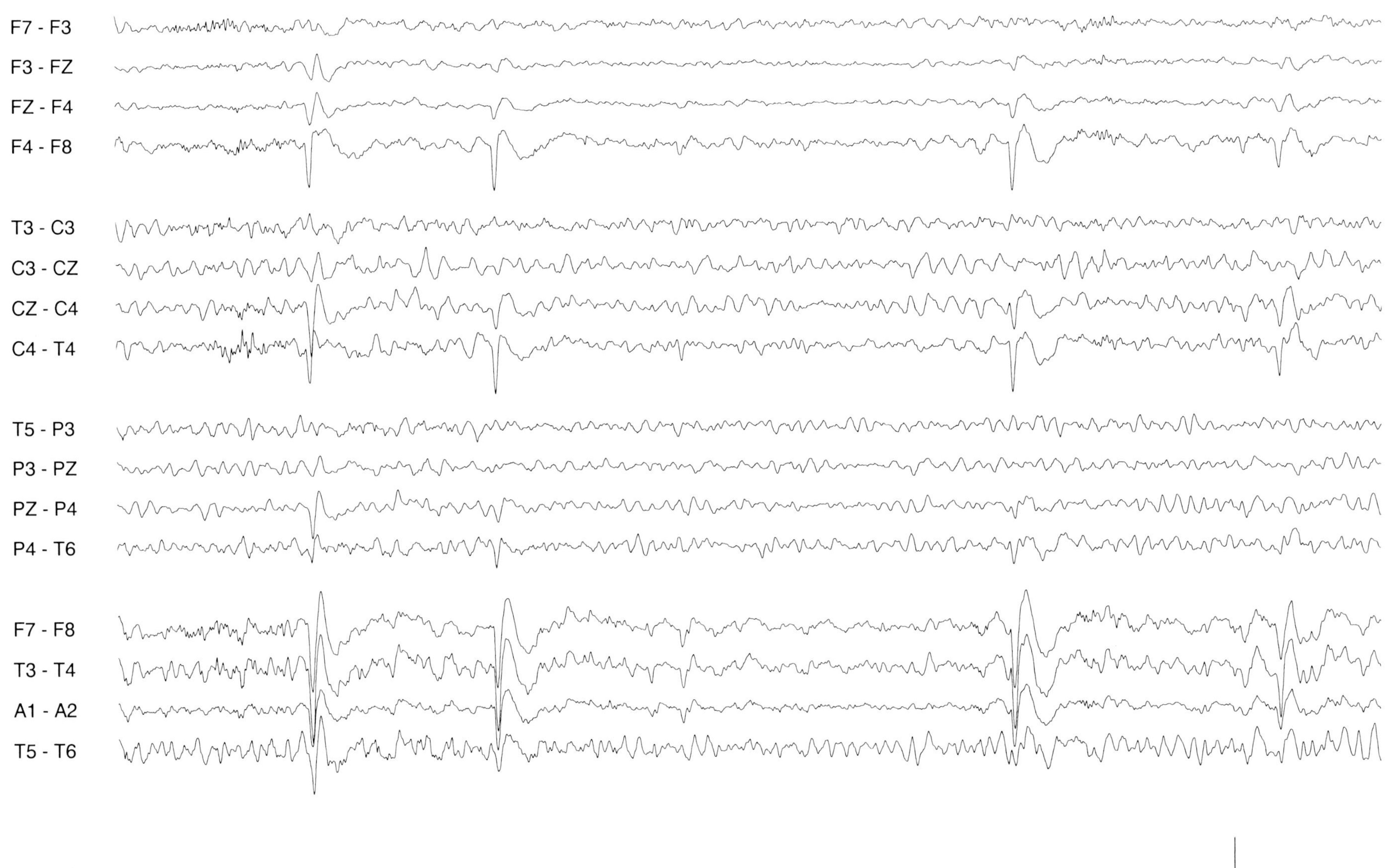

Abb. 4-1.60: Standard-Querreihe mit anterioren mesiotemporalen Spitzen. Derselbe Zeitraum wie in Abbildung 4-1.59. Die elektronegativen Spitzen treten ebenso wie die Delta-Aktivität fast gleichzeitig in F8–T4–A2 auf. Eichsignal 1 s, 150 μV.

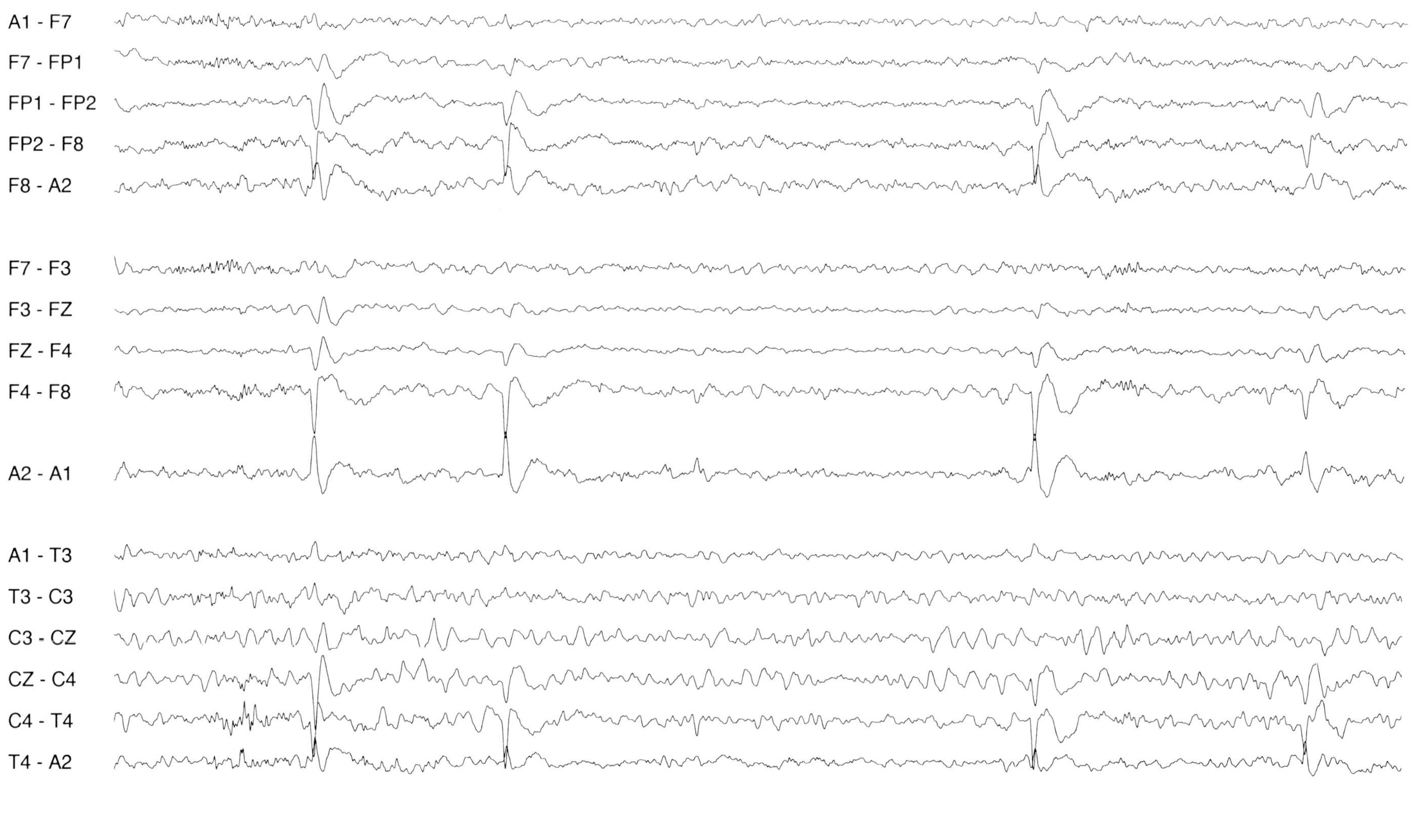

Abb. 4-1.61: Anteriore frontopolar-zentrale Querreihe mit anterioren mesiotemporalen Spitzen. Derselbe Zeitraum wie in Abbildung 4-1.59 und 4-1.60. Diese Ableitung hilft bei der Unterscheidung zwischen temporalen, frontopolaren und inferior-frontalen Spitzen. Beachte die überwiegende Beteiligung von F8–A2–T4. Eichsignal 1 s, 150 μV.

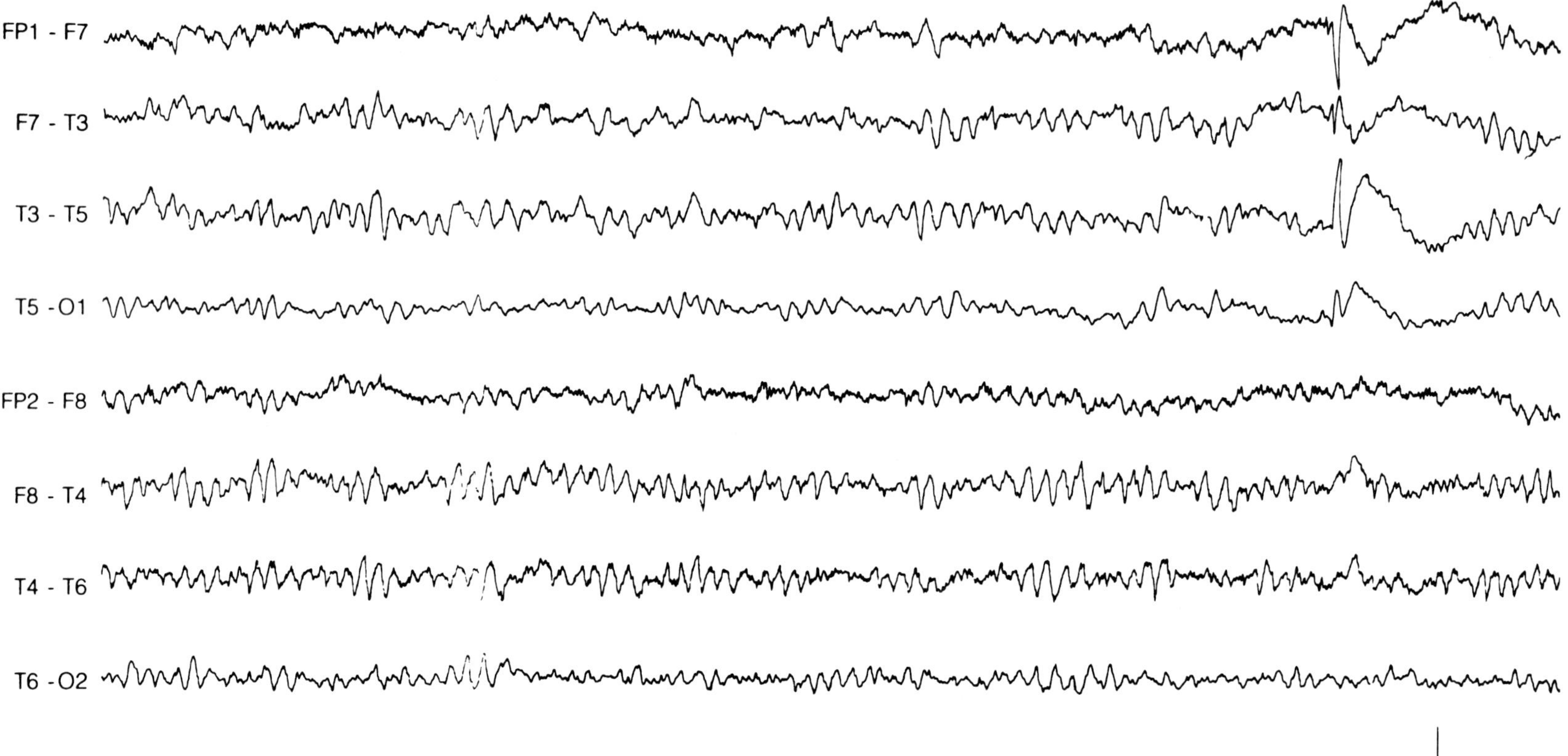

Abb. 4-1.62: Temporale Spitze mit veränderter Hintergrundaktivität. 63-jähriger Patient. Anormale temporale Spitzen mit fokalen Veränderungen der Hintergrundaktivität. Hier löste Hyperventilation im linken anterioren midtemporalen Bereich (F7–T3) niedrig- bis mittelamplitudige Wellen mit einer Frequenz von 3–5 Hz aus. Außerdem tritt im selben Bereich selten eine niedrigamplitudige Delta-Aktivität auf. Beachte die normale Hintergrundaktivität im rechten Temporalbereich; die einzigen Veränderungen sind eine leichte Fluktuation der Amplitude und einige langsame Augenbewegungen. Eichsignal 1 s, 50 μV.

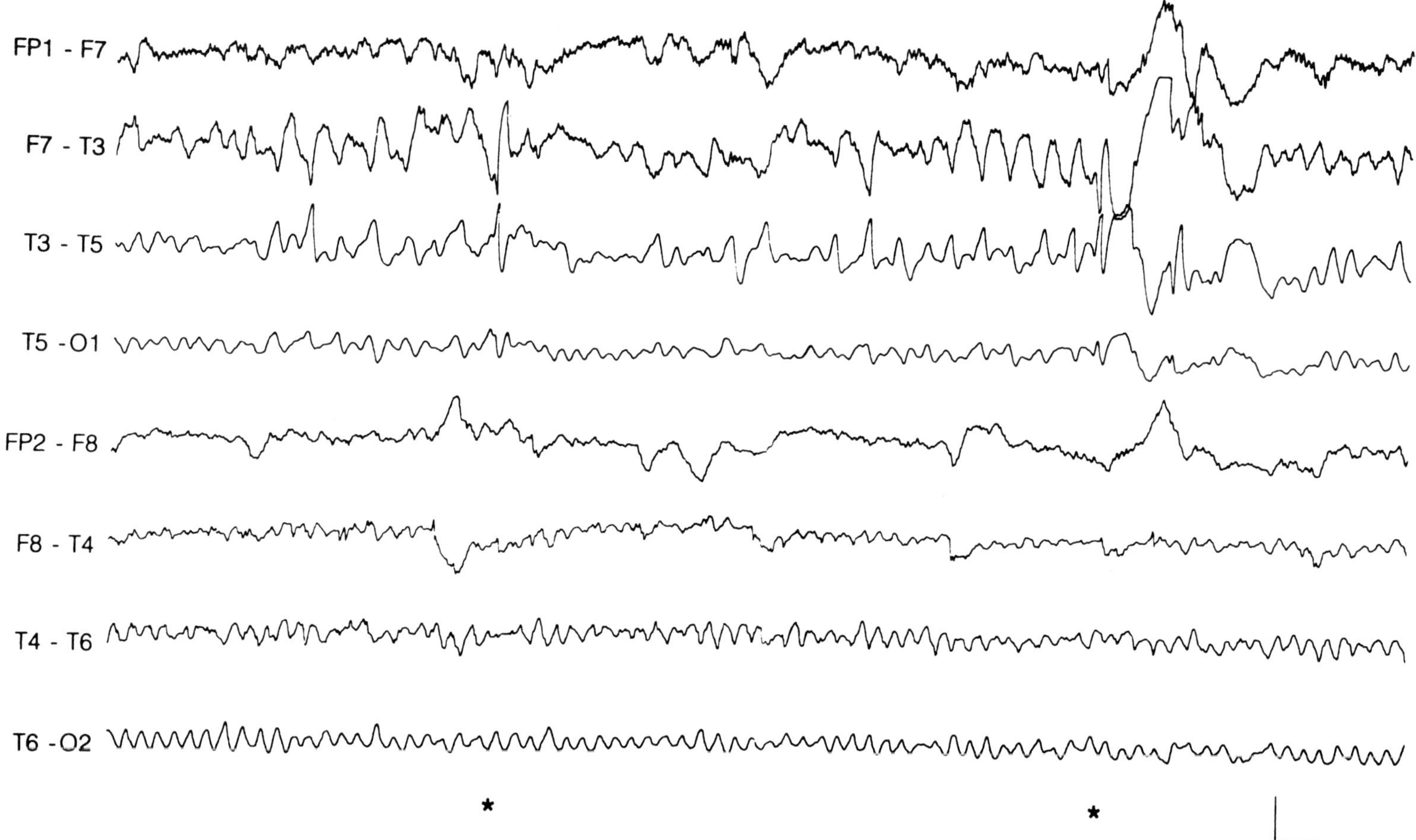

Abb. 4-1.63: Links temporale Spitzen und Theta-Aktivität bei Schädeldefekt. 24-jähriger Patient. Schädeldefekte sind oft mit scharf konturierten Wellen assoziiert, sodass sich die Spitzen nur schwer identifizieren lassen. Bei Schädeldefekten sind die negativen Potenziale der nicht epileptiformen rhythmischen Wellen oft scharf konturiert, wie es hier der Fall ist. Allerdings weisen zwei dieser spitzen Wellen (*) deutlich steilere Anstiege und daher schärfere Spitzen auf, als die begleitende Theta-Aktivität, sodass es sich um Spitzen handelt. Eichsignal 1 s, 100 μV.

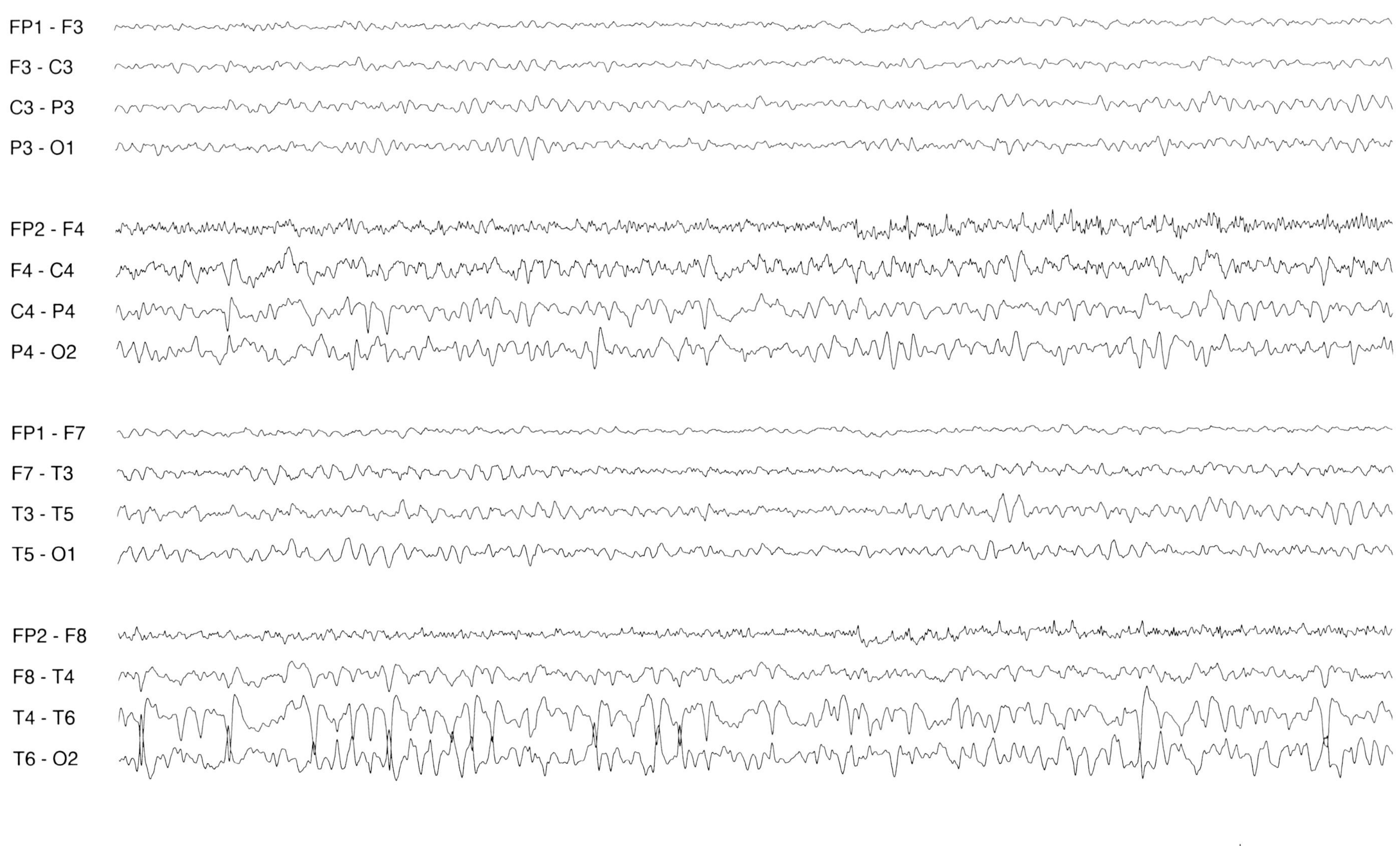

Abb. 4-1.64: Stark akzentuierter Knochenlückenrhythmus (Breach Rhythm). 56-jähriger Patient. Wach. Augen geschlossen. Die «nahtlose» Steilheit der T6-Potenziale kann nur als Knochenlückenrhythmus oder als Knochenlückenrhythmus mit eingestreuten Spitzen interpretiert werden. Die Lösung wäre eine Schlafableitung zur Elimination des Beitrags der posterioren Alpha-Aktivität beim Zustandekommen der steilen Wellen. Die rechtsseitige zentroparietale Delta-Aktivität und die Spitzen sind nach posteriorer temporaler Lobektomie ungewöhnlich und können einem Knochenlückenrhythmus oder einer großen herdförmigen kortikalen Dysplasie entsprechen. Eichsignal 1 s, 150 μV.

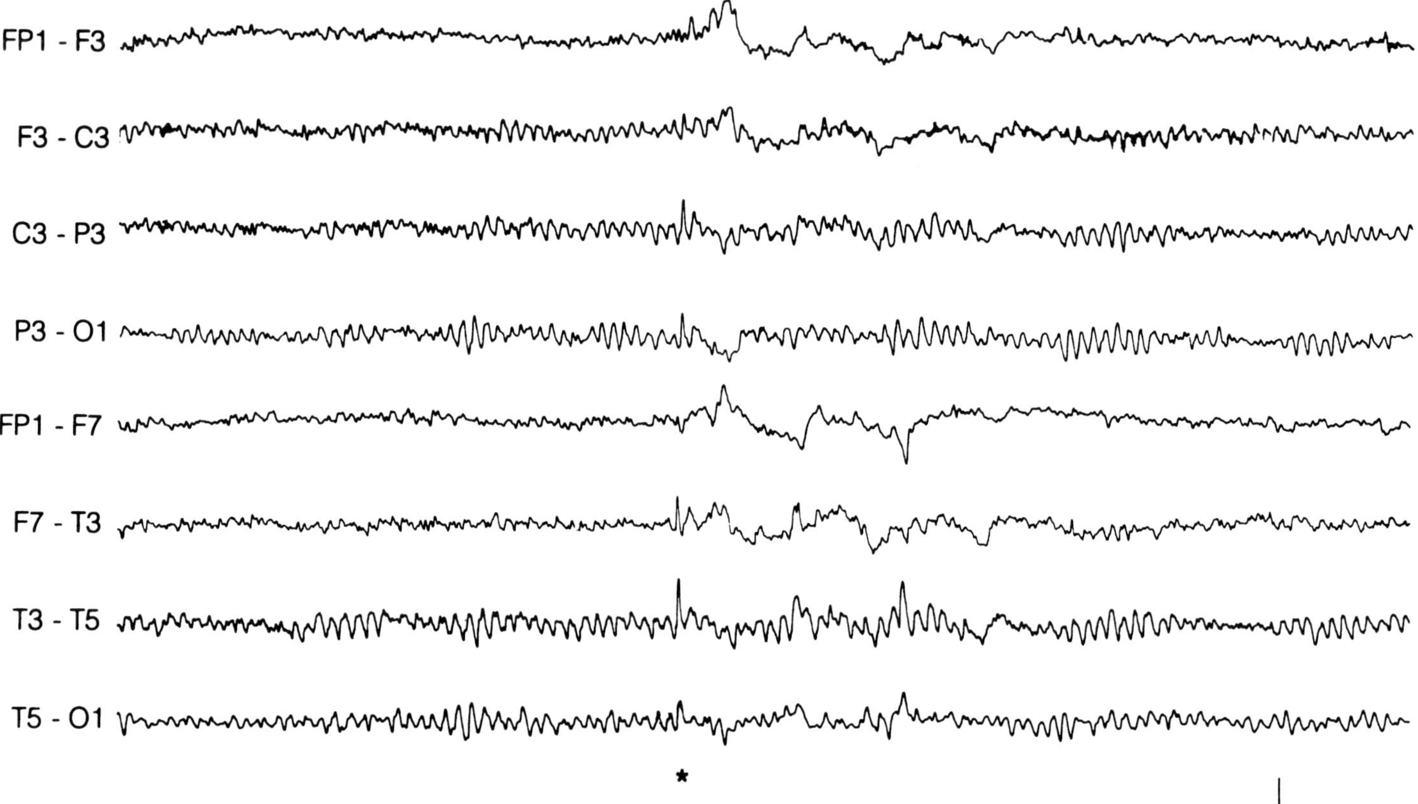

Abb. 4-1.65: Benigne epileptiforme Transienten des Schlafs im Wachzustand mit einem Burst von lateralisierter Delta-Aktivität. 32-jähriger Patient. Dieses normale Muster, das traditionell zum Leichtschlafstadium gehört, kann auch in einem anderen Stadium auftreten. Diese weit verteilte Entladung (*) ähnelt eher benignen epileptiformen Transienten des Schlafs als einem anderen spitzen Phänomen. Es besteht keine Phasenumkehr. Beachte die Expression in den meisten Ableitungen. Der Zusammenhang mit dem Burst von 1-Hz-Delta-Aktivität ist unklar. In Abbildung 4-1.66 sind weitere benigne epileptiforme Transienten des Schlafs zur Unterscheidung von anterioren temporalen Spitzen dargestellt. Eichsignal 1 s, 50 μV.

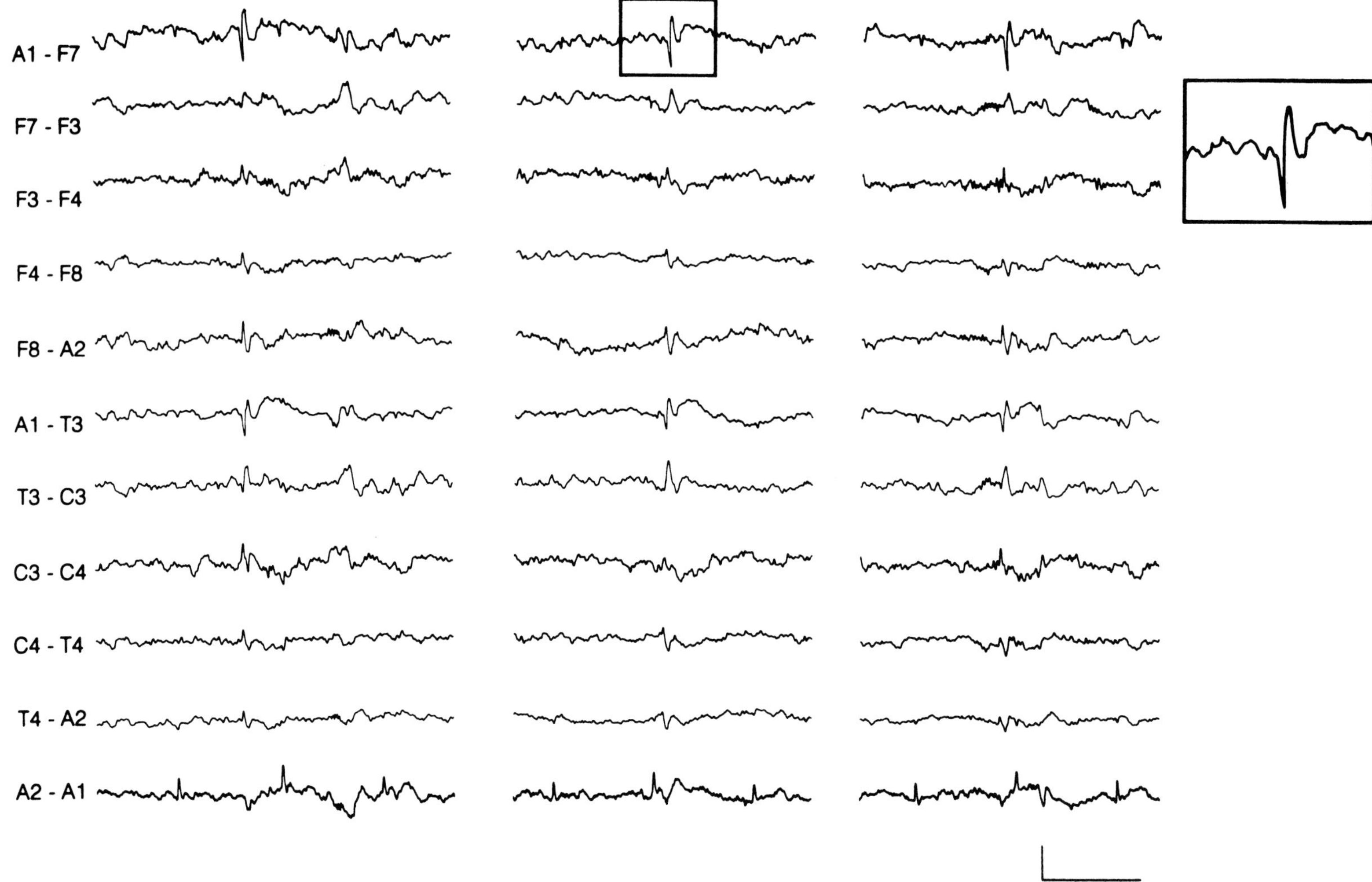

Abb. 4-1.66: Benigne epileptiforme Transienten des Schlafs. 32-jähriger Patient. Die benigne epileptiforme Transiente des Schlafs tritt normalerweise im Leichtschlaf auf, ist kürzer als die meisten anormalen anterior-temporalen Spitzen, ist steiler, besitzt eine relativ kurze nachfolgende langsame Welle und ein besonders großes Feld. Letzteres zeigt sich besonders gut in Querreihen, wie hier dargestellt, da die Spitze im zentralen, parietalen und frontalen Bereich auftritt und bis weit in die der Hauptexpression kontralateralen Hemisphäre reicht. Eichsignal 1 s, 50 μV.

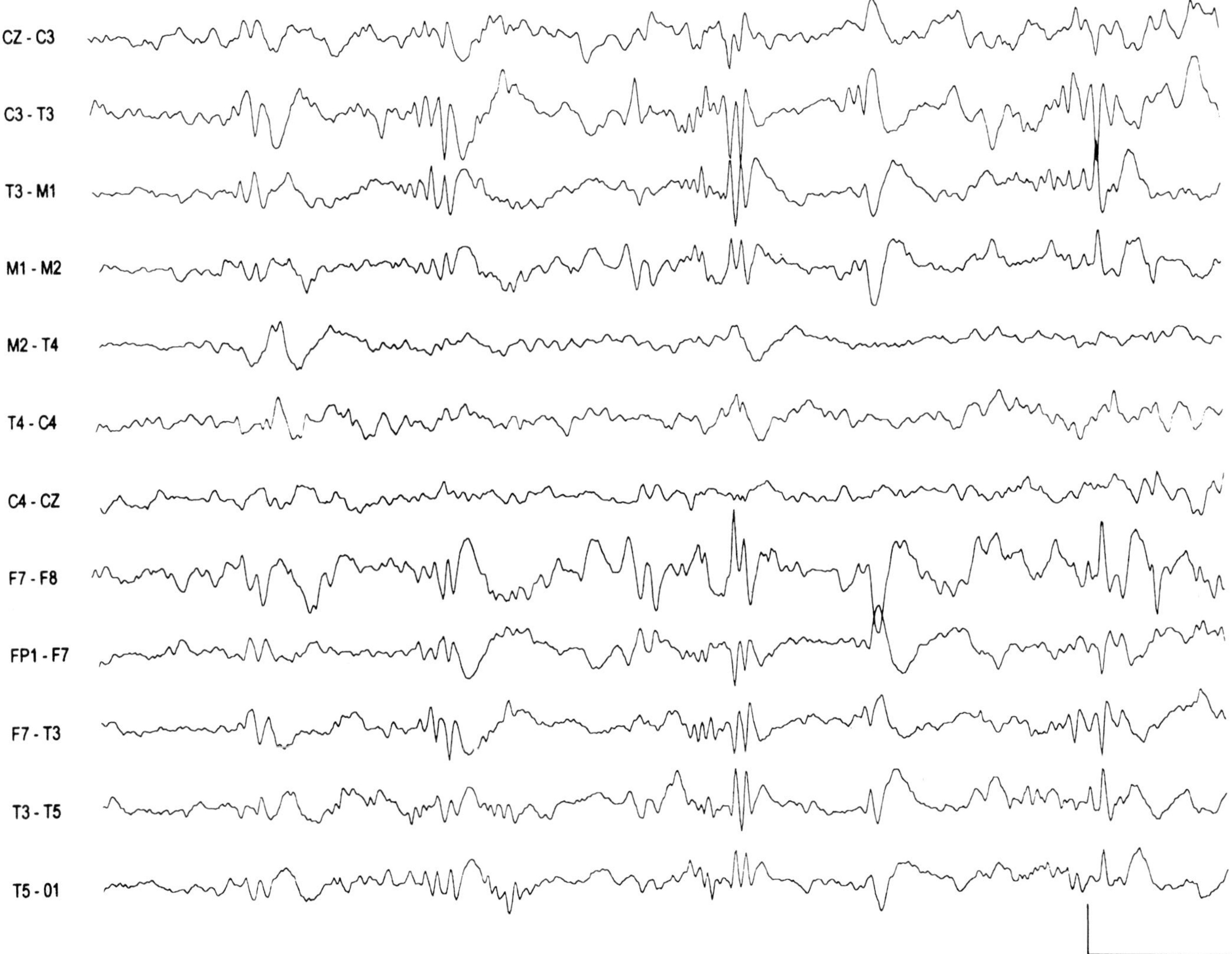

Abb. 4-1.67: Kombinierte bipolare Längs- und Querreihe mit links temporalen Polyspikes. 40-jähriger Patient. Polyspikes sind oft etwas schwieriger zu erkennen als einzelne Spitzen, da sie sich nicht so stark von der Hintergrundaktivität abheben. Sie treten überwiegend im linken midtemporalen (T3) Bereich auf und breiten sich auf den linken anterioren und inferioren Temporalbereich aus (F7, M1 [linke Mandibular-Notch-Elektrode]). Eichsignal 1 s, 70 μV.

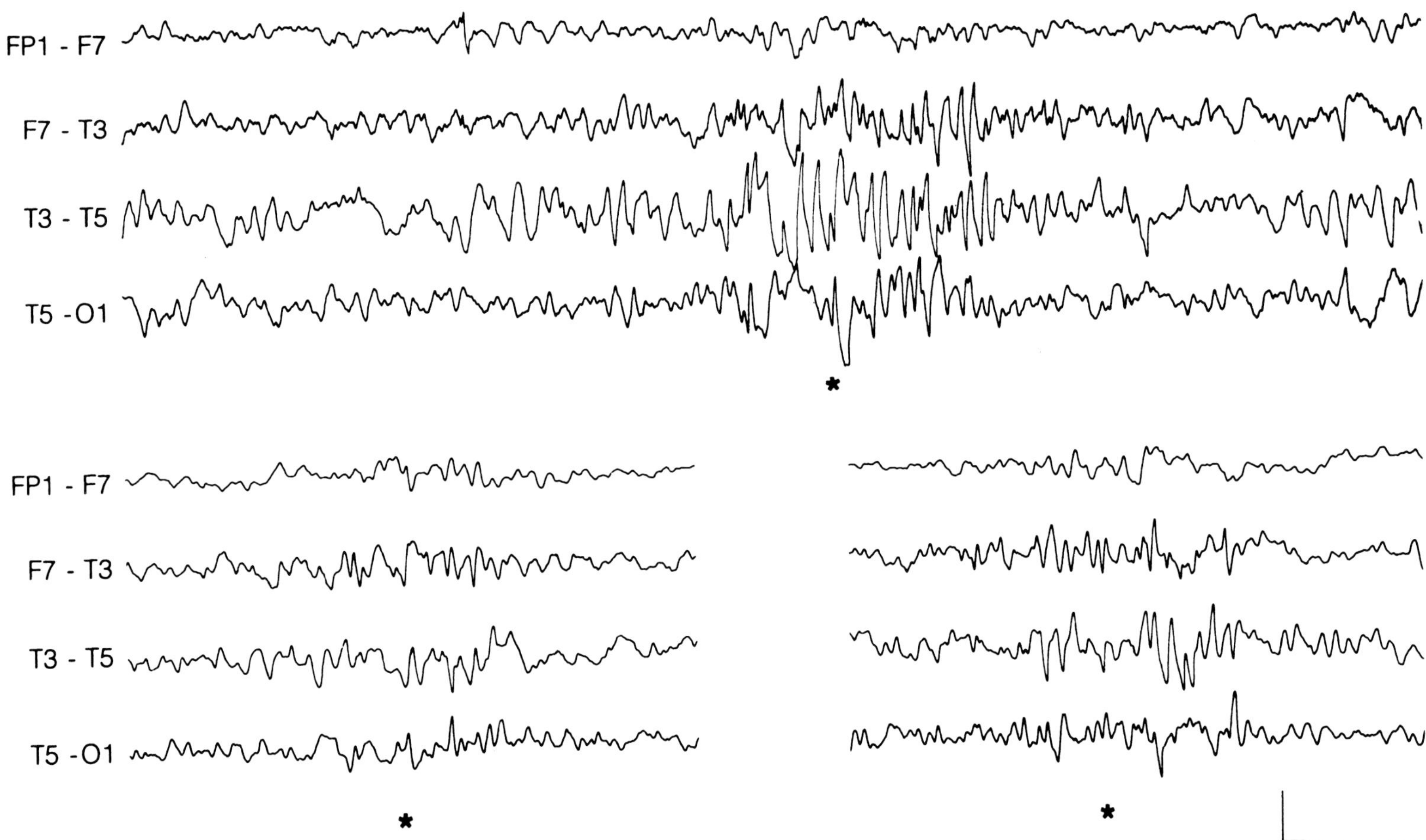

Abb. 4-1.68: Links temporale Polyspikes. 37-jähriger Patient. Polyspikes können dem elektroenzephalografischen Nachweis entgehen, weil sie besser in den Hintergrundrhythmus passen als einzelne Spitzen und anschließend keine langsamen Wellen auftreten. Diese Polyspikes (*), die im leichten bis mitteltiefen Schlaf auftreten, sind von der oberen zu den unteren Ableitungen immer schwerer nachweisbar. Die Sterne markieren das Zentrum jeder Polyspikes-Entladung. Eichsignal 1 s, 70 μV.

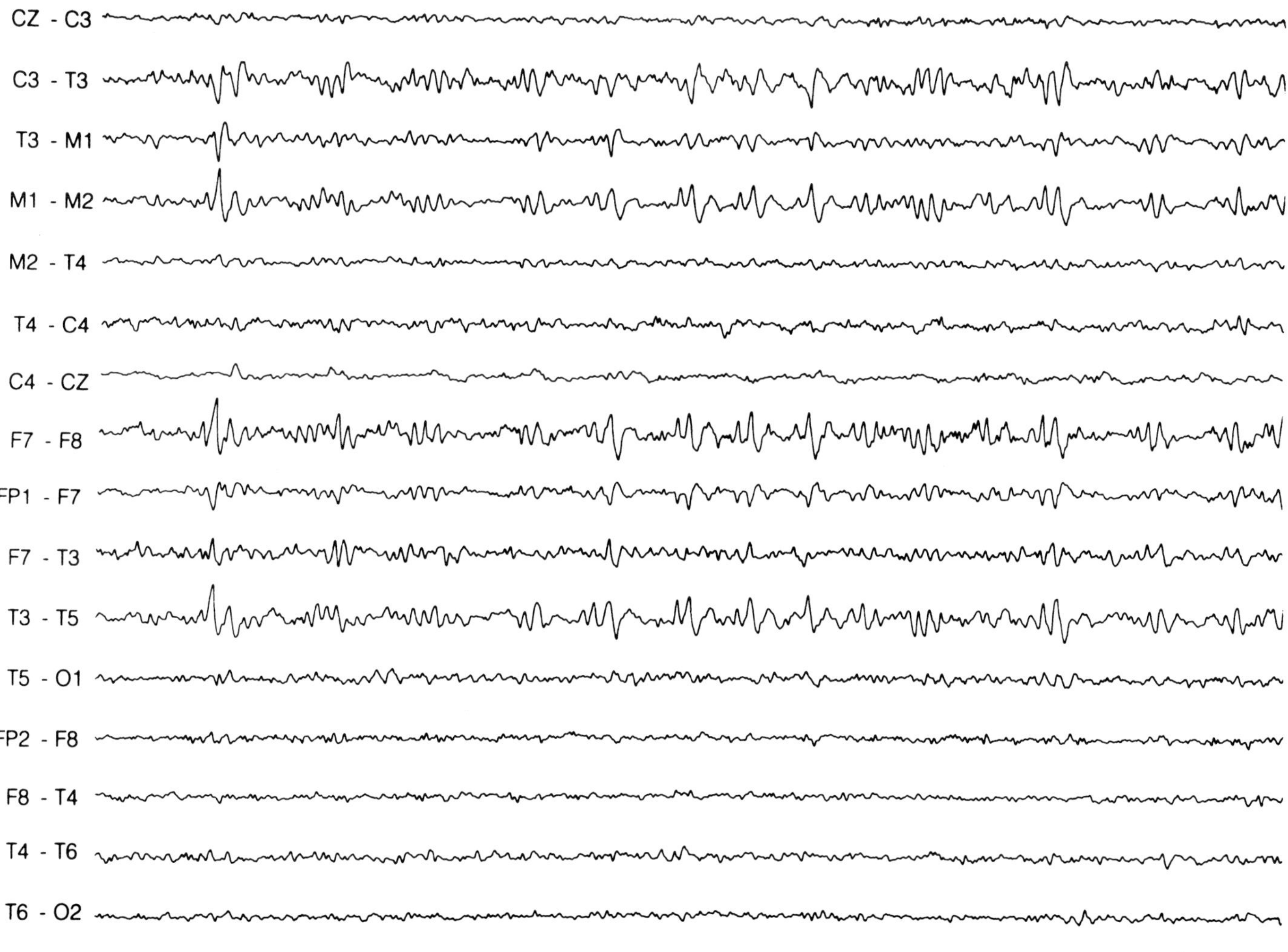

Abb. 4-1.69: Steiler temporaler Alpha-Rhythmus. 51-jähriger Patient. Diese und die nächste Abbildung zeigen eine vermehrte rhythmische, steile (scharf konturierte) links temporale Aktivität überwiegend im Bereich der Mandibular-Notch-Elektrode (M1) mit Ausbreitung auf F7–T3. Derartige Abstufungen von nicht epileptiformen und epileptiformen Veränderungen sind oft schwer zu interpretieren. Die Identifikation von Spitzen muss hier zurückhaltend erfolgen und setzt Bereiche mit eindeutigen Spitzenpotenzialen voraus. Schlafableitungen mit weniger oder gar keiner Alpha-Aktivität helfen bei der Entscheidungsfindung. Eichsignal 1 s, 70 μV.

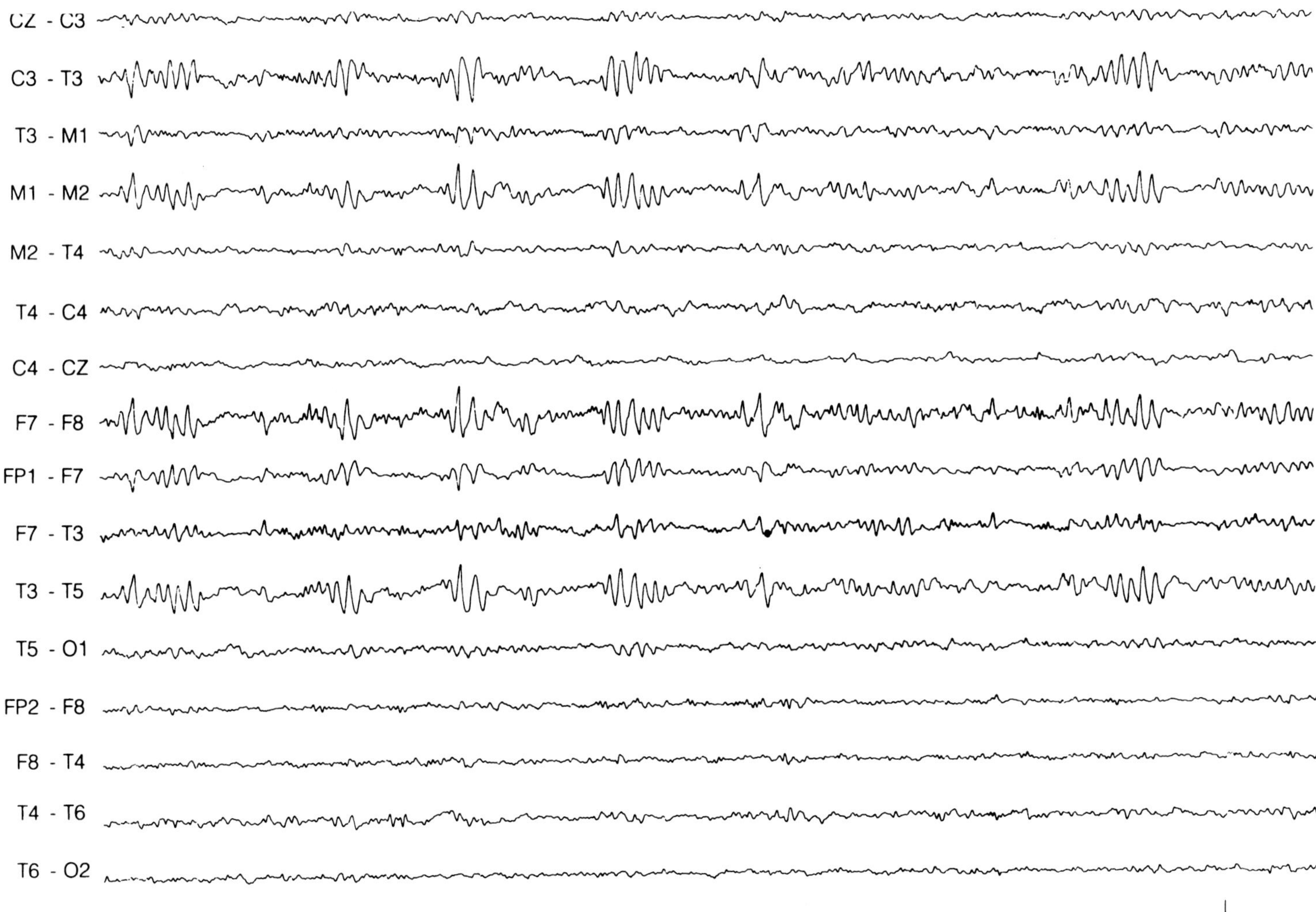

Abb. 4-1.70: Steiler temporaler Alpha-Rhythmus. 51-jähriger Patient. Trotz ihrer spitzen Form unterscheidet sich keine dieser Wellen deutlich vom an- und abschwellenden temporalen Alpha-Rhythmus. Ob die langsameren links temporalen Wellen nur den fluktuierenden Alpha-Rhythmus widerspiegeln oder eine unabhängige Delta-Aktivität ist, ist anhand dieser Abbildung und Abbildung 4-1.69 nur schwer zu entscheiden. Eichsignal 1 s, 70 μV.

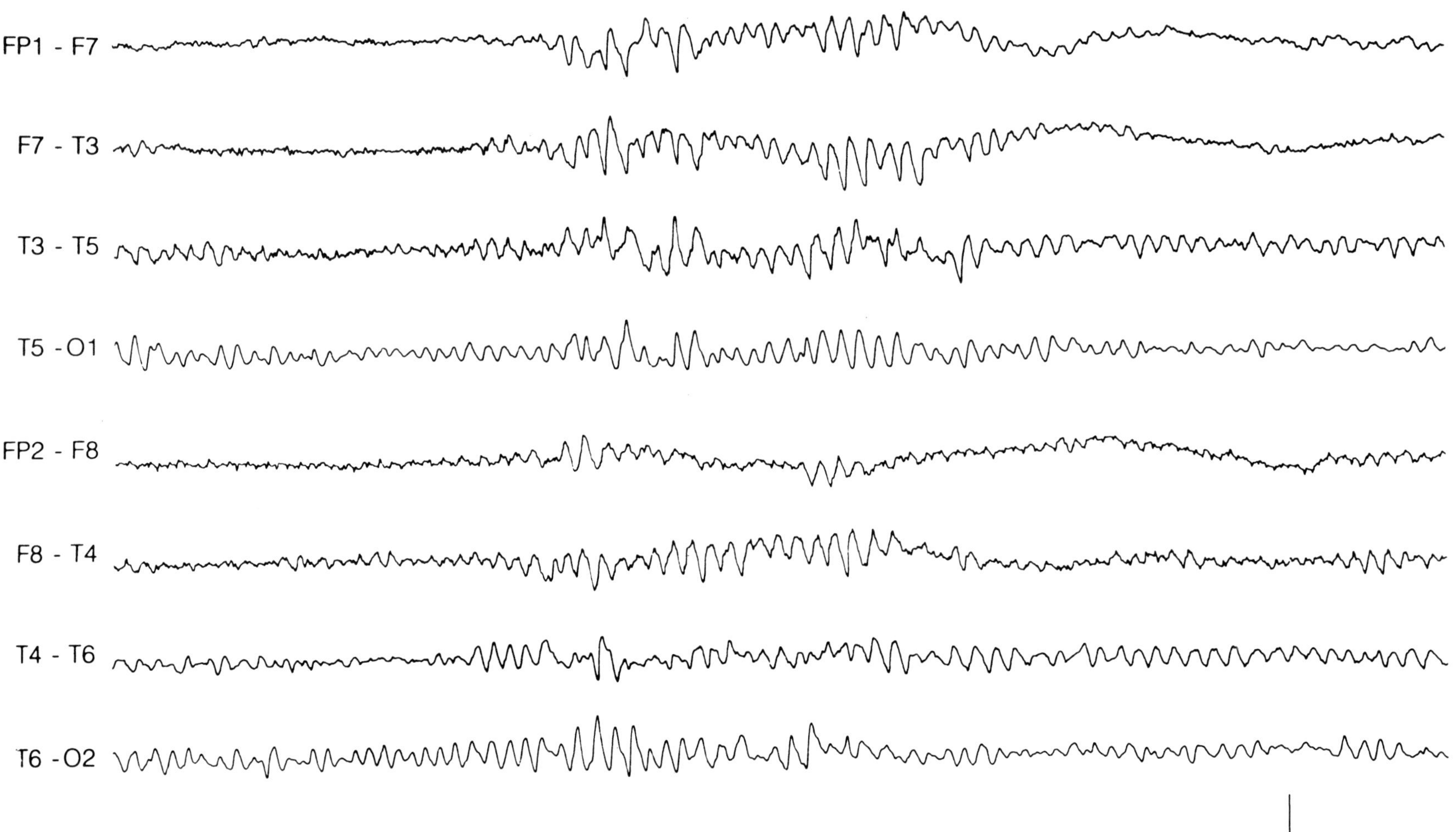

Abb. 4-1.71: Wicket Spikes. 44-jähriger Patient. Primär elektronegative arkadenförmige Wellen an T3 mit überwiegender Ausbreitung nach F7 als Teil von Bursts von eher sinusoidalen bitemporalen 7-Hz-Wellen. Die langsamen Wellen an F7 und F8 entsprechen lateralen Augenbewegungen. Eichsignal 1 s, 70 μV.

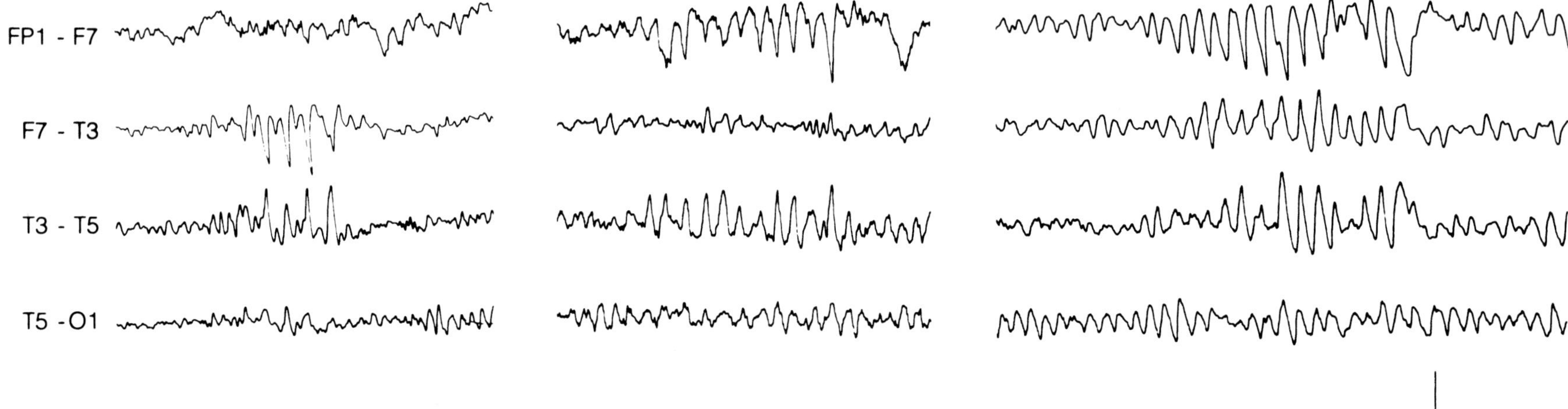

Abb. 4-1.72: Wicket Spikes. 21-jähriger Patient. Repetitive elektronegative Wicket Spikes an T3, T3–F7 und F7 mit Ausbreitung auf T3. Alle diese Wicket Spikes imponieren als scharf konturierte, negative Komponenten von rhythmischen Wellen im Temporalbereich mit einer Frequenz von 6–7 Hz. Eichsignal 1 s, 50 μV.

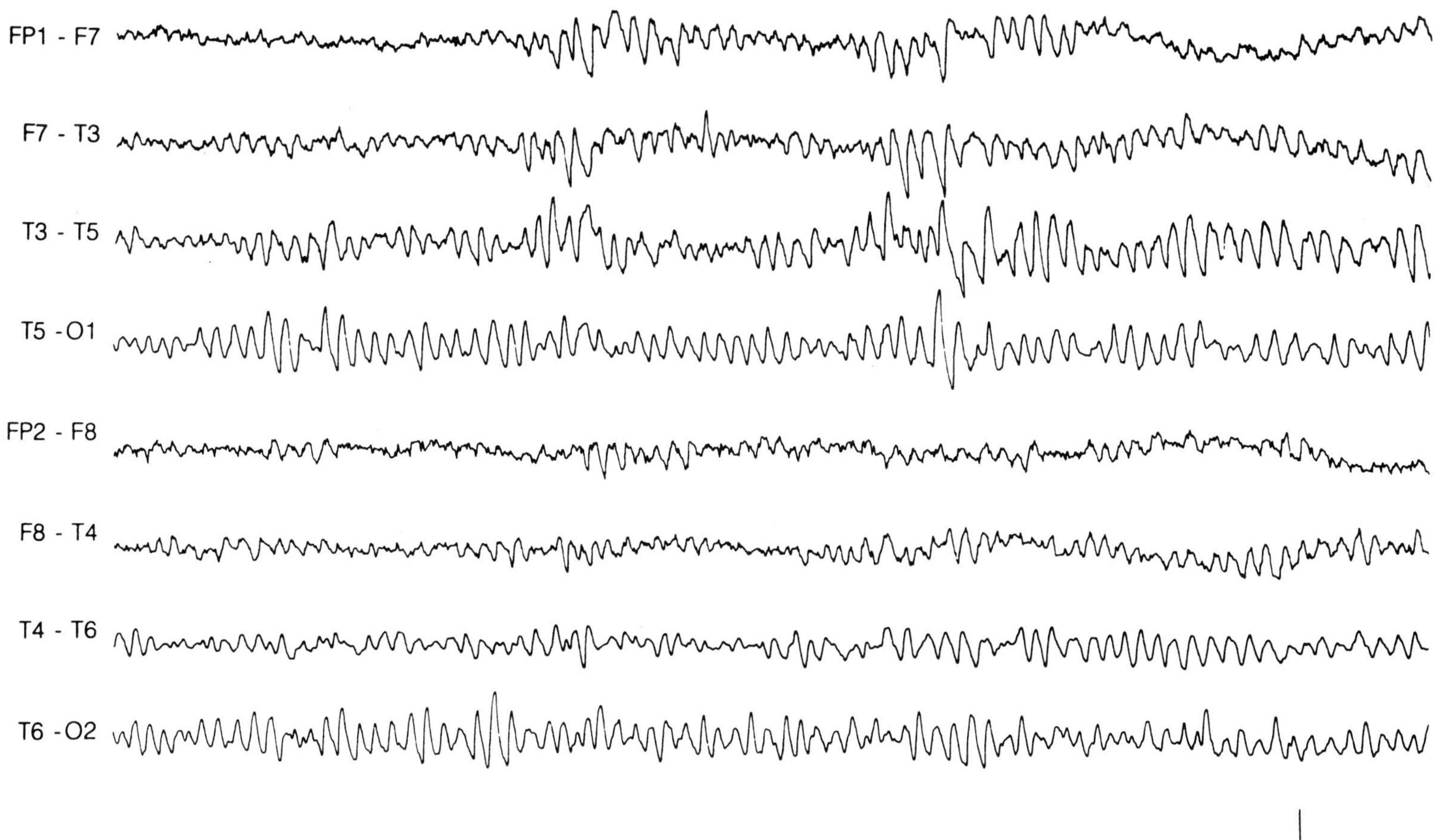

Abb. 4-1.73: Links temporale Wicket Spikes. 50-jähriger Patient. Die links temporalen Rhythmen sind durch eine Zunahme der Synchronie der laufenden Hintergrundaktivität oder die Überlagerung durch Hintergrundwellen, d. h. die links temporale Theta- und Alpha-Aktivität, unterschiedlich steil. Eine derart isolierte Steilheit ist bei dieser Hintergrundaktivität zu erwarten. Einzelne identische Wellen könnten für Spitzen gehalten werden, falls mehrere der gleichen Morphologie auftreten und die Hintergrundaktivität eher amorph als rhythmisch ist. Eichsignal 1 s, 50 μV.

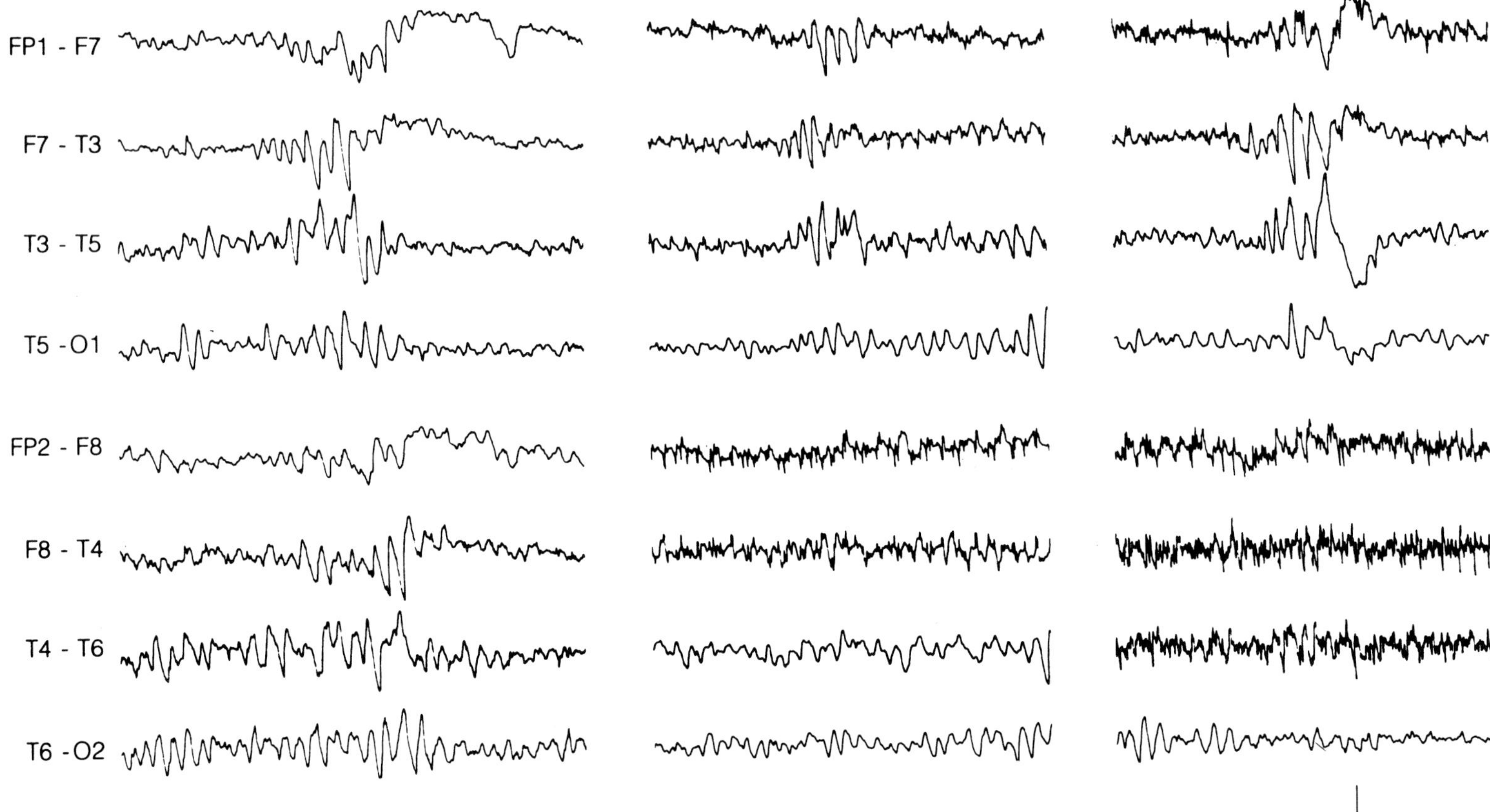

Abb. 4-1.74: Plötzliche Wicket Spikes. 50-jähriger Patient. Wicket Spikes können allmählich oder – wie hier – plötzlich auftreten. Obwohl keine dieser Wellen die Kriterien einer Spitze erfüllt, zeigt diese Veränderung wahrscheinlich eine für das Alter und das Bewusstseinsstadium (Wachheit) zu hohe temporale Theta-Aktivität an. Eichsignal 1 s, 50 μV.

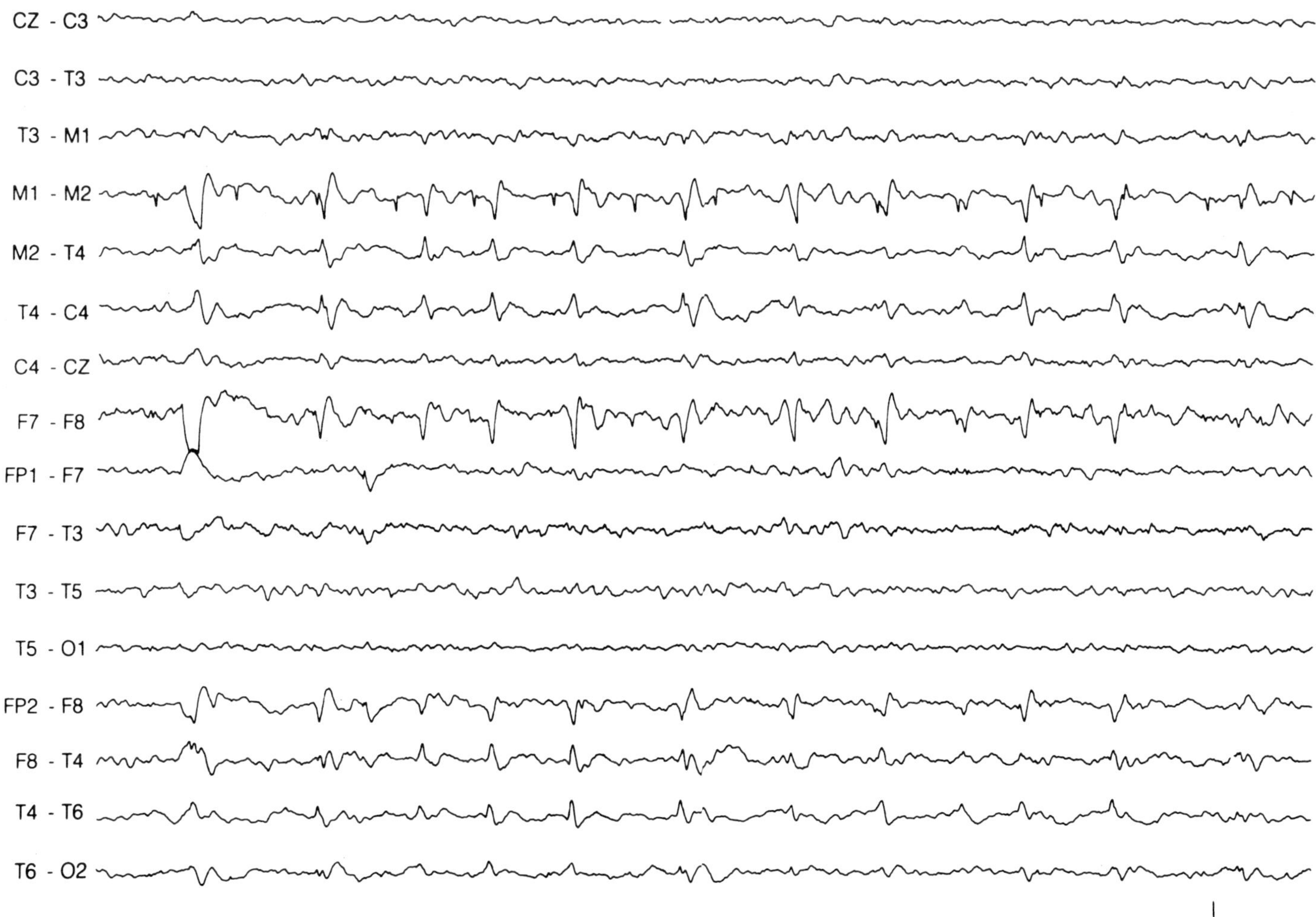

Abb. 4-1.75: Rechts anterior-temporale Spitzen und Mandibular-Notch-Elektrode. 36-jähriger Patient. Die Mandibular-Notch-Elektrode und die anterior-temporalen Elektroden weisen temporale Spitzen besser nach als das Standard-10-20-System (Sadler und Goodwin, 1989). Diese stereotypen repetitiven Spitzen erscheinen überwiegend an der Mandibular-Notch-Elektrode (M2) und an der inferior-frontalen anterior-temporalen Elektrode (F8) und breiten sich nach rechts midtemporal (T4) aus. Beachte ihre leicht höhere Amplitude im koronalen Anteil dieser Montage, einschließlich M2, im Vergleich zum anterior-posterioren Anteil. Diese Spitzen werden von einer rechts temporalen Delta-Aktivität begleitet. Eichsignal 1 s, 70 μV.

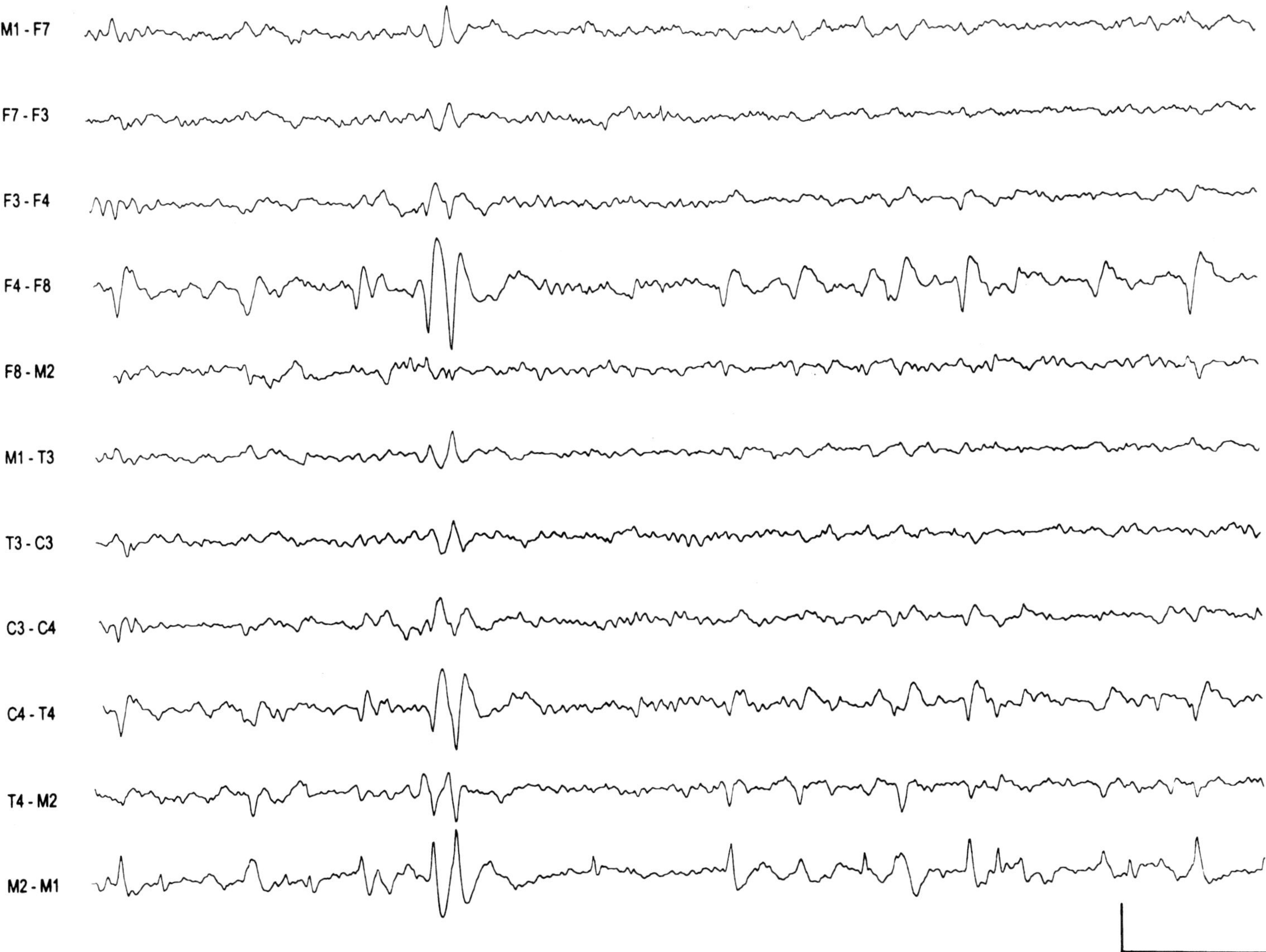

Abb. 4-1.76: Querreihe mit rechts temporalen Spitzen. 34-jähriger Patient. Das Feld dieser zahlreichen rechts temporalen Spitzen wird in dieser Querreihe gut dargestellt. Daher treten derartige Spitzen überwiegend inferior-anterior temporal (M2–F8) auf und breiten sich moderat nach rechts midtemporal (T4) aus. Beachte das leicht variierende Feld dieser Spitzen. Eichsignal 1 s, 50 μV.

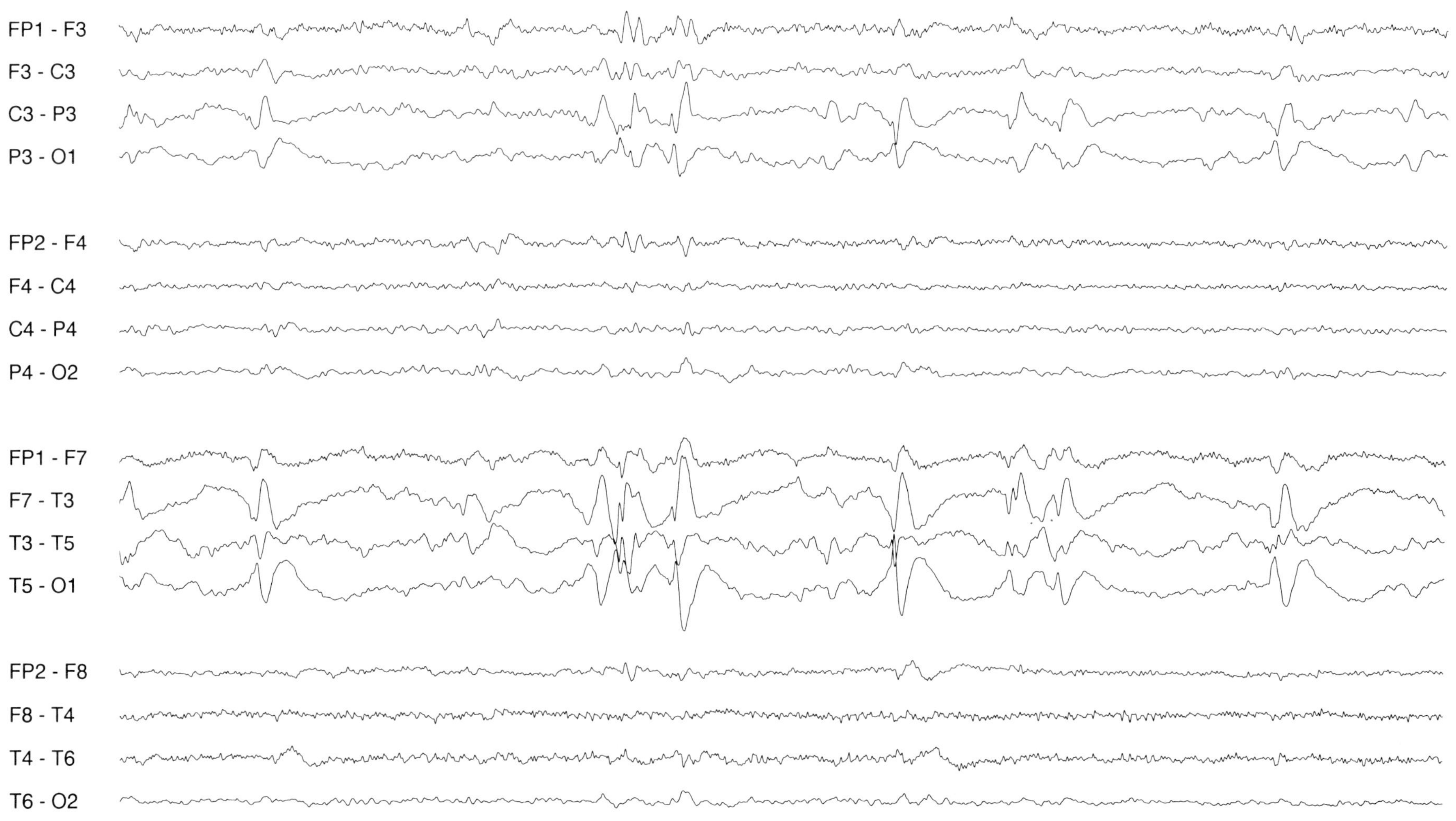

Abb. 4-1.77: Links midposteriore temporale Spitzen und Delta-Aktivität. 27-jähriger Patient. Wach. Augen geschlossen. Trotz der Prädominanz dieser Spitzen und Delta-Wellen in der linken Hemisphäre ist keine Fortleitung in die homotopen rechten Bereiche erfolgt. Die repetitive und prominente assoziierte Delta-Aktivität weist auf einen relativ aktiven Prozess, wie einen wachsenden Tumor, häufige epileptische Anfälle oder beides, hin. Vergleiche das Maximum dieses Feldes in T3–T5 mit dem der anterioren mesiotemporalen Spitzen (M1–F7–T3). Beachte die deutliche Beteiligung von P3, die kein Merkmal der anterioren temporalen Spitzen ist. Eichsignal 1 s, 150 μV.

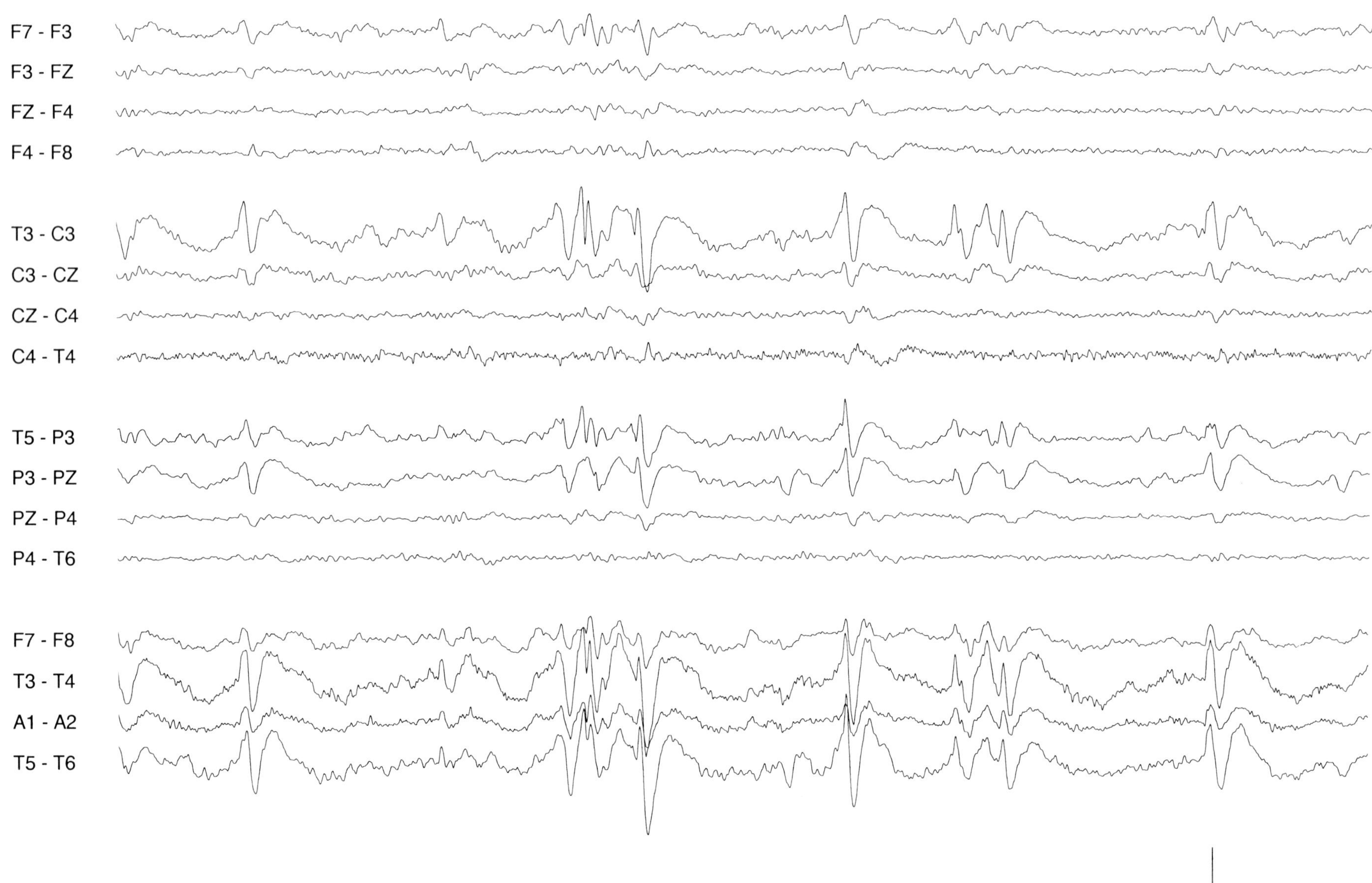

Abb. 4-1.78: Links midposteriore temporale Spitzen und Delta-Aktivität. 27-jähriger Patient. Wach. Augen geschlossen. Derselbe Zeitraum wie in Abbildung 4-1.77. Als Bestätigung dafür, dass die moderate Ausbreitung der Spitze und der Delta-Aktivität nach links parietal (P3) keine gleich starke oder sogar überwiegende links parietale Beteiligung bedeutet, zeigt die Querreihe mit direktem Vergleich von T5 und P3 deutlich eine überwiegende Beteiligung von T5 und auch von T3. Beachte die minimale Beteiligung der links anterioren temporalen Region (A1,F7). Eichsignal 1 s, 150 μV.

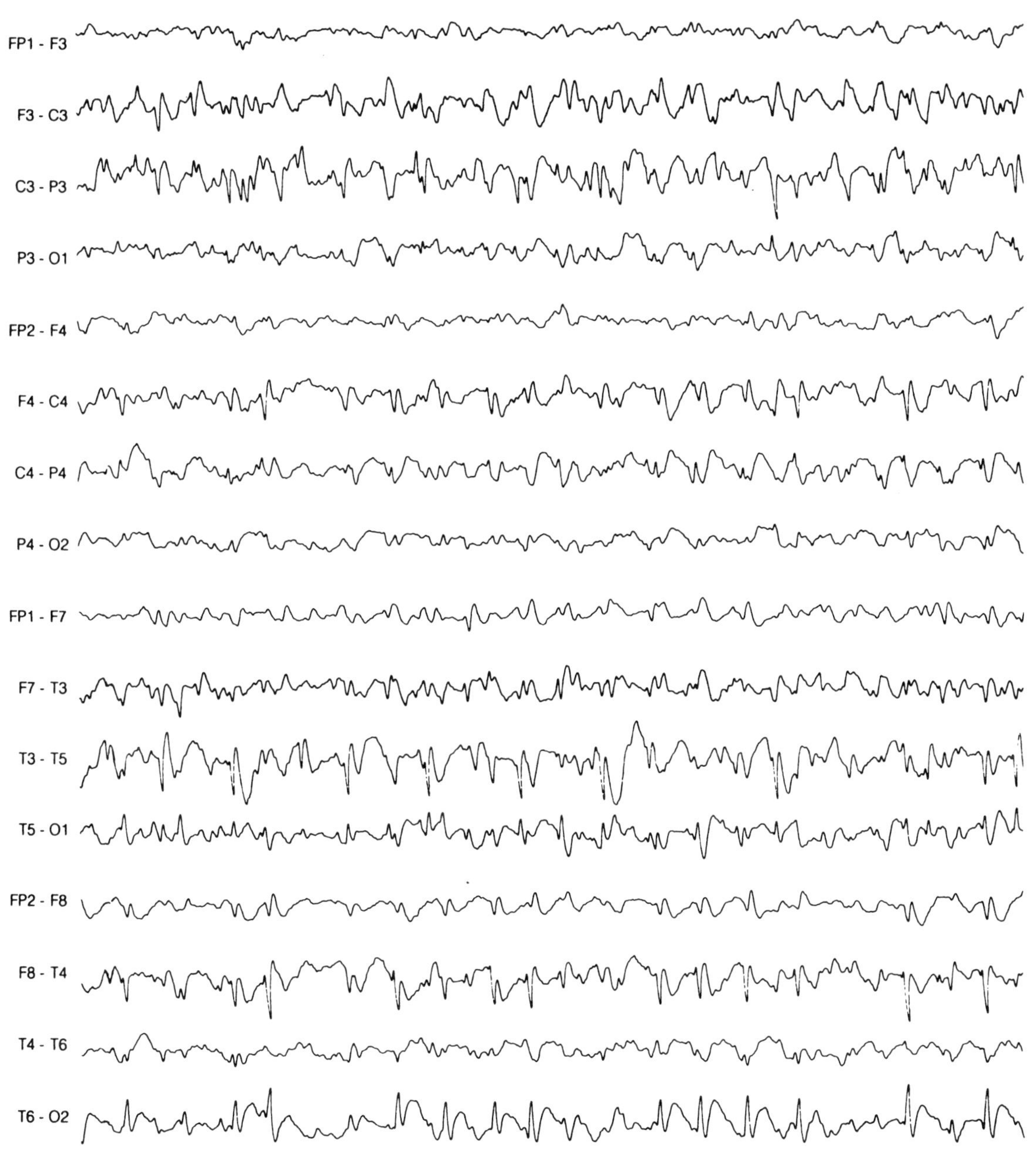

Abb. 4-1.79: Spitzen und Aphasie. Vierjähriger Patient. Leichtschlaf. Diese zahlreichen Spitzen sind überwiegend links posterior temporal, parietal, okzipital und rechts zentral, midposterior temporal lokalisiert. Im Alter zwischen 2 und 3 Jahren verlor dieser Junge sein Sprachvermögen und schien nicht mehr zu verstehen, was man zu ihm sagte. In der Vorgeschichte waren Fieberkrämpfe und ein Grand-mal-Anfall aufgetreten. Dieses klinische EEG passt zum Syndrom der erworbenen Aphasie oder der erworbenen epileptischen Aphasie des Kindesalters (Landau-Kleffner-Syndrom). Eichsignal 1 s, 300 μV.

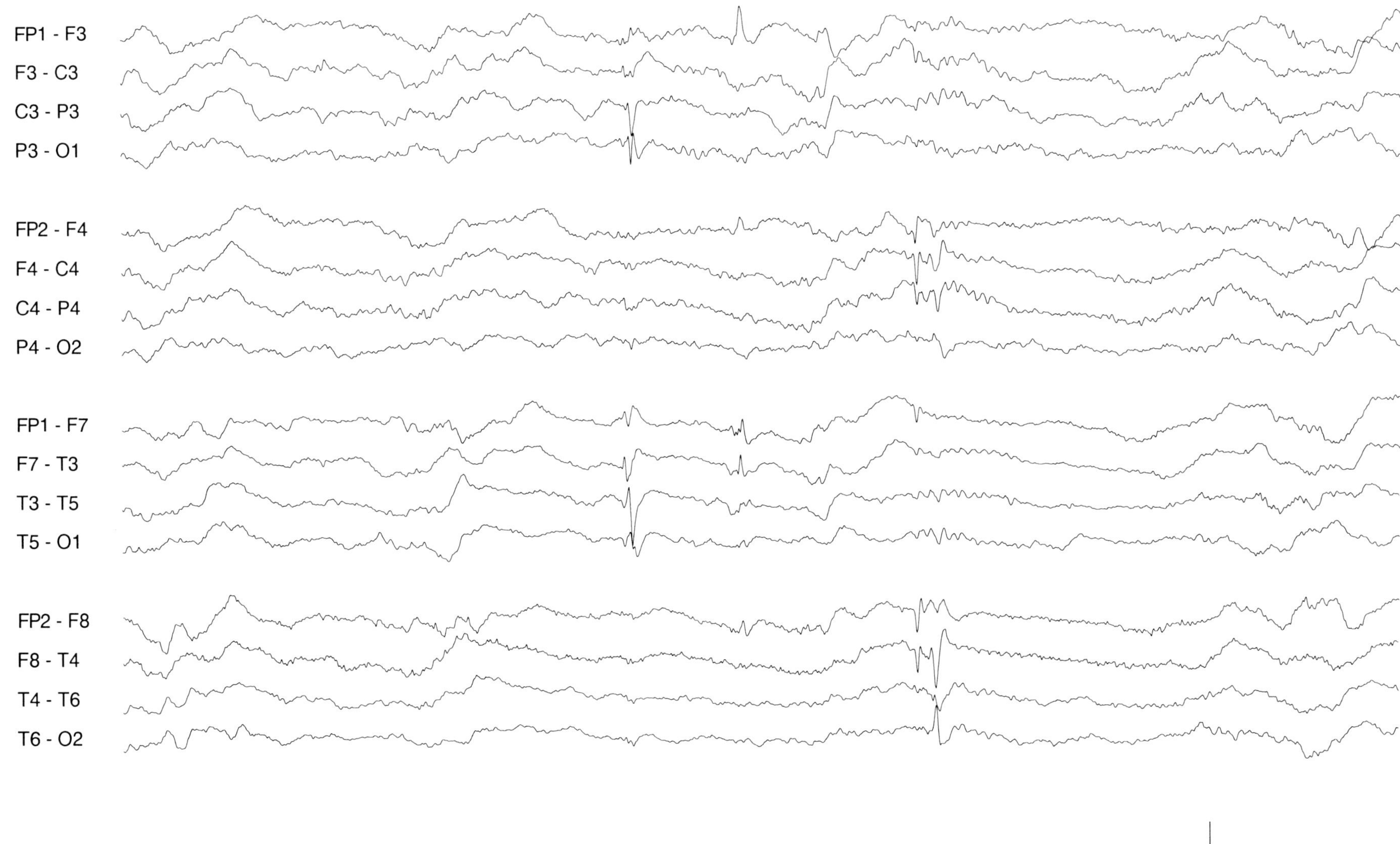

Abb. 4-1.80: Multifokale Spitzen. 29-jähriger Patient. Schlaf. Beachte die ausgedehnten Felder dieser Spitzen im Sinne einer ungehinderten Ausbreitung. Eichsignal 1 s, 70 μV.

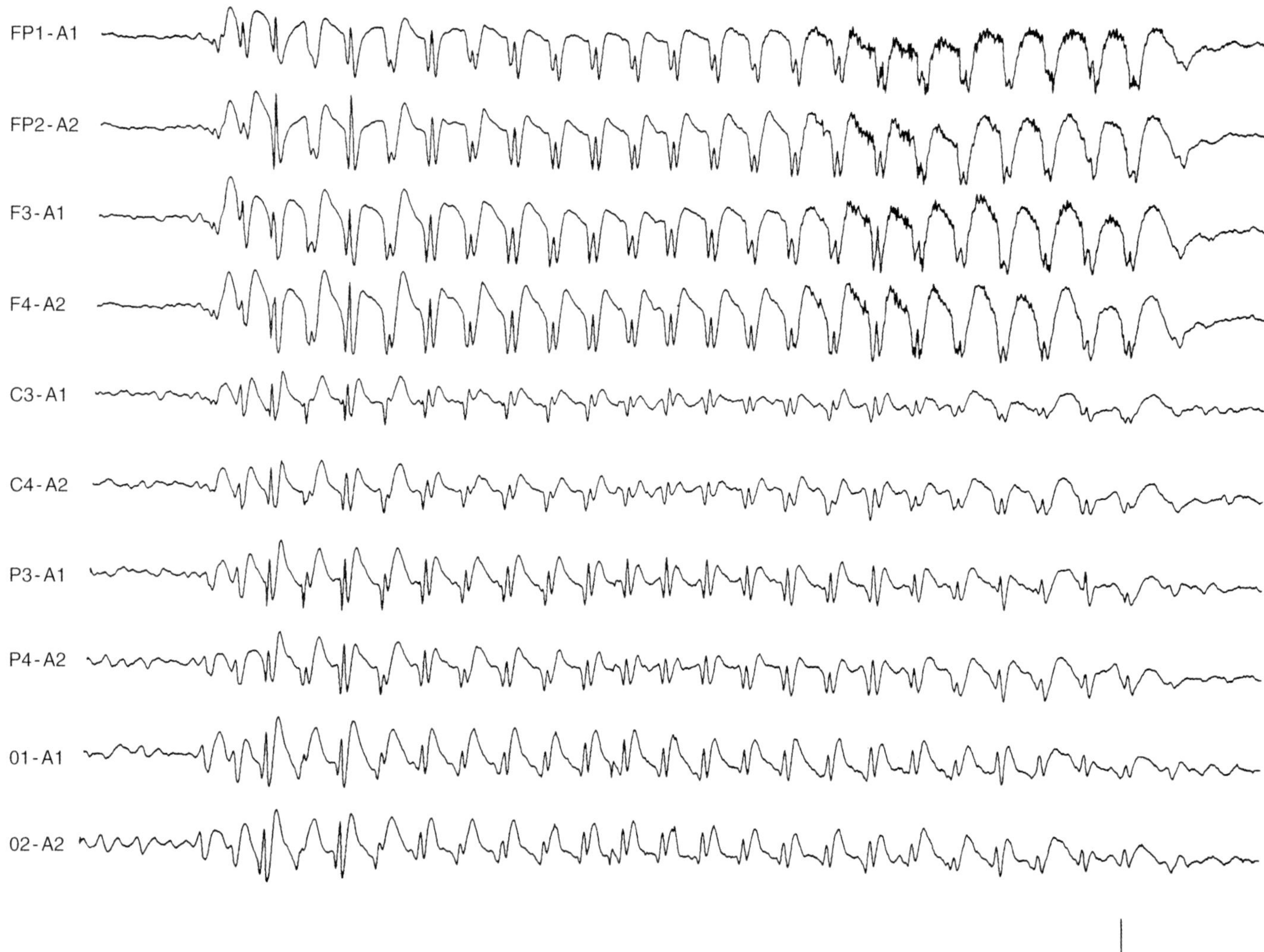

Abb. 4-2.1: 3-Hz-Spike-Wave-Komplexe. Sechsjähriger Patient. Plötzlich einsetzende und endende, bilateral synchrone Spike-Wave-Komplexe mit langsam abnehmender Frequenz im Laufe eines Bursts. Schlussendlich ist die Wellenkomponente größer als die Spitze. Eichsignal 1 s, 500 μV.

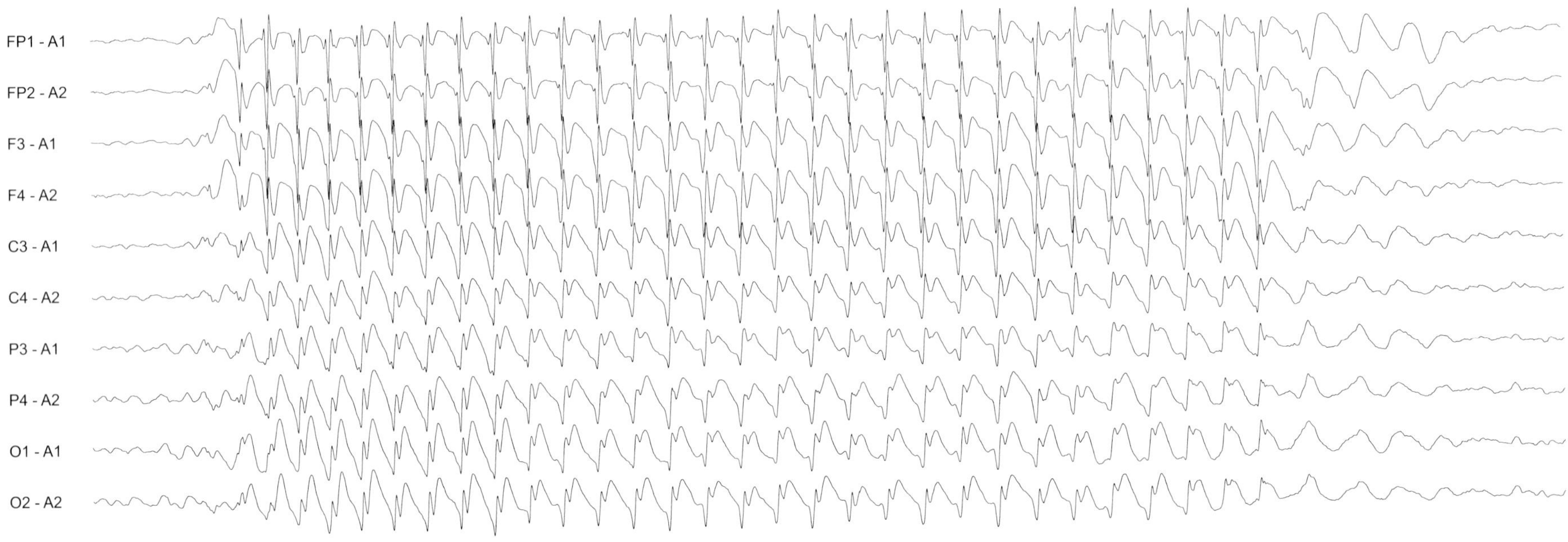

Abb. 4-2.2: Ohrreferenzableitung mit generalisierten 3-Hz-Spike-Wave-Komplexen. Fünfjähriger Patient. Wach. Augen geschlossen. Die anfänglichen leichten Asymmetrien sind kein Zeichen einer «sekundären bilateralen Synchronie», da bei bilateralen Spike-Wave-Komplexen fast immer eine gewisse Asymmetrie besteht. Beachte den plötzlichen Beginn und das ziemlich abrupte Ende sowie die Dominanz von rhythmischen Wellen. Eichsignal 1 s, 500 μV.

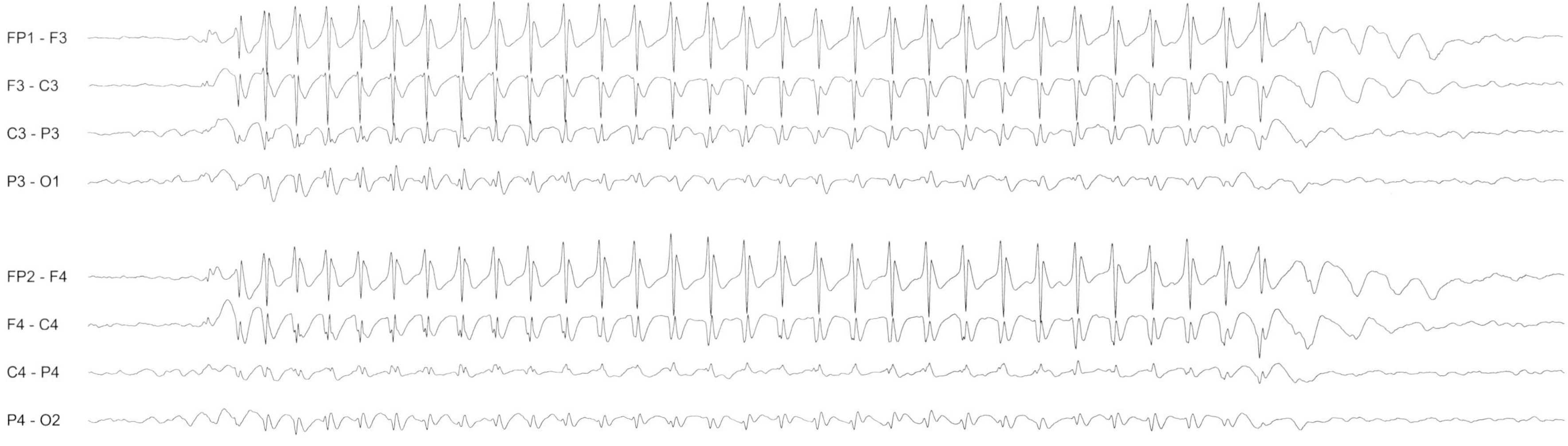

Abb. 4-2.3: Bipolare Ableitung mit generalisierten 3-Hz-Spike-Wave-Komplexen. Derselbe Patient wie in Abbildung 4-2.2. Wach. Augen geschlossen. Plötzliche, bilateral symmetrisch auftretende und endende Spitze-Welle-Komplexe mit zu Beginn und am Ende prominenter Wellenkomponente. Die Ereignisse gehen mit einer Einstellung der Tätigkeiten, Lidflattern, Herumgehen sowie gelegentlich dem Rammen von Gegenständen einher. Keine Erinnerung an den Anfall oder eine währenddessen genannte Zahl. Durch die geringe Sensitivität nur abgeschwächte Darstellung der Hintergrundaktivität. Eichsignal 1 s, 500 μV.

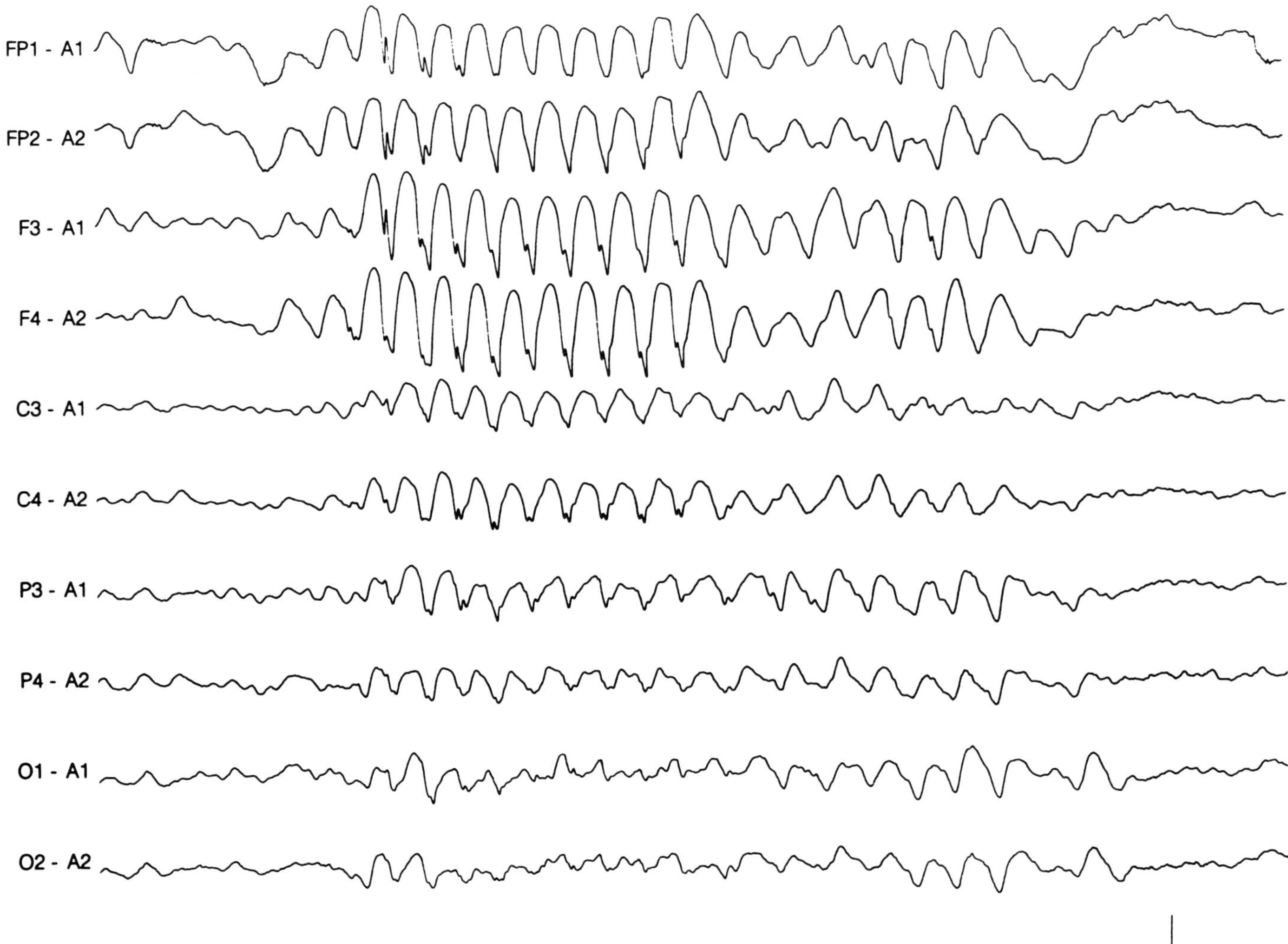

Abb. 4-2.4: Generalisierte Spitze-Welle-Komplexe. Neunjähriger Patient. Hyperventilation. In dieser Spitze-Welle-Serie sind die Spitzen weniger prominent als die Wellen. Die rhythmischen Wellen treten bei der Attacke vor den Spitzen auf. Während der Attacke öffnete der Patient langsam seine Augen, am Ende rieb er sein Gesicht. Anschließend erinnerte er sich an eine Zahl, die man ihm während der 3. Sekunde dieser Spitze-Welle-Serie genannt hatte. In diesem Zusammenhang bezieht sich der Begriff «generalisiert» auf die bilateral synchrone Verteilung der Spitze-Welle-Komplexe, obwohl sie minimal auch nach okzipital reichen. Der Begriff bezieht sich eher auf das klinische Korrelat, die primär generalisierte Epilepsie, als auf die Ausbreitung. Eichsignal 1 s, 500 μV.

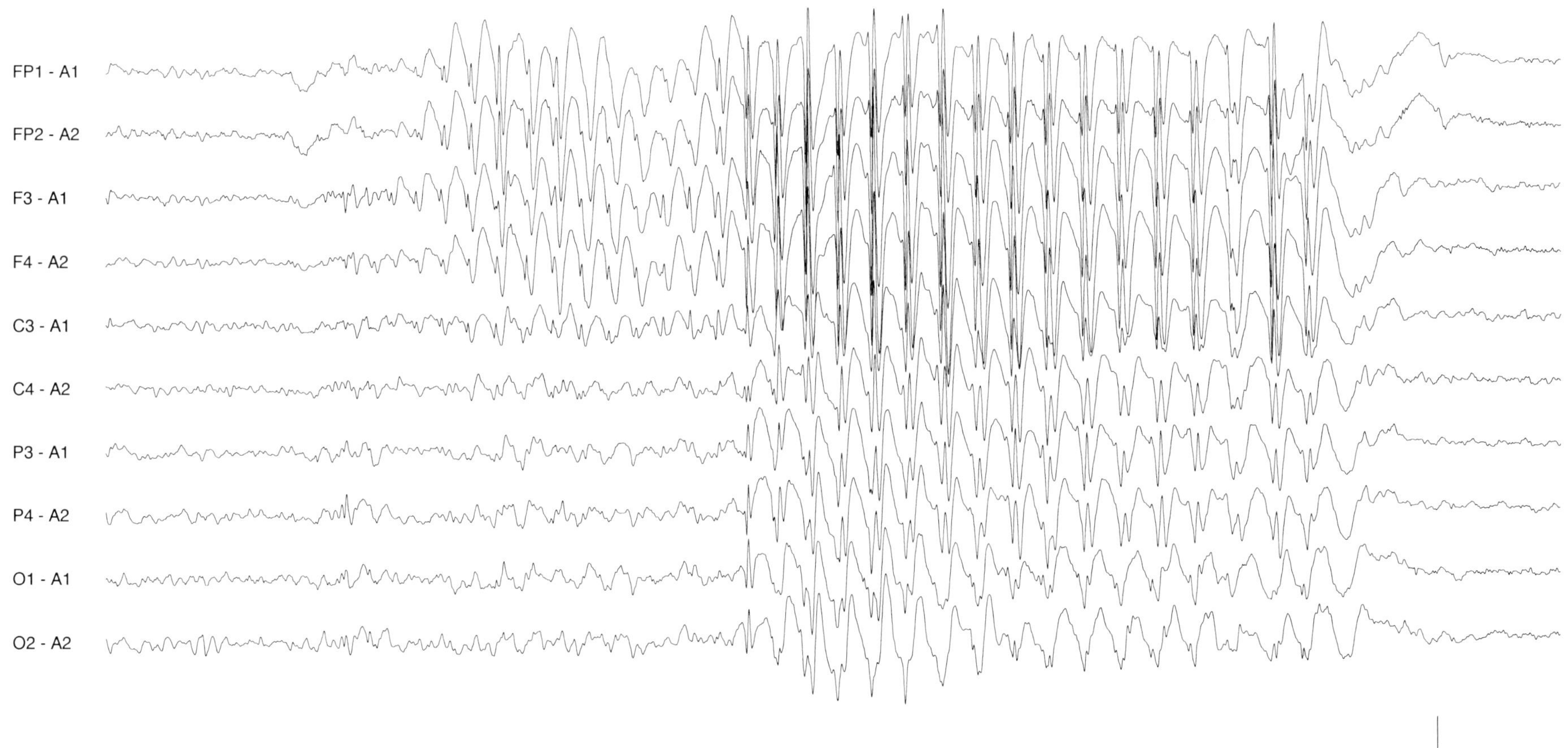

Abb. 4-2.5: Generalisierte Spitze-Welle-Komplexe mit frontaler Dominanz. Neunjähriger Patient. Wach. Augen geschlossen. Erst nach 3–4 Sekunden findet sich die Spitze-Welle-Entladung in allen parasagittalen Elektroden. Eichsignal 1 s, 300 μV.

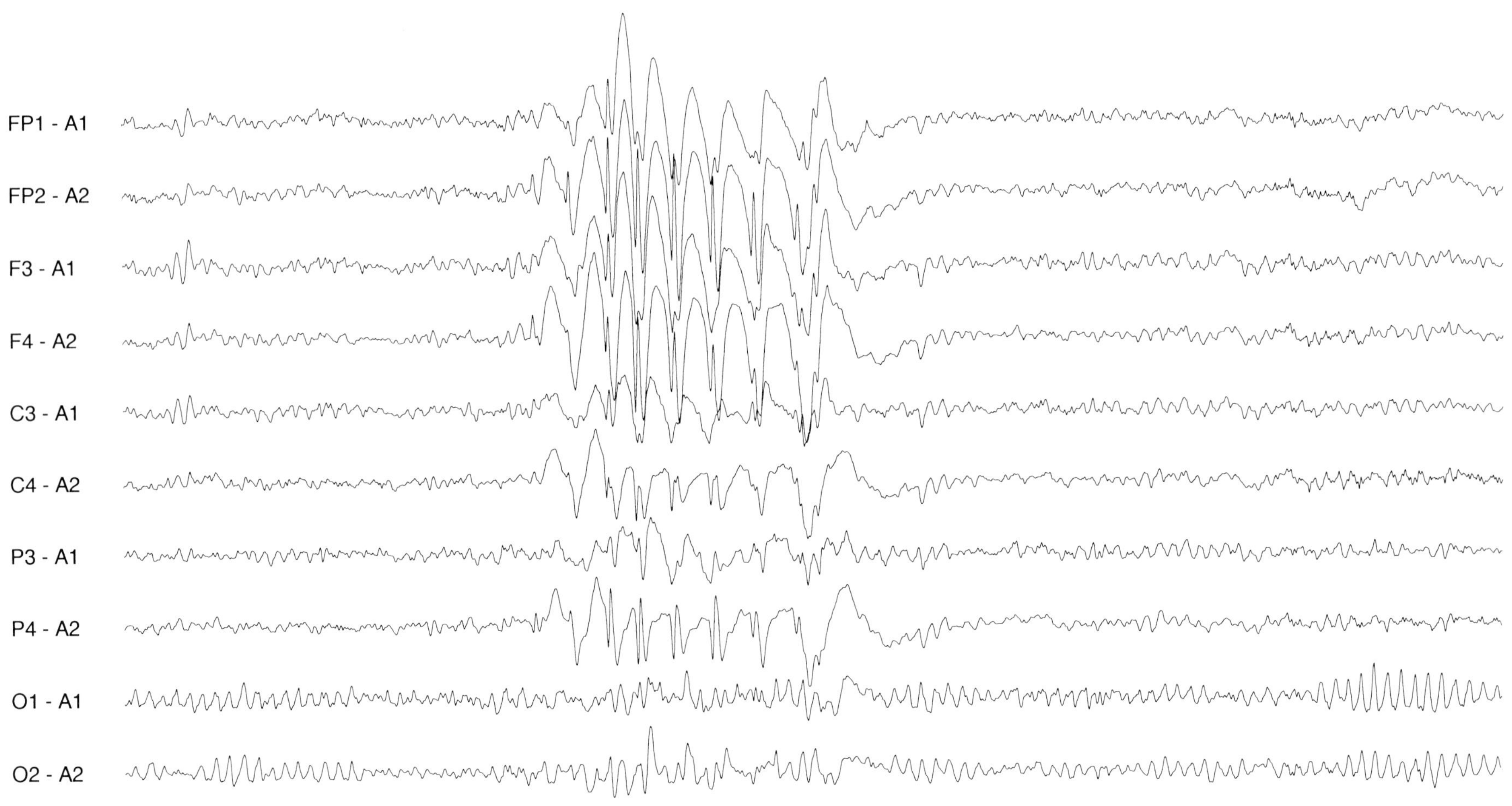

Abb. 4-2.6: Ohrreferenzableitung mit generalisierten 3-Hz-Spike-Wave-Komplexen. 14-jähriger Patient. Wach. Augen geschlossen. Diese bilateral synchronen «generalisierten» Spitze-Welle-Komplexe sind am deutlichsten in der rechten Hemisphäre zu erkennen; eine derartige Asymmetrie findet sich häufig bei Spitze-Welle-Komplexen und wechselt in der Regel zwischen den Hemisphären. Da die «Einleitung» dieselbe Morphologie aufweist wie vollständige Spitze-Welle-Komplexe und in der rechten Hemisphäre keine fokalen Spitzen oder Delta-Wellen auftreten, handelt es sich nicht um eine «sekundäre bilaterale Synchronie». Eichsignal 1 s, 200 μV.

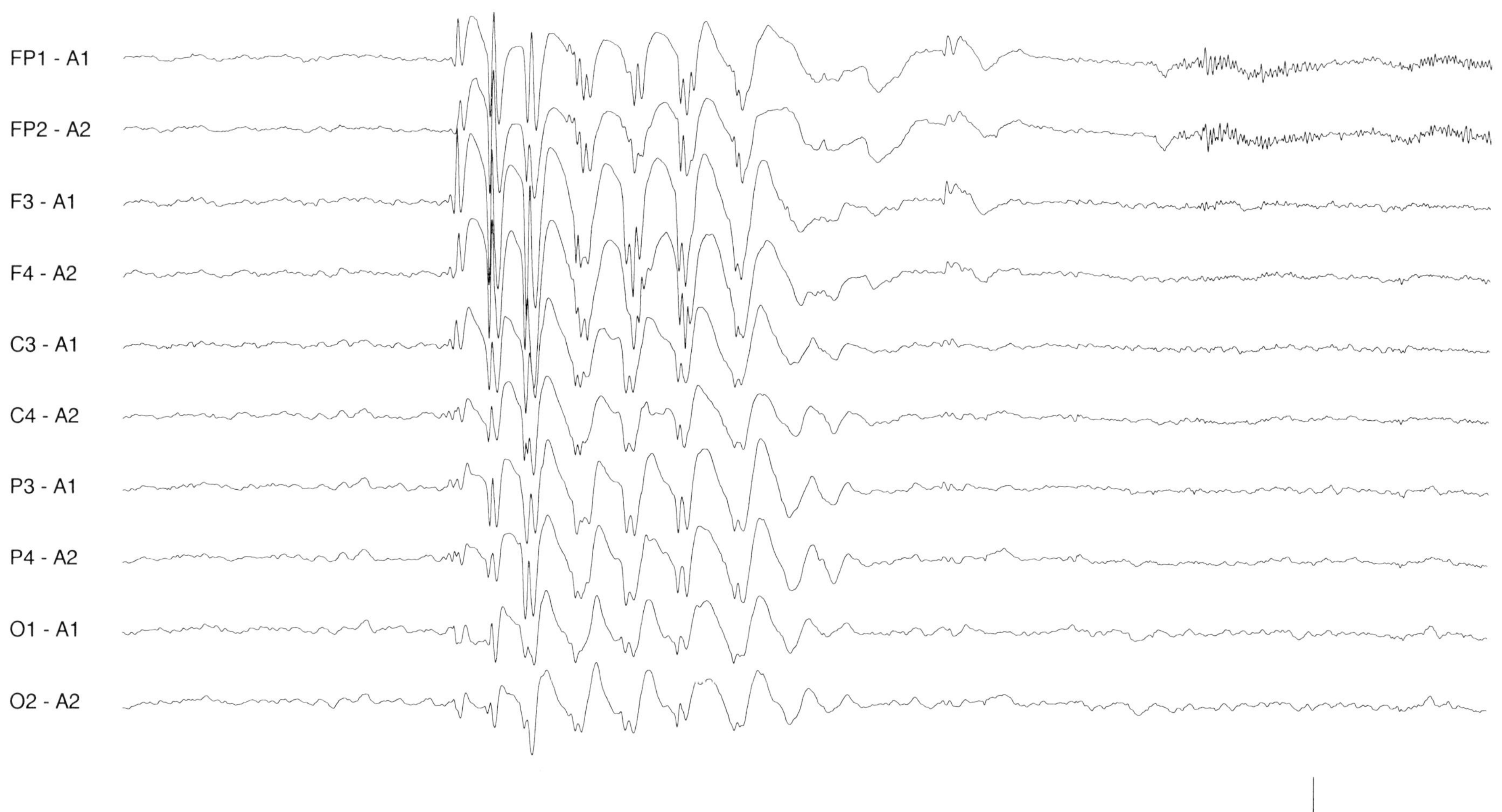

Abb. 4-2.7: Beginn von Spitze-Welle-Komplexen in der linken Hemisphäre. Neunjähriger Patient. Wach. 4-Hz-Spike-Wave-Komplexe mit Verlangsamung auf 3 Hz im Laufe der Serie. Eichsignal 1 s, 500 μV.

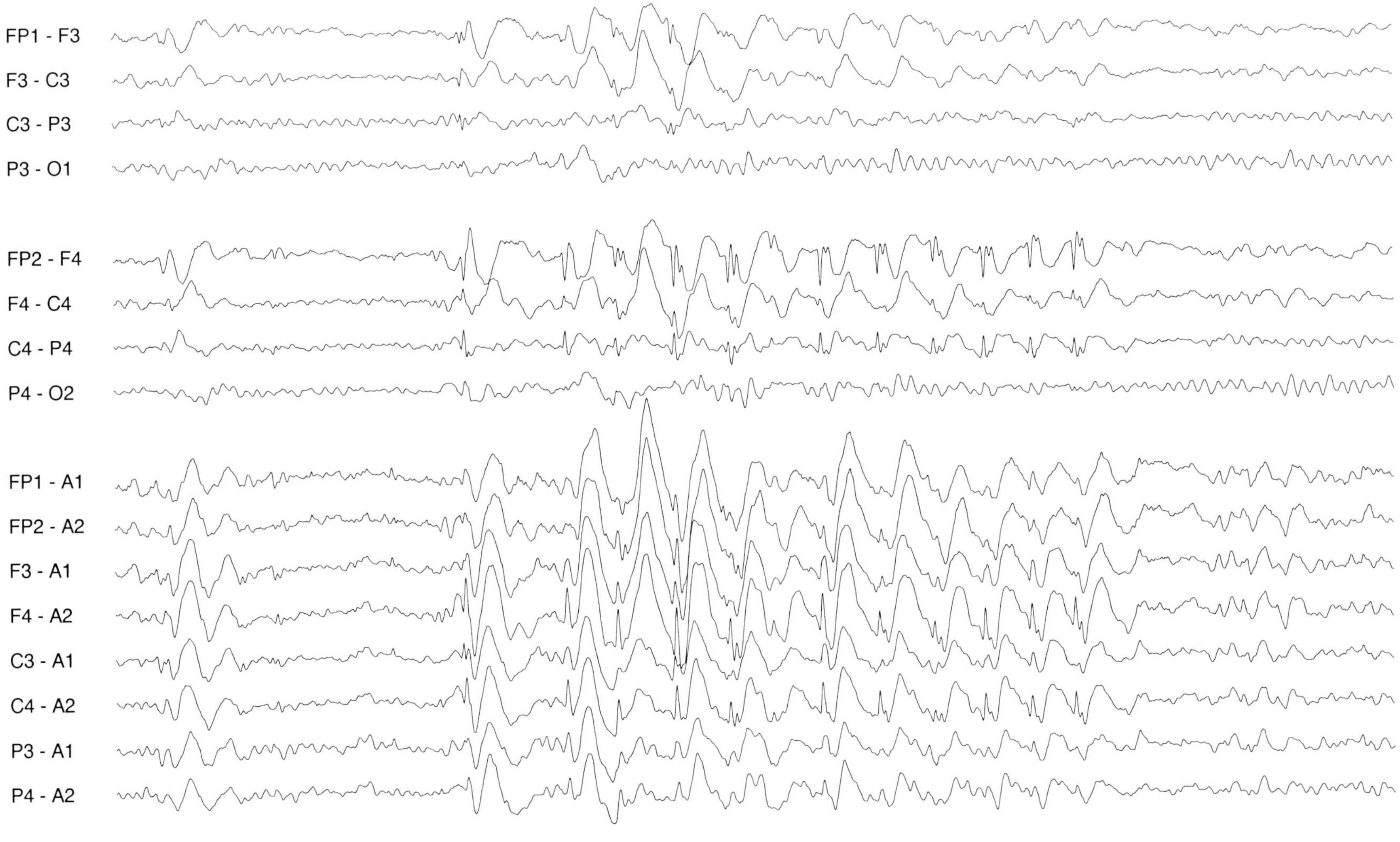

Abb. 4-2.8: Sehr asymmetrische «generalisierte» Spitze-Welle-Komplexe. 14-jähriger Patient. Wach. Augen geschlossen. Die starke Asymmetrie des einzelnen Spitze-Welle-Komplexes und der Spitze-Welle-Serie, die im bipolaren Anteil dieser Montage am besten zu erkennen ist, bildet einen morphologischen Übergang zwischen bilateral synchronen Spitze-Welle-Komplexen der primär generalisierten Epilepsie und der «sekundären bilateralen Synchronie» der sekundär generalisierten Epilepsie. Eine Persistenz dieser Asymmetrie in mehreren Registrierungen würde für eine «hemisphärische Epilepsie» sprechen (Blume, 1998). Eichsignal 1 s, 100 μV.

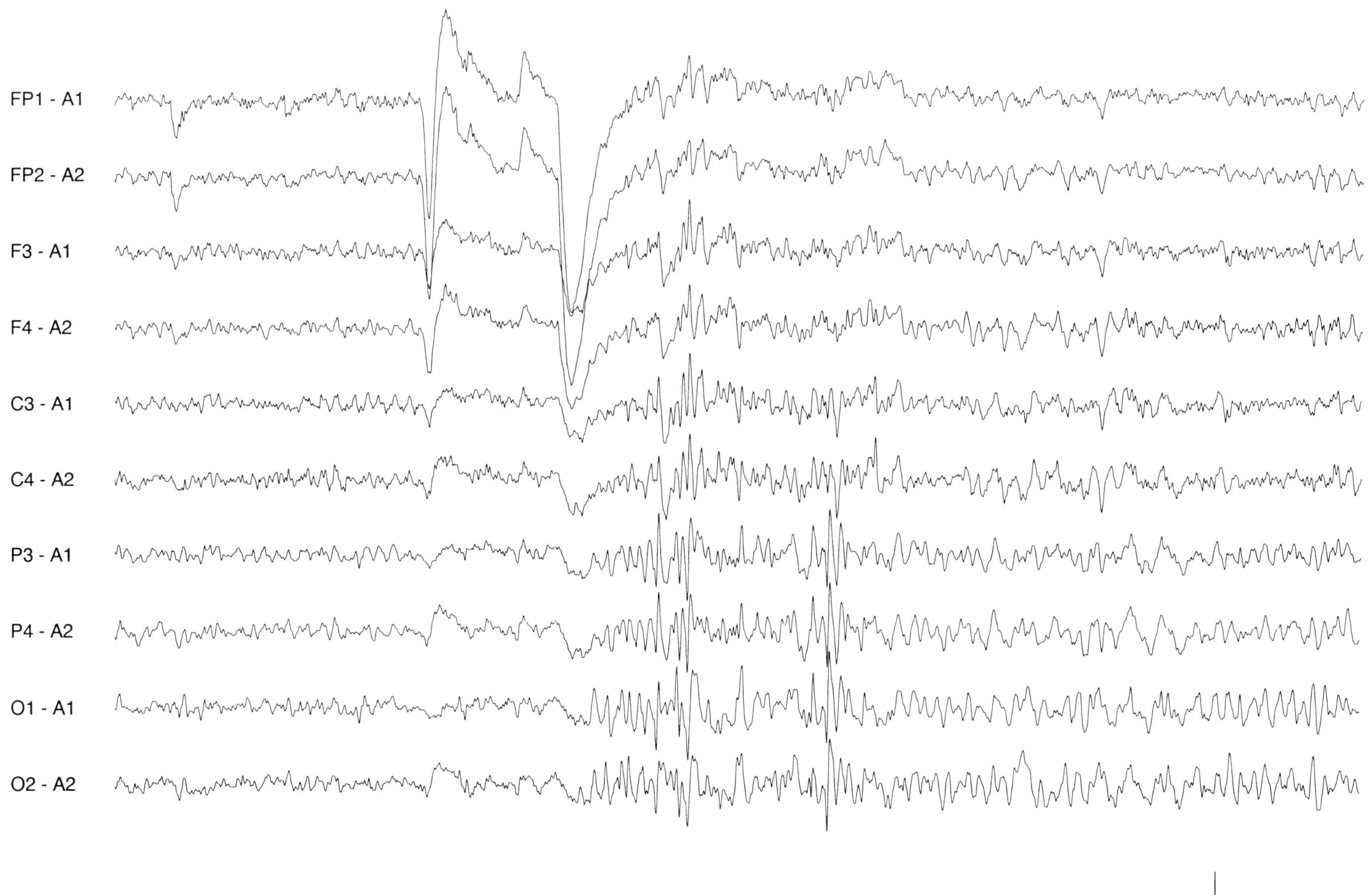

Abb. 4-2.9: Polyspikes nach Augenschluss. 24-jähriger Patient. Wach. Durch die deutliche Abgrenzung der einzelnen Komponenten des posterior akzentuierten Bursts bei Augenschluss unterscheiden sich die Polyspikes von einem Muskelartefakt; die eingestreuten Theta-Wellen unterscheiden sich durch ihre hohe Frequenz von der schnellen Alpha-Variante. In diesem Fall kann eine Fotostimulation eine fotoparoxysmale Reaktion auslösen. Eichsignal 1 s, 100 μV.

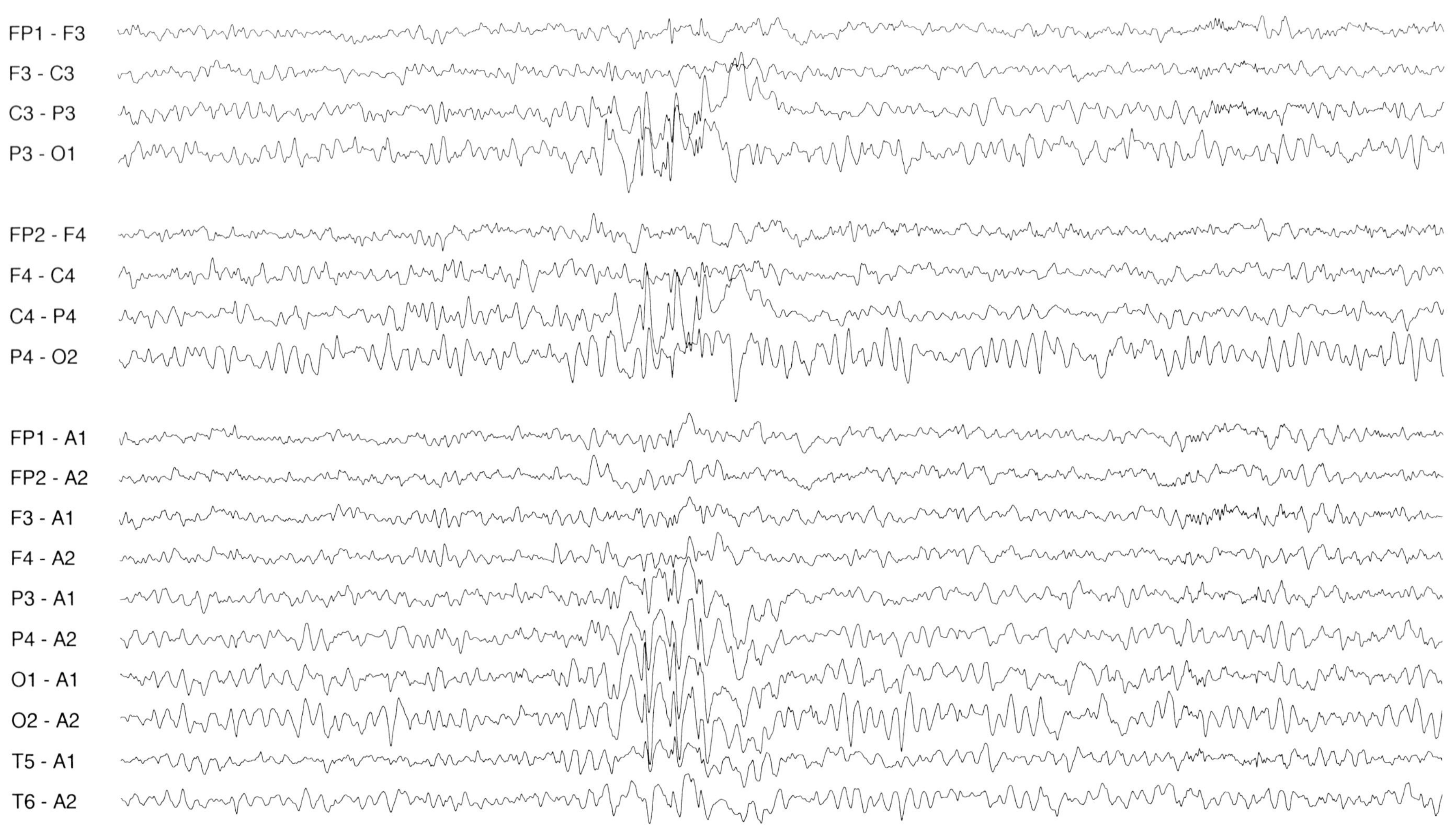

Abb. 4-2.10: Bilateral synchrone posteriore Spitze-Welle-Komplexe. Neunjähriger Patient. Wach. Augen geschlossen. Im parietookzipitalen Assoziationskortex können bilateral synchrone Spitzen auftreten. Ebenso wie die bilateral synchronen Spitze-Welle-Komplexe ist auch die Hintergrundaktivität für das Alter normal. Eichsignal 1 s, 150 μV (obere 8 Kanäle); 1 s, 200 μV (untere 10 Kanäle).

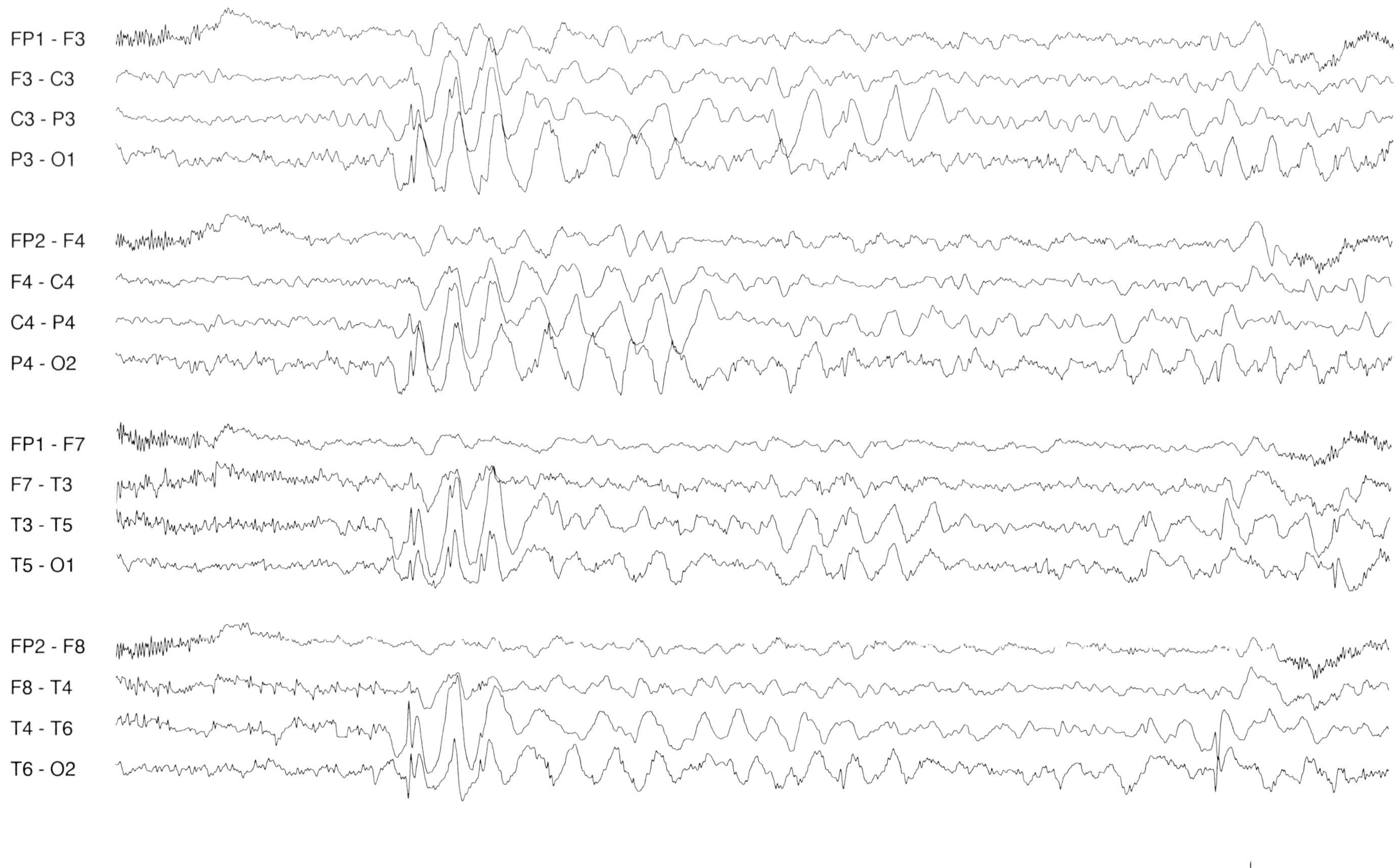

Abb. 4-2.11: Posteriore, bilateral synchrone und regionale Spitze-Welle-Komplexe. Achtjähriger Patient. Augen geschlossen. Obwohl rhythmische Delta-Aktivität im Vordergrund steht, grenzen sich die Spitzenentladungen ausreichend gut ab, um sie als Spitze-Welle-Komplexe zu identifizieren. Beachte die regionale Expression (O2 und vermutlich O1) dieser überwiegend bilateral synchronen Entladungen. Eichsignal 1 s, 300 μV.

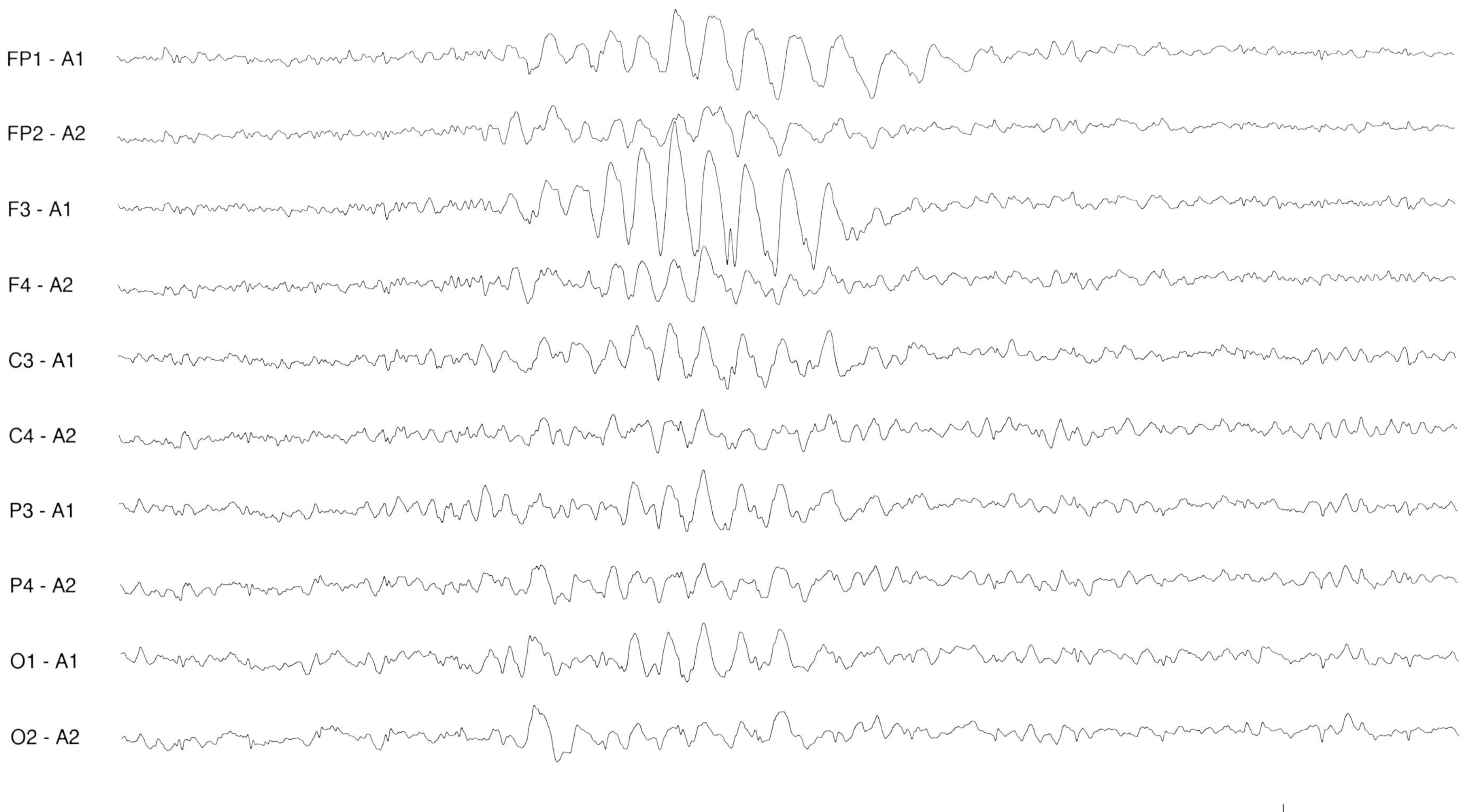

Abb. 4-2.12: In rhythmischen Delta-Bursts verborgene Spitze-Welle-Komplexe. 14-jähriger Patient. Schlaf. Beispiel für die unilaterale Prädominanz von diffusen, rhythmischen Wellen und Spitzen. Eichsignal 1 s, 200 μV.

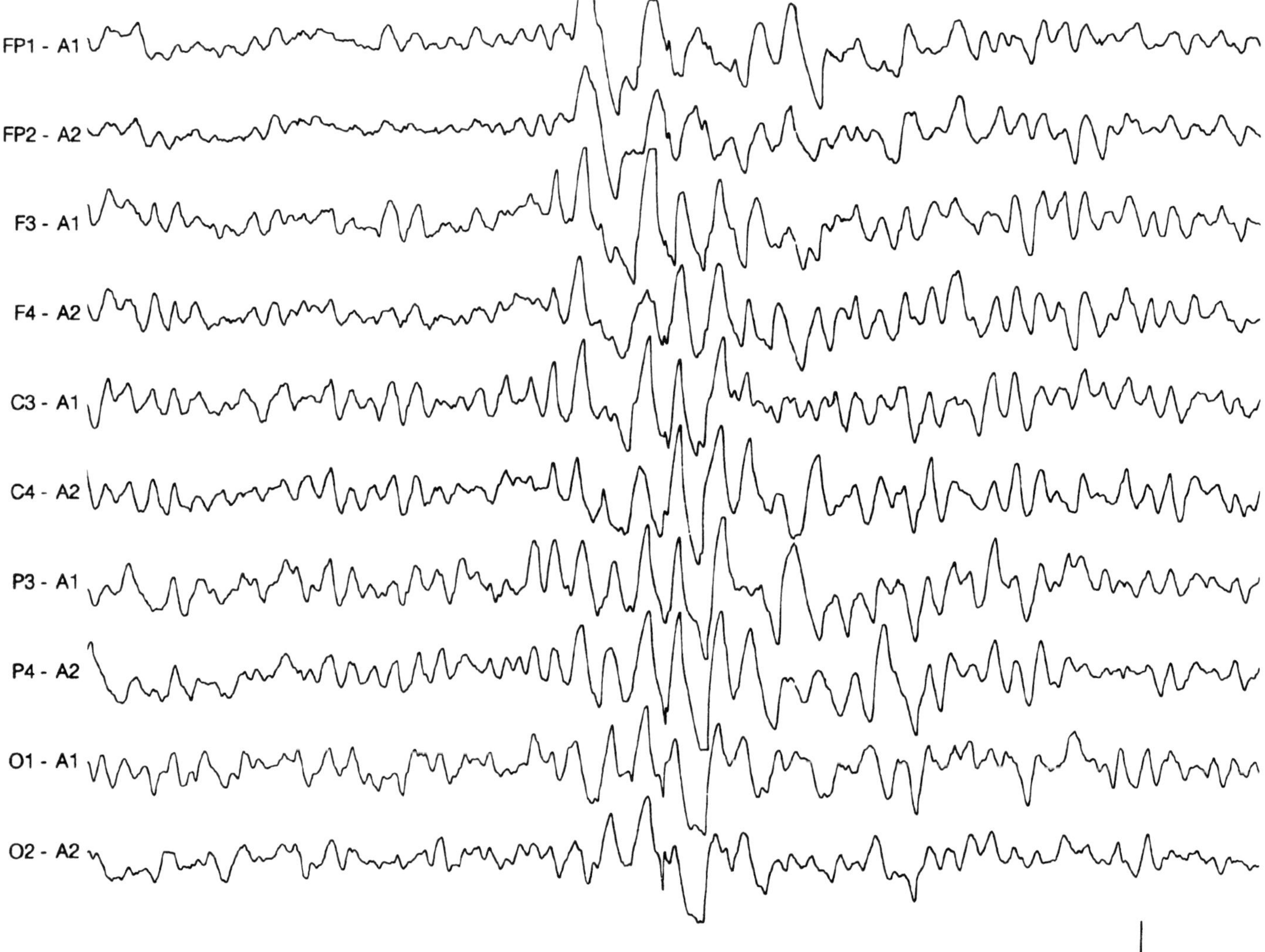

Abb. 4-2.13: Kaum zu glauben ... in diesem Muster bei Müdigkeit befindet sich ein Spitze-Welle-Komplex! Zweijähriger Patient. Allerdings müsste ein besser abgegrenzter Spitze-Welle-Komplex vorliegen, bevor dieser Befund verbindlich angegeben werden kann. Eichsignal 1 s, 200 μV.

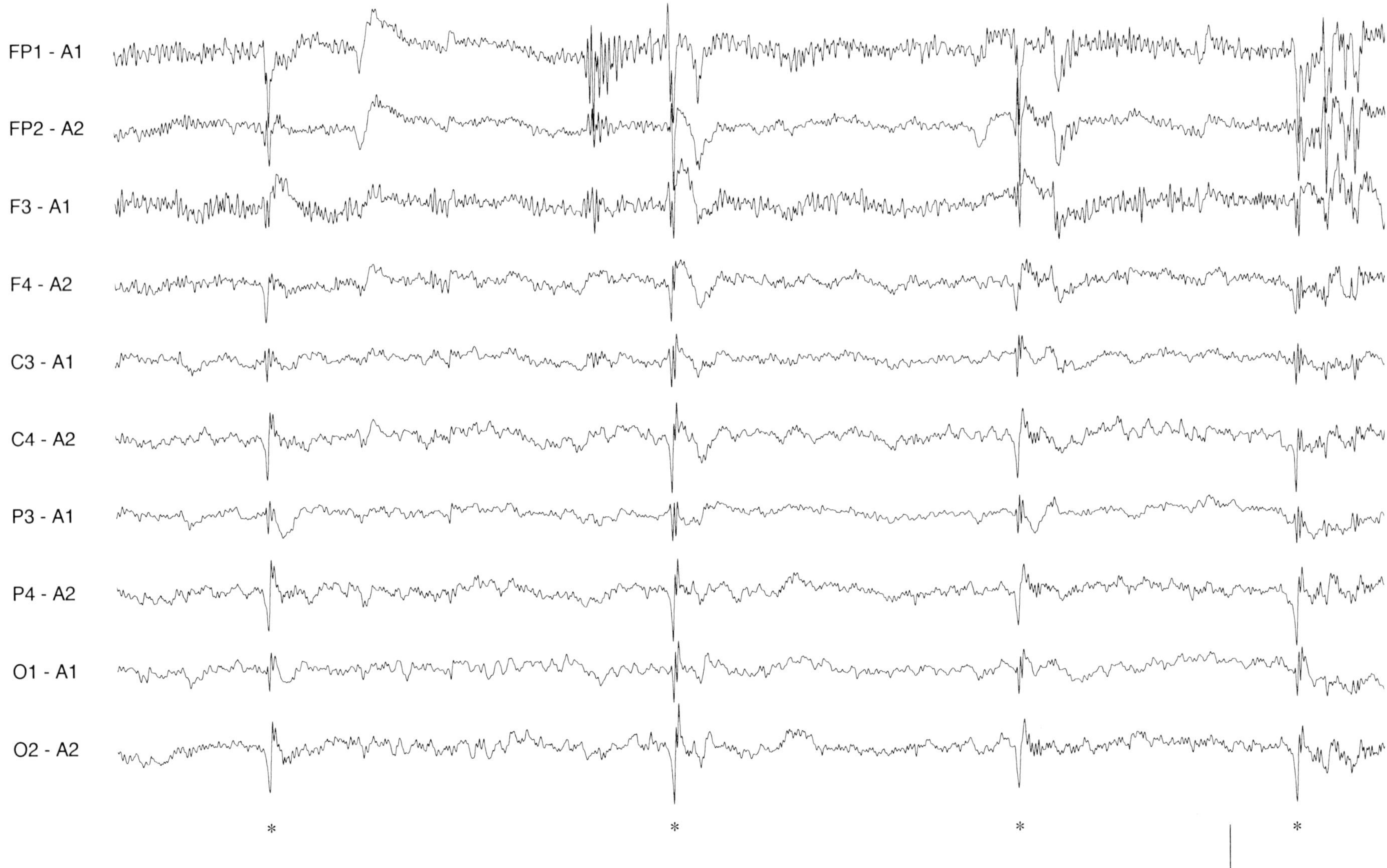

Abb. 4-2.14: Artefakt durch Schluchzen. 18-jähriger Patient. Wach. Augen geöffnet. Diese repetitiven spitzenartigen Potenziale ähneln bei oberflächlicher Betrachtung Spitze-Welle-Komplexen, werden jedoch durch das diffuse Feld und die Beobachtung des Patienten (*) als Artefakt durch Schluchzen identifiziert. Eichsignal 1 s, 200 μV.

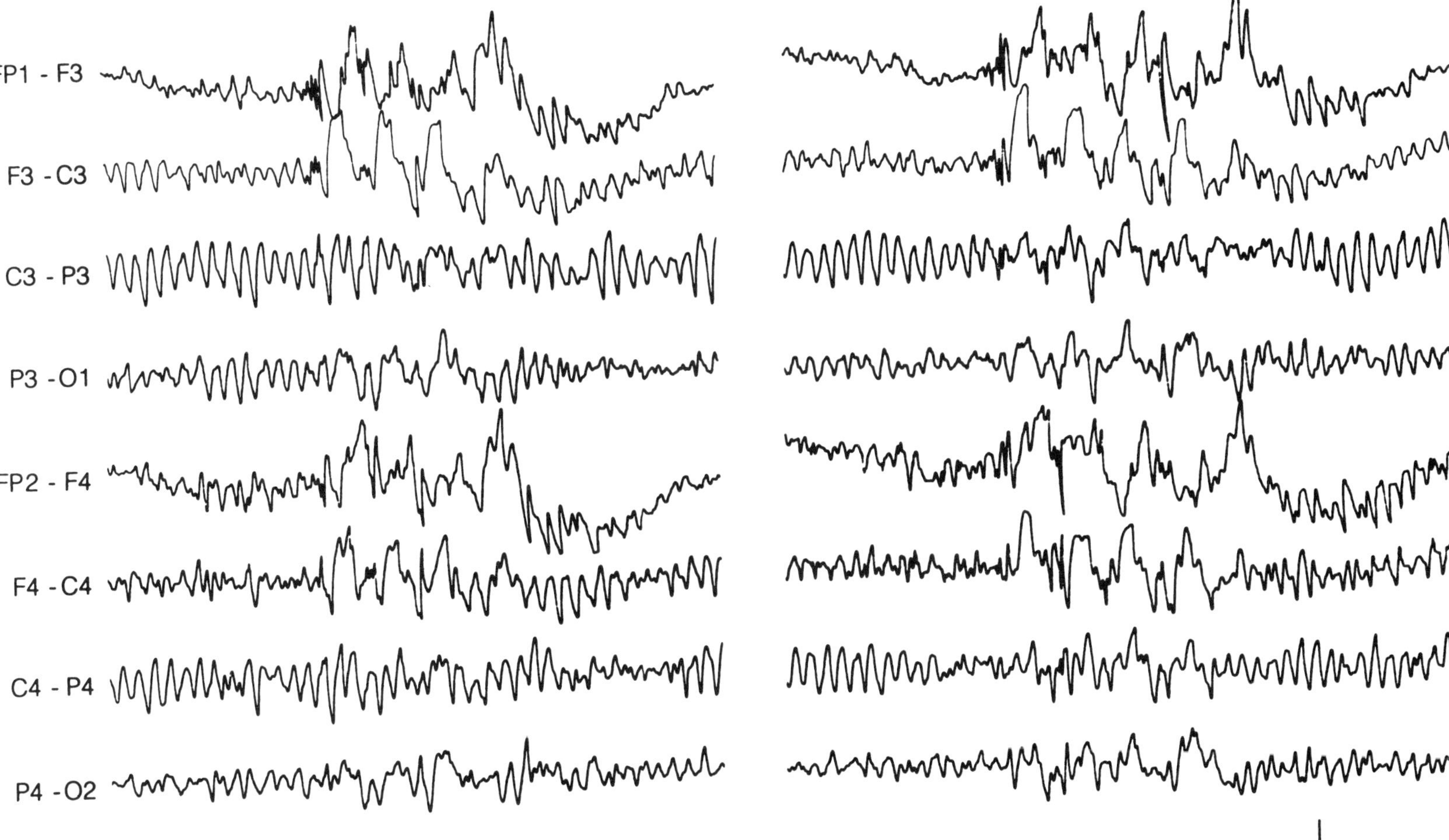

Abb. 4-2.15: 3-Hz-Spike-Wave-Komplexe. 64-jähriger Patient. Alle von Weir (1865) beschriebenen Komponenten von Spitze-Welle-Komplexen sind in einer bipolaren Ableitung schwer zu erkennen, insbesondere wenn der Spitze-Welle-Komplex wie hier mit der Hintergrundaktivität konkurriert. Stattdessen sind einzelne oder mehrere Spitzen unterschiedlicher Morphologie zu erkennen, auf die nach 300 ms rhythmische oder semirhythmische Wellen folgen und die frontal dominant, bilateral synchron ohne fokalen Beginn oder fokales Ende auftreten. Durch das Anlegen eines Lineals an die mutmaßliche elektrische Grundlinie (der mittleren Aktivität vor und nach dem Spitze-Welle-Komplex) lässt sich eine deutliche positive Komponente ausmachen, die dem Wellental zwischen der Spitze und der Welle entspricht. Eichsignal 1 s, 50 μV.

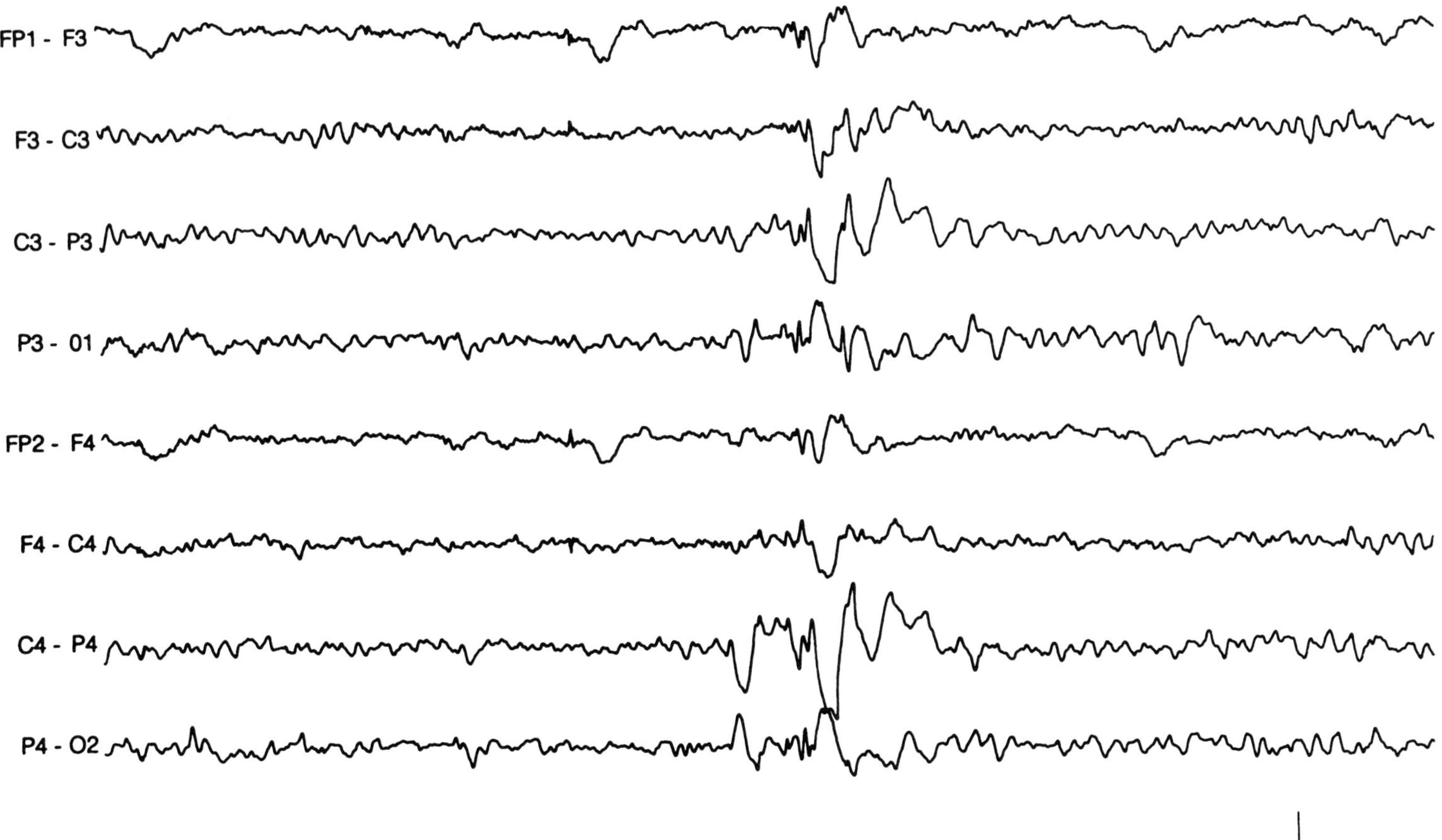

Abb. 4-2.16: Generalisierte Spitze-Welle-Komplexe mit posteriorer Akzentuierung. Achtjähriger Patient. Wach. Obwohl diese generalisierten Spitze-Welle-Komplexe nicht klassisch konfiguriert sind, handelt es sich bei diesem posterior akzentuierten Phänomen um derartige Komplexe. Sie beginnen rechts mit rhythmischen Wellen im Sinne einer primär generalisierten Epilepsie, sofern dieser rechtsseitige Beginn nicht bei allen Spitze-Welle-Komplexen vorhanden ist. Eichsignal 1 s, 150 μV.

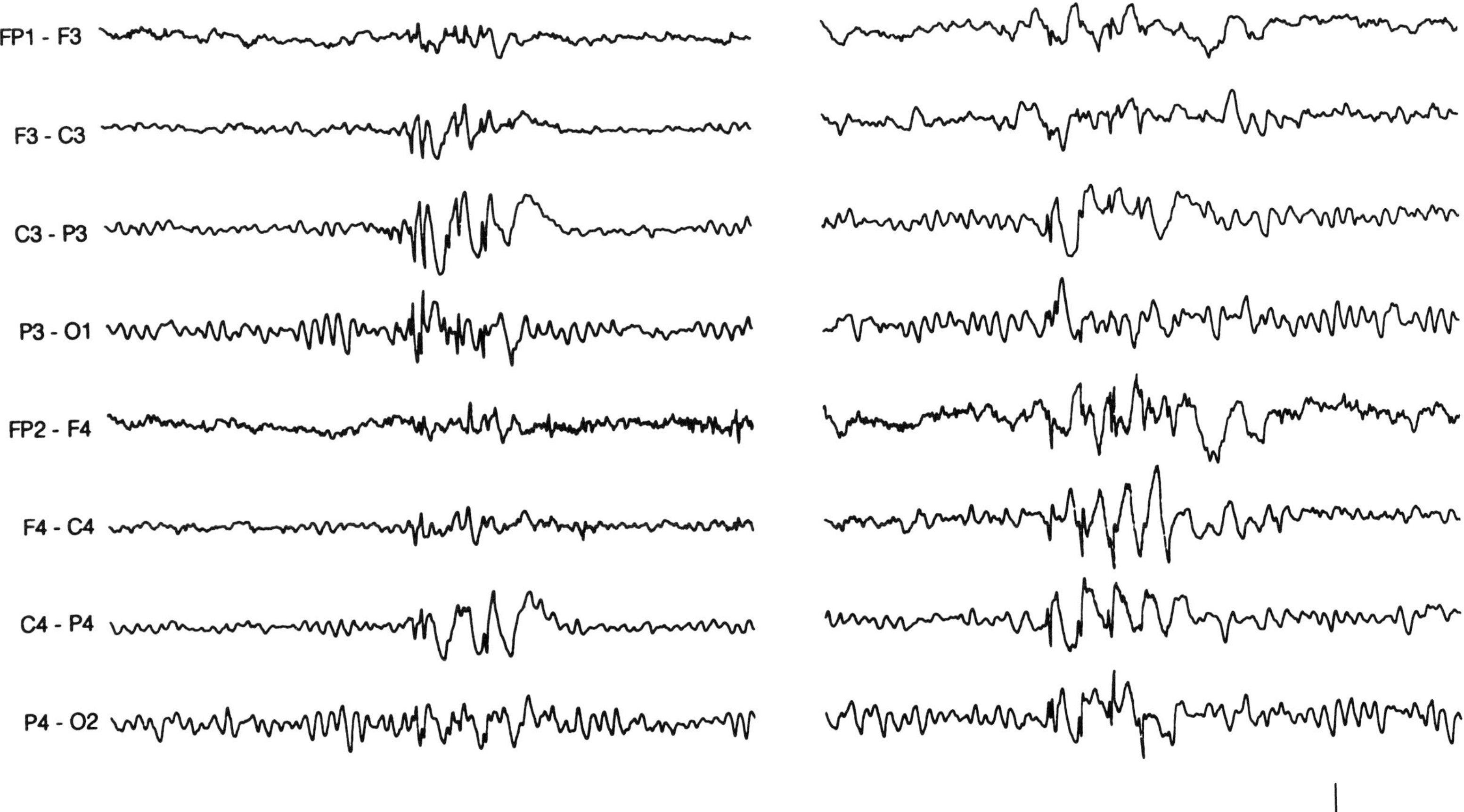

Abb. 4-2.17: Generalisierte Spitze-Welle-Komplexe mit einem Maximum in der linken und rechten Hemisphäre. 14-jähriger Patient. Wach. Die Spitze-Welle-Komplexe von Patienten mit primär generalisierter Epilepsie können seitenbetont oder isoliert in einer Hemisphäre vorkommen, wobei die Seite mit der maximalen Expression in einer oder mehreren Registrierungen wechseln kann. Dieselbe Registrierung liefert auch Beispiele für überwiegend generalisierte Spitze-Welle-Komplexe. Eichsignal 1 s, 100 μV.

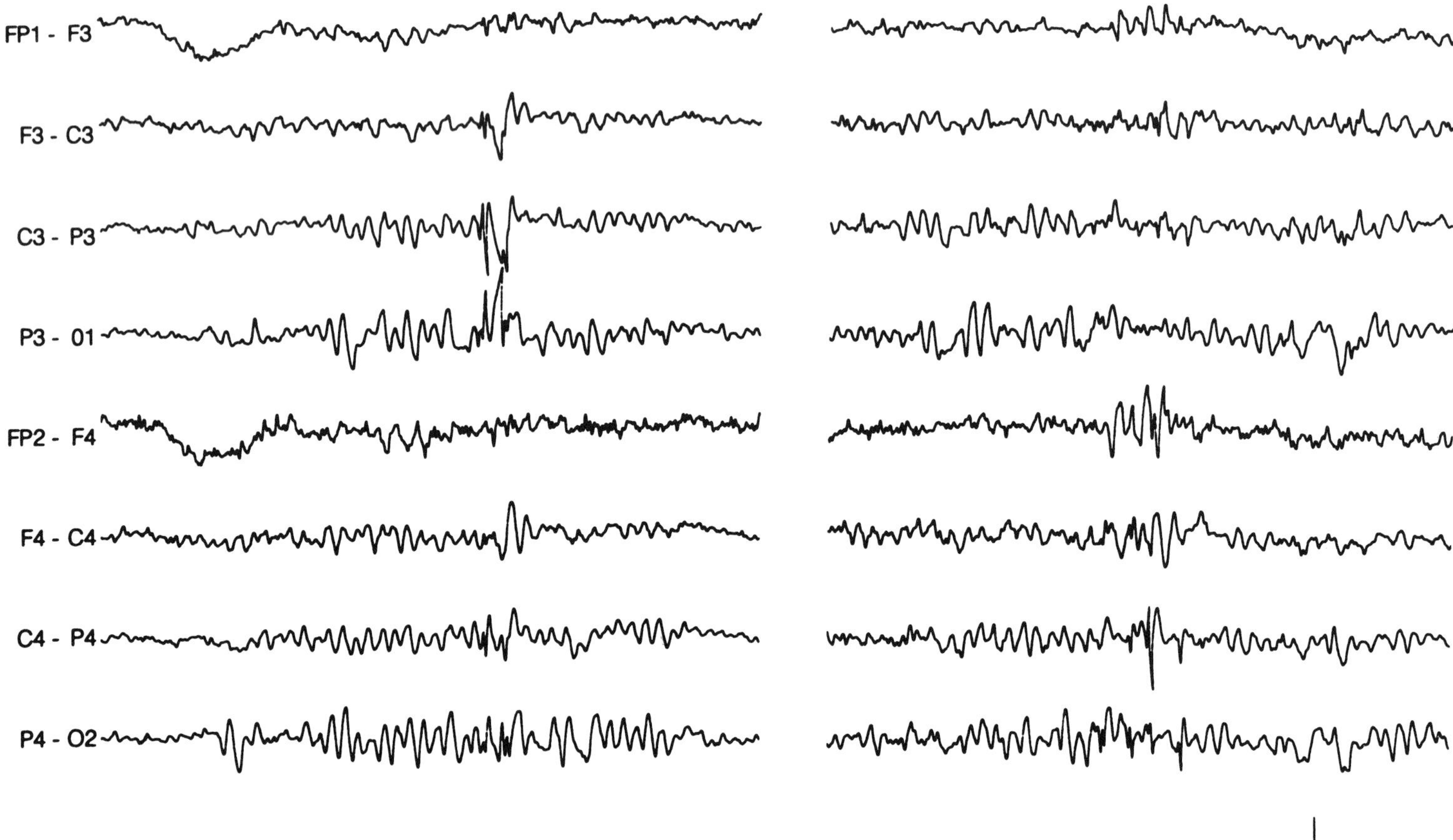

Abb. 4-2.18: Generalisierte Spitze-Welle-Komplexe mit begrenztem Feld. 14-jähriger Patient. Wach. Gelegentlich ist das Feld von Spitze-Welle-Komplexen so begrenzt, dass der Verdacht auf ein fokales Muster besteht. Allerdings erbringt die Untersuchung einer derartigen Veränderung oft niedrigamplitudige Spitzen in Ableitungen, die bei einer echten fokalen Spitze in der fraglichen Region ausgespart bleiben würden. So ist die Spitze-Welle-Entladung im linken Segment in den rechtsseitigen Ableitungen stärker ausgeprägt, als es bei einer fokalen, links parietalen Spitze zu erwarten wäre. Das Vorhandensein ähnlicher Spitze-Welle-Komplexe in anderen Teilen der Registrierung im Sinne einer ausgedehnteren, wechselnden oder generalisierten Verteilung liefert Hinweise darauf, dass ein derartiger, offenbar fokaler Spitze-Welle-Komplex tatsächlich die partielle Manifestation eines generalisierten Phänomens ist. Andererseits würde das gleichzeitige Auftreten eines Spitze-Welle-Komplexes mit einer entsprechenden Veränderung der Hintergrundaktivität darauf hinweisen, dass der Spitze-Welle-Komplex einer fokalen Störung entspricht. Im rechten Abschnitt (dieselbe Registrierung) finden sich Spitzenpotenziale in allen rechtsseitigen Ableitungen. Eichsignal 1 s, 70 μV.

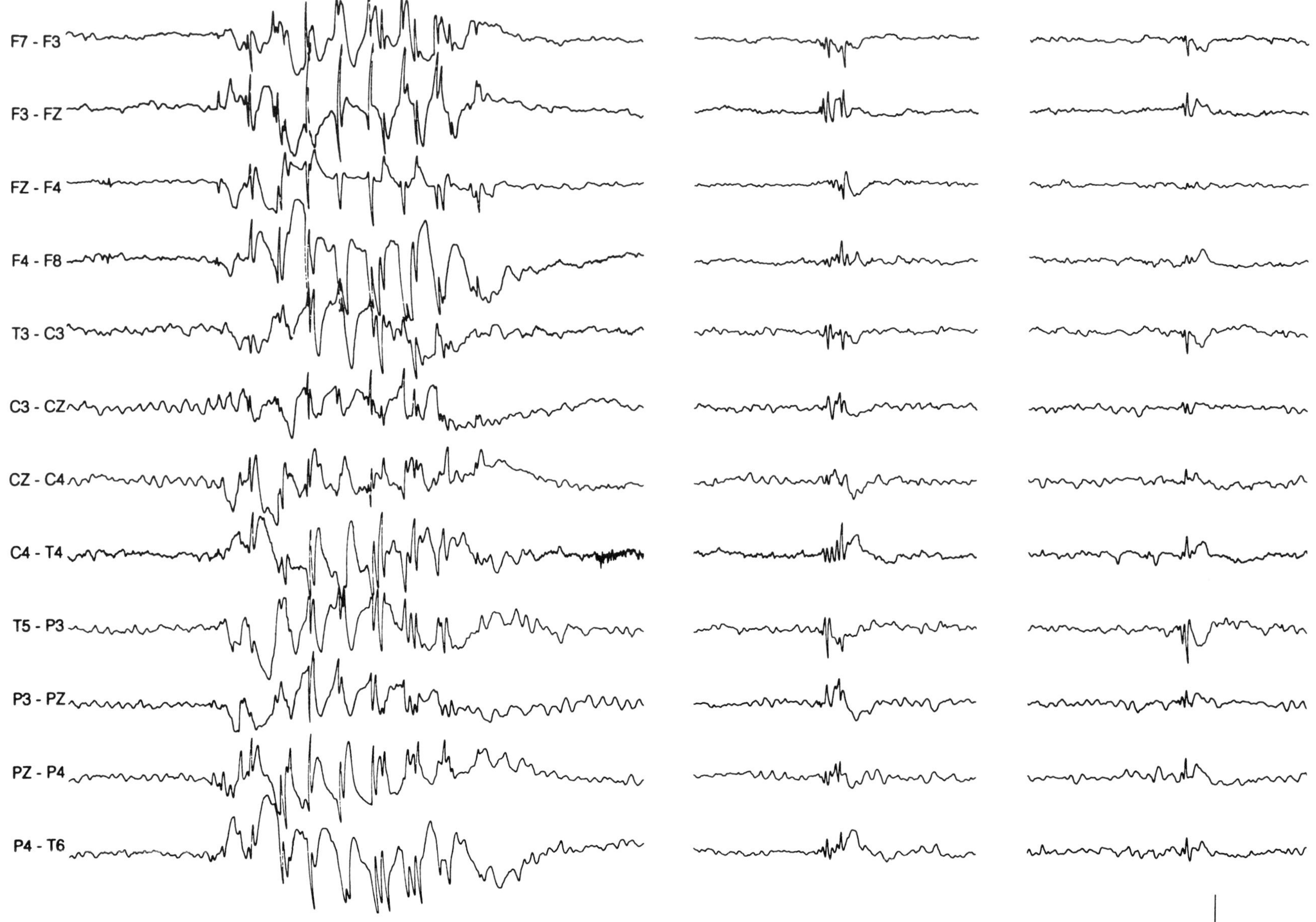

Abb. 4-2.19: Unterschiedlich viele Spitze-Welle-Komplexe. Achtjähriger Patient. Wach. Sobald in einer Registrierung Spitze-Welle-Komplexe vorhanden sind, muss nach minimalen Expressionen derartiger Komplexe gesucht werden, sodass diese auch in anderen Registrierungen zuverlässig identifiziert werden können. Eichsignal 1 s, 200 μV.

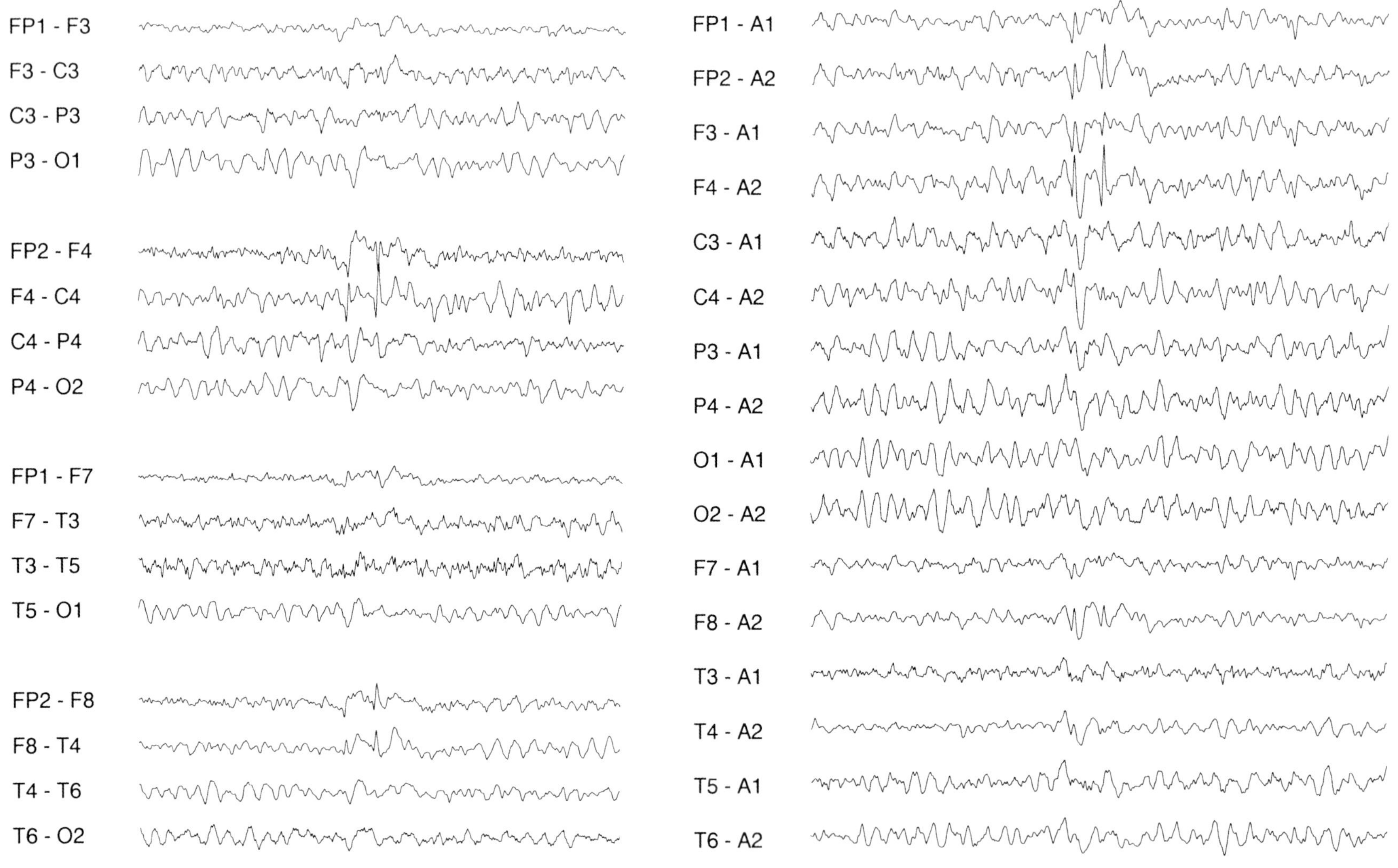

Abb. 4-2.20: Fragment eines Spitze-Welle-Komplexes. 36-jähriger Patient. Wach. Augen geschlossen. Derselbe Zeitraum, bipolare und referenzielle Ableitung. Während die bipolare Ableitung auf eine fokale, rechts frontale Spitze hinweist, zeigt die Ohrreferenzableitung durch die Aussparung von A2, dass es sich vermutlich um das Fragment eines «generalisierten» Spitze-Welle-Komplexes handelt, was auch durch die Morphologie, die begrenzte bilaterale Synchronie und die fehlende rechts frontale fokale Störung der Hintergrundaktivität nahe liegt. Eichsignal 1 s, 150 μV.

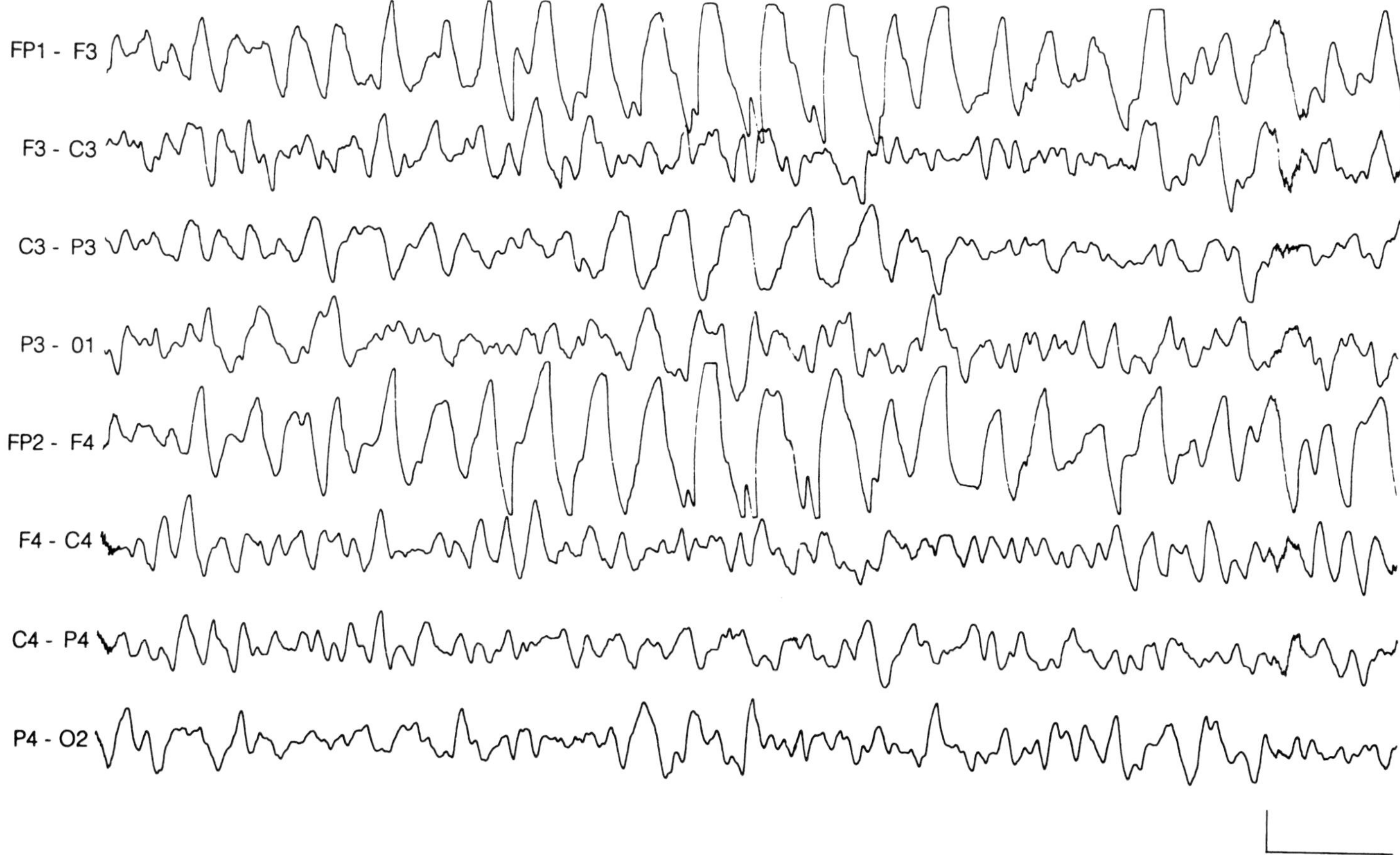

Abb. 4-2.21: Spitze-Welle-Komplexe nach Hyperventilation. Neunjähriger Patient. Unter den durch die Hyperventilation ausgelösten rhythmischen bifrontalen 2-Hz-Wellen befinden sich in der Mitte dieses EEG-Auszugs bilateral synchrone, bifrontale Spitzen, die zu Spitze-Welle-Komplexen gehören. Der Patient leidet unter Absencen und selten generalisierten tonisch-klonischen epilepitischen Anfällen. Eichsignal 1 s, 150 μV.

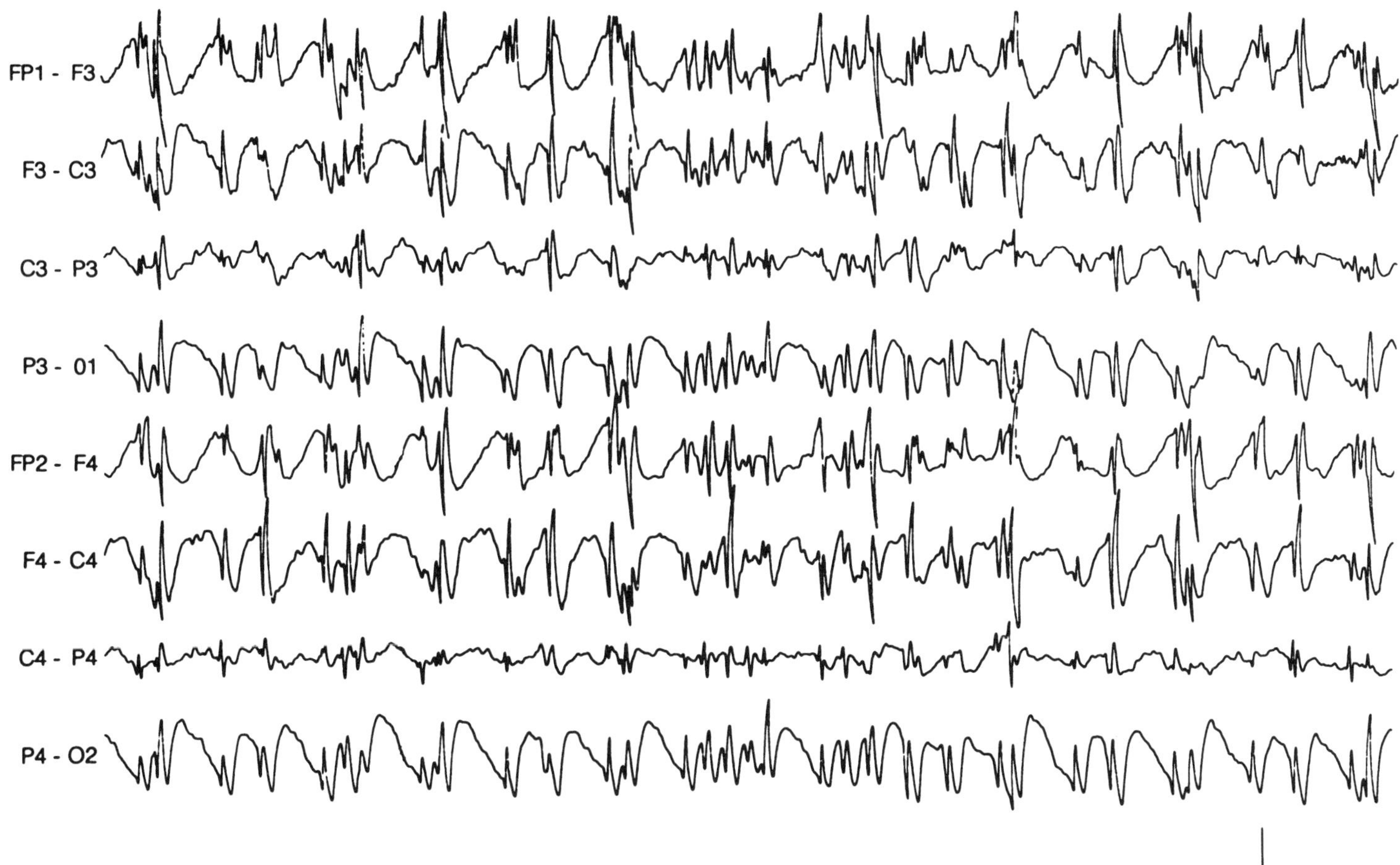

Abb. 4-2.22: Absencen-Status. Elfjähriger Patient. Die Frequenz der Spitze-Welle-Komplexe während des Absencen-Status ist in der Regel geringer als bei kürzeren Spitze-Welle-Serien. Außerdem variiert die Frequenz erheblich bis zur Entwicklung bilateral synchroner repetitiver Spitzen, wie in der Abbildungsmitte zu erkennen ist. Bei kürzeren Attacken kann eine im Vergleich zum Absencen-Status inkomplettere Bewusstseinsstörung vorliegen. Auf die Frage nach der Uhrzeit (um 11.00 Uhr) antwortete der Patient tardiv «Nachmittag». Eichsignal 1 s, 300 μV.

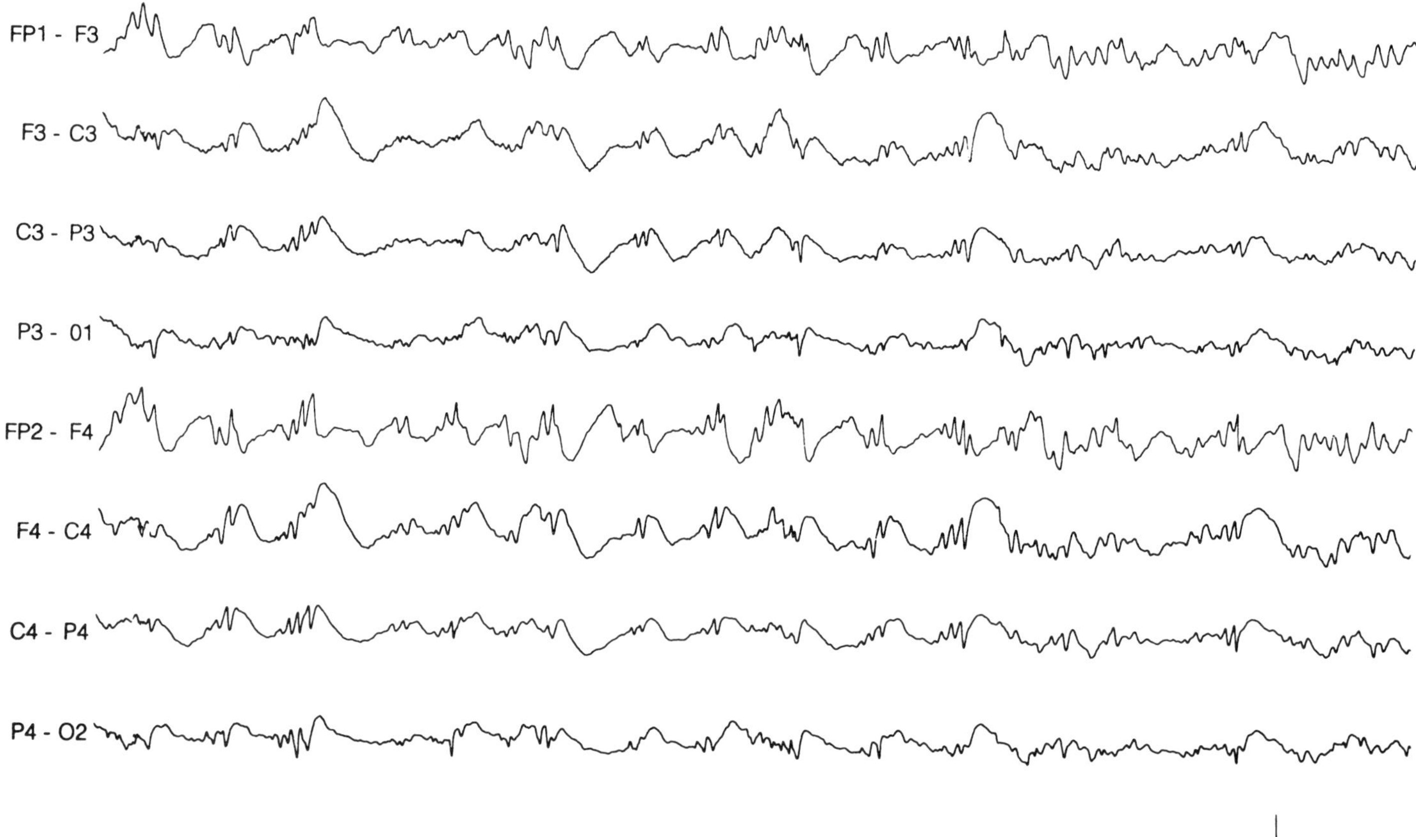

Abb. 4-2.23: Prolongierter Absencen-Status. 17-jähriger Patient. Eingetrübt. Amplitude und Morphologie der andauernden Spitze-Welle-Komplexe können mit Fortschreiten des Prozesses abnehmen, sodass fälschlicherweise davon ausgegangen wird, dass der epileptische Anfall beendet ist. Diese und die folgende Abbildung zeigen abgestumpfte, bilateral synchrone Wellen mit begleitenden Polyspikes. Dieser Patient litt in den vergangenen zwei Wochen unter intermittierenden Absence-Episoden. Eichsignal 1 s, 150 μV.

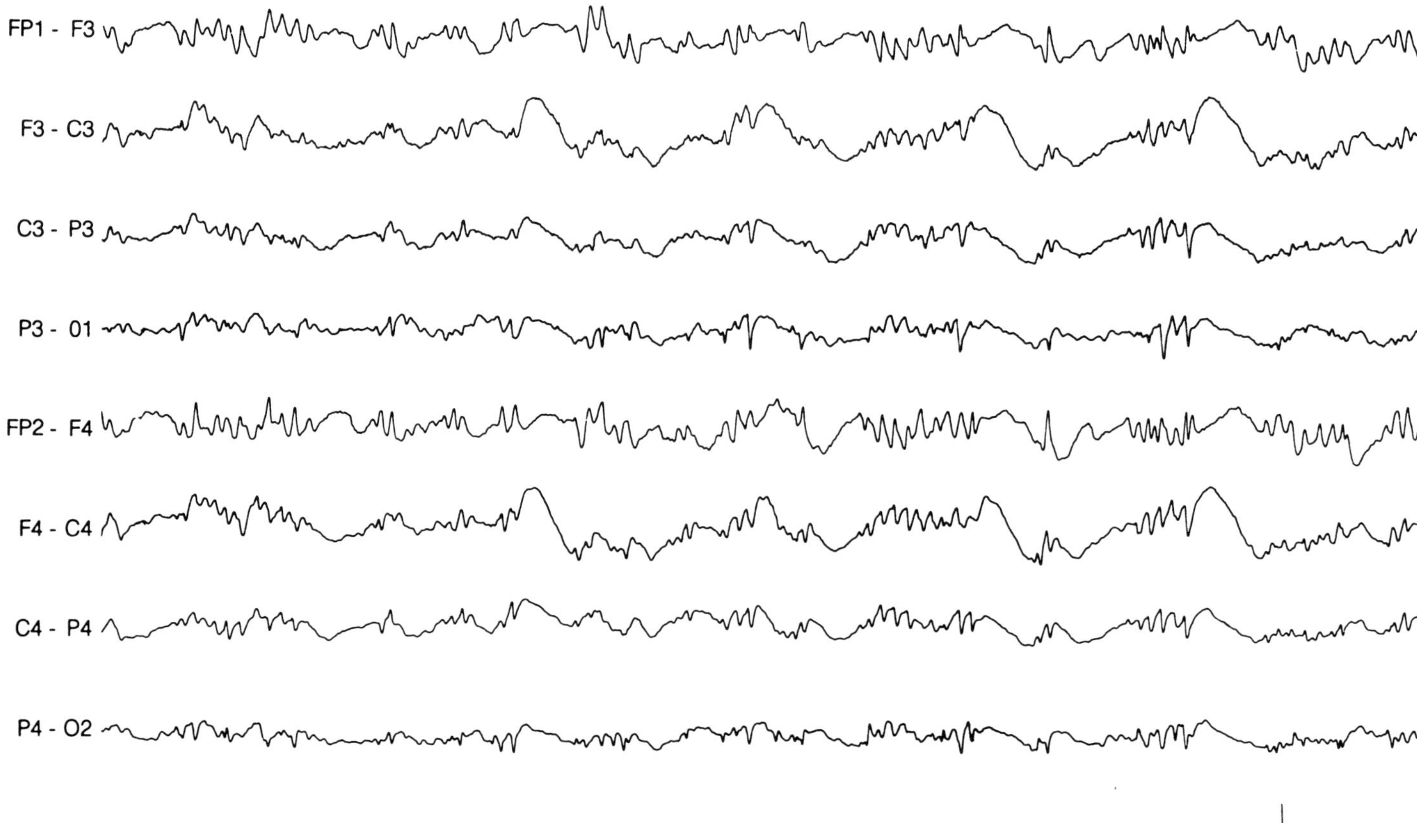

Abb. 4-2.24: Prolongierter Absencen-Status (Fortsetzung). Derselbe Patient wie in Abbildung 4-2.23. Eingetrübt. Amplitude und Morphologie der andauernden Spitze-Welle-Komplexe können mit Fortschreiten des Prozesses abnehmen, sodass fälschlicherweise davon ausgegangen wird, dass der epileptische Anfall beendet ist. Diese und Abbildung 4-2.23 zeigen abgestumpfte, bilateral synchrone Wellen mit begleitenden Polyspikes. Dieser Patient litt in den vergangenen zwei Wochen unter intermittierenden Absence-Episoden. Eichsignal 1 s, 150 μV.

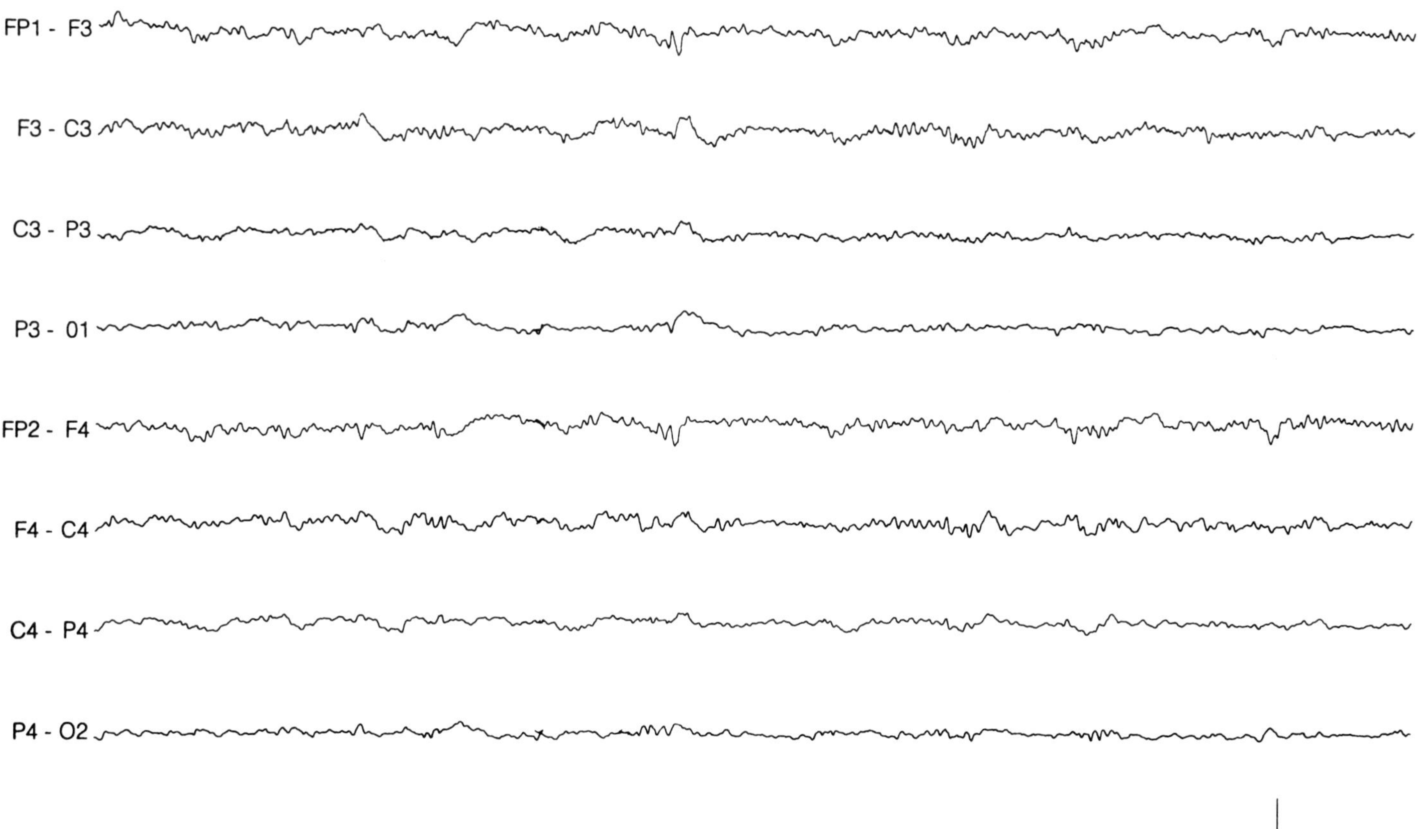

Abb. 4-2.25: Durch intravenöse Diazepamgabe unterbrochener Absencen-Status. 17-jähriger Patient. Die abgestumpften Spitze-Welle-Komplexe der Abbildungen 4-2.23 und 4-2.24 wurden durch die intravenöse Gabe von 10 mg Diazepam beendet, sodass nur eine niederamplitudige Delta- und Beta-Aktivität verbleibt. Eichsignal 1 s, 150 μV.

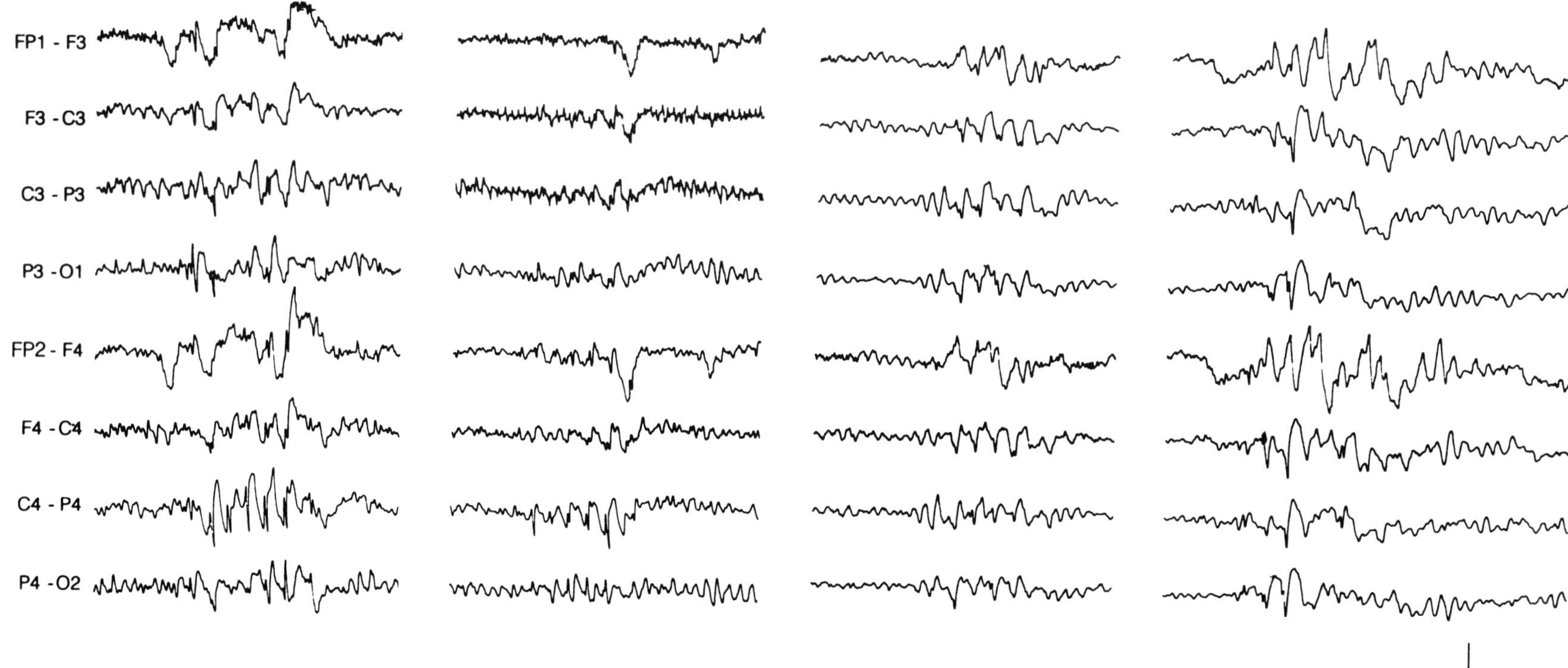

Abb. 4-2.26: 6-Hz-Spike-Wave-Komplexe. 34-jähriger Patient. Diese diffusen, aber oft posterior akzentuierten Spitze-Welle-Komplexe haben in diesen Beispielen eine Frequenz von etwa 6 Hz. Beachte die jeweils kurzen Spitzen, deren zum Teil rechtsseitige Akzentuierung klinisch nicht relevant ist. Posterior akzentuierte 6-Hz-Spike-Wave-Komplexe korrelieren vermutlich nicht mit einer epileptischen Erkrankung (Hughes, 1980; Westmoreland, 1990). Die Morphologie der diffuseren oder anterior prädominanten 6-Hz-Spike-Wave-Komplexe kann mit den deutlicher epileptogenen 3-Hz-Spike-Wave-Komplexen verschmelzen und daher stärker mit einer epileptischen Erkrankung korrelieren. Eine derart prominente frontale Akzentuierung mit Verschmelzen der Morphologien findet sich im ersten und letzten Beispiel und ist im mittleren Beispiel vermutlich stärker epileptogen. Eichsignal 1 s, 70 μV.

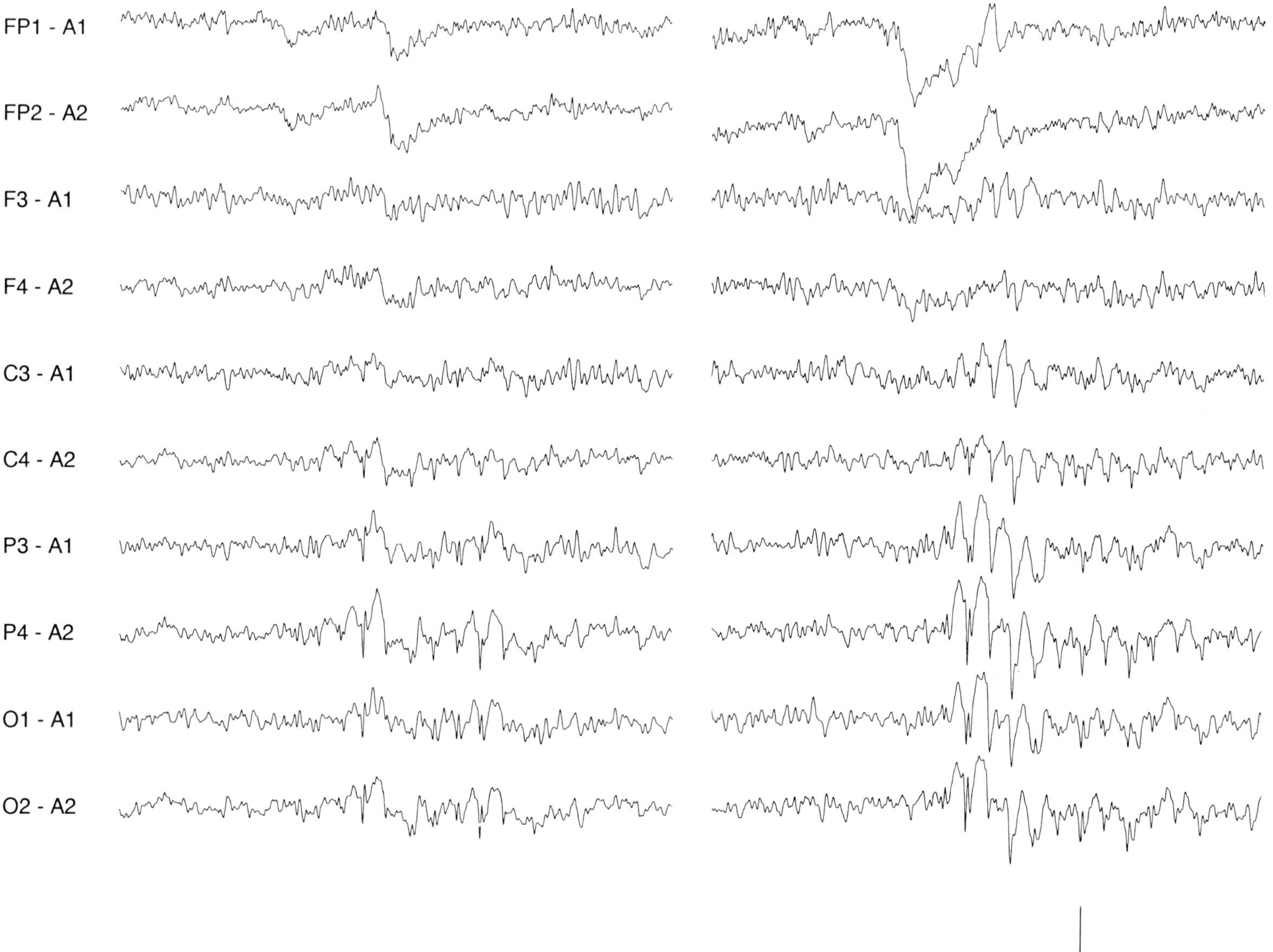

Abb. 4-2.27: 6-Hz-Spike-Wave-Komplexe. 20-jähriger Patient. Müde. Mehrere Studien haben die intermediäre Lage dieses epileptiformen Musters bezüglich seiner Epileptogenität bestätigt, indem 35–50% dieser Patienten generalisierte epileptische Anfälle aufweisen. Beachte ihre überwiegend posteriore (P3,4; O1,2) Lage. Die Abgrenzung dieses Phänomens von 6-Hz-Spike-Wave-Komplexen und 14- und 6-Hz-positiven Spitzen ist wie in diesem Beispiel oft schwierig und willkürlich. Eichsignal 1 s, 70 μV.

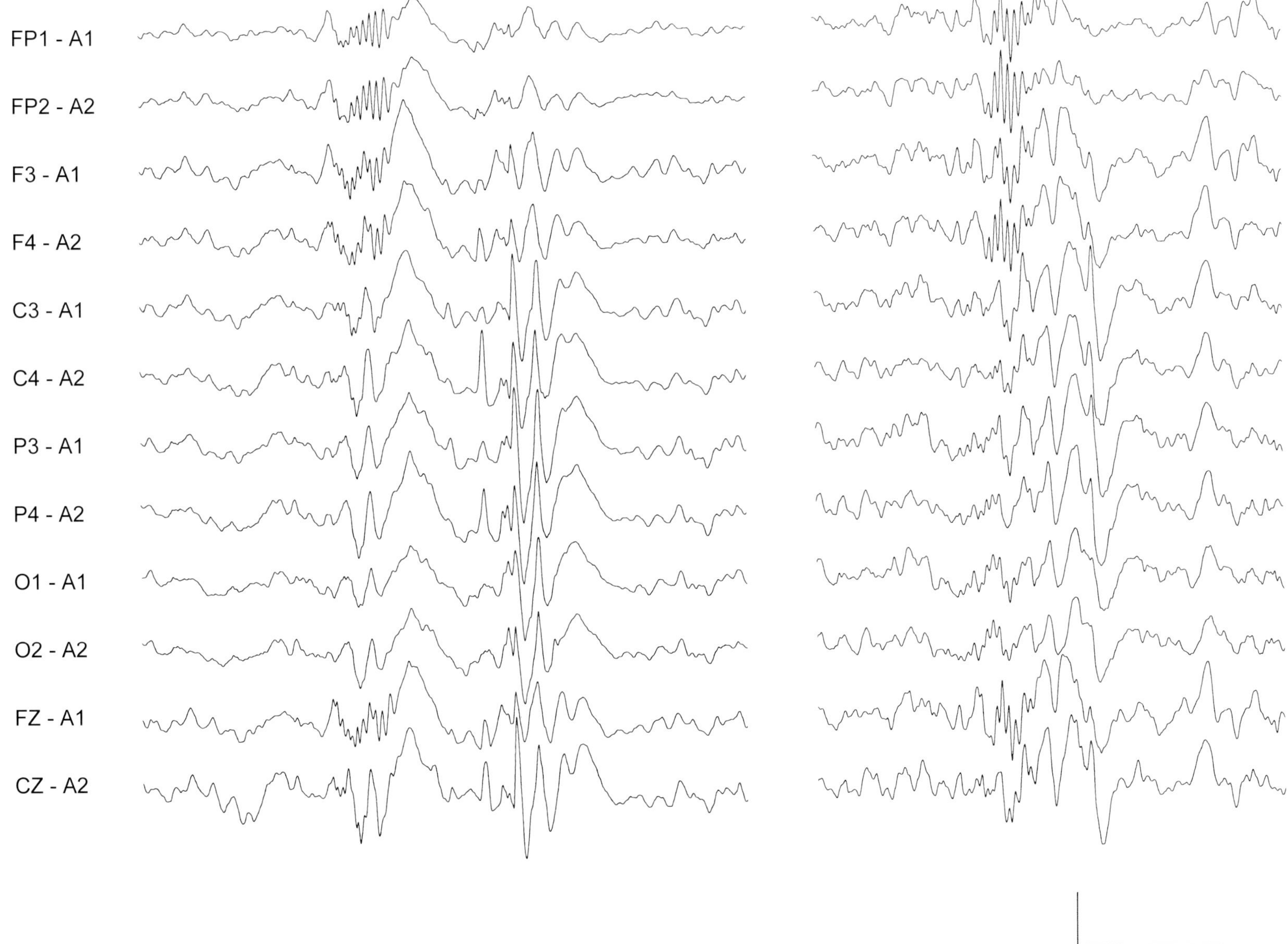

Abb. 4-2.28: Polyspike-Wave-Komplexe. 24-jähriger Patient. Schlaf. Jeder EEG-Auszug zeigt sehr hochfrequente Polyspikes mit Polyspike-Wave-Komplexen geringerer Frequenz. Durch ihren diskreten Charakter unterscheiden sich diese Entladungen, die in Bursts und im Non-Rem-Schlaf auftreten, von den Bursts von Muskelpotenzialen. Eichsignal 1 s, 300 μV.

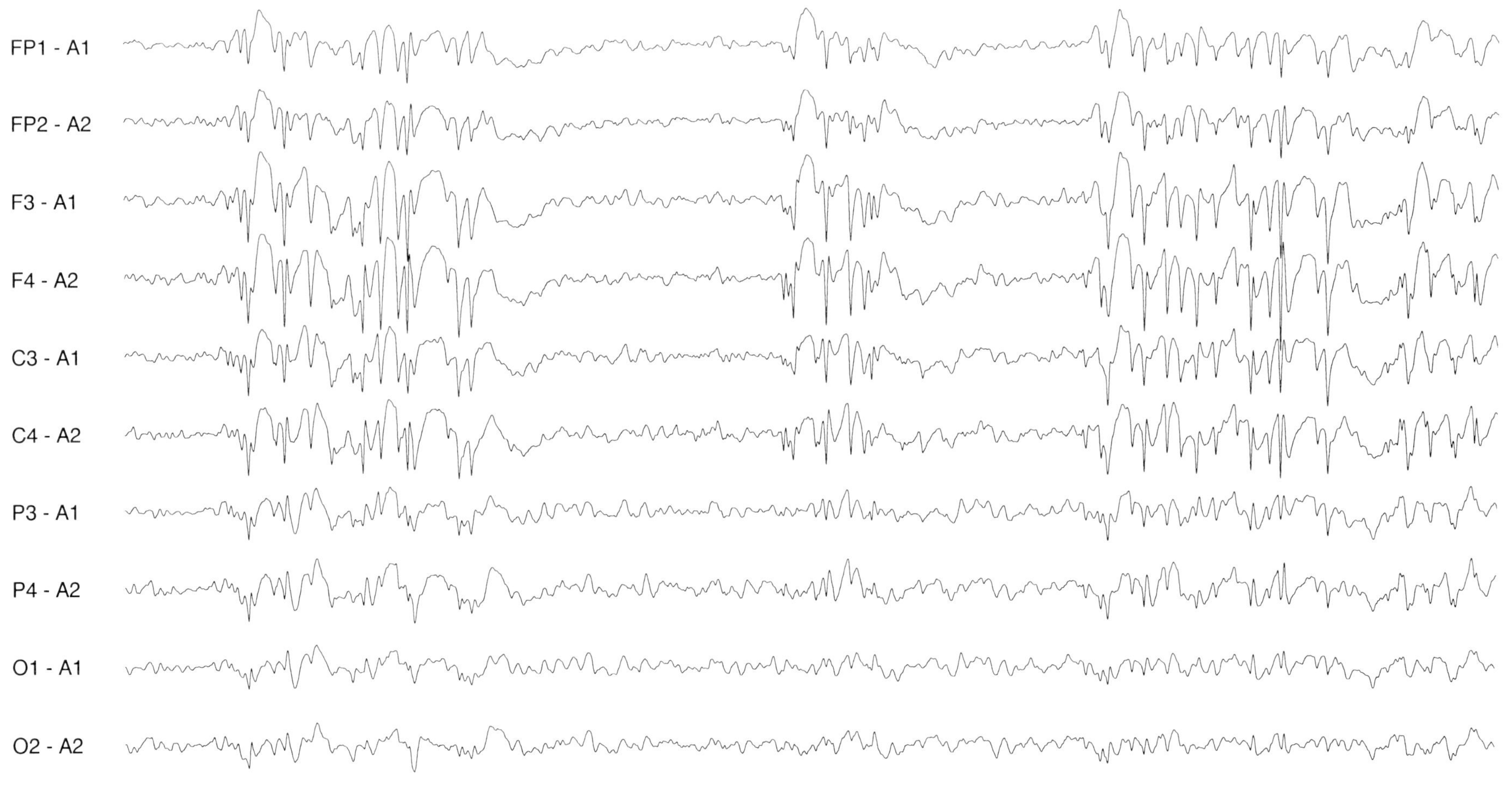

Abb. 4-2.29: Generalisierte Polyspike-Wave-Komplexe. 22-jähriger Patient. Wach. Augen geschlossen. Durch ihr diskretes Aussehen unterscheiden sich die Spitzen von Polyspikes von Bursts von Muskelartefakten. Beachte, dass die Paroxysmen jeweils plötzlich beginnen und enden. Eichsignal 1 s, 300 μV.

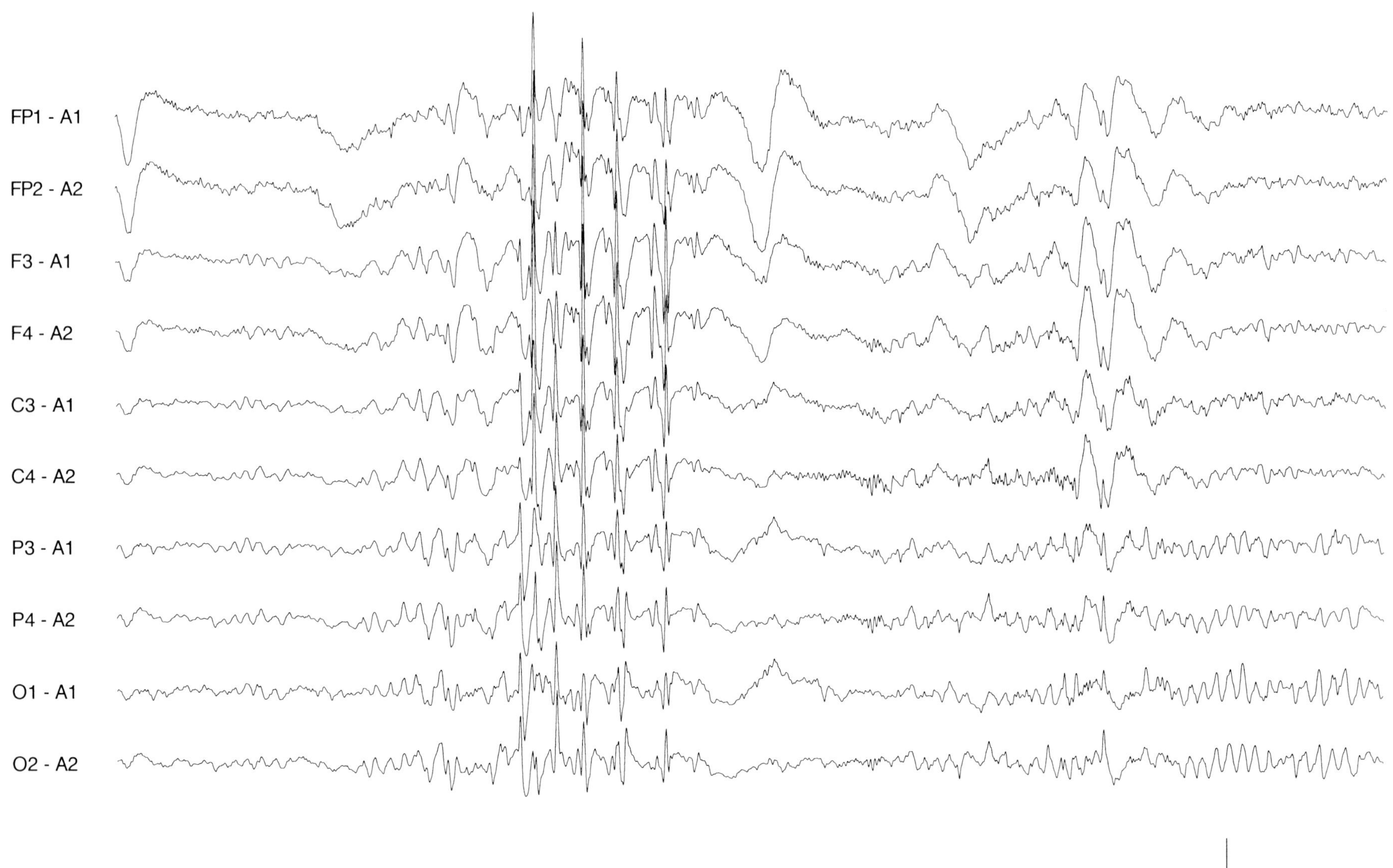

Abb. 4-2.30: Generalisierte Polyspike-Wave-Komplexe und Spitze-Welle-Komplexe. 29-jähriger Patient. Wach. Augen geöffnet. Vor und nach diesen frontal prädominanten, diffusen, bilateral synchronen Polyspike-Wave-Komplexen treten einzelne niedrigamplitudige Spitze-Welle-Komplexe auf. Beachte die normale Hintergrundaktivität. Eichsignal 1 s, 400 μV.

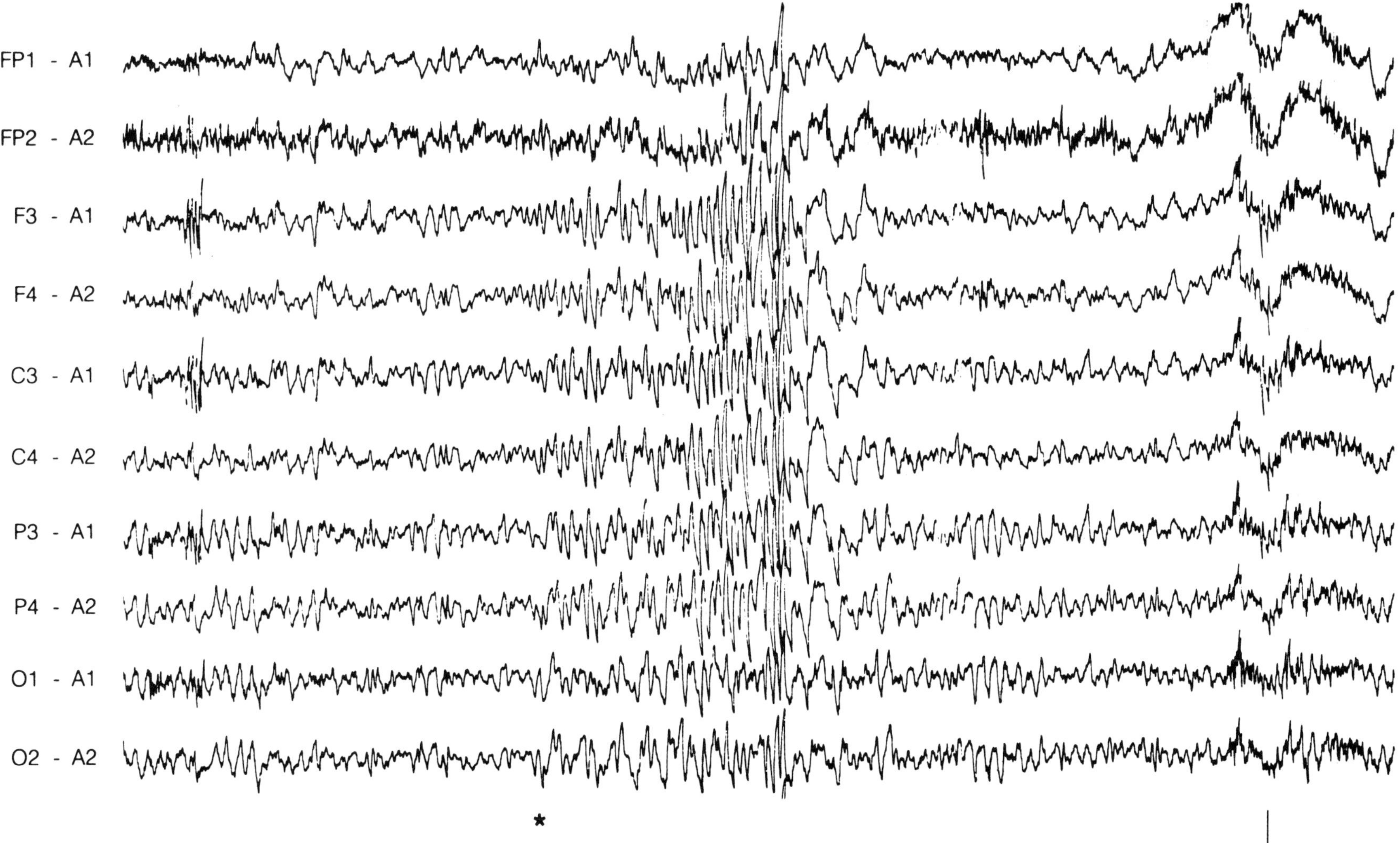

Abb. 4-2.31: Bursts von Polyspikes im Wachzustand. 27-jähriger Patient. Derartige Bursts sind aufgrund der stärkeren Prominenz der Hintergrundrhythmen im Wachzustand weitaus schwieriger zu erkennen als im Schlaf, da deren Frequenzen die der Polyspikes erreichen oder sich mit ihnen überschneiden. Allerdings lässt sich der Beginn (*) klar von der laufenden Hintergrundaktivität abgrenzen; das Ende geht mit bilateral synchronen Wellen mit einer Dauer von 200–300 ms einher. Beachte die kurzen Bursts von Muskelpotenzialen in der ersten Sekunde dieses Auszugs und die persistierenden Muskelpotenziale an FP2. In der letzten Sekunde dieses Auszugs erscheint ein glossokinetisches Potenzial aus bilateral synchroner Delta-Aktivität mit Bursts von Muskelpotenzialen. Eichsignal 1 s, 50 μV.

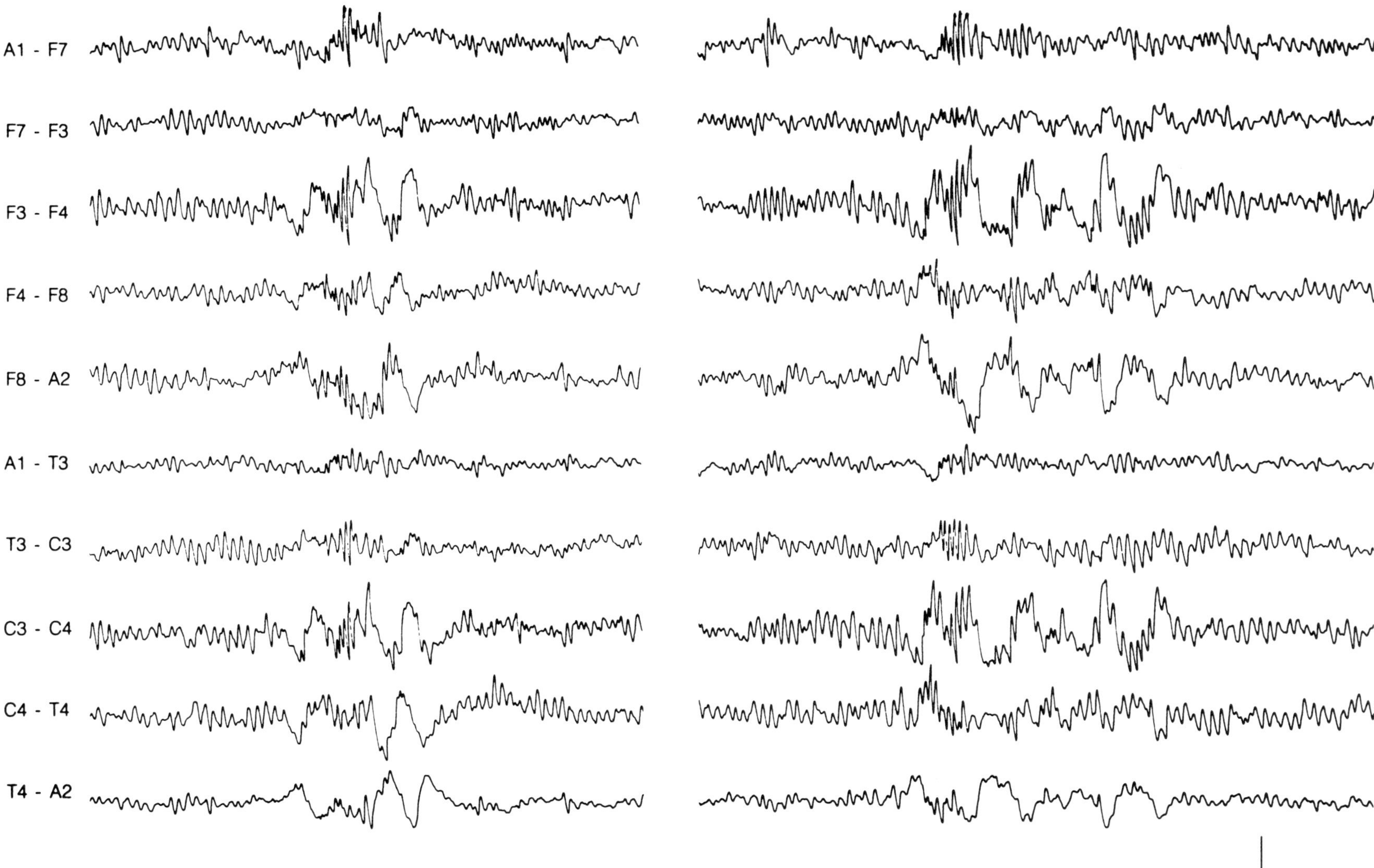

Abb. 4-2.32: (Fast) unilaterale Polyspike-Wave-Komplexe. 20-jähriger Patient. Unilateral oder sogar regional können epileptiforme Entladungen auftreten, deren Morphologie in der Regel mit einer bilateral synchronen Verteilung assoziiert ist (Gastaut und Broughton, 1972; Blume und Kaibara, 1999). Die Morphologie dieser Bursts, ihre starke Ausdehnung über die rechte Hemisphäre, die moderate Expression in der kontralateralen (linken) Hemisphäre und die fehlende fokale interparoxysmale Anomalie weisen darauf hin, dass diese Spitzen keine fokale kortikale Läsion anzeigen. Trotzdem sollte eine Registrierung mit parasagittalen und sagittalen Elektroden im Wachzustand und im Schlaf erfolgen, um nach einer sekundären bilateralen Synchronie zu suchen. Beachte die unterschiedliche Frequenz der Polyspikes (multiple Spitzen) und der diffusen Alpha-Hintergrundaktivität. Eichsignal 1 s, 50 μV.

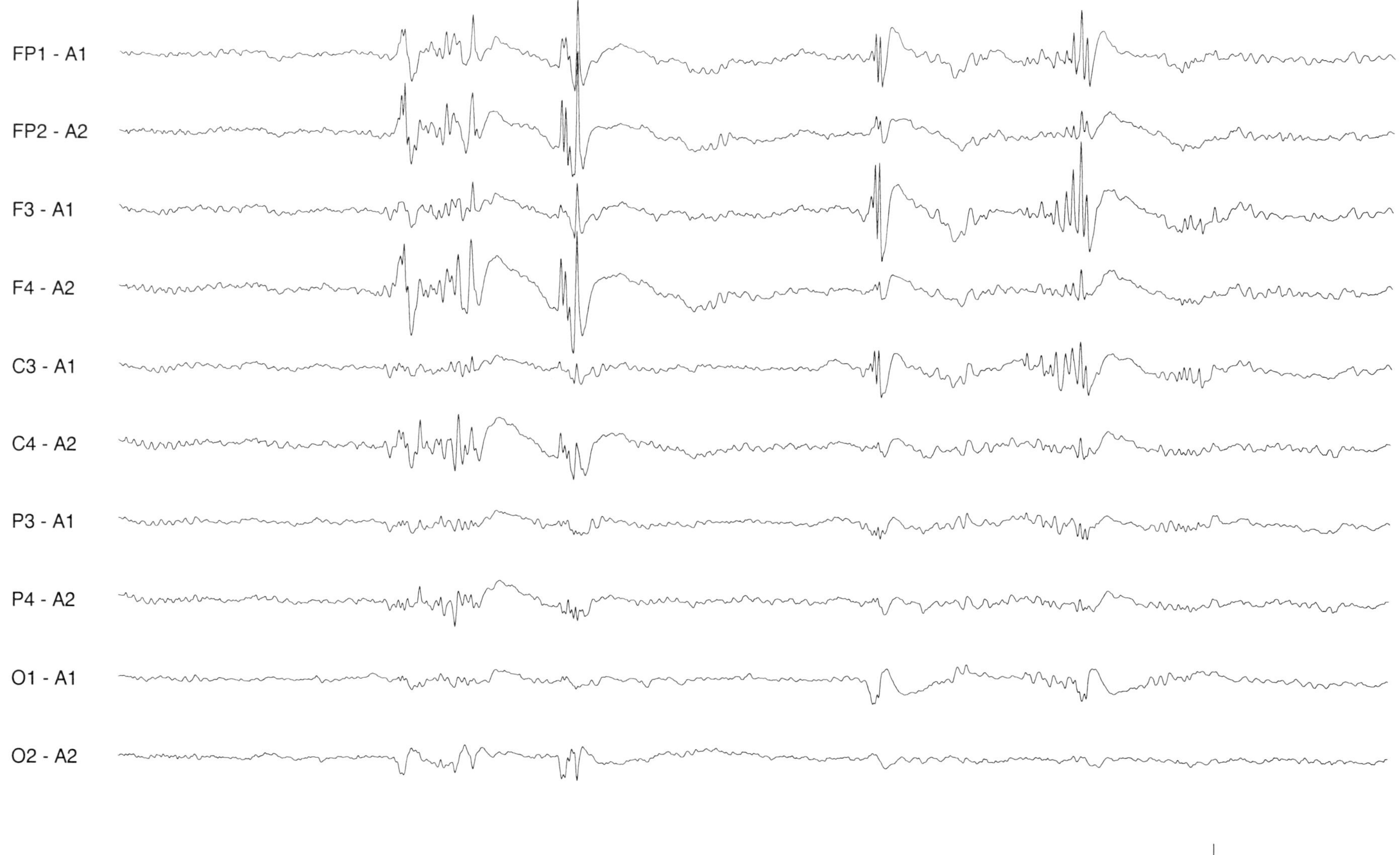

Abb. 4-2.33: Polyspike-Wave-Komplexe mit Prädominanz erst in der rechten, dann in der linken Hemisphäre. 45-jähriger Patient. Schlaf. Durch die diskreten Spitzen unterscheidet sich dieser Polyspike-Burst von einem Muskelartefakt. Ein ähnliches Metallartefakt hätte keine derartige regionale Akzentuierung und würde eher als einzelnes Potenzial und nicht in Form von Bursts auftreten. Eichsignal 1 s, 200 μV.

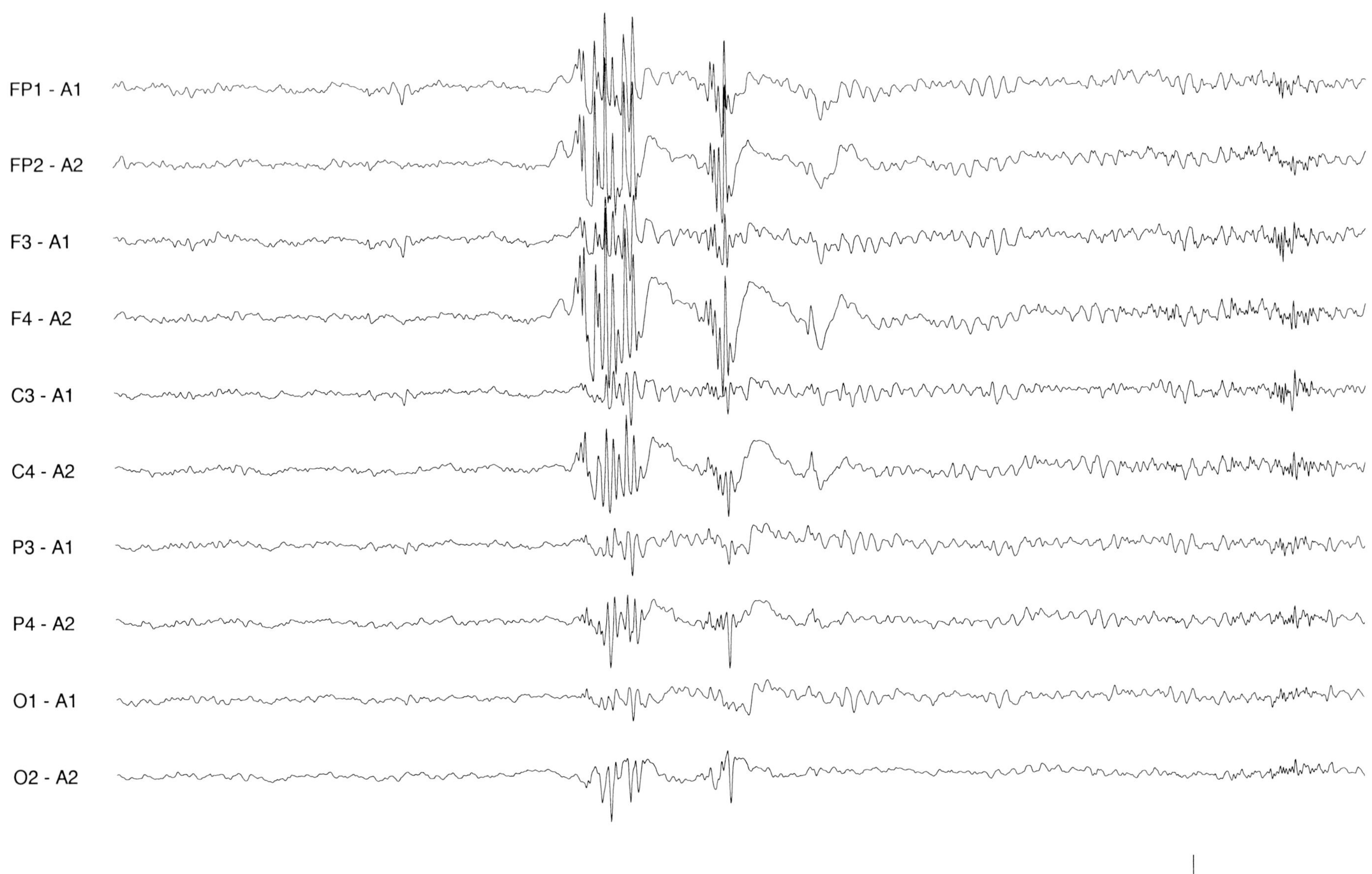

Abb. 4-2.34: Polyspike-Wave-Komplexe beim Arousal mit Akzentuierung in der rechten Hemisphäre. 45-jähriger Patient. Durch die diskreten einzelnen Potenziale unterscheidet sich dieser Burst von Polyspikes von glossokinetischen und anderen Muskelartefakten. Ob das Arousal die Polyspike-Welle-Komplexe «auslöste» oder umgekehrt, ist unklar. Eichsignal 1 s, 150 μV.

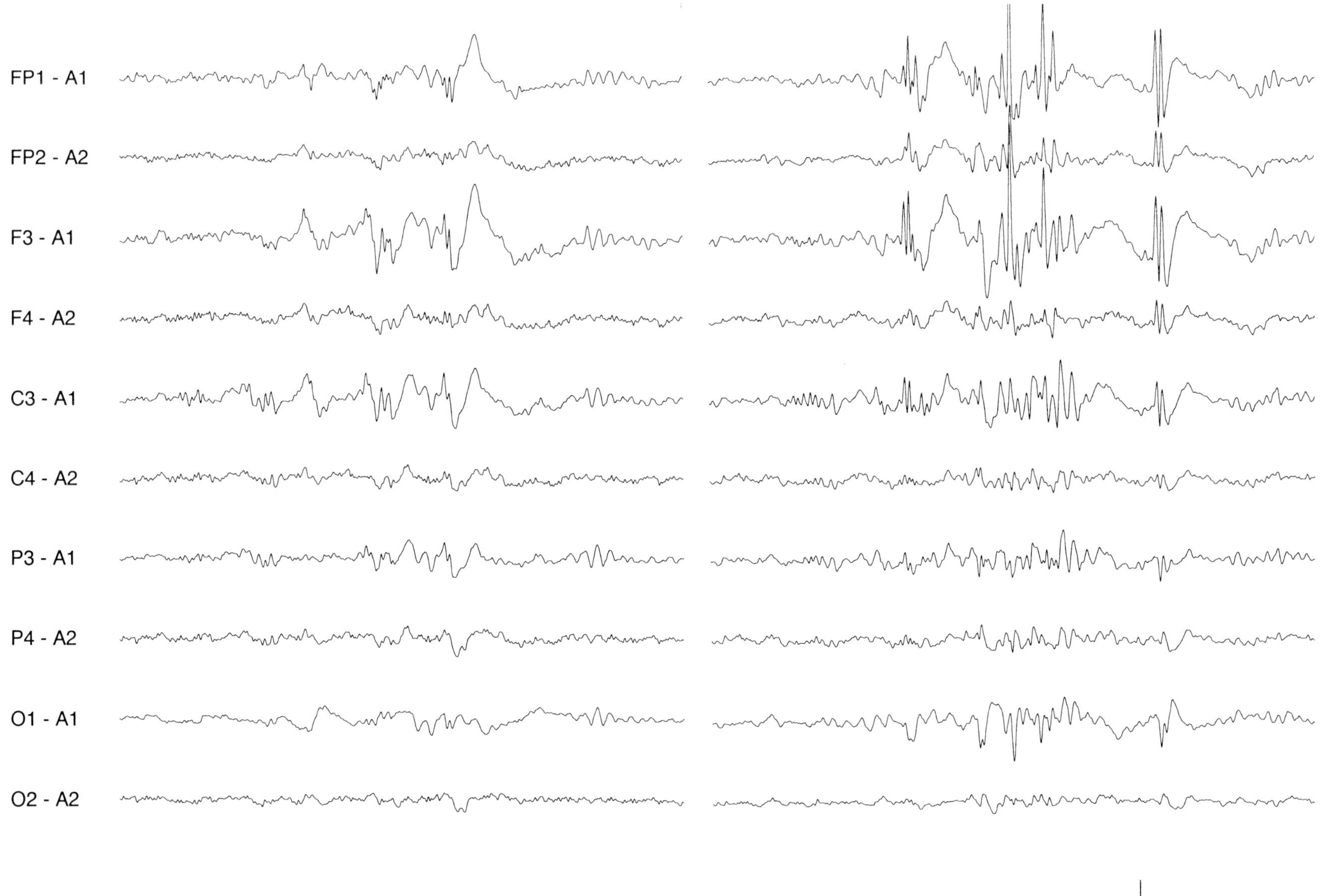

Abb. 4-2.35: Polyspike-Wave-Komplexe in der linken Hemisphäre. 45-jähriger Patient. Schlaf. Dieselbe Registrierung wie in Abbildung 4-2.34. Überwiegend «generalisierte» epileptiforme Potenziale wechseln im Verlauf von einer oder mehreren Registrierungen oft die Hemisphäre, wie es hier der Fall ist. Eichsignal 1 s, 150 μV.

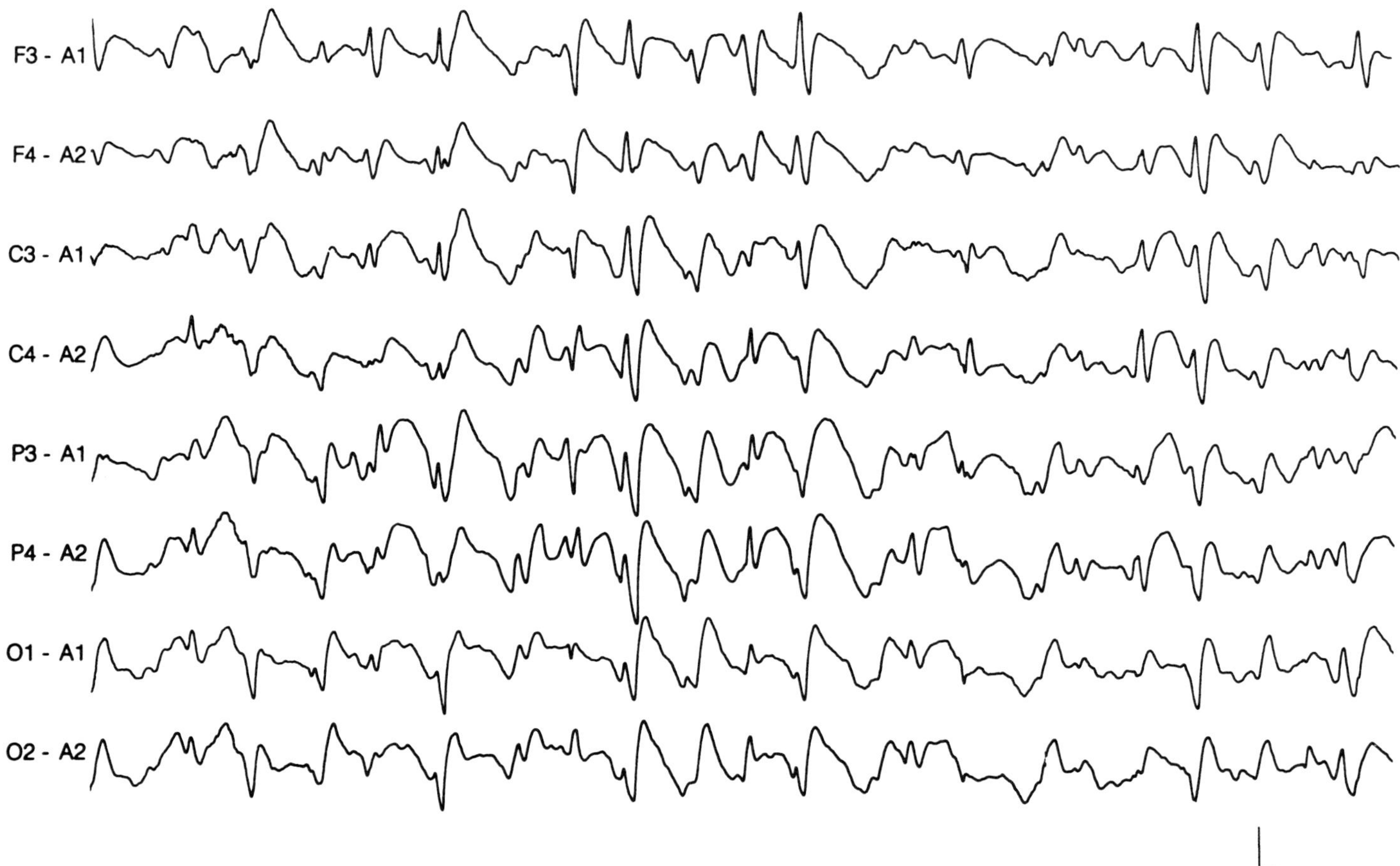

Abb. 4-2.36: Slow-Spike-Wave-Komplexe. Dreijähriger Patient. Wach. Zu diesem Zeitpunkt bestand keine erkennbare klinische Veränderung. Der Patient ist kognitiv eingeschränkt und leidet unter tonischen Krampfanfällen. Eichsignal 1 s, 500 μV.

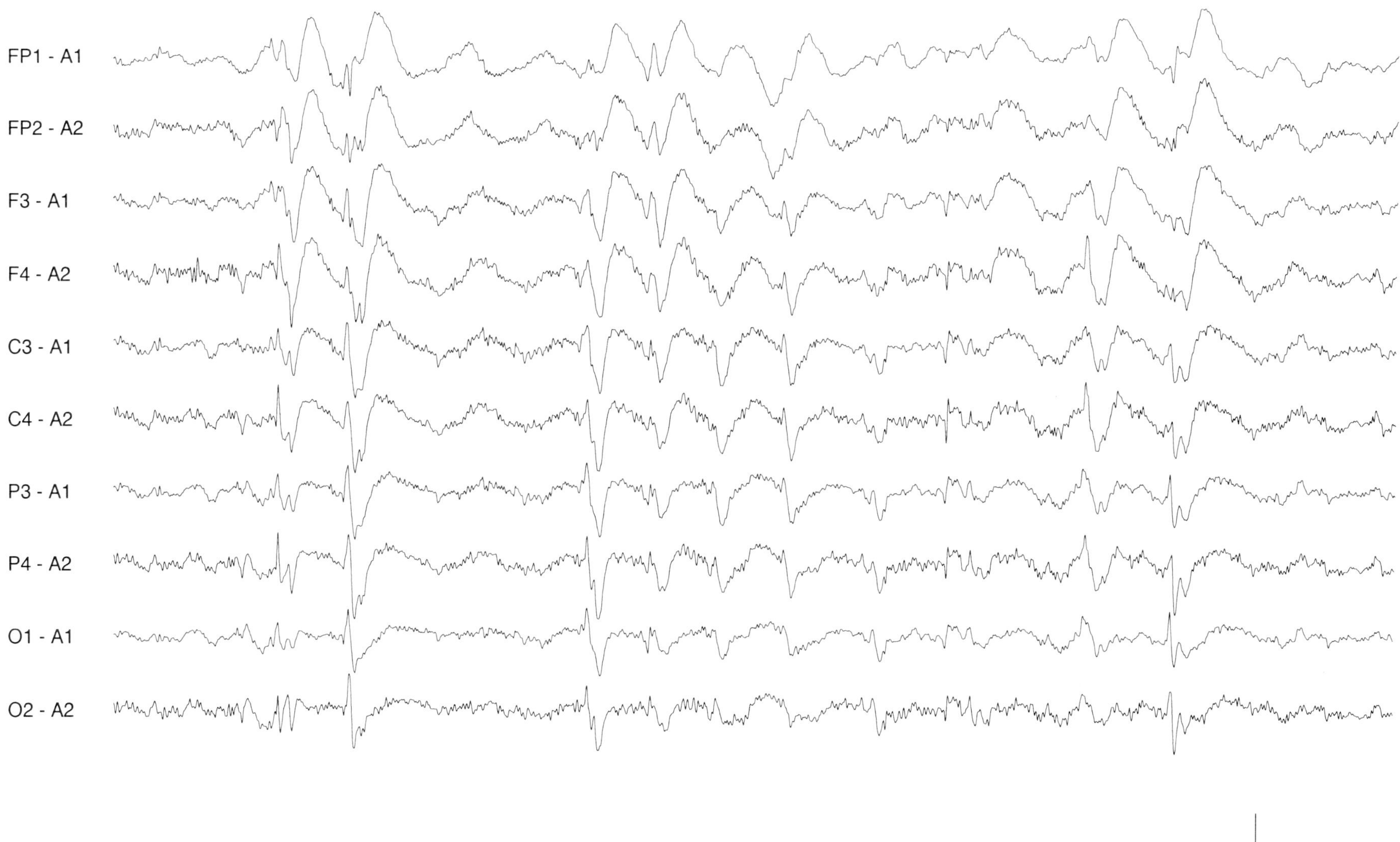

Abb. 4-2.37: Slow-Spike-Wave-Komplexe. 55-jähriger Patient. Wach. Augen geöffnet. Diese bilateral synchronen Spitze-Welle-Komplexe mit einer Frequenz von 2 Hz sind in der Regel in Einzelregistrierungen zahlreicher vorhanden als hochfrequente Spitze-Welle-Komplexe und sind stärker epileptogen. Beachte die prominenten elektropositiven «Täler» zwischen den Spitzen und Wellen. Der dritte Slow-Spike-Wave-Komplex ähnelt abgesehen von der Steilheit den ersten Komponenten einer triphasischen Welle. Der Zusatz slow (langsam) der Slow-Spike-Wave-Komplexe bezieht sich vor allem auf die Frequenz der Komplexe und nicht auf die Dauer der Spitzenkomponente, die so kurz sein kann wie bei 3-Hz-Spike-Wave-Komplexen. Eichsignal 1 s, 200 μV.

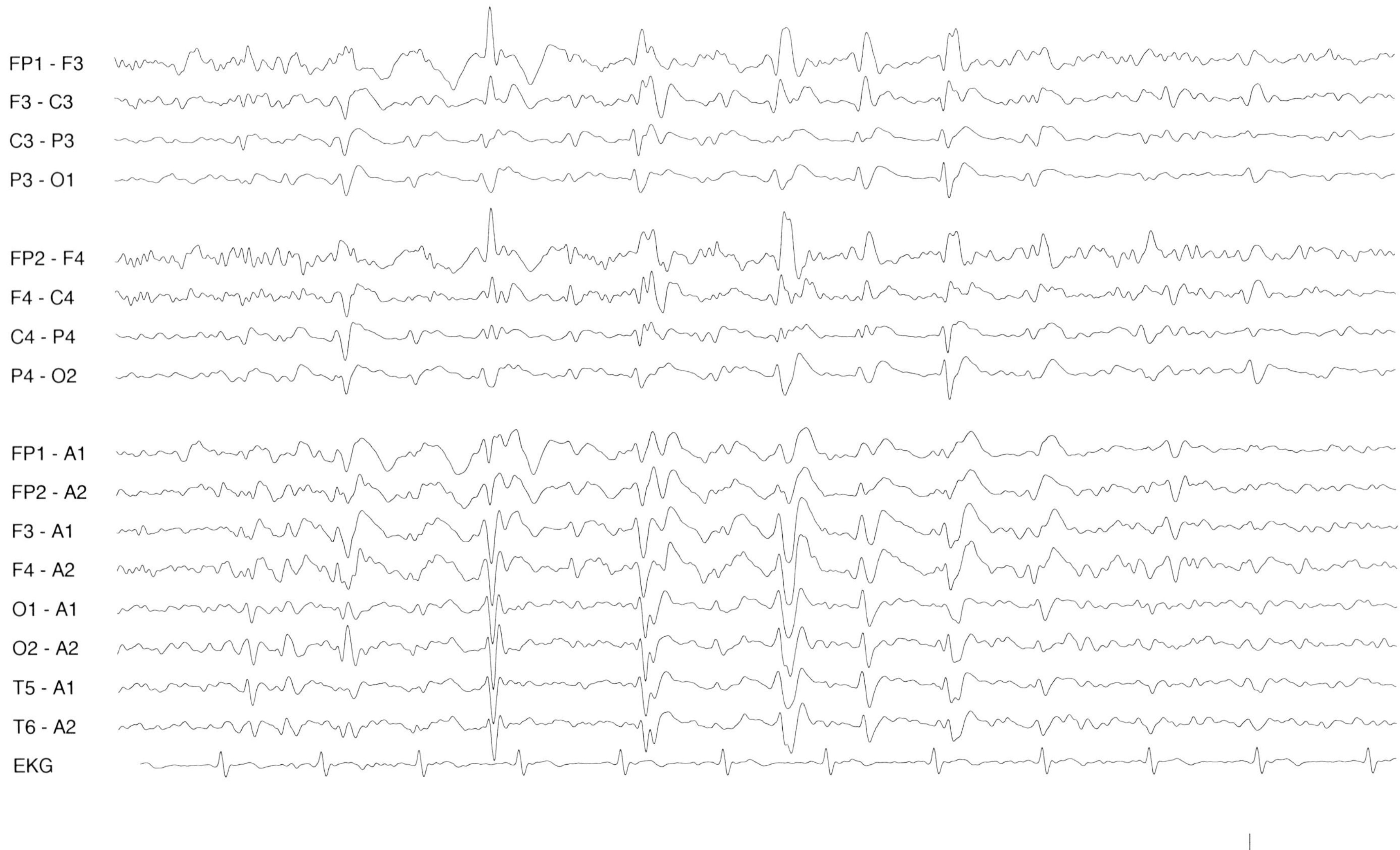

Abb. 4-2.38: Slow-Spike-Wave-Komplexe. 55-jähriger Patient. Wach. Augen geöffnet. Die ipsilaterale Ohrableitung zeigt die Morphologie dieser Slow-Spike-Wave-Komplexe weitaus besser als die bipolare Ableitung. Beachte, dass die Slow-Spike-Wave-Komplexe (sowie die Spitze-Welle-Komplexe) aus bilateral synchronen Spitzen, Tälern und Wellen bestehen. Eichsignal 1 s, 100 μV (bipolar); 1 s, 150 μV (referenziell).

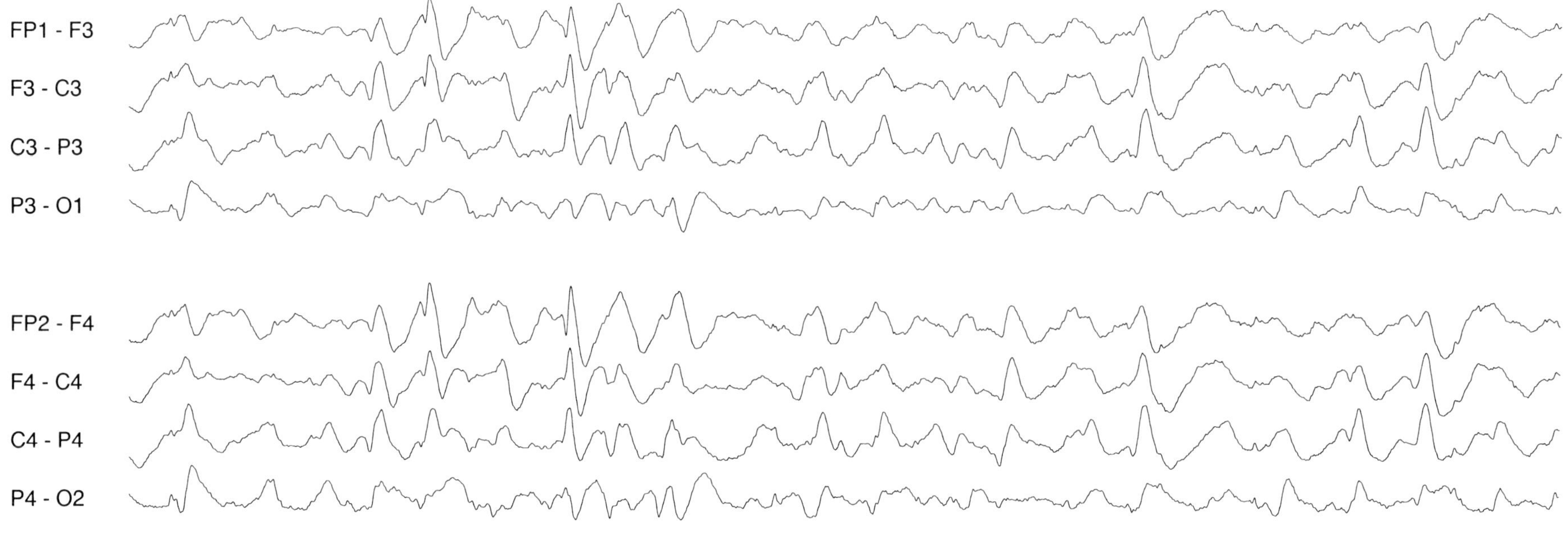

Abb. 4-2.39: Slow-Spike-Wave-Komplexe. 27-jähriger Patient. Wach. Augen geschlossen. Bei Patienten mit therapierefraktärer generalisierter Epilepsie tritt diese Kombination oft auf, d.h. sowohl Wellen als auch Spitzen, allerdings nur gelegentlich als Komplexe. Eichsignal 1 s, 70 μV.

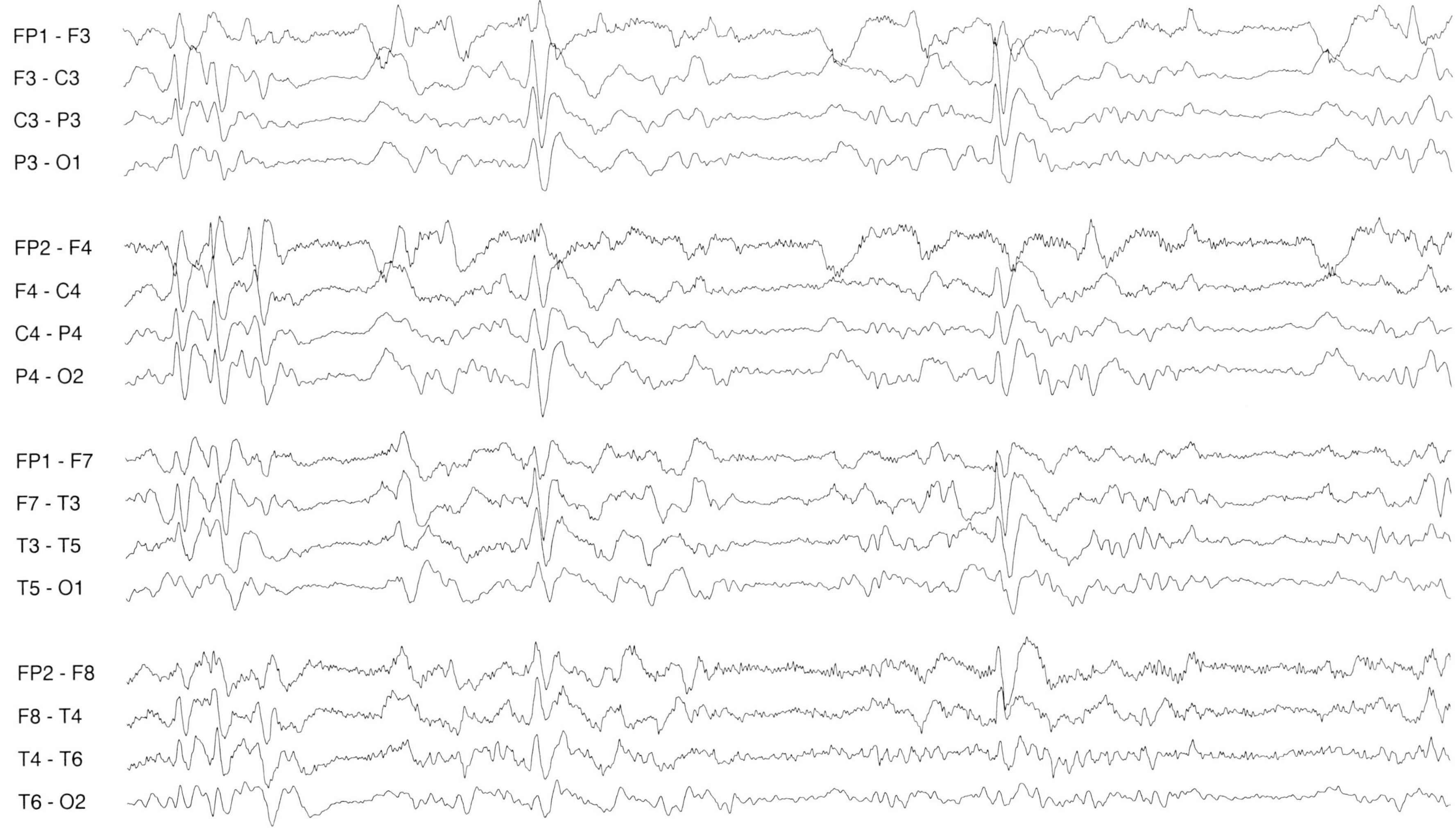

Abb. 4-2.40: Bilateral synchrone Spitzen und Elektrodekremente. 37-jähriger Patient. Wach. Augen geschlossen. Plötzliche, diffuse Abschwächungen von etwa 1 s mit eingestreuter Delta-Aktivität und bilateral synchronen Spitzen. Derartige Elektrodekremente finden sich in der Regel bei aktiven physiologischen Prozessen, wie häufigen Anfällen, sind aber bei offensichtlich wachen Patienten ungewöhnlich. Eichsignal 1 s, 100 μV.

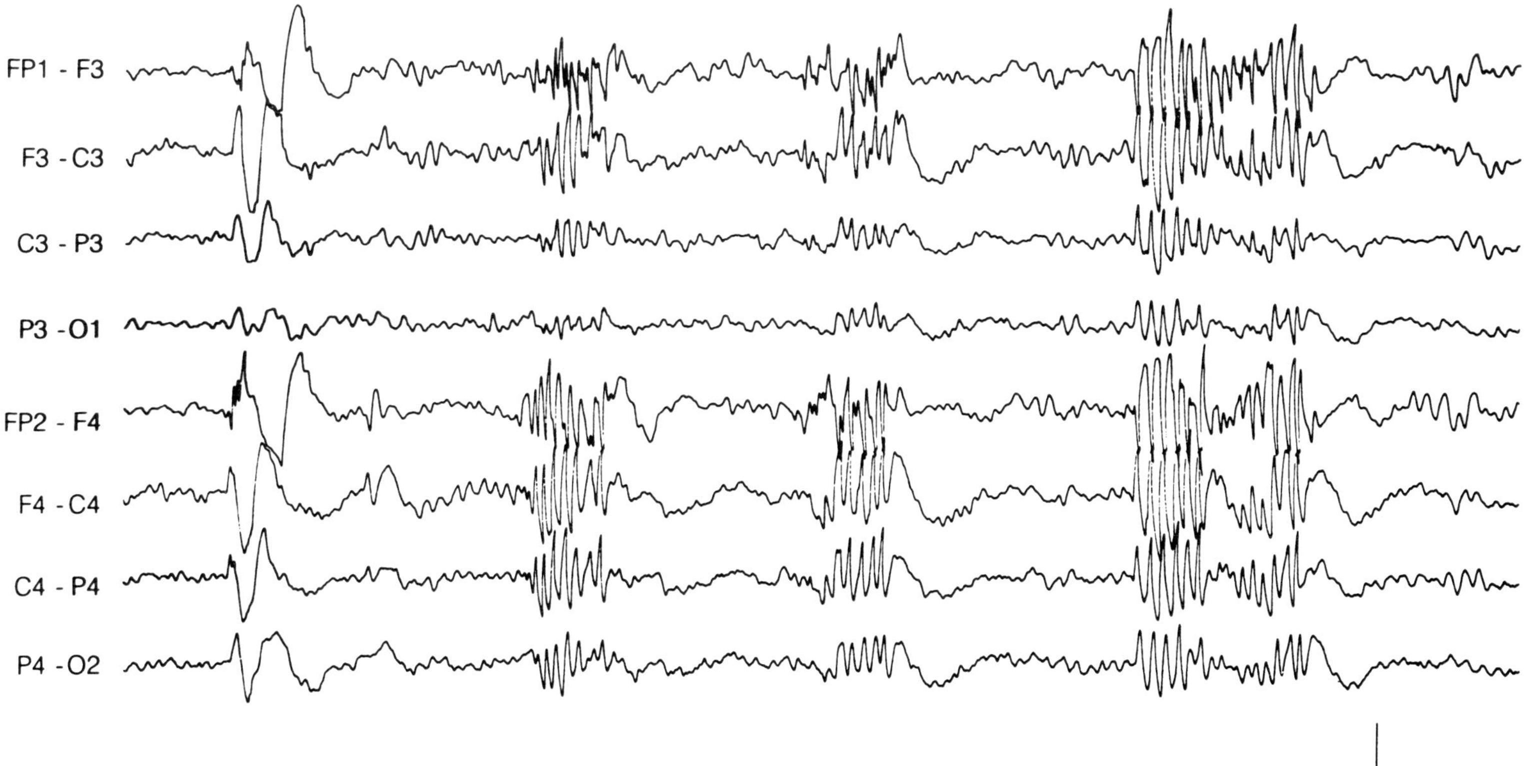

Abb. 4-2.41: Serien von Polyspikes. 21-jähriger Patient. Schlafableitung. Ein Burst von bilateral synchronen Spitzen mit einer Frequenz von 10–25 Hz ist ein epileptiformes Muster bei primär generalisierter Epilepsie. Daneben können weitere Aspekte des Lennox-Gastaut-Syndroms vorliegen (Gastaut und Broughton, 1972; Brenner und Atkinson, 1982). Dieses Muster kann bei Patienten jeden Alters mit tonischen Anfällen oder Absencen auftreten. Eichsignal 1 s, 70 μV.

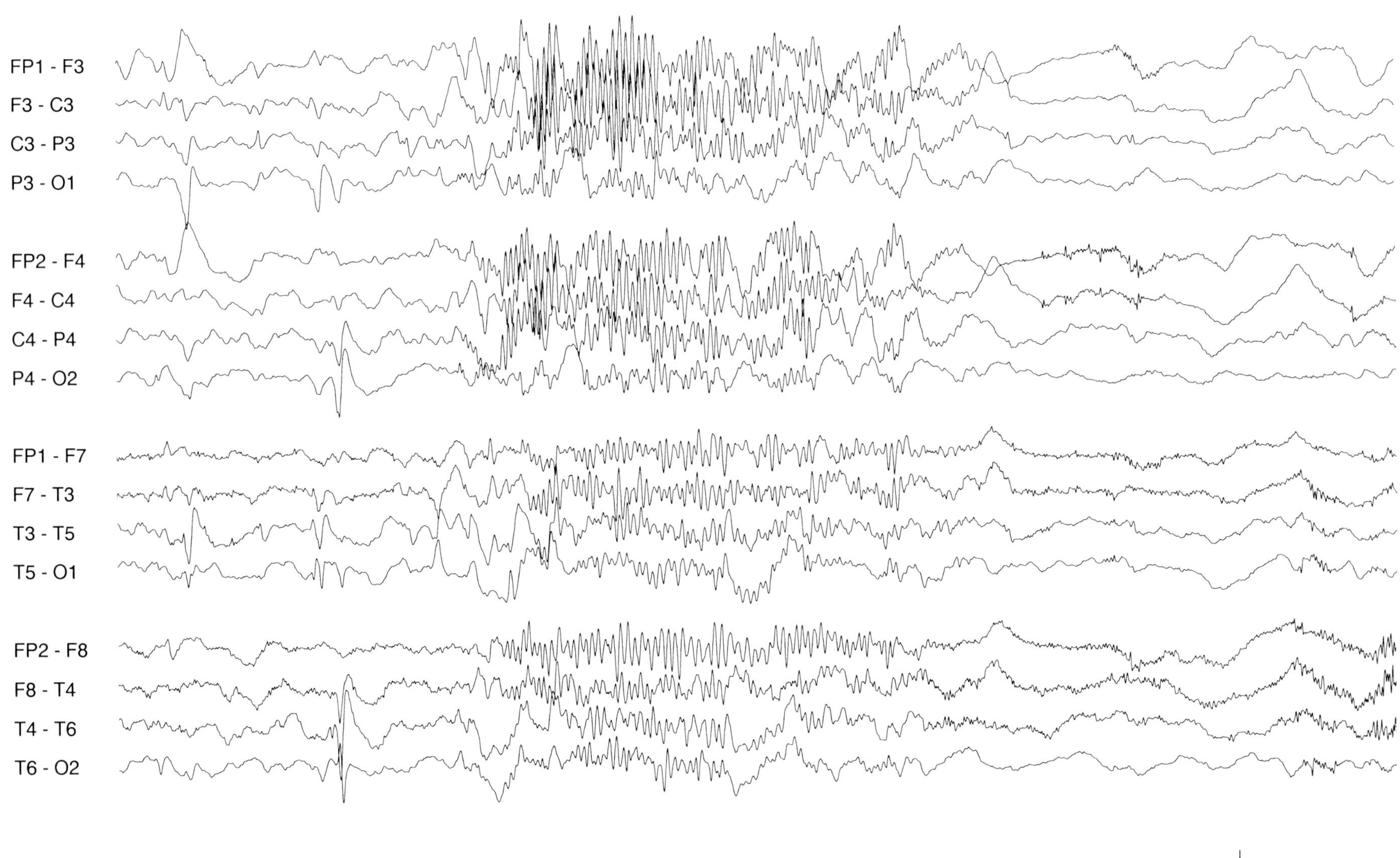

Abb. 4-2.42: Multifokale Spitzen, schnelle rhythmische Wellen (epileptischer Rekrutierungsrhythmus) und anormales Muster bei Müdigkeit. 13-jähriger Patient. Müde. Dem diffusen Burst von schnellen rhythmischen Wellen mit einer Dauer von 3 s und einer Frequenz von 15–20 Hz gehen multifokale Spitzen voraus. Außerdem weist die von Delta-Wellen dominierte Hintergrundaktivität bei diesem müden Patienten auf eine diffuse Enzephalopathie hin, da in diesem Alter bei Müdigkeit nur Theta-Aktivität auftreten sollte. Beachte die abgeschwächte Hintergrundaktivität nach dem Burst. Dieses Phänomen gehört gemeinsam mit Slow-Spike-Wave-Komplexen und tonischen Anfällen zum Lennox-Gastaut-Syndrom. Eichsignal 1 s, 150 μV.

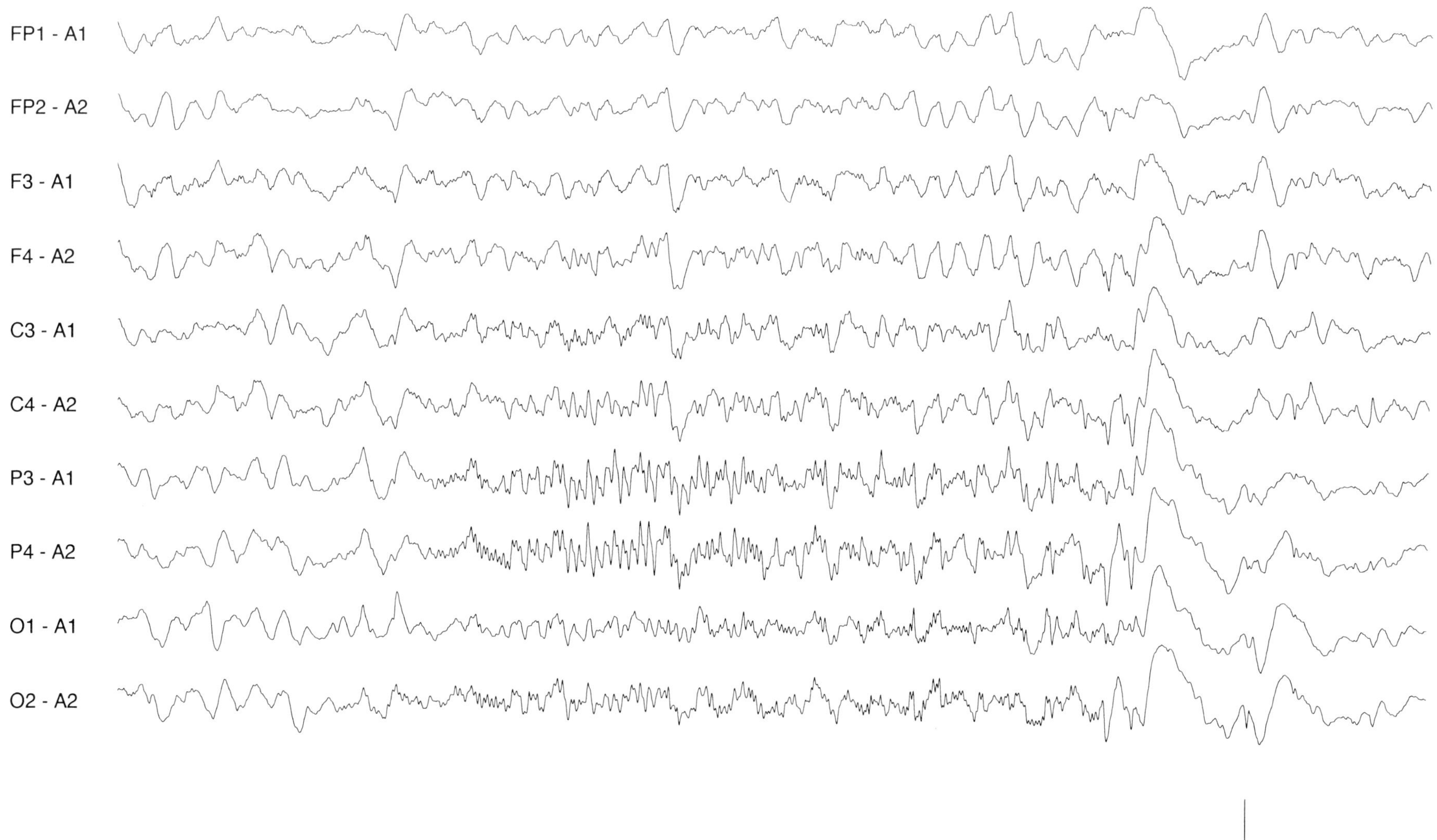

Abb. 4-2.43: Schnelle rhythmische Wellen (epileptischer Rekrutierungsrhythmus). Elfjähriger Patient. Schlaf. Dieses Phänomen unterscheidet sich durch die hohe Frequenz der Wellen (P4,P3,C4,C3) sowie den plötzlichen Beginn und das abrupte Ende von Beta-Aktivität. Eichsignal 1 s, 150 μV.

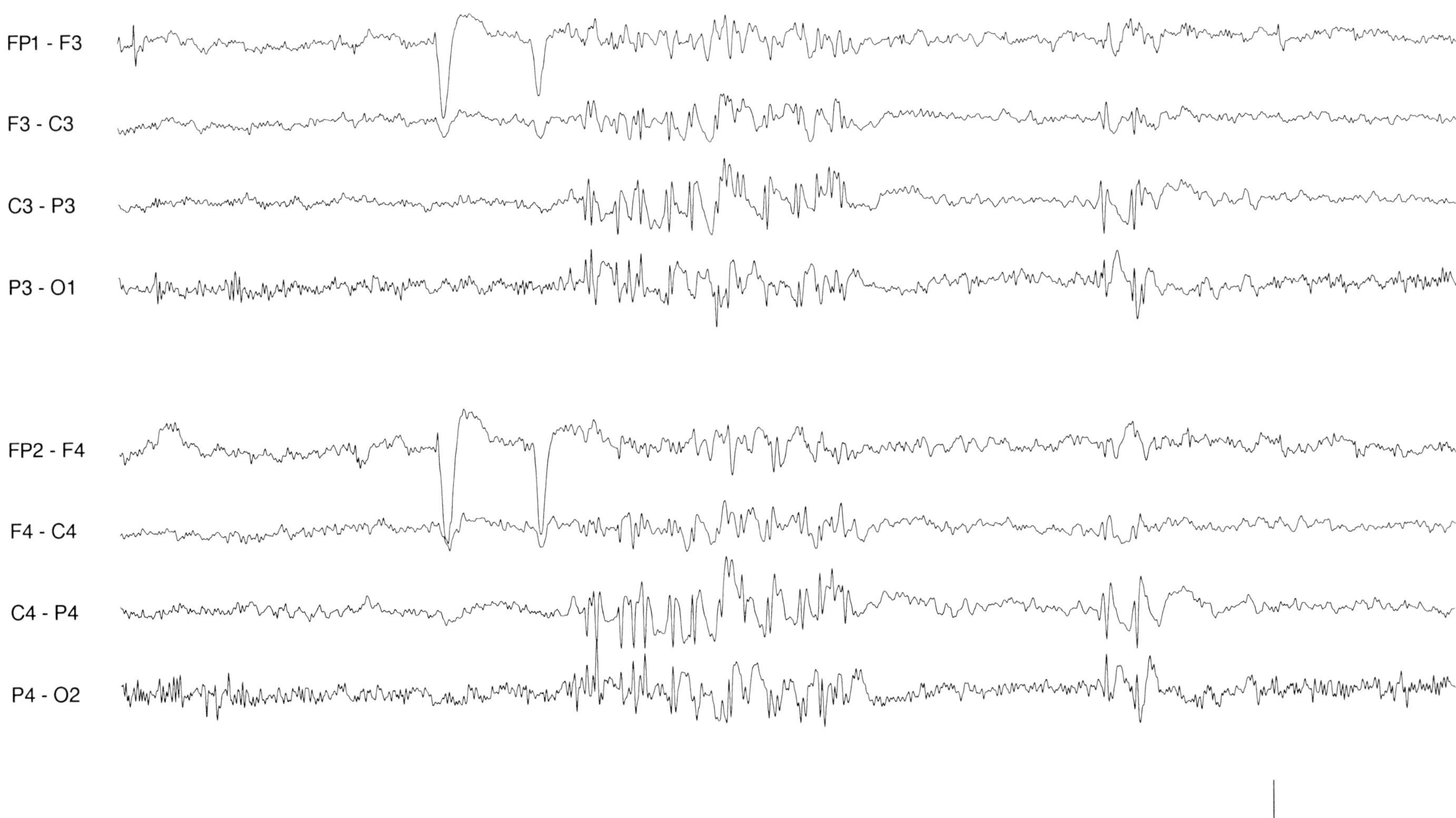

Abb. 4-2.44: Bilaterale Polyspikes. 18-jähriger Patient. Wach. Augen geöffnet. Trotz der oberflächlichen Ähnlichkeit mit mehreren Formen von Artefakten sind diese diffusen, posterior akzentuierten Polyspikes oft epileptogen und können eine relative Therapierefraktärität anzeigen. Eichsignal 1 s, 200 μV.

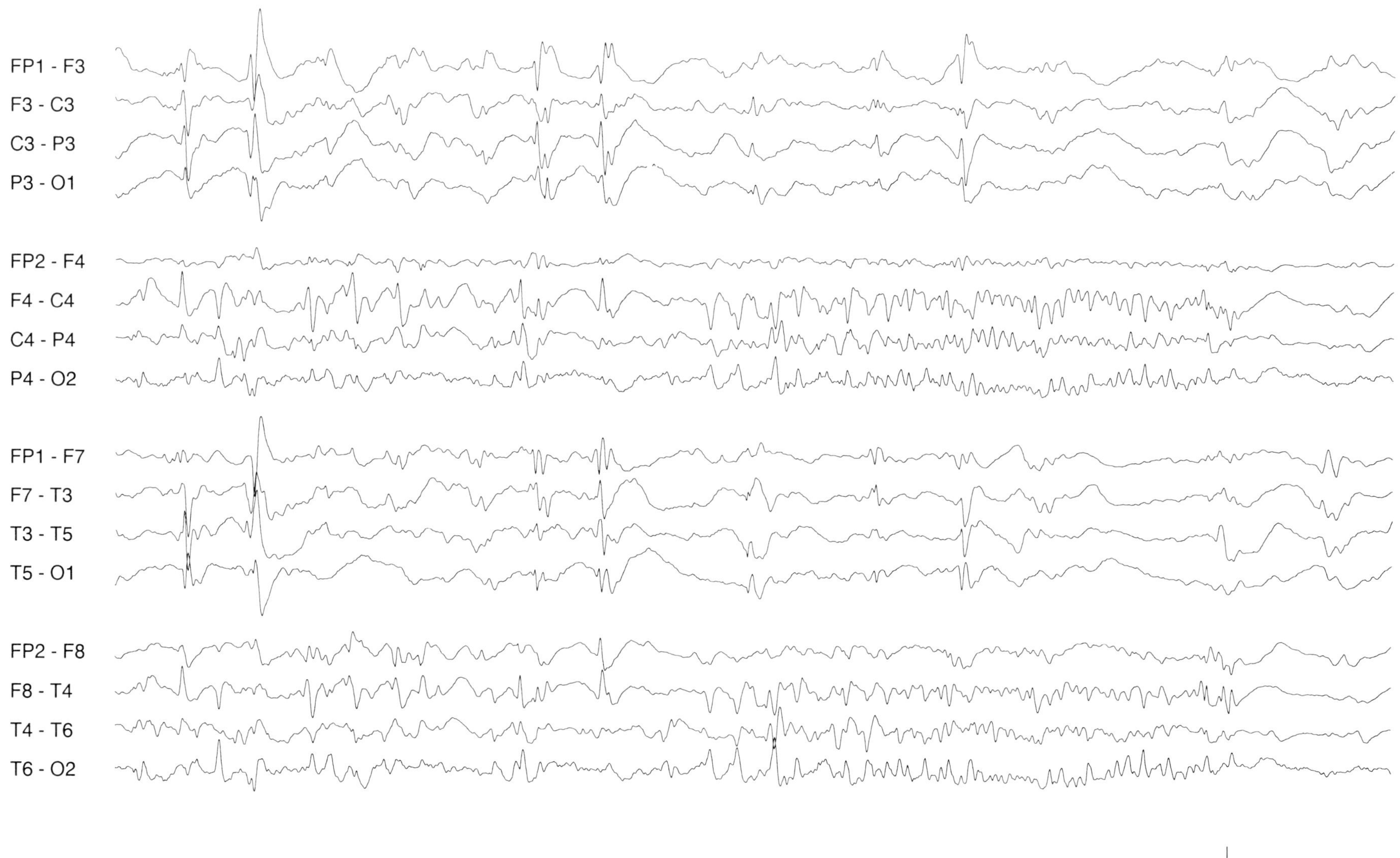

Abb. 4-2.45: Schnelle rhythmische Wellen und multiple unabhängige Spitzen. Achtjähriger Patient. Wach. Augen geöffnet. Obwohl die exzessive Delta-Aktivität und die zahlreichen Spitzen in der linken Hemisphäre eine mittelschwere Enzephalopathie in diesem Bereich widerspiegeln, weist die prolongierte Serie höherfrequenter Wellen in der rechten Hemisphäre vorausgehender und fortgesetzter Abschwächung auf eine noch stärkere Enzephalopathie auf der rechten Seite hin. Eichsignal 1 s, 200 μV.

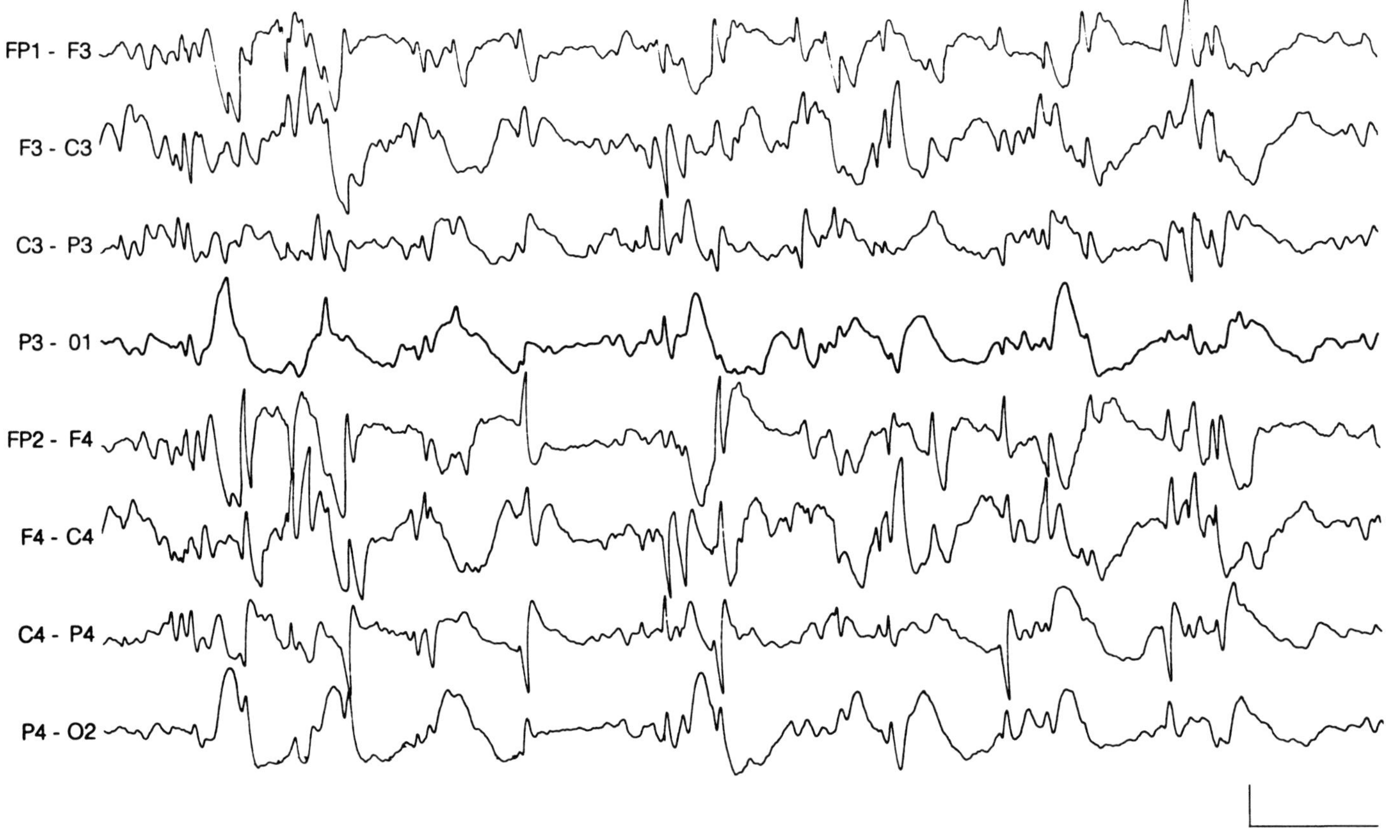

Abb. 4-2.46: Hypsarrhythmie. Acht Monate alter Patient. Wach. Hochamplitudige, arrhythmische Wellen mit profusen multifokalen Spitzen mit einer Frequenz von 1–3 Hz tragen zum Hypsarrhythmie-Muster bei. Im Wachzustand und im leichten Schlaf tritt dieses Muster kontinuierlich auf. Eichsignal 1 s, 300 μV.

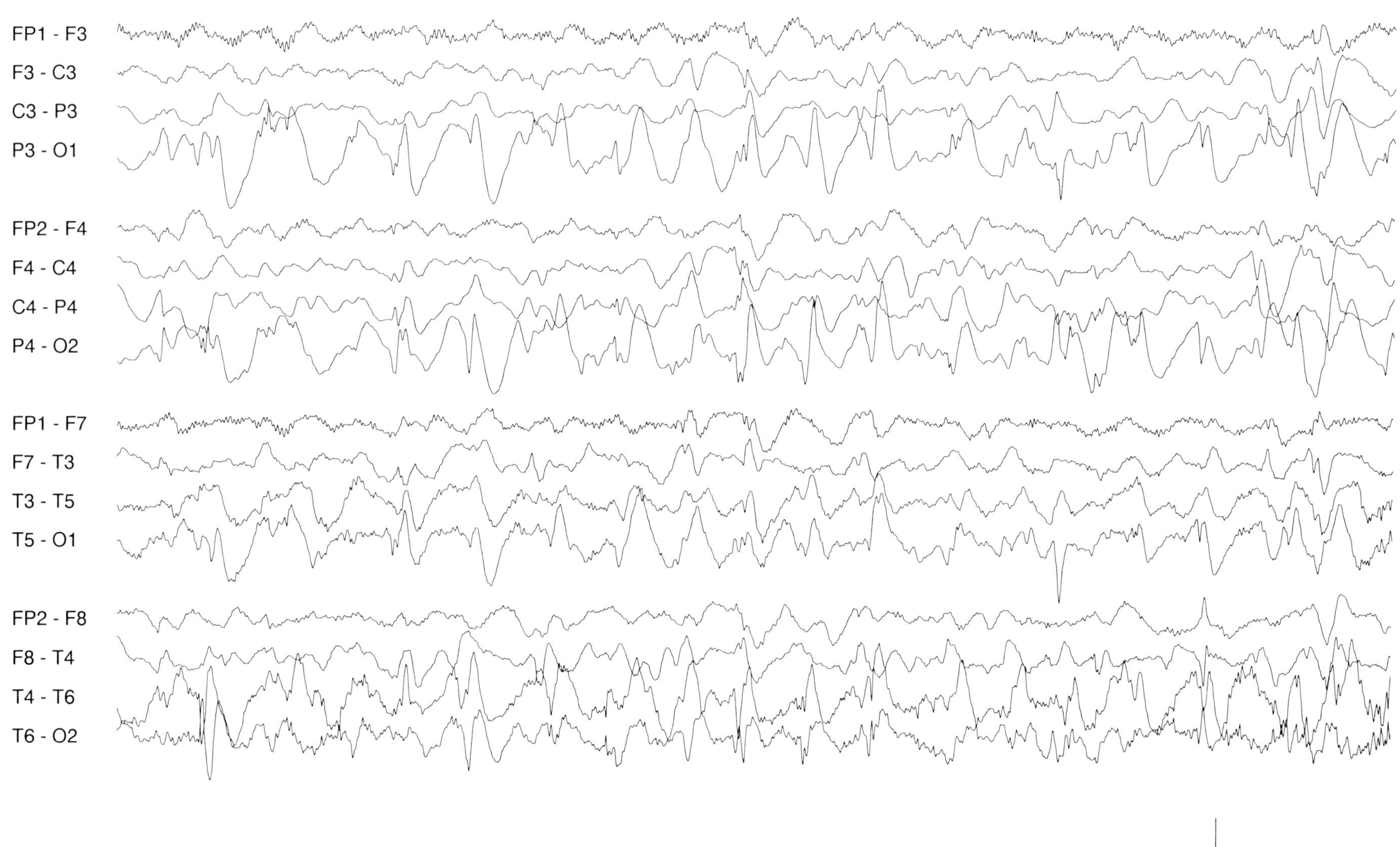

Abb. 4-2.47: Hypsarrhythmie. Elf Monate alter Patient. Wach. Augen geöffnet. Dieses interiktale Muster besteht aus hochamplitudigen, multifokalen, posterior akzentuierten Spitzen und Delta-Aktivität. Eichsignal 1 s, 300 μV.

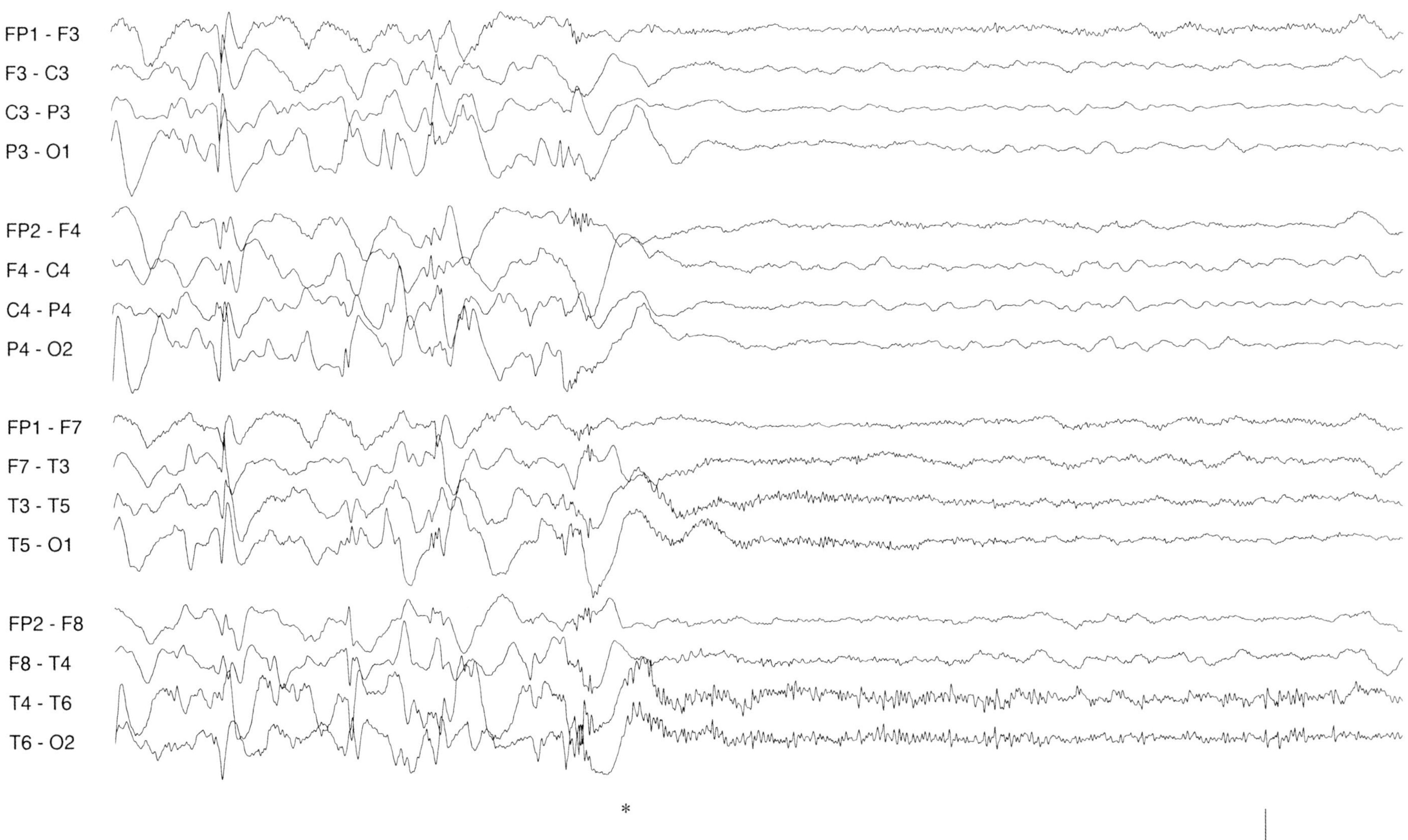

Abb. 4-2.48: Hypsarrhythmie und Elektrodekrement. Elf Monate alter Patient. Wach. Augen geöffnet. Ein auditiver Reiz (*) löste einen epileptischen Krampf (beachte das tonische Muskelartefakt an T6) mit begleitendem Elektrodekrement aus. Eichsignal 1 s, 300 μV.

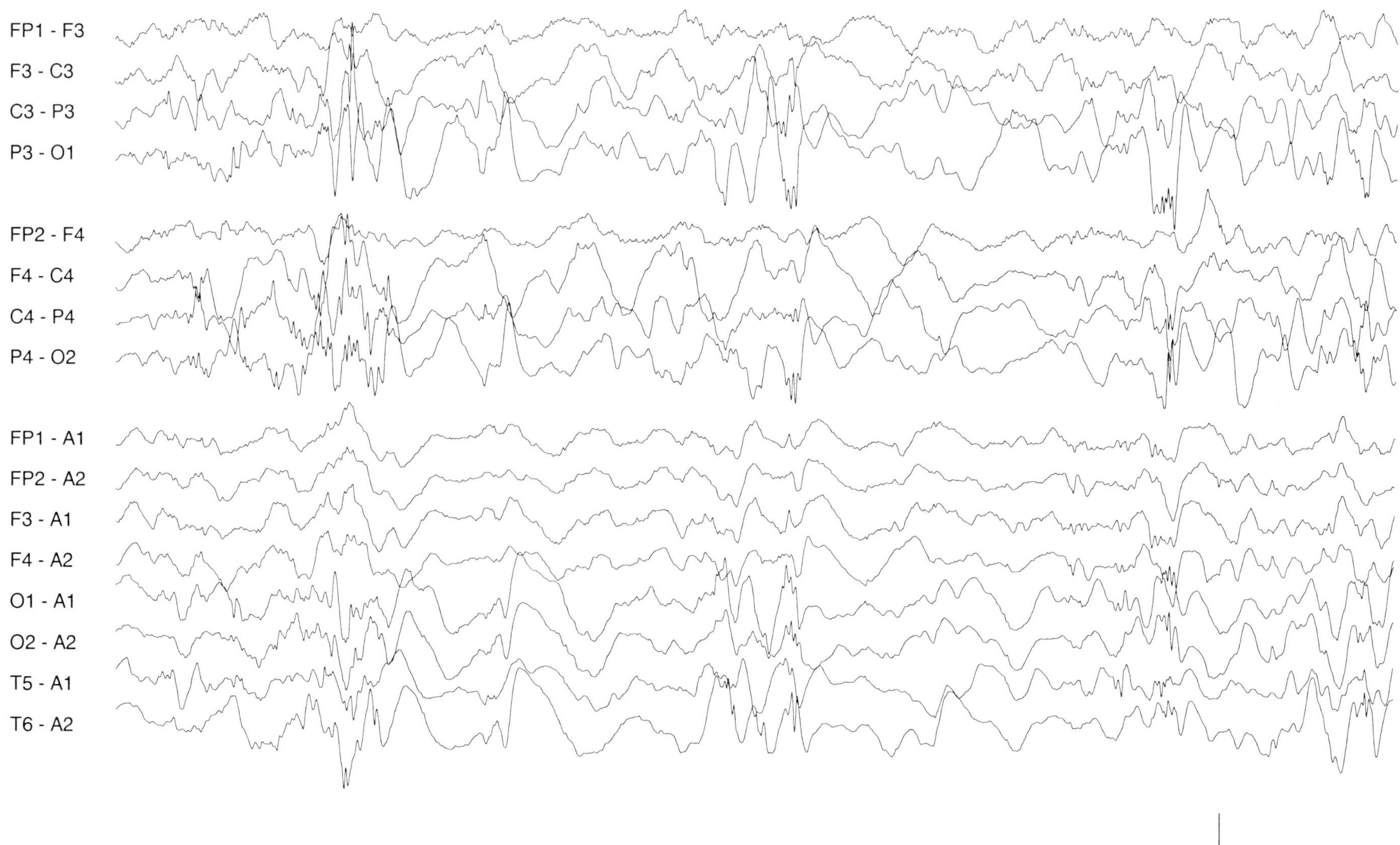

Abb. 4-2.49: Bilaterale hemisphärische Polyspikes und exzessive Delta-Aktivität. Sechs Monate alter Patient. Müde. Aufgrund der Spitzen und Polyspikes mit für das Alter und den Wachheitszustand exzessiver Delta-Aktivität handelt es sich um ein modifiziertes hypsarrhythmisches Muster mit posteriorer Akzentuierung. Eichsignal 1 s, 200 μV.

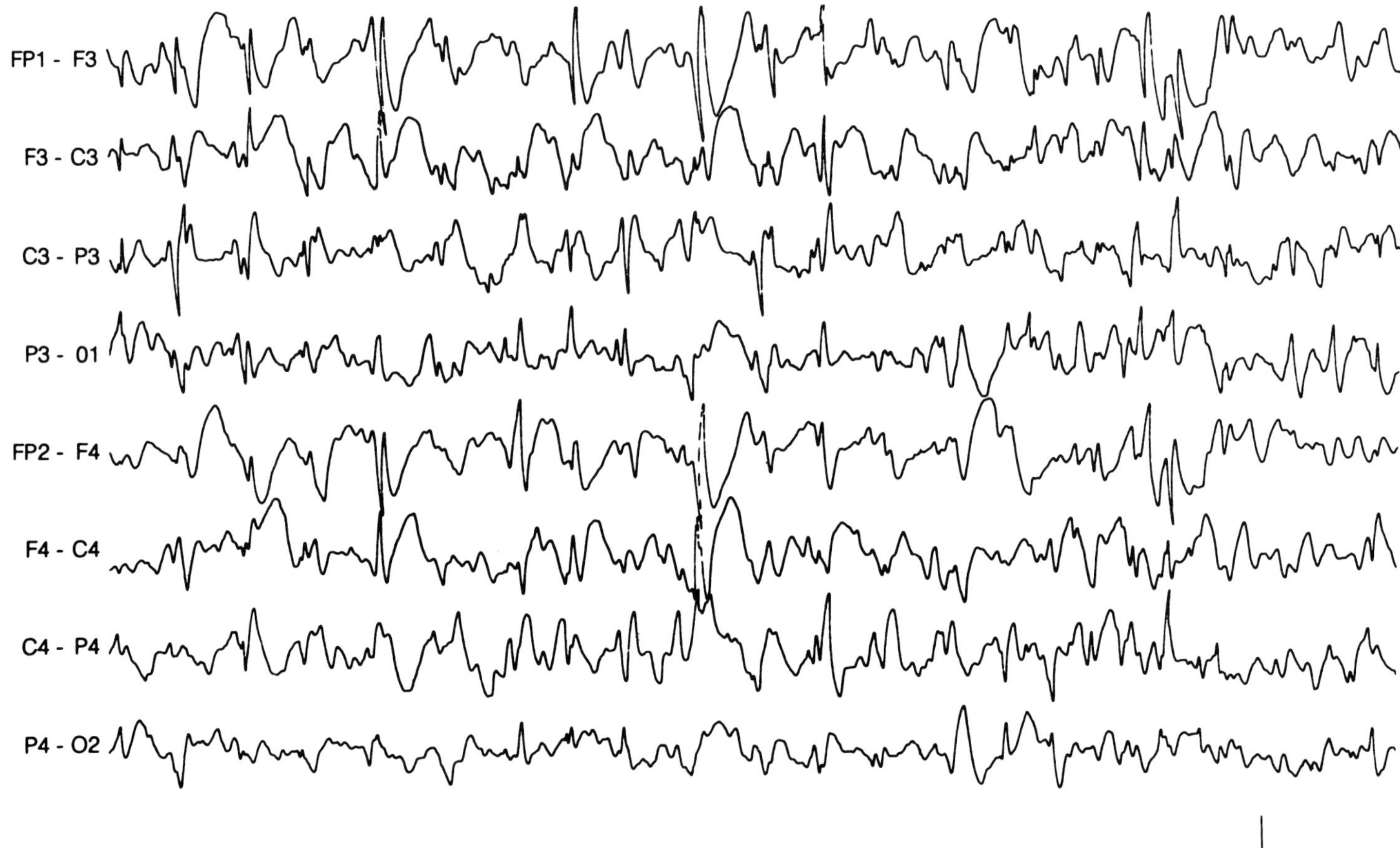

Abb. 4-2.50: Hypsarrhythmie, die in Slow-Spike-Wave-Komplexe übergeht. Dreijähriger Patient. Wach. Dieser Auszug zeigt den Übergang von der multifokalen und asynchronen Hypsarrhythmie zur bilateralen Synchronie der Slow-Spike-Wave-Komplexe. Eichsignal 1 s, 300 μV.

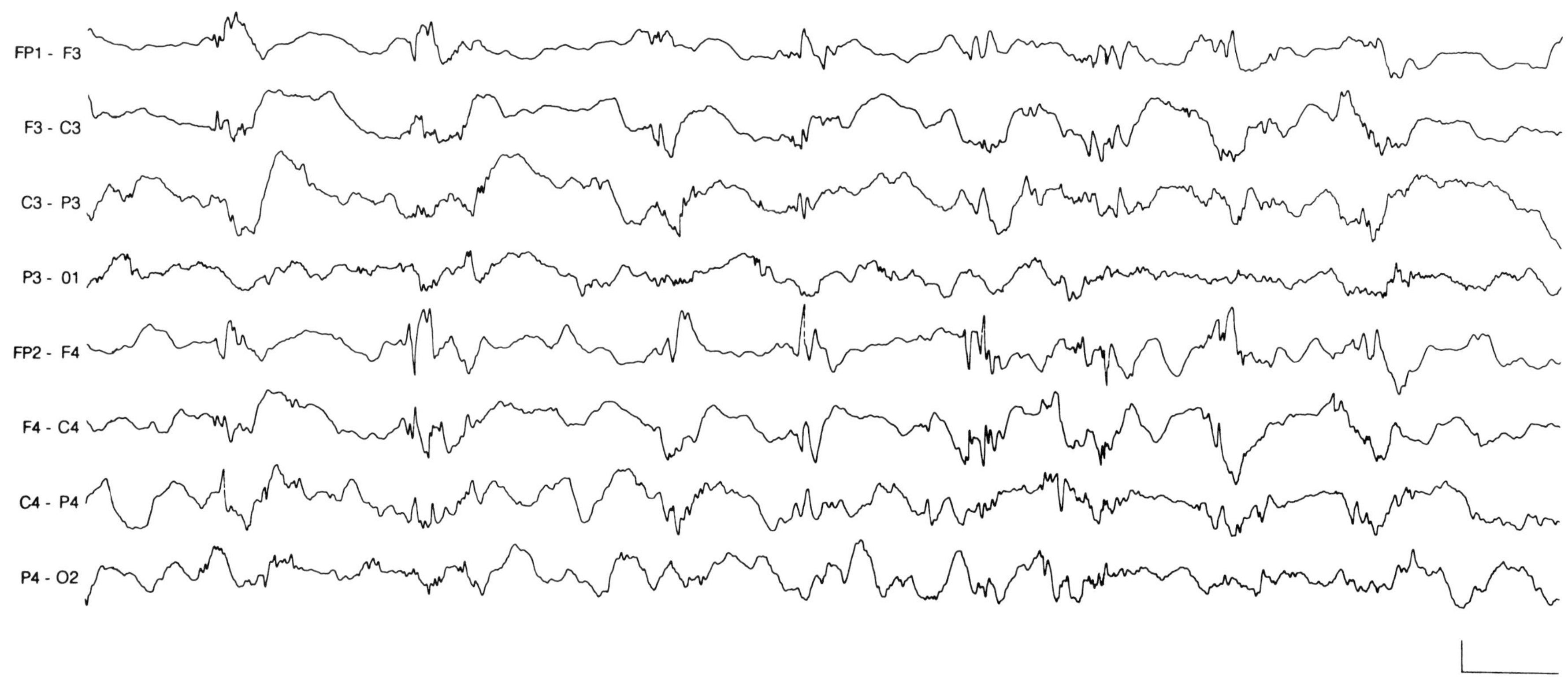

Abb. 4-2.51: Hypsarrhythmie im Tiefschlaf. Vier Monate alter Patient. Die Spitzen treten im Tiefschlaf als kurze Bursts auf. Die hier zu erkennende Asymmetrie war transient, was in diesem Alter häufig ist. Eichsignal 1 s, 200 μV.

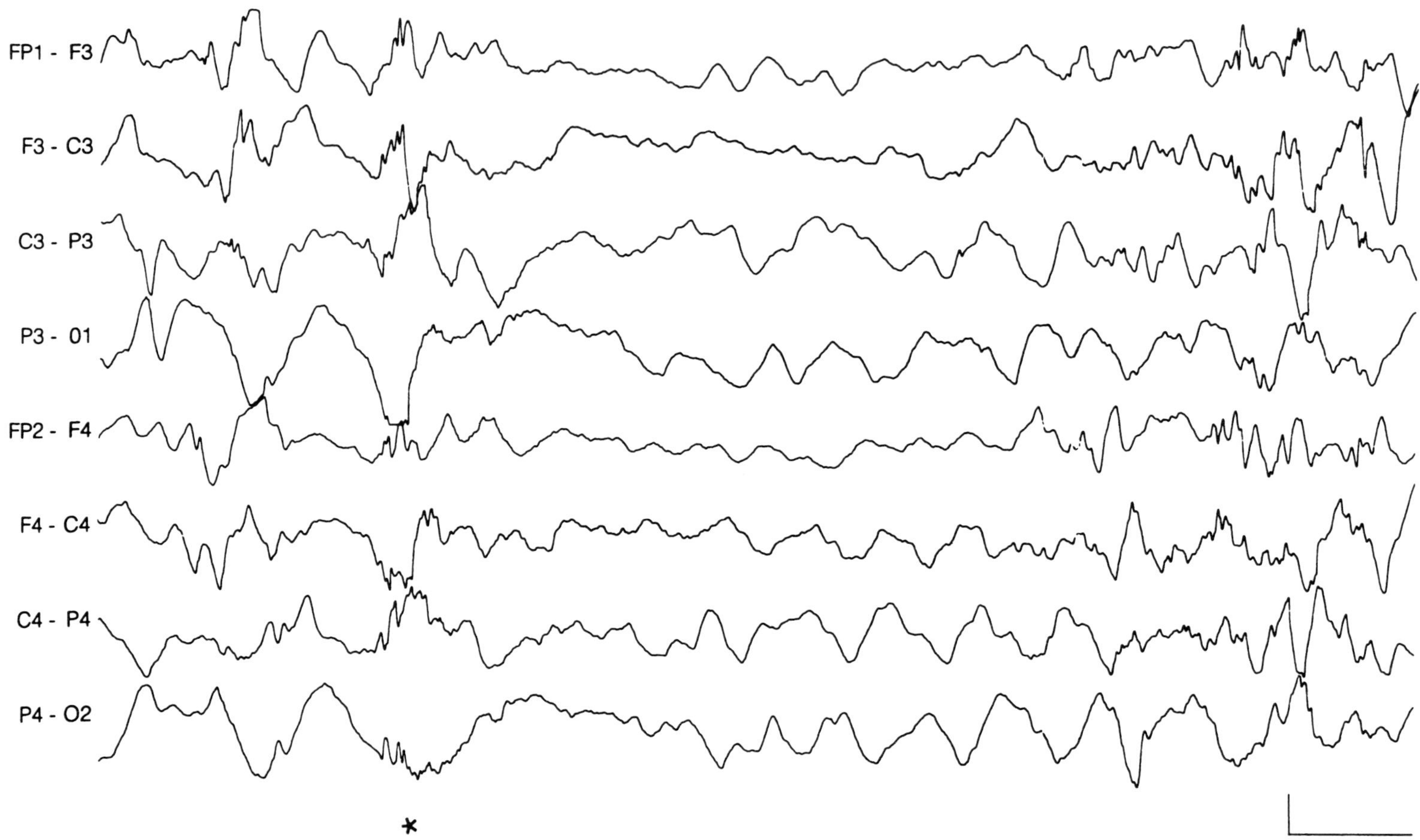

Abb. 4-2.52: Elektrodekrement. Fünf Monate alter Patient. Schlaf. Elektrodekremente sind unterschiedlich stark. Dieser infantile Spasmus (*) ging mit (a) einer weniger als normalen Spannungsabnahme der Delta-Aktivität für 2 s mit anschließendem langsamem Anstieg und (b) mit dem Verschwinden der multifokalen Spitzen für 5–6 s einher. Das Elektrodekrement ist von einer Hypsarrhythmie umgeben. Eichsignal 1 s, 150 μV.

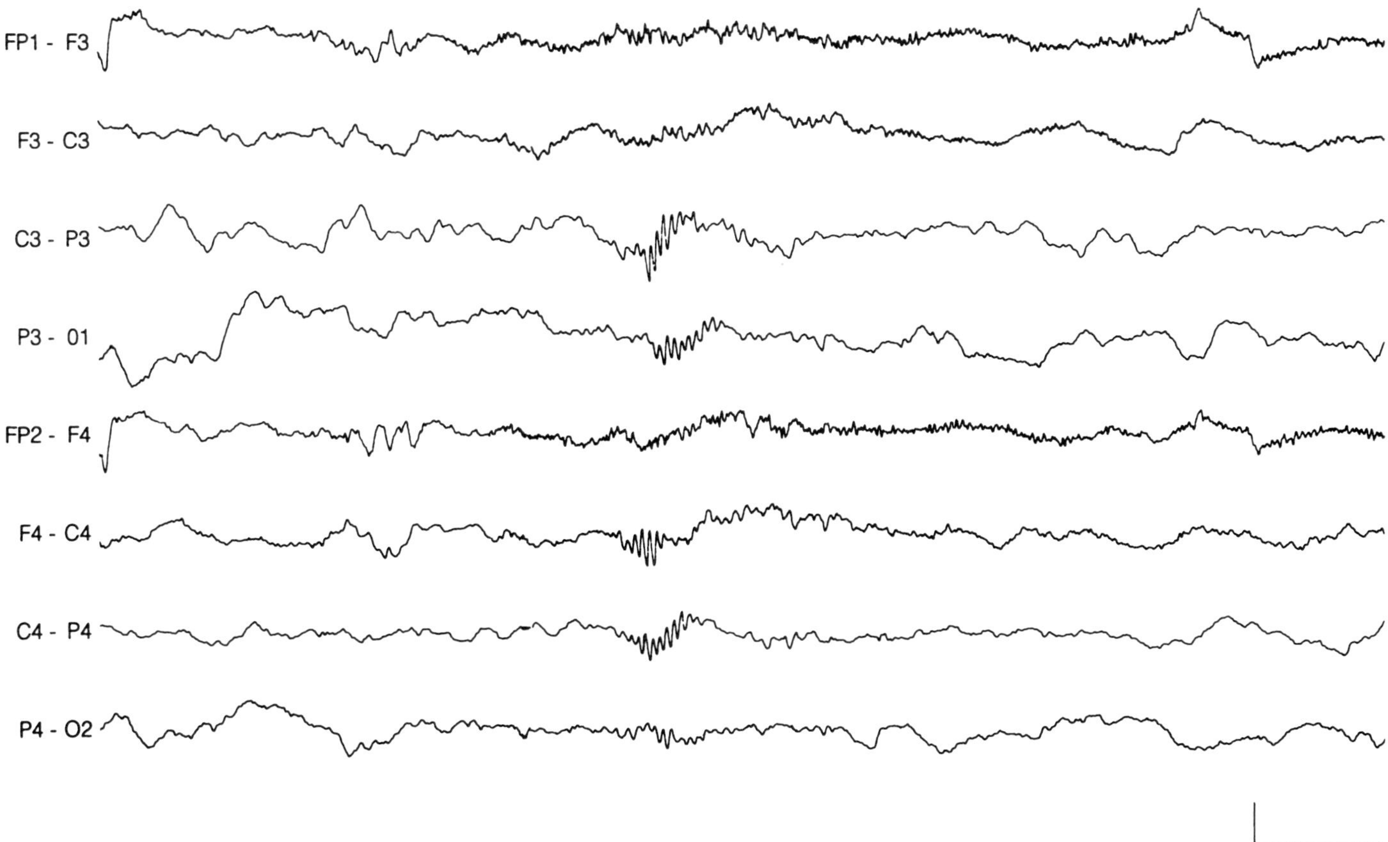

Abb. 4-2.53: Schnelle rhythmische Wellen. Fünf Monate alter Patient. Wach. Zu Beginn des Bursts von hochfrequenten (etwa 18 Hz) rhythmischen Wellen öffnete der Patient partiell die Augen und streckte seine Extremitäten in tonischen Wellen. Eichsignal 1 s, 150 μV.

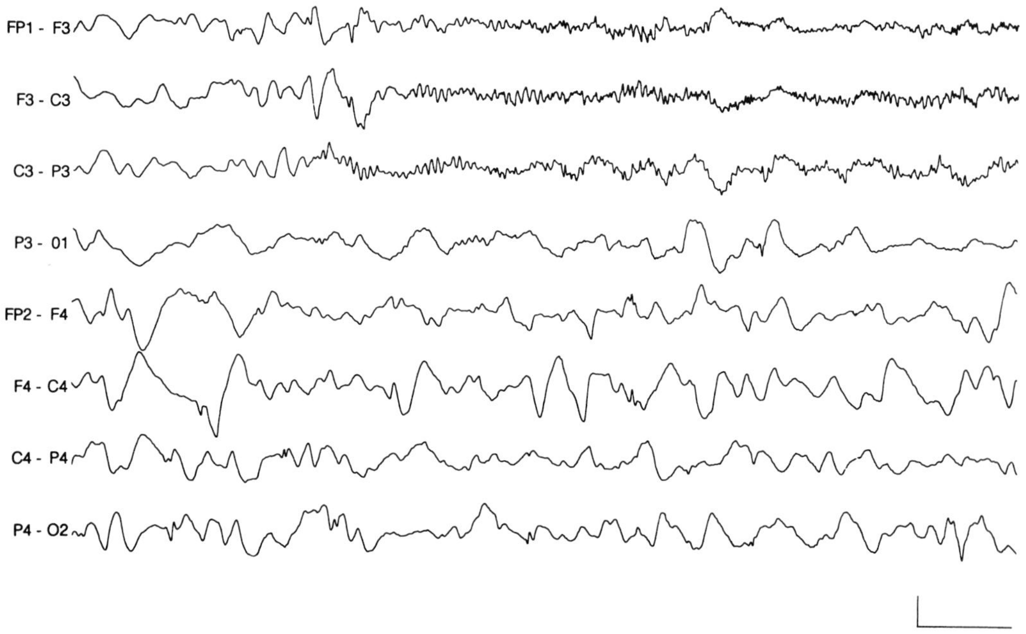

Abb. 4-2.54a: Schnelle rhythmische Wellen. Acht Monate alter Patient. Ähnliches, aber unilaterales Muster wie in Abbildung 4-2.53. Keine klinische Veränderung. Eichsignal 1 s, 150 μV.

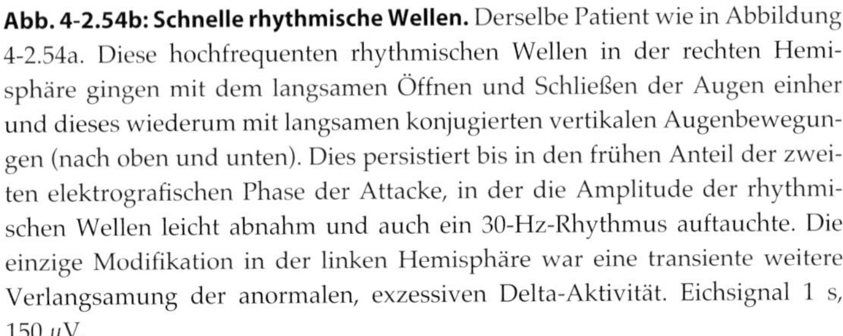

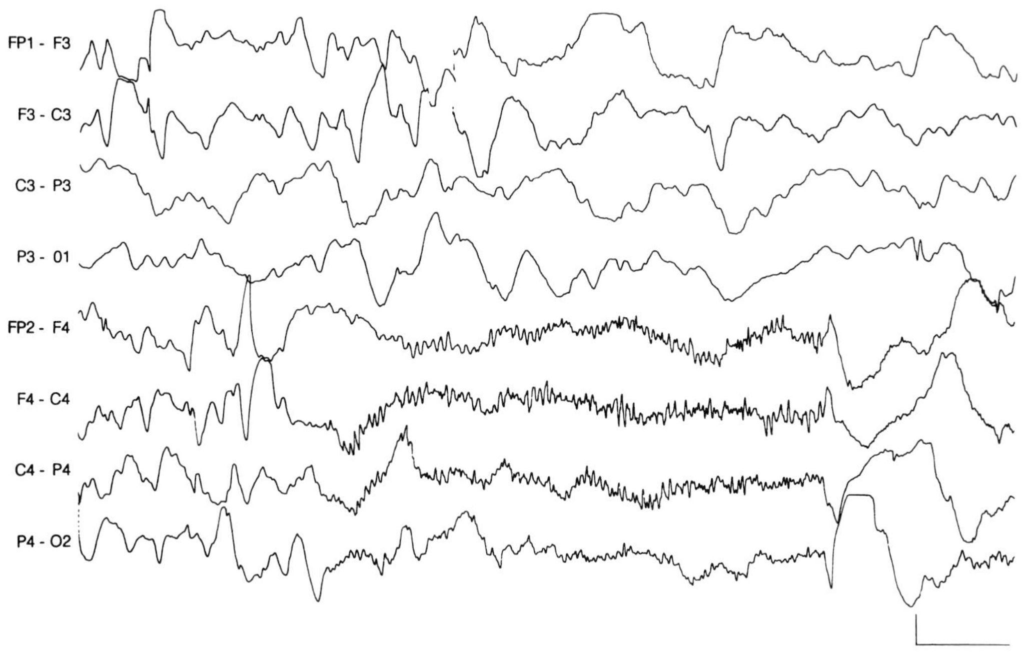

Abb. 4-2.54b: Schnelle rhythmische Wellen. Derselbe Patient wie in Abbildung 4-2.54a. Diese hochfrequenten rhythmischen Wellen in der rechten Hemisphäre gingen mit dem langsamen Öffnen und Schließen der Augen einher und dieses wiederum mit langsamen konjugierten vertikalen Augenbewegungen (nach oben und unten). Dies persistiert bis in den frühen Anteil der zweiten elektrografischen Phase der Attacke, in der die Amplitude der rhythmischen Wellen leicht abnahm und auch ein 30-Hz-Rhythmus auftauchte. Die einzige Modifikation in der linken Hemisphäre war eine transiente weitere Verlangsamung der anormalen, exzessiven Delta-Aktivität. Eichsignal 1 s, 150 μV.

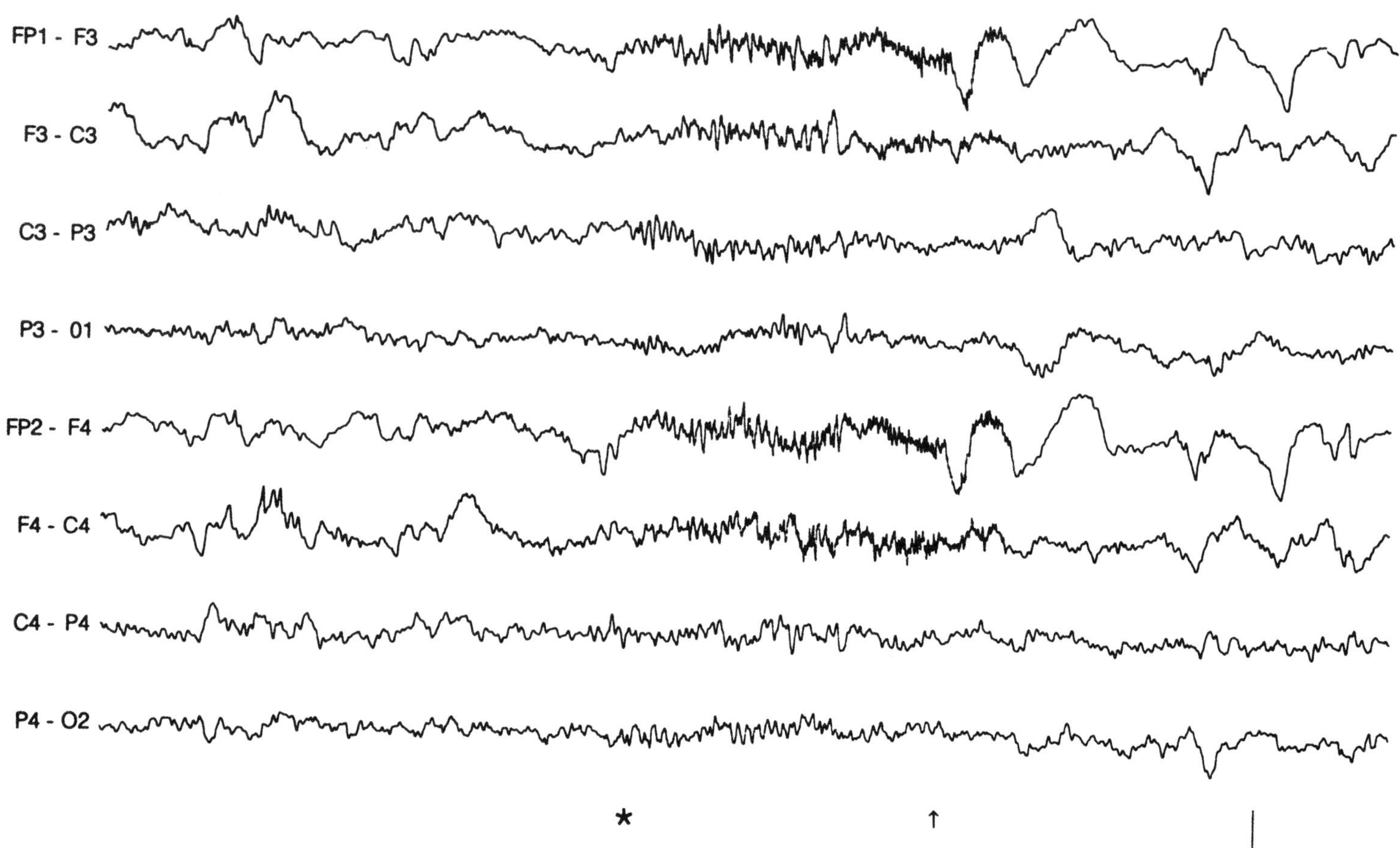

Abb. 4-2.55: Schnelle rhythmische Wellen. Sieben Monate alter Patient. Wach. Eine konjugierte Augenbewegung nach oben (*) war die einzige sichtbare klinische Begleiterscheinung dieser generalisierten hochfrequenten rhythmischen Wellen. Das bifrontale Muskelartefakt (↑) kurz vor Burst-Ende kann bedeuten, dass die tonische Komponente über die extraokulären Muskeln hinausgeht. Dieses schwer behinderte Kind wies in der Verlängerung häufig tonische Krampfanfälle auf. Eichsignal 1 s, 150 μV.

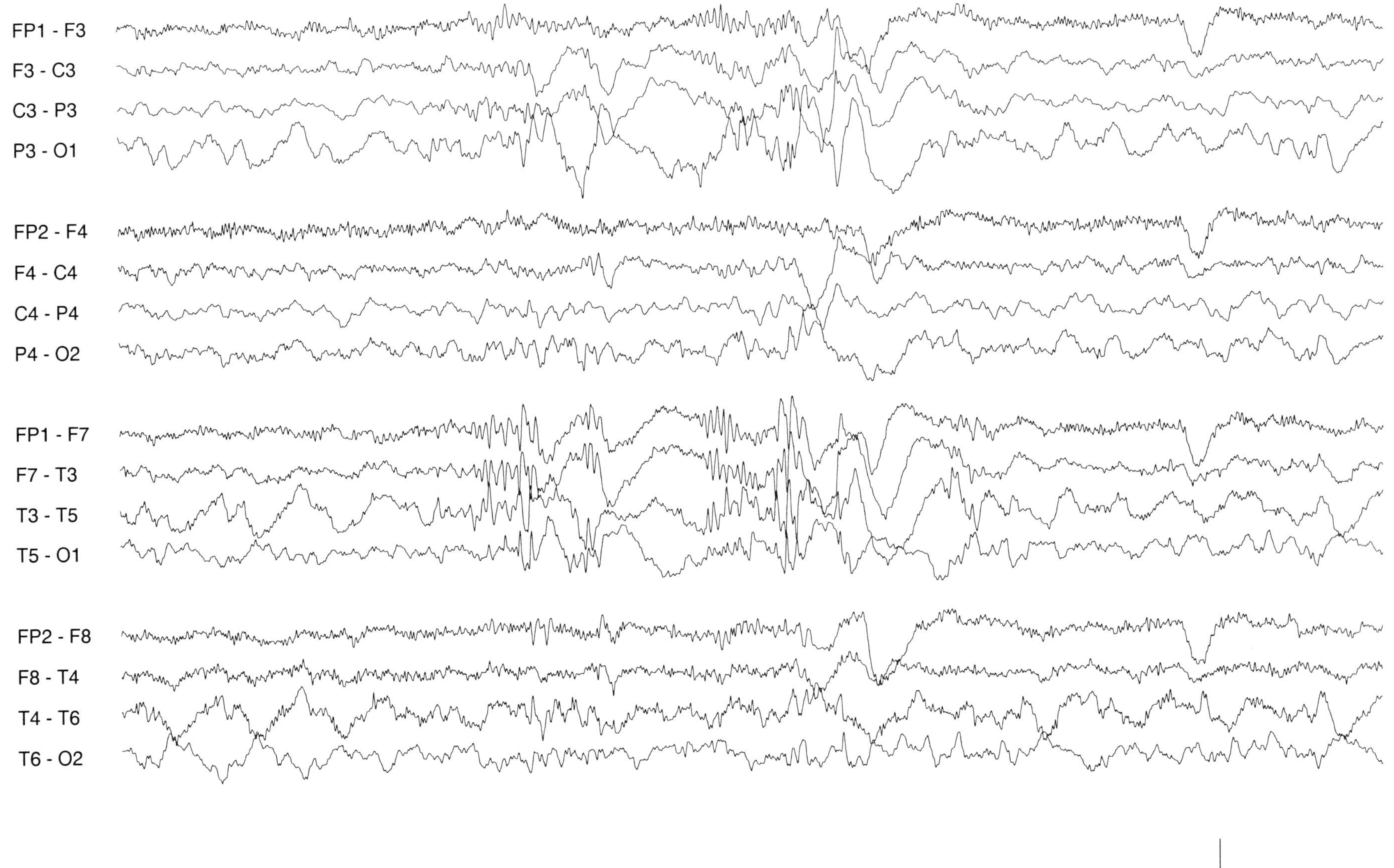

Abb. 4-2.56: Polyspikes der linken Hemisphäre. 16-jähriger Patient. Wach. Augen geschlossen. Diese Bilder (Abb. 4-2.56 bis 4-2.62) zeigen die großen Felder oder die hemisphärische Expression der epileptiformen Muster dieses Kapitels. Obwohl diese Polyspikes überwiegend in den links temporalen Ableitungen auftreten, spiegeln ihre parasagittalen Extensionen eine ausgedehnte Beteiligung der linken Hemisphäre wider. Sie unterscheiden sich durch die Frequenz, den plötzlichen Beginn und das abrupte Ende sowie die nachfolgende Delta-Aktivität von Spindeln. Eichsignal 1 s, 100 μV.

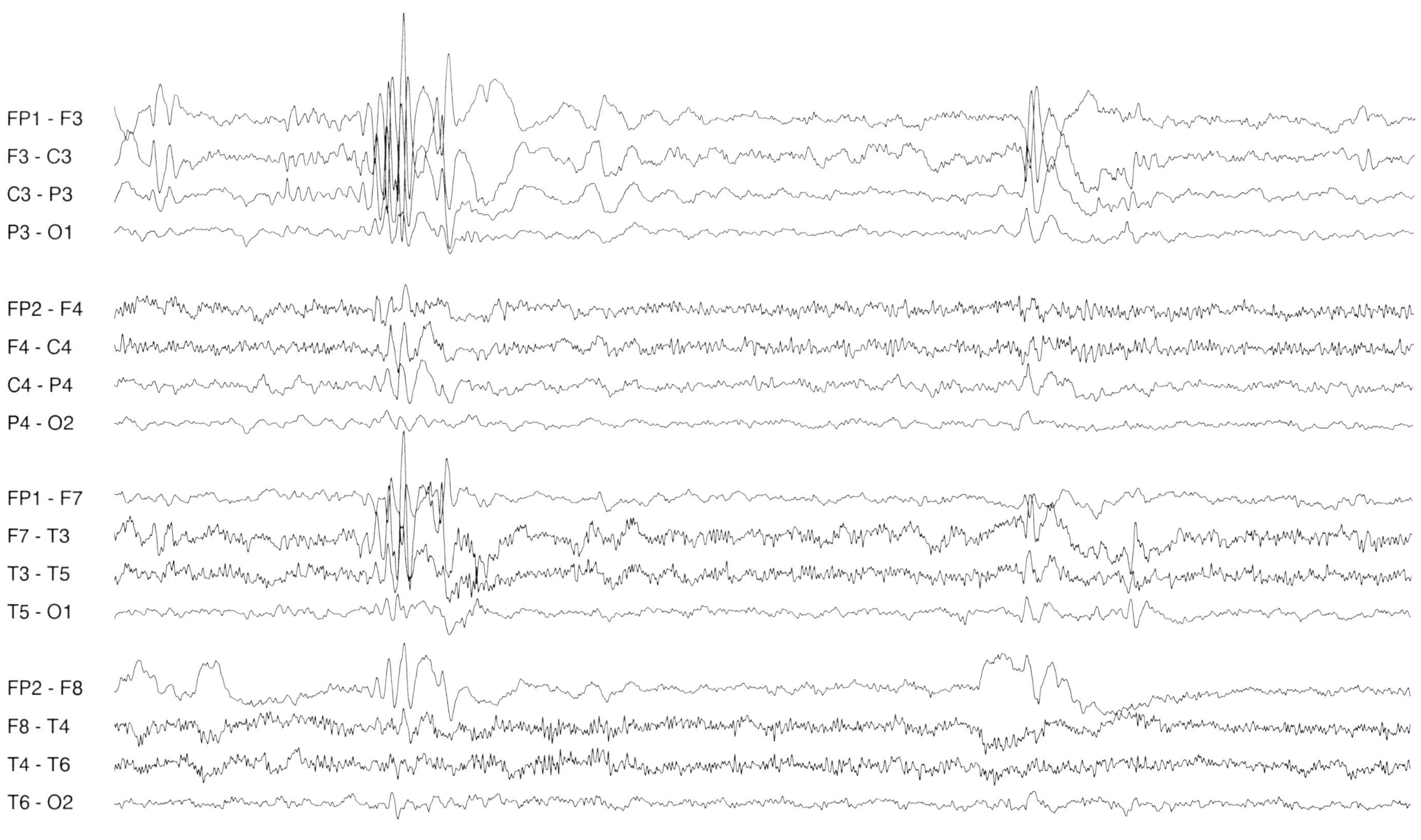

Abb. 4-2.57: Polyspikes der linken Hemisphäre. Achtjähriger Patient. Wach. Augen geöffnet. Paradoxerweise legt die Lokalisation der Delta- und Theta-Aktivität überwiegend in der linken Hemisphäre nahe, dass die Polyspikes ipsilateral auftreten und keine regionale Expression von «generalisierten» epileptiformen Entladungen sind. Eine derartige Akzentuierung der Polyspikes und der Delta- und Theta-Aktivität in der linken Hemisphäre persistierte während der Registrierung, was diese Schlussfolgerung unterstützt. Eichsignal 1 s, 150 μV.

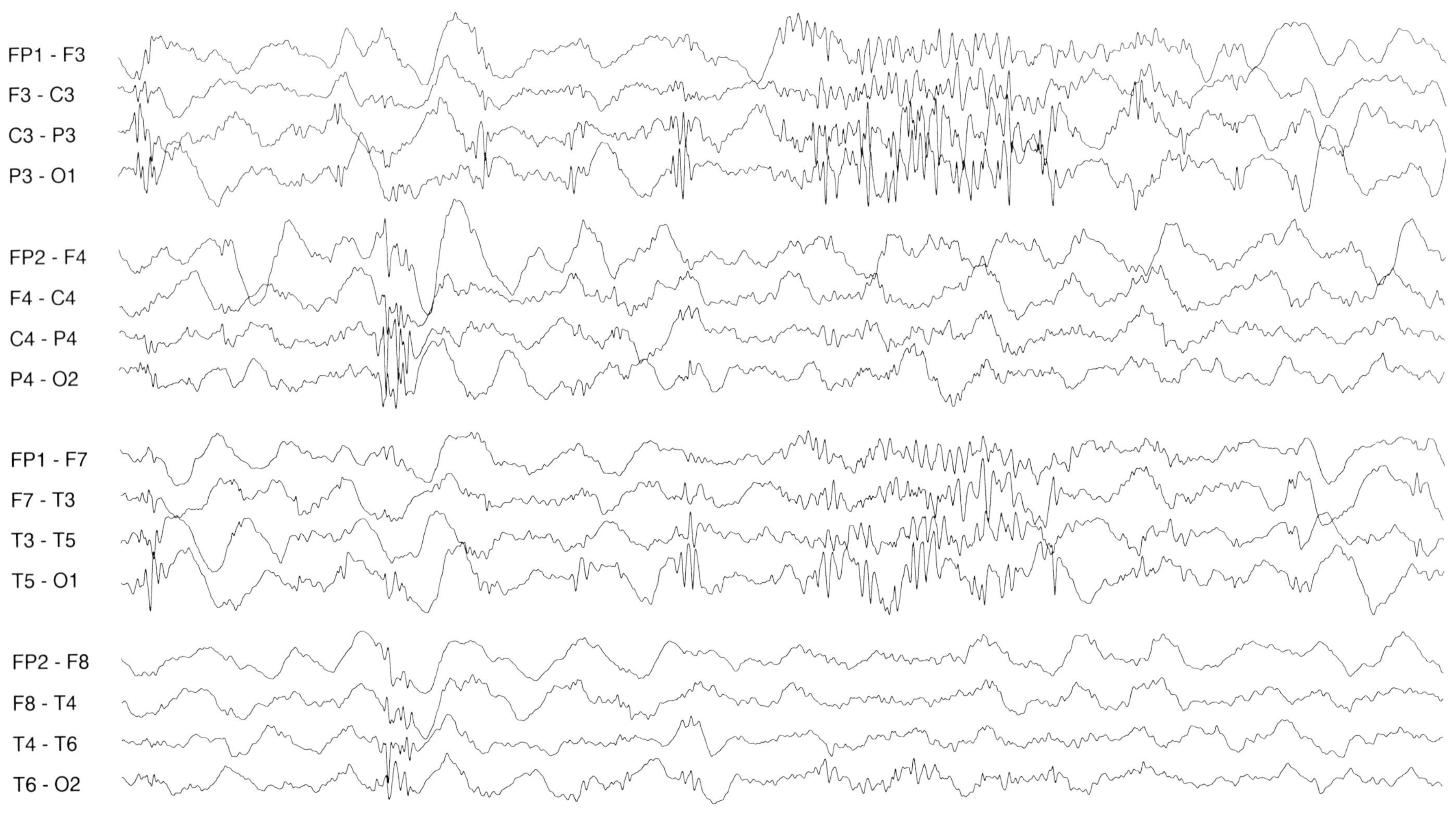

Abb. 4-2.58: Polyspikes der linken Hemisphäre und Delta-Aktivität in beiden Hemisphären. Achtjähriger Patient. Schlaf. In dieser Registrierung nach Callostomie dominieren Polyspikes in der linken Hemisphäre mit vereinzelten unabhängigen Polyspikes in der rechten Hemisphäre. Beachte die fehlenden normalen Schlafpotenziale, wie Vertex-Wellen und Spindeln. Eichsignal 1 s, 100 μV.

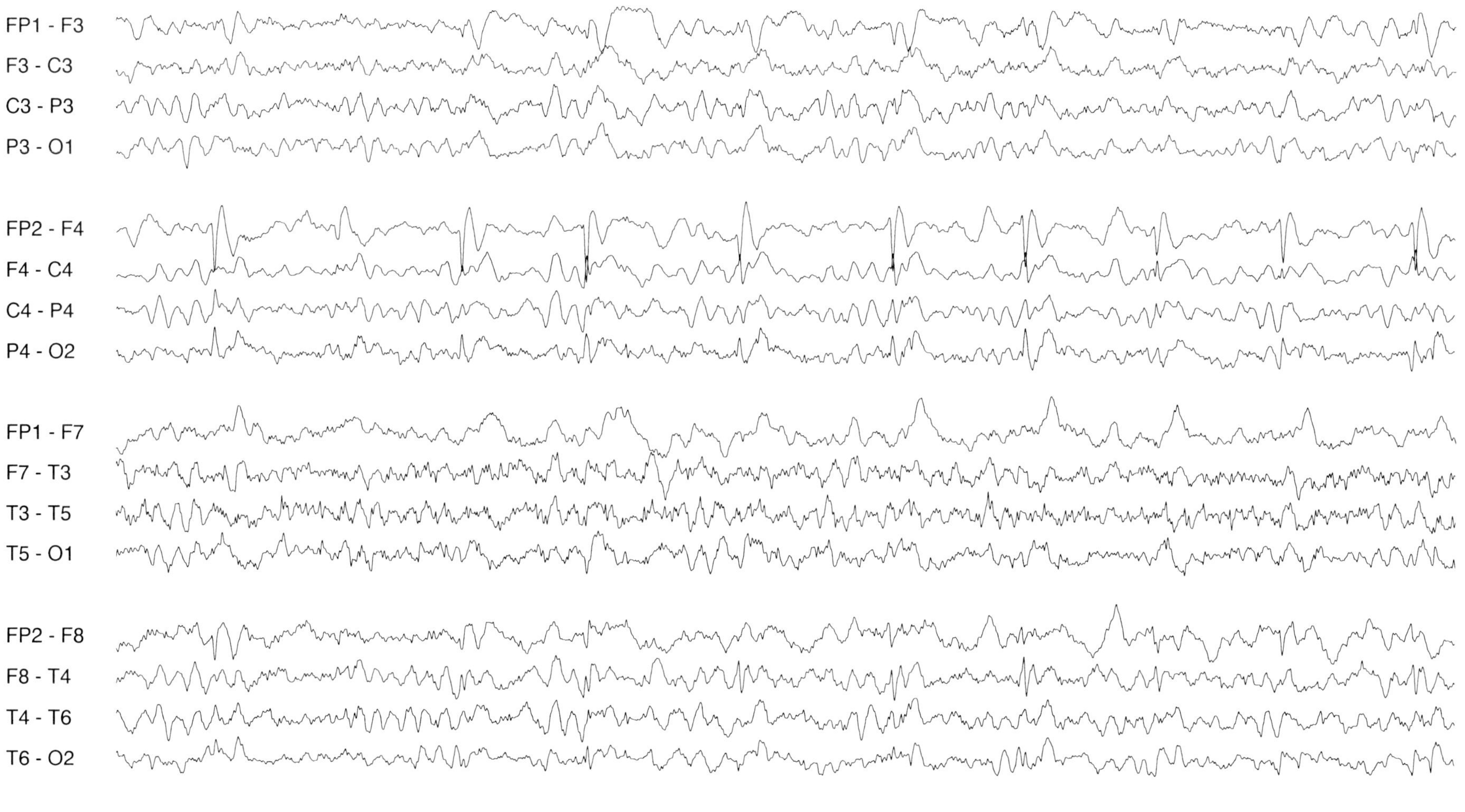

Abb. 4-2.59: Periodische lateralisierte epileptiforme Entladungen (PLEDs) in der rechten Hemisphäre. 48-jähriger Patient. Wach. Augen geschlossen. Diese sich regelmäßig wiederholenden Spitzen in F4–P4 legen eine physiologisch fortschreitende Krankheit mit hoher Inzidenz von assoziierten Anfällen nahe, obwohl nicht immer ein stereotyper Zusammenhang mit kontralateralen klonischen Anfällen besteht. Eichsignal 1 s, 100 μV.

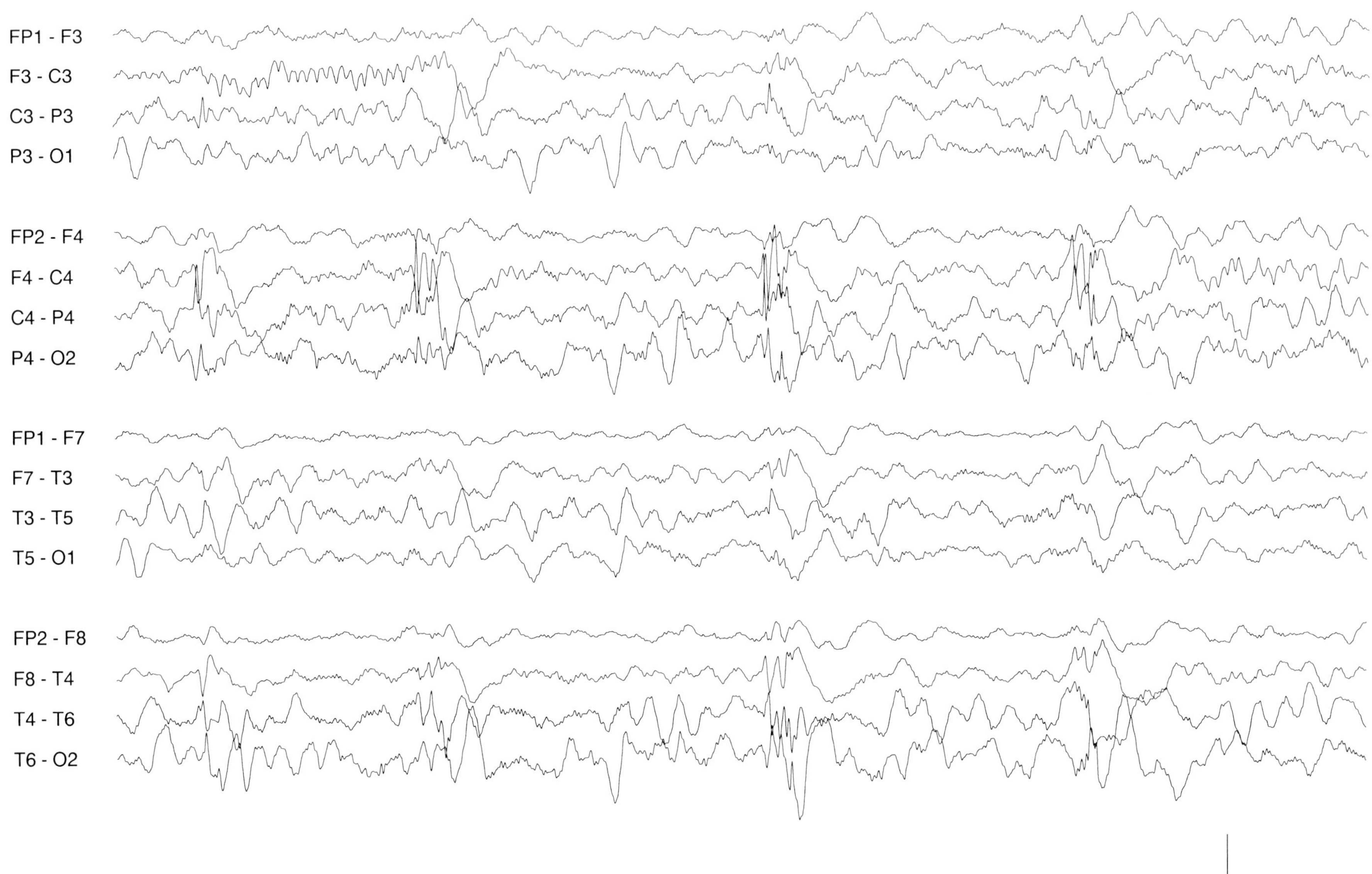

Abb. 4-2.60: PLEDs plus und reduzierte Schlafpotenziale in der rechten Hemisphäre. Sechs Monate alter Patient. Schlaf. Das repetitive oder periodische epileptiforme oder nicht epileptiforme Phänomen legt physiologisch fortschreitende Prozesse nahe, wie in diesem Fall kürzliche epileptische Anfälle. Die Spindeln waren in der rechten Hemisphäre reduziert und in diesem EEG-Auszug kaum vorhanden. Beachte die gut ausgebildete Spindel in der linken Hemisphäre zu Beginn des EEG-Auszugs. Eichsignal 1 s, 150 μV.

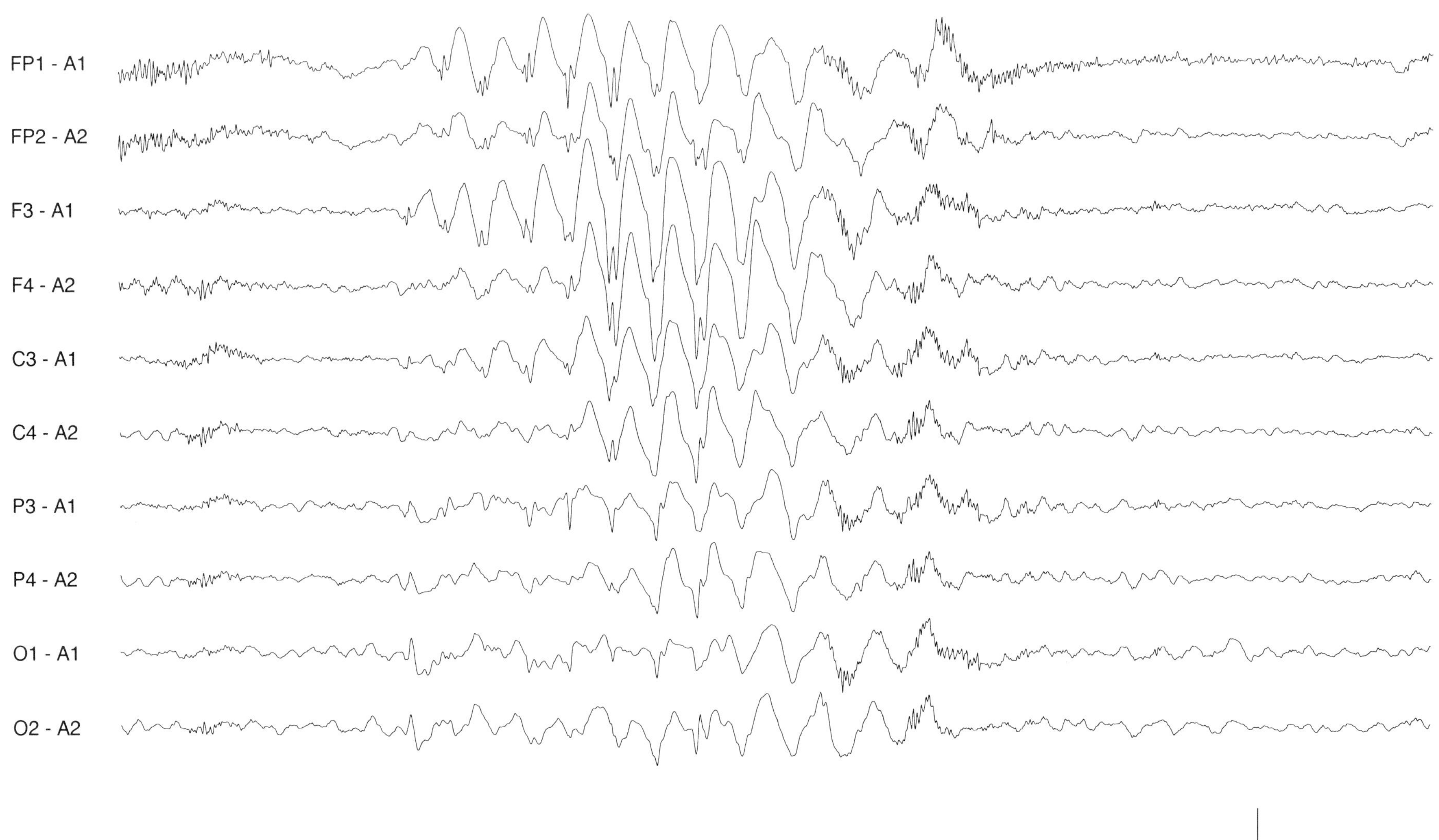

Abb. 4-2.61: Spitze-Welle-Komplexe mit wechselnder Seitendominanz. Siebenjähriger Patient. Wach. Augen geschlossen. Beachte die Prädominanz dieser generalisierten Spitze-Welle-Komplexe zunächst in der linken und dann in der rechten Hemisphäre. Eichsignal 1 s, 500 μV.

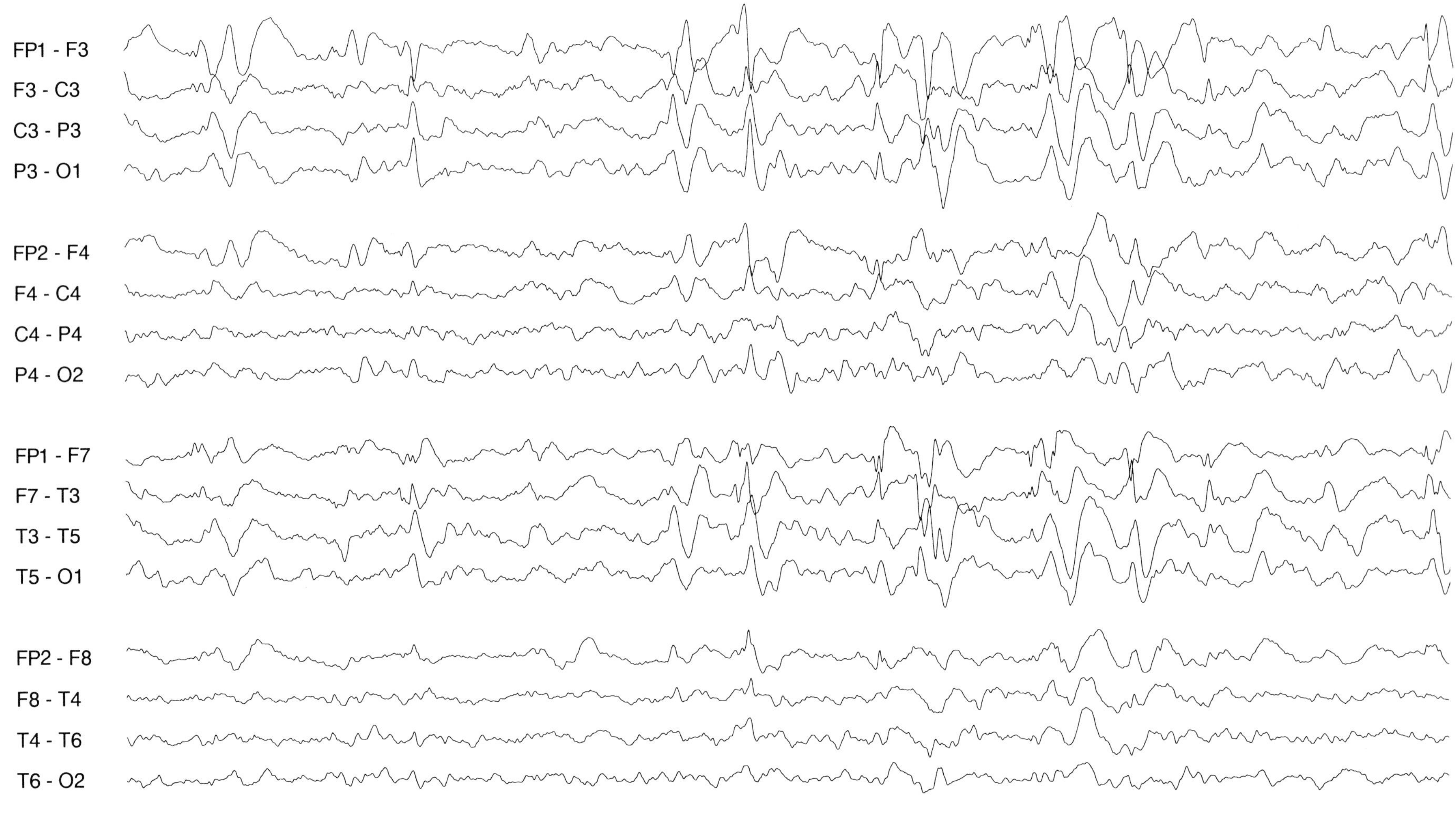

Abb. 4-2.62: Hemisphärische Epilepsie. 15-jähriger Patient. Schlaf. Manche Epilepsien nehmen eine Zwischenstellung zwischen den fokalen und generalisierten Epilepsien ein; dieser EEG-Auszug veranschaulicht das Konzept (Blume, 1998). Eichsignal 1 s, 200 μV.

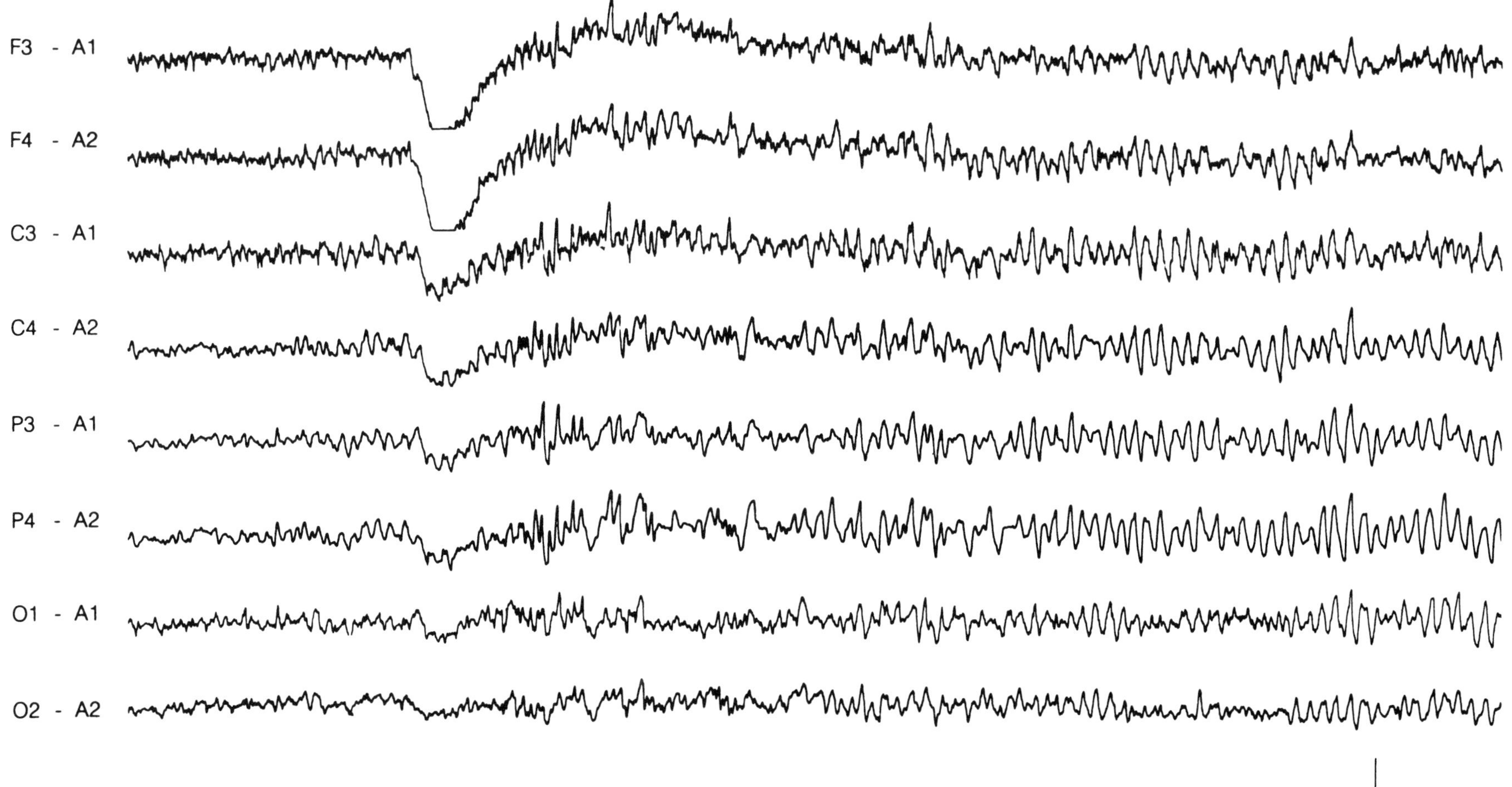

Abb. 4-2.63: Polyspikes bei Augenschluss. 39-jähriger Patient. Da sie bis zu einem gewissen Grad mit der Hintergrundaktivität verschmelzen, werden diese diffusen oder posterior akzentuierten Entladungen bei Augenschluss oft übersehen. Vergleiche die Hintergrundaktivität bei geöffneten Augen (erste 2 s) und bei geschlossenen Augen (letzte 4 s) mit der Hintergrundaktivität in der ersten Sekunde nach Augenschluss, in der breit synchrone repetitive 15-Hz-Spitzen vorhanden sind. Bei derartigen Patienten sind Fotostimulationen nur mit Vorsicht möglich, da sie eine fotoparoxysmale Reaktion auslösen können. Eichsignal 1 s, 70 μV.

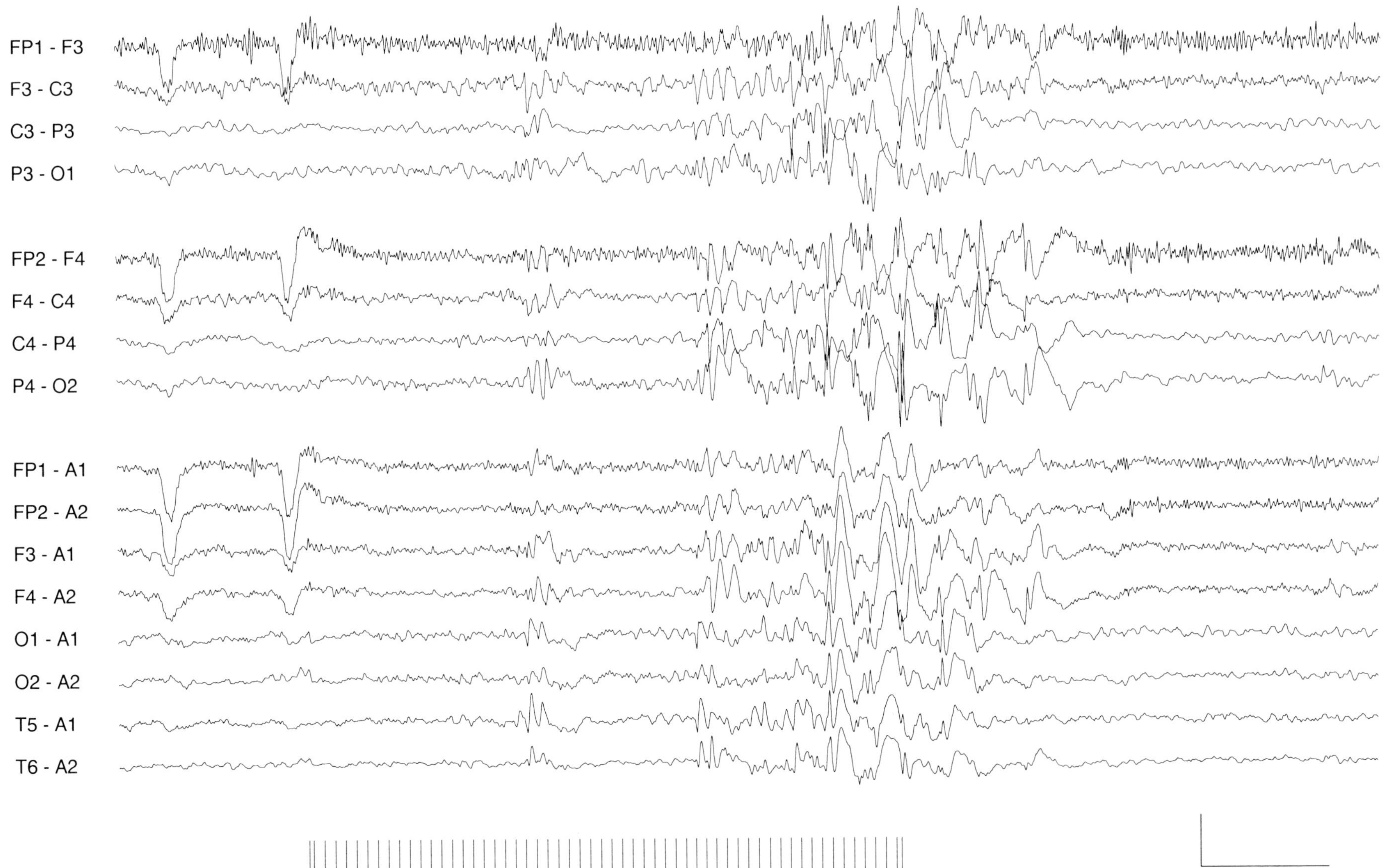

Abb. 4-2.64: Bilateral synchrone Polyspike-Wave-Komplexe; fotoparoxysmale Reaktion. Elfjähriger Patient. Wach. Augen geöffnet. Bei Fotostimulation können anormale Reaktionen (hier: 13 Hz) unterschiedlicher Morphologie auftreten, die von rhythmischen Wellen bis zu Spitze-Welle-Komplexen mit schlechter Stereotypie innerhalb eines Bursts, d.h. mit inkonsistenter Komplexmorphologie in einem Burst, reichen. Eichsignal 1 s, 200 μV. (obere 8 Kanäle), 1 s, 300 μV (untere 8 Kanäle).

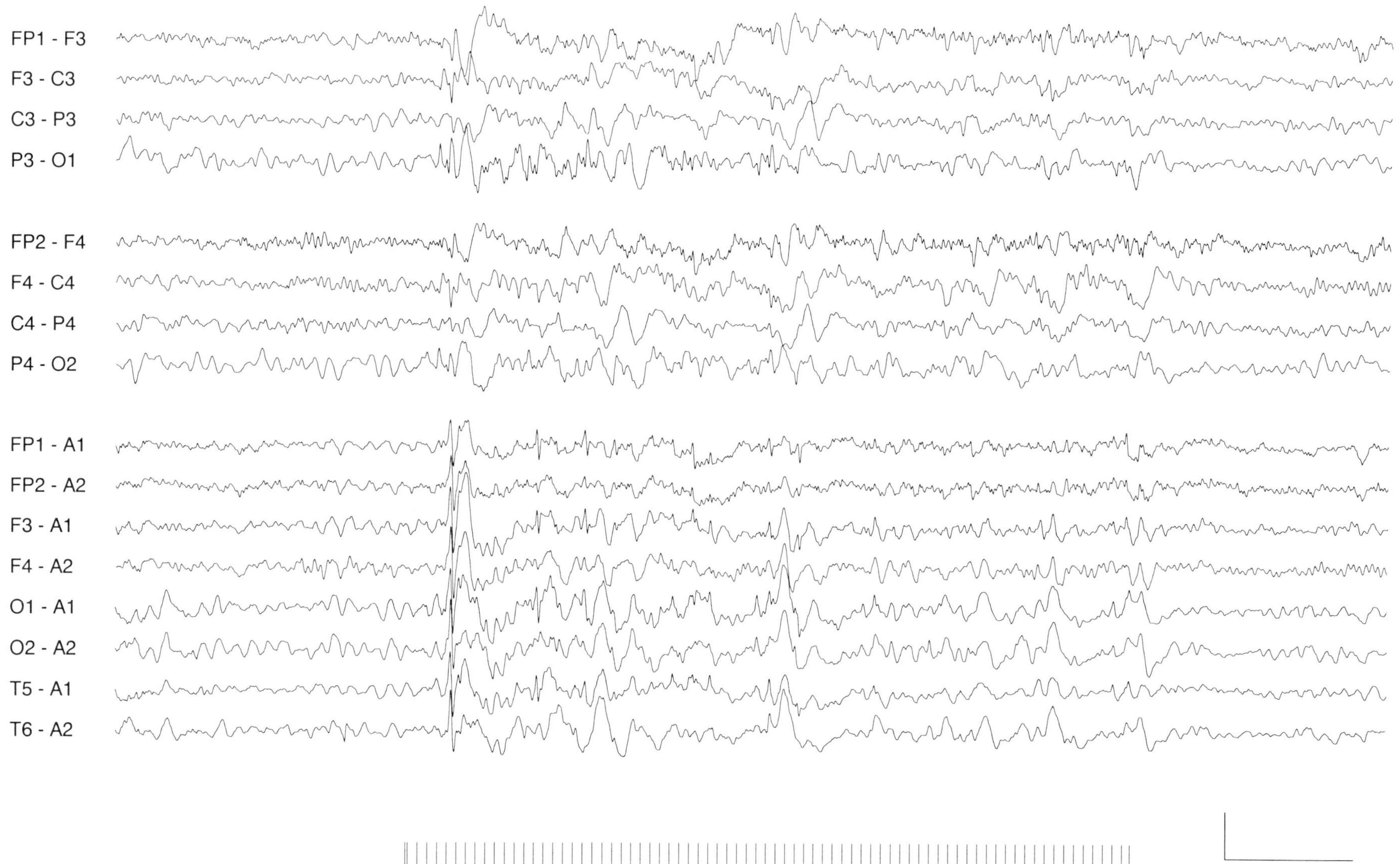

Abb. 4-2.65: Fotoparoxysmale Reaktion. Elfjähriger Patient. Wach. Augen geschlossen. Flickerlichtfrequenz von 13 Hz. Beachte die multiplen Morphologien, die in dieser Ableitung am besten im Ohrreferenzanteil zu erkennen sind. Eichsignal 1 s, 200 μV (bipolar); 1 s, 300 μV (referenziell).

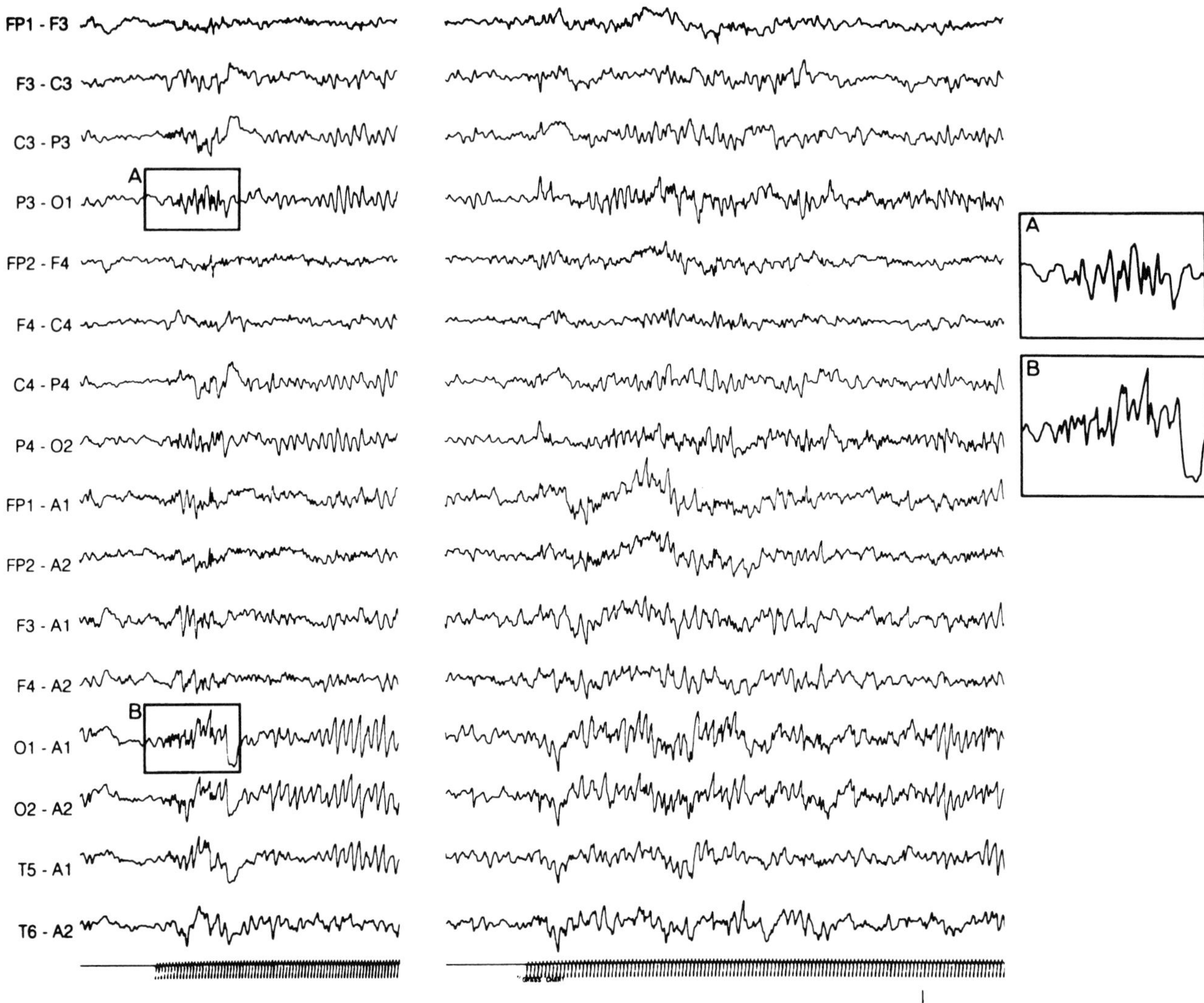

Abb. 4-2.66: Subtile fotoparoxysmale Reaktion. 16-jähriger Patient. Die vergrößerten Kästen (A,B) zeigen die durch die Fotostimulation ausgelösten, generalisierten repetitiven Spitzen in zwei der Ableitungen (P3–O1, O1–A1). Beachte das verzögerte Auftreten der lichtinduzierten Polyspikes im rechten Abschnitt. Eichsignal 1 s, 70 μV.

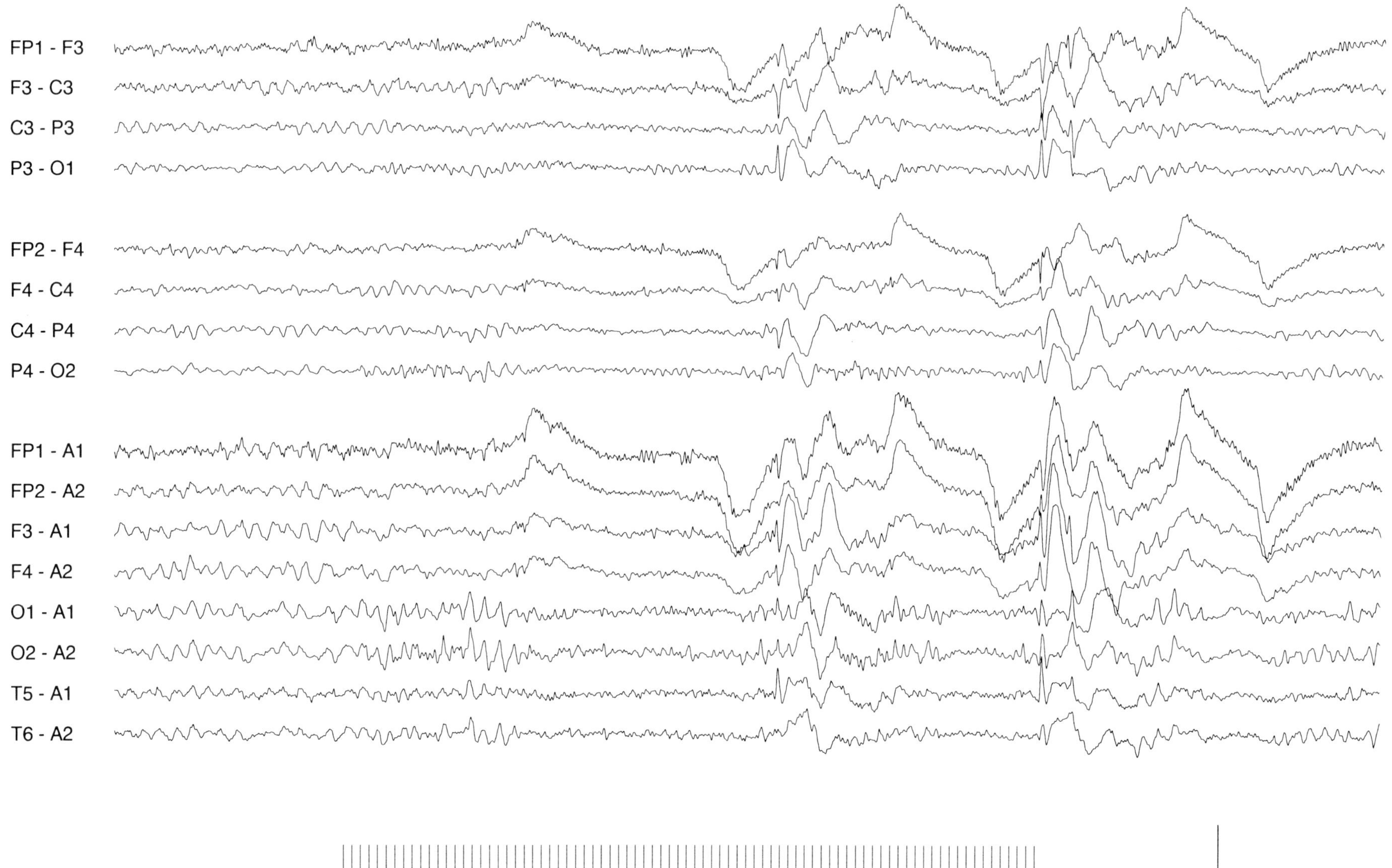

Abb. 4-2.67: Fotoparoxysmale Reaktion bei Augenschluss. 28-jähriger Patient. Nachdem für mehrere Sekunden nach Flickerlichtstimulation mit einer Frequenz von 15 Hz keine fotoparoxysmale Reaktion aufgetreten war, löste Augenschluss an zwei Punkten Spitze-Welle-Komplexe aus. Eichsignal 1 s, 150 μV.

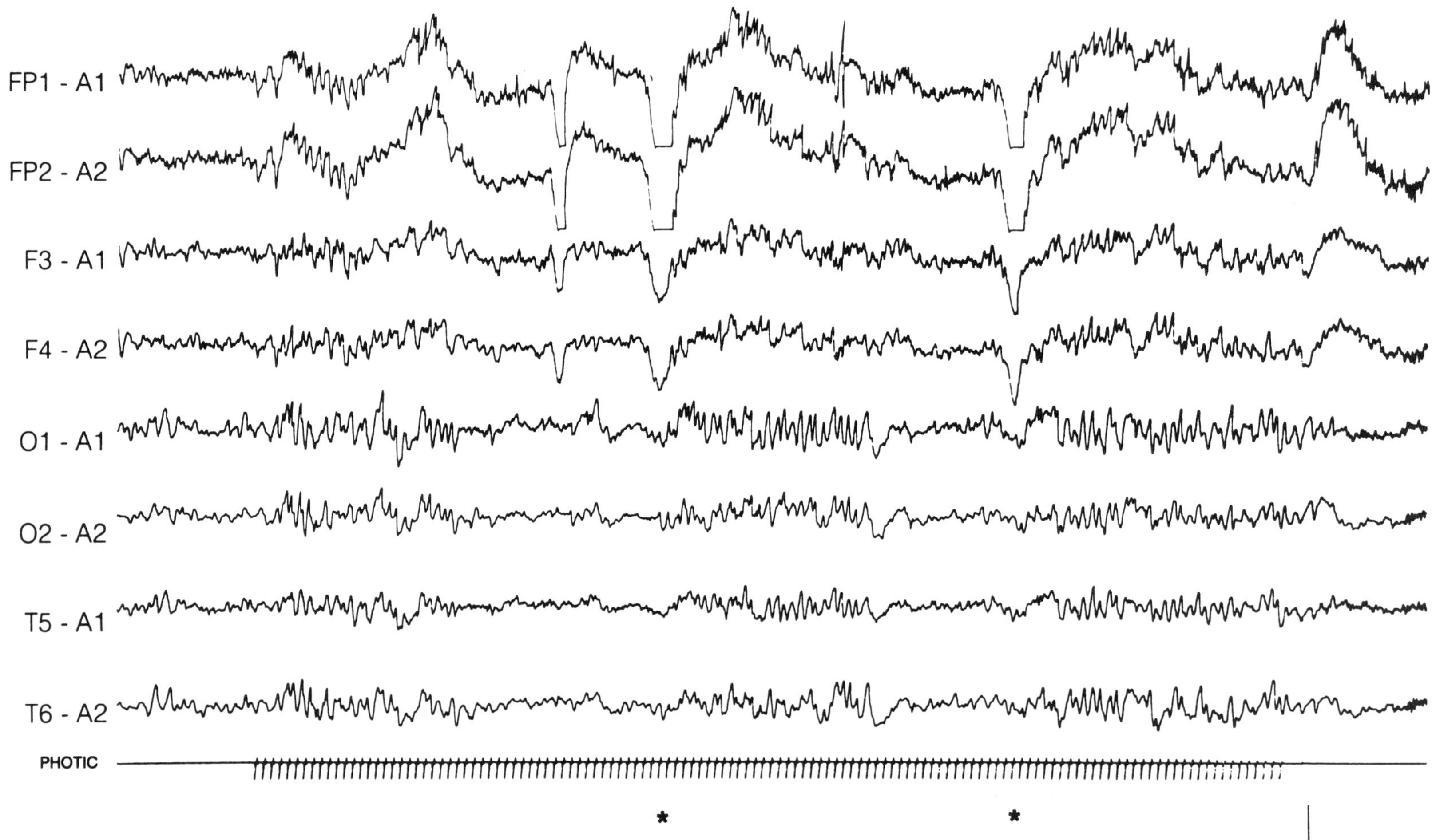

Abb. 4-2.68: Auslösung von Spitzen durch eine Lichtstimulation bei geschlossenen Augen und mit Augenschluss. 39-jähriger Patient. Auslösung von Polyspikes durch eine Flickerlichtstimulation (15 Hz) bei geschlossenen Augen (zu Beginn der Lichtstimulation) und mit Augenschluss (*). Flickerlicht löst in aller Regel Polyspikes aus, sofern dies auch bei Augenschluss im Ruhe-EEG geschieht. Eichsignal 1 s, 70 μV.

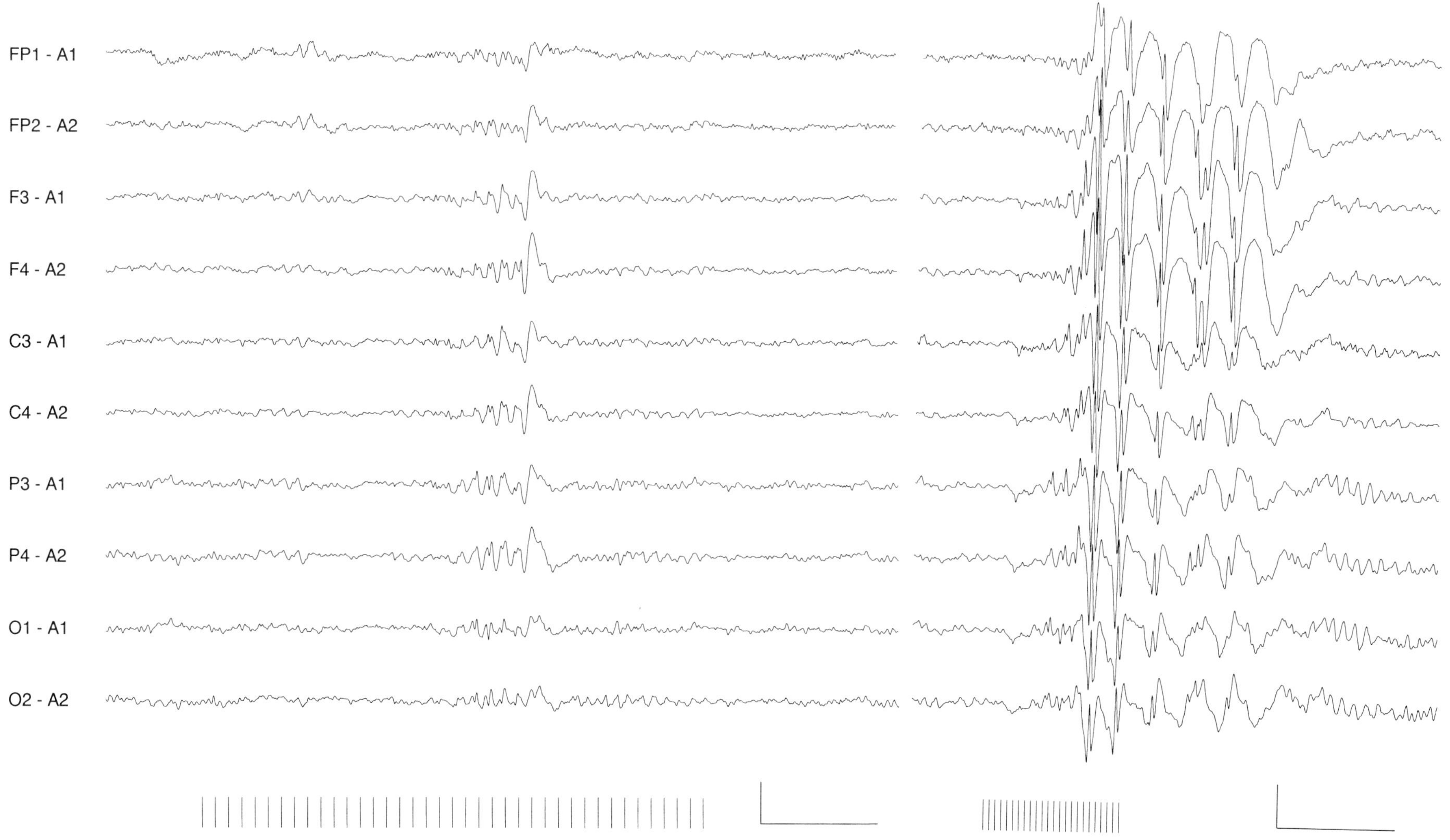

Abb. 4-2.69: Fotoparoxysmale Reaktion. 20-jähriger Patient. Wach. Augen geschlossen. Die bilateral synchronen epileptiformen Potenziale nach Fotostimulation können als repetitive Spitze-Welle-Komplexe, die während der Fotostimulation enden oder darüber hinaus anhalten, imponieren. Beachte die höhere Amplitude bei einer Flickerlichtfrequenz von 20 Hz (rechts) gegenüber 9 Hz (links). Eichsignal 1 s, 100 μV (links); 1 s, 150 μV (rechts).

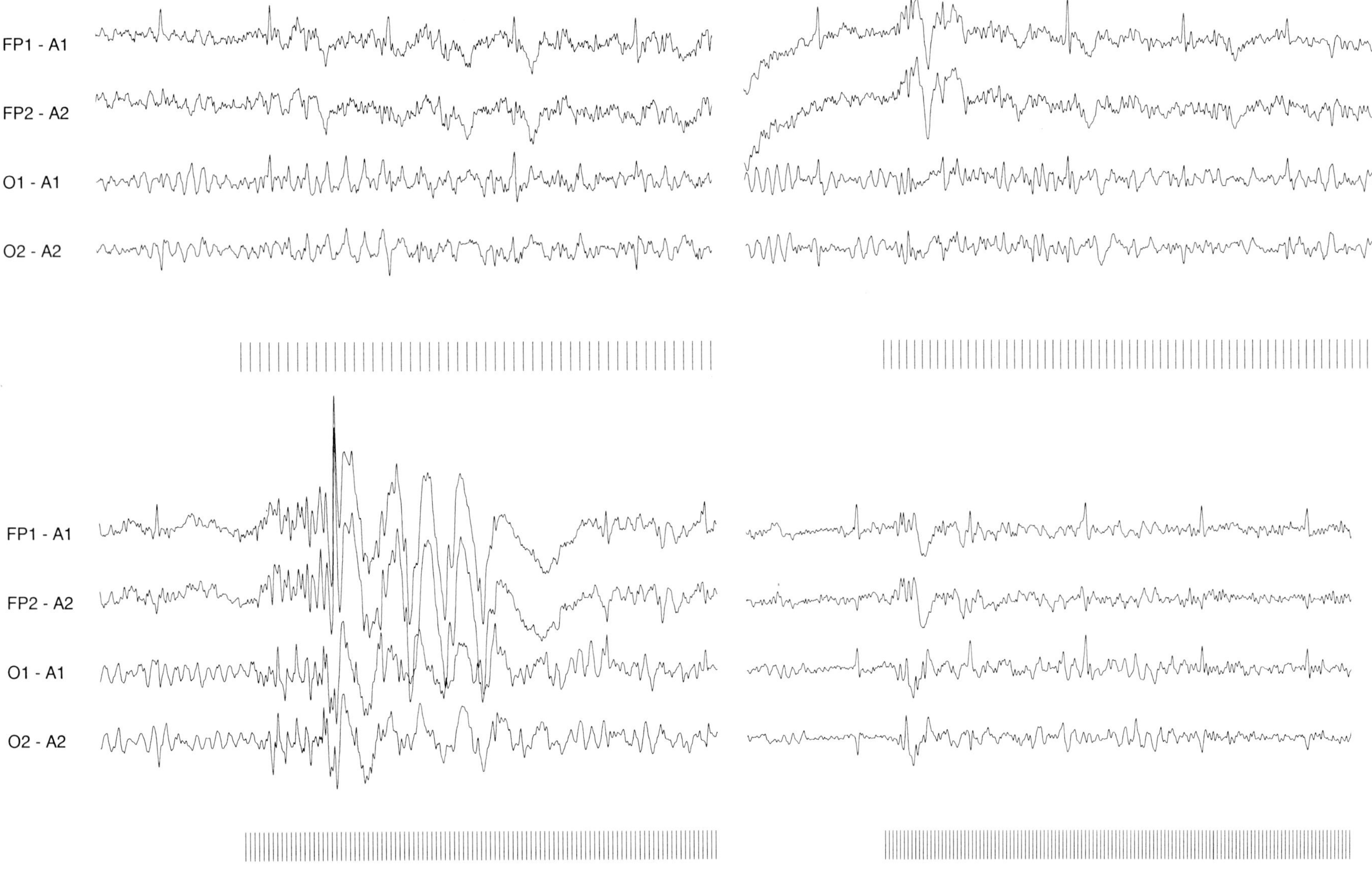

Abb. 4-2.70: Fotoreaktionen bei unterschiedlichen Flickerlichtfrequenzen. 37-jähriger Patient. Wach. Augen geschlossen. *Oben links* (12 Hz): transientes Driving subharmonisch zur Flickerlichtfrequenz. *Oben rechts* (15 Hz): minimales Driving. *Unten links* (25 Hz): Hochamplitudige Polyspike-Wave-Entladungen, die vor dem Ende der Lichtstimulation enden. *Unten rechts* (30 Hz): einzelner Polyspike-Wave-Komplex nahe dem Beginn der Lichtstimulation. Eichsignal 1 s, 100 μV.

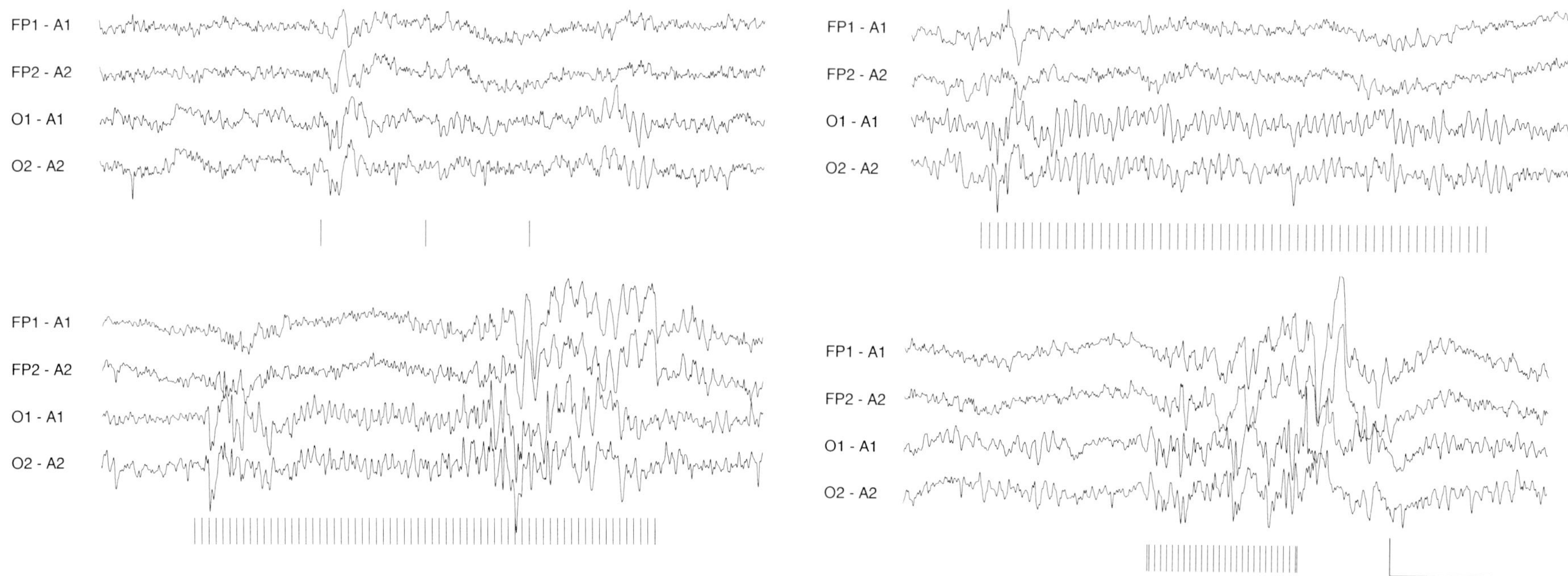

Abb. 4-2.71: Fotoreaktionen bei unterschiedlichen Flickerlichtfrequenzen. 28-jähriger Patient. Wach. Augen geschlossen. *Oben links* (1 Hz): Vermutlich hängt der isolierte Spitze-Welle-Komplex nicht nur mit der Lichtstimulation zusammen, da ein weiterer Lichtreiz keinen erneuten Komplex auslöst. Somit könnte es sich um eine initiale anormale epileptiforme Reaktion handeln. *Oben rechts* (12 Hz): Ebenso wie der einzelne Lichtreiz löst eine Flickerlichtstimulation mit einer Frequenz von 12 Hz zunächst einen einzelnen Spitze-Welle-Komplex mit nachfolgendem Driving aus, sodass vermutlich eine Ähnlichkeit zwischen dem Beginn der höherfrequenten Lichtstimulation und der Stimulation durch einzelne Lichtreize besteht. *Unten links* (15 Hz): Der Beginn einer Flickerlichtstimulation mit einer Frequenz von 15 Hz löste zudem ein bilateral synchrones epileptiformes Muster, wie einzelne und multiple Spitzen mit nachfolgendem Driving, das durch posteriore Polyspike-Wave-Komplexe unterbrochen wird, aus. *Unten rechts* (18 Hz): Es ist unklar, ob die andauernden Polyspike-Wave-Entladungen auf die Flickerlichtstimulation mit einer Frequenz von 18 Hz spezifisch für diese Frequenz ist oder einer allmählichen Absenkung der Schwelle der fotoparoxysmalen Reaktion bei fortlaufender Lichtstimulation entspricht. Eichsignal 1 s, 70 μV.

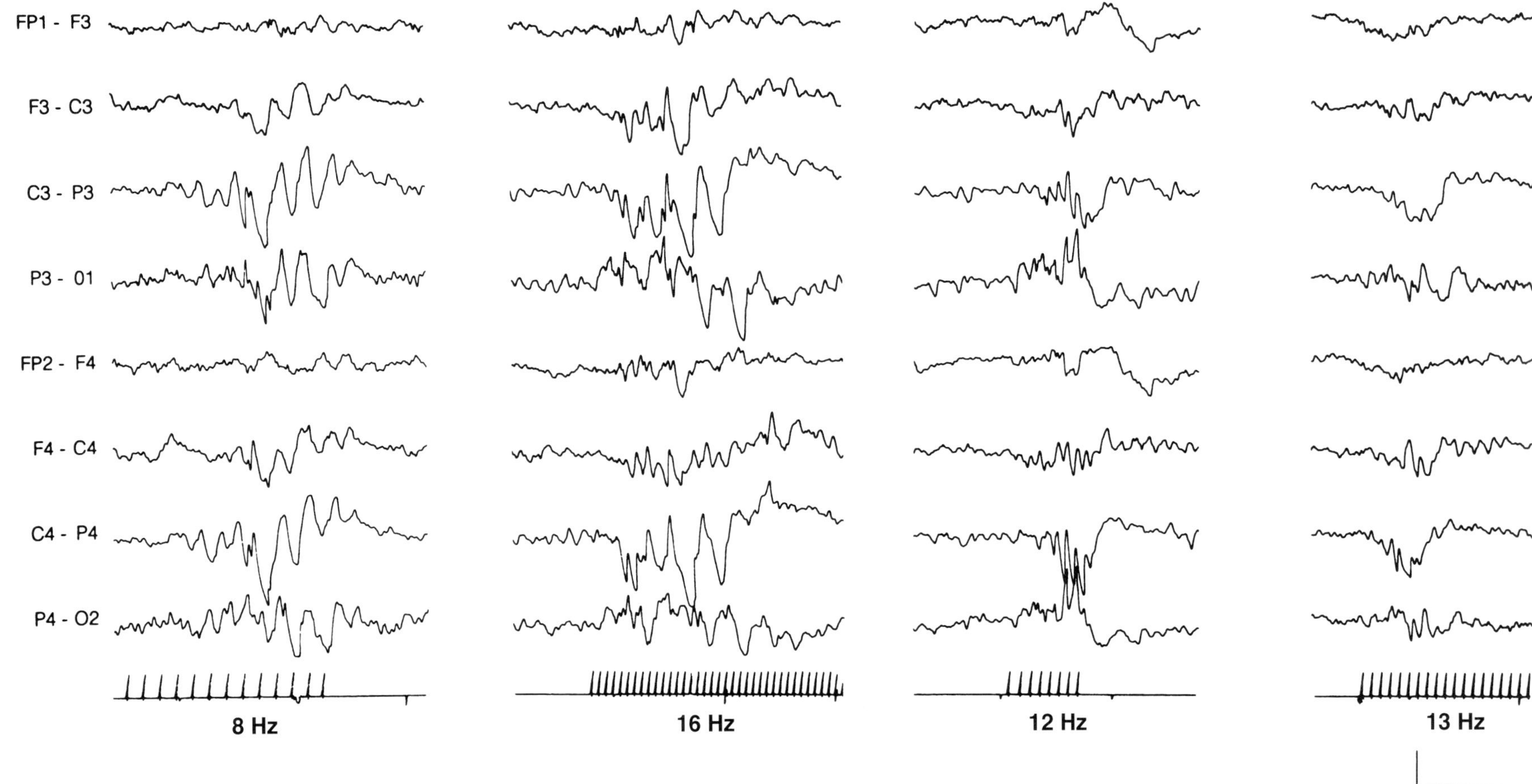

Abb. 4-2.72: Unterschiedliche fotoparoxysmale (fotokonvulsive) Reaktionen. Achtjähriger Patient. Ebenso wie spontan auftretende Spitze-Welle-Komplexe werden auch solche nach Lichtstimulation unterschiedlich stark exprimiert. Bei einer minimalen Reaktion sollten auch andere Flickerlichtfrequenzen probiert werden, um die Frequenz der maximalen Reaktion zu ermitteln. In diesem Fall trat bei 16 Hz und bei 12 Hz eine klare Reaktion sowie bei 8 Hz und bei 13 Hz eine minimale Reaktion auf. Eichsignal 1 s, 70 μV.

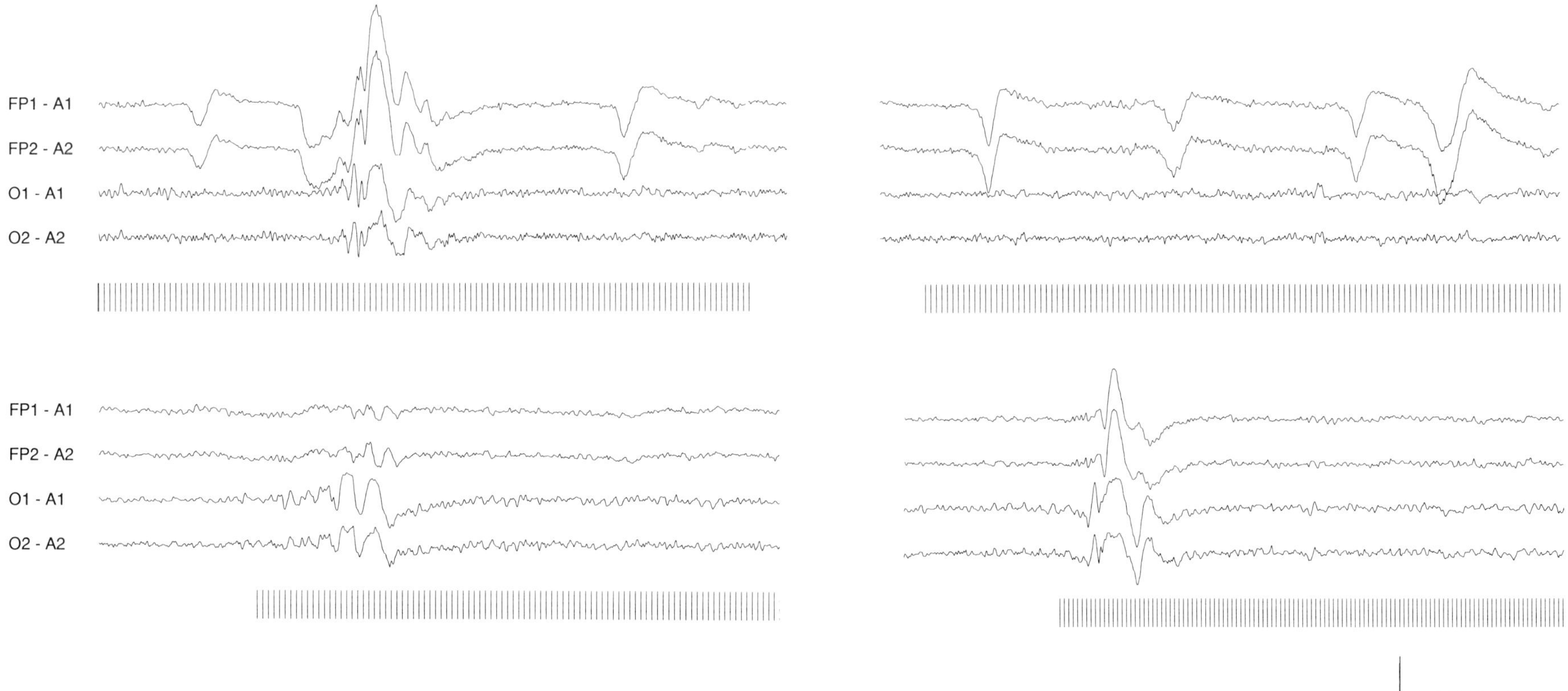

Abb. 4-2.73: Spitze-Welle-Komplexe: spontan oder evoziert? 18-jähriger Patient. Wach. Augen geöffnet/geschlossen. Da diese Spitze-Welle-Komplexe morphologisch große Ähnlichkeit mit denen des Ruhe-EEGs haben (nicht gezeigt), ist unklar, ob diese Entladungen tatsächlich Folge der Lichtstimulation sind. Flickerlichtfrequenz von 20 Hz sowie unten rechts von 25 Hz. Obere Segmente: Augen geöffnet. Untere Segmente: Augen geschlossen. Eichsignal 1 s, 100 μV.

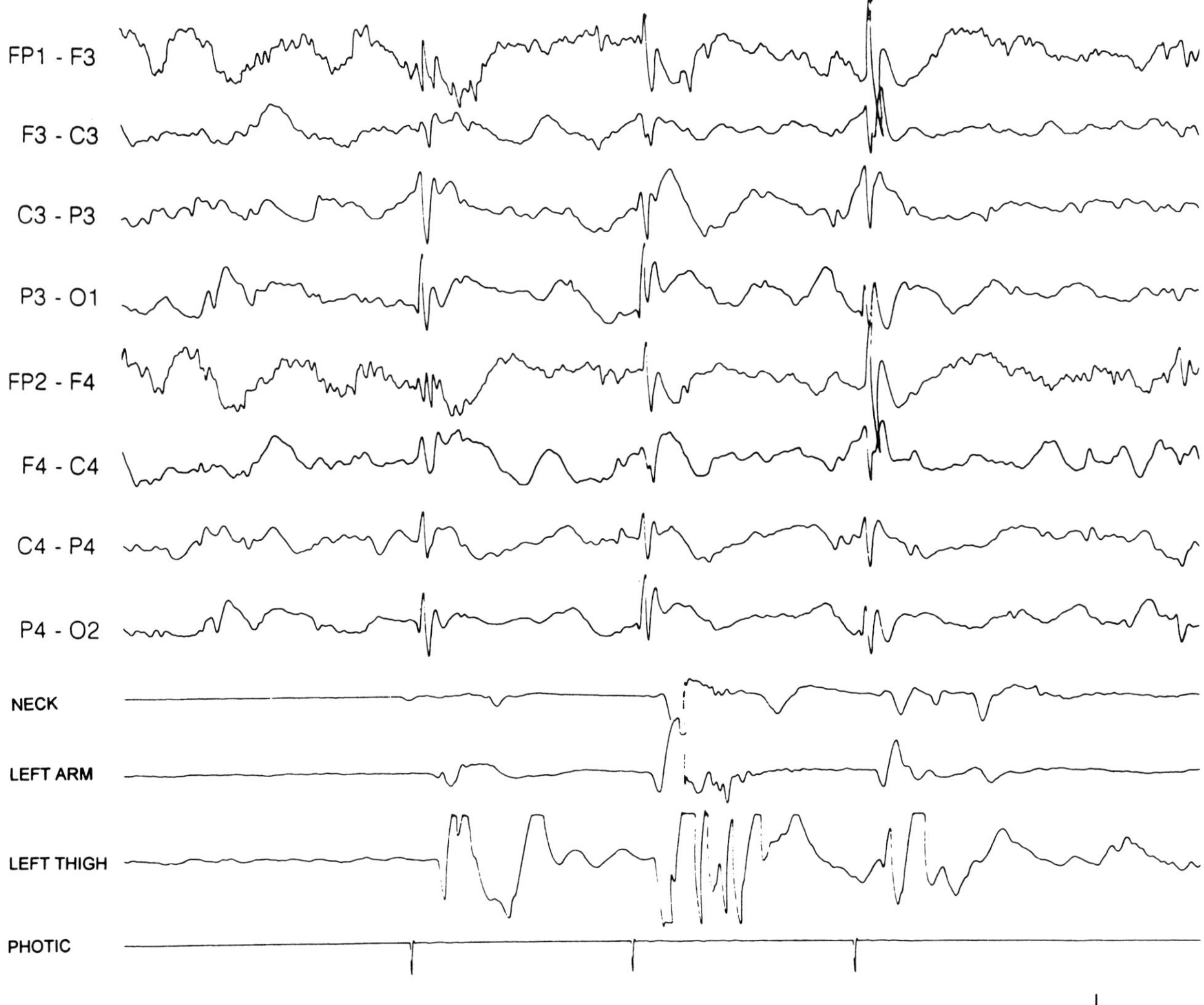

Abb. 4-2.74: Weitgehend synchrone Spitzen, die durch Einzelblitze ausgelöst wurden, dann Myoklonus bei neuronaler Ceroid-Lipofuszinose. Fünfjähriger Patient. Wach. Diese Polygrafie zeigt das gleichzeitige Auftreten von weitgehend synchronen bilateralen Spitzen nach einzelnen Lichtblitzen. Auf jedes Ereignis folgte ein bilateral synchroner Myoklonus, der unilateral in Form von Bewegungspotenzialen der proximalen linken Extremitäten und des Halses aufgezeichnet wurde. Beachte den schnellen Papiervorschub. Eichsignal 0,5 s, 200 μV.

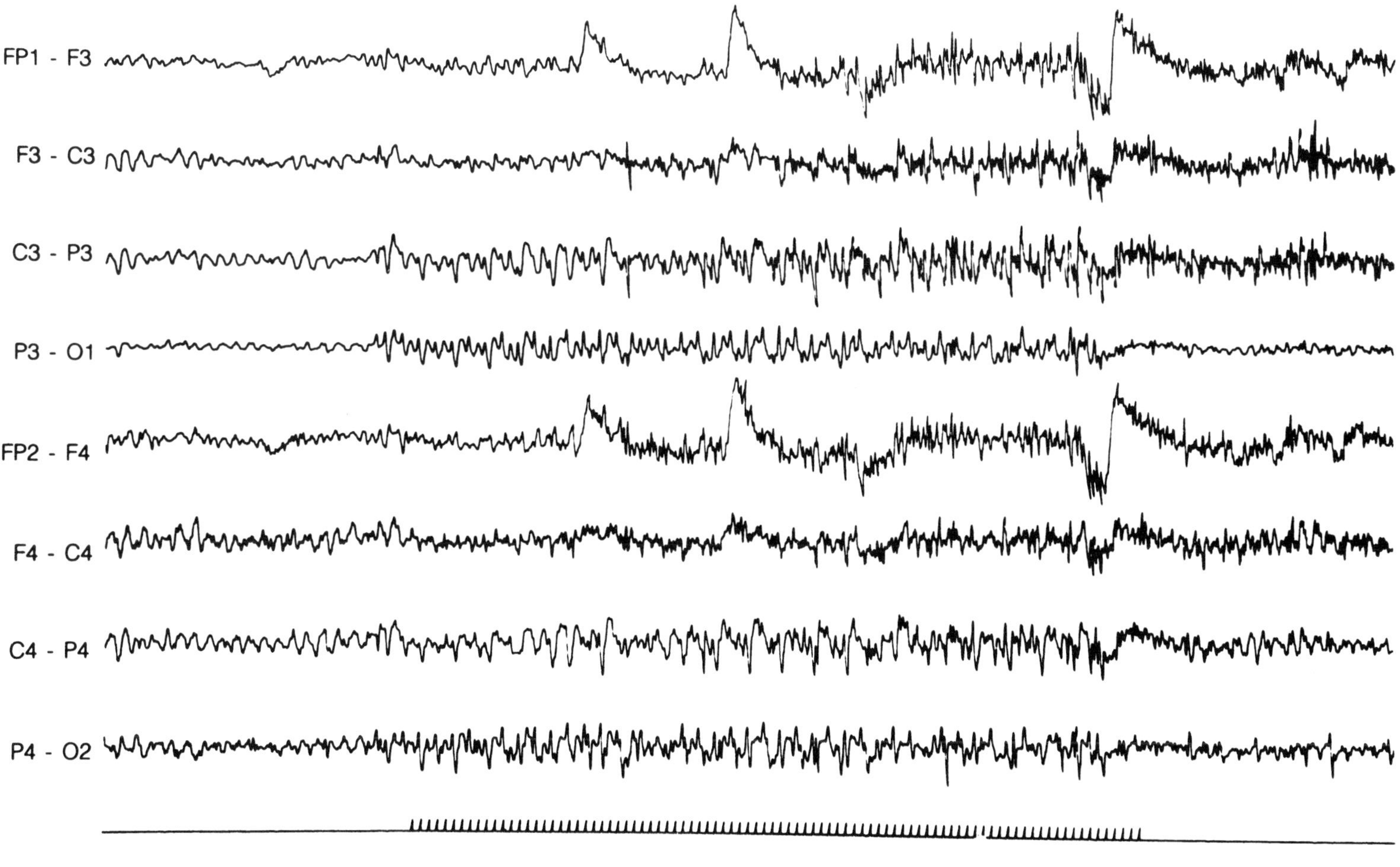

Abb. 4-2.75: Fotomyogene Reaktion. 76-jähriger Patient. Bei der Flickerlichtstimulation mit einer Frequenz von 15 Hz treten repetitive Muskelspitzen auf, die allmählich zunehmen und mit dem Ende der Stimulation sofort aufhören und ein Muskelartefakt zurücklassen. Durch das Vermischen der sich bis nach posterior ausdehnenden Muskelspitzen mit dem Driving entsteht ein Bild ähnlich einer fotoparoxysmalen Reaktion. Da diese Muskelpotenziale gleichzeitig mit der Lichtstimulation enden, dürfte es sich eher um eine fotomyogene Reaktion handeln. Eichsignal 1 s, 50 μV.

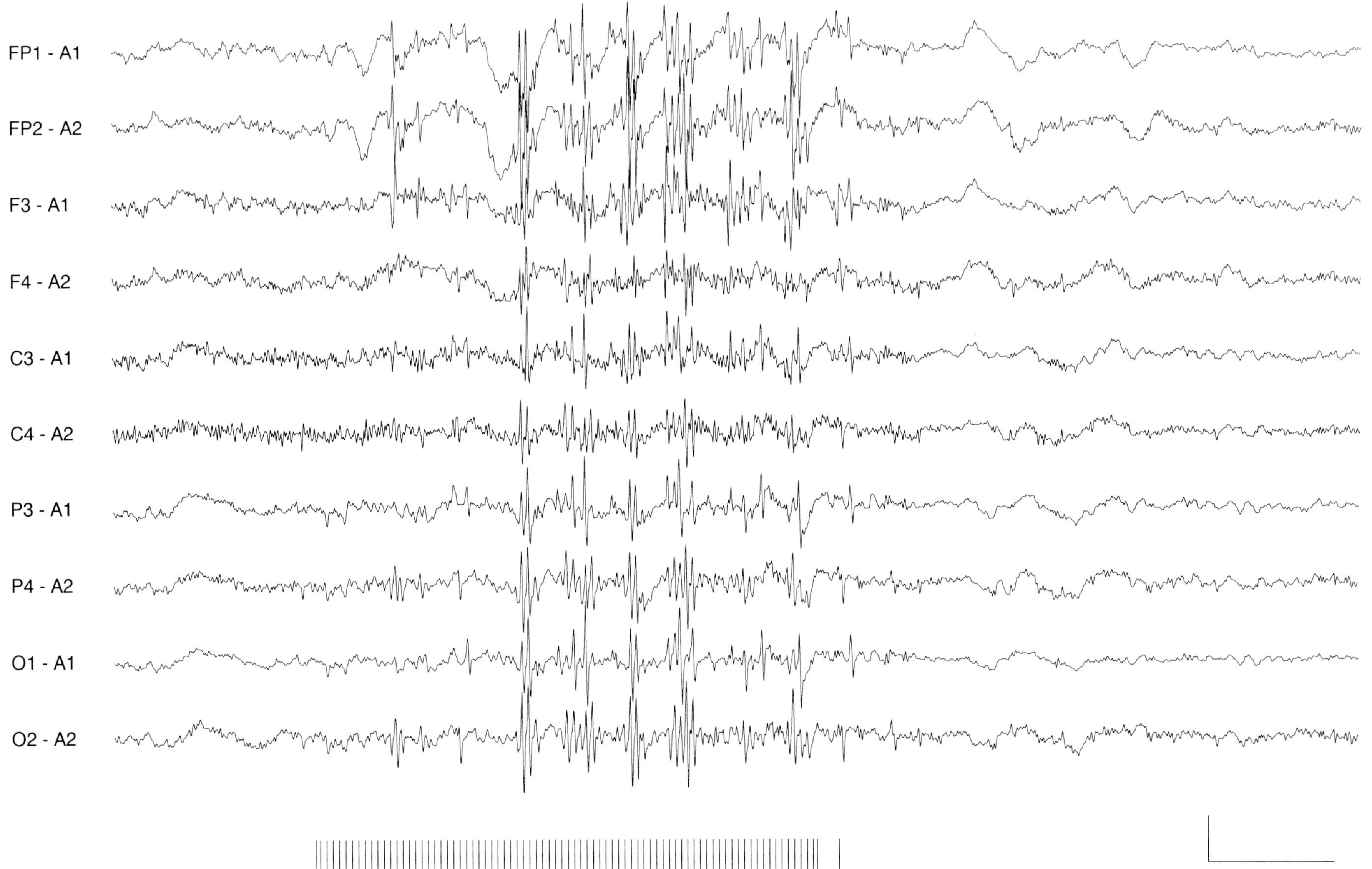

Abb. 4-2.76: Fotomyogene Reaktion. 68-jähriger Patient. Wach. Augen geöffnet. Diese reinen Muskelpotenziale der supraokulären und anderen kranialen Muskeln als Reaktion auf eine Fotostimulation mit einer Flimmerlichtfrequenz von 20 Hz sind klinisch nicht relevant. Wichtig ist, dass weder erkennbare Spitzen noch Wellen auftreten. Beachte, dass die fotomyogene Reaktion den letzten Blitz nicht überdauert und selbst auf den vereinzelten, außerhalb der üblichen Frequenz eintreffenden Blitz gegen Ende der Stimulation reagiert. Eichsignal 1 s, 200 μV.

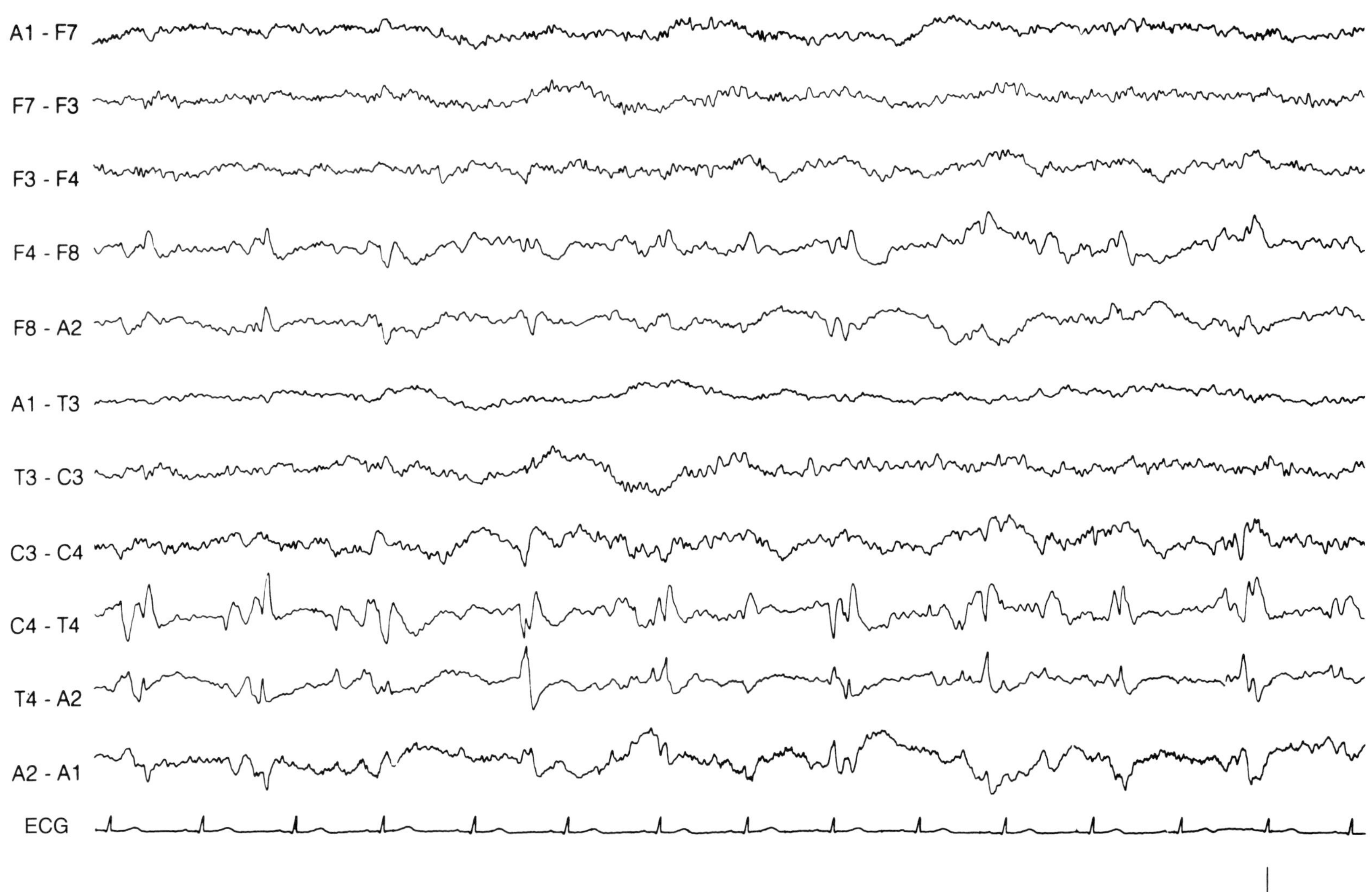

Abb. 4-3.1: Rechts temporale periodische lateralisierte epileptiforme Entladungen (PLEDs) in der rechten Hemisphäre. 81-jähriger Patient. Obwohl PLEDs nicht immer mit klinischen Anfällen korrelieren, sondern oft Vorboten sind, leiten sie diesen Abschnitt über Anfälle ein. Diese polyphasischen PLEDs sind in dieser Querreihe ebenso wie die Delta-Aktivität in der rechten Hemisphäre gut zu erkennen. Sowohl die Periodizität als auch die Delta-Aktivität entsprechen einem physiologischen, fortschreitenden Prozess, z. B. einem post- oder präiktalen Zustand, einer zerebralen Virusinfektion oder einem kürzlichen Schlaganfall. Eichsignal 1 s, 70 μV.

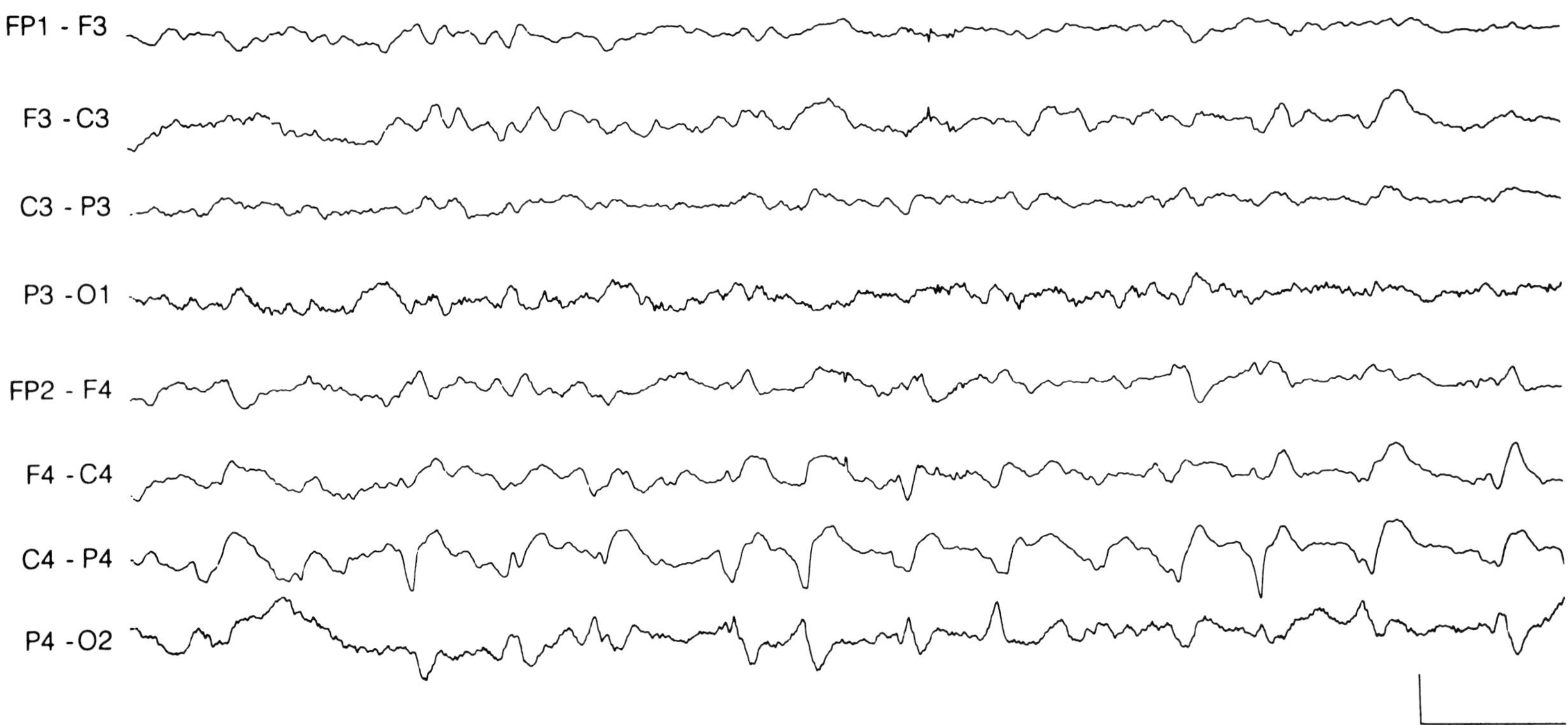

Abb. 4-3.2: Rechts parietale PLEDs. 75-jähriger Patient. Diese biphasischen, überwiegend negativen, rechts parietalen (P4) Spitzen breiten sich moderat nach rechts okzipital (O2) aus. Die diffuse Delta-Aktivität ist in der rechten Hemisphäre akzentuiert, während die anhaltendere und höherfrequente Hintergrundaktivität überwiegend in der linken Hemisphäre auftritt. Eichsignal 1 s, 70 μV.

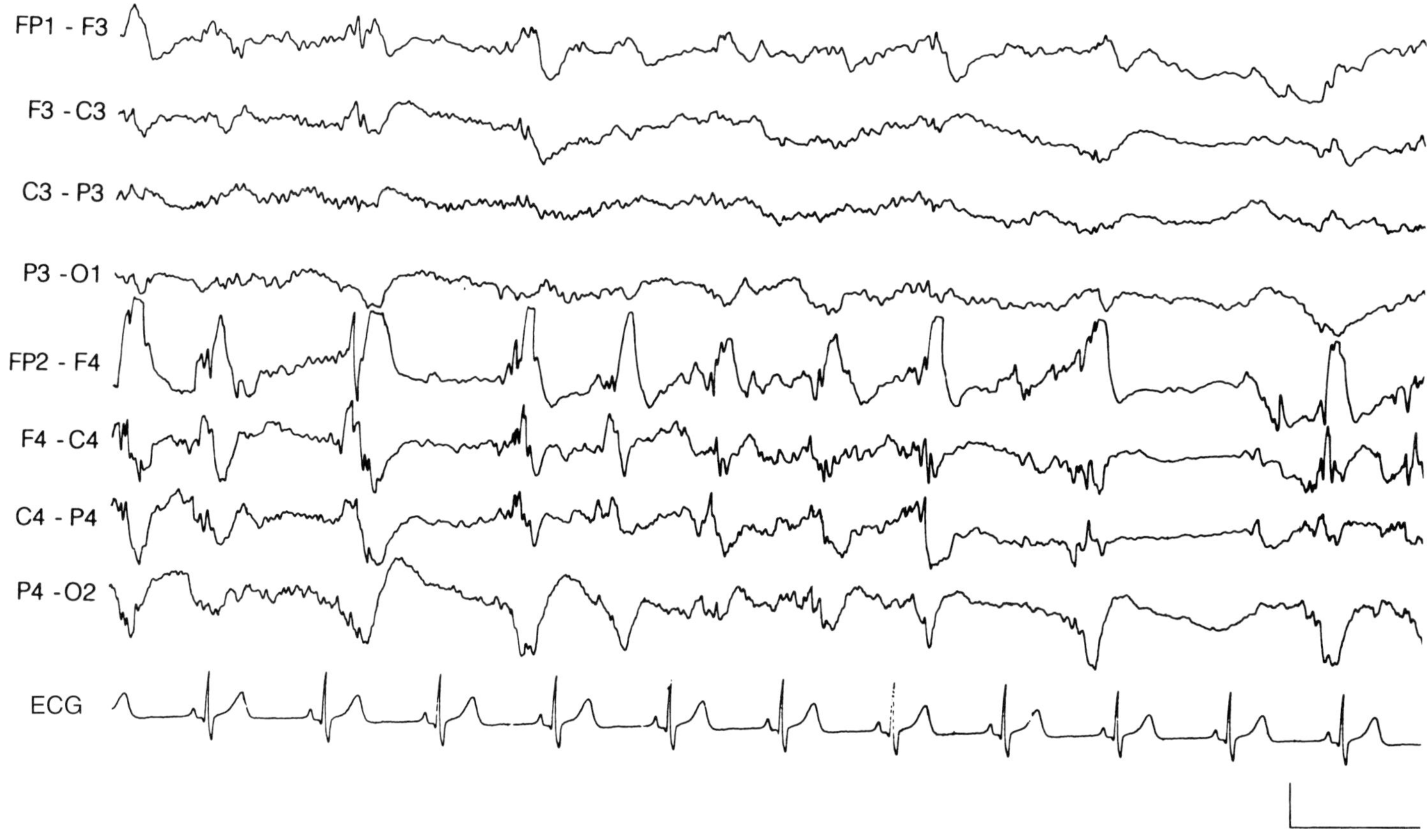

Abb. 4-3.3: PLEDs plus. 76-jähriger Patient. Periodische lateralisierte epileptiforme Entladungen (PLEDs) mit assoziierten (vorausgehenden oder folgenden) niederamplitudigen hochfrequenten Rhythmen bilden die «PLEDs plus», die mit einer hohen Wahrscheinlichkeit für einen epileptischen Anfall in den nächsten 15–30 Minuten der EEG-Registrierung einhergehen (Reiher et al., 1992). Begleitet wird dieses Muster von einer diffusen Delta-Aktivität, die in der rechten Hemisphäre stärker ausgeprägt ist – der Seite der «PLEDs plus». Beachte das diffuse Elektrodekrement in der rechten Hemisphäre. Eichsignal 1 s, 50 μV.

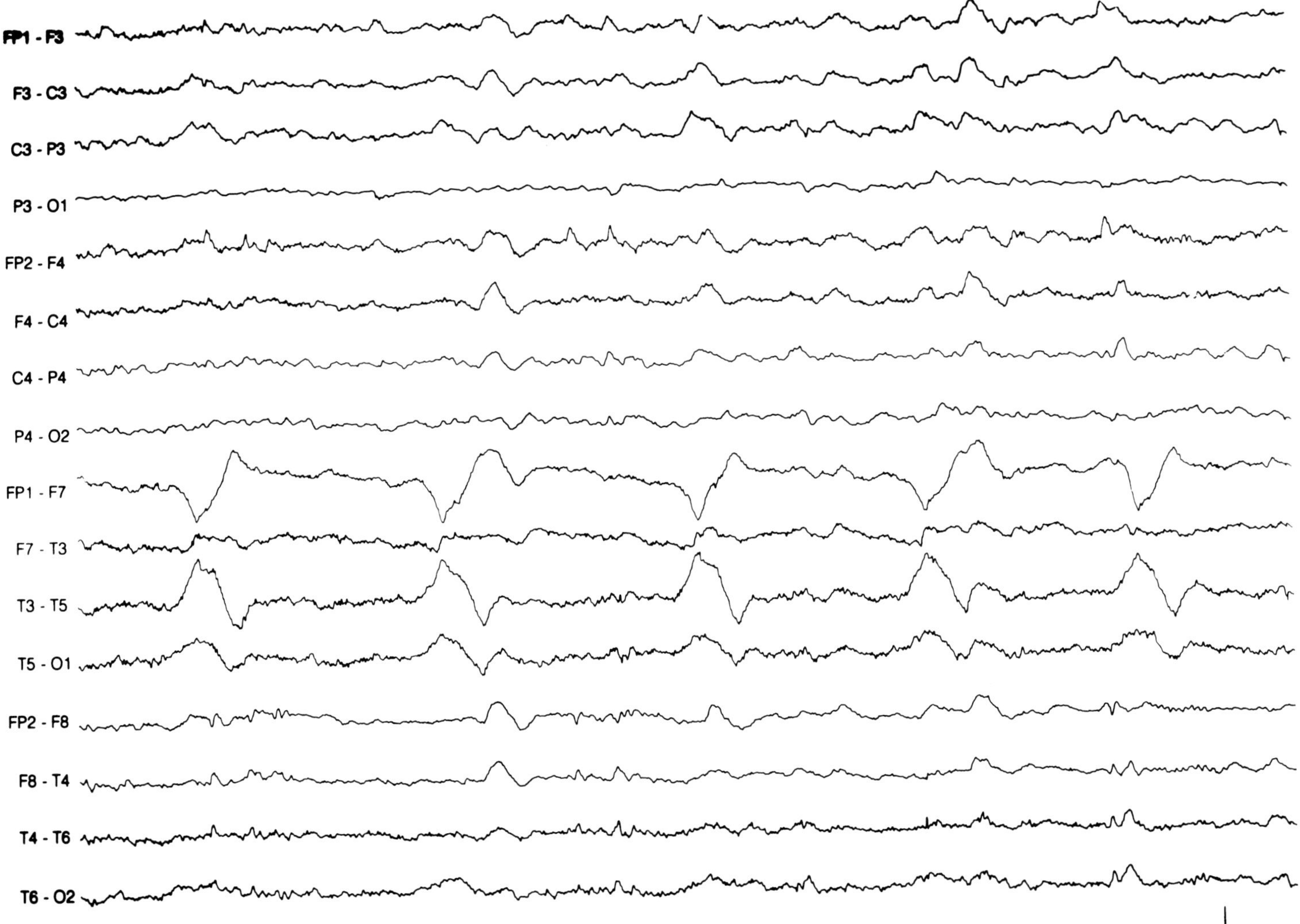

Abb. 4-3.4: Periodische links temporale scharfe Wellen und diffuse Delta-Aktivität bei Herpes-simplex-Enzephalitis. 67-jähriger Patient. Die rhythmischen repetitiven, scharf konturierten diphasischen Delta-Wellen über dem linken anterioren bis midtemporalen (F7, T3) Bereich gehen mit einer links temporal akzentuierten, diffusen und dauerhaften Delta-Aktivität einher. Diese Kombination von EEG-Befunden spricht in Zusammenschau mit einem klinischen Bild im Sinne einer Enzephalitis für eine ursächliche Herpes-simplex-Infektion, wie es hier der Fall war. Beachte die sporadisch auftauchenden niedrigamplitudigen rechts temporalen (F8, T4) Spitzen. Eichsignal 1 s, 50 μV.

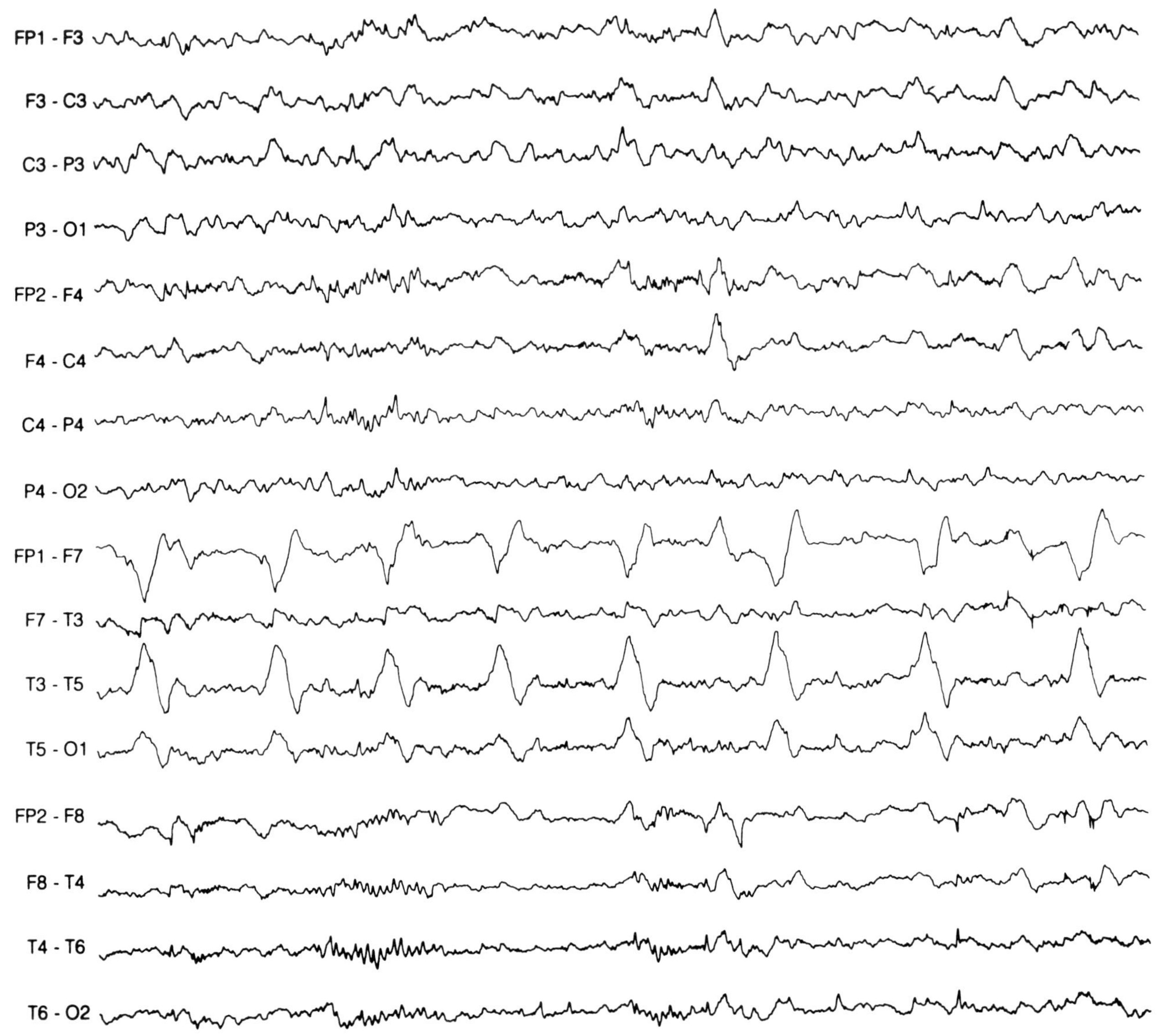

Abb. 4-3.5: Repetitive temporale Komplexe bei Herpes-simplex-Enzephalitis bei langsamerem Papiervorschub. 67-jähriger Patient. Die regelmäßige Wiederholung dieser stereotypen links anterioren, midtemporalen (F7–T3), diphasischen, scharf konturierten Delta-Wellen ist bei einem Papiervorschub von 15 mm/s noch besser zu erkennen. Die diffuse Delta-Aktivität ist in der linken Temporalregion und der linken Hemipshäre akzentuiert. Die Bursts von spindelartiger Alpha-Aktivität sind in der linken Hemisphäre niedriger als in der rechten. Eichsignal 1 s, 50 μV.

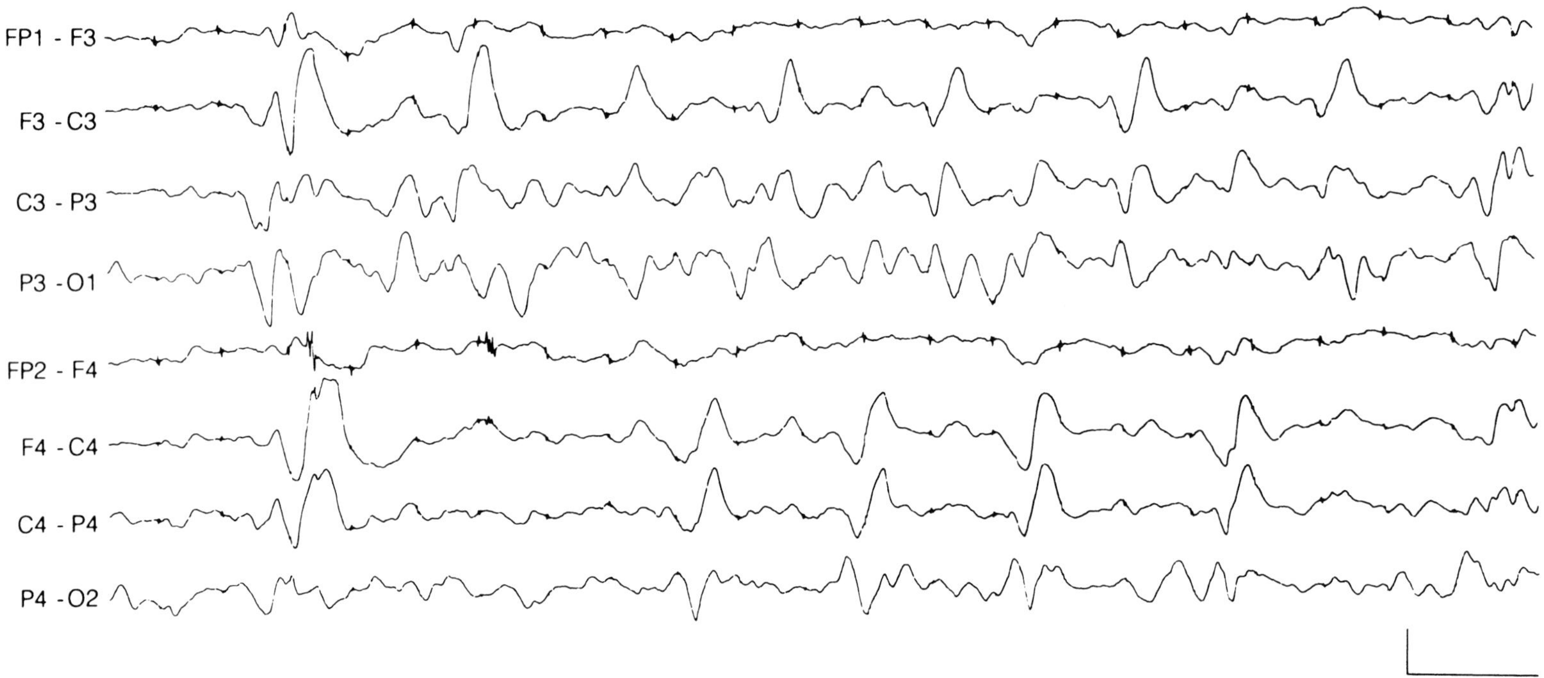

Abb. 4-3.6: BiPLEDs. 66-jähriger Patient. Bilaterale periodische lateralisierte epileptiforme Entladungen (BiPLEDs) bestehen aus asynchronen und unabhängig voneinander in beiden Hemisphären auftretenden Komplexen mit unterschiedlicher Morphologie, Frequenz und maximaler Ausprägung. BiPLEDs können im Rahmen einer anoxischen Enzephalopathie oder Enzephalitis auftreten und finden sich oft bei einem Koma (de la Paz und Brenner, 1981; Walsh und Brenner, 1987). Beachte die höhere Frequenz in der linken Hemisphäre, in der auch die Amplitude höher und die Hintergrundaktivität besser erhalten ist. Daher würde diese Registrierung auf schwere Anomalien in beiden Hemisphären hinweisen, vor allem rechts. Transformer-Artefakt an FP1,2. Eichsignal 1 s, 50 μV.

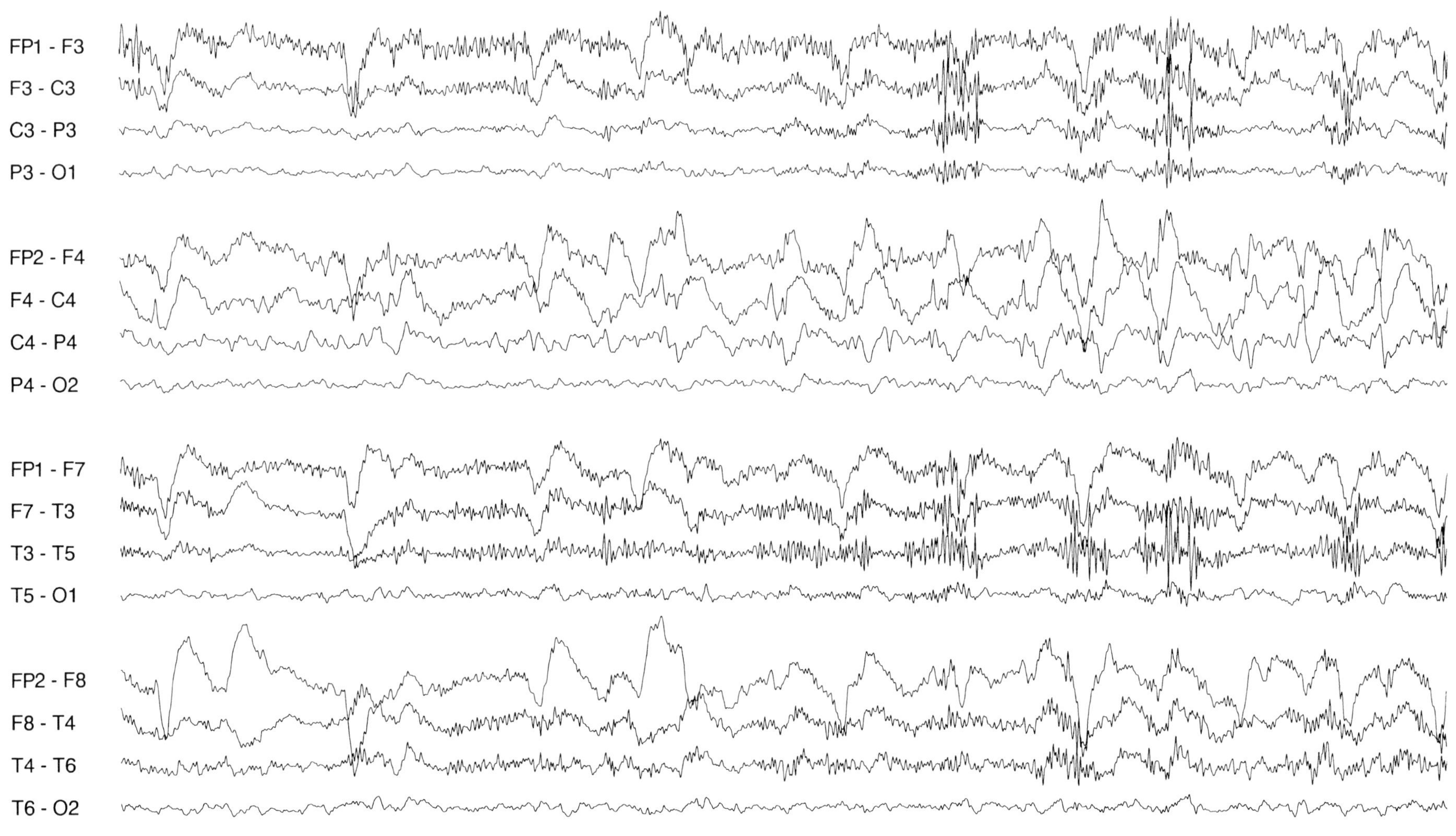

Abb. 4-3.7: Fokaler epileptischer Anfall. Der Anfall imponiert mit repetitiven Spitzen und breiteren Spitzen an F4–C4. Eichsignal 1 s, 70 μV.

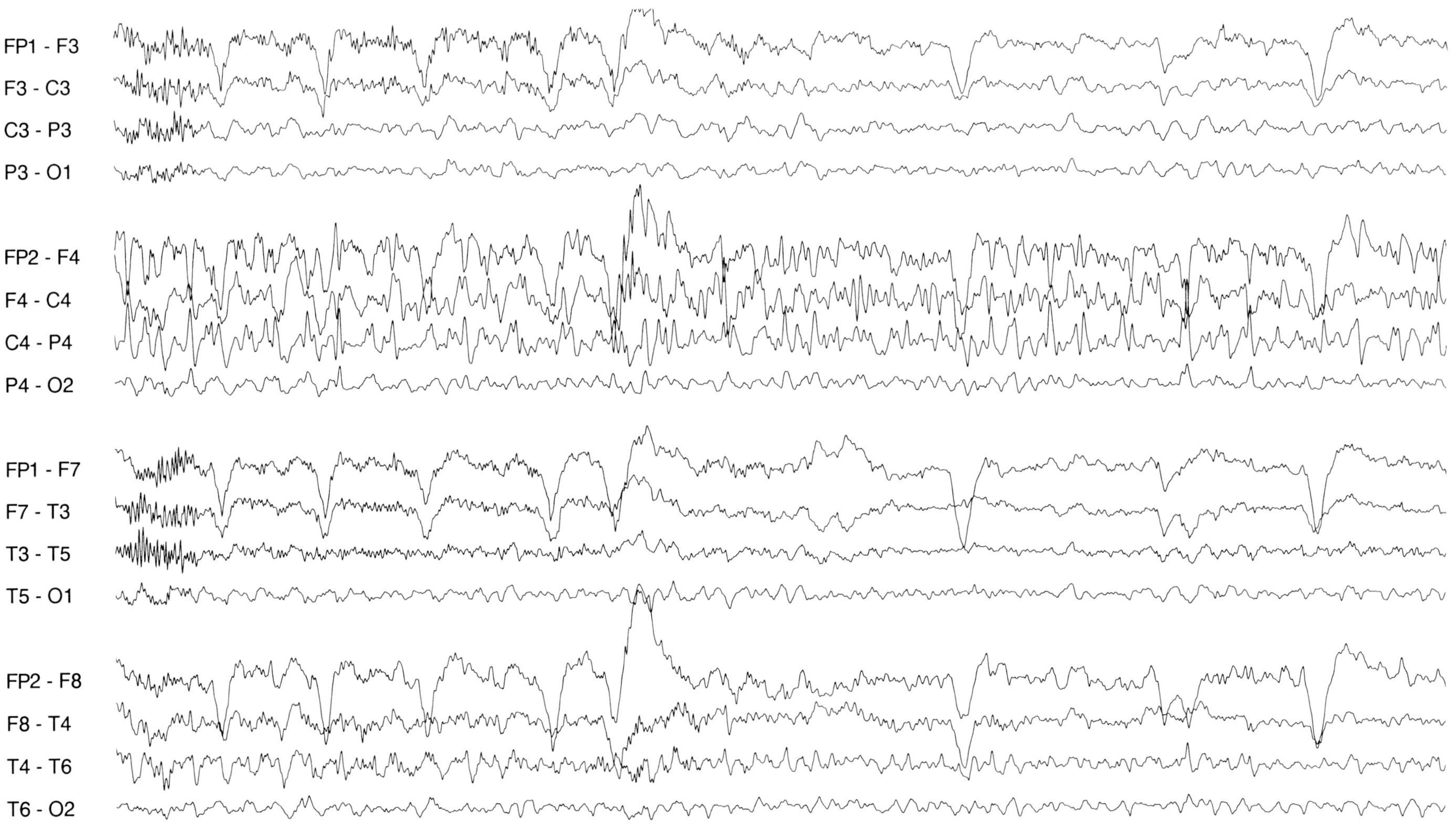

Abb. 4-3.8: Fokaler epileptischer Anfall *(Fortsetzung)*. Etwa 3 s später hat die Frequenz der Spitzen moderat zugenommen; transient treten zudem semirhythmische Wellen mit einer Frequenz von 15–20 Hz auf. Eichsignal 1 s, 70 μV.

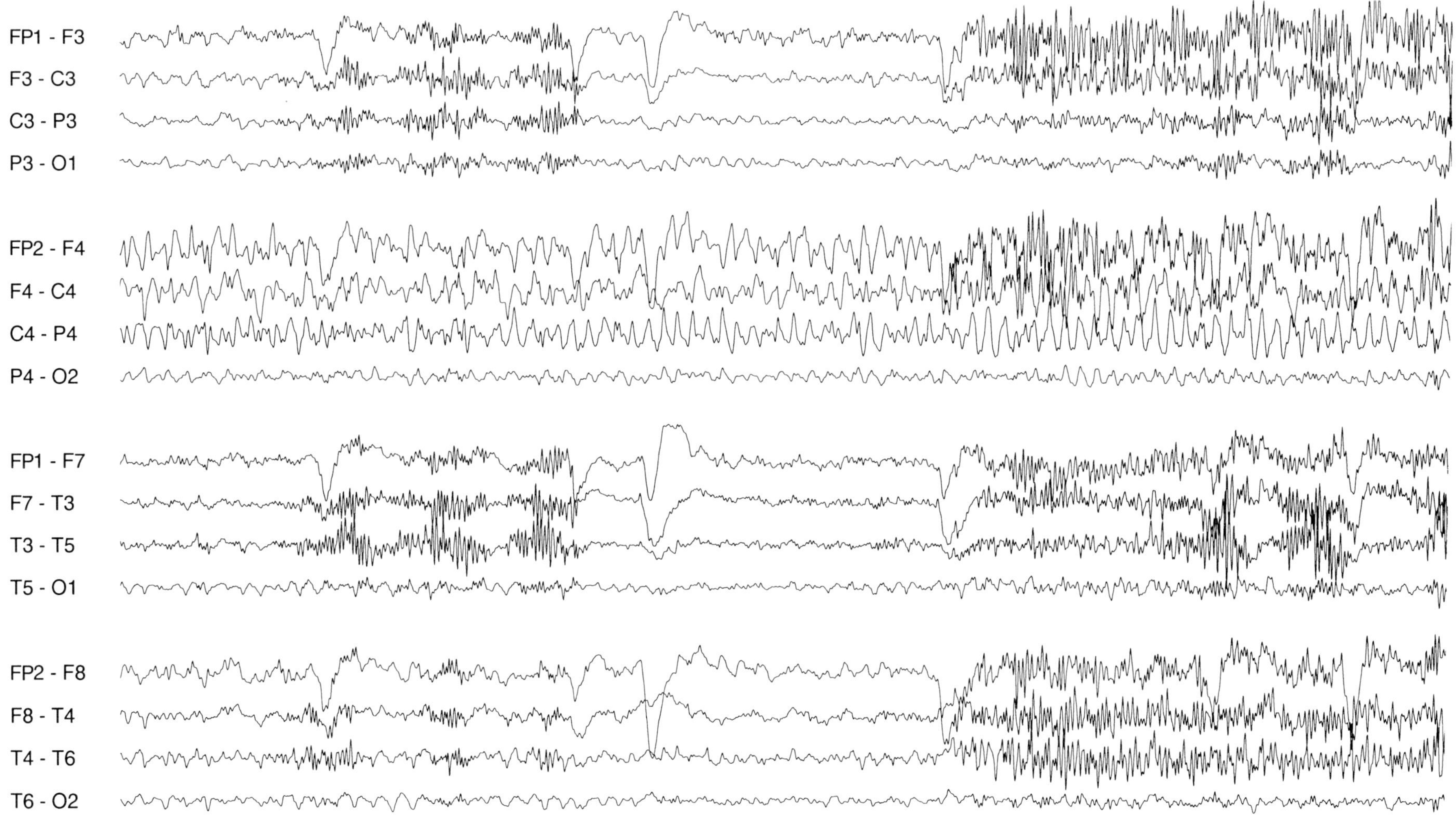

Abb. 4-3.9: Fokaler epileptischer Anfall *(Fortsetzung)*. Innerhalb von 2–3 s verlagert sich die Hauptausprägung allmählich zu rhythmischen Wellen mit einer Frequenz von etwa 10 Hz, auch hier an F4–C4 mit minimaler ipsilateraler und ohne homotope Ausbreitung. Eichsignal 1 s, 70 μV.

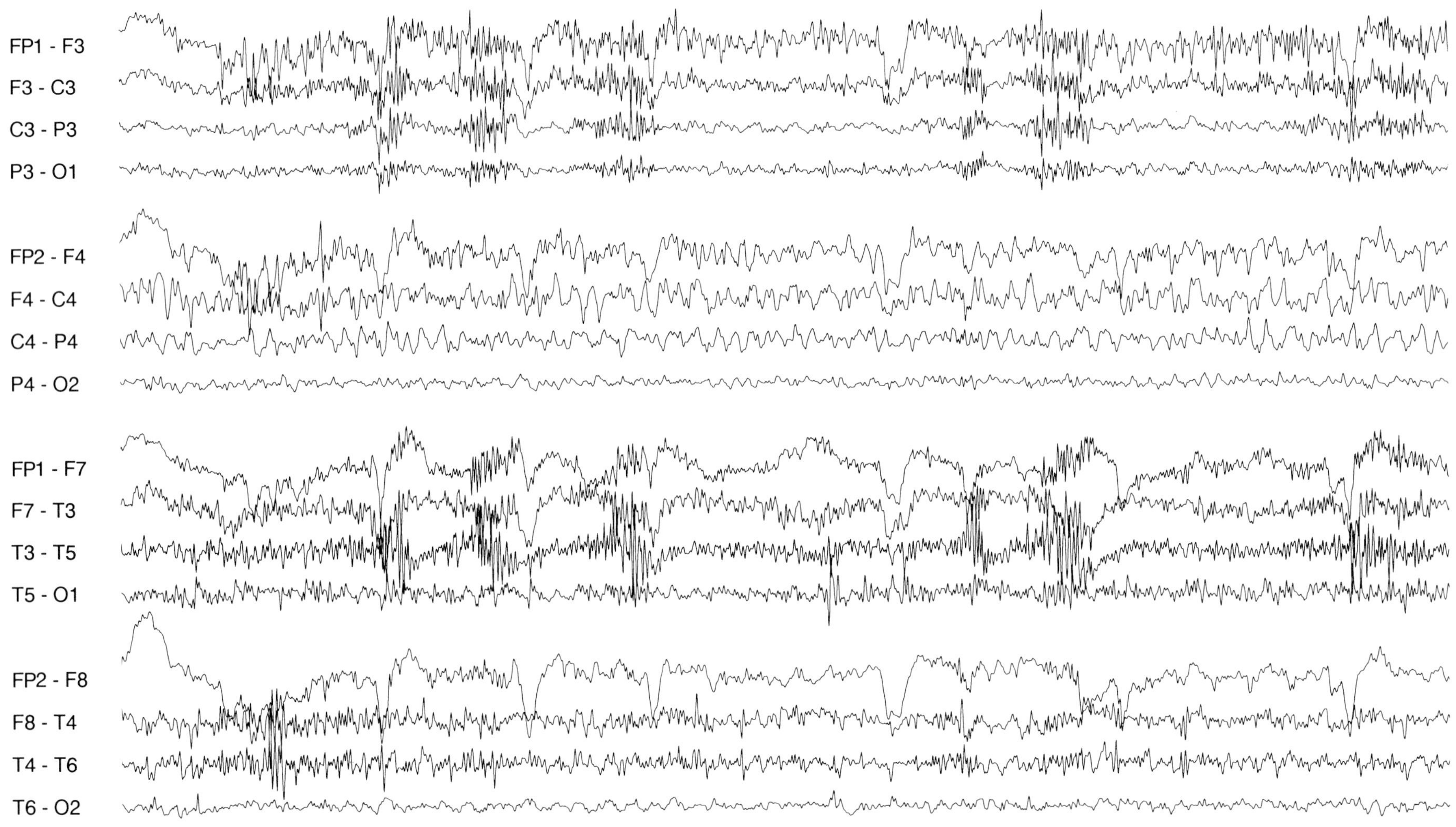

Abb. 4-3.10: Fokaler epileptischer Anfall (Fortsetzung). Verlangsamung der Frequenz der semirhythmischen Wellen auf 7–8 Hz, die sich weiterhin an C4–F4 befinden. Beachte das überwiegend links lokalisierte Kau-Artefakt auf dieser und den anderen Seiten. Eichsignal 1 s, 70 μV.

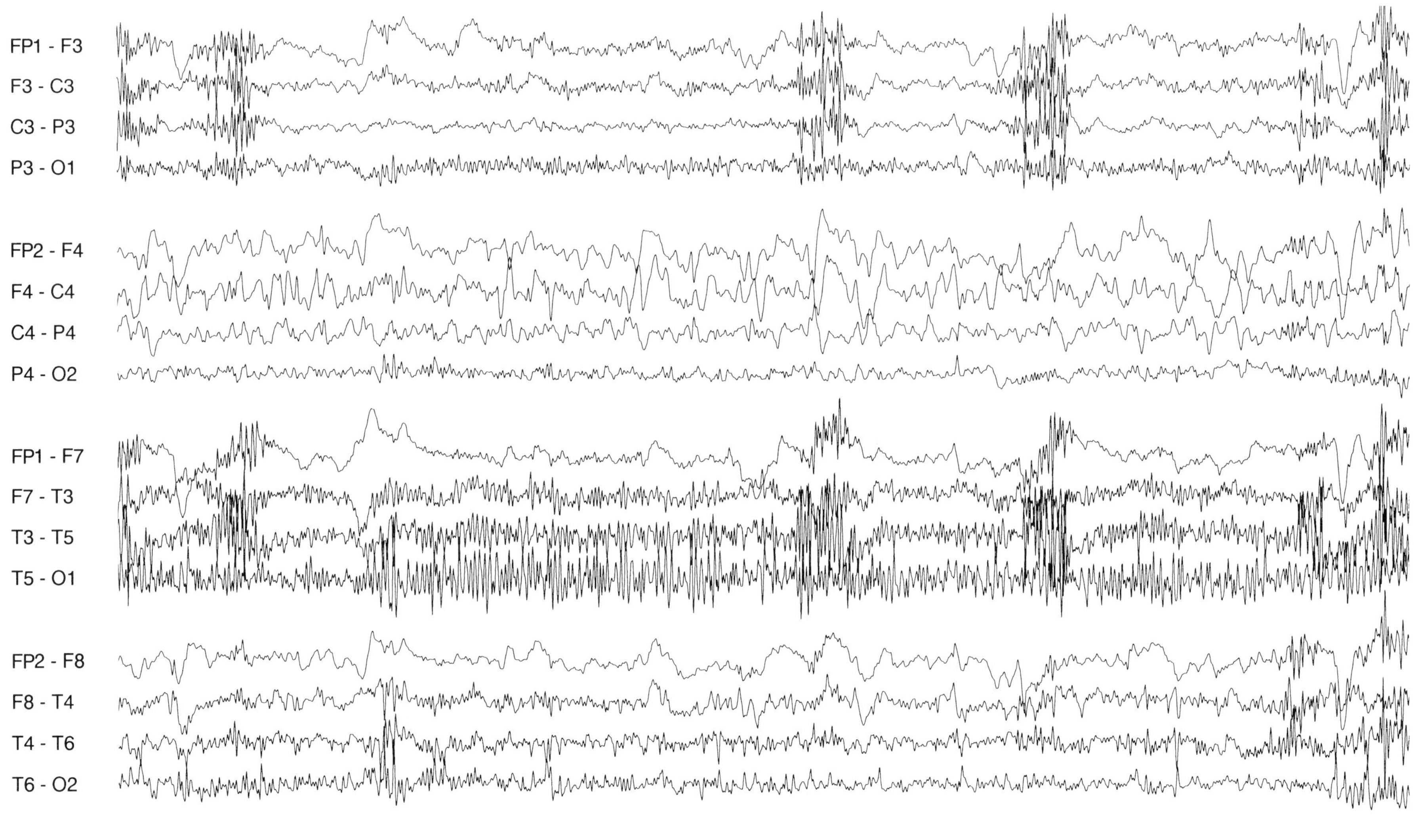

Abb. 4-3.11: Fokaler epileptischer Anfall (Fortsetzung). Erneute Änderung der Krampfmorphologie. Nun finden sich an C4–F4 unregelmäßige repetitive Spitzen mit geringfügiger Ausbreitung auf die rechte Hemisphäre. Eichsignal 1 s, 70 μV.

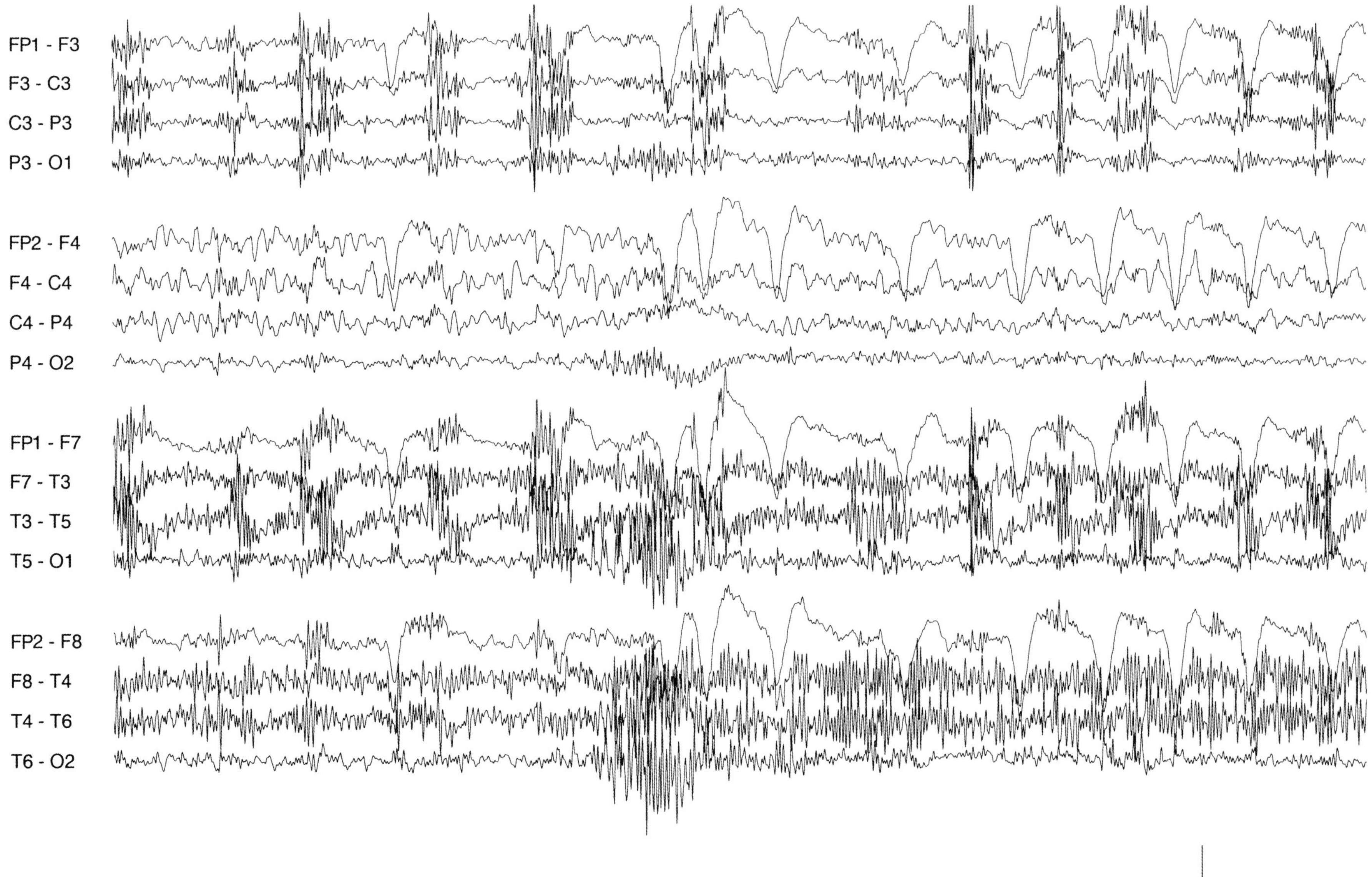

Abb. 4-3.12. Ende des fokalen epileptischen Anfalls. Beachte das allmähliche Ende dieses fokalen epileptischen Anfalls. Eichsignal 1 s, 70 μV.

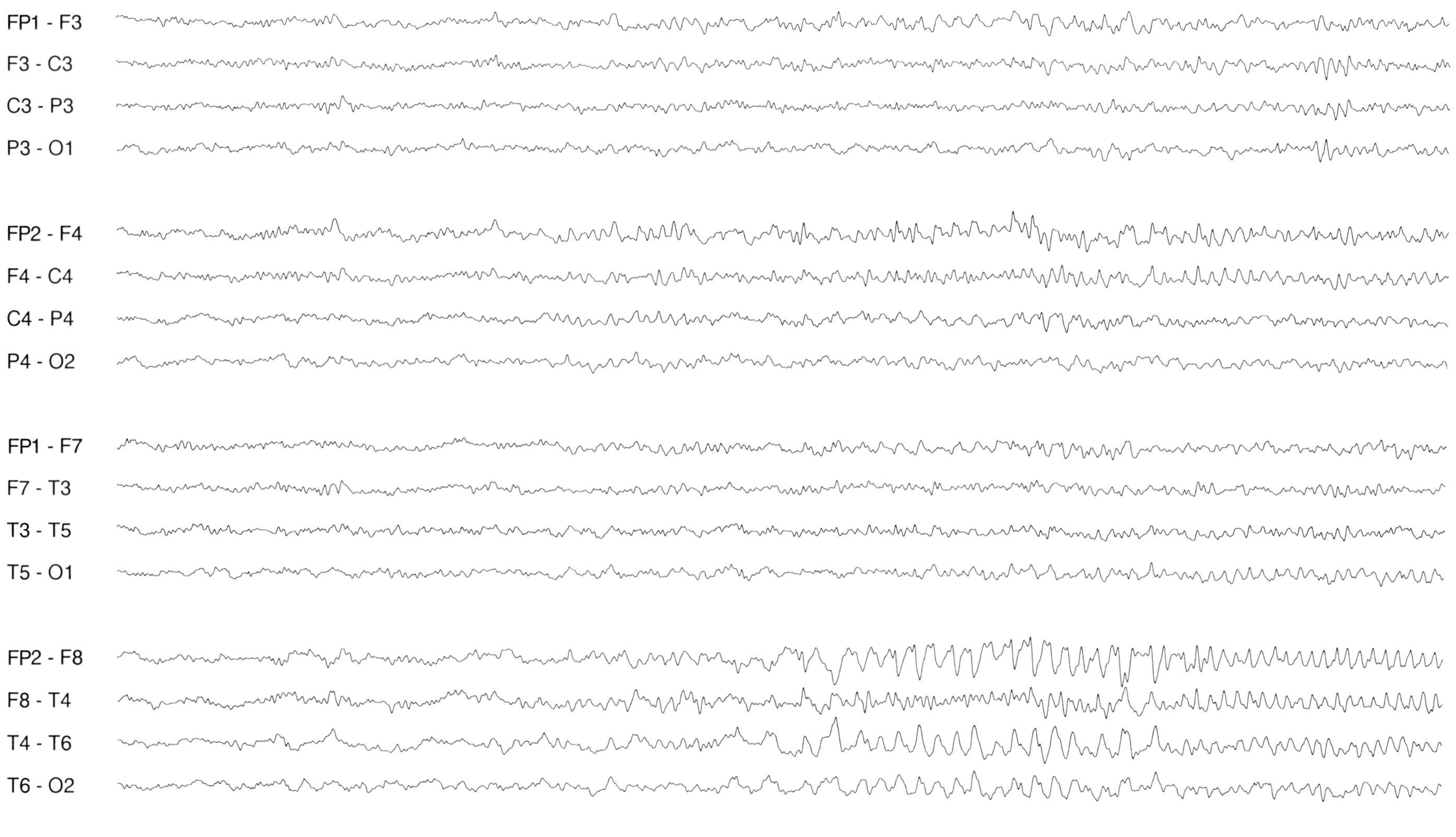

Abb. 4-3.13: Bipolare Längsreihe mit rechts anteriorem temporalem Anfall. 50-jähriger Patient. Schlaf. Die Untersuchung dieses Anfalls zeigt seine Ausbreitung auf den ipsilateralen frontopolaren Bereich. Eichsignal 1 s, 50 μV.

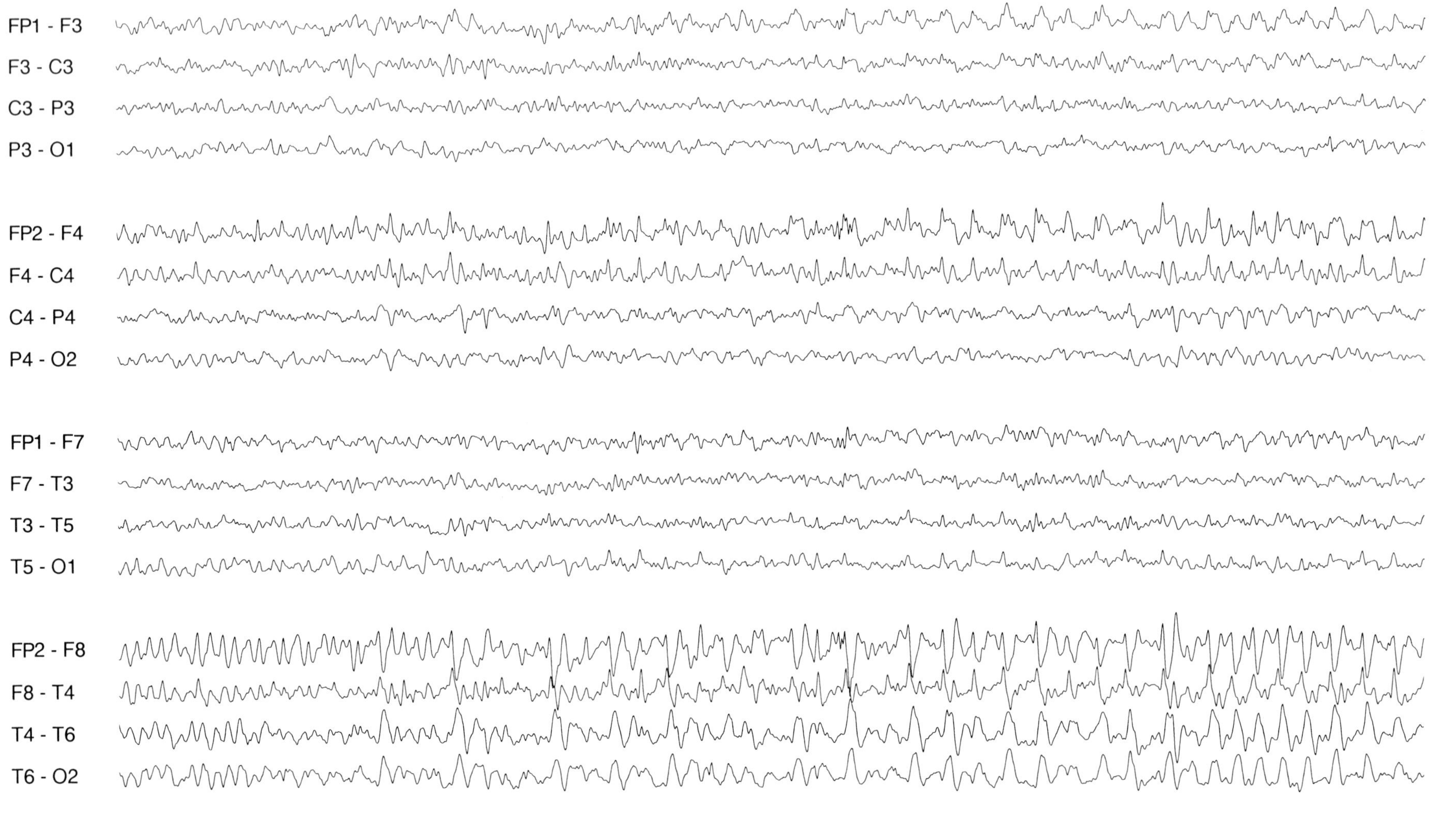

Abb. 4-3.14: Rechts anteriorer temporaler Anfall *(Fortsetzung)*. Weitere Belege für die Ausbreitung nach rechts frontopolar. Eichsignal 1 s, 50 μV.

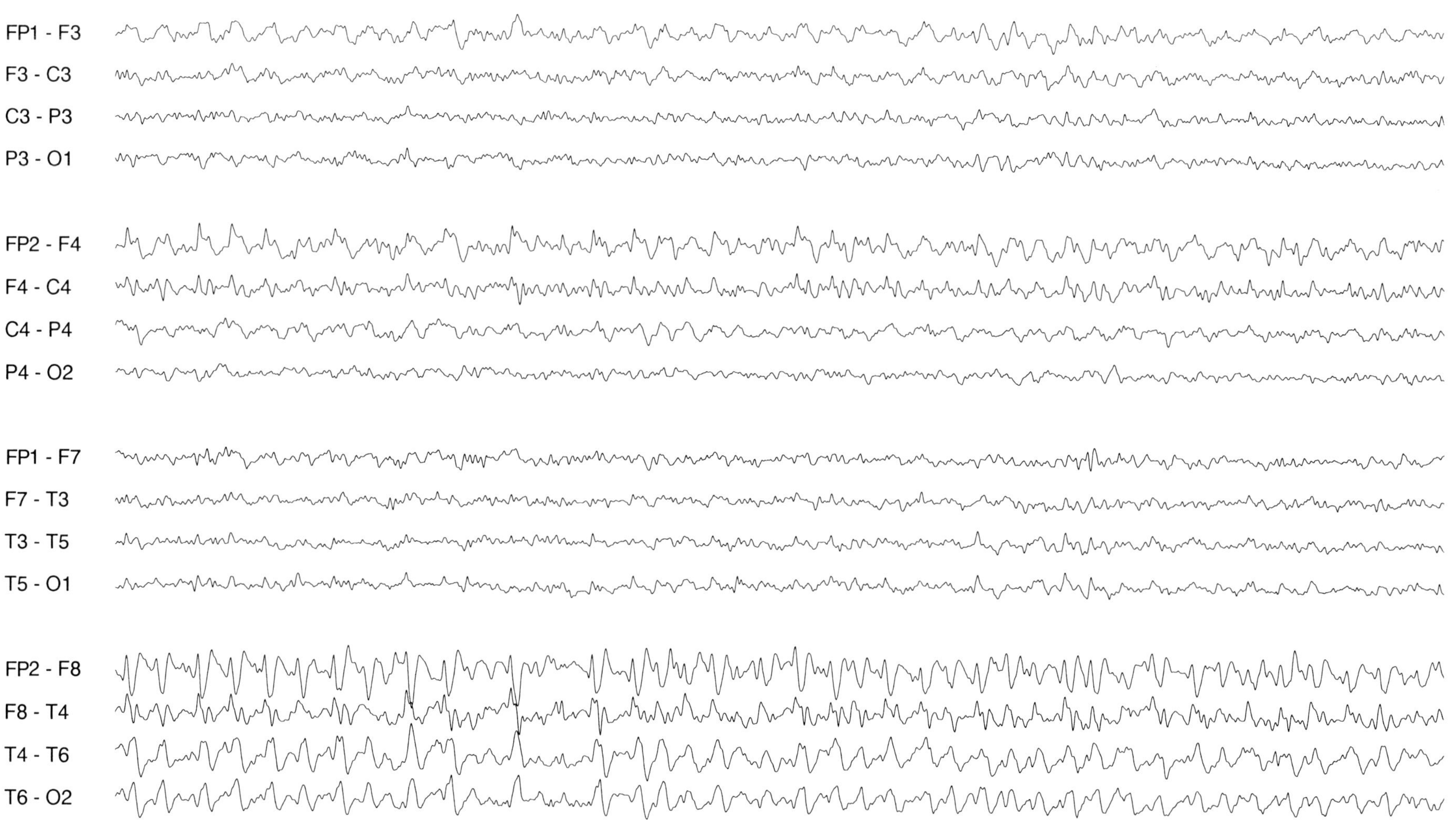

Abb. 4-3.15: Rechts anteriorer temporaler Anfall *(Fortsetzung)*. Morphologische Veränderung in der 4. Sekunde überwiegend als Frequenzzunahme einiger Komponenten. Eichsignal 1 s, 50 μV.

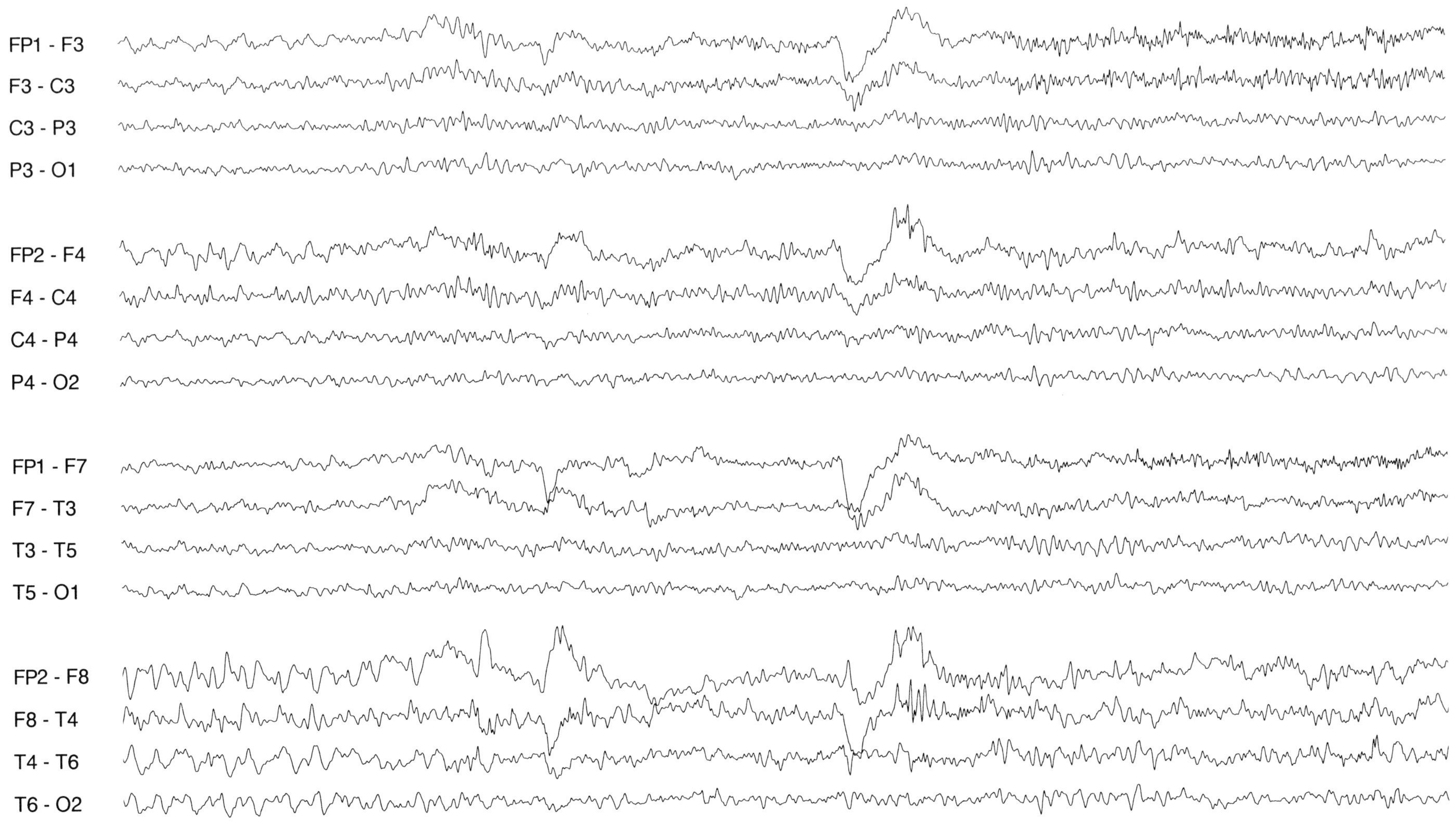

Abb. 4-3.16: Rechts anteriorer temporaler Anfall, Ende. In dieser Phase dominiert fokal rechts temporal bis frontal Delta-Aktivität, sodass der Anfall entweder bereits zu Ende ist oder im Begriff ist zu enden. Eichsignal 1 s, 50 μV.

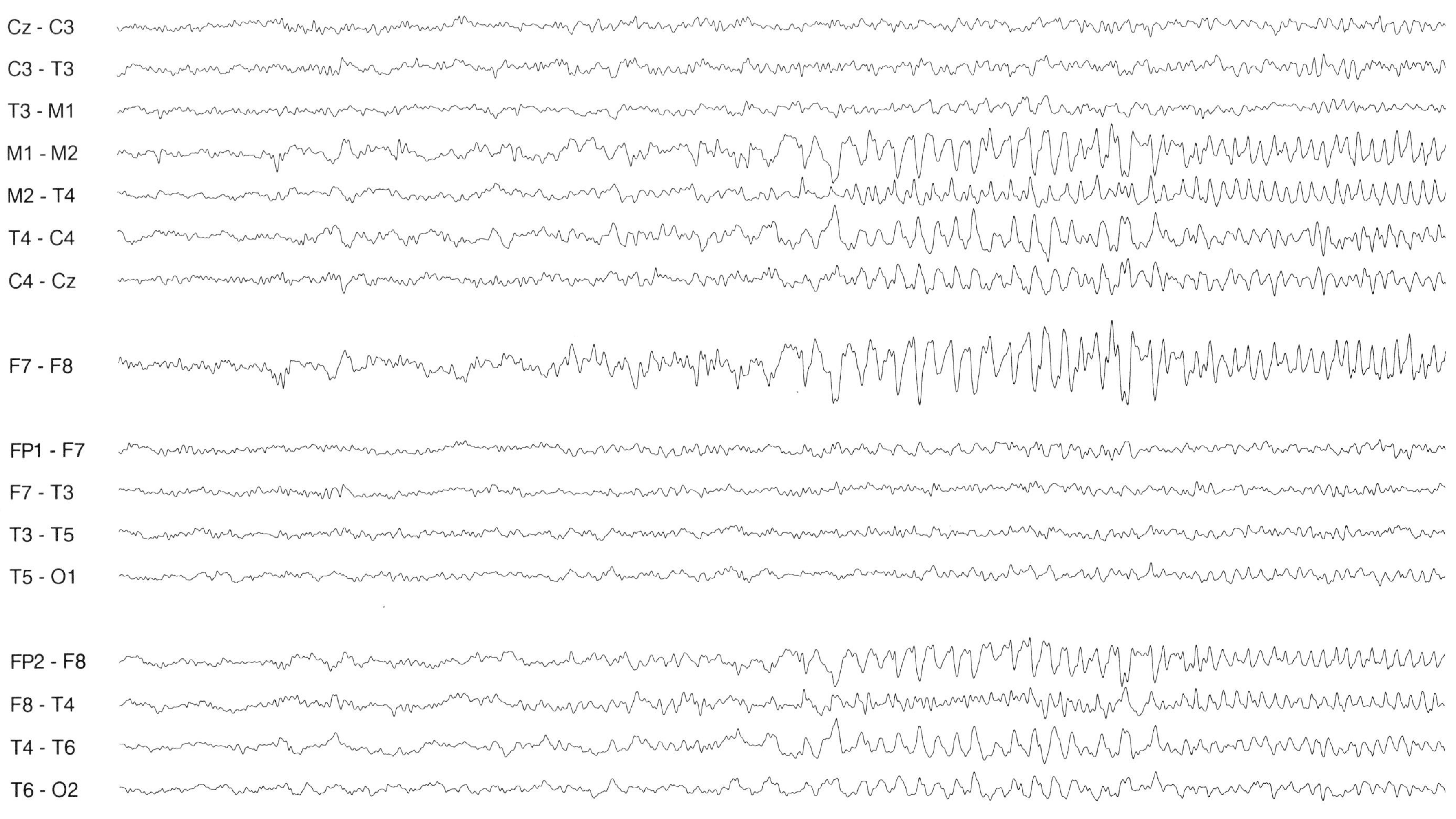

Abb. 4-3.17: Rechts anteriorer mesiotemporaler Anfall. Derselbe Anfall, dargestellt in einer frontalen und okzipitalen Querreihe. 50-jähriger Patient. Schlaf. Lokalisation und Morphologie dieses Anfalls sind typisch für Patienten mit anteriorer mesiotemporaler Epileptogenese. Der Beginn mit 12–13 Hz sowie die sehr niedrige Amplitude der Wellen an M2–T4–F8 gefolgt von rhythmischen Wellen mit einer Frequenz von zunächst 7 Hz und dann 11 Hz belegen die typische Morphologie und Frequenzveränderungen, die einen aufgezeichneten Anfall ausmachen. Eichsignal 1 s, 50 μV.

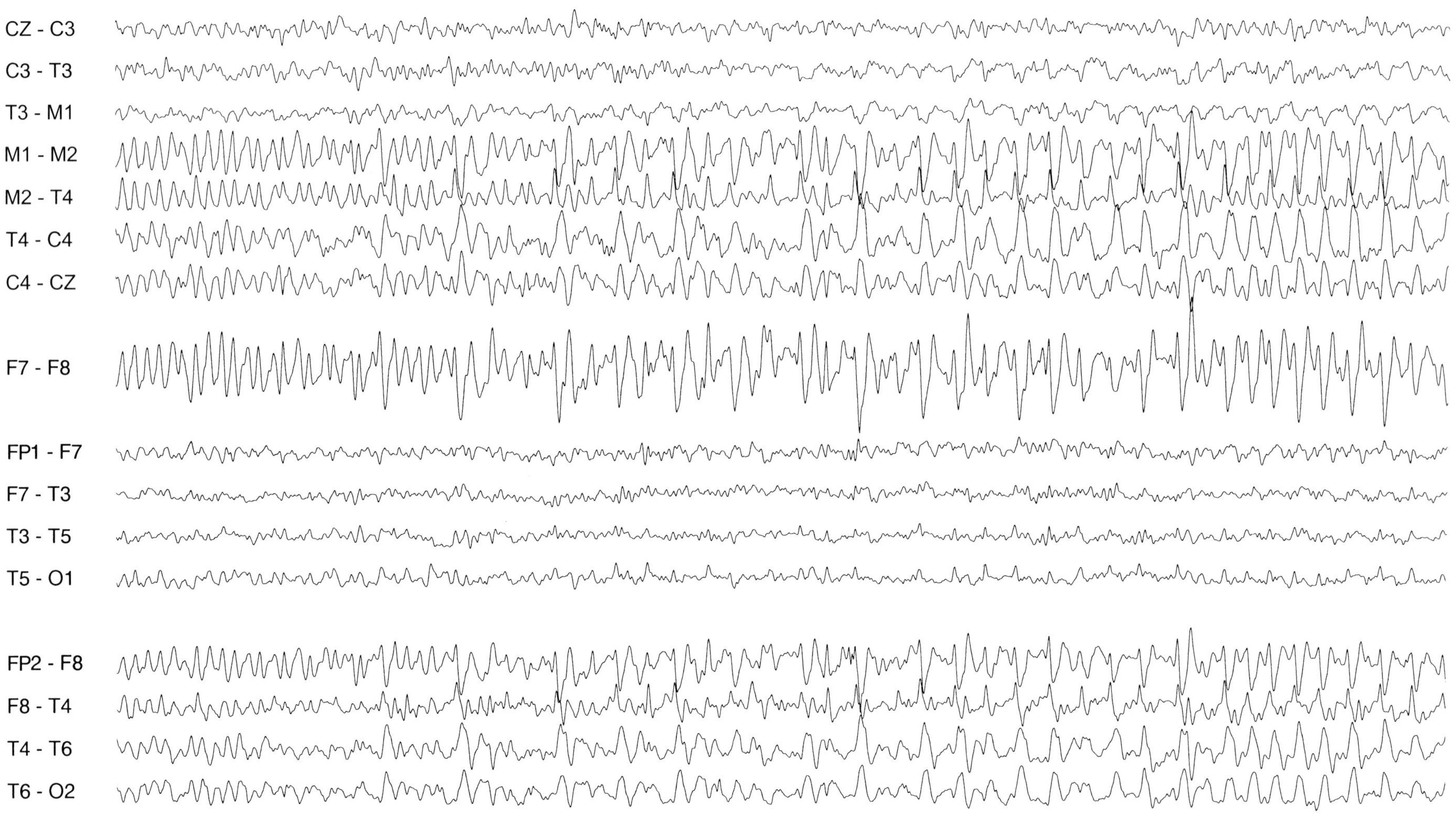

Abb. 4-3.18: Rechts anteriorer mesiotemporaler Anfall (Fortsetzung). Aus den rhythmischen Wellen werden repetitive Spitzen mit einer Frequenz von zunächst 5–6 Hz und dann von 7–8 Hz, die aber auf den rechten Temporalbereich begrenzt bleiben und sich nur minimal links temporal widerspiegeln. Eichsignal 1 s, 50 μV.

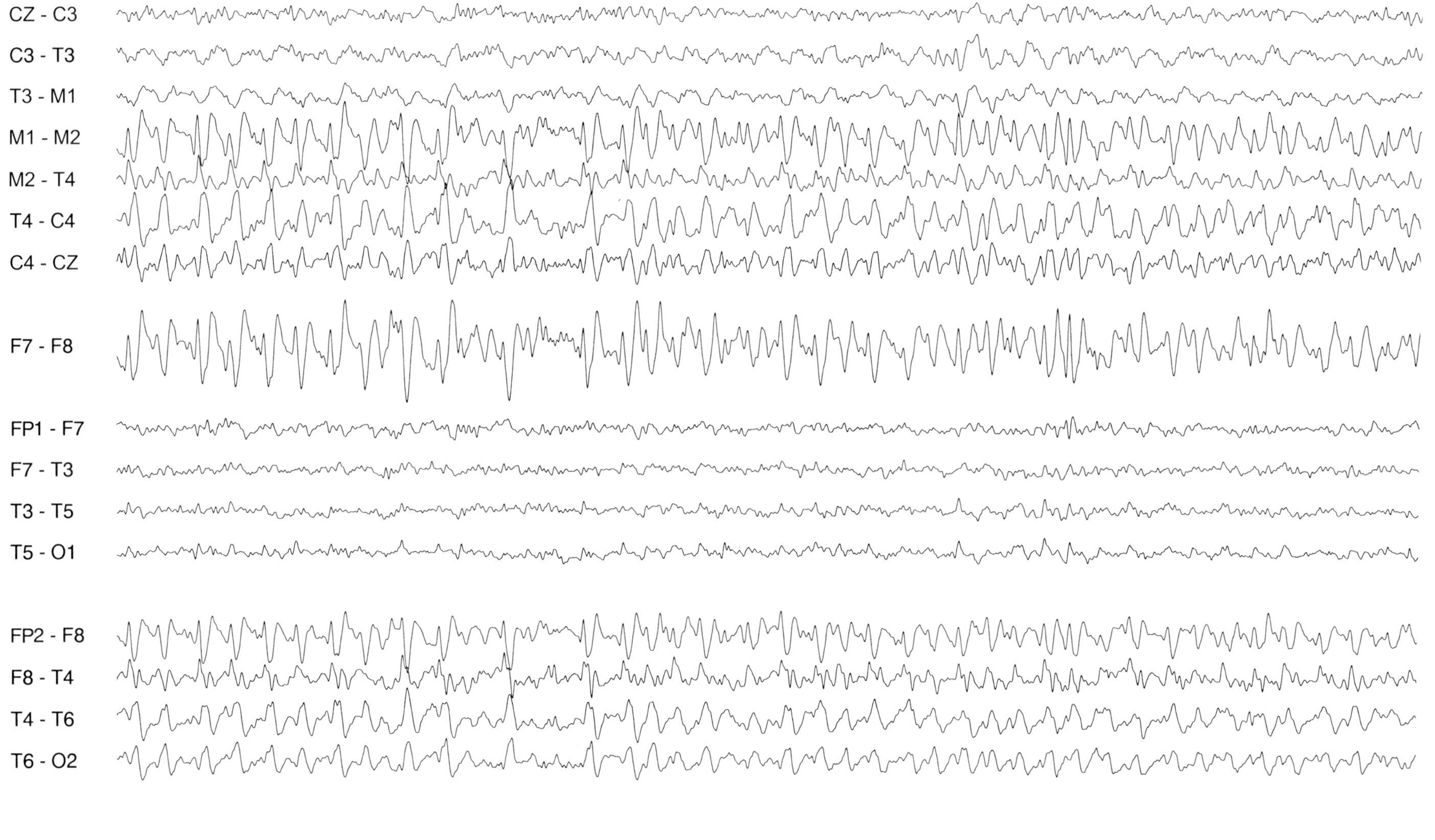

Abb. 4-3.19: Rechts anteriorer mesiotemporaler Anfall (Fortsetzung). Eichsignal 1 s, 50 μV.

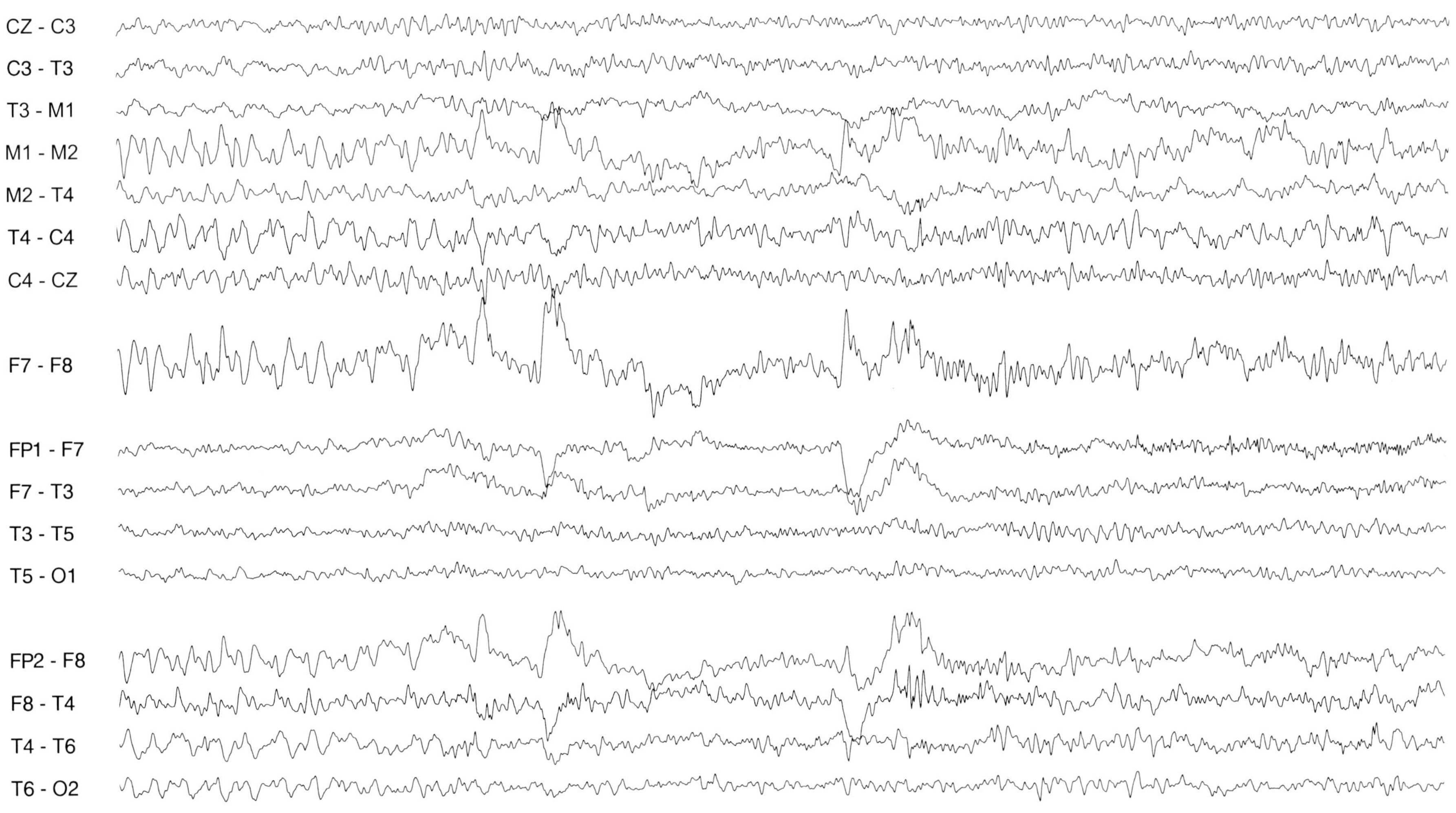

Abb. 4-3.20: Rechts anteriorer mesiotemporaler Anfall, Ende. Da keine links temporale Beteiligung nachgewiesen werden konnte, besteht hier ein nur minimales bis gar kein epileptogenes Potenzial. Eichsignal 1 s, 50 μV.

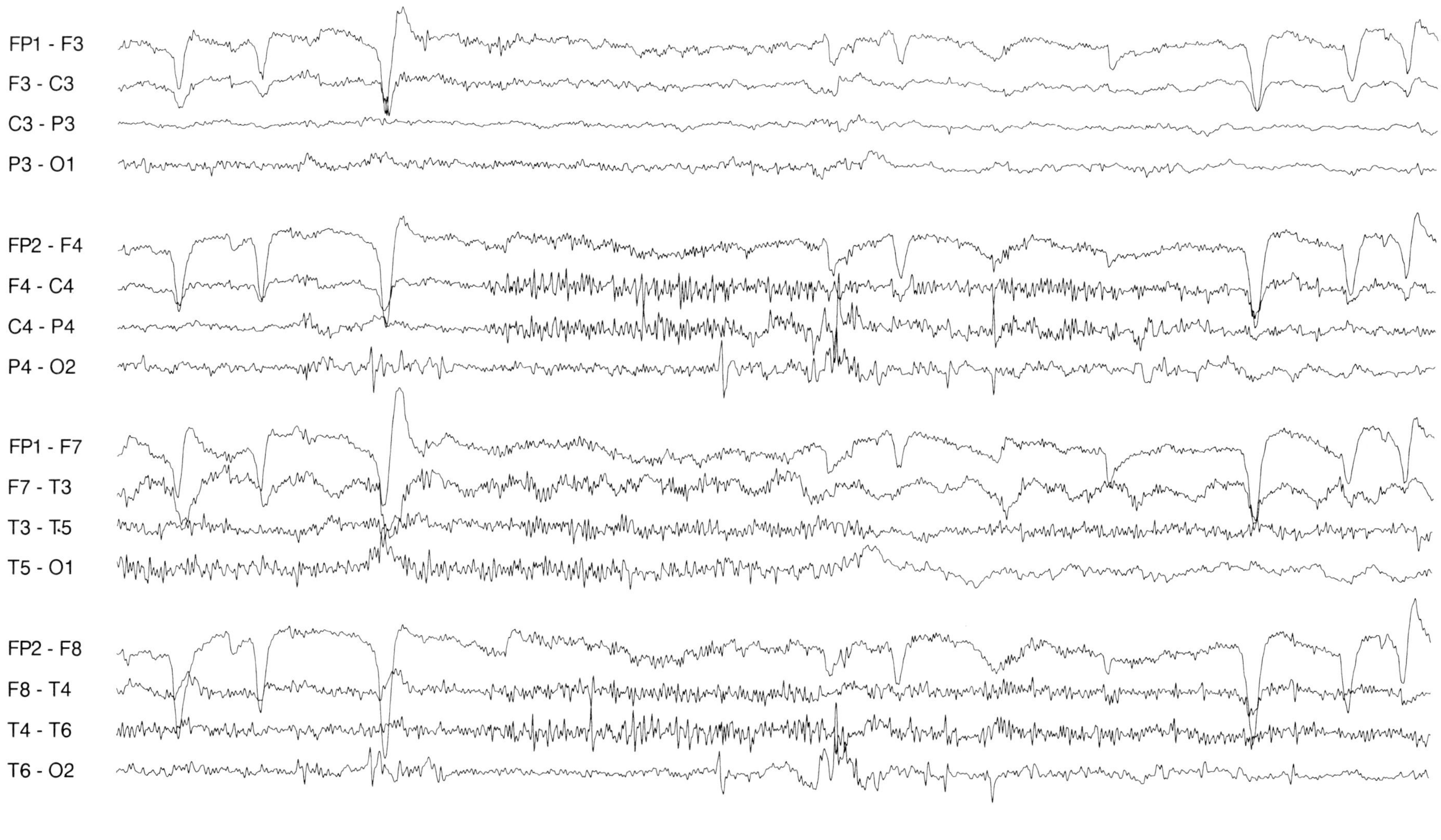

Abb. 4-3.21: Links temporaler neokortikaler Anfall. 40-jähriger Patient. Wach. Augen geöffnet. Der Anfall beginnt unscheinbar als Konversion von semirhythmischer Delta-Aktivität mit einer Frequenz von 2 Hz zu rhythmischen Wellen an T3–T5 mit einer Frequenz von 3 Hz und ohne initiale Beteiligung von A1,F7. In den nachfolgenden Bildern steigt die Frequenz auf 6 Hz und breiten sich die Wellen auf C3,P3 sowie minimal auf F7 aus. Anschließend steigt die Frequenz weiter auf 10 Hz und wiederum ist überwiegend T3–T5 beteiligt. Allmählich wandelt sich das Muster zu repetitiven 6-Hz-Spitzen an T3–T5, die sich auf C3,P3 sowie minimal auf F7 und A1 ausbreiten. Schlussendlich haben diese Spitzen am Ende des Anfalls eine Frequenz von etwa 2 Hz und ändern ihr Feld nicht. Die postiktale Delta-Aktivität findet sich vor allem in dem zuvor maximal vom Anfall betroffenen Bereich, d. h. T5,T3. Eichsignal 1 s, 200 μV.

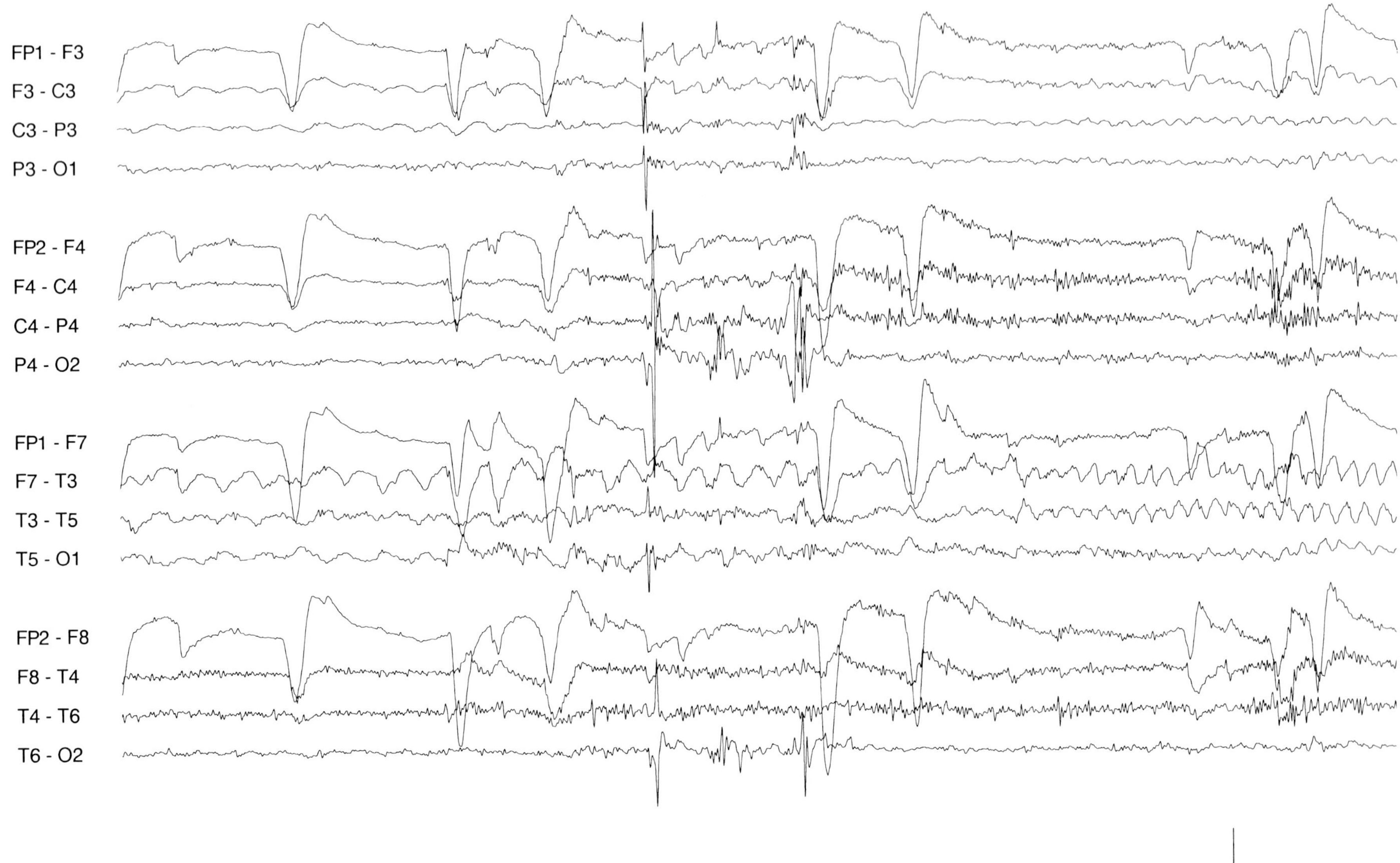

Abb. 4-3.22: Links temporaler neokortikaler Anfall *(Fortsetzung)*. Eichsignal 1 s, 200 μV.

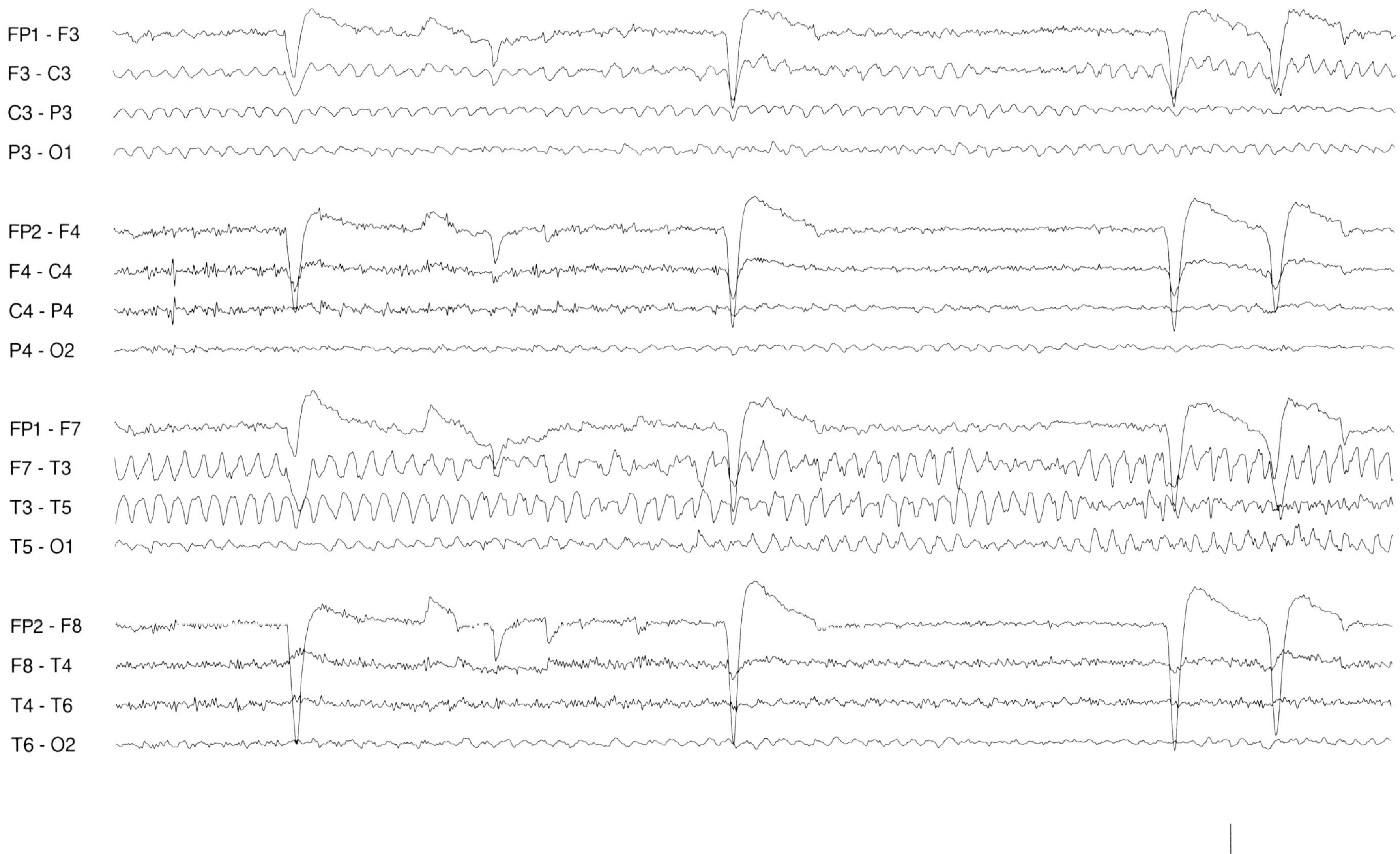

Abb. 4-3.23: Links temporaler neokortikaler Anfall *(Fortsetzung)*. Eichsignal 1 s, 200 μV.

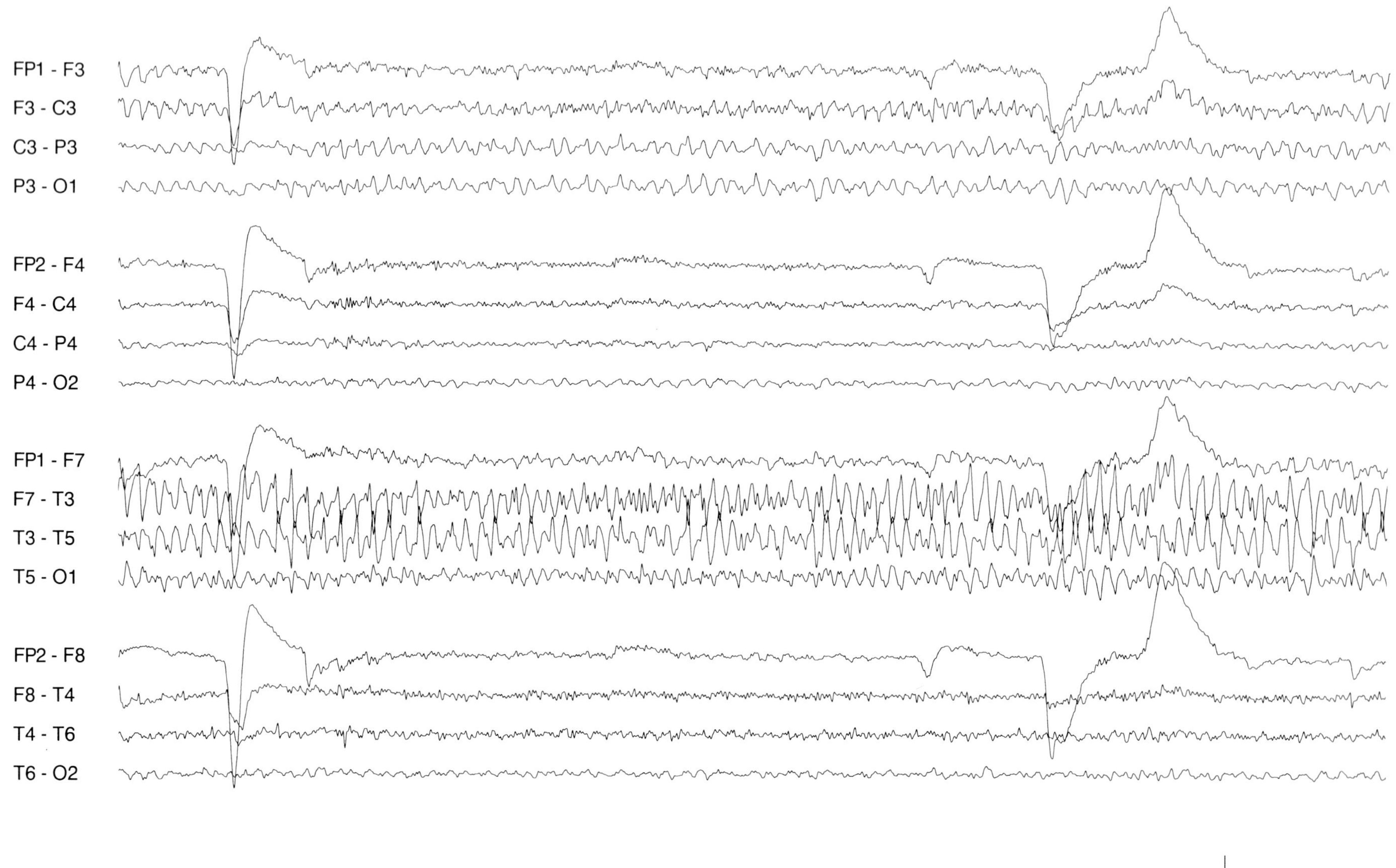

Abb. 4-3.24: Links temporaler neokortikaler Anfall *(Fortsetzung)*. Eichsignal 1 s, 200 μV.

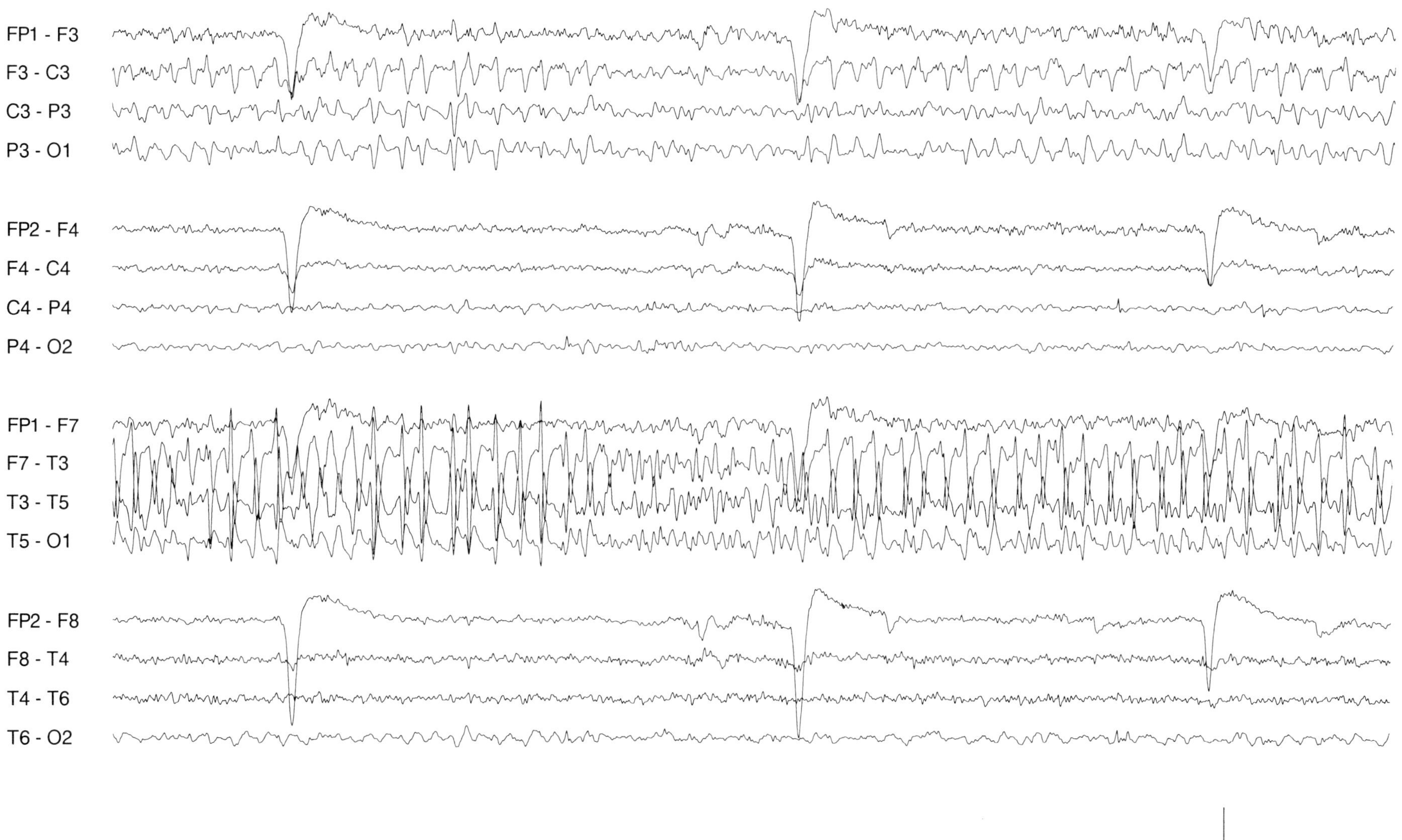

Abb. 4-3.25: Links temporaler neokortikaler Anfall *(Fortsetzung)*. Eichsignal 1 s, 200 μV.

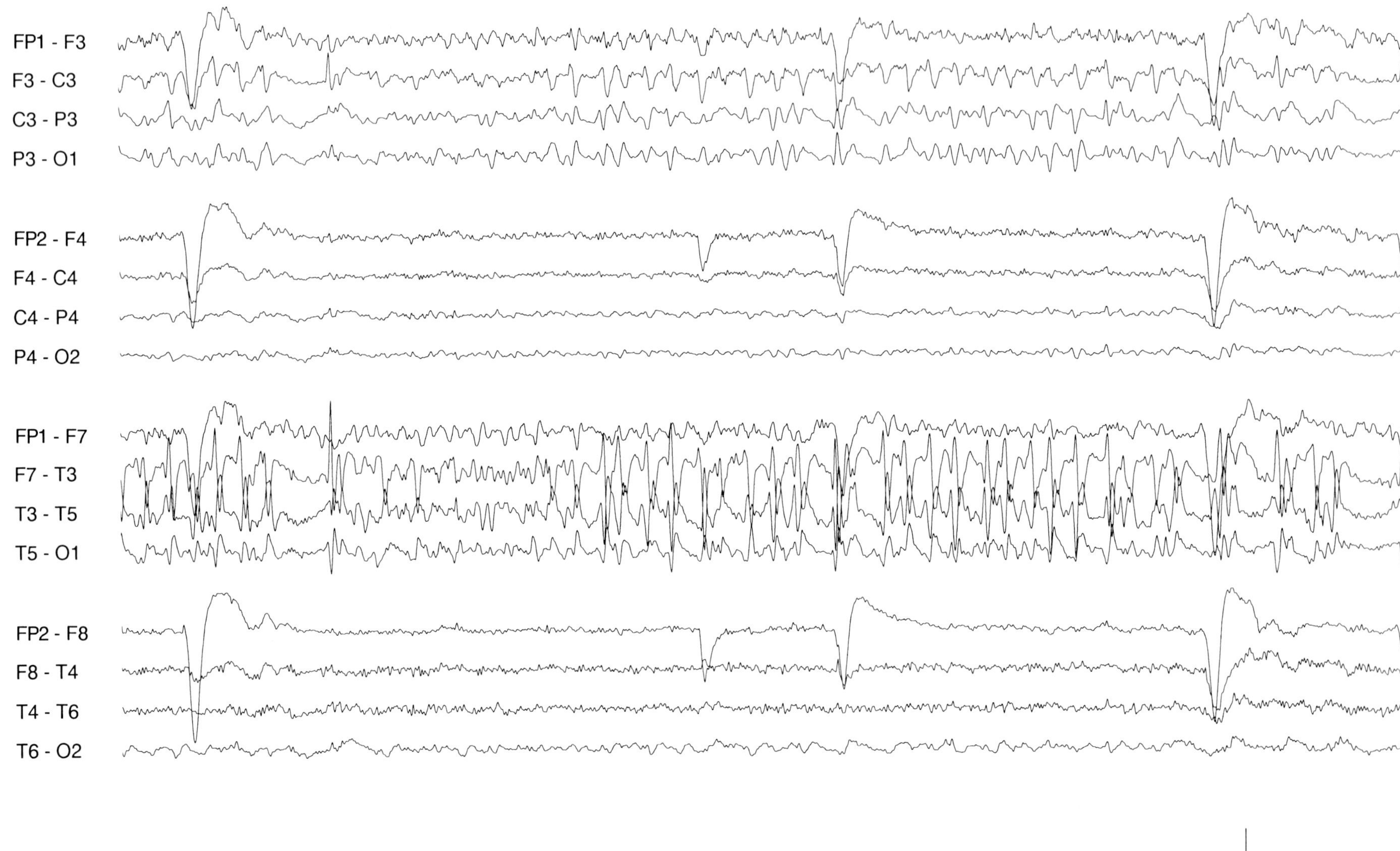

Abb. 4-3.26: Links temporaler neokortikaler Anfall *(Fortsetzung)*. Eichsignal 1 s, 200 μV.

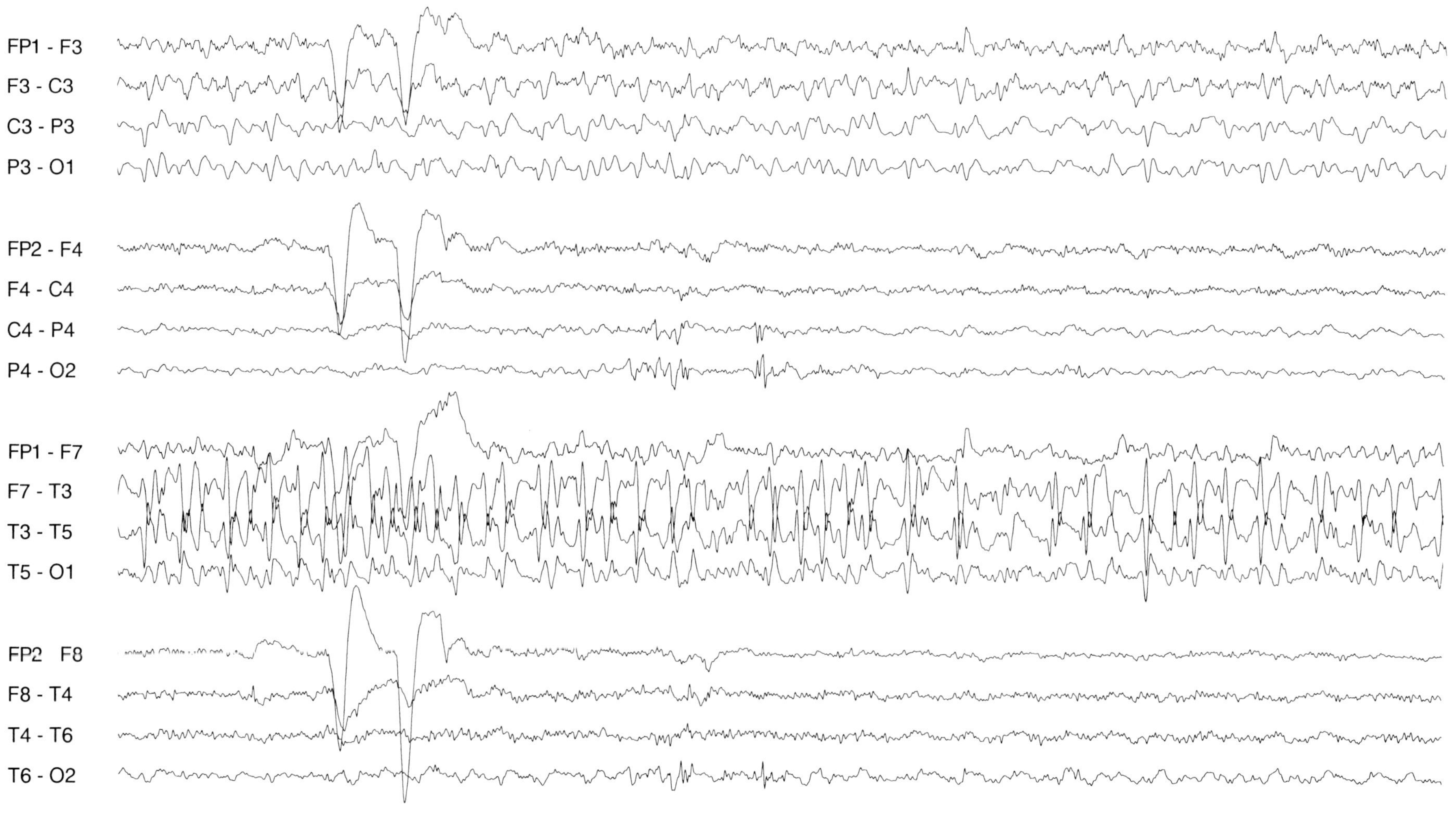

Abb. 4-3.27: Links temporaler neokortikaler Anfall *(Fortsetzung)*. Eichsignal 1 s, 200 μV.

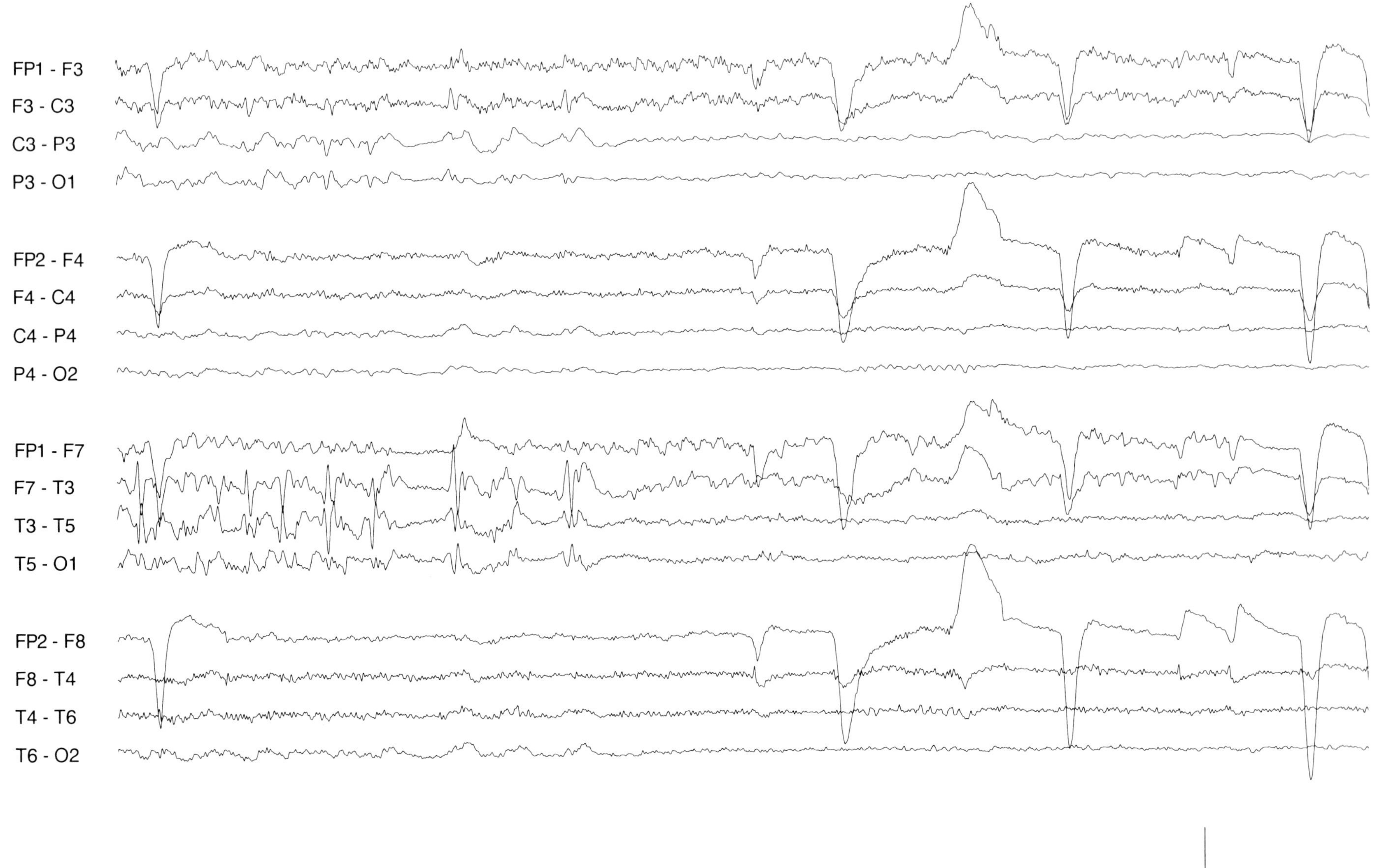

Abb. 4-3.28: Links temporaler neokortikaler Anfall, Ende. Eichsignal 1 s, 200 μV.

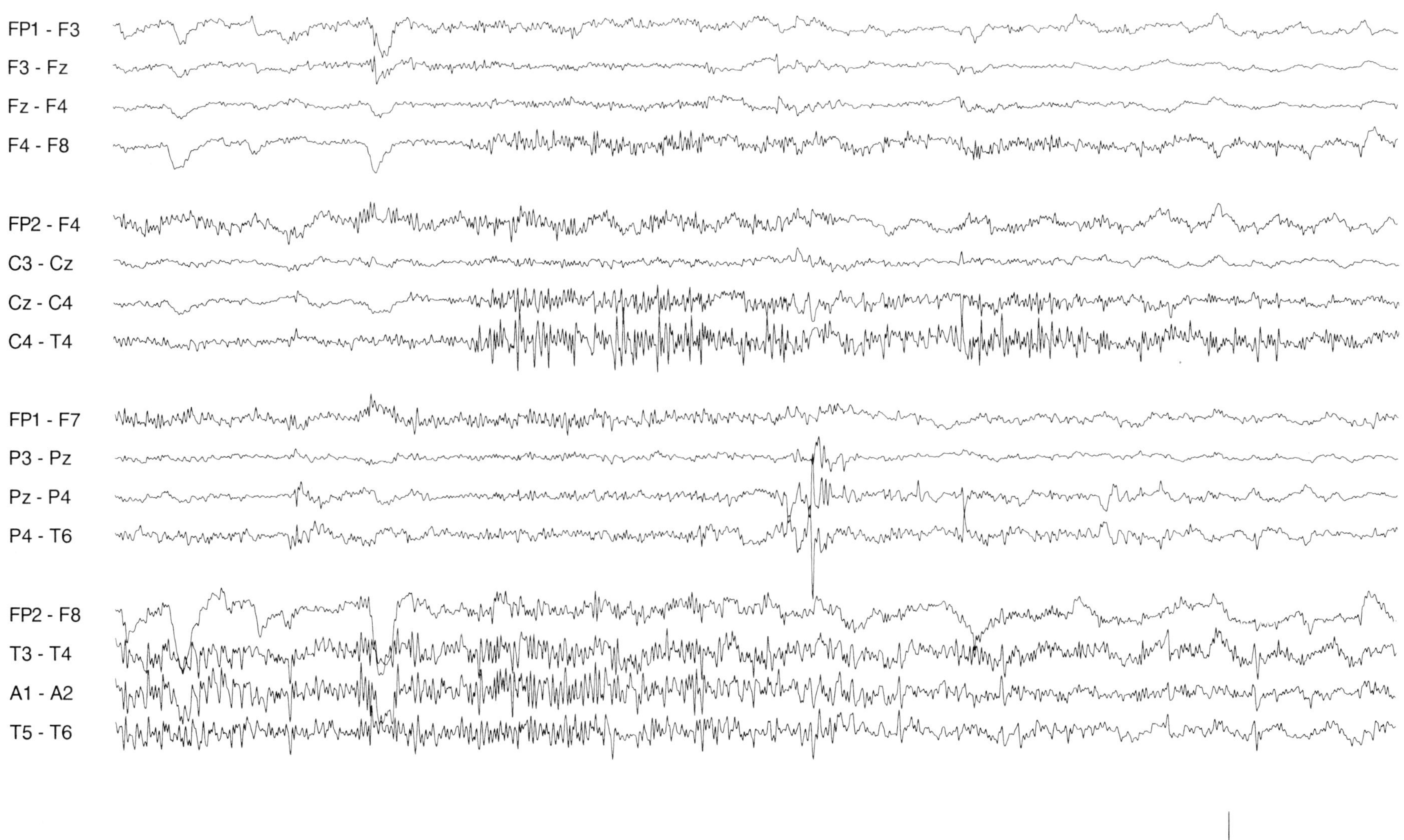

Abb. 4-3.29: Links temporaler neokortikaler Anfall. Derselbe Anfall, dargestellt in einer Querreihe. 40-jähriger Patient. Wach. Augen geöffnet. Diese Registrierung bestätigt die überwiegende Beteiligung von T3 und T5 mit Ausbreitung auf C3,P3 und minimaler bis gar keiner Beteiligung von F7,A1. Eichsignal 1 s, 200 μV.

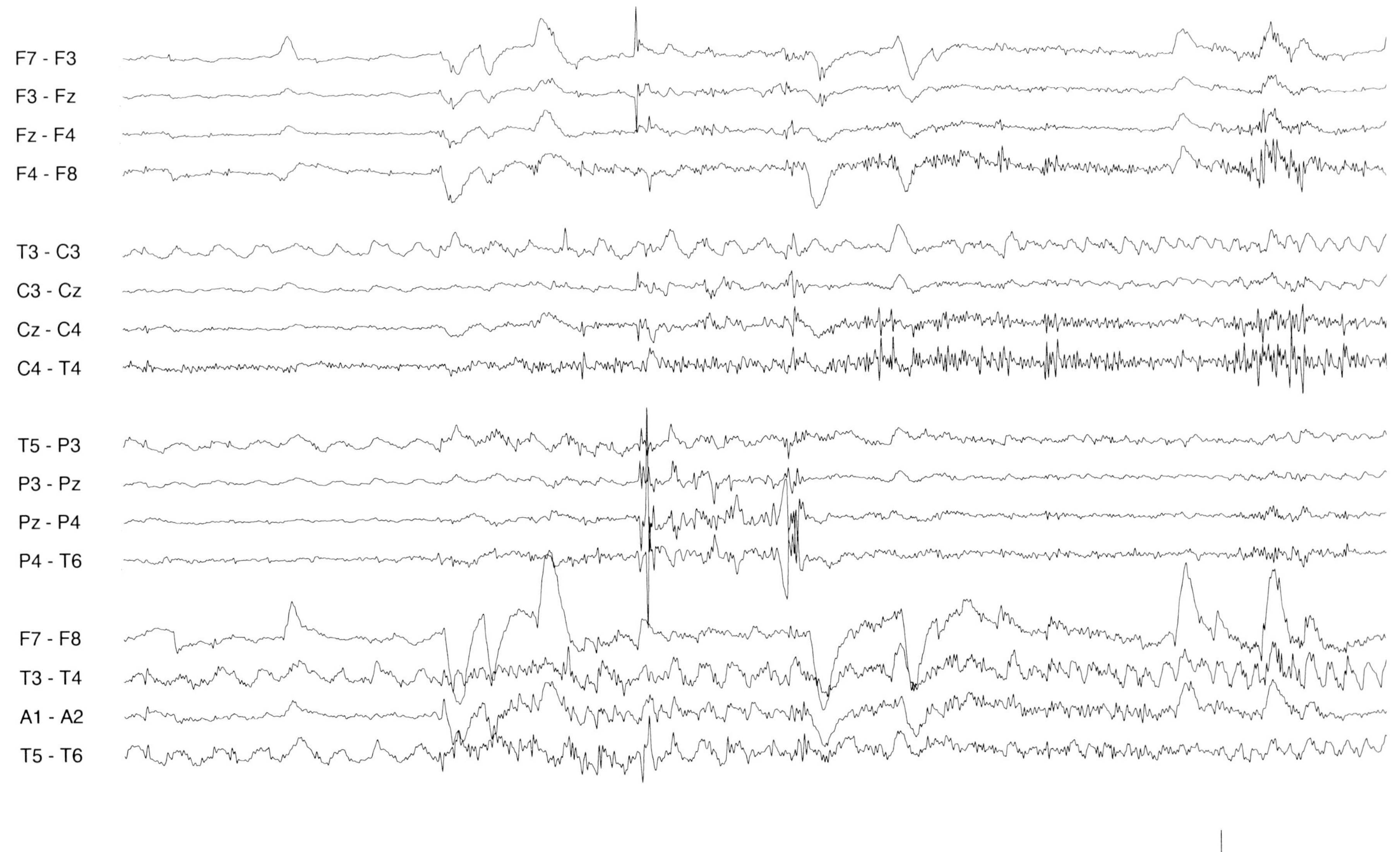

Abb. 4-3.30: Links temporaler neokortikaler Anfall *(Fortsetzung)*. Eichsignal 1 s, 200 μV.

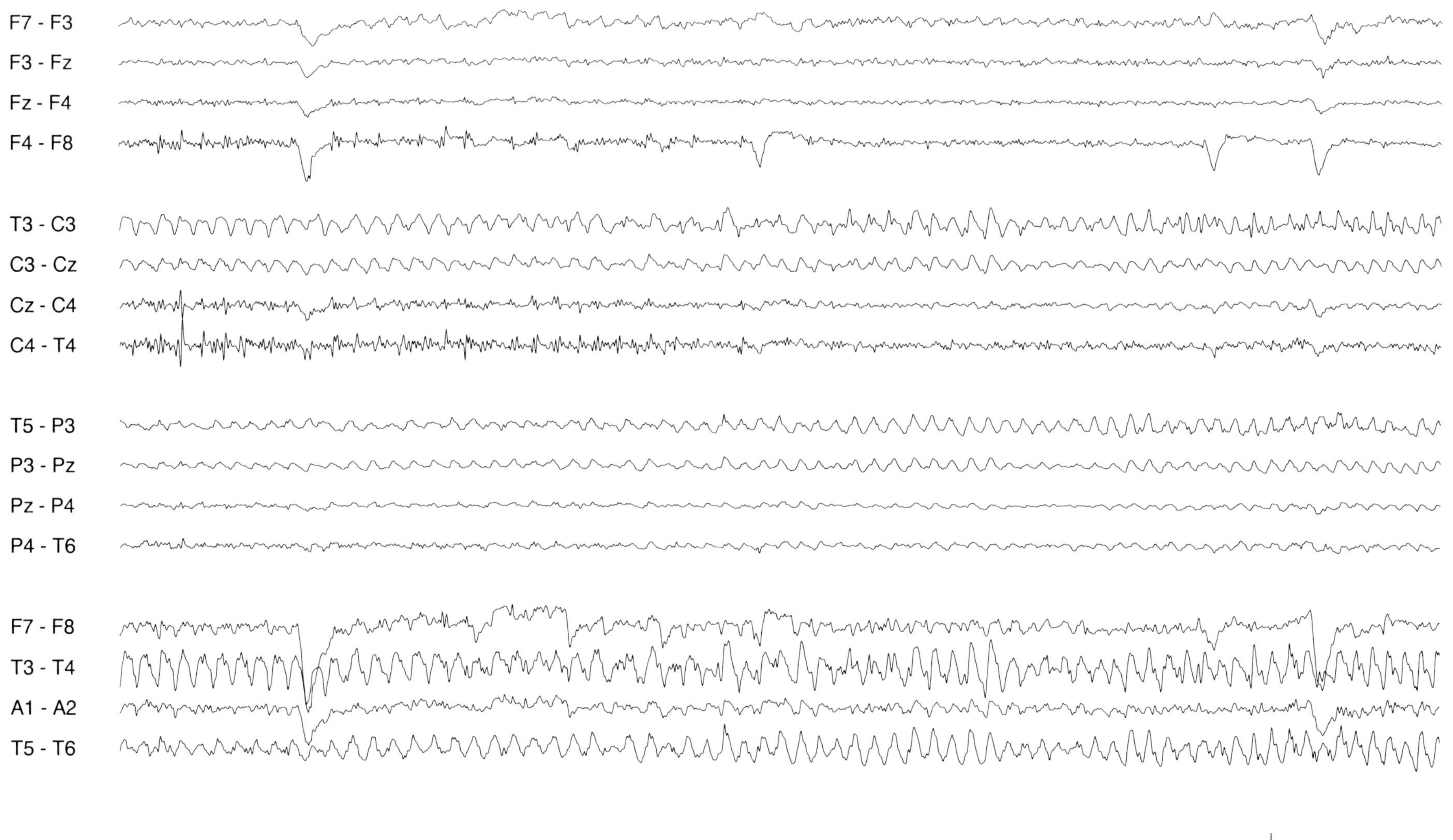

Abb. 4-3.31: Links temporaler neokortikaler Anfall *(Fortsetzung)*. Eichsignal 1 s, 200 μV.

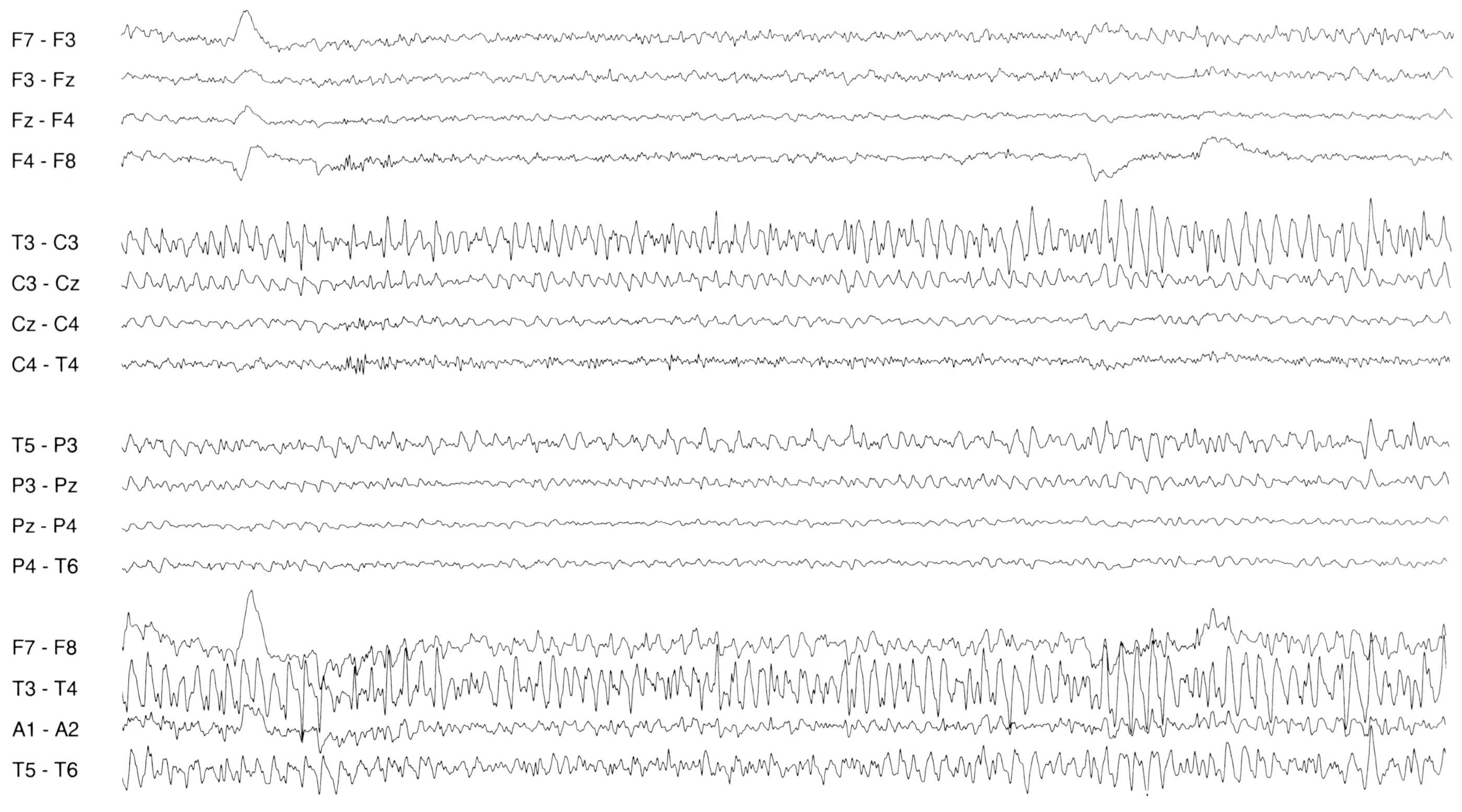

Abb. 4-3.32: Links temporaler neokortikaler Anfall *(Fortsetzung)*. Eichsignal 1 s, 200 μV.

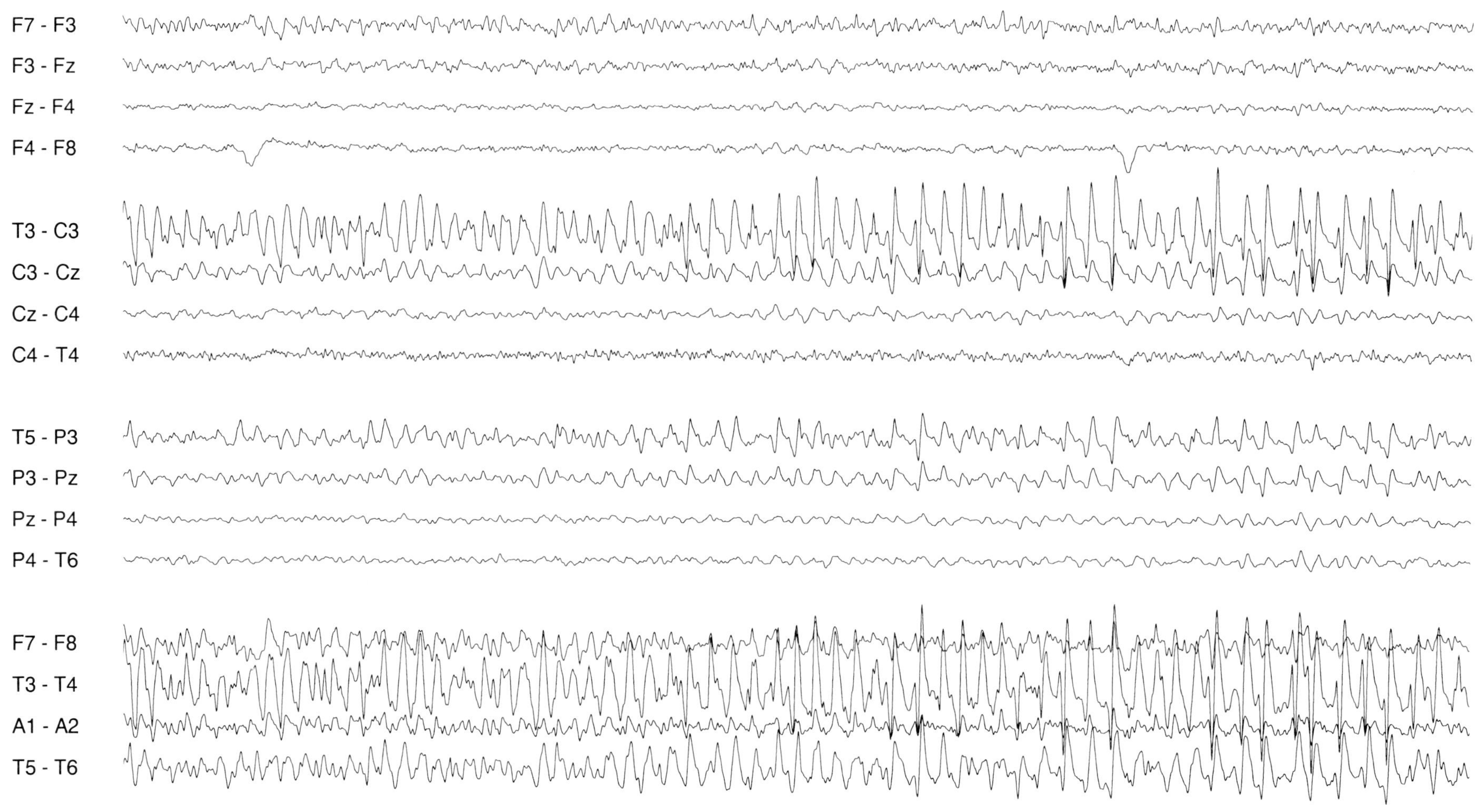

Abb. 4-3.33: Links temporaler neokortikaler Anfall *(Fortsetzung)*. Eichsignal 1 s, 200 μV.

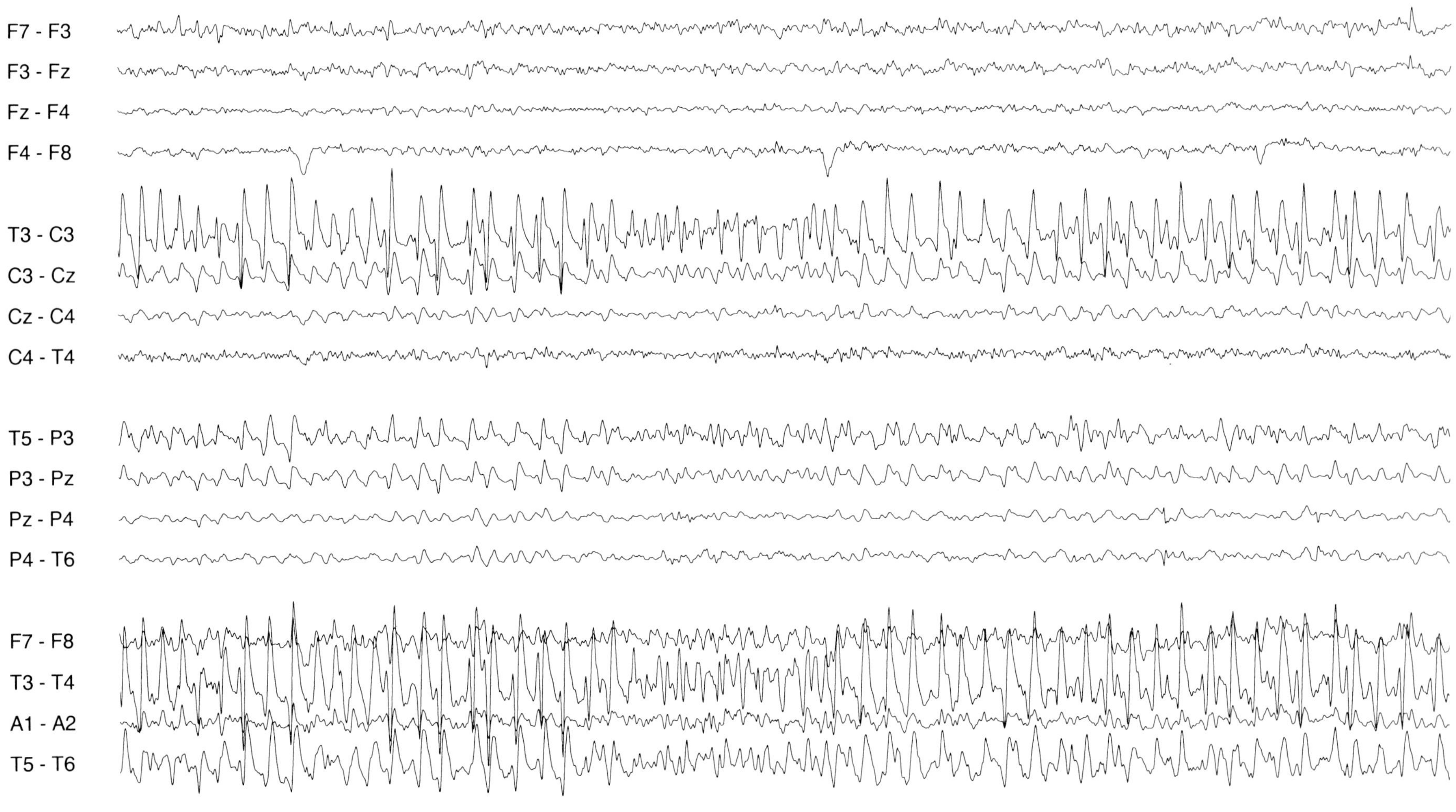

Abb. 4-3.34: Links temporaler neokortikaler Anfall *(Fortsetzung)*. Eichsignal 1 s, 200 μV.

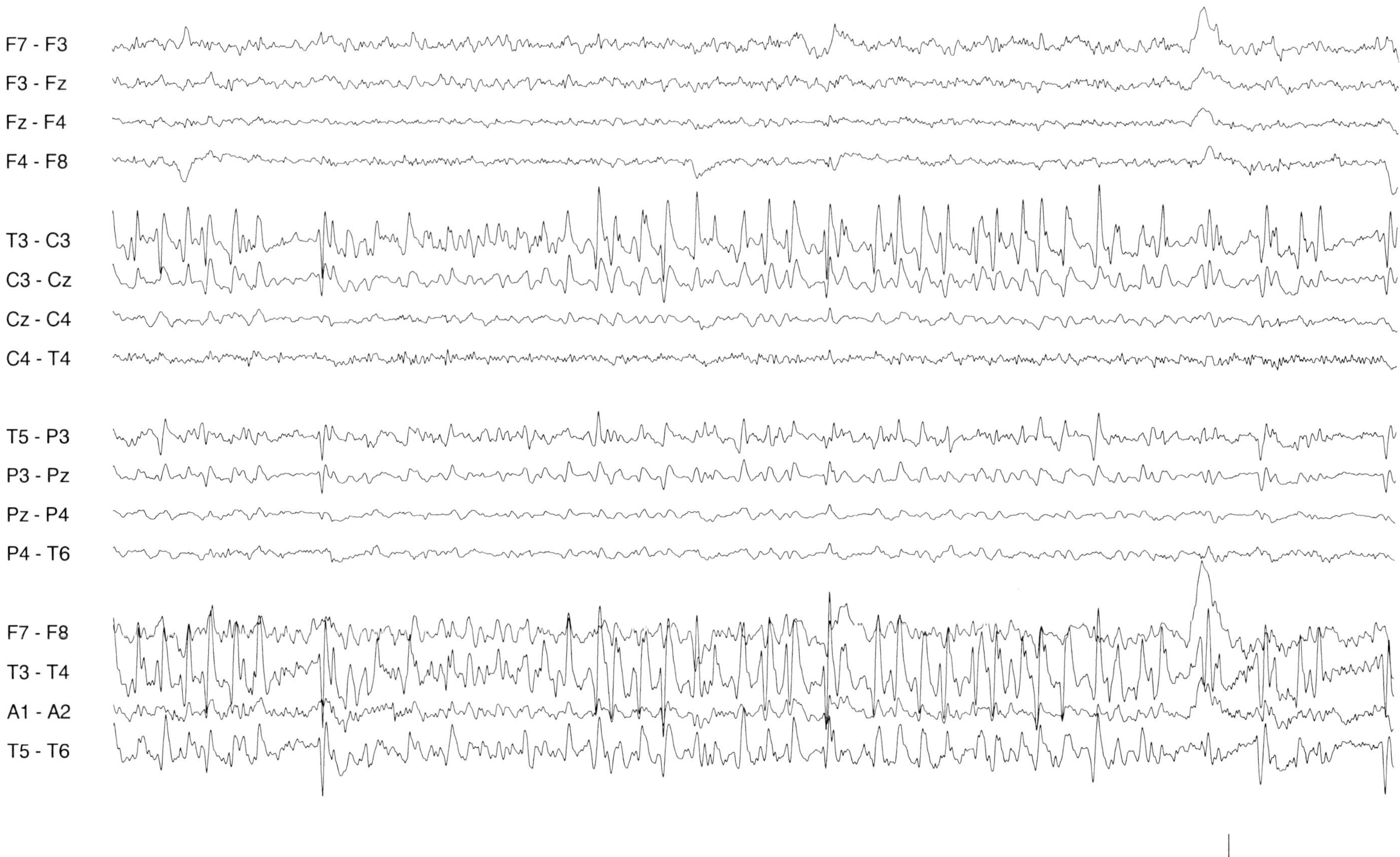

Abb. 4-3.35: Links temporaler neokortikaler Anfall *(Fortsetzung)*. Eichsignal 1 s, 200 μV.

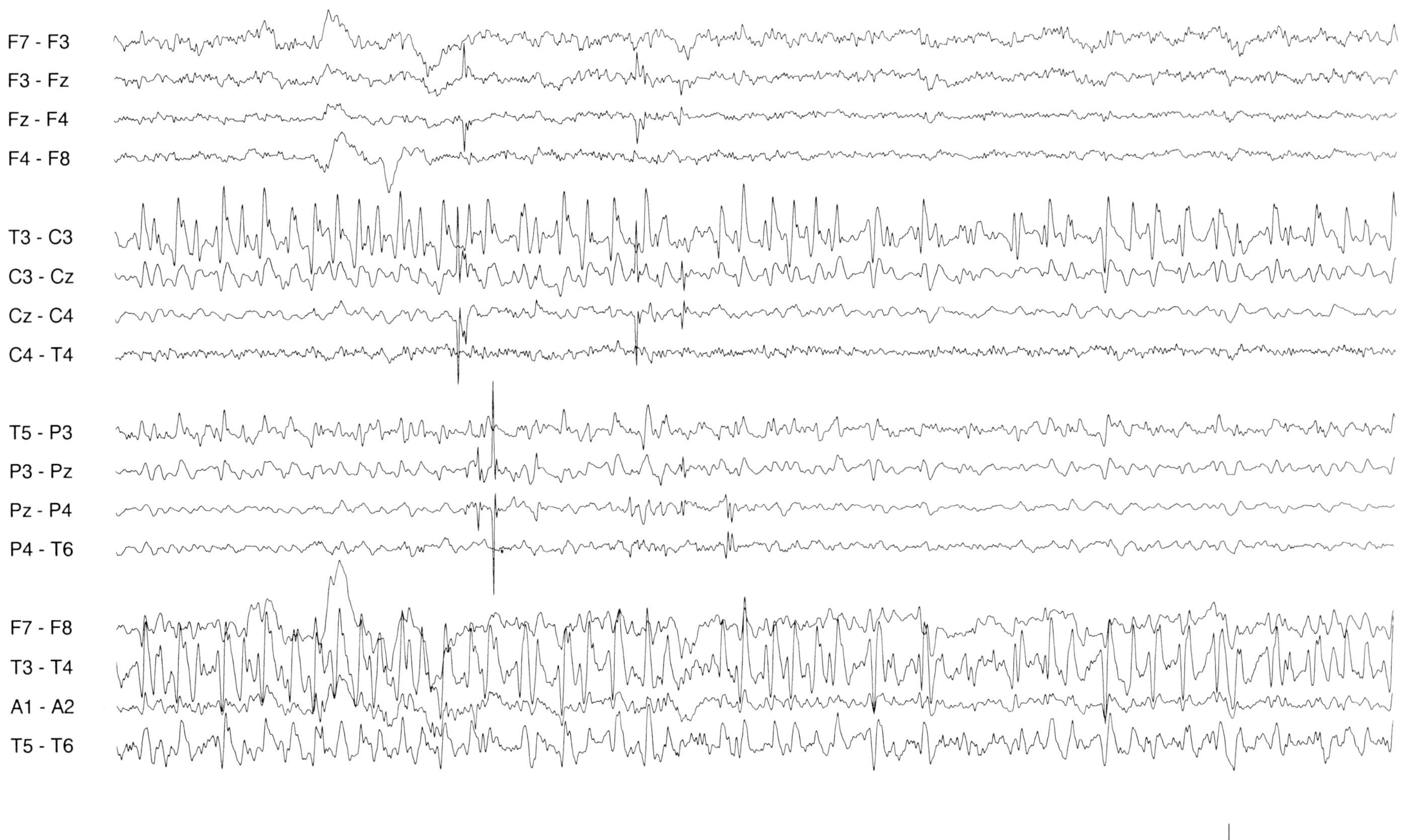

Abb. 4-3.36: Links temporaler neokortikaler Anfall *(Fortsetzung)*. Eichsignal 1 s, 200 μV.

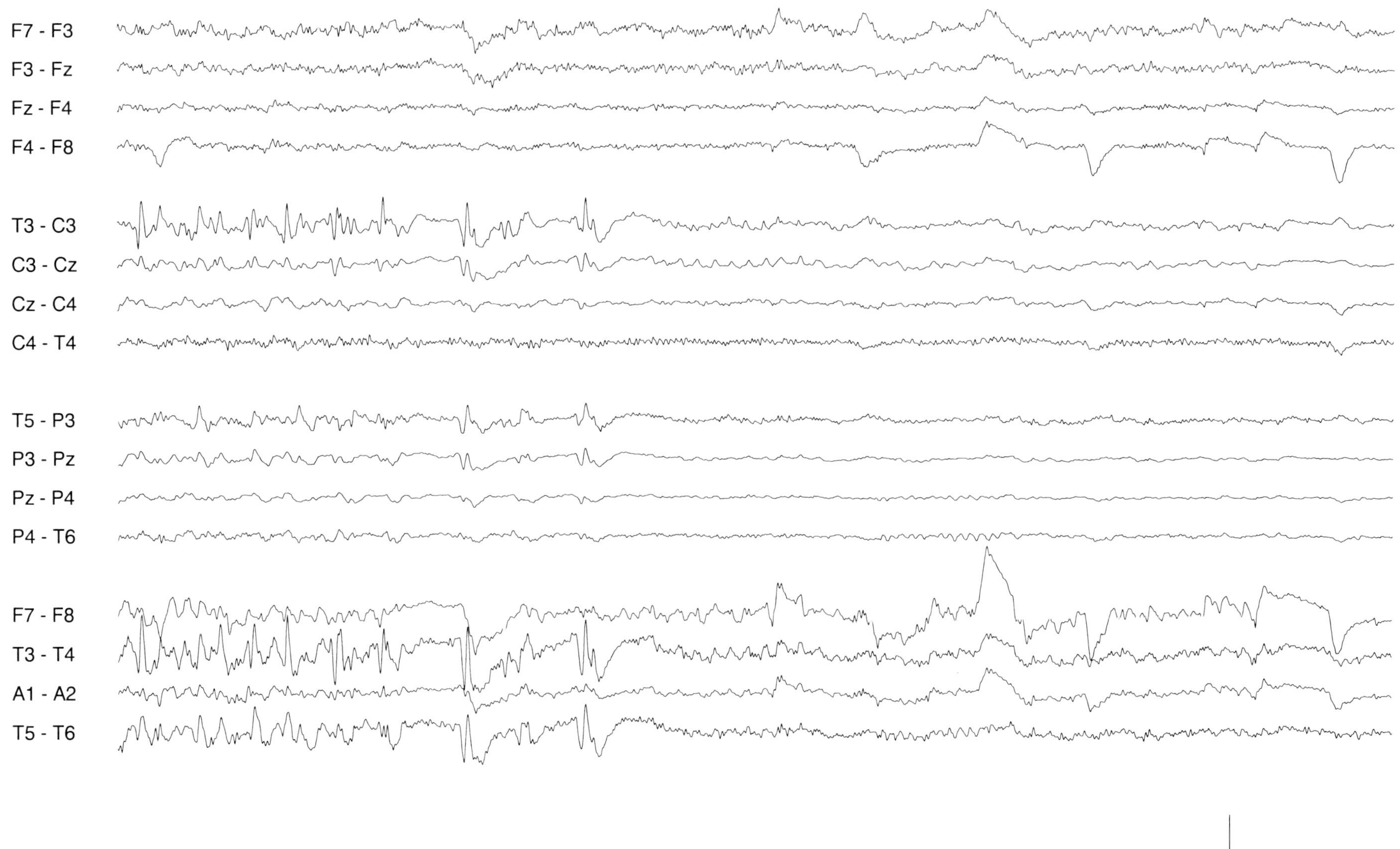

Abb. 4-3.37: Links temporaler neokortikaler Anfall, Ende. Eichsignal 1 s, 200 μV.

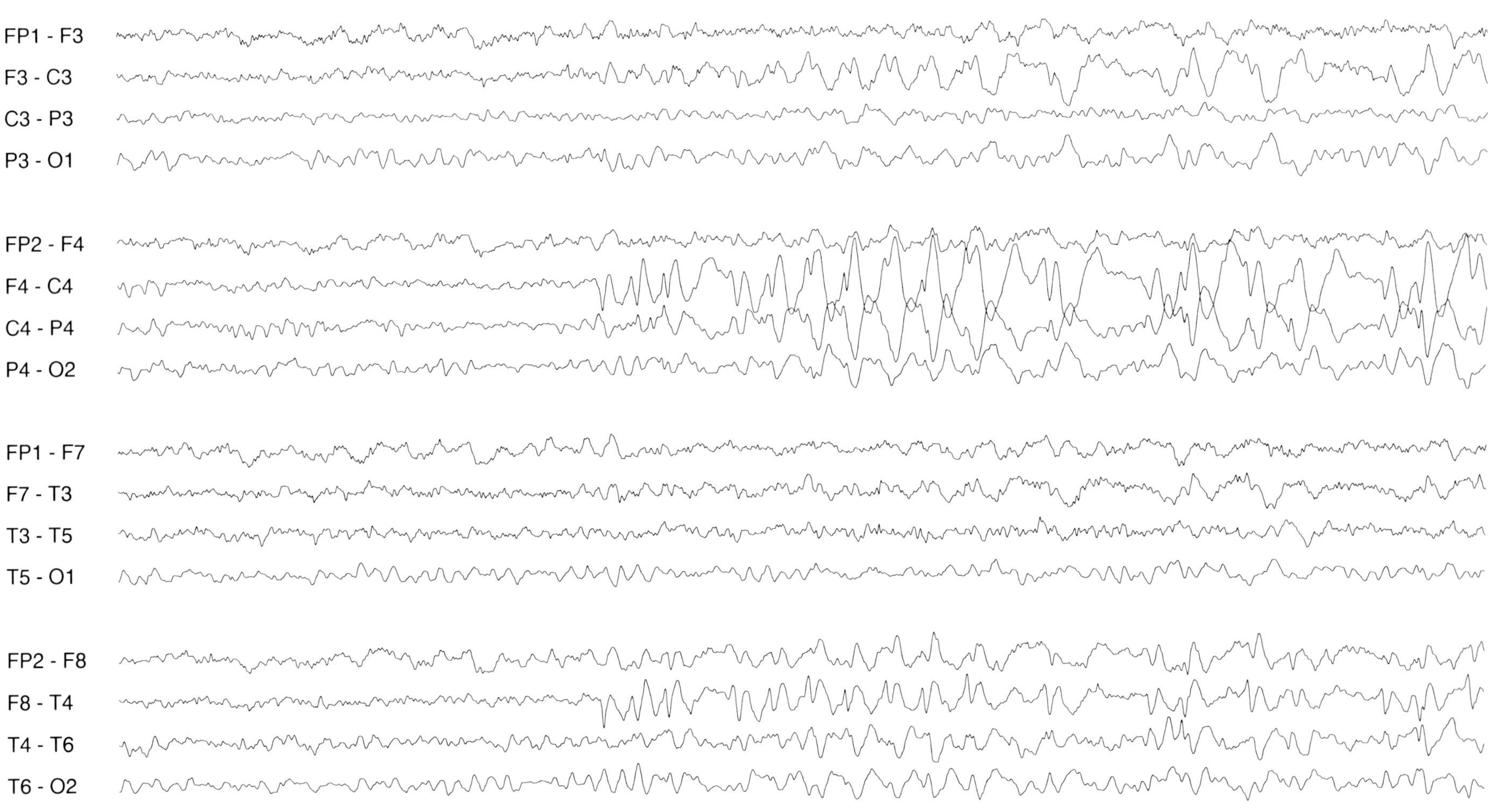

Abb. 4-3.38: Rechts zentrotemporaler Anfall. Neunjähriger Patient. Wach. Augen geschlossen. Bei diesem Patienten mit benigner Rolando-Epilepsie wurde ein klinisch typischer Anfall aufgezeichnet. Dies ist extrem selten, da die überwiegende Mehrzahl der Anfälle nachts auftritt. Die initiale Manifestation des Anfalls sind repetitive Spitze-Welle-Komplexe an C4 mit repetitiven Spitzen an T4, die sich jeweils in die benachbarten Bereiche ausbreiten. Beachte die simultane, typisch iktale Morphologie an den parasagittalen und temporalen Elektroden. Eichsignal 1 s, 200 μV.

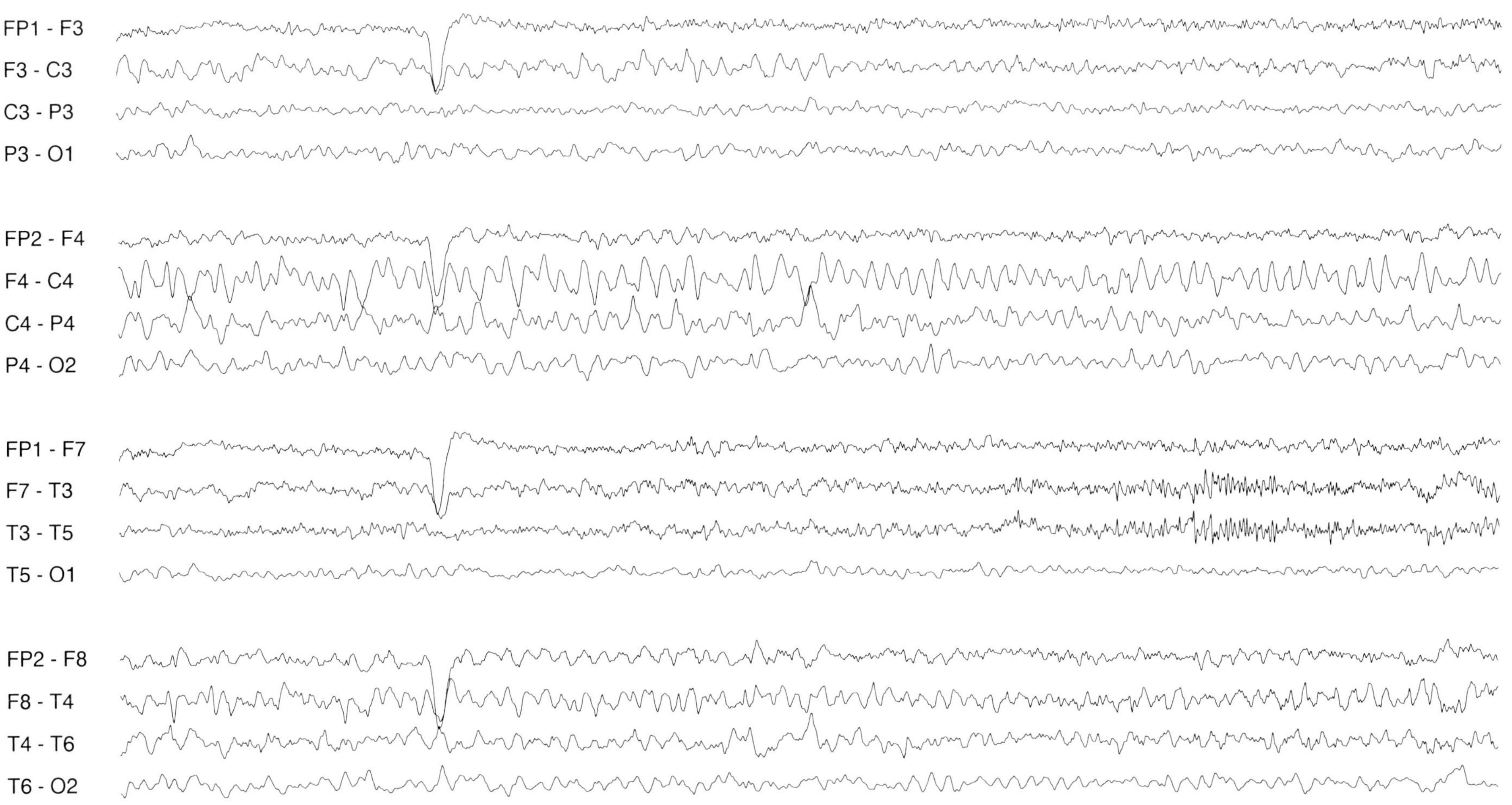

Abb. 4-3.39: Rechts zentrotemporaler Anfall *(Fortsetzung)*. Daraus entwickeln sich hochfrequente rhythmische Wellen an C4–P4 mit Ausbreitung auf T4–T6. Eichsignal 1 s, 200 μV.

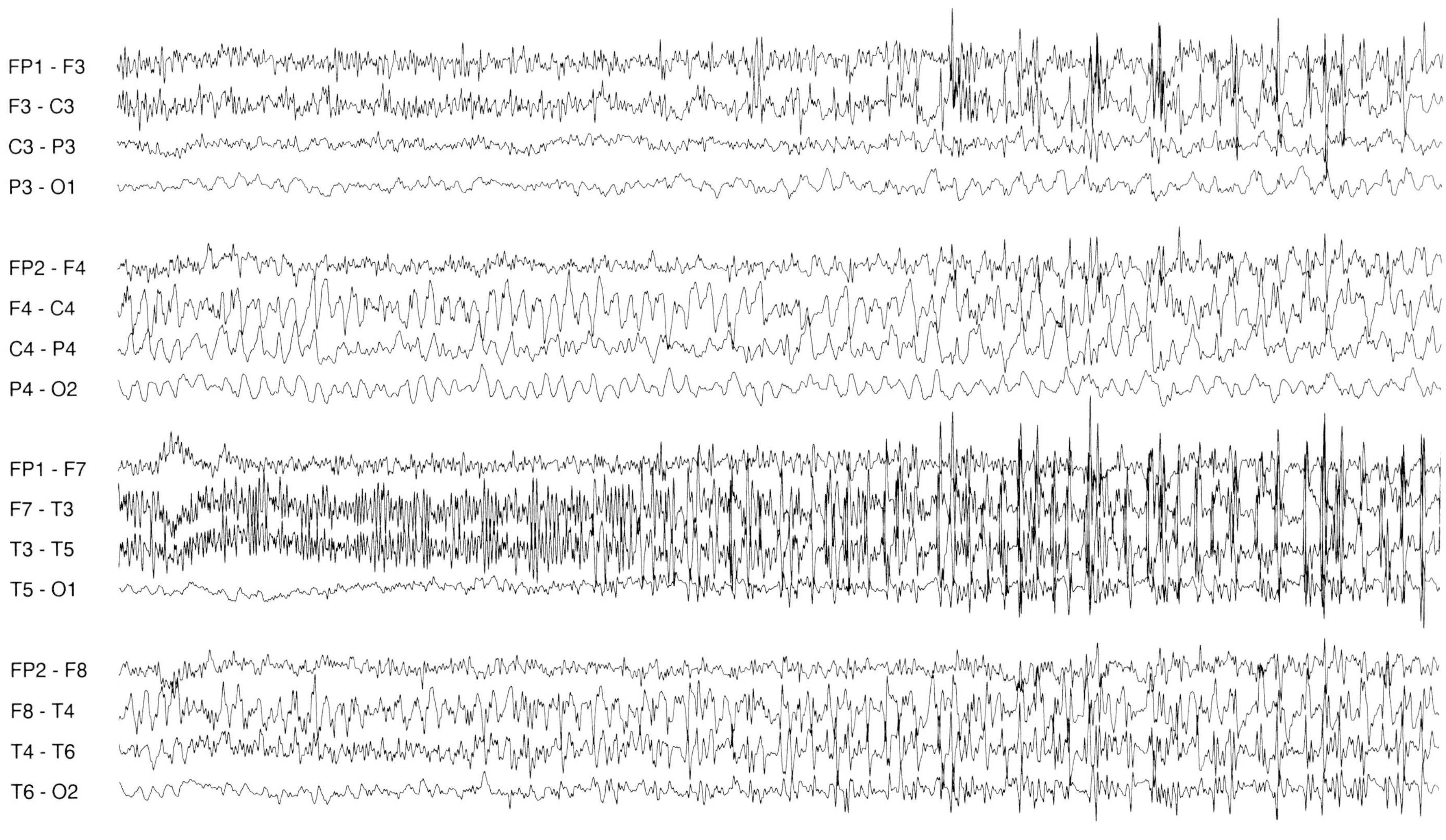

Abb. 4-3.40: Rechts zentrotemporaler Anfall *(Fortsetzung)*. Die rhythmischen Wellen breiten sich auf die linke Hemisphäre aus. Zusätzlich findet sich links frontotemporal ein klinisches Muskelartefakt des Anfalls mit geringfügiger rechtsseitiger Muskelbeteiligung an den temporalen und frontalen Elektroden. Eichsignal 1 s, 200 μV.

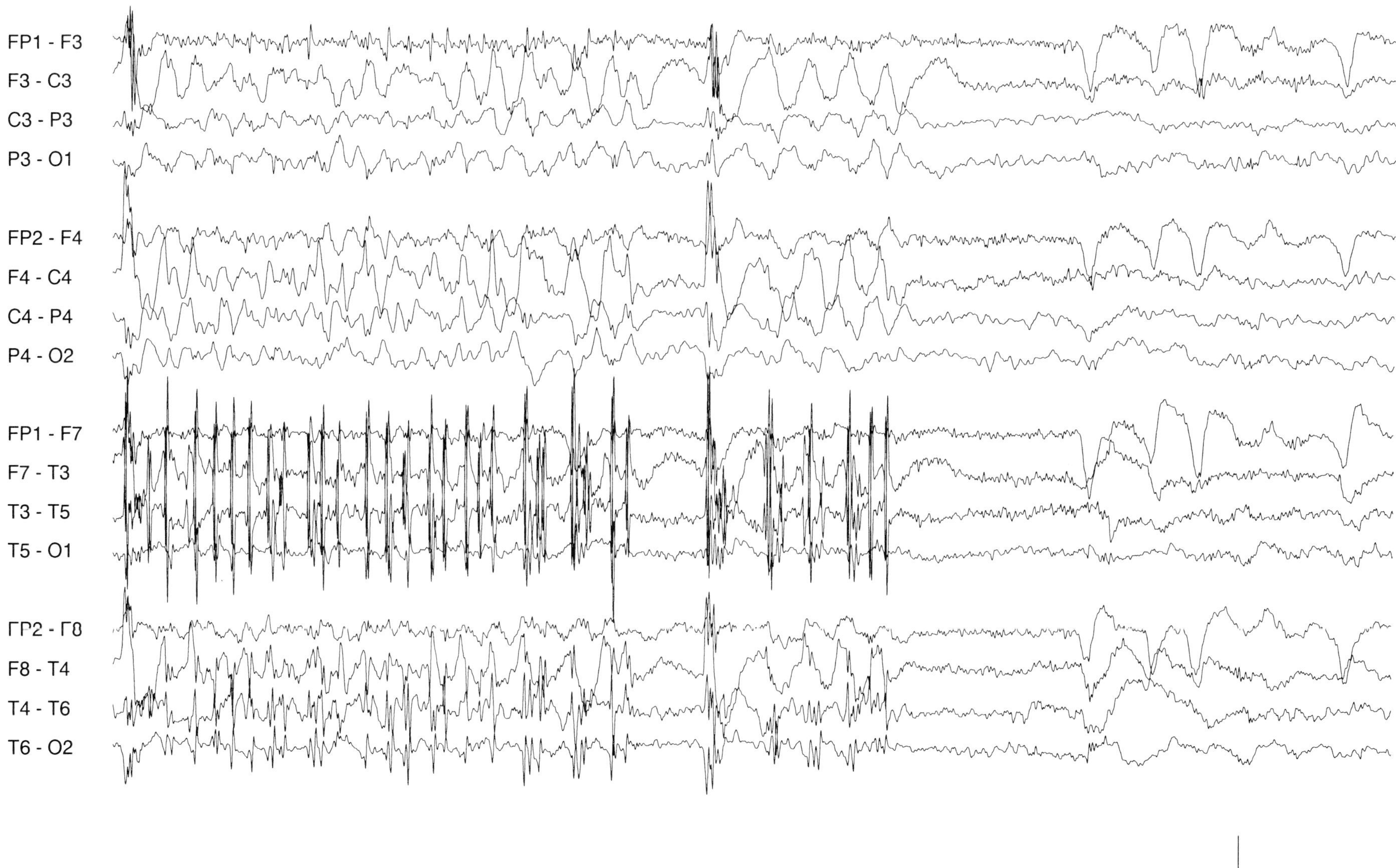

Abb. 4-3.41: Rechts zentrotemporaler Anfall, Ende. Abnehmende Frequenz der repetitiven Spitzen und klonischen Bewegungen und gleichzeitig gegen Ende des Anfalls auftretende diffuse, rhythmische Delta-Aktivität. Beachte die diffuse postiktale Abschwächung. Eichsignal 1 s, 200 μV.

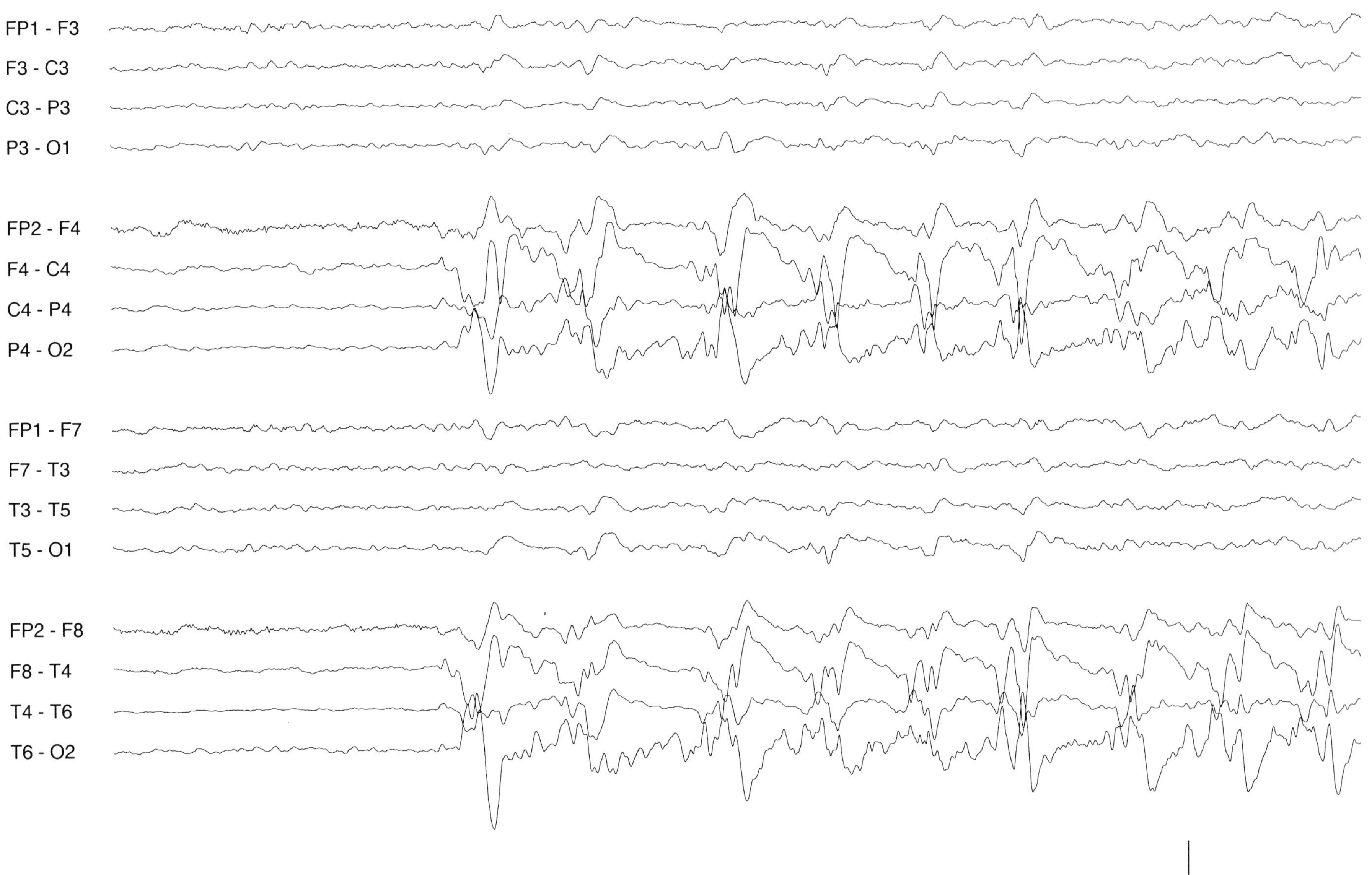

Abb. 4-3.42: Rechts zentroparietaler temporaler Anfall. 82-jähriger Patient. Verwirrt. Abrupter Beginn von Polyspike-Wave-Komplexen mit einer Frequenz von 1–1,5 Hz an C4–P4–T4–T6. Eichsignal 1 s, 100 μV.

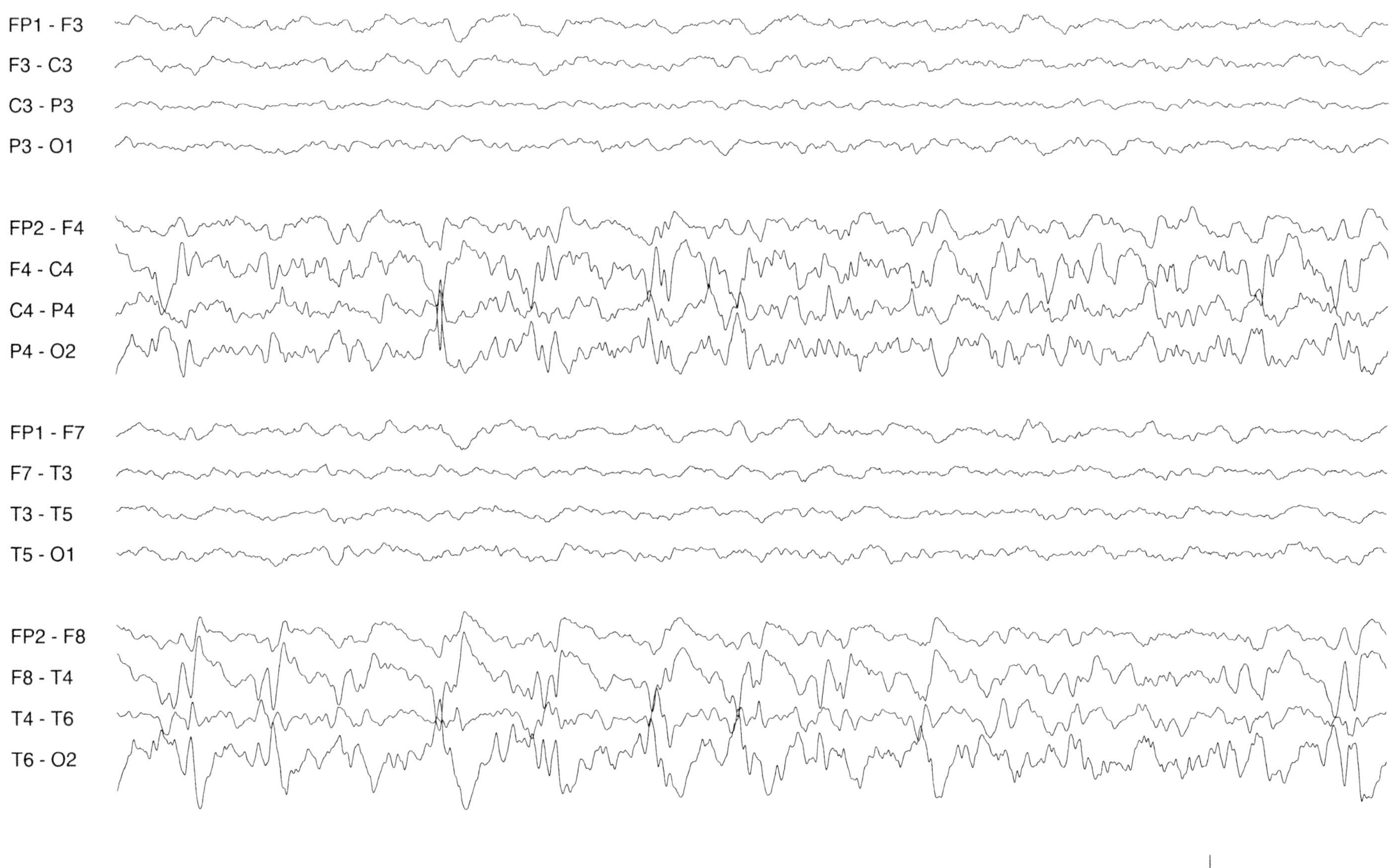

Abb. 4-3.43: Rechts zentroparietaler temporaler Anfall *(Fortsetzung)*. Allmählicher Ersatz durch semirhythmische Wellen mit einer Frequenz von 5–15 Hz, die sich mit den zurückgehenden repetitiven Polyspike-Wave-Komplexen vermischen. Eichsignal 1 s, 100 μV.

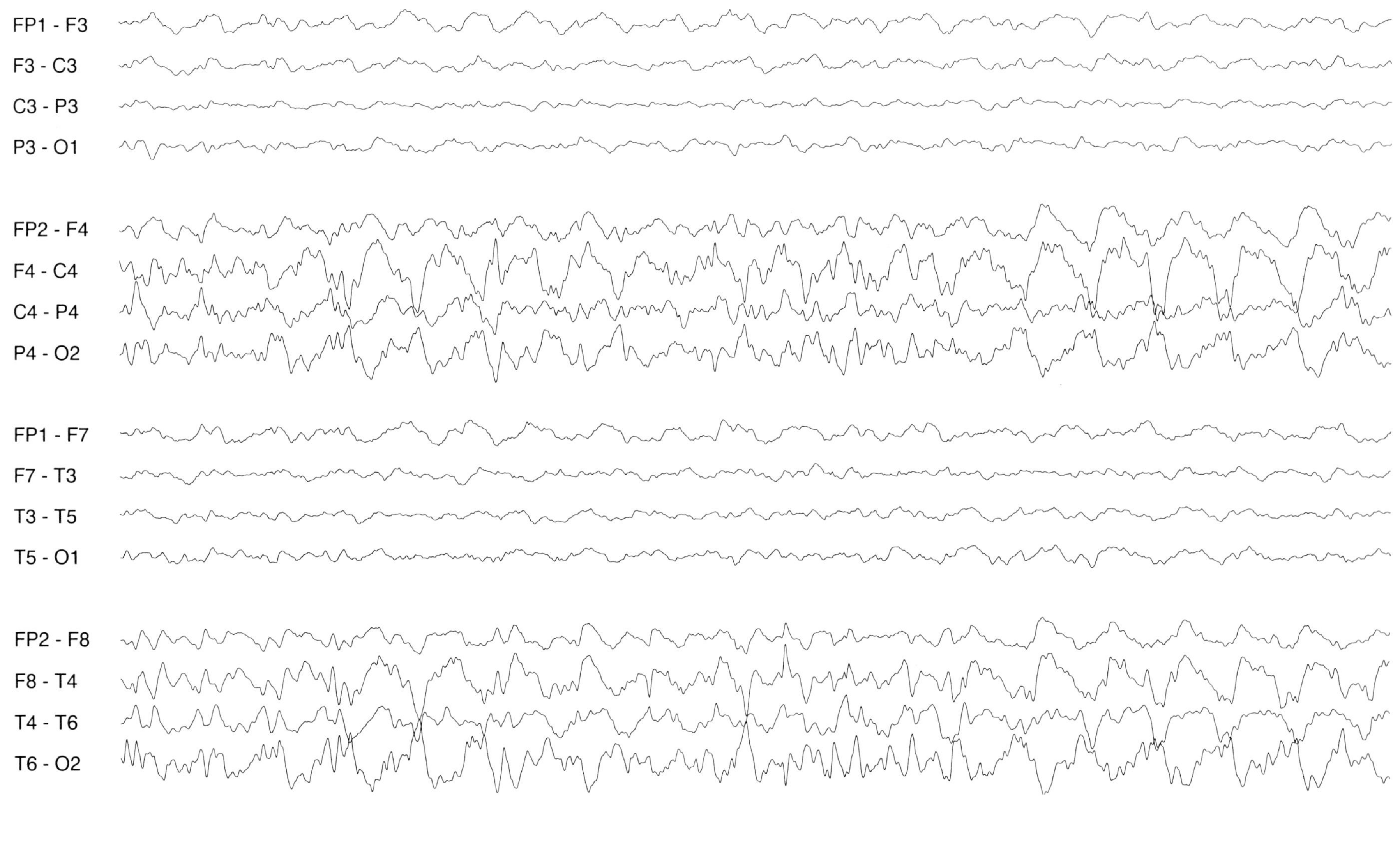

Abb. 4-3.44: Rechts zentroparietaler temporaler Anfall *(Fortsetzung)*. Sie entwickeln sich relativ rasch zu rhythmischen Wellen mit einer Frequenz von 2 Hz an C4–P4–T6–T4. Eichsignal 1 s, 100 μV.

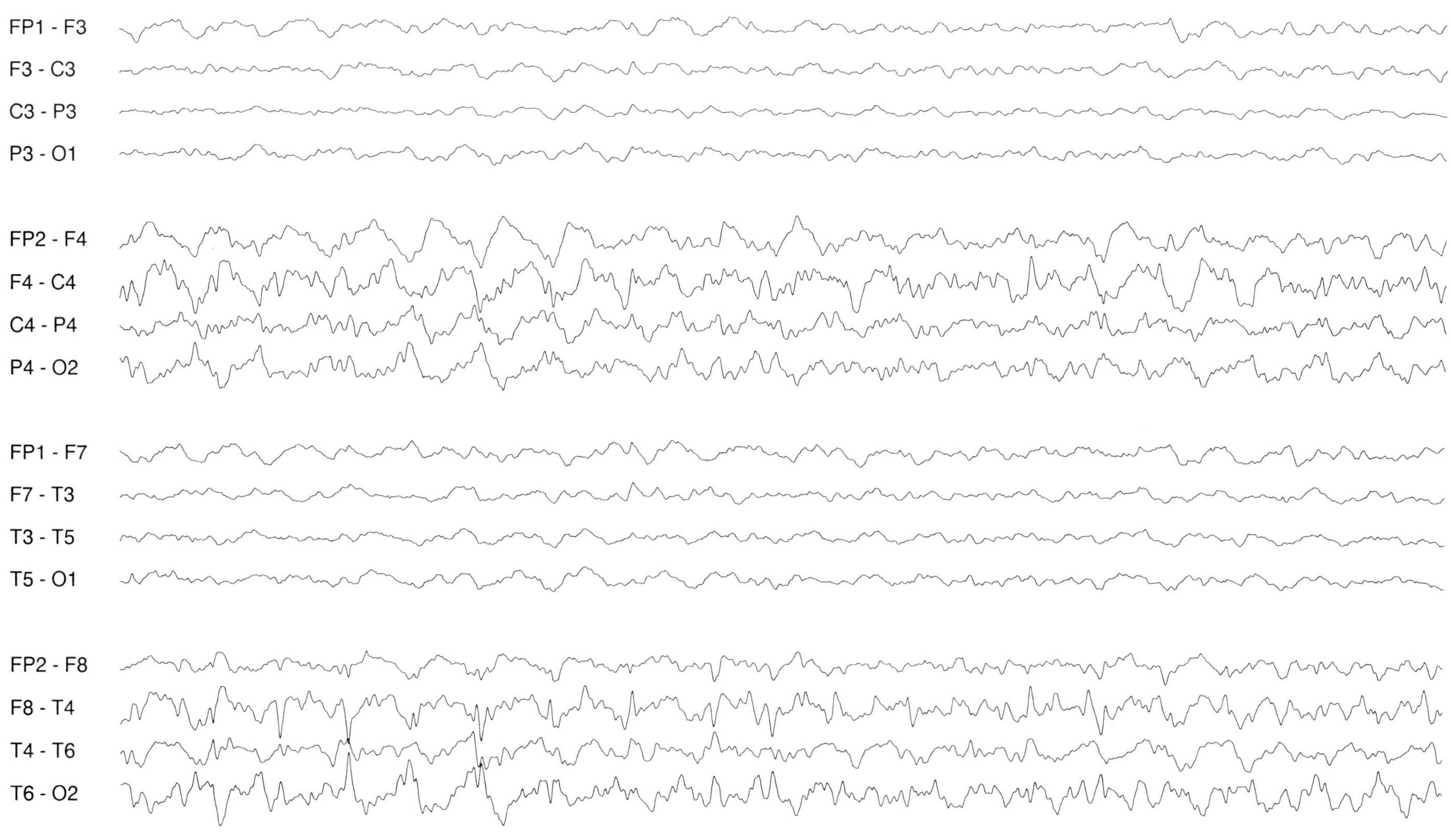

Abb. 4-3.45: Rechts zentroparietaler temporaler Anfall *(Fortsetzung)***.** Diese Elemente verschwinden allmählich. Eichsignal 1 s, 100 μV.

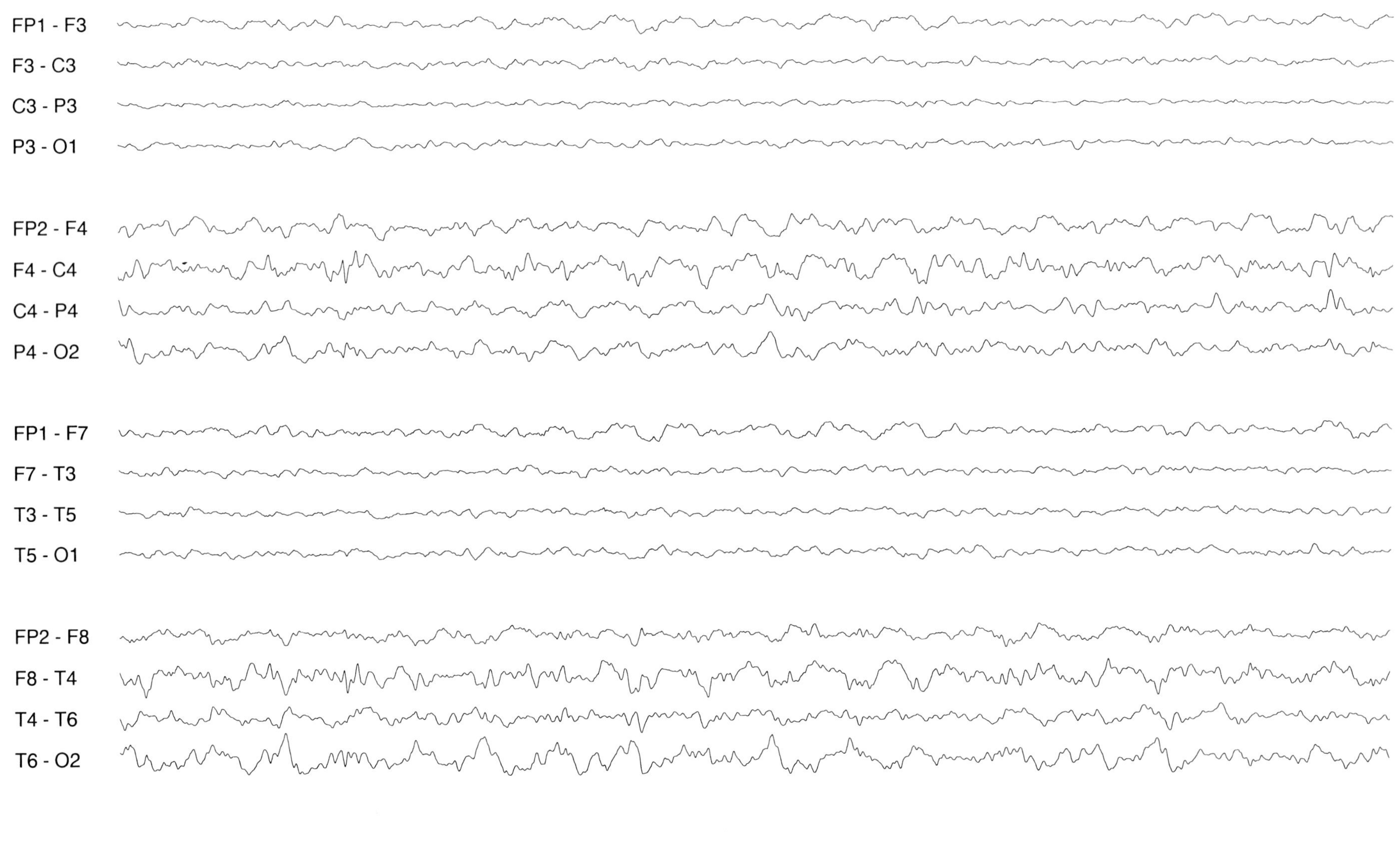

Abb. 4-3.46: Rechts zentroparietaler temporaler Anfall *(Fortsetzung)*. Rechts dominieren rhythmische hemisphärische Wellen mit einer Frequenz von 2 Hz, in die einige wenige Spitzen eingestreut sind. Eichsignal 1 s, 100 μV.

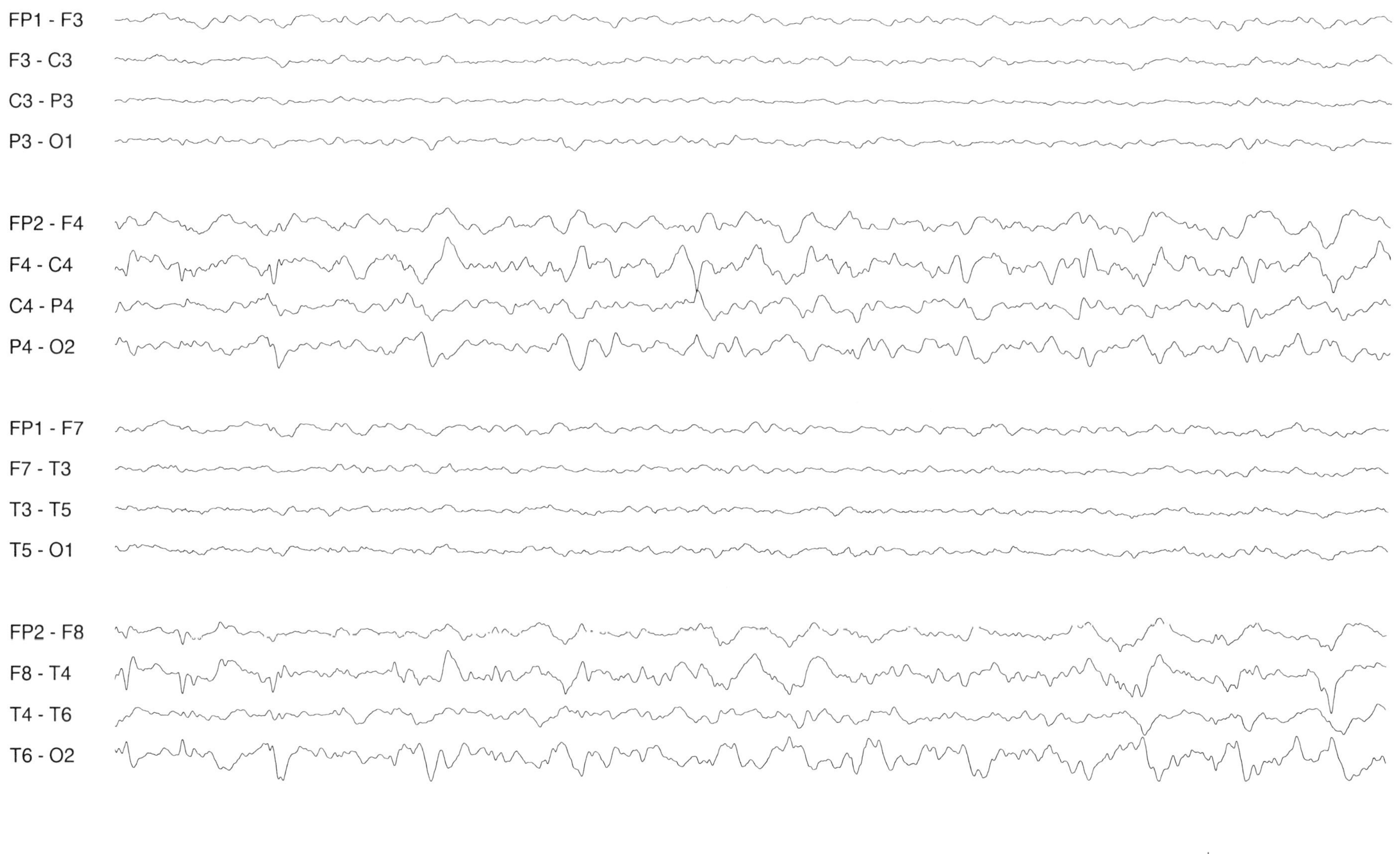

Abb. 4-3.47: Rechts zentroparietaler temporaler Anfall *(Fortsetzung)*. Ähnlich wie die vorherige Darstellung. Eichsignal 1 s, 100 μV.

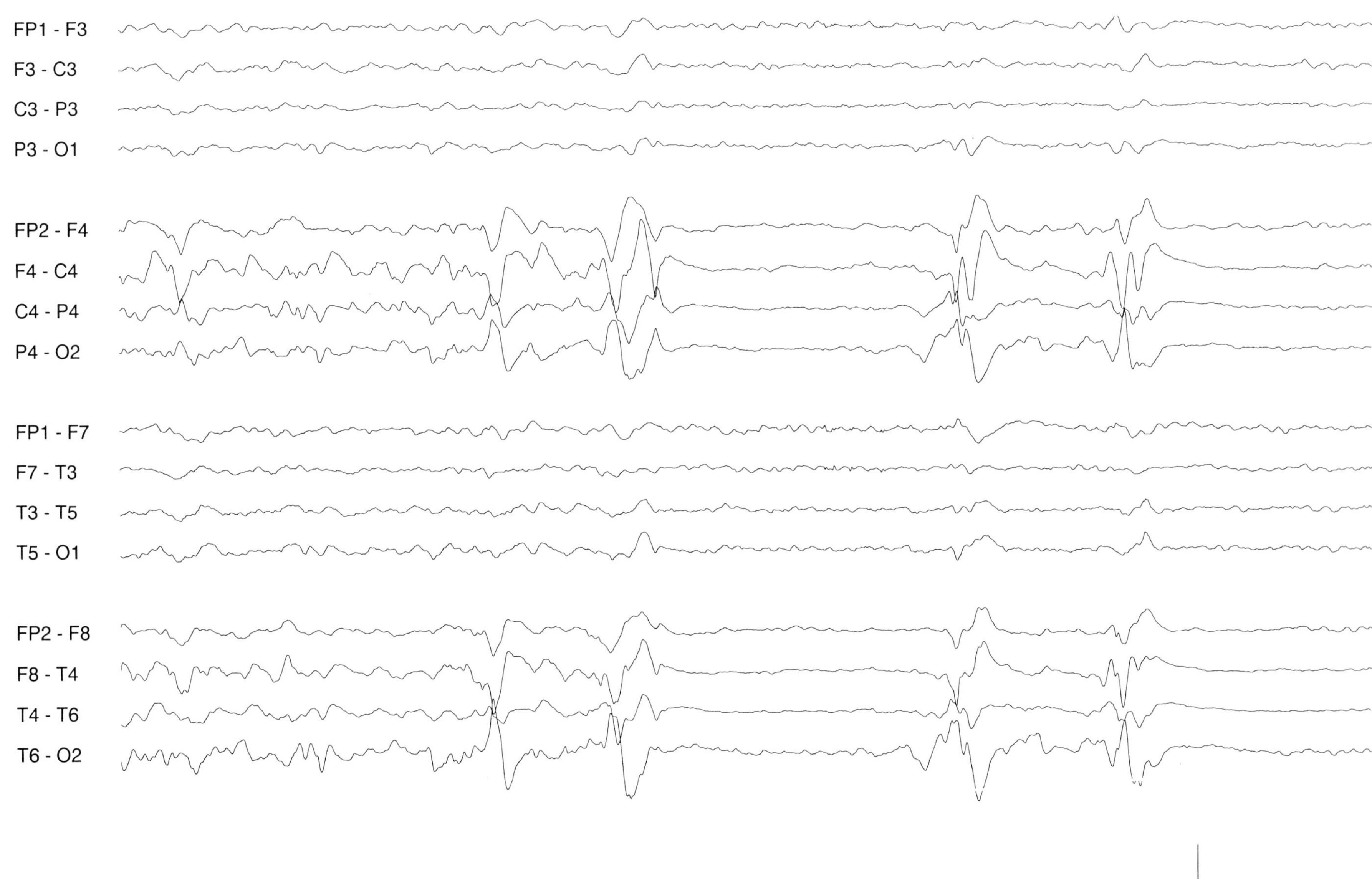

Abb. 4-3.48: Rechts zentroparietaler temporaler Anfall, Ende. Der Anfall endet mit einem Burst-Suppression-Muster in der rechten Hemisphäre. Eichsignal 1 s, 100 μV.

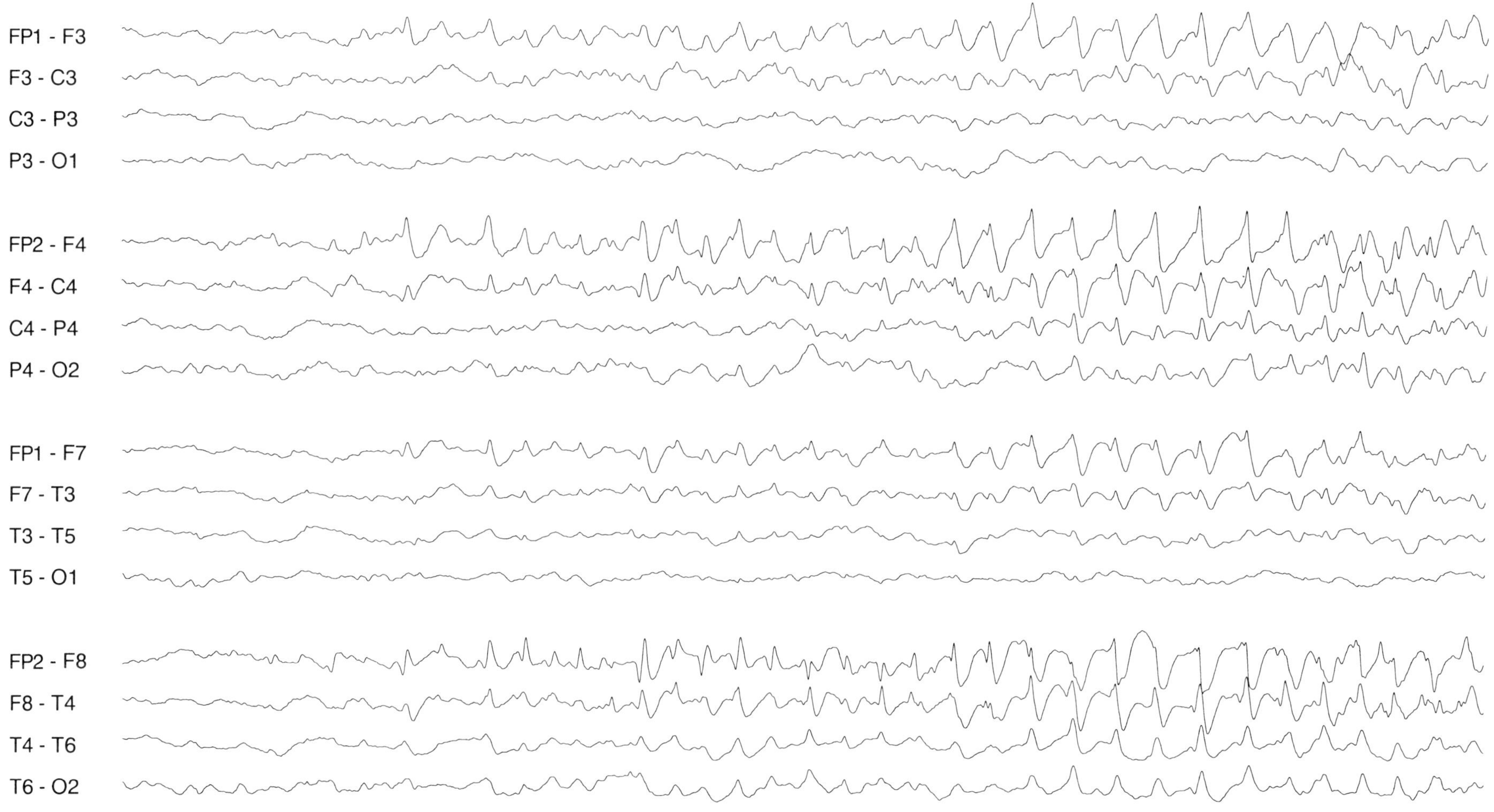

Abb. 4-3.49: Tonischer Anfall: frontopolarer Ursprung. 23-jähriger Patient. Schlaf. Unregelmäßige repetitive Spitzen mit einer Frequenz von 3 Hz an FP1,2 mit Ausbreitung auf F4,F8 und später F7, die schließlich diffus auftreten. Eichsignal 1 s, 150 μV.

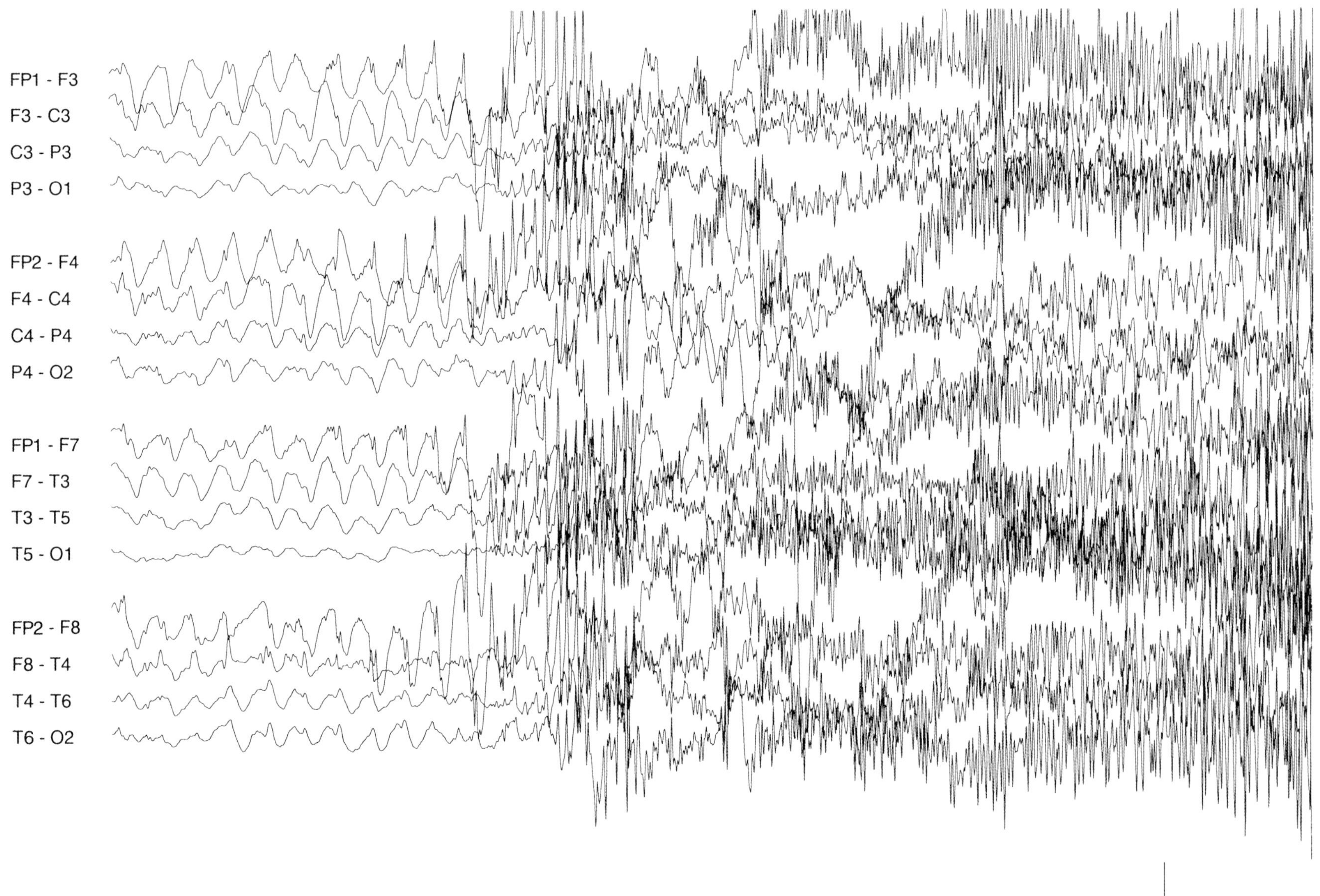

Abb. 4-3.50: Tonischer Anfall: frontopolarer Ursprung *(Fortsetzung)*. Die Spitzen breiten sich zunächst in der rechten Hemisphäre geringfügig nach posterior aus und dann in der linken, sodass sie in einem tonischen Anfall kulminieren, dessen Muskelartefakt die zweite Hälfte der Abbildung dominiert und für den restlichen Anfallsverlauf verantwortlich war. Eichsignal 1 s, 150 μV.

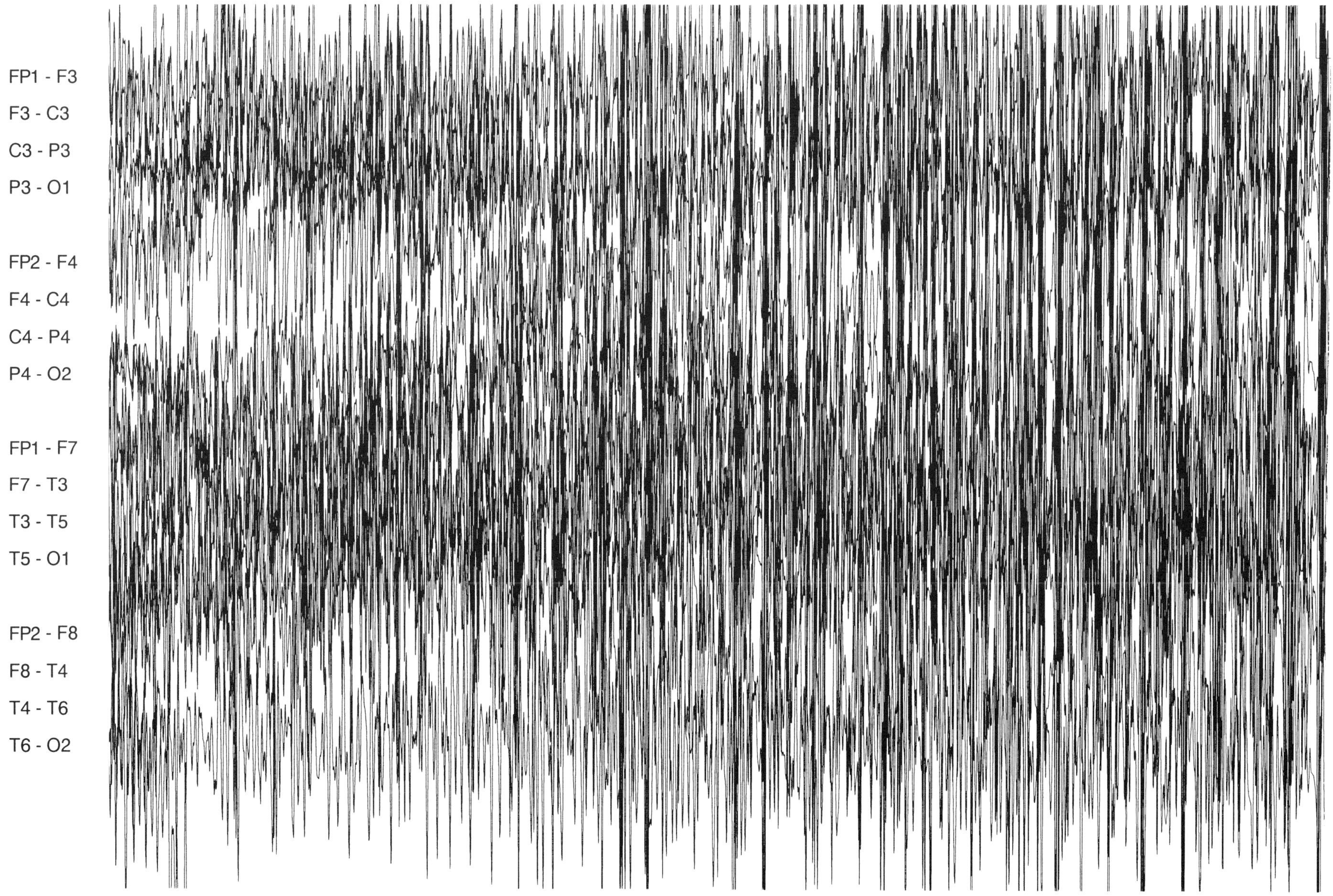

Abb. 4-3.51: Tonischer Anfall: frontopolarer Ursprung *(Fortsetzung)*. Eichsignal 1 s, 150 μV.

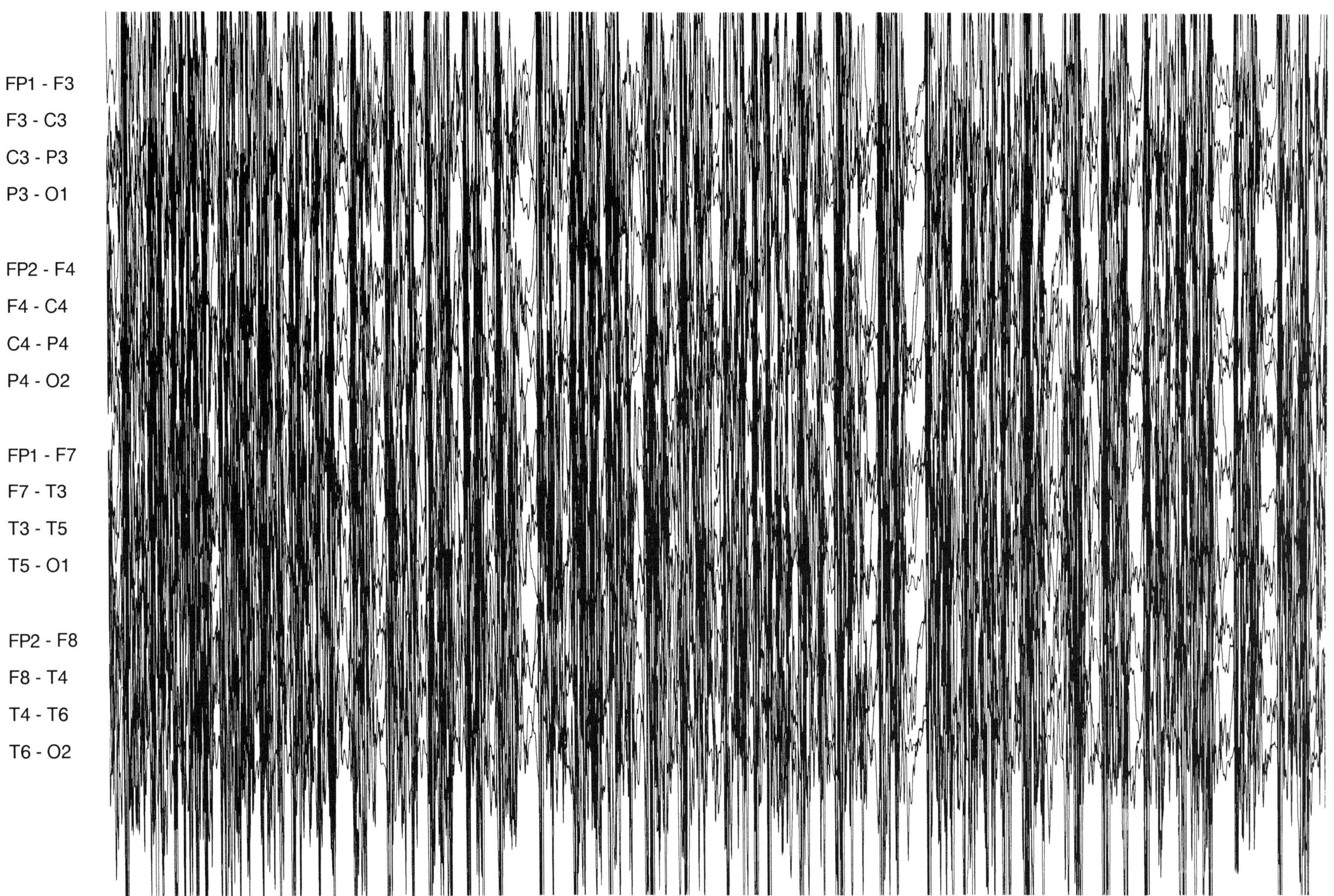

Abb. 4-3.52: Tonischer Anfall: frontopolarer Ursprung *(Fortsetzung)***.** Eichsignal 1 s, 150 μV.

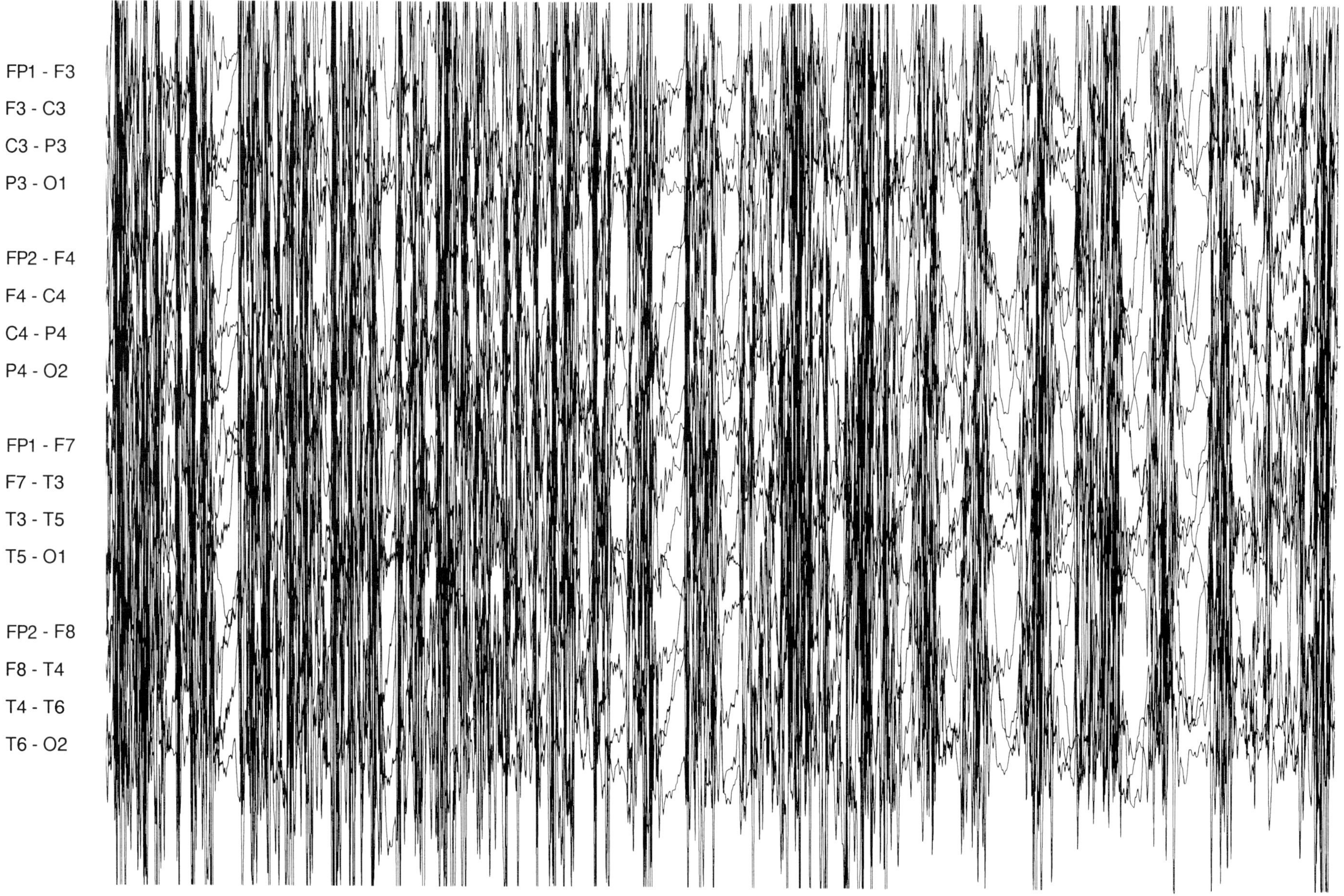

Abb. 4-3.53: Tonischer Anfall: frontopolarer Ursprung *(Fortsetzung)*. Eichsignal 1 s, 150 μV.

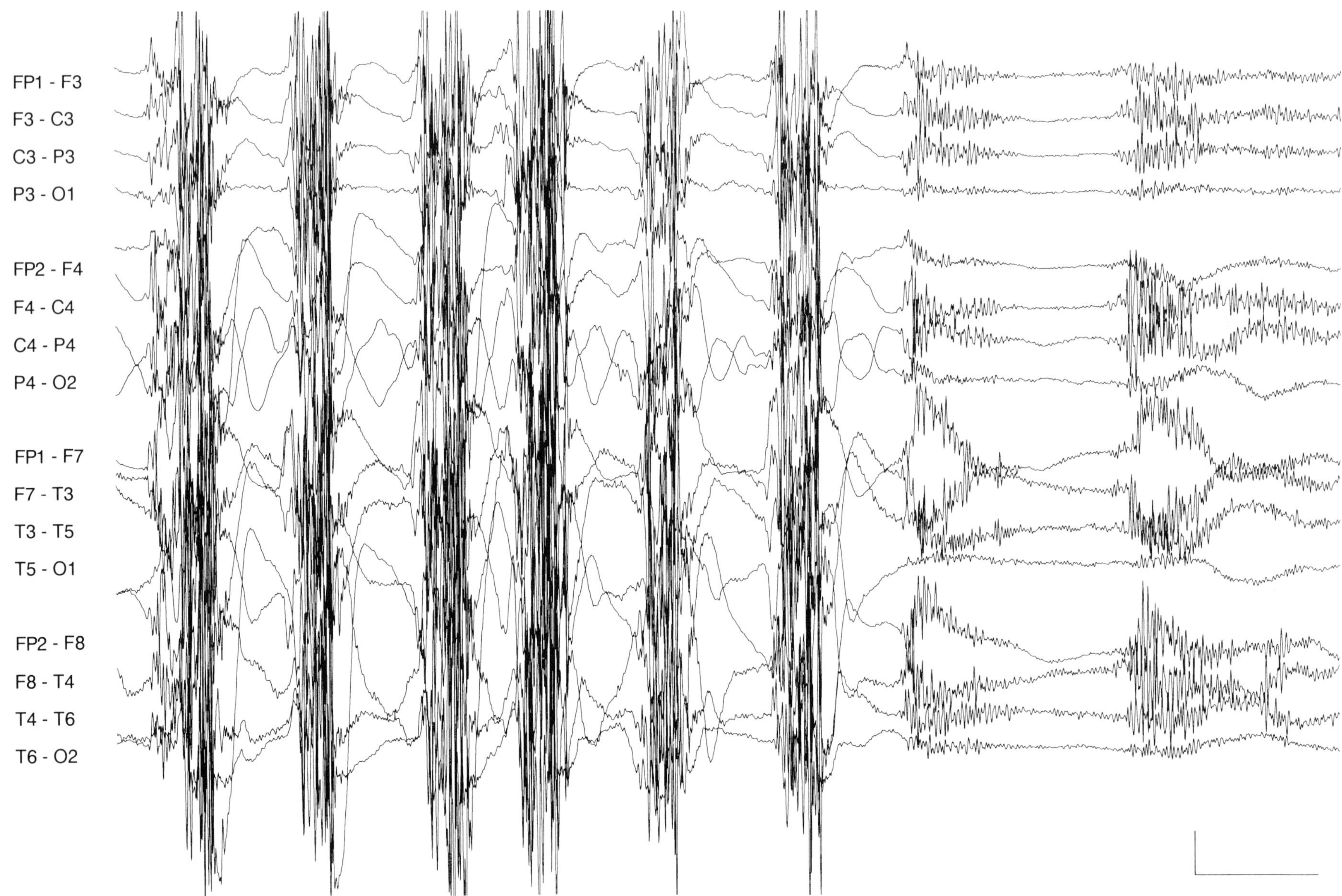

Abb. 4-3.54: Tonischer Anfall: frontopolarer Ursprung, Ende. Eichsignal 1 s, 150 μV.

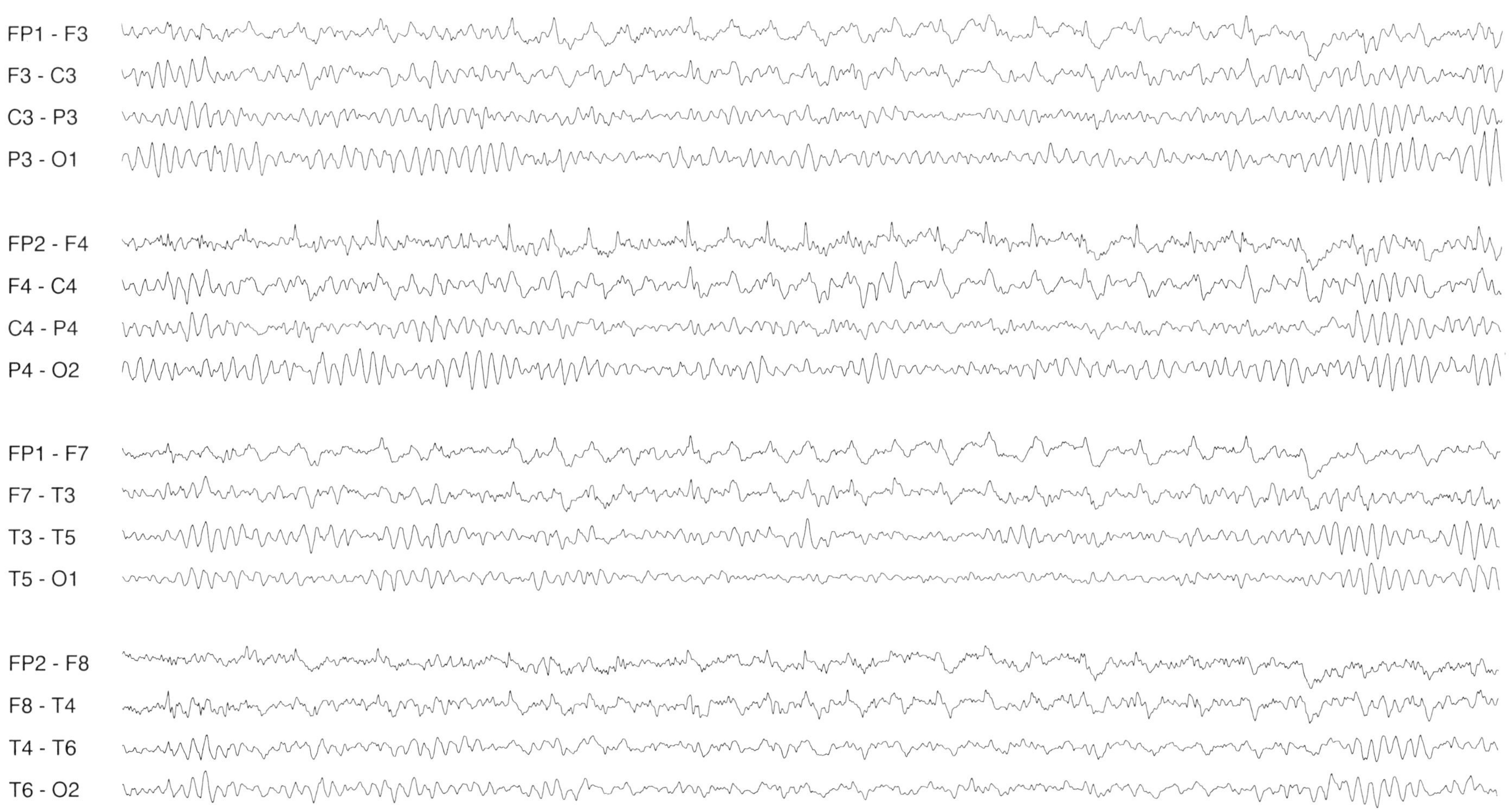

Abb. 4-3.55: Frontopolarer subklinischer Anfall. 32-jähriger Patient. Wach. Augen geschlossen. Die einzige Veränderung in dieser Registrierung sind die repetitiven Spitzen mit einer Frequenz von 3–4 Hz an FP1,2 mit Ausbreitung auf F3,4 und F7,8 sowie geringfügig auf T6. Nach nur 9 s endet der Anfall abrupt. Eichsignal 1 s, 70 μV.

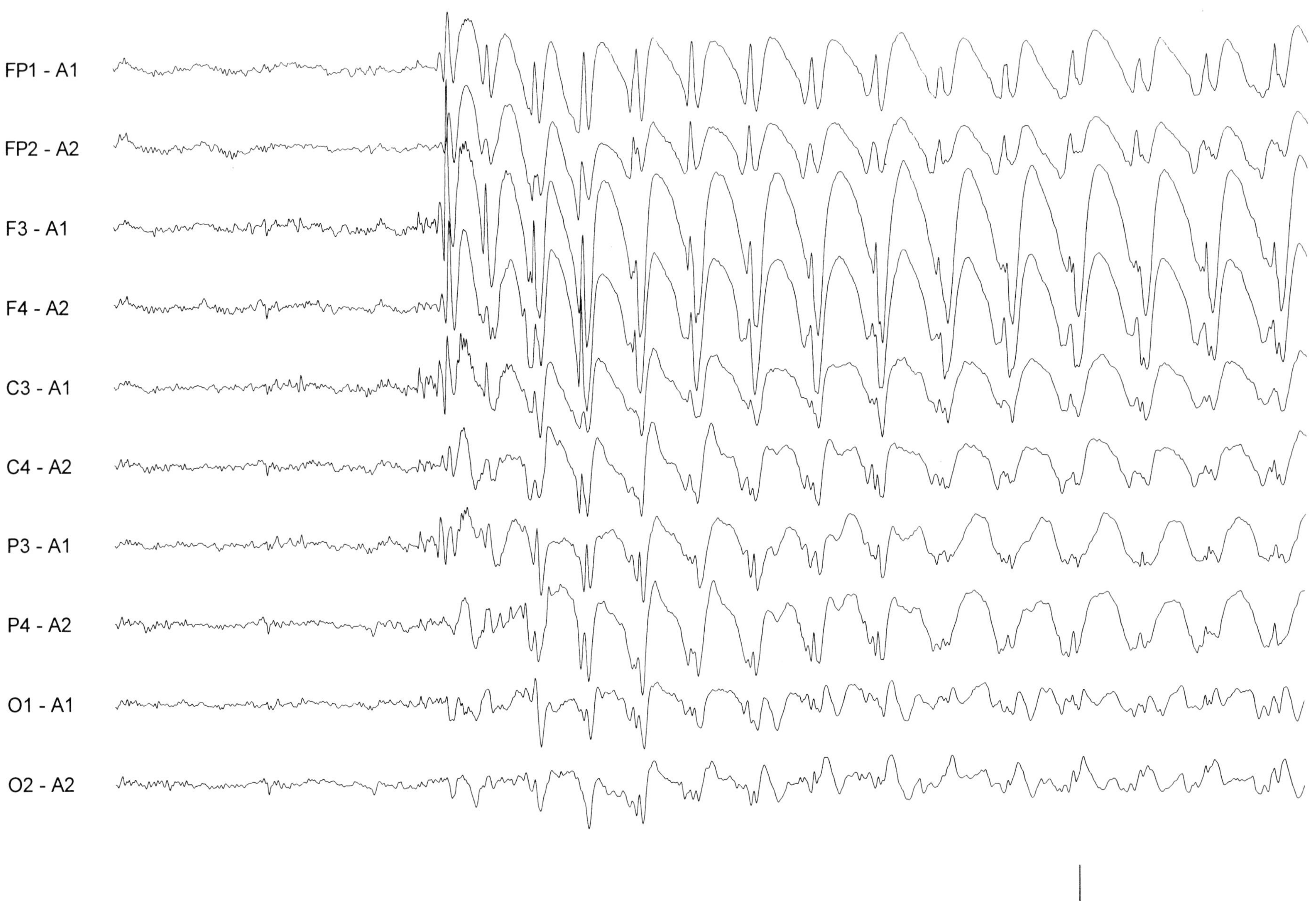

Abb. 4-3.56: Typische Absence. 14-jähriger Patient. Wach. Augen geschlossen. Beachte die initial vor allem in der linken Hemisphäre vorhandenen Polyspike-Wave-Komplexe. Eine derartige initiale Asymmetrie ist bei generalisierten bilateral synchronen epileptiformen Potenzialen, die schließlich symmetrischer werden, häufig. Eichsignal 1 s, 200 μV.

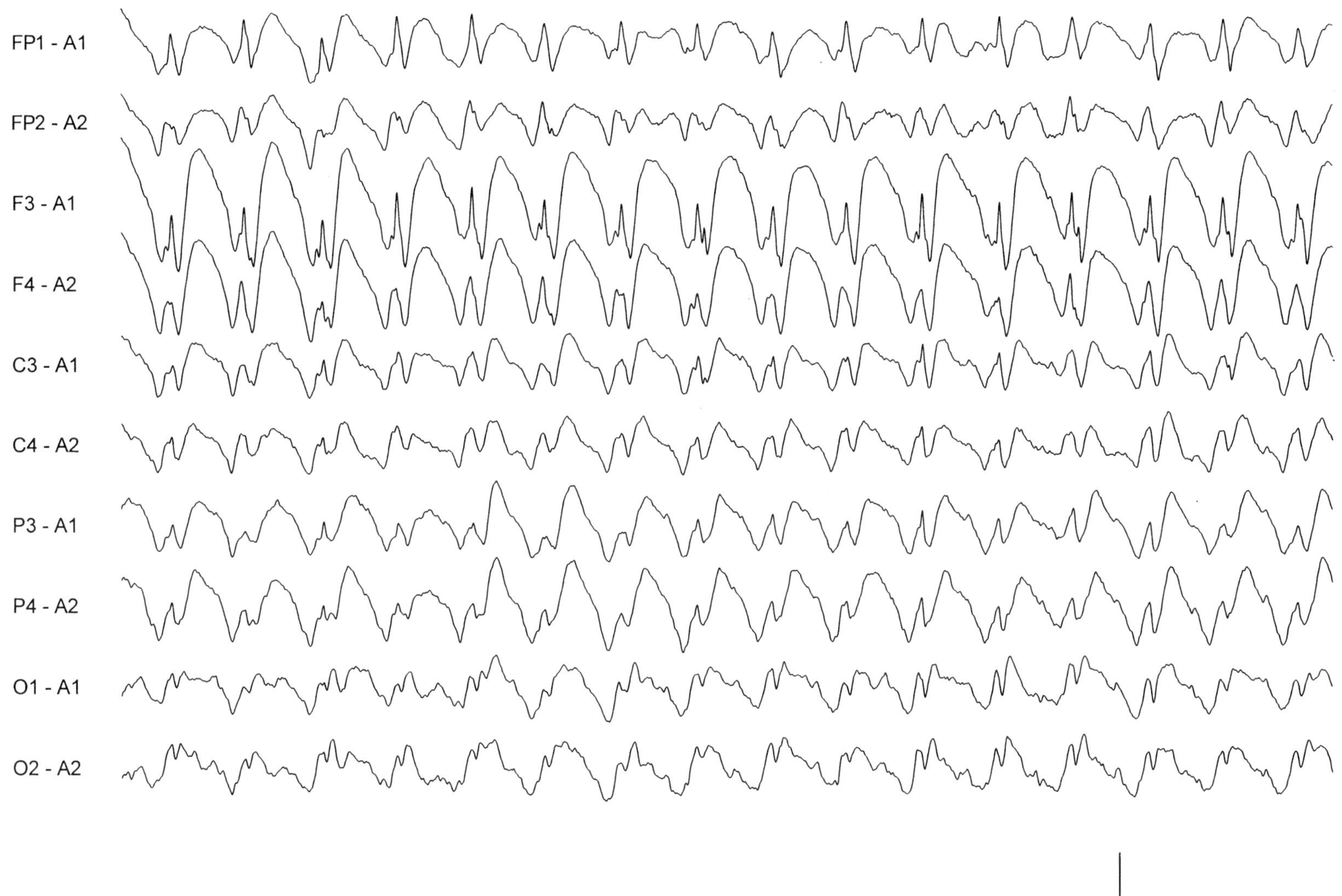

Abb. 4-3.57: Typische Absence *(Fortsetzung)*. Die Frequenz dieser Spitze-Welle-Komplexe ist von ursprünglich 3,5 Hz auf 2,5 Hz zurückgegangen. Eichsignal 1 s, 200 μV.

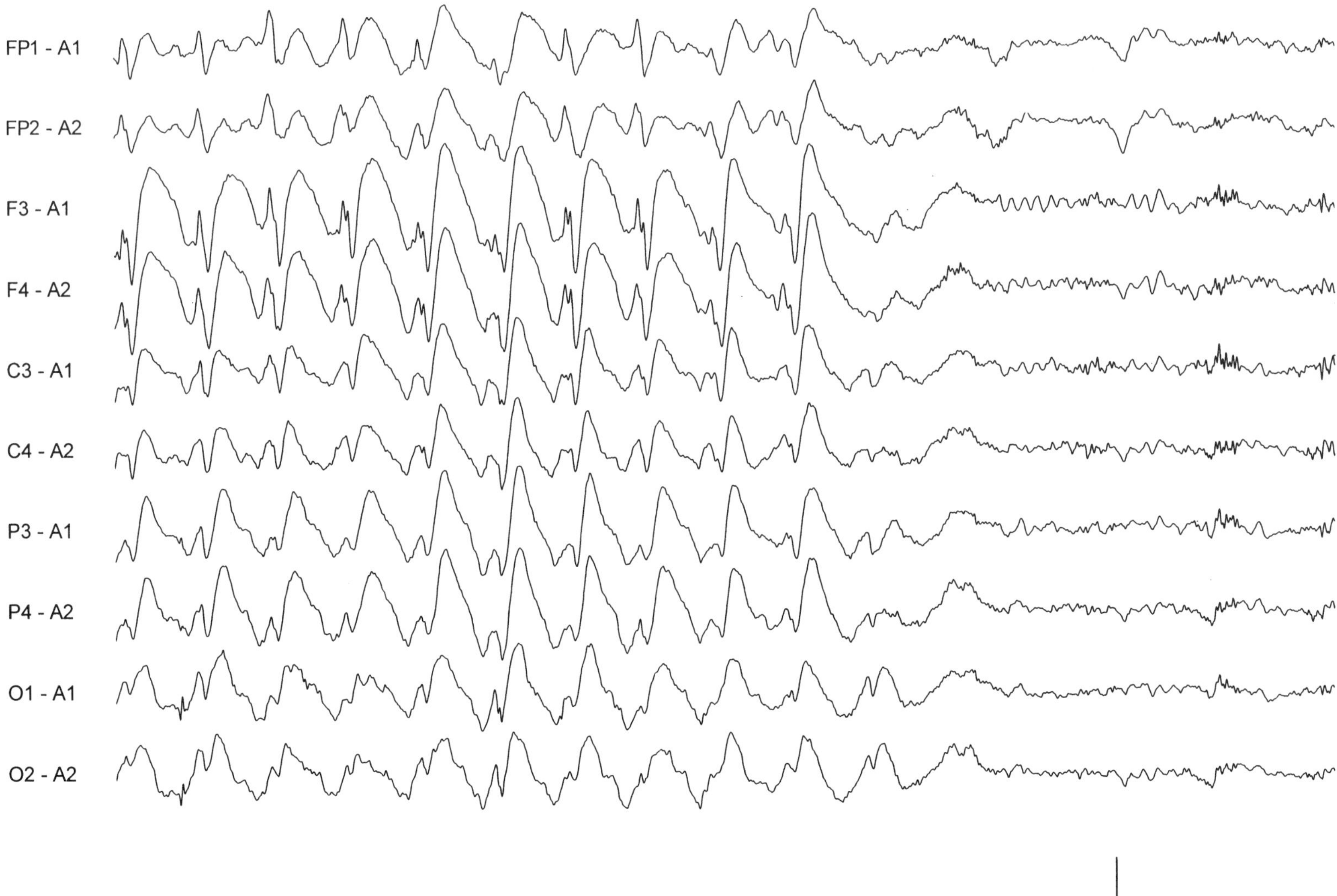

Abb. 4-3.58: Typische Absence, Ende. Das sofortige Wiedereinsetzen der normalen Hintergrundaktivität vervollständigt das klassische Bild dieser registrierten Absence. Auch das abrupte Ende unterscheidet diesen klinischen Anfall von dyskognitiven temporalen Anfällen und exzessiver Tagesschläfrigkeit. Eichsignal 1 s, 200 μV.

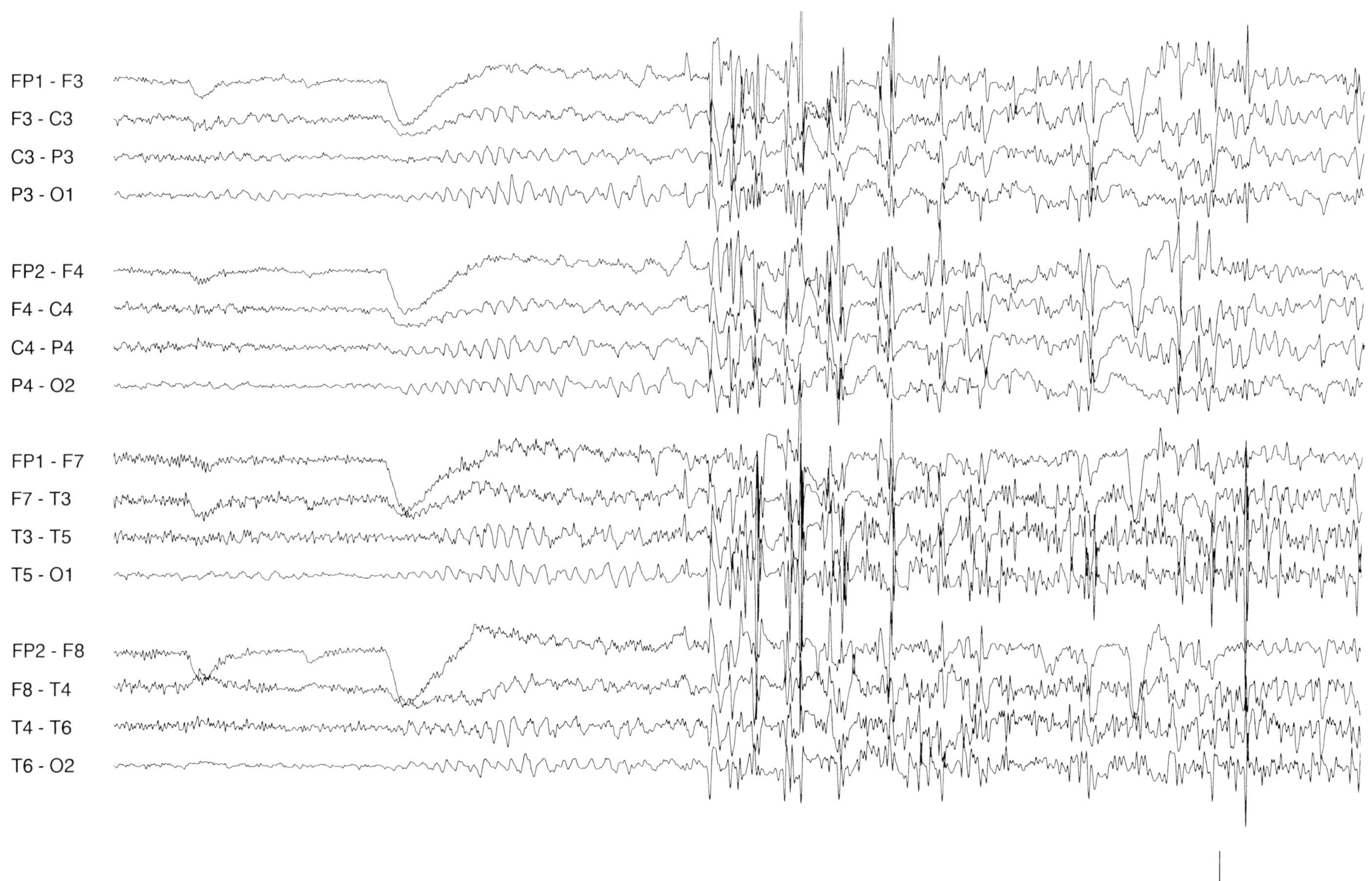

Abb. 4-3.59: Tonisch-klonischer Anfall (Grand mal). 29-jährigerPatient. Wach. Augen geschlossen. Der Anfall beginnt mit diffusen 10-Hz-Wellen bei Augenschluss für 1 s, zu denen sich für etwa 1 s rhythmische Wellen mit einer Frequenz von 3–4 Hz gesellen. Anschließend wird das EEG weitestgehend durch Muskelpotenziale überlagert, wie es typisch für einen generalisierten tonisch-klonischen Anfall ist: Initial manifestiert er sich mit bilateral synchronen klonischen Bewegungen, die am Ende dieses Bildes partiell durch vor allem linksseitige und kaum rechtsseitige tonische Bewegungen ersetzt werden. Eichsignal 1 s, 150 μV.

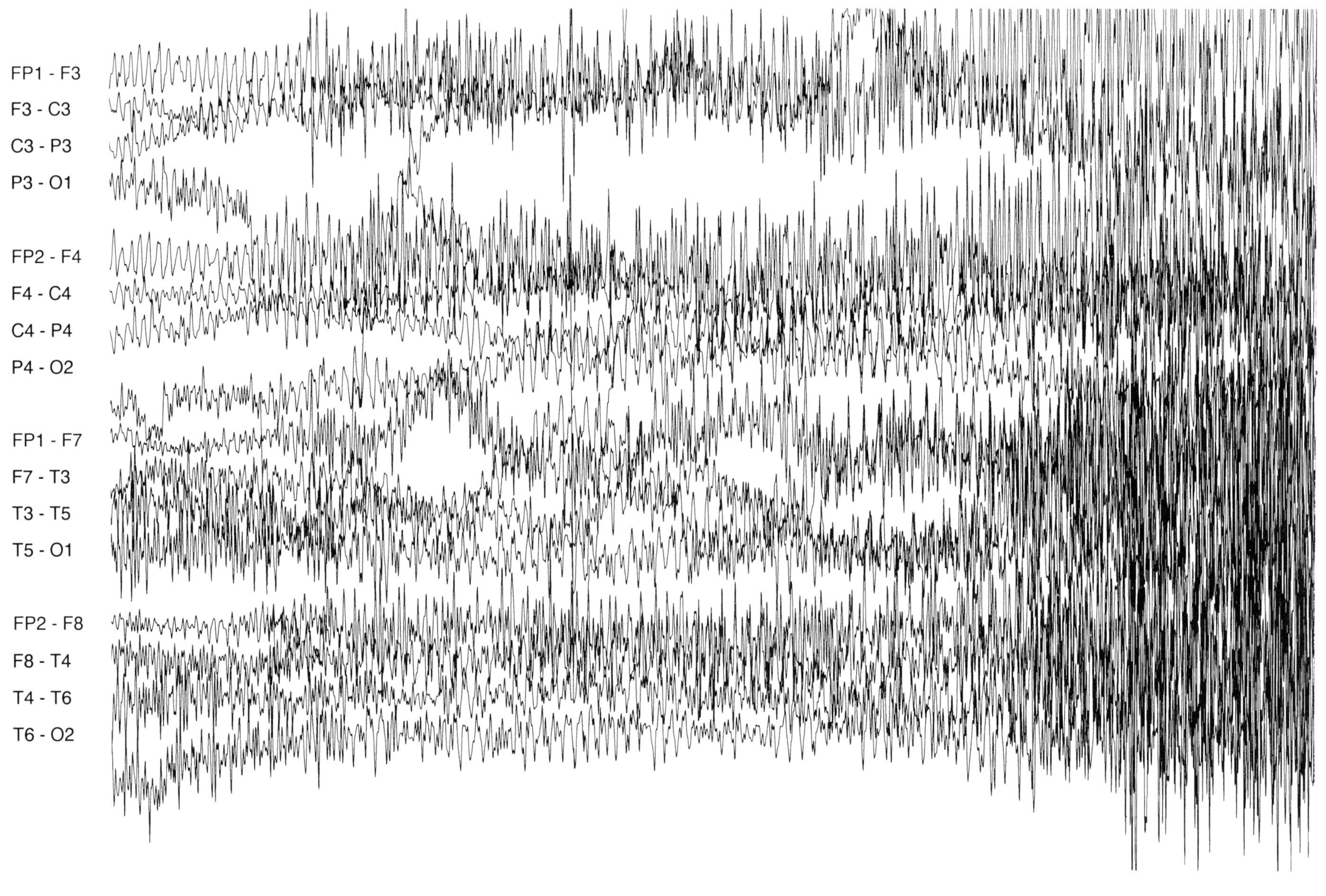

Abb. 4-3.60: Tonisch-klonischer Anfall (Grand mal, *Fortsetzung*). Das EEG wird vollständig durch die diffuse tonische Phase überlagert. Eichsignal 1 s, 150 μV.

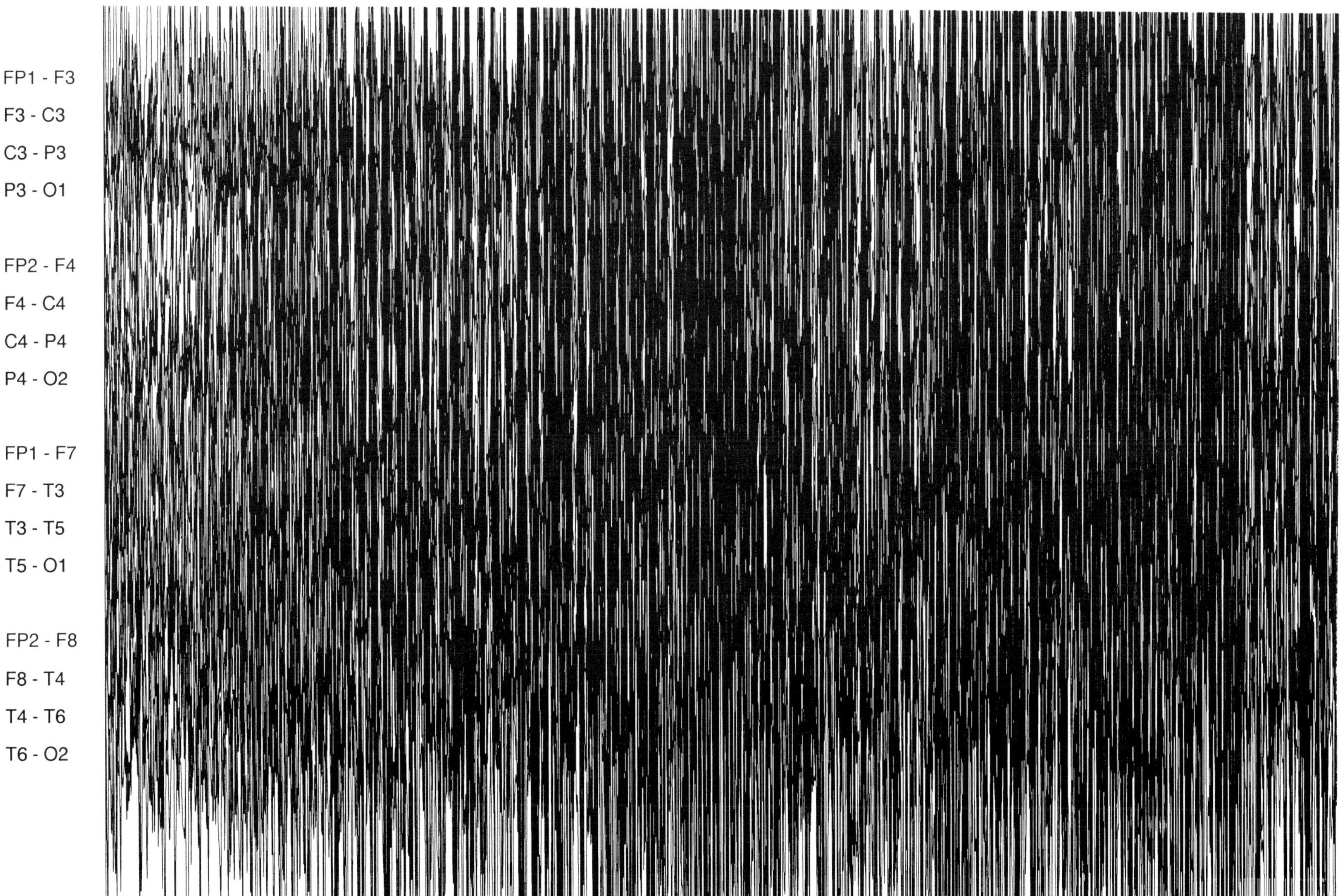

Abb. 4-3.61: Tonisch-klonischer Anfall (Grand mal, *Fortsetzung*). Die tonische Phase dauert an. Eichsignal 1 s, 150 μV.

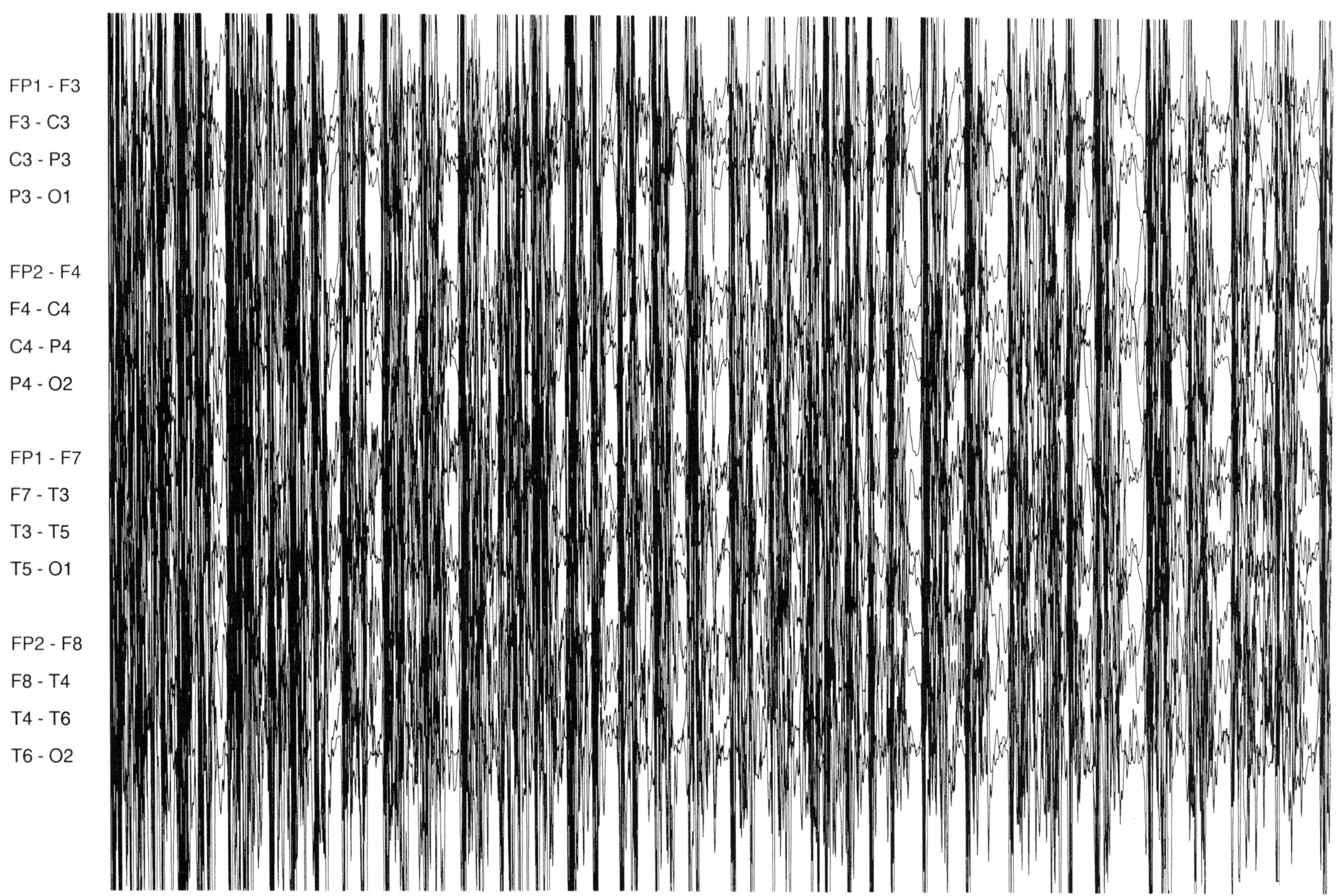

Abb. 4-3.62: Tonisch-klonischer Anfall (Grand mal, *Fortsetzung***).** Zunehmende Unterbrechung der tonischen Phase. Die EEG-Aktivität bleibt überlagert. Eichsignal 1 s, 150 μV.

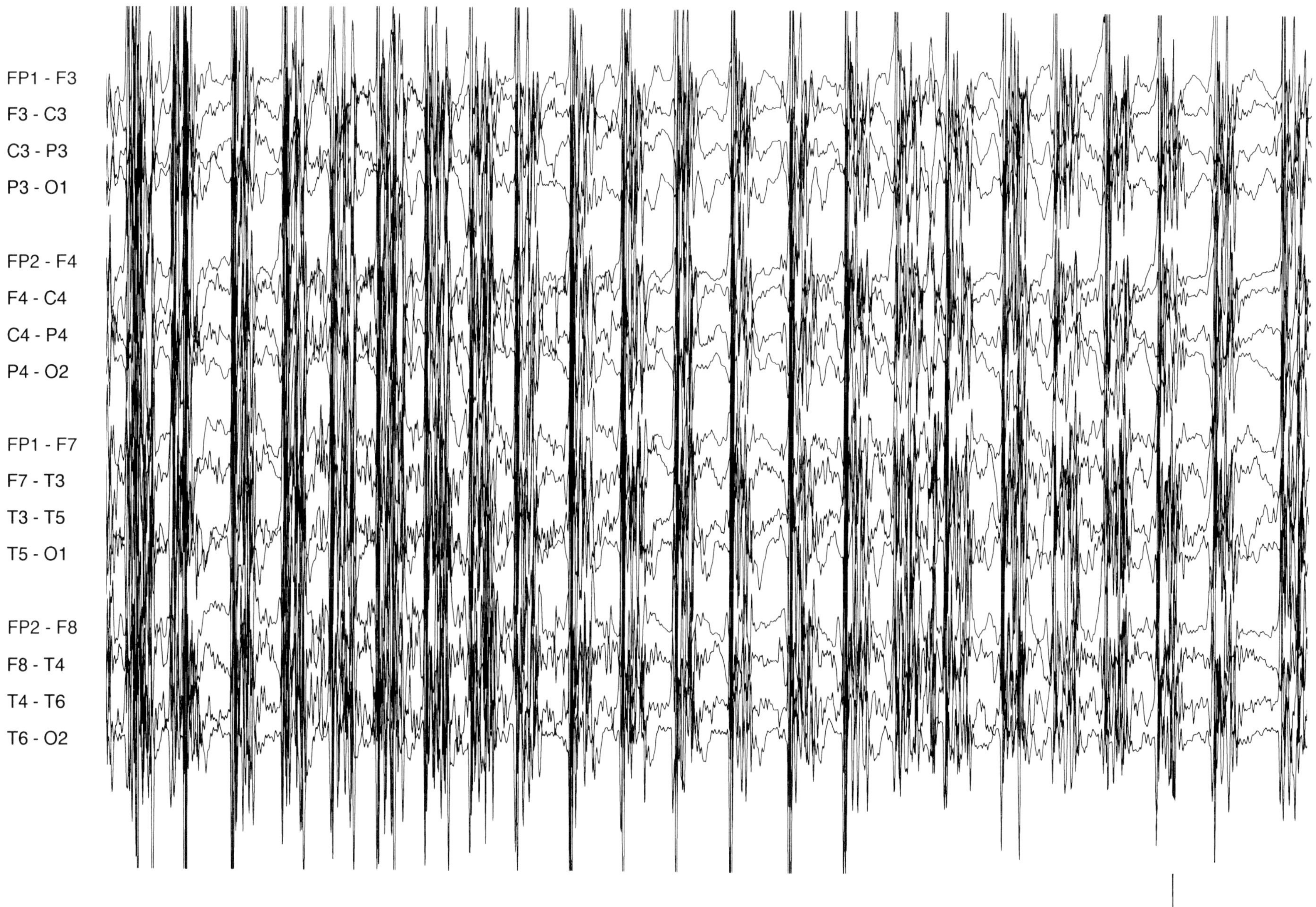

Abb. 4-3.63: Tonisch-klonischer Anfall (Grand mal, *Fortsetzung*). Stärkere Unterbrechungen der tonischen Phase in Form kloniformer repetitiver Bewegungen. Eichsignal 1 s, 150 μV.

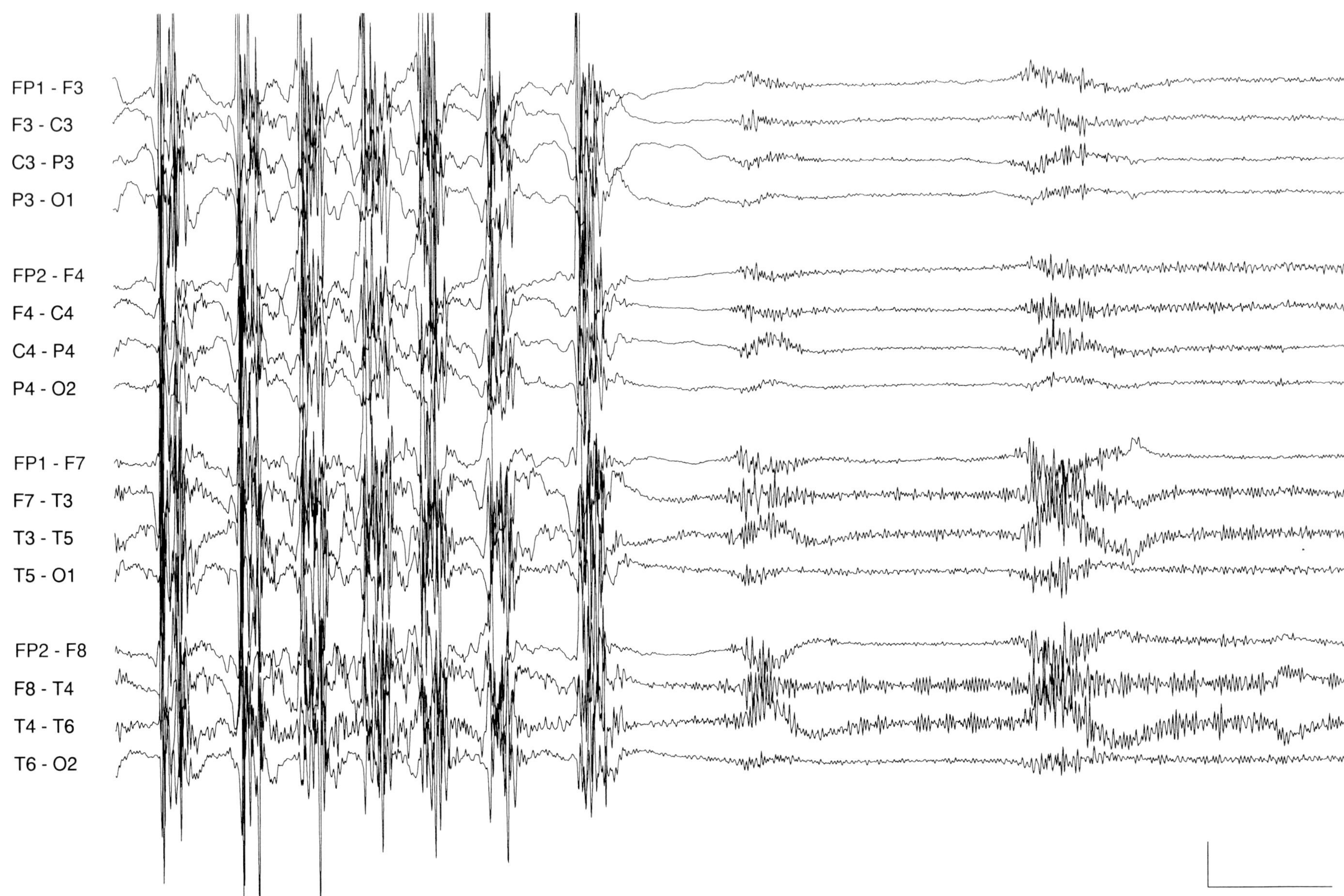

Abb. 4-3.64: Tonisch-klonischer Anfall (Grand mal, Ende). Postiktale EEG-Abschwächung mit Bursts von Dezerebrations- oder Dekortikationshaltung. Eichsignal 1 s, 150 μV.

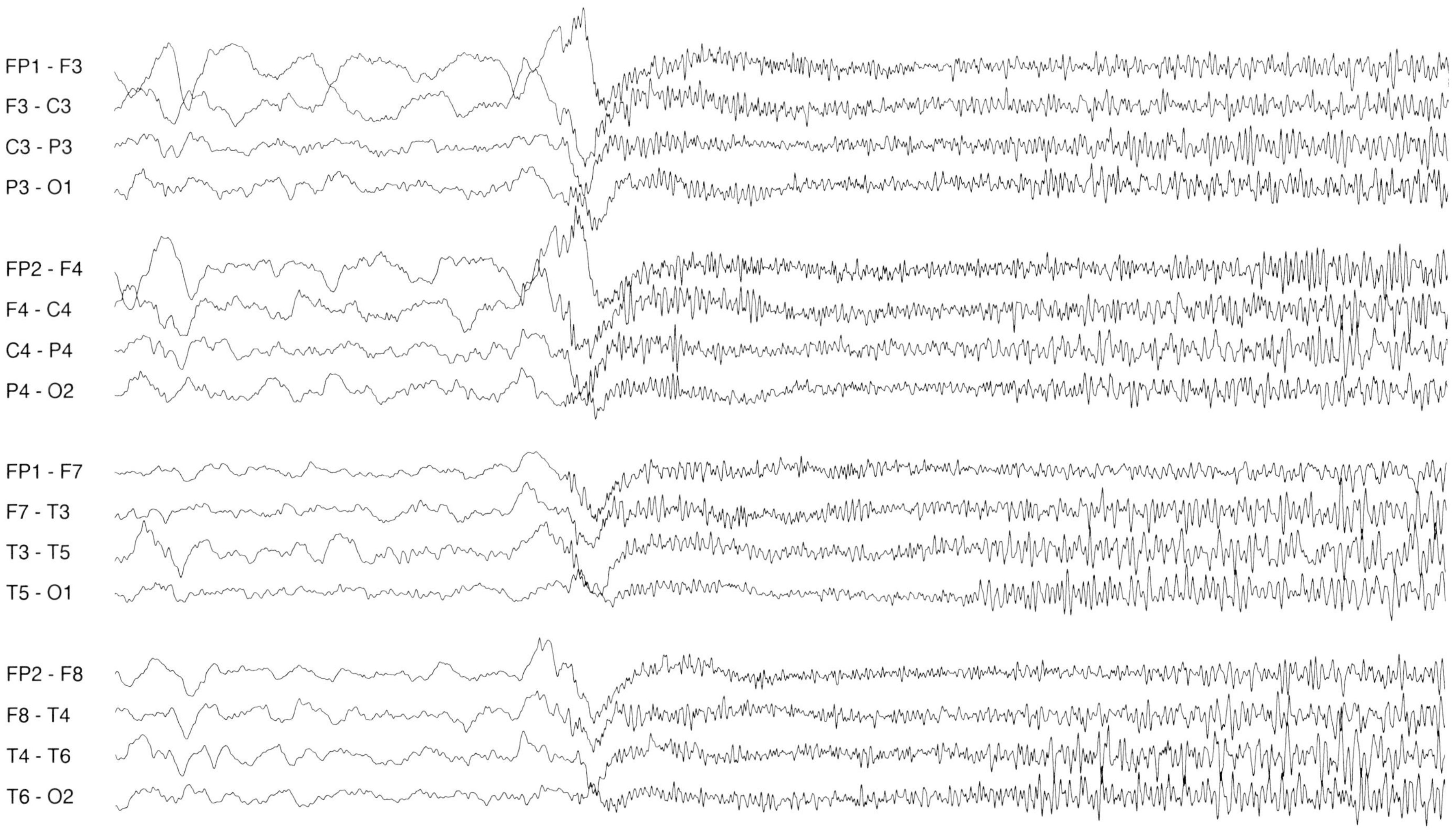

Abb. 4-3.65: Tonischer Anfall. Siebenjähriger Patient. Sediert. Nach einer rhythmischen, bilateral synchronen, diphasischen Delta-Welle setzen diffuse, hochfrequente, rhythmische Wellen ein, die für 1–2 s leicht abnehmen und dann als Potenziale zunehmender Frequenz auftreten. Durch die allmählich zunehmenden repetitiven Spitzen und das fehlende Bewegungsartefakt unterscheidet sich dies trotz der erheblichen Frequenzüberschneidung dieser beiden Phänomene von Muskelaktivität. Eichsignal 1 s, 200 μV.

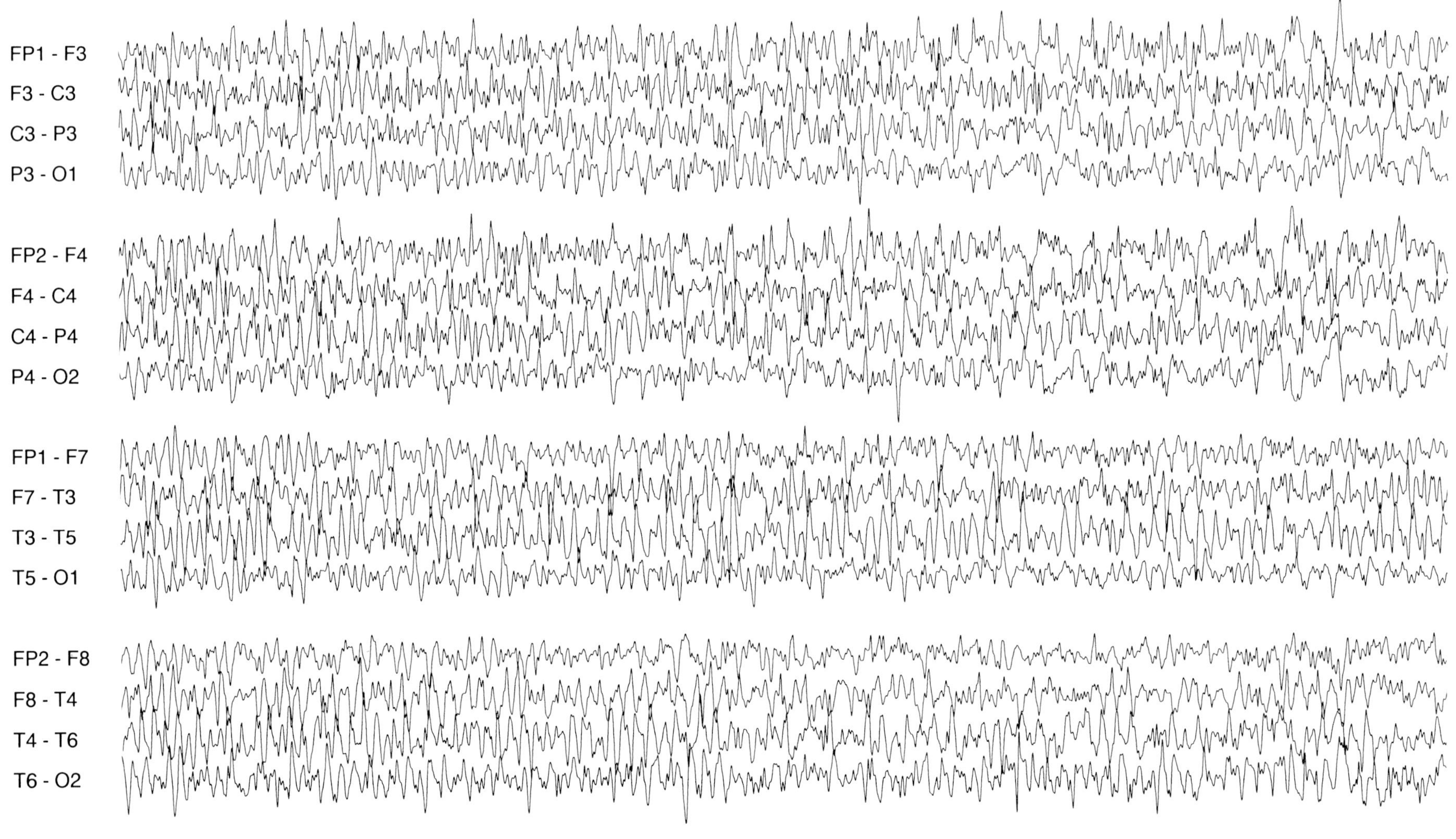

Abb. 4-3.66: Tonischer Anfall *(Fortsetzung)*. Im weiteren Verlauf werden die repetitiven Spitzen allmählich durch hochfrequente rhythmische Wellen und diffuse Theta-Aktivität ersetzt. Eichsignal 1 s, 200 μV.

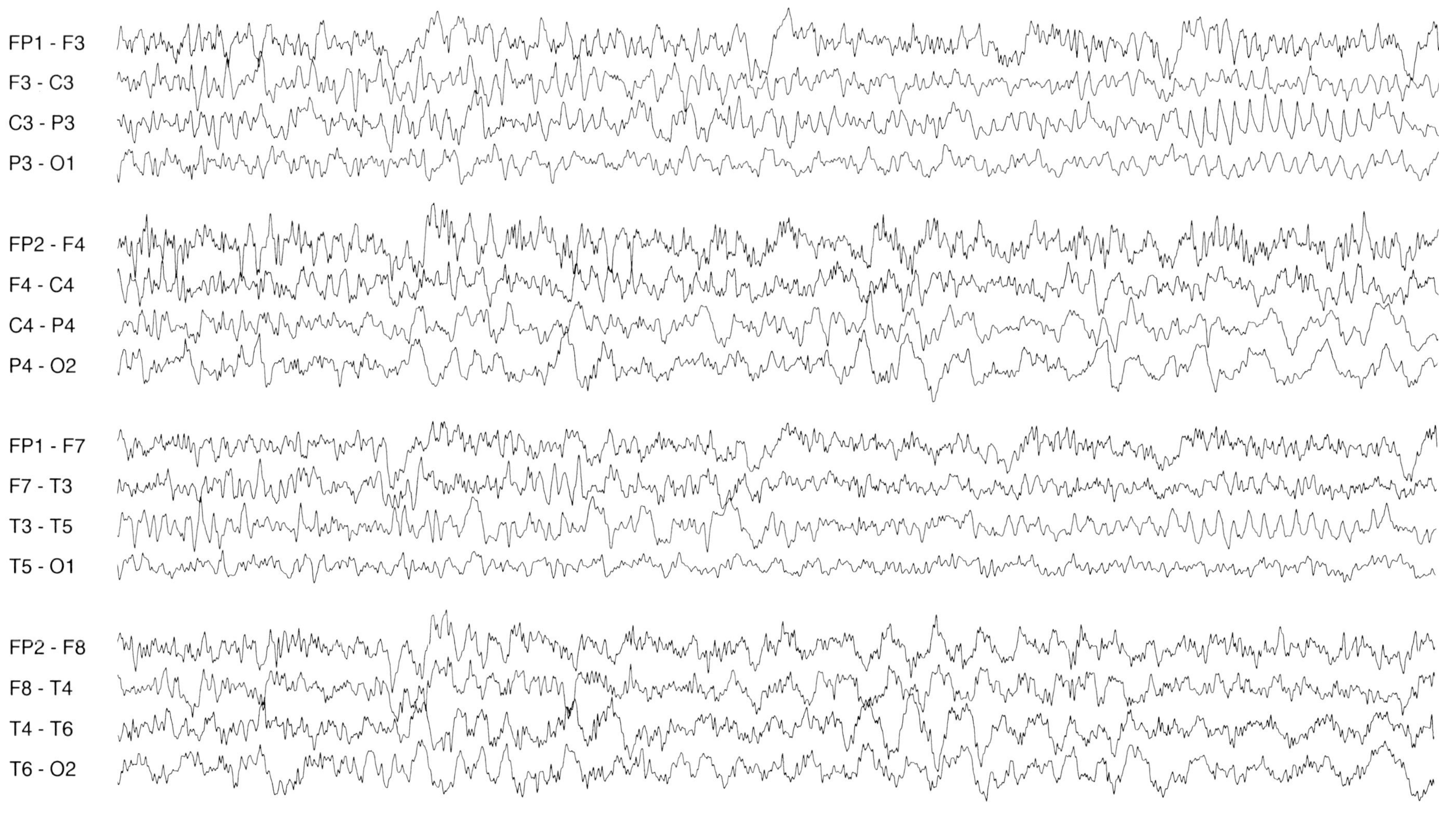

Abb. 4-3.67: Tonischer Anfall *(Fortsetzung)*. Nun treten mehrere Muster auf: repetitive Spitzen, rhythmische Wellen, Theta- und Delta-Aktivität, Letztere vor allem posterior in der rechten Hemisphäre. Eichsignal 1 s, 200 μV.

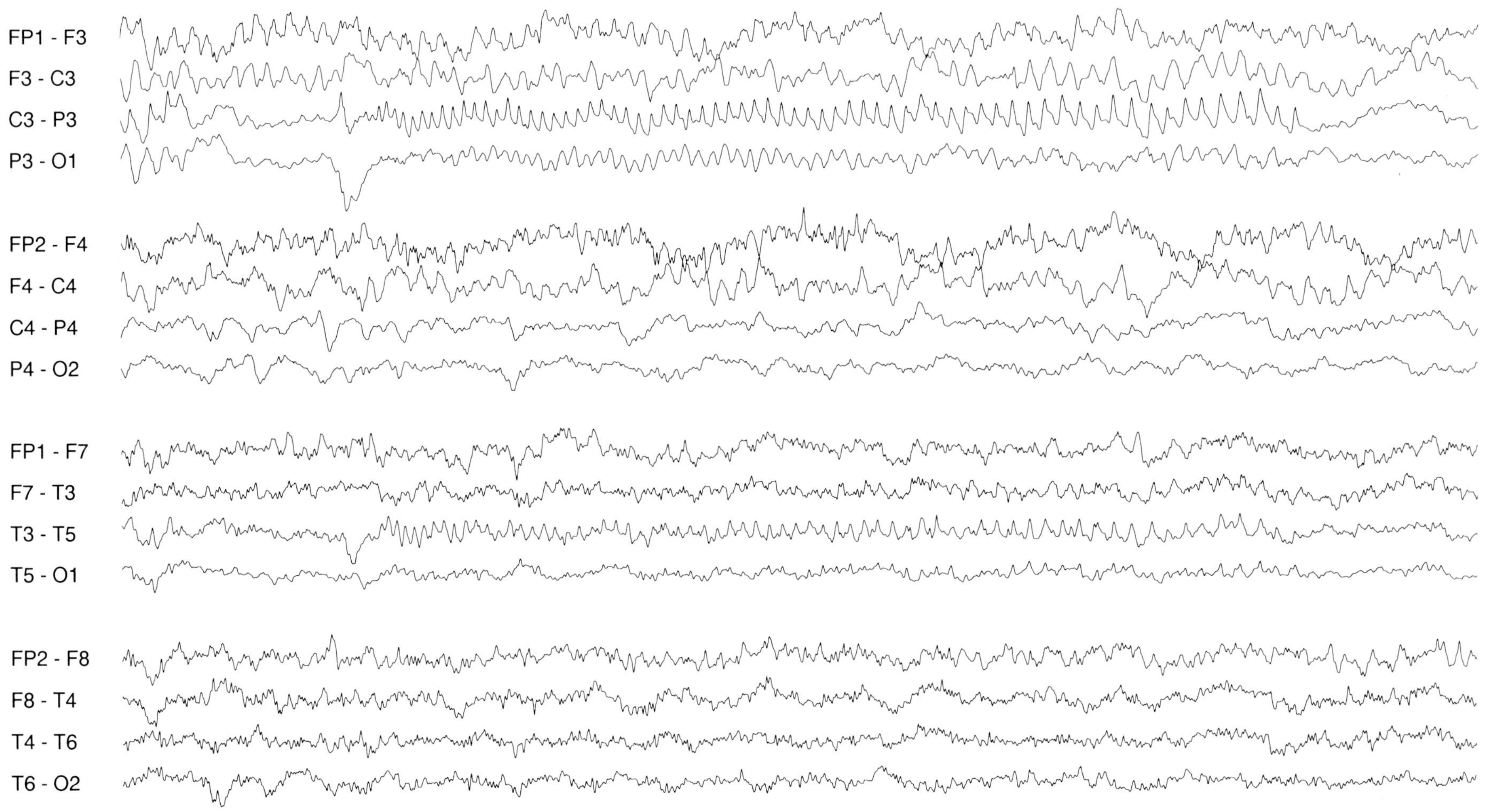

Abb. 4-3.68: Tonischer Anfall *(Fortsetzung)*. Persistenz rhythmischer Wellen als «Start-Stop-Start-Phänomen» vor allem in der linken Hemisphäre, während in der rechten Hemisphäre Delta-Aktivität vorherrscht. Eichsignal 1 s, 200 μV.

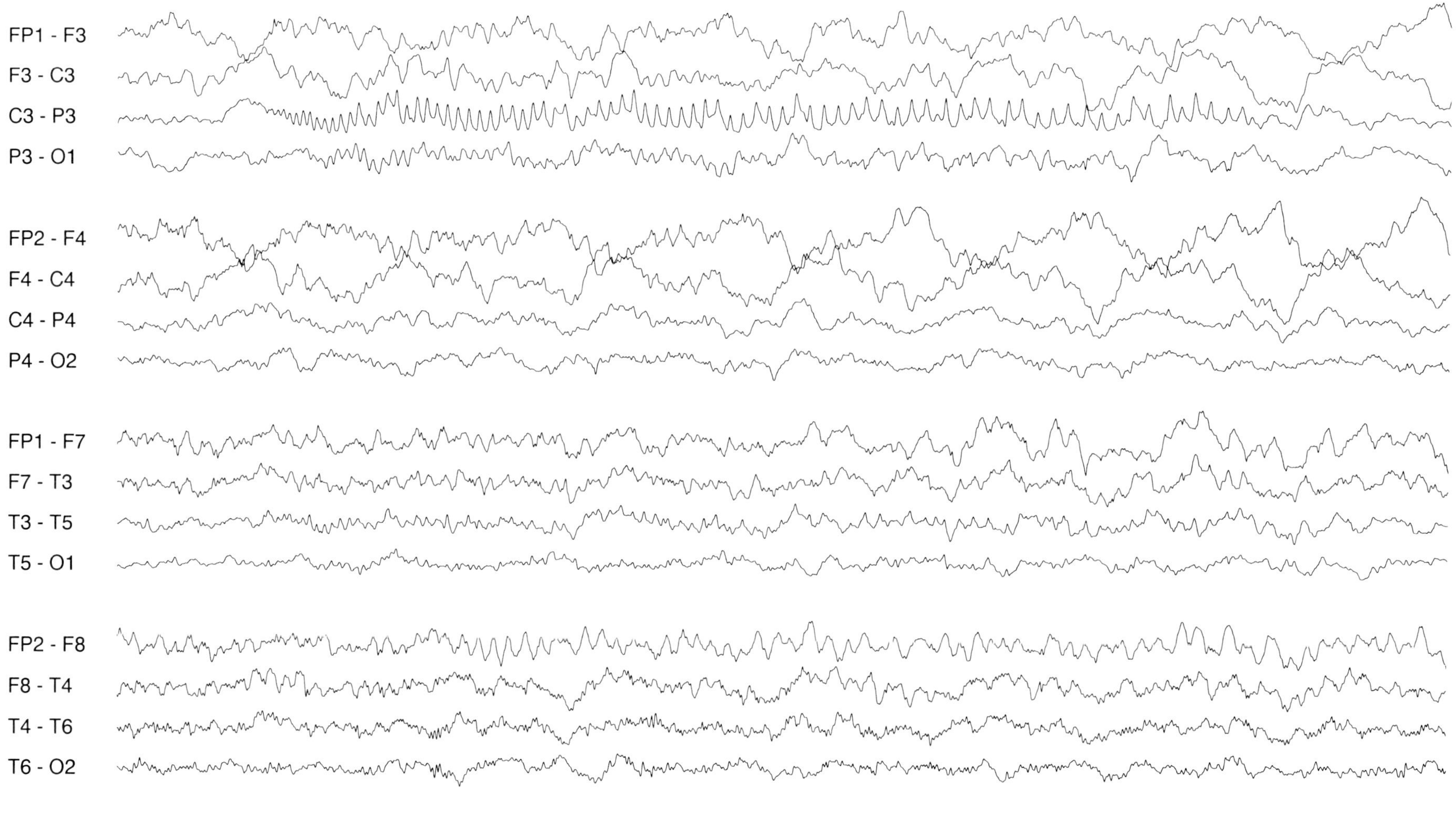

Abb. 4-3.69: Tonischer Anfall *(Fortsetzung)***.** Dasselbe Muster wie in Abbildung 4-3.68 abgesehen von der bilateral prominenter werdenden Delta-Aktivität. Eichsignal 1 s, 200 μV.

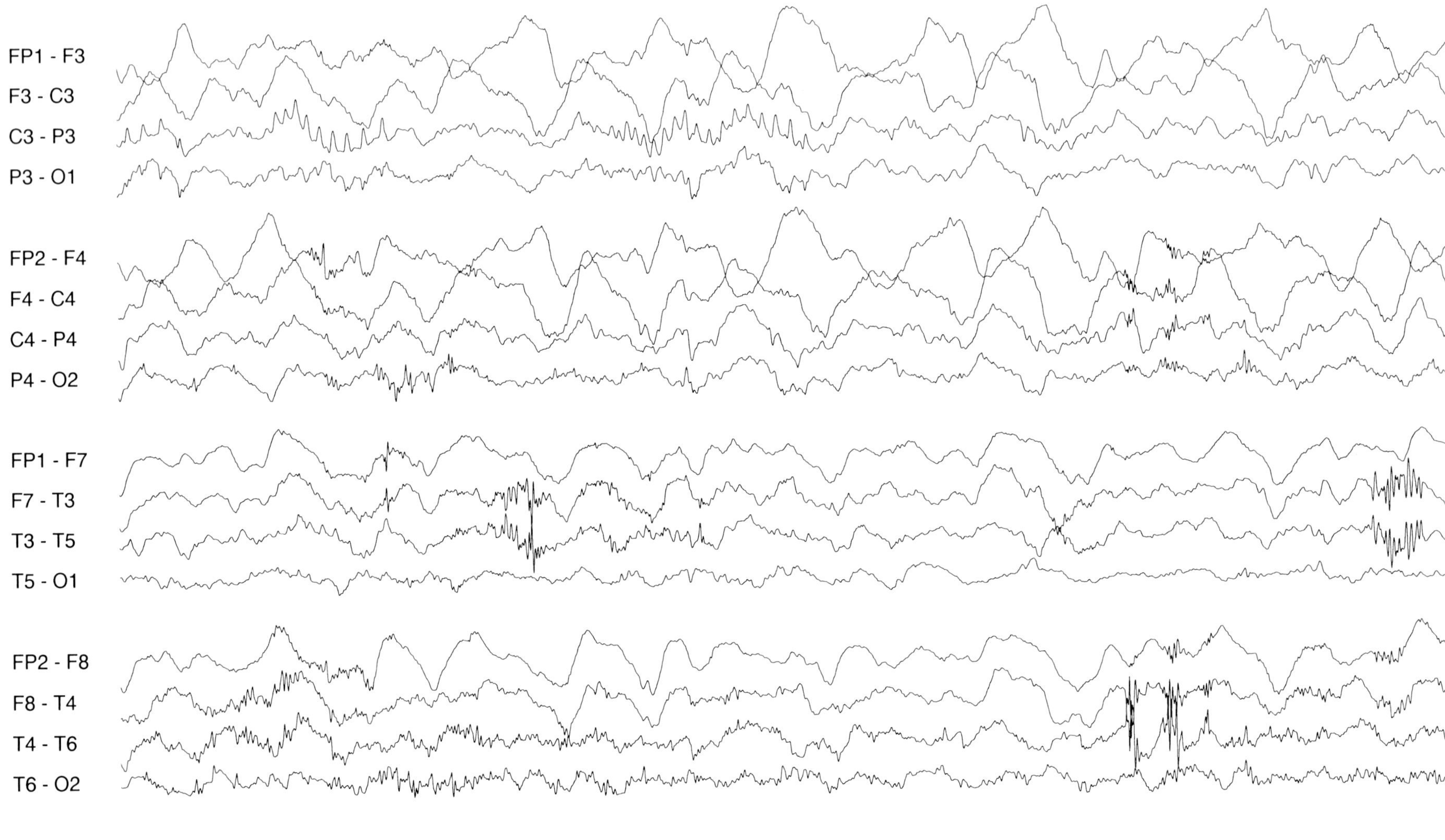

Abb. 4-3.70: Tonischer Anfall (Ende). Es verbleibt nur ein Bruchteil der iktalen Aktivität (in der linken Hemisphäre), während in der Registrierung diffuse Delta-Aktivität mit frontalem Maximum vorherrscht. Die Potenziale an T3 und T4 sind Muskelartefakte. Eichsignal 1 s, 200 μV.

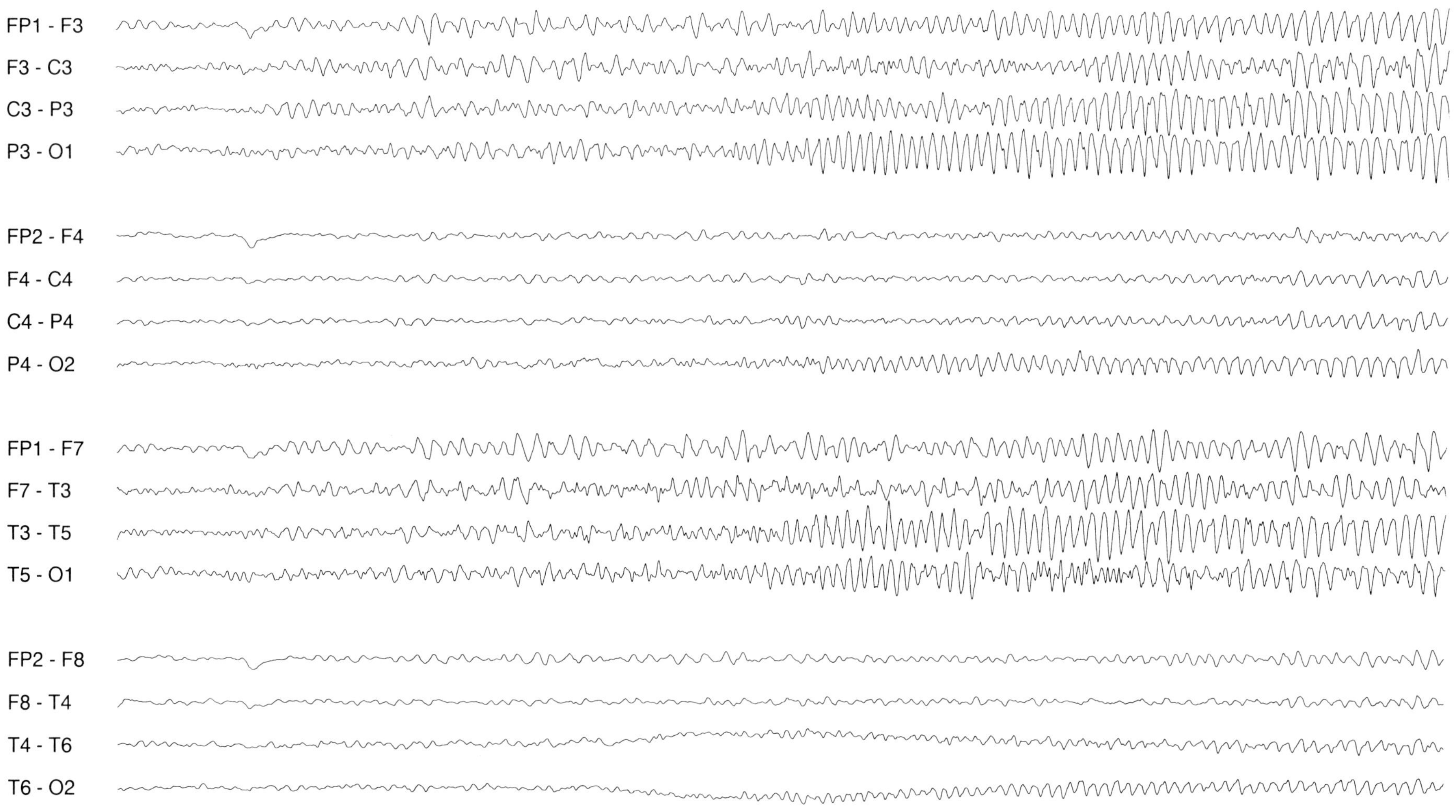

Abb. 4-3.71: Hemisphärischer Anfall. Sechsjähriger Patient. Müde. Dieser durch rhythmische Wellen dominierte Anfall ähnelt morphologisch vielen «generalisierten Anfällen», weist jedoch eine starke Prädominanz in der linken Hemisphäre auf. Derartige Anfälle verwischen die Grenze zwischen «fokalen» und «generalisierten» Anfällen. Beachte die im Anfallsverlauf zunehmende Frequenz der Wellen. Eichsignal 1 s, 150 μV.

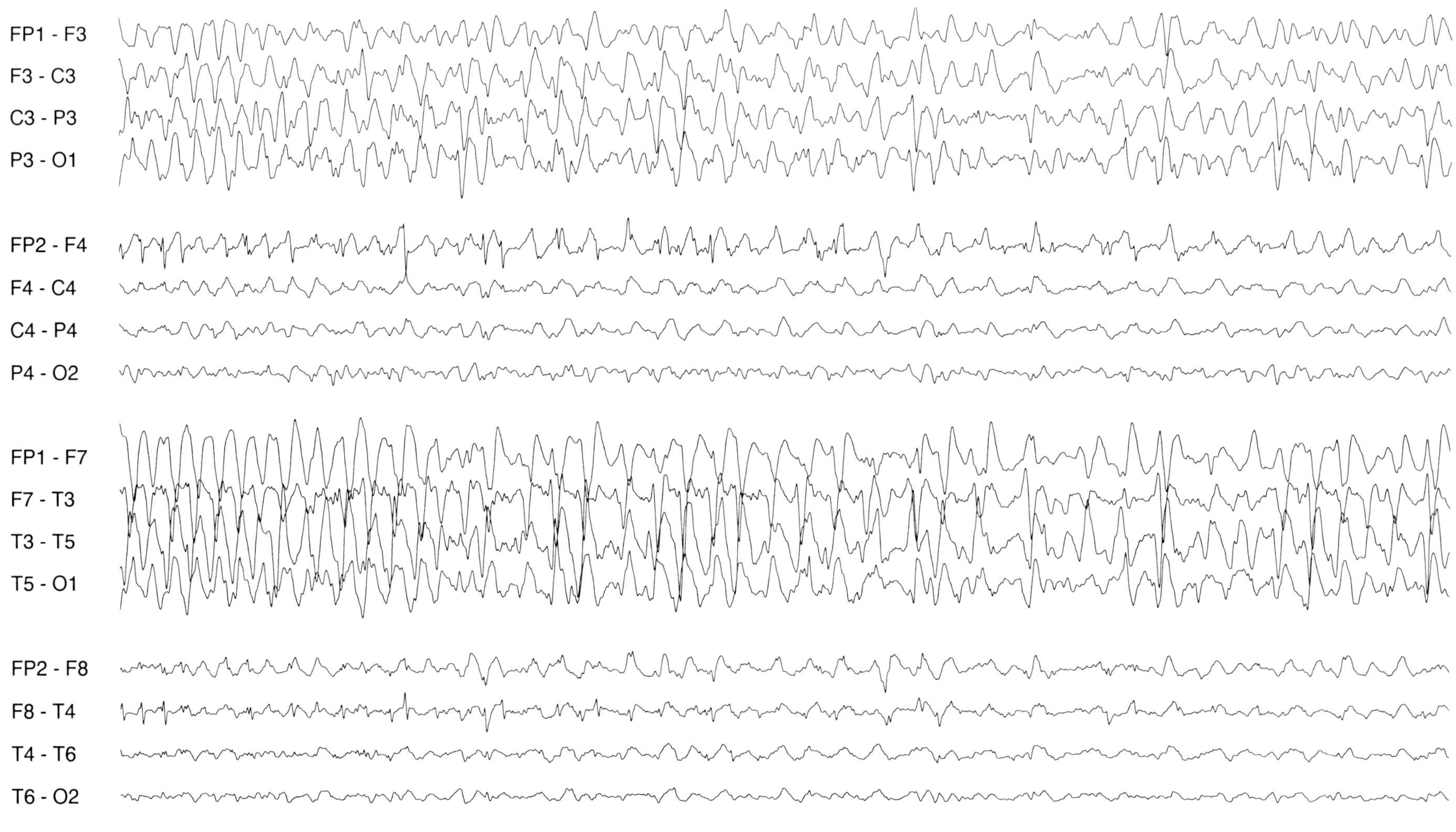

Abb. 4-3.72: Hemisphärischer Anfall, spätere Phase. Die Frequenz der rhythmischen Potenziale ist zurückgegangen, sie sind aber weiterhin nahezu auf die linke Hemisphäre begrenzt und breiten sich nur geringfügig auf die rechts frontale Region aus. Eichsignal 1 s, 150 μV.

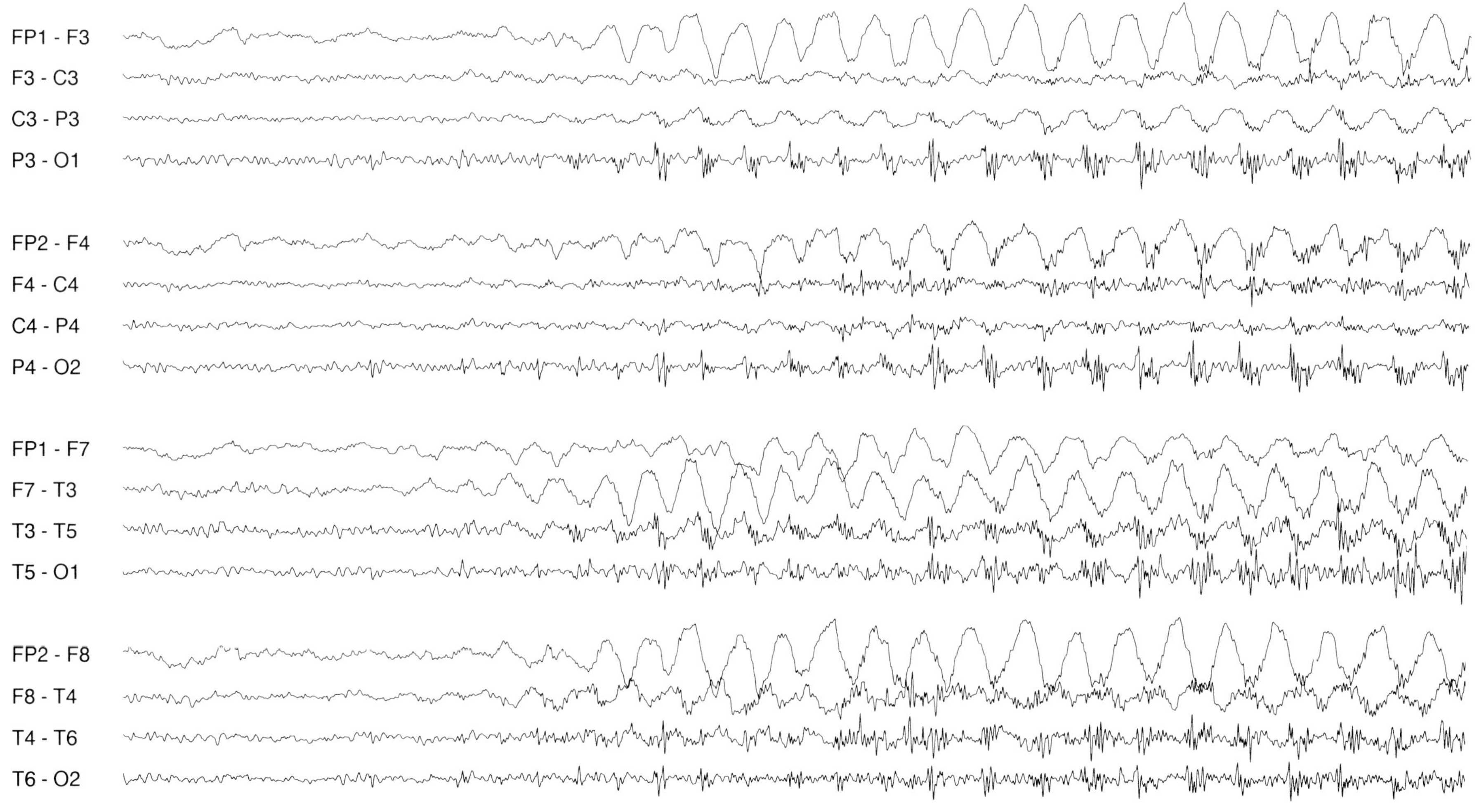

Abb. 4-3.73: Nicht epileptisches Ereignis. 49-jähriger Patient. Wach. Augen geschlossen. Rhythmische Kopfbewegungen mit einer Frequenz von 3 Hz, die sich als rhythmische Wellen und posteriore Bursts der Kopfmuskeln manifestieren. Eichsignal 1 s, 150 μV.

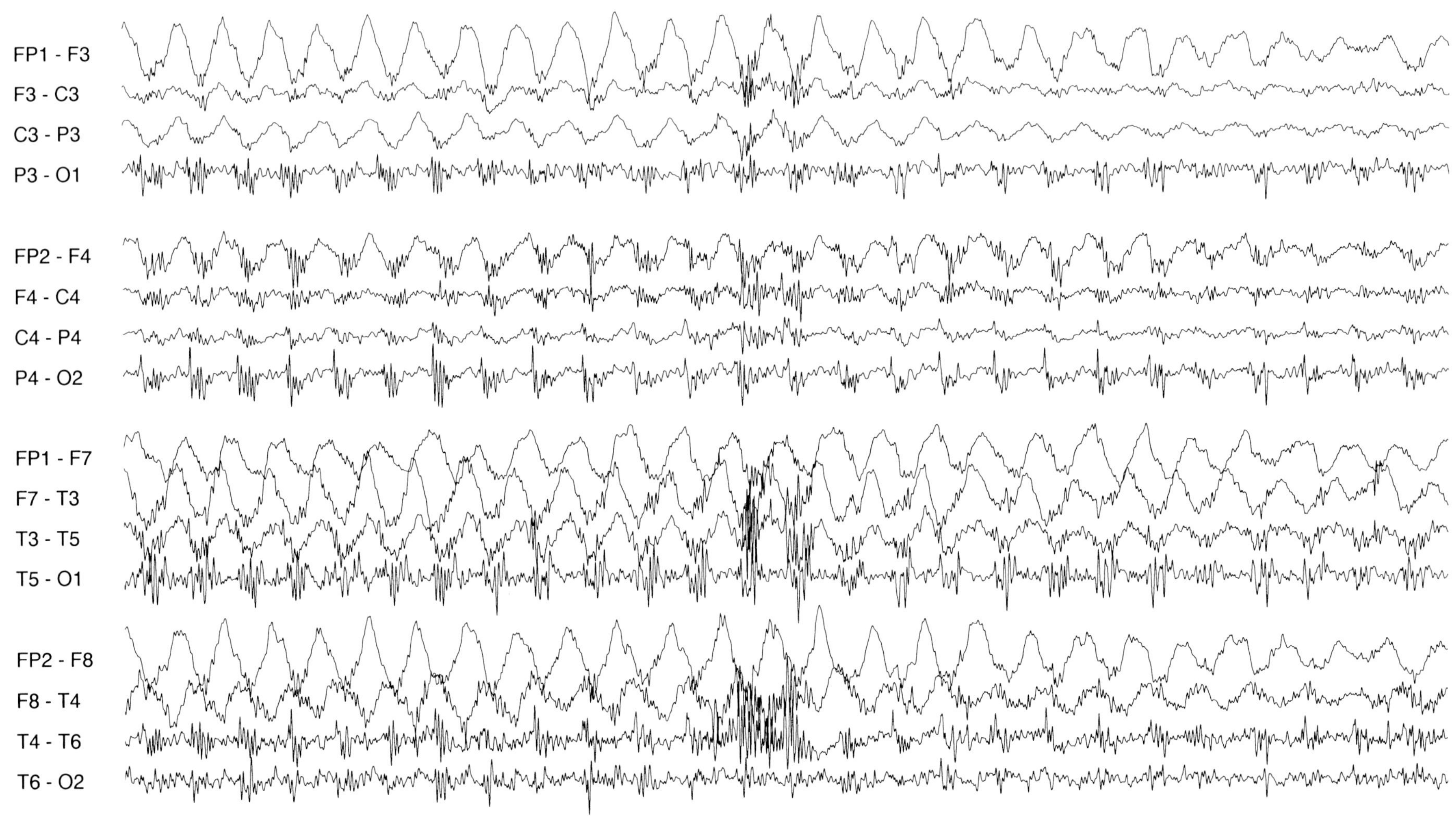

Abb. 4-3.74: Nicht epileptisches Ereignis *(Fortsetzung)*. Das Ereignis entwickelt sich nicht weiter. Eichsignal 1 s, 150 μV.

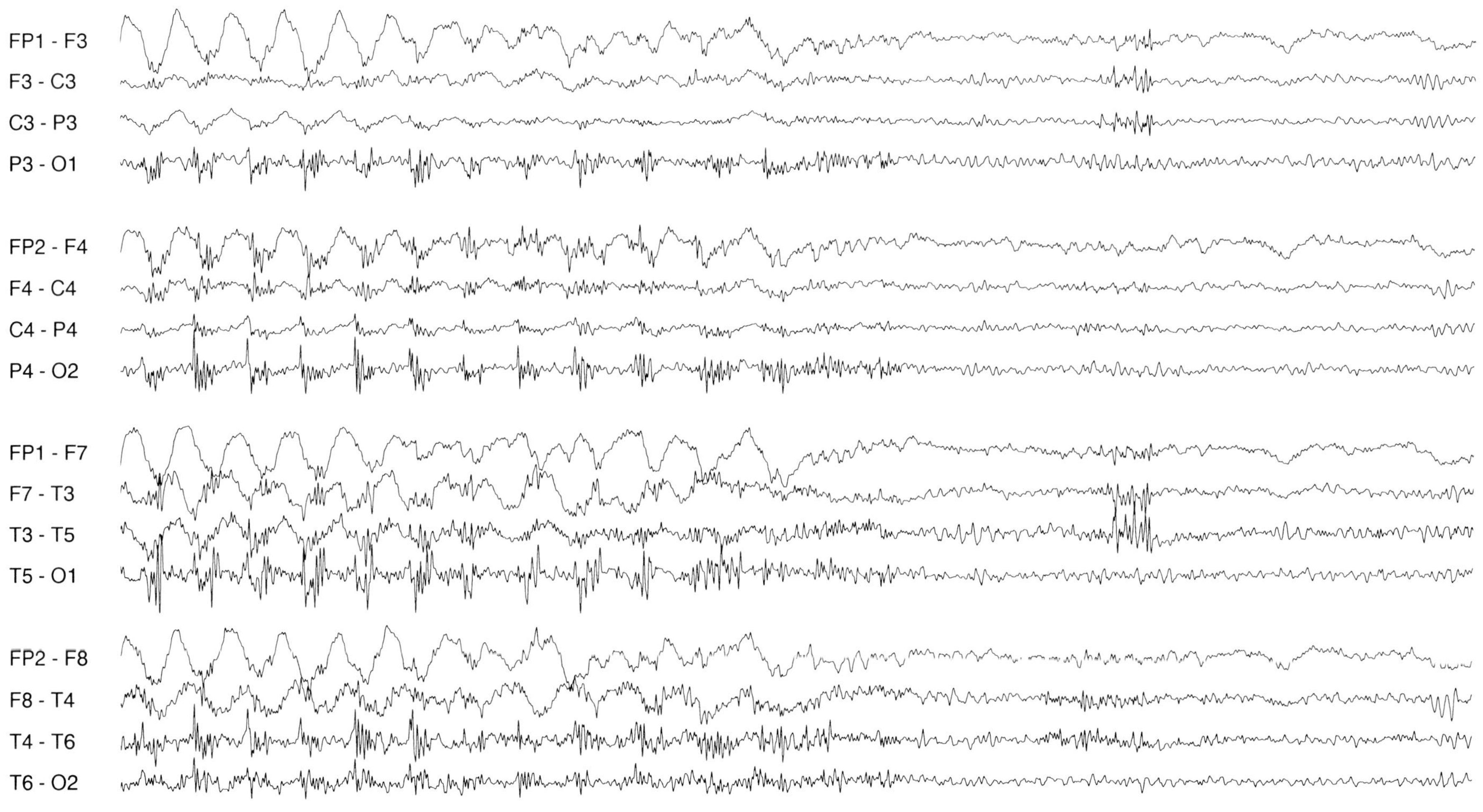

Abb. 4-3.75: Nicht epileptisches Ereignis, Ende. Nach dem Ende kehrt sofort die normale Hintergrundaktivität zurück. Eichsignal 1 s, 150 μV.

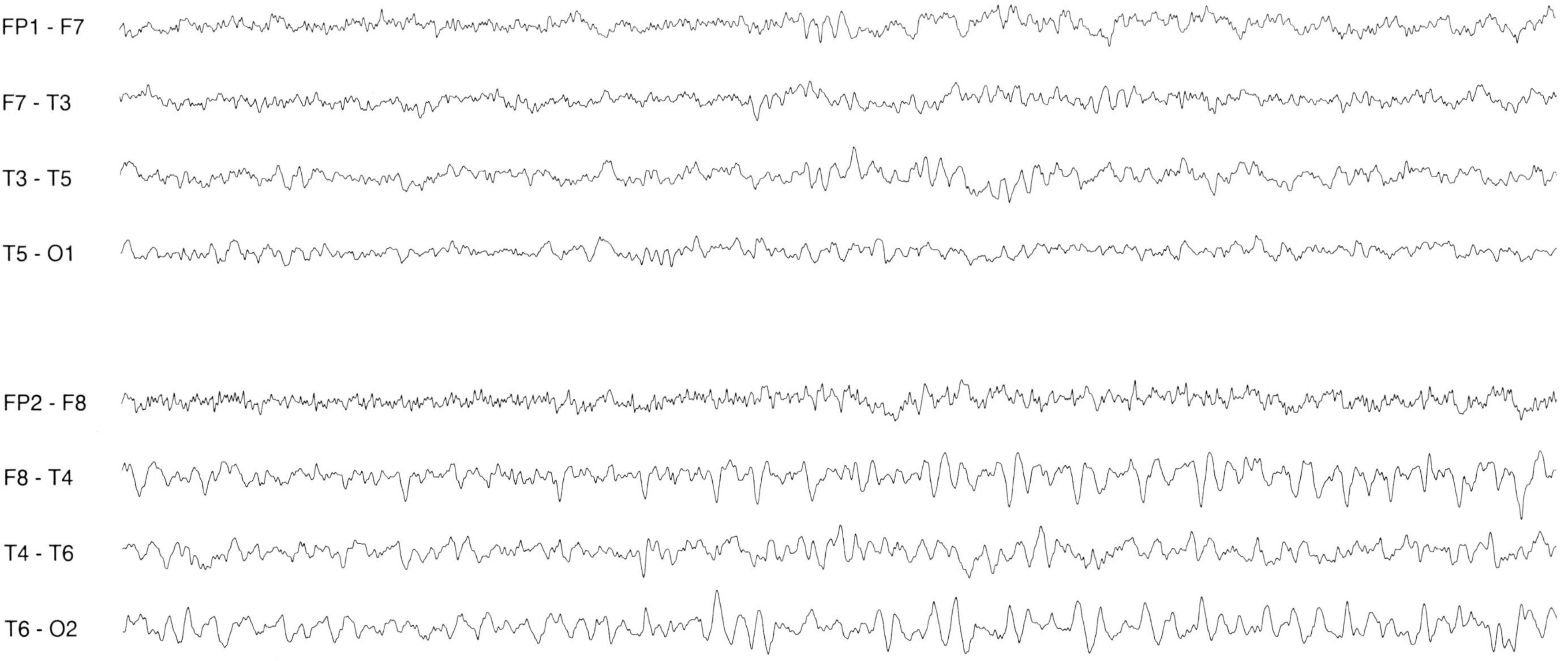

Abb. 4-3.76: SREDA, Beginn. 73-jähriger Patient. Wach. Augen geschlossen. Im Gegensatz zu epileptischen Anfällen verändert sich die rechts temporal (T4–T6) neu auftretende Theta-Aktivität in dieser Abbildung und den Abbildungen 4-3.77 und 4-3.78 nicht signifikant (keine deutlichen Veränderungen von Morphologie oder Frequenz, keine Ausbreitung), sodass es sich um «subklinische rhythmische EEG-Entladungen des Erwachsenen» handelt (Westmoreland, 1990). Eichsignal 1 s, 50 μV.

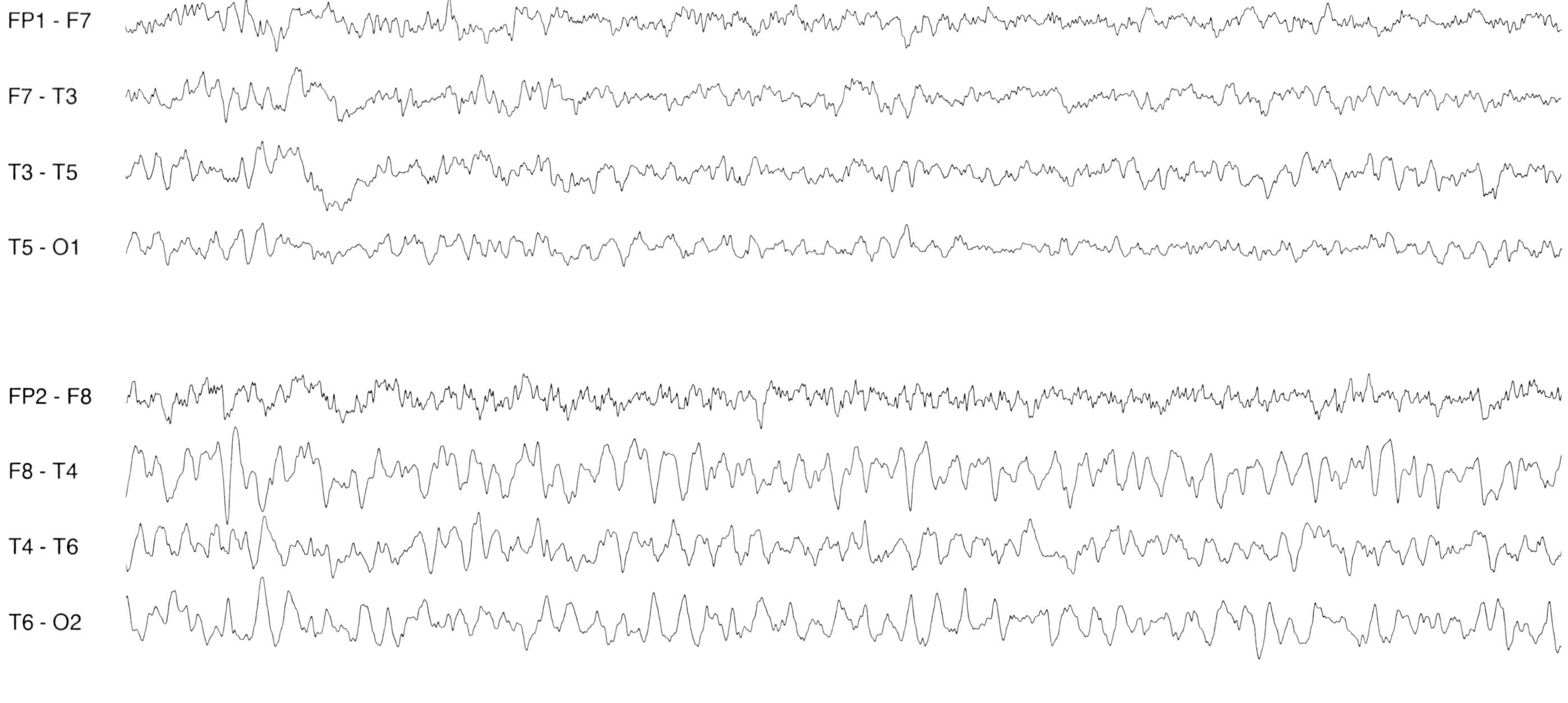

Abb. 4-3.77: SREDA, Mitte. Derselbe Patient wie in Abbildung 4-3.76. Eichsignal 1 s, 50 μV.

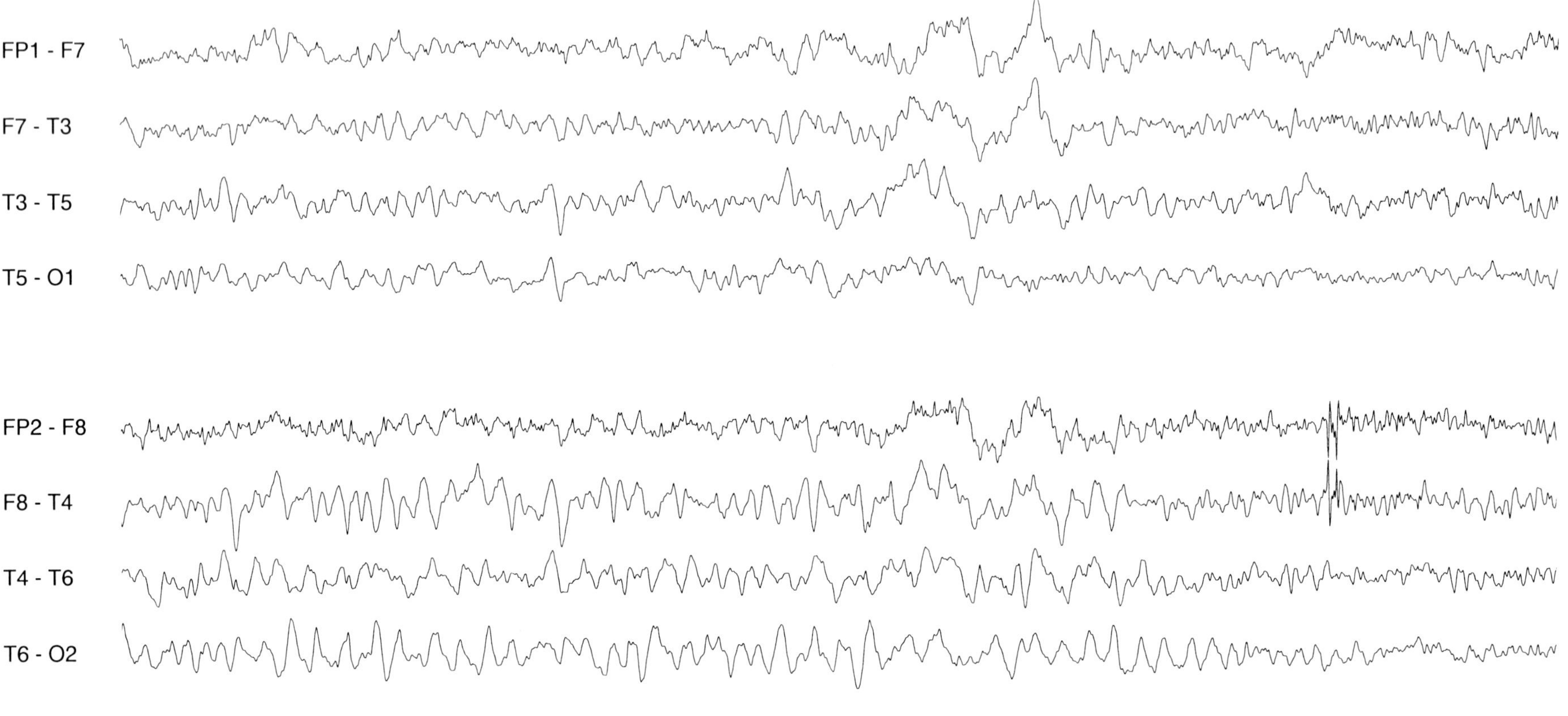

Abb. 4-3.78: SREDA, Ende. Derselbe Patient wie in den Abbildungen 4-3.76 und 4-3.77. Eichsignal 1 s, 50 μV.

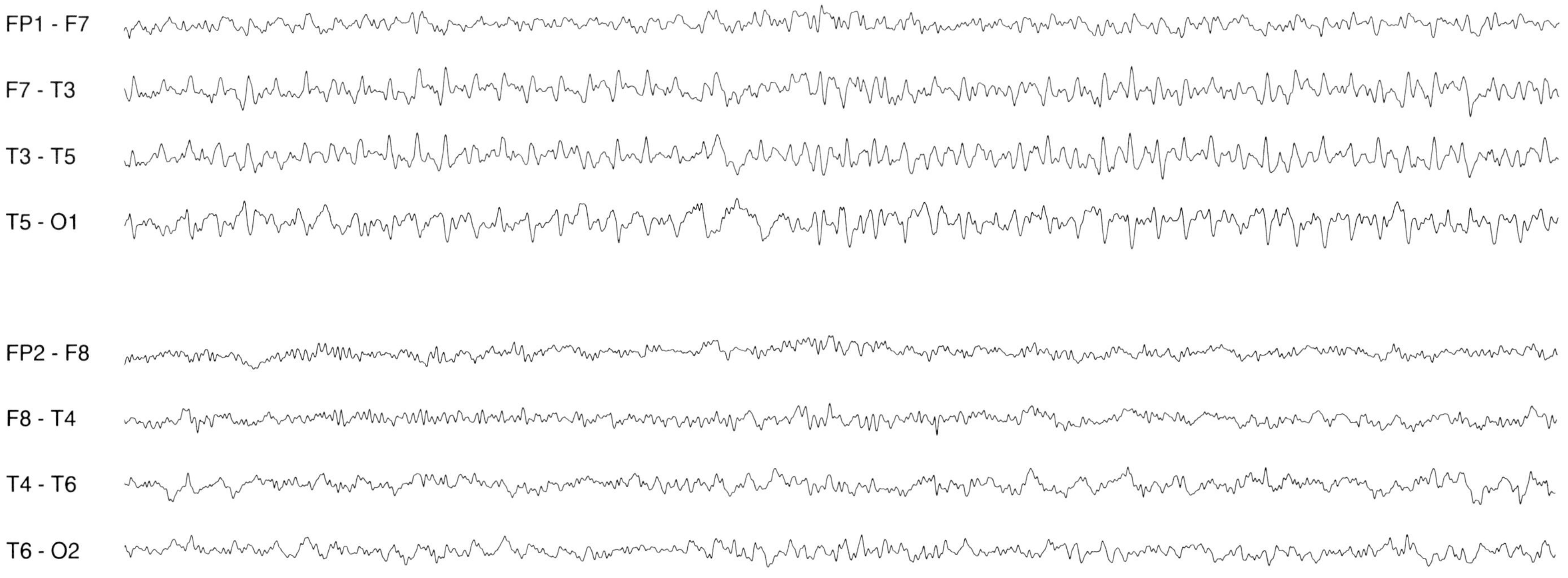

Abb. 4-3.79: Rhythmische midtemporale Entladungen (rhythmisches temporales Theta der Schläfrigkeit). 29-jähriger Patient. Wach. Augen geöffnet. Diese monorhythmische, scharf konturierte Theta- und Beta-Aktivität ist ein normales Phänomen. Veränderungen mit durchgehend regelmäßiger Frequenz sind in der Regel nie klinisch relevant (Engel, 1984). Es besteht ein allenfalls minimaler morphologischer Unterschied zwischen dem rhythmischen temporalen Theta der Schläfrigkeit und den subklinischen rhythmischen elektroenzephalografischen Entladungen des Erwachsenen. Eichsignal 1 s, 100 μV.

Kapitel 5

Nicht epileptiforme Veränderungen

Posteriore und diffuse Delta-Aktivität

Arrhythmische unilaterale oder bilaterale Delta-Aktivität spiegelt in der Regel einen akuten oder subakuten Prozess wider. Bei Kindern kann sie in den posterioren Bereichen akzentuiert oder darauf beschränkt sein. Diese Regionalität markiert nicht unbedingt eine permanente posteriore strukturelle Läsion. Eine Möglichkeit ist das posteriore reversible Enzephalopathie-Syndrom (PRES).

Fokale Delta-Aktivität

Fokale Delta-Aktivität korreliert mit einem physiologischen, akuten Prozess im selben Bereich. Mögliche Ätiologien sind ein Trauma, ein akuter Infarkt, ein Abszess oder ein Tumor. Nach einem fokalen Anfall ist eine allmählich abklingende postiktale Delta-Aktivität möglich. Eine prominente regionale oder hemisphärische Delta-Aktivität findet sich bei hemiplegischer Migräne, sie klingt aber nach mehreren Tagen wieder ab. Bei Kindern führt ein dauerhafter Ventrikel-Shunt zu einer persistierenden parietalen Delta-Aktivität.

Bei Kleinkindern ist Delta-Aktivität persistierender, niederfrequenter, hochamplitudiger und mit größerem Feld vorhanden. In der akuten Phase ist eine starke Delta-Aktivität ohne prognostische Relevanz.

Exzessive Beta-Aktivität

Petersen und Eeg Olofsson (1971) ermittelten bei ihren 743 Kindern eine nur geringe Beta-Aktivität; die Amplitude erreichte nur bei 1% > 20 µV. Benzodiazepine und Barbiturate verstärken die Beta-Prominenz bei Kindern und Erwachsenen mit begleitender diffuser Theta-Aktivität. Auch ohne Medikamenteneinnahme können Kinder mit chronischen Enzephalopathien eine prominente Beta-Aktivität aufweisen (Spit und Storm van Leeuwen, 1963).

Triphasische Wellen

Bei Erwachsenen mit bewusstseinsstörender metabolischer Enzephalopathie können transient triphasische Wellen auftreten. Diese bilateral synchronen und symmetrischen Wellen beginnen und enden mit kleinen Aufwärtsablenkungen um eine prominente Abwärtsablenkung. Sie sind frontal (Fp1,2) am stärksten ausgeprägt und können anterior-posterior oder posterior-anterior schwächer ausgeprägt sein. Meist finden sie sich beim Leberkoma, können aber auch bei anderen metabolischen Enzephalopathien und epileptischer Enzephalopathie auftreten (Sundaram und Blume, 1987) und bei Demenz (Rae-Grant et al., 1987).

Anormale Schlafpotenziale

Zahlreiche Krankheiten reduzieren die Schlafpotenziale, vor allem Spindeln, und insbesondere bei Beteiligung der Kortizes oder des Thalamus. Abhängig vom Prozess ist eine bilaterale oder unilaterale Abschwächung möglich. Paradoxerweise korrelieren extreme Spindeln, die breiter verteilt und persistierender sind als normale Spindeln, mit den diffusen Enzephalopathien des Kindesalters (Gibbs und Gibbs, 1964).

5.1 NICHT EPILEPTIFORME VERÄNDERUNGEN BEI KINDERN

Diffuse und posteriore Delta-Aktivität (Abb. 5-1 bis 5-13)

- Eigenschaften der Delta-Aktivität bei Kindern im Vergleich zu Erwachsenen:
  - beim selben Insult höhere Amplitude und niedrigere Frequenz
  - variablere Menge und Lokalisation, die stärker von der Wachheit abhängen

- bei Kindern stärkerer Zusammenhang zwischen posteriorer Delta-Aktivität und diffusen Insulten als bei Erwachsenen
- Abschwächung, Verschwinden oder kein Einfluss von Augenöffnen auf Delta-Aktivität

Fokale Delta-Aktivität (Abb. 5-14 bis 5-21, 5-25, 5-30 und 5-31)

- Kinder < 5 Jahre:
  - bei jüngeren Kindern niedrigere Frequenz und höhere Amplitude als bei älteren Kindern
  - Persistenz bei Wachheit und Schlaf
- ältere Kinder und Erwachsene:
  - 0,5–3 Hz, arrhythmisch
  - immer Assoziation mit Theta-Aktivität und/oder reduzierter Hintergrundaktivität

Reduzierte Aktivität (Abb. 5-22 bis 5-24, 5-26, 5-29)

- fehlende oder minimale normale Aktivität jeder Form, außer niedrigamplitudiger arrhythmischer Delta-Aktivität
- diffus, hemisphärisch oder regional
- bei diffusem Vorliegen schlechte Heilungsprognose bei akuter Erkrankung, sofern nicht:
  - eine erhebliche Menge von Beruhigungsmitteln gegeben wurde
  - metabolische oder elektrolytische Störungen vorliegen
  - das EEG unmittelbar postiktal abgeleitet wurde
- bei hemisphärischem oder regionalem Vorliegen schlechte funktionelle Prognose, sofern nicht unmittelbar postiktaler Zustand

Bilateral fehlende Alpha-Aktivität (Abb. 5-27)

- bei kongenitaler Blindheit
- oft okzipitale Spitzen

Oligorhythmie (Abb. 5-28)

- fehlende normal reichhaltige Mischung der Wellenformen beim Kind
- vorherrschende Theta-Aktivität
- Muster der Wachheit (nicht der Müdigkeit)
- Assoziation mit schwerer, diffuser, nicht progressiver Enzephalopathie

Beta-Aktivität (Abb. 5-32 und 5-33)

- meist bei entsprechender Medikation
- ohne Medikamente klinisch relevant, wenn > 20 μV
- ohne Medikamente Assoziation mit chronischer Enzephalopathie
- bei Kindern < 5 Jahre maximale Ausprägung posterior
- bei Kindern > 6 Jahren maximale Ausprägung anterior

Asymmetrische Spindeln (Abb. 5-34 und 5-35)

- konsistent, daher keine wechselnde Asymmetrie
- Beurteilung am besten bei ipsilateraler Ohrreferenz, bipolarer Montage

Fehlende Spindeln (Abb. 5-36)

- in keinem Schlafstadium Spindeln vorhanden
- Assoziation mit diffuser degenerativer (z. B. Alzheimer-Krankheit) oder metabolischer Enzephalopathie

Extreme Spindeln (Abb. 5-37 und 5-38)

- weite Ausdehnung
- Persistenz
- hohe Amplitude
- kognitive Beeinträchtigung

5.2 NICHT EPILEPTIFORME VERÄNDERUNGEN BEI ERWACHSENEN

Anormale Alpha-Aktivität und symmetrisches Photic Driving (Abb. 5-39 bis 5-41)

- Seitenunterschied von 50%
- Persistenz in der gesamten Registrierung
- Beurteilung in der ipsilateralen Ohrreferenz oder Durchschnittsreferenz
- Suche nach Frequenzasymmetrie; auf anormaler Seite geringer
- Suche nach asymmetrischer Reaktivität; auf anormaler Seite geringer

Asymmetrische µ- und Beta-Aktivität (Abb. 5-42)

- bei asymmetrischer µ-Aktivität auf der Seite mit der geringeren Aktivität Funktionsstörung, sofern kein Schädeldefekt, Persistenz und assoziierte Beta-Reduktion
- bei persistierender asymmetrischer Beta-Aktivität in der Regel Funktionsstörung auf der Seite mit der geringeren Aktivität

Regionale Abschwächung (Abb. 5-39, 5-43 bis 5-51)

- liegt über dem Zentrum der Funktionsstörung oder Läsion
- besseres Lokalisierungsmerkmal als assoziierte Delta-Aktivität
- bedeutet eine schwerere Funktionsstörung als eine regionale Delta-Aktivität
- entgeht oft den Kopfhautelektroden
- schwierigere Beurteilung in Bereichen mit normalerweise niedrigamplitudigen Rhythmen, z. B. frontal

Asymmetrische Schlafspindeln

- unterscheiden eine persistierende (anormale) von einer wechselnden (normalen) Asymmetrie
- ein Mengenunterschied > 50 % bedeutet eine ipsilaterale Funktionsstörung der thalamokortikalen Signalwege

Knochenlückenrhythmus: Breach Rhythm (Abb. 5-52 bis 5-55)

- akzentuierte Beta- und Theta-Aktivität in zentralen, parietalen und frontalen Bereichen
- Abschwächung der zentralen Rhythmen, wie µ-Aktivität, bei Extremitätenbewegungen
- außerordentlich steiles Feld, daher Akzentuierung in bipolaren Ableitungen.
- steile negative Wellenkomponenten
- bei posteriorem Defekt erhöhte Amplitude der Alpha-Aktivität

Regionale Delta-Aktivität (Abb. 5-56 bis 5-76, 5-79 bis 5-81)

- arrhythmische Wellen mit einer Frequenz von 0,5–3 Hz
- im Läsionsbereich am langsamsten, wenigsten reaktiv, keine überlagernde schnellere Frequenz
- variable Persistenz, bei akuten Läsionen ausgeprägter
- bei Augenöffnung stärkere Abschwächung der posterioren als der anterioren Delta-Aktivität
- fast immer anormale Hintergrundaktivität im selben Bereich – Abschwächung oder exzessive Theta-Aktivität. Falls nicht, Verdacht auf Artefakt
- stärkere Störung der Alpha-Aktivität durch posteriore als durch anteriore Delta-Aktivität
- möglicherweise Auftreten begrenzt auf Müdigkeit, leichten Schlaf oder Hyperventilation

Biokzipitale Delta-Aktivität (Abb. 5-77)

- postiktal nach generalisiertem tonisch-klonischem Anfall
- Alpha-Aktivität erhalten oder geringfügig verlangsamt

Intermittierende rhythmische Delta-Aktivität (IRDA) (Abb. 5-67, 5-76, 5-78 bis 5-81)

- rhythmische Delta-Aktivität mit einer Frequenz von 1–3 Hz
- Bursts oder kurze Serien
- weite Ausdehnung
- meist anteriores Maximum
- bei diffusen Enzephalopathien, einschließlich postiktal
- nicht lokalisierend, aber bei anterioren Läsionen häufiger als bei posterioren
- gleichzeitige regionale und fokale Delta-Aktivität möglich

Fokale und regionale Theta-Aktivität (Abb. 5-82 bis 5-86)

- persistierende Lateralisierung in eine Hemisphäre oder in einer Region als Zeichen einer umschriebenen Funktionsstörung
- geringere Störung der Hintergrundaktivität als durch regionale Delta-Aktivität
- evtl. keine Reaktion auf Öffnen der Augen oder Erhöhen der Aufmerksamkeit
- evtl. Auftreten nur reaktiv und bei Müdigkeit

Langsame Hintergrundaktivität oder diffuse Theta-Aktivität

- Müdigkeit als Ursache ausschließen
- posteriorer Rhythmus mit einer Frequenz von 7–8 Hz
- Zunahme der diffusen Theta-Aktivität
- oft leichte links temporale Akzentuierung der Theta-Aktivität bei diffuser Zunahme; kein Zeichen einer fokalen Läsion
- häufig durch Medikamente oder Stoffwechselstörungen
- bei medikamentöser Ursache oft Kombination mit diffus exzessiver Beta-Aktivität

Medikamenteneffekte (Beta-Aktivität) (Abb. 5-87)

- durch Benzodiazepine und Barbiturate
- Kombination mit Hintergrundaktivität zu spitzen Wellen
- Auslösung epileptiformer Entladungen durch Medikamente, wie Clozapin, Lithium

Diffuse und bilaterale arrhythmische Delta-Aktivität (Abb. 5-88 und 5-89)

- kontinuierliche arrhythmische diffuse Wellen mit einer Frequenz von 0,5–3 Hz
- Ersatz von Alpha-Aktivität durch Theta-Aktivität als schnellste Hintergrundaktivität
- Schweregrad umgekehrt proportional zur Frequenz der Delta-Aktivität, Reaktivität auf afferente Reize und Frequenz der Hintergrundaktivität
- Schweregrad und / oder Akuität direkt proportional zur Persistenz

Triphasische Wellen und diffuse Delta-Aktivität (Abb. 5-90)

- Metabolische Enzephalopathie
- Demenz

Demenz (Abb. 5-89, 5-91 bis 5-97)

- diffuse Delta-Aktivität
- Spitzen: multifokale, bilateral synchrone, periodische oder aperiodische
- triphasische Wellen
- Korrelation zwischen Geschwindigkeit des kognitiven Verfalls und Ausprägung der EEG-Veränderungen

LITERATUR

Arenas AM, Brenner RP, Reynolds CF III. Temporal slowing in the elderly revisited. *AM J EEG Technol.* 1986; 26: 105–114.

Burger LJ, Rowan AJ, Goldensohn ES. Creutzfeldt-Jakob disease. *Arch Neurol.* 1972; 26: 428–433.

Cobb WA, Guiloff RJ, Cast J. Breach rhythm. The EEG related to skull defects. *Electroencephalogr Clin Neurophysiol* 1979; 47: 251–271.

Eeg-Olofsson O. The development of the electroencephalogram in normal children from the age of 1 through 15 years. *Neuropadiatrie.* 1971; 2: 405–426.

Gibbs FA, Gibbs EL. *Atlas of Electroencephalography. Vol 3: Reading,* PA: Addison Wesley; 1964; 12–14.

Petersen I, Eeg Olofsson O. Development of the EEG in normal children from age 1 to 15 years. *Neuropädiatrie.* 1971; 2: 247–304.

Rae-Grant A, Blume W, Lau C, et al. The electroencephalogram in Alzheimer-type dementia: A sequential study correlating the electroencephalogram with psychometric and quantitative pathological data. *Arch Neurol.* 1987; 44: 50–54.

Spit JM, Storm van Leeuwen W. The relation between beta activity and cerebral atrophy. *Electroencephalogr Clin Neurophysiol.* 1963; 15: 344(P).

Sundaram M, Blume WT. Triphasic waves: Clinical correlates and morphology. *Can J Neurol Sci.* 1987; 14 (2): 136–140.

Zifkin BG, Cracco RQ. An orderly approach to the abnormal EEG. In: Daly DD, Pedley TA, eds. *Current Practice of Clinical Electroencephalography.* New York: Raven Press, 1990: 253–267.

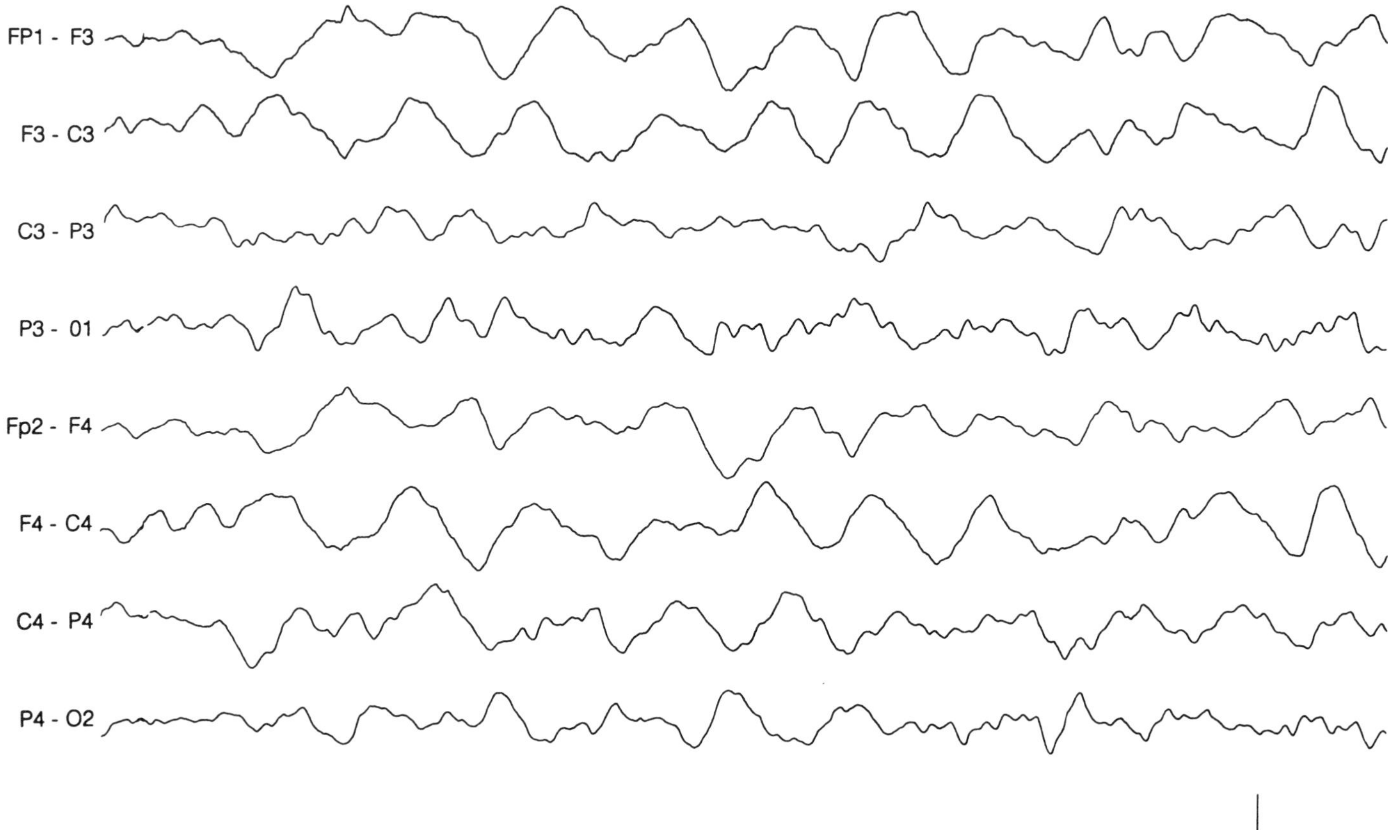

Abb. 5-1: Generalisierte Delta-Aktivität. Dreijähriger Patient. Leicht müde. Diese Registrierung erfolgte vier Stunden nach einem generalisierten Anfall unbekannter Dauer. Bei Kleinkindern kann nach einem derartigen Anfall für mehrere Stunden eine ausgeprägte generalisierte Delta-Aktivität persistieren. Anschließend persistiert sie für bis zu sieben bis zehn Tage mit allmählicher Abschwächung. Bei Säuglingen und Kleinkindern ist die postiktale Delta-Aktivität ausgeprägter und dauert länger als bei älteren Kindern und Erwachsenen. Jenseits der ersten Lebensmonate ist eine derartige Delta-Aktivität mit einer Frequenz von 1–1,5 Hz ohne begleitende Theta-Aktivität in allen Altersgruppen kein bei Müdigkeit normales Muster. Eichsignal 1 s, 300 μV.

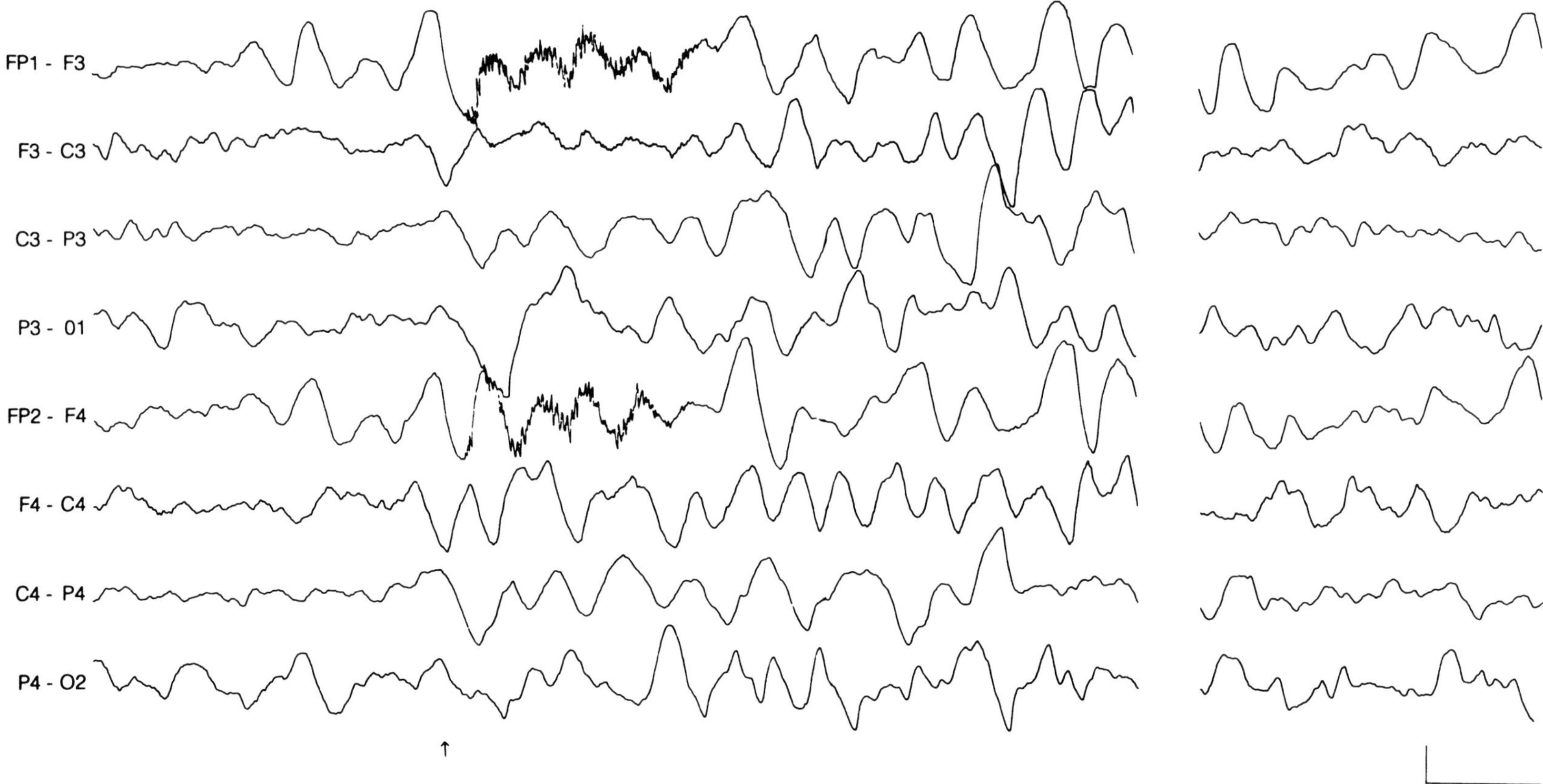

Abb. 5-2: Effekt von Außenreizen auf die Ausprägung der Delta-Aktivität. 16 Monate alter Patient. Wach. Die Delta-Aktivität kann durch Außenreize abgeschwächt oder verstärkt werden (↑). In diesem Fall verstärkt der passive Augenschluss die Delta-Aktivität vermutlich eher durch die Reizung des Patienten statt durch den Augenschluss an sich, da Delta-Aktivität bei weiterhin passivem Augenschluss abnimmt und er sich nicht mehr sträubt (rechtes Segment). Die Augmentation ist zu abrupt, als dass daran eine Hyperventilation beteiligt sein könnte. Die variable Ausprägung der Delta-Aktivität abhängig vom Wachheitsgrad ist beim Vergleich mehrerer EEGs wichtig. Eichsignal 1 s, 200 μV.

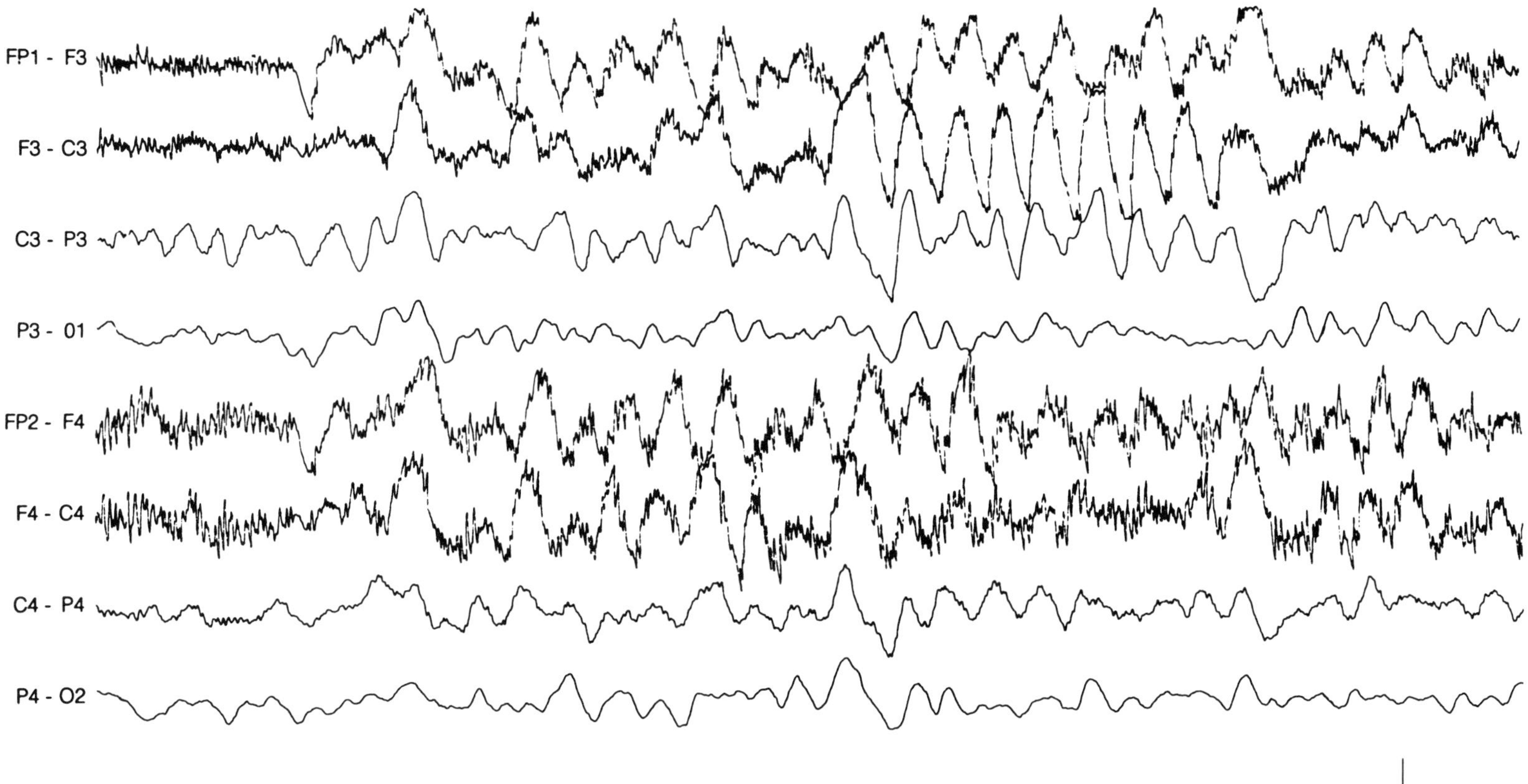

Abb. 5-3: Diffuse rhythmische Delta-Aktivität. Sieben Monate alter Patient. Wach. Bei diesem Patienten, bei dem drei Wochen vor dieser Registrierung ein Tumor aus der Fossa posterior partiell entfernt worden war, besteht in beiden Hemisphären eine exzessive hochamplitudige rhythmische Delta-Aktivität. Der rechtsseitige ventrikuloperitoneale Shunt, der aufgrund eines Hydrozephalus eine Woche vor der Dekompression der Fossa posterior eingesetzt wurde, funktionierte nicht und war vermutlich für die exzessive Delta-Aktivität verantwortlich. Im 1., 2., 5. und 6. Kanal besteht ein Muskelartefakt. Eichsignal 1 s, 100 μV.

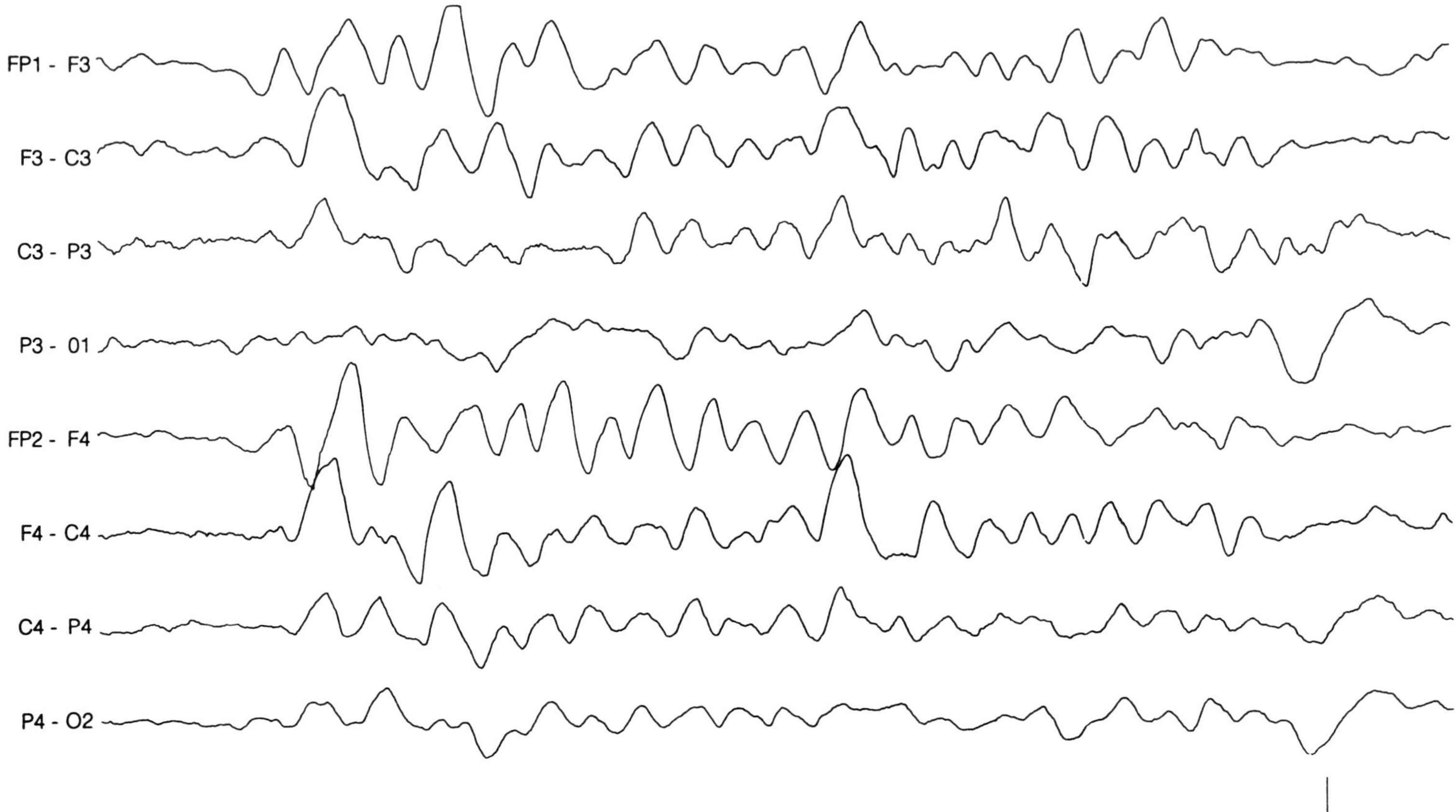

Abb. 5-4: Diffuse rhythmische Delta-Aktivität. Sieben Monate alter Patient. Müde. Dieselbe Registrierung wie in Abbildung 5-3. Die anormale rhythmische Delta-Aktivität persistiert bei Müdigkeit. Dabei würde es sich schon allein deswegen um ein anormales Muster bei Müdigkeit handeln, weil (a) die durchschnittliche Frequenz für stärker persistierende mittel- bis hochamplitudige Müdigkeitsmuster, die eine Frequenz von 4–5 Hz erreichen, zu niedrig ist und (b) diese Serie von Delta-Aktivität für einen Burst bei Müdigkeit zu lange dauert. Eine leichte Zunahme von niedrigamplitudiger Delta-Aktivität mit dieser Frequenz ist bei Müdigkeit in diesem Alter normal. Eichsignal 1 s, 150 μV.

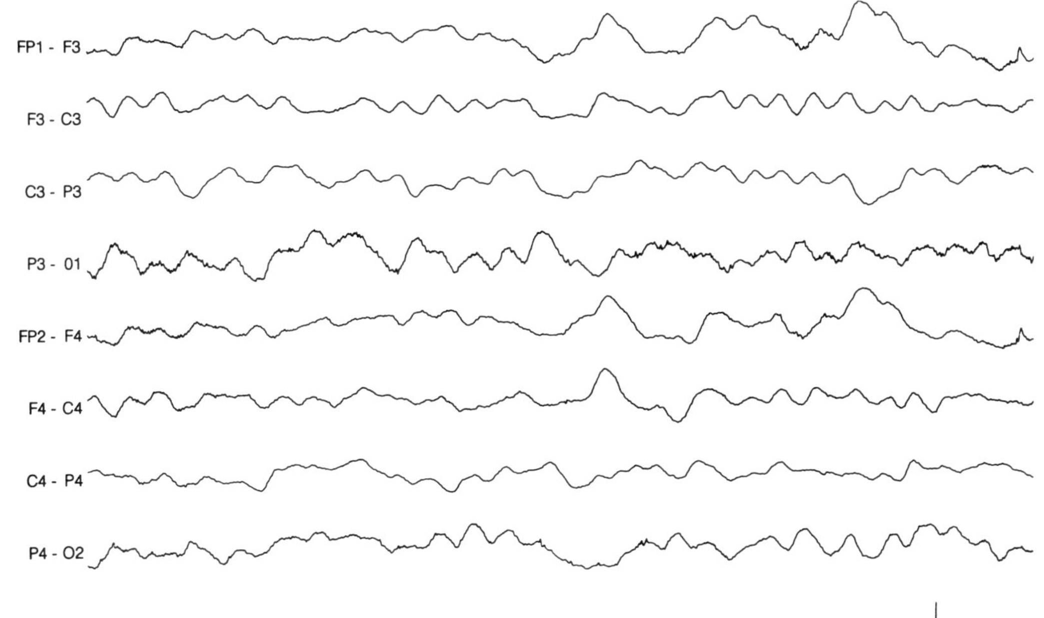

Abb. 5-5a. Delta-Aktivität und reduzierte Aktivität. Fünfjähriger Patient. Sopor. Neben der für das Alter zu ausgeprägten Delta-Aktivität besteht eine Verarmung an anderen Rhythmen. Dazu tragen vermutlich sowohl die Haemophilus-influenzae-Meningoenzephalitis als auch der Grand-mal-Anfall des Patienten mit einer Dauer von einer Minute bei. Eichsignal 1 s, 100 μV.

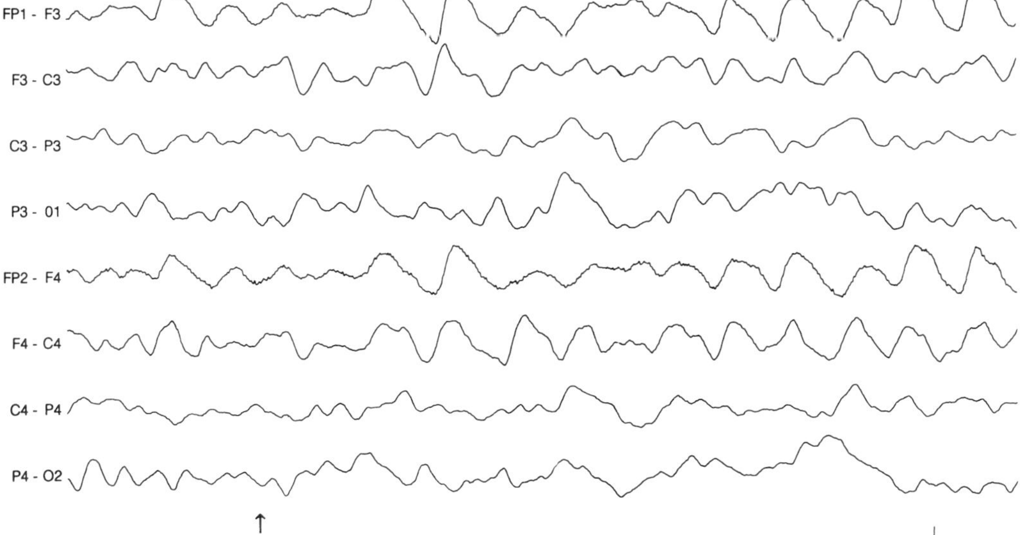

Abb. 5-5b. Diffuse Delta-Aktivität: Arousal-Effekt. Fünfjähriger Patient. Sopor. Dieselbe Registrierung wie in Abbildung 5-5a. Beachte auch hier, wie der äußere Reiz (↑) die Ausprägung der Delta-Aktivität verstärkt. Eichsignal 1 s, 100 μV.

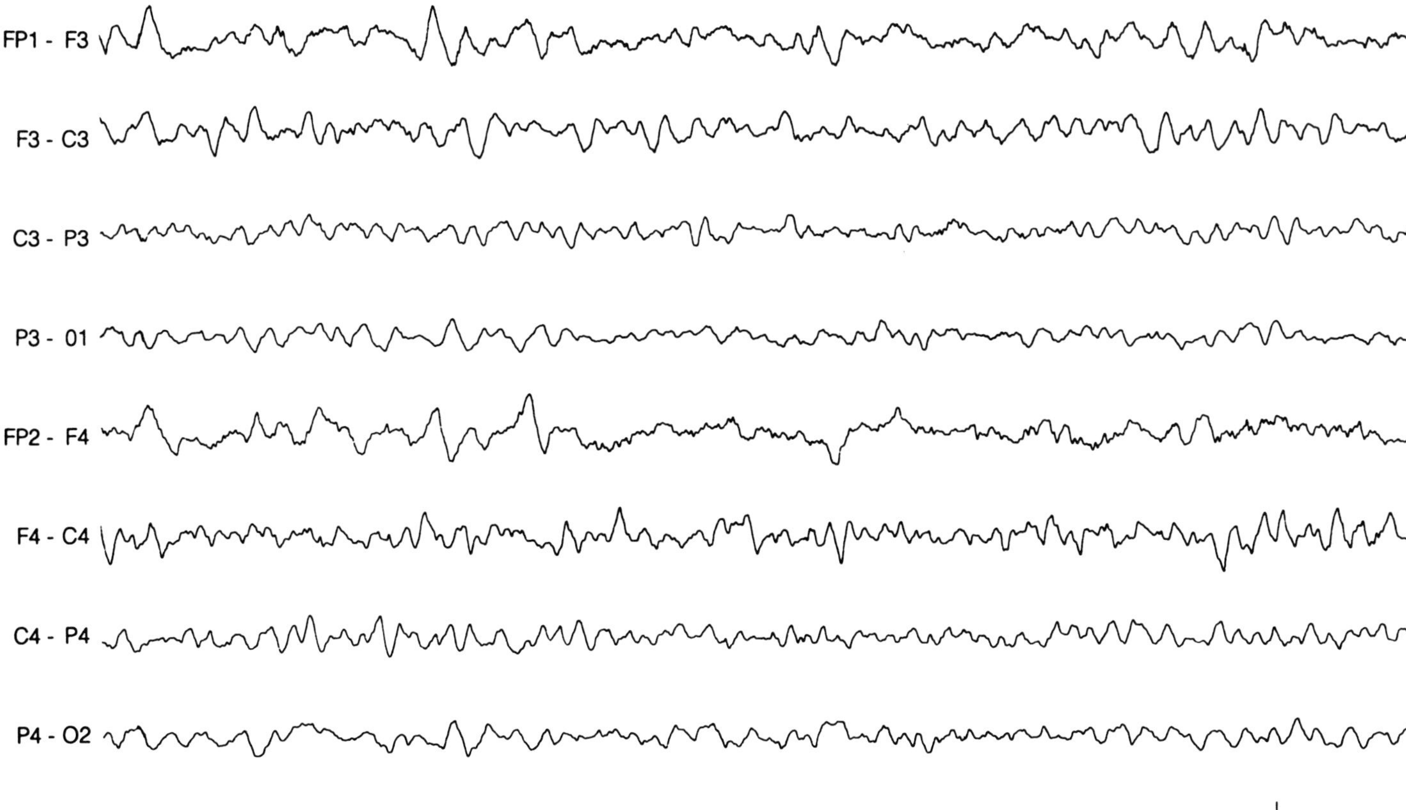

Abb. 5-6: Vier Wochen später. Fünfjähriger Patient. Wach. Augen geschlossen. Derselbe Patient wie in Abbildung 5-5. Der Patient hatte sich klinisch verbessert, allerdings auf dem Leistungsniveau eines Dreijährigen. An beiden Beinen bestand ein erhöhter Tonus. Das EEG hat sich deutlich gebessert, allerdings mit langsamer Hintergrundaktivität und leicht exzessiver diffuser Theta-Aktivität mit bilateral frontalem Maximum. Eichsignal 1 s, 70 μV.

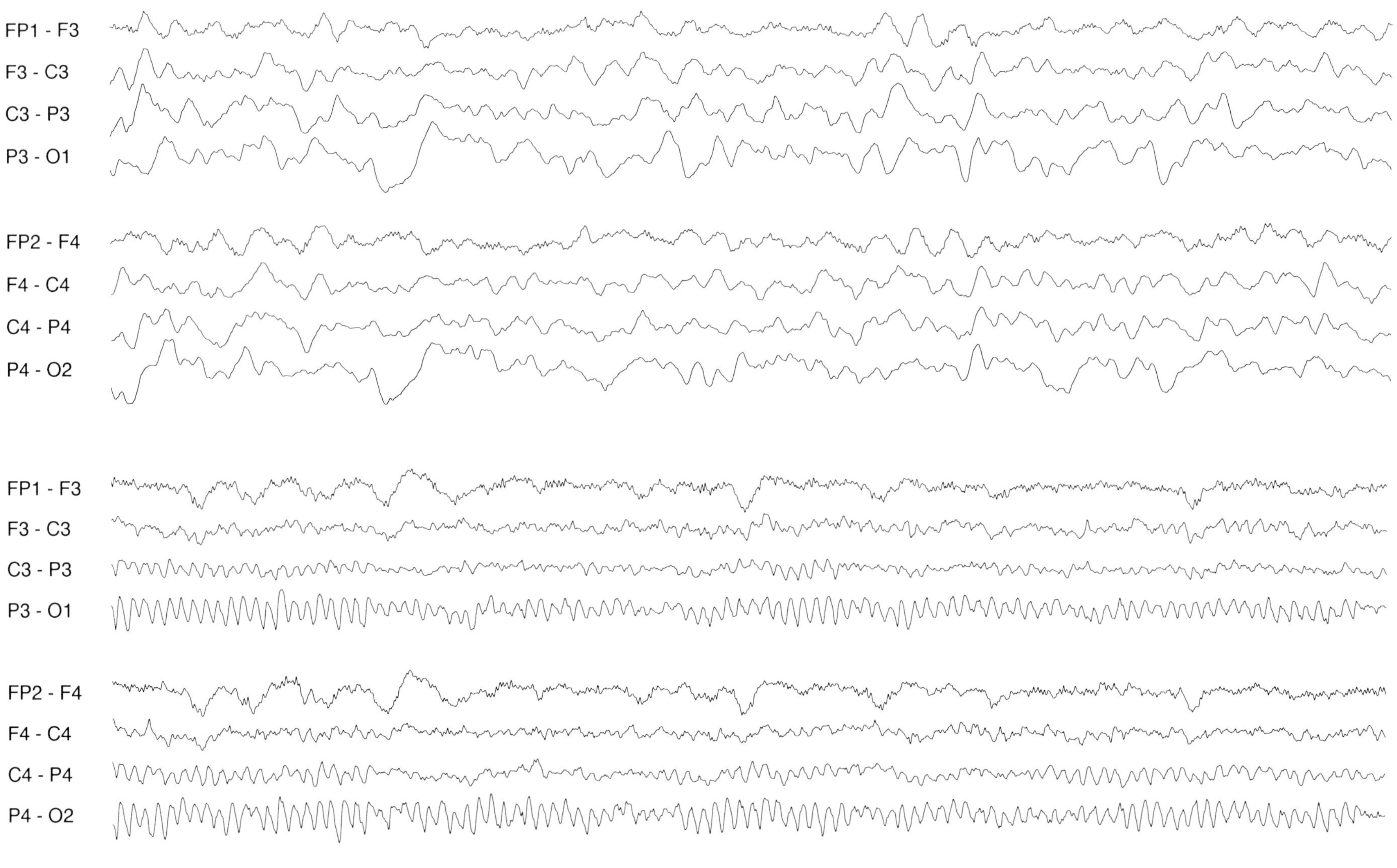

Abb. 5-7: Migräne mit Verwirrtheitszustand und Erholung. 13-jähriger Patient. Wach. Augen geschlossen. Die oberen acht Kanäle zeichnen den Verwirrtheitszustand mit posteriorem Maximum auf, wobei der migränöse Kopfschmerz für die diffuse Delta-Aktivität verantwortlich ist. Die unteren acht Kanäle, die sieben Wochen später registriert wurden, zeigen bei vollständiger klinischer Erholung ein normales EEG. Eichsignal 1 s, 70 μV.

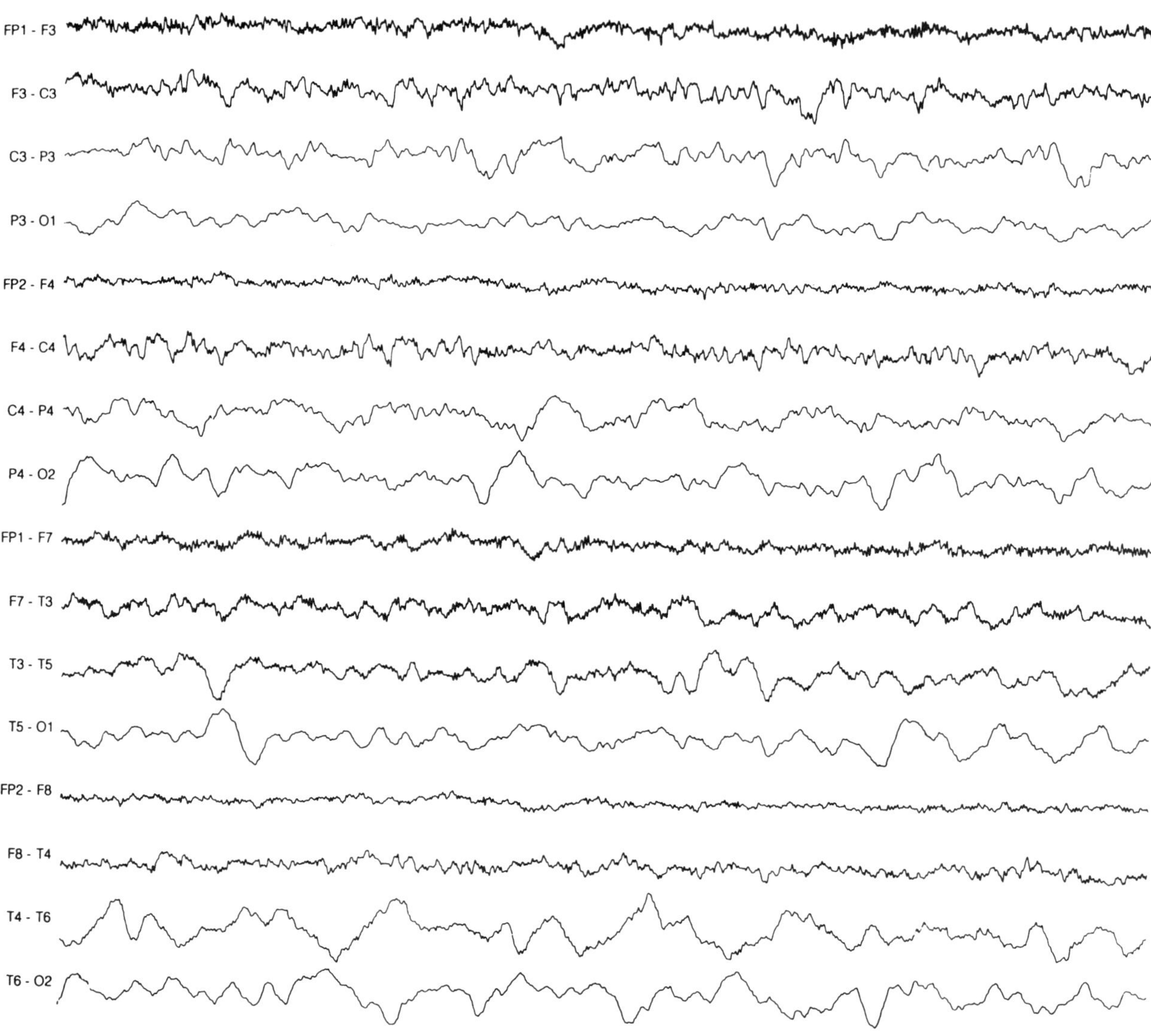

Abb. 5-8: Posteriore Delta-Aktivität. Dreijähriger Patient. Wach. Zu dieser anormalen Delta-Aktivität, die bilateral in den posterioren Bereichen zu erkennen ist, tragen vermutlich sowohl der generalisierte Anfall vor 16 Stunden als auch das leichte Schädeltrauma vor einer Woche bei. Die linksseitig etwas stärkere Ausbreitung nach anterior beruht am ehesten darauf, dass der Grand-mal-Anfall mit rechtsseitigem Zucken begann. Bei Kindern ist eine posteriore oder posterior akzentuierte Delta-Aktivität bei diffuser Gehirnschädigung nicht ungewöhnlich. Daher zeigt bilaterale Delta-Aktivität in der akuten Phase nicht unbedingt posteriore zerebrale Läsionen an. Eichsignal 1 s, 150 μV.

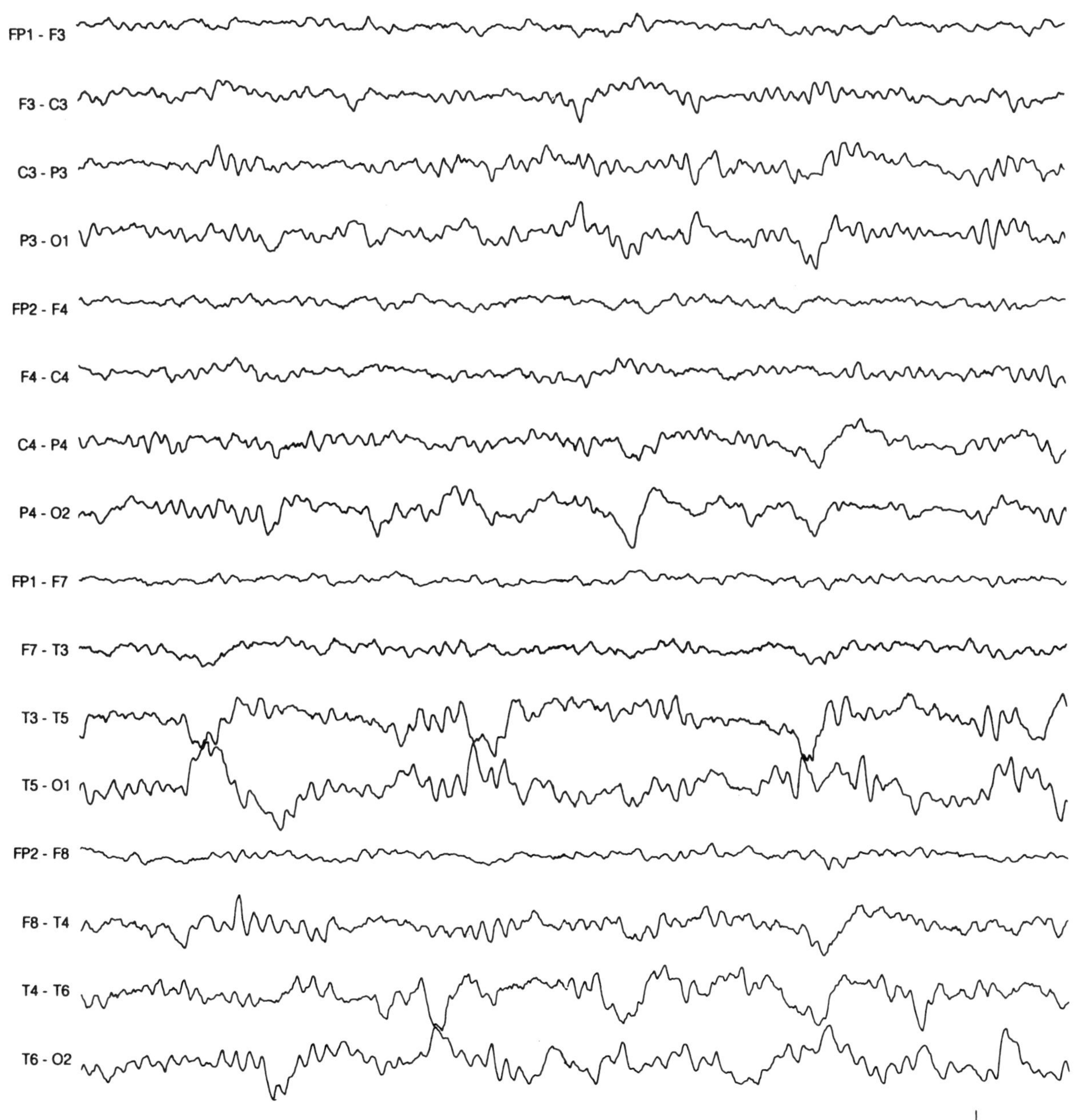

Abb. 5-9: Posteriore Delta-Aktivität. Dreijähriger Patient. Leichter Schlaf. Dieselbe Registrierung wie in Abbildung 5-8. Die posteriore Delta-Aktivität ist verstärkt und trägt zu einem anormalen Muster im leichten Schlaf bei. Ebenfalls anormal ist die fehlende zusätzliche Veränderung der Registrierung beim Übergang vom Wachzustand in den leichten Schlaf, z.B. in Form von Vertex-Wellen oder Spindeln, als Zeichen eines diffusen Prozesses. Eichsignal 1 s, 100 µV.

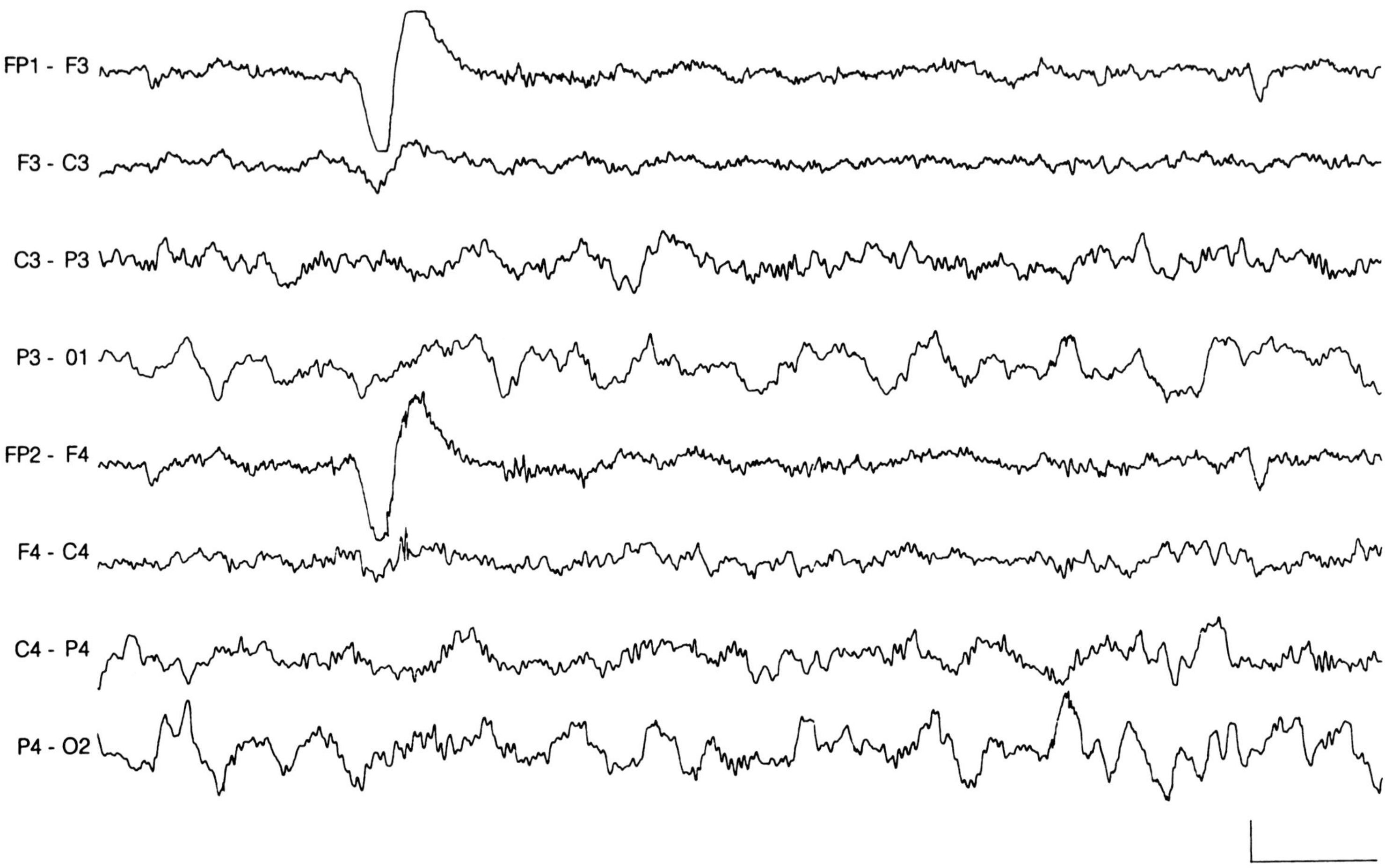

Abb. 5-10: Posteriore Delta-Aktivität. Neunjähriger Patient. Wach. Augen geöffnet. Exzessive posteriore Delta-Aktivität bei einem älteren Kind. Eichsignal 1 s, 100 μV.

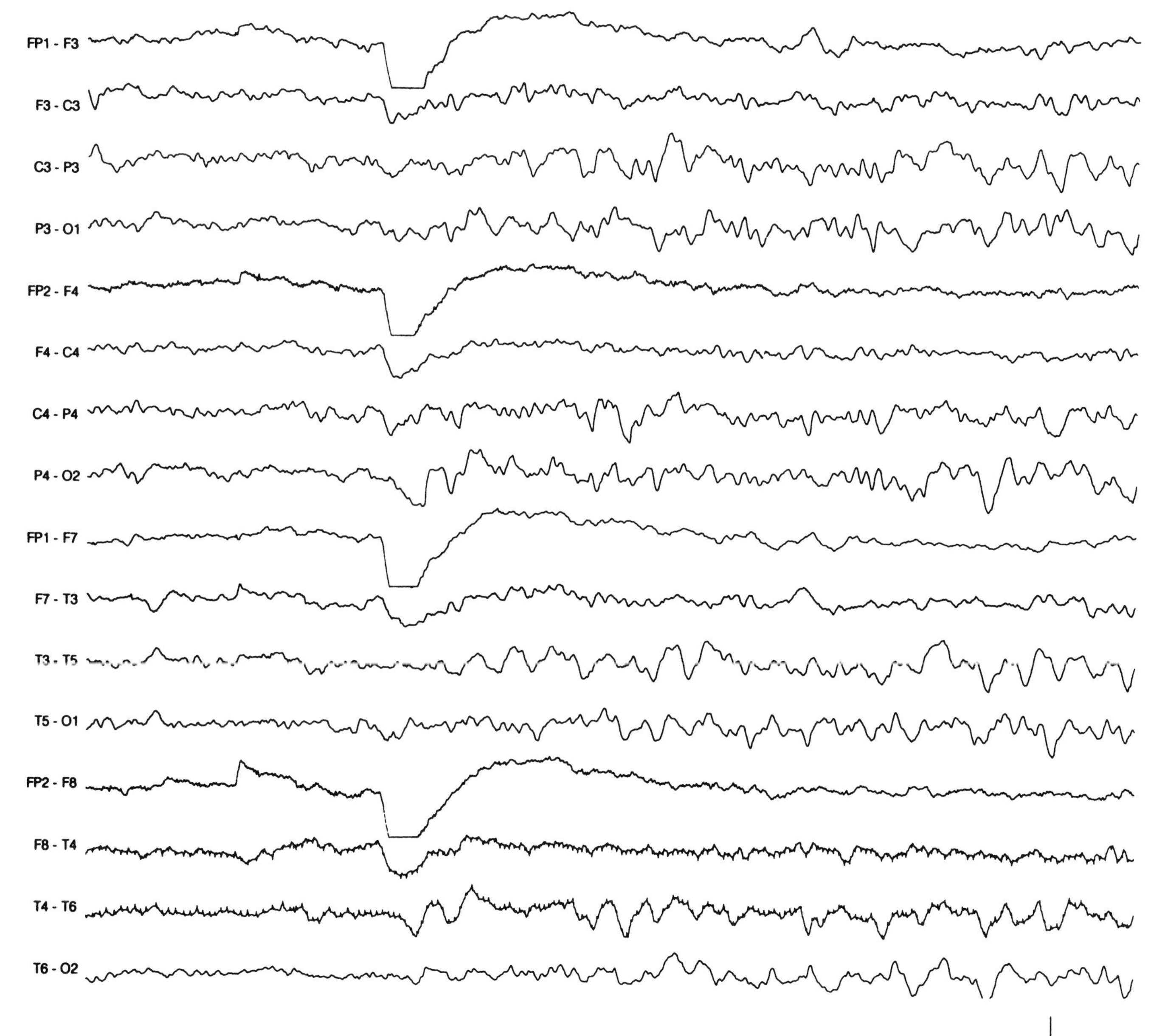

Abb. 5-11: Posteriore Delta-Aktivität: Akzentuierung bei Augenschluss. Neunjähriger Patient. Posteriore Veränderungen können bei geschlossenen Augen zunehmen, wie es das Lidschlussartefakt in den frontopolaren Ableitungen belegt. Eichsignal 1 s, 100 μV.

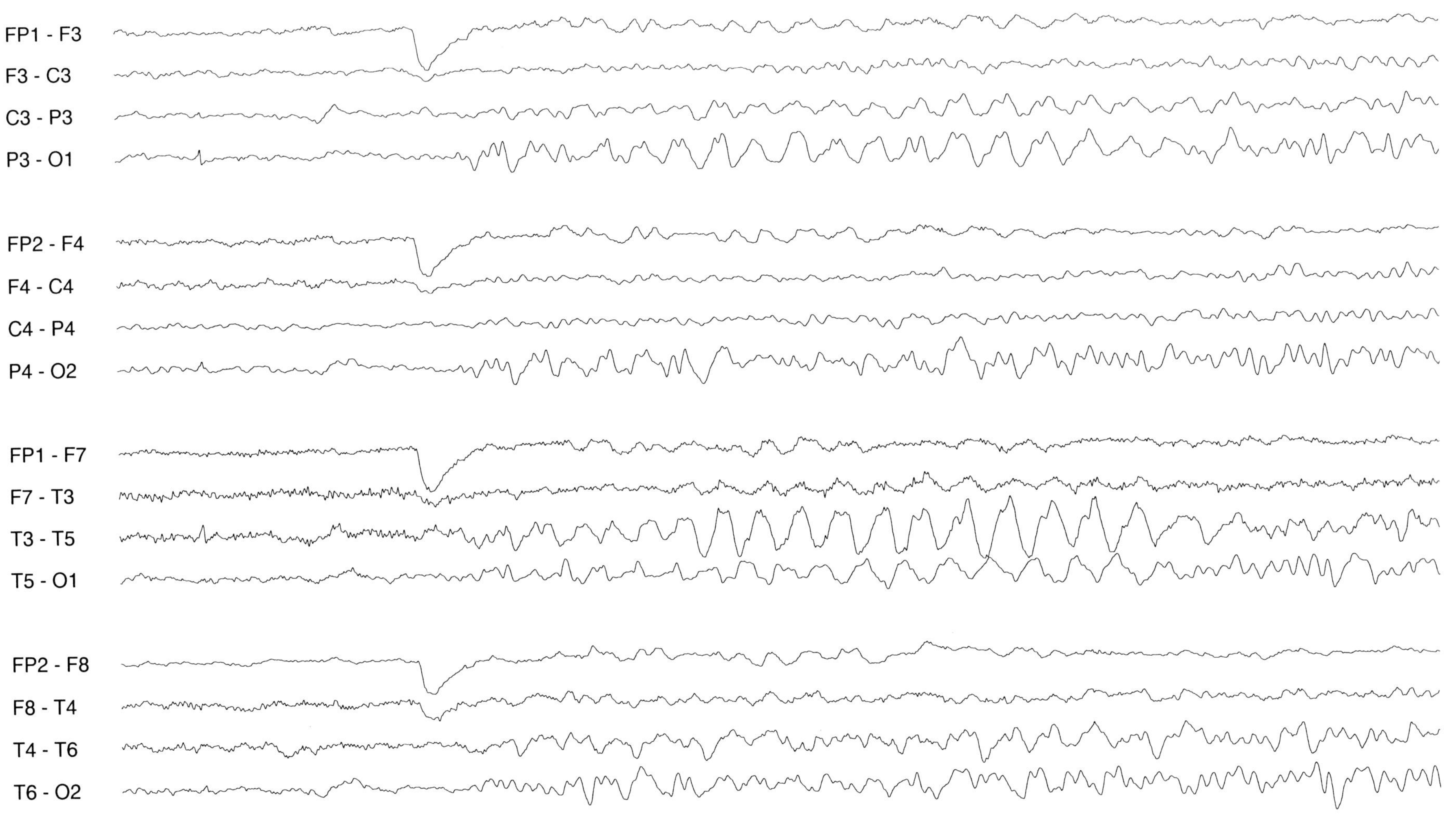

Abb. 5-12: Posteriore rhythmische Wellen. Achtjähriger Patient. Wach. Lidschluss. Da derartige rhythmische Wellen auch bei normalen Kindern beschrieben wurden (Eeg-Olofsson, 1971), liefern diese Daten nur einen geringen Anhalt dafür, dass der klinische Eindruck, wonach es sich bei der Blickstarre des Patienten um epileptische Anfälle handelt, zutrifft. Derartige rhythmische Wellen können Spitze-Welle-Komplexen entsprechen, nach denen in einer ipsilateralen Ohrreferenzmontage, durch Hyperventilation, Fotostimulation und Schlaf gesucht werden. Die rhythmische Morphologie dieser langsamen Wellen und die für das Alter normale Alpha-Aktivität legen nahe, dass die linksseitige Dominanz kein Hinweis auf eine fokale Läsion ist. Eichsignal 1 s, 200 μV.

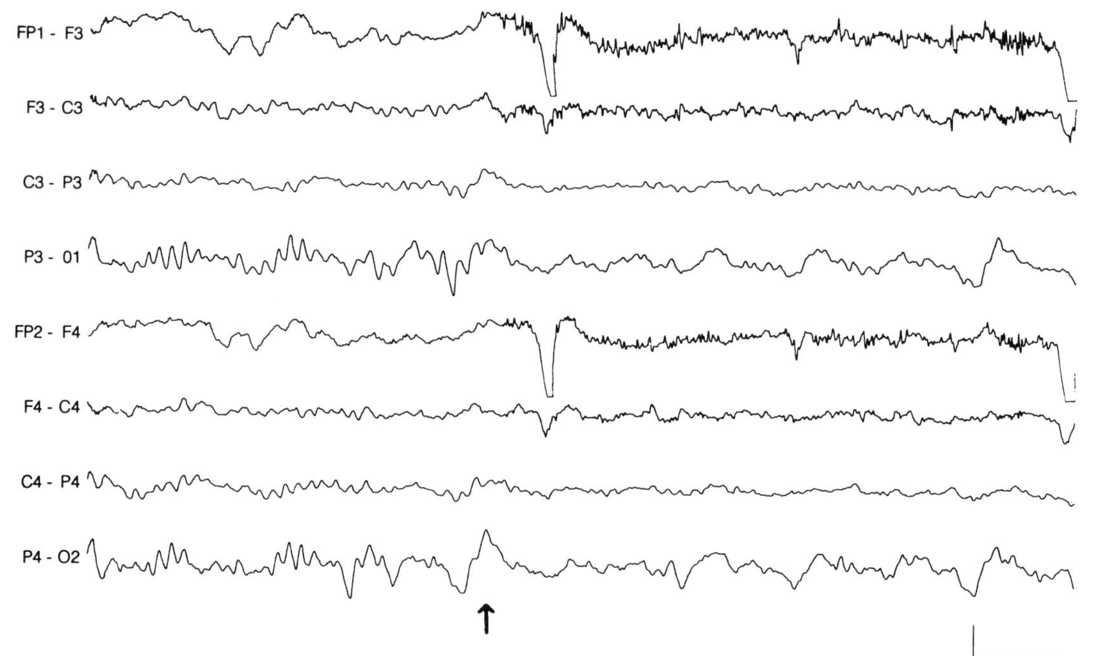

Abb. 5-13a. Normale posteriore Delta-Aktivität: Verstärkung beim Öffnen der Augen (↑). Siebenjähriger Patient. Wach. Bei manchen Kindern wird die Delta-Aktivität bei Abschwächung der Alpha-Aktivität nicht nur deutlicher, sondern nimmt sogar zu. Eichsignal 1 s, 100 μV.

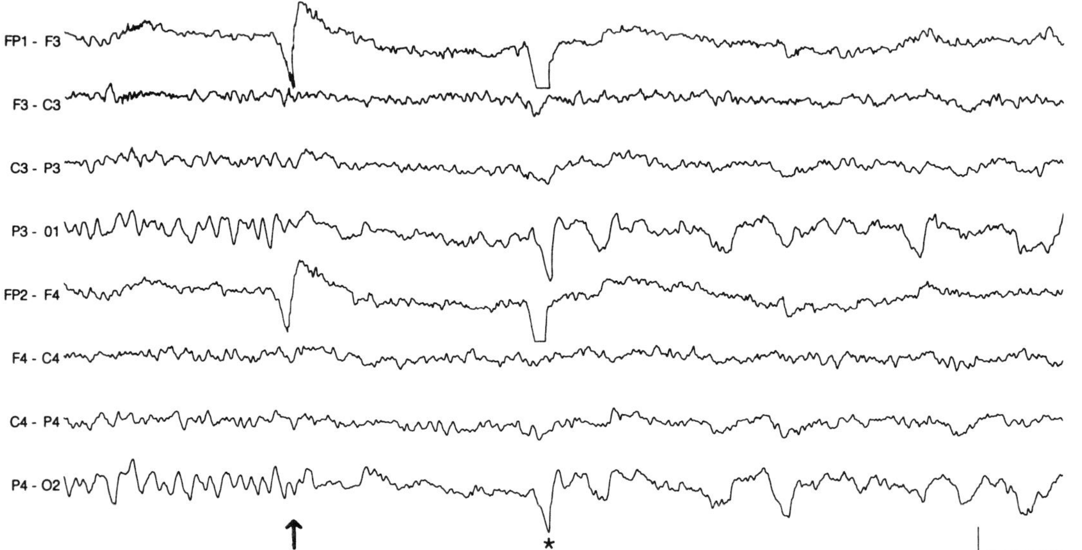

Abb. 5-13b. Normale Delta-Aktivität und transiente langsame Welle (*). Siebenjähriger Patient. Wach. Bei geöffneten Augen besteht posterior Delta-Aktivität (↑), vor deren Zunahme unmittelbar eine posteriore transiente langsame Welle auftritt; ein bei Kindern normales Phänomen bei Augenbewegungen. Schlechter definierte Formen derartiger Transienten tragen zur Delta-Aktivität bei geöffneten Augen bei. Eichsignal 1 s, 100 μV.

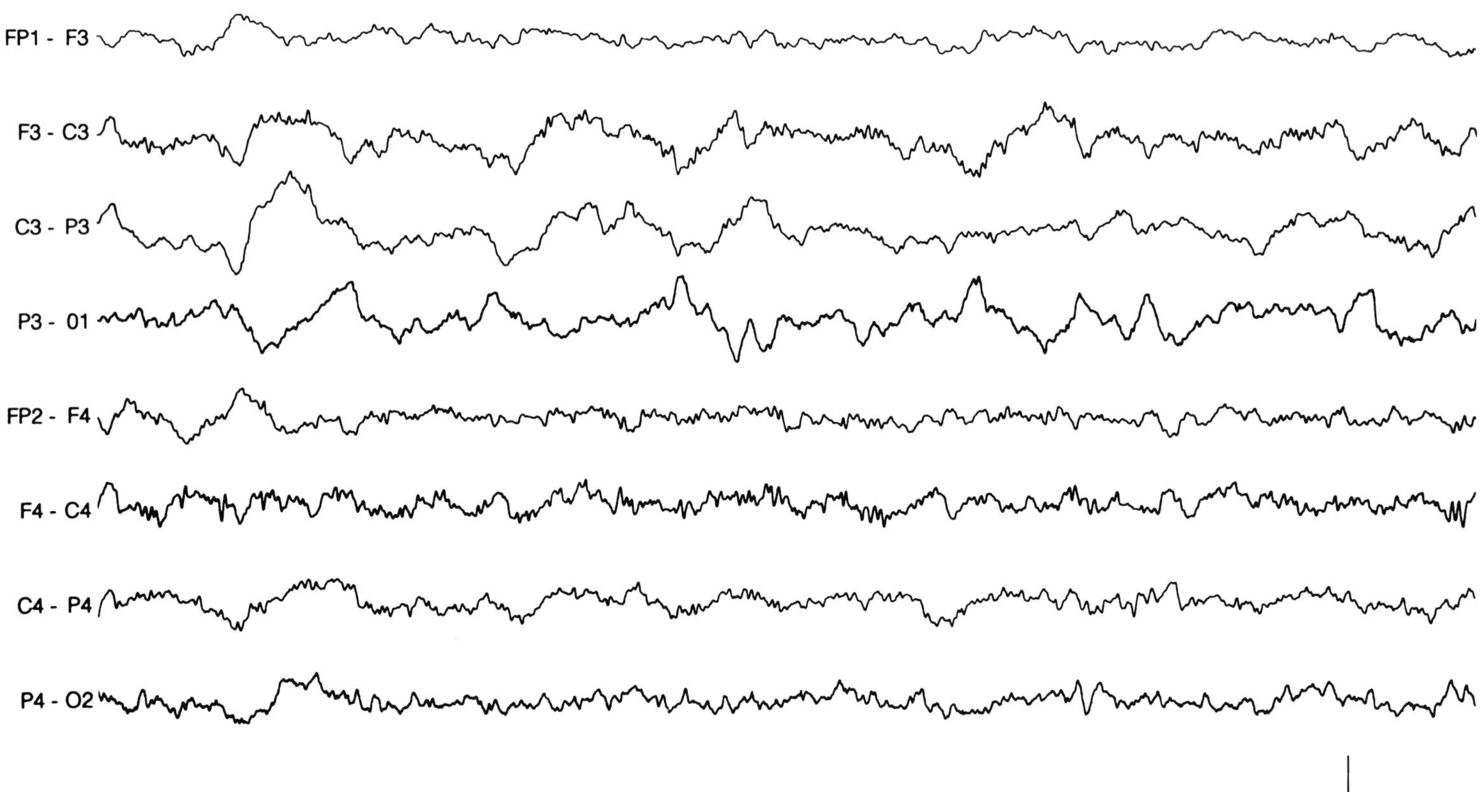

Abb. 5-14: Links zentroparietale und diffuse Delta-Aktivität. 15-jähriger Patient. Somnolent. Rhythmische, mittelamplitudige, links zentroparietale (C3–P3) Delta-Aktivität mit einer Frequenz von 0,5–1 Hz und niedrigamplitudiger diffuser Delta-Aktivität. Eichsignal 1 s, 50 μV.

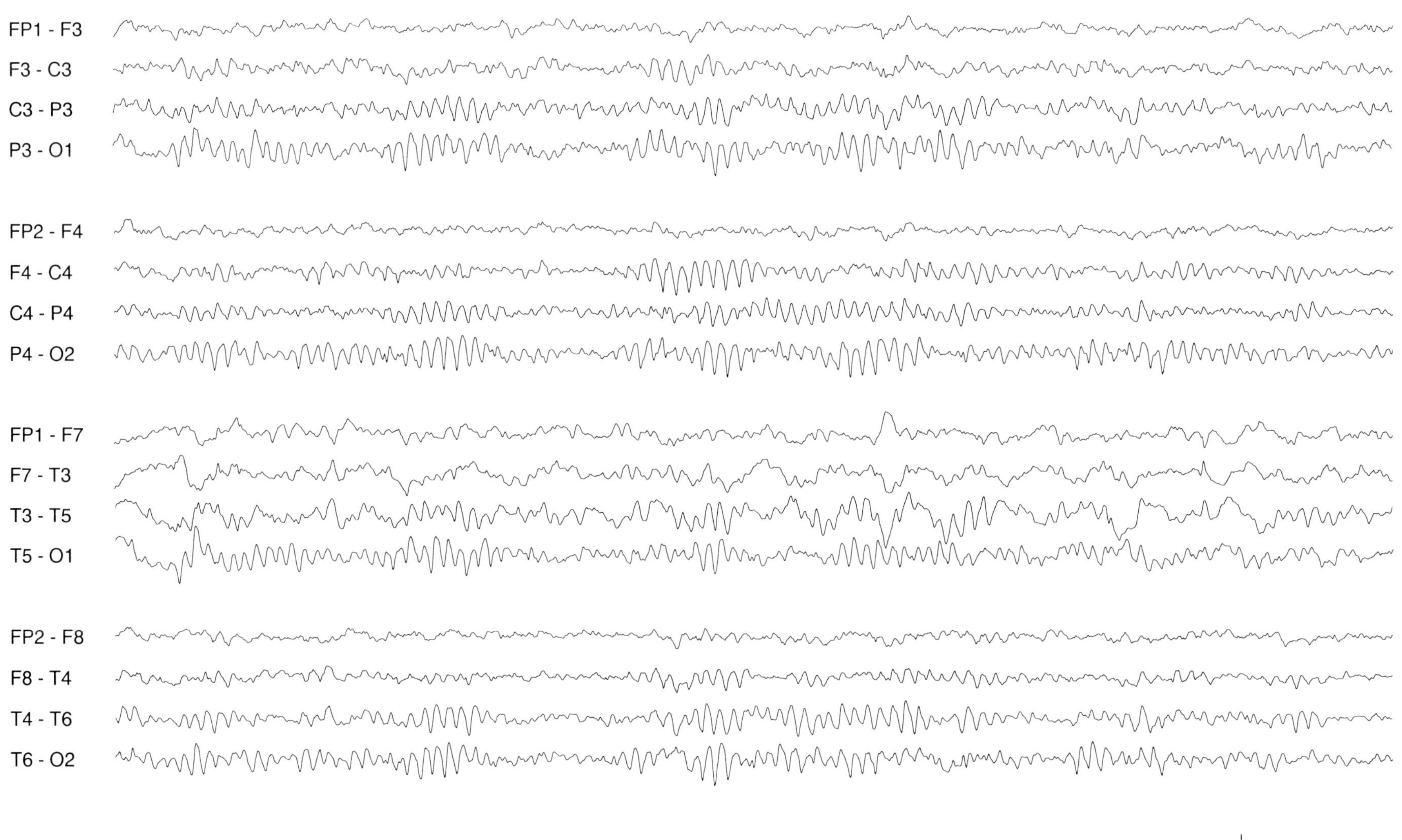

Abb. 5-15: Links temporale Delta-Aktivität. 15-jähriger Patient. Wach. Augen geschlossen. Die Delta-Aktivität tritt vor allem an F7–T3 auf und breitet sich minimal nach parasagittal aus. Beachte die bilateral erhaltene Alpha-Aktivität, die anzeigt, dass der Prozess nicht nach posterior reicht. Eichsignal 1 s, 100 μV.

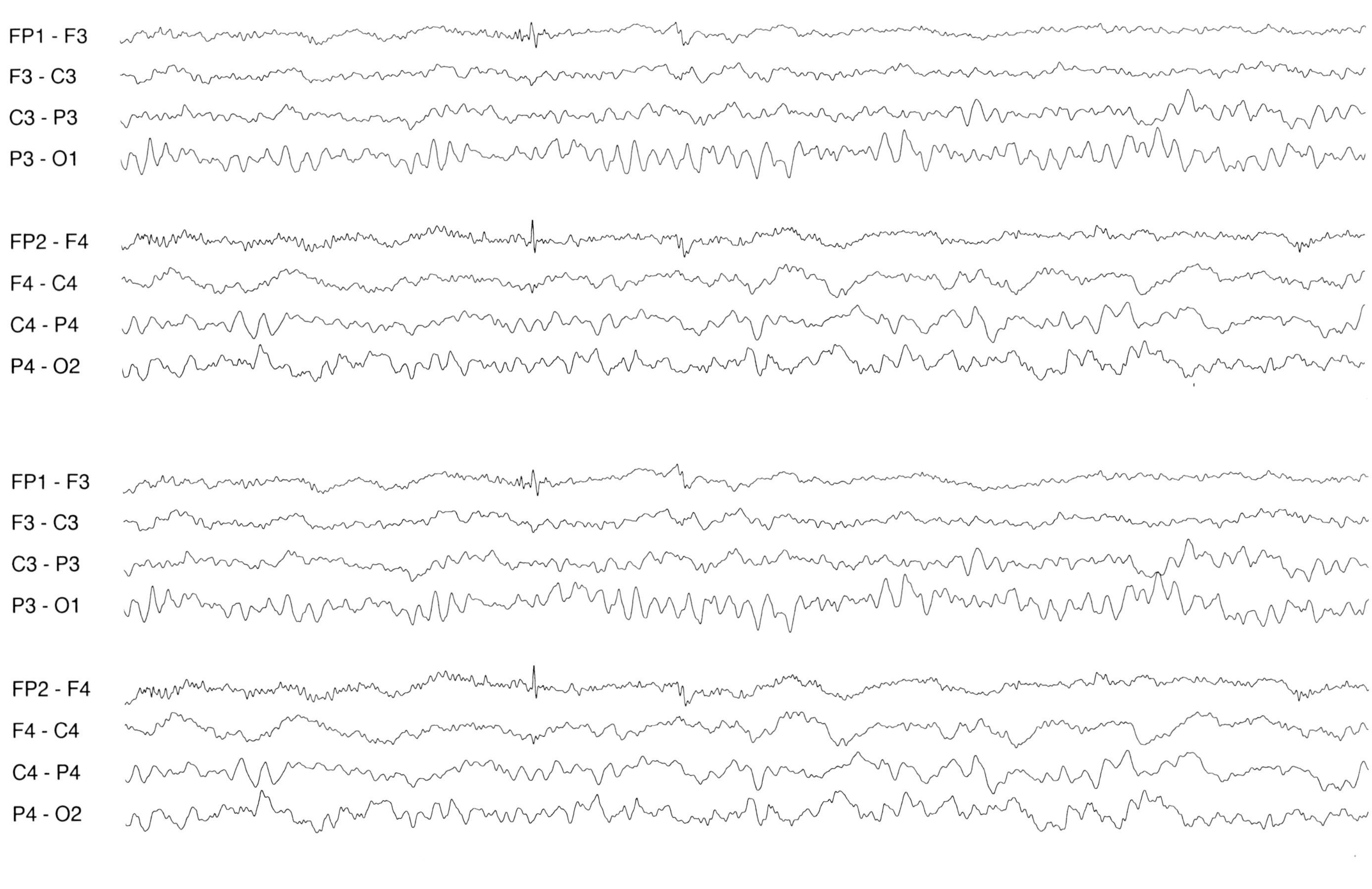

Abb. 5-16: Verstärkte rechts okzipitale, parietale, zentrale Delta-Aktivität durch Wechsel des Tieffrequenzfilters (TFF). Neunjähriger Patient. Augen geschlossen. Die oberen acht Kanäle wurden mit einem TFF 1:0 Hz aufgezeichnet. Durch die Absenkung des TFF auf 0,3 Hz (unter acht Kanäle) wird die Darstellung dieser fokalen Delta-Aktivität geringfügig verbessert. Eichsignal 1 s, 150 μV.

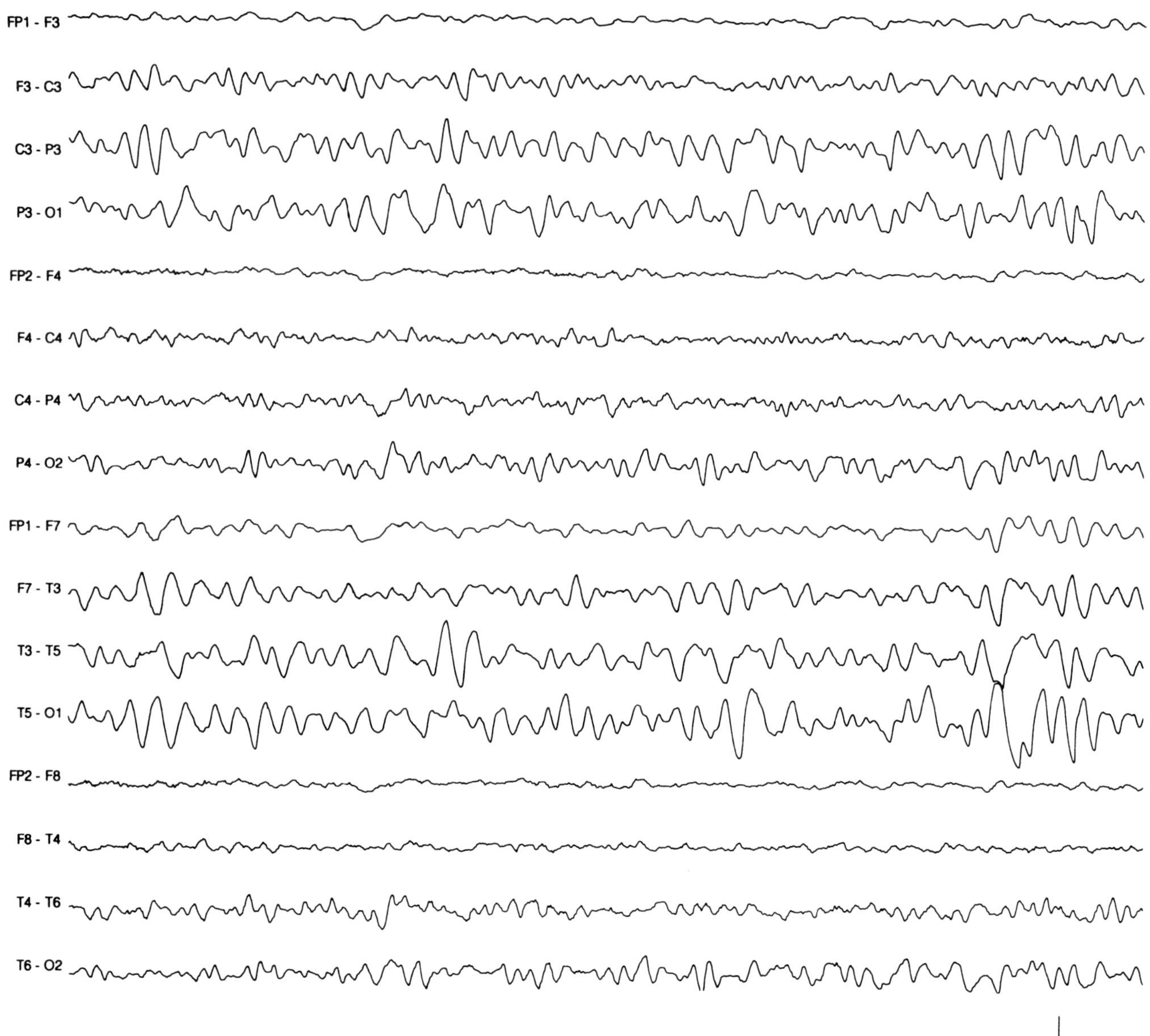

Abb. 5-17: Links parietale, temporale, okzipitale Delta-Aktivität. 22 Monate alter Patient. Müde. In der linken Hemisphäre dieses Patienten, bei dem vier Tage vor dieser Registrierung ein drei Stunden dauernder Anfall der rechten Körperhälfte aufgetreten war, dominieren posterior abnormale Delta- und Theta-Aktivität. Die Aktivität in der rechten Hemisphäre ist normal. Eichsignal 1 s, 200 μV.

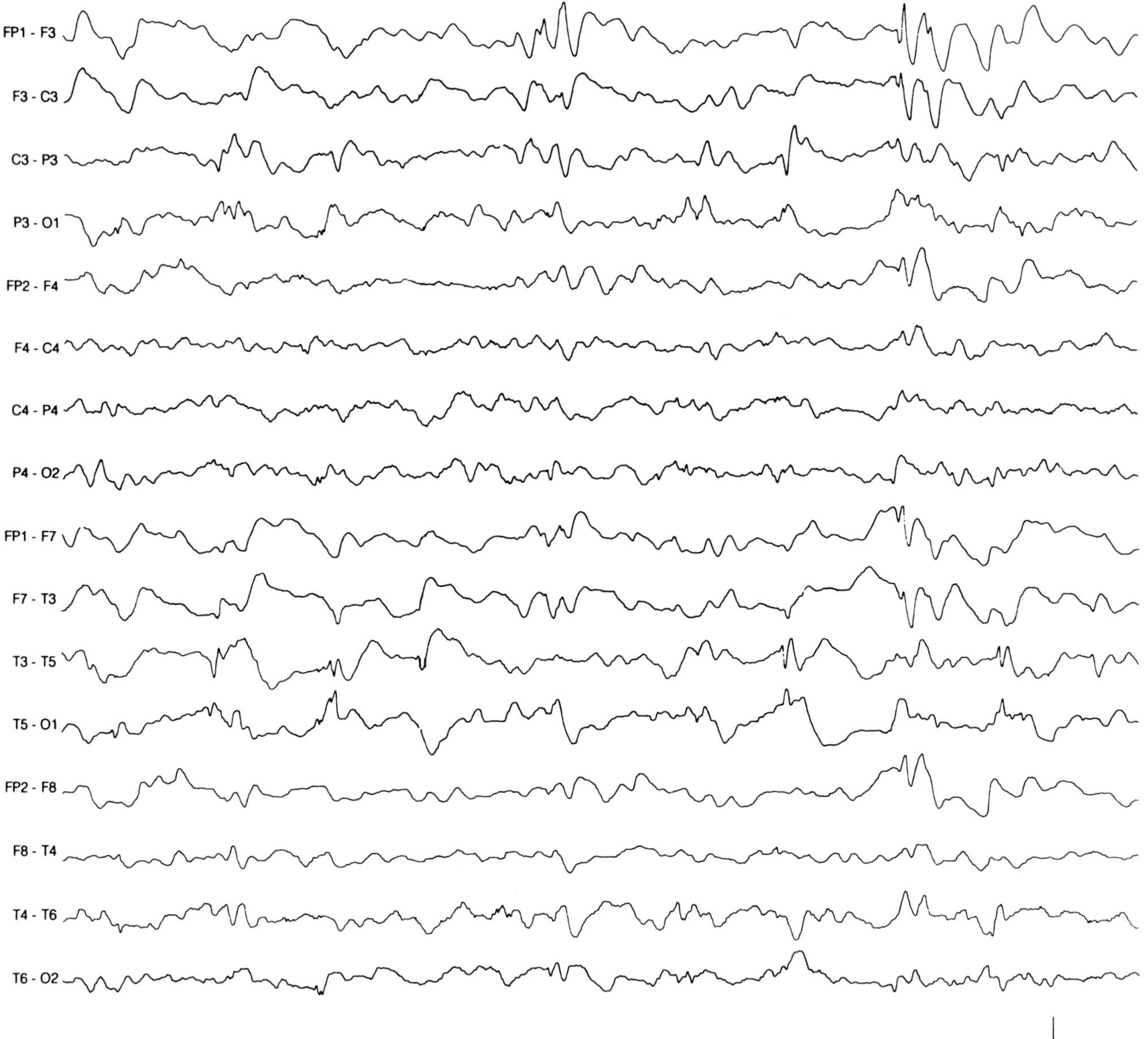

Abb. 5-18: Links hemisphärische und diffuse Delta-Aktivität. Elf Monate alter Patient. Wach. Die linkshemisphärische Delta-Aktivität wird von links posterioren temporal parietalen und links frontalen Spitzen begleitet. Die Ausprägung der rechts hemisphärischen Delta-Aktivität liegt geringfügig über dem Normalwert. Eichsignal 1 s, 150 μV.

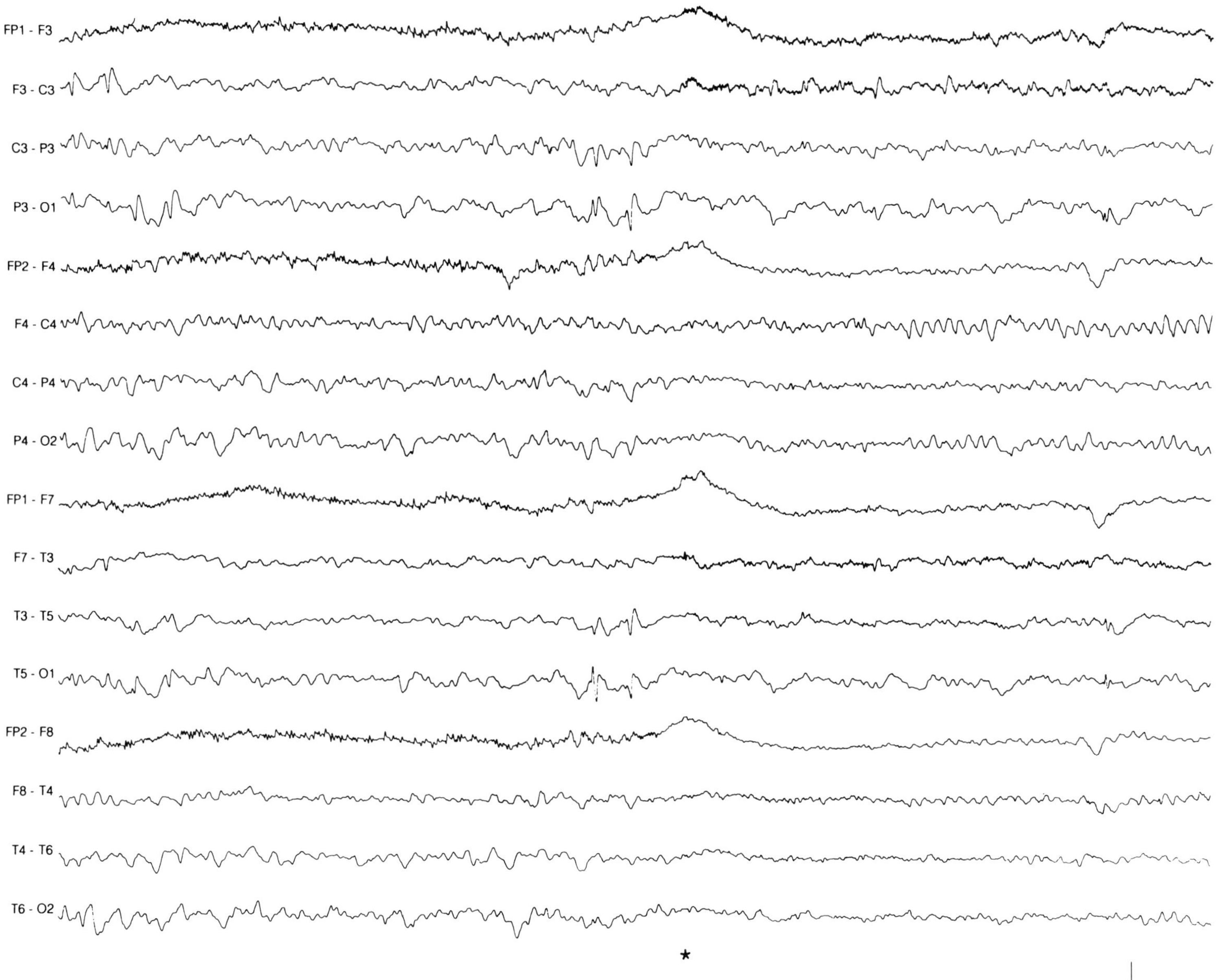

Abb. 5-19: Auswirkungen der Augenöffnung auf das Delta-Feld. Achtjähriger Patient. Wach. Trotz der linksseitig stärkeren Ausbreitung nach anterior ist die Delta-Aktivität bei geschlossenen Augen biokzipital lokalisiert. Nach dem Öffnen der Augen (*) ist die Delta-Aktivität auf den linken Okzipitalbereich beschränkt und breitet sich leicht nach anterior aus. Außerdem treten links okzipital und zentral niedrigamplitudige Spitzen auf. Eichsignal 1 s, 200 μV.

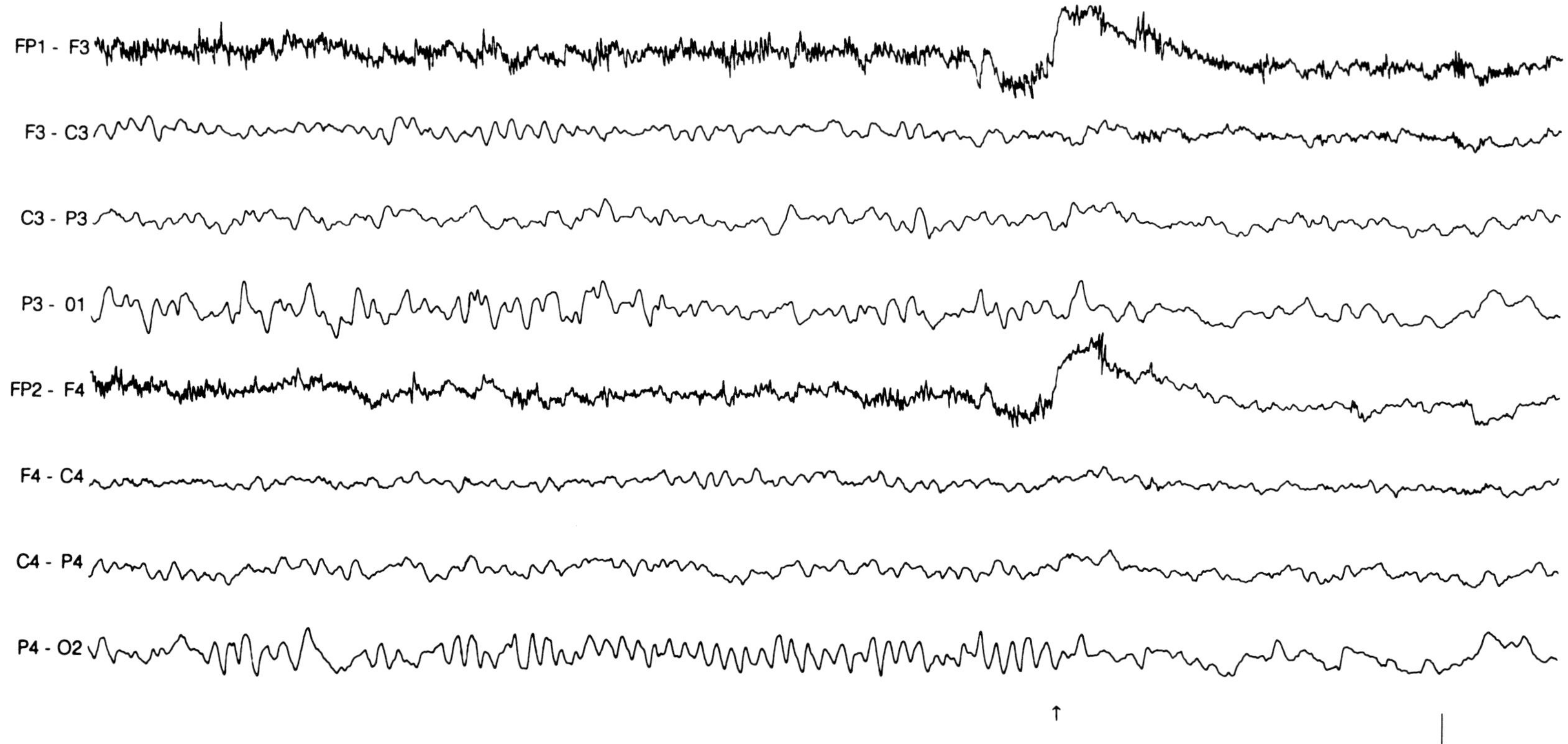

Abb. 5-20: Auswirkungen der Augenöffnung auf fokale Veränderungen. Siebenjähriger Patient. Wach. Im Vordergrund steht der links okzipitale Verlust der Alpha-Aktivität im Sinne einer links okzipitalen Beteiligung im Rahmen der Funktionsstörung. Die im 4. gegenüber dem 3. Kanal ausgeprägtere exzessive Theta- und Delta-Aktivität zeigt eine stärkere okzipitale als parietale Beteiligung der linken Seite an. Augenöffnen schwächt die linksseitige Theta-Aktivität ab und erzeugt rechtsseitig eine normale okzipitale Delta-Aktivität. Trotzdem befindet sich die größte Anomalie links posterior. Eichsignal 1 s, 150 μV.

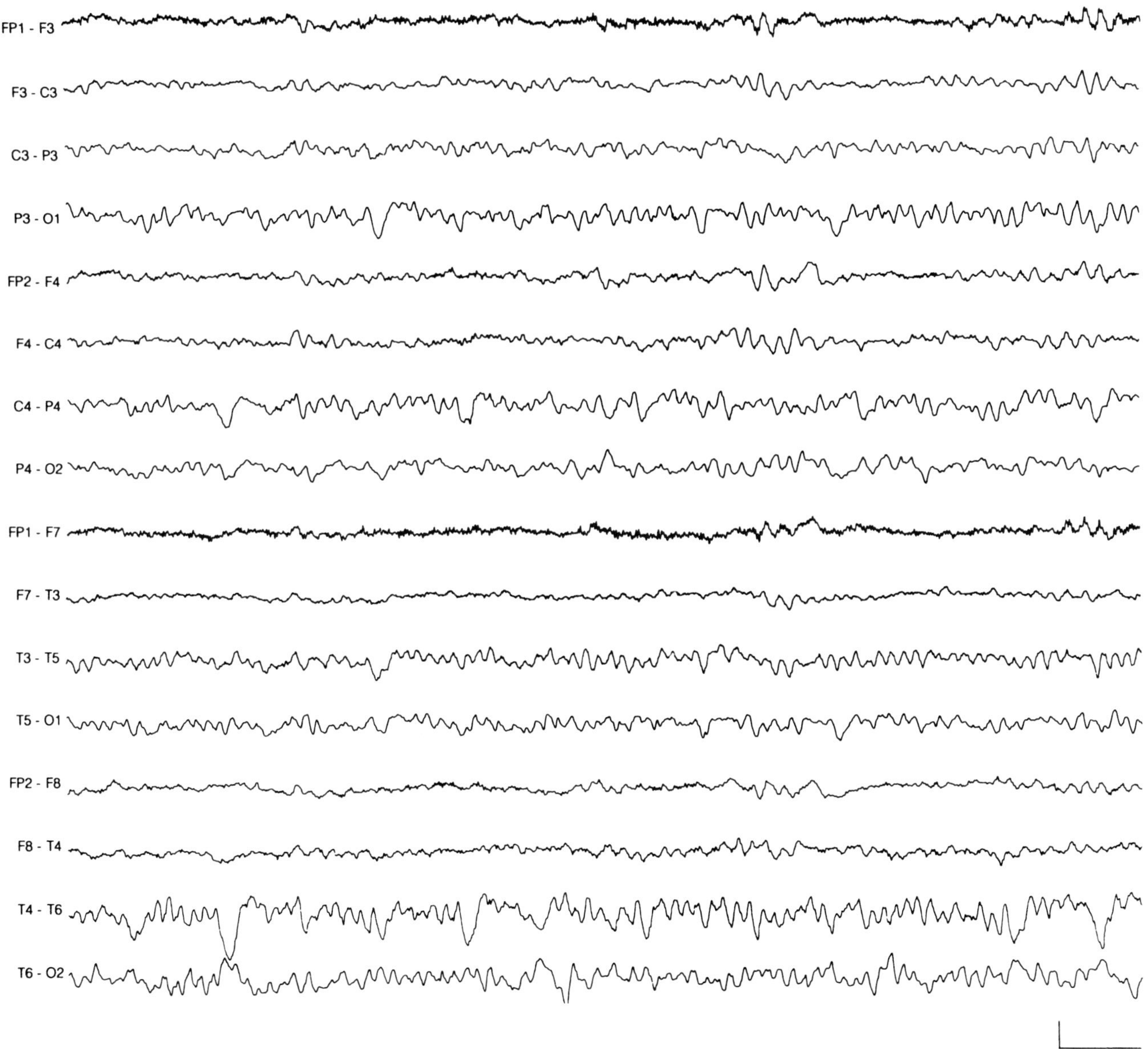

Abb. 5-21: Rechts posteriore temporale, parietale, okzipitale Delta-Aktivität. Vierjähriger Patient. Wach. Rechts posteriore temporale, parietale, okzipitale Veränderung in einer Registrierung zwei Tage nach einem epileptischen Anfall, der mit einer Blickwendung nach links begann. Eichsignal 1 s, 150 μV.

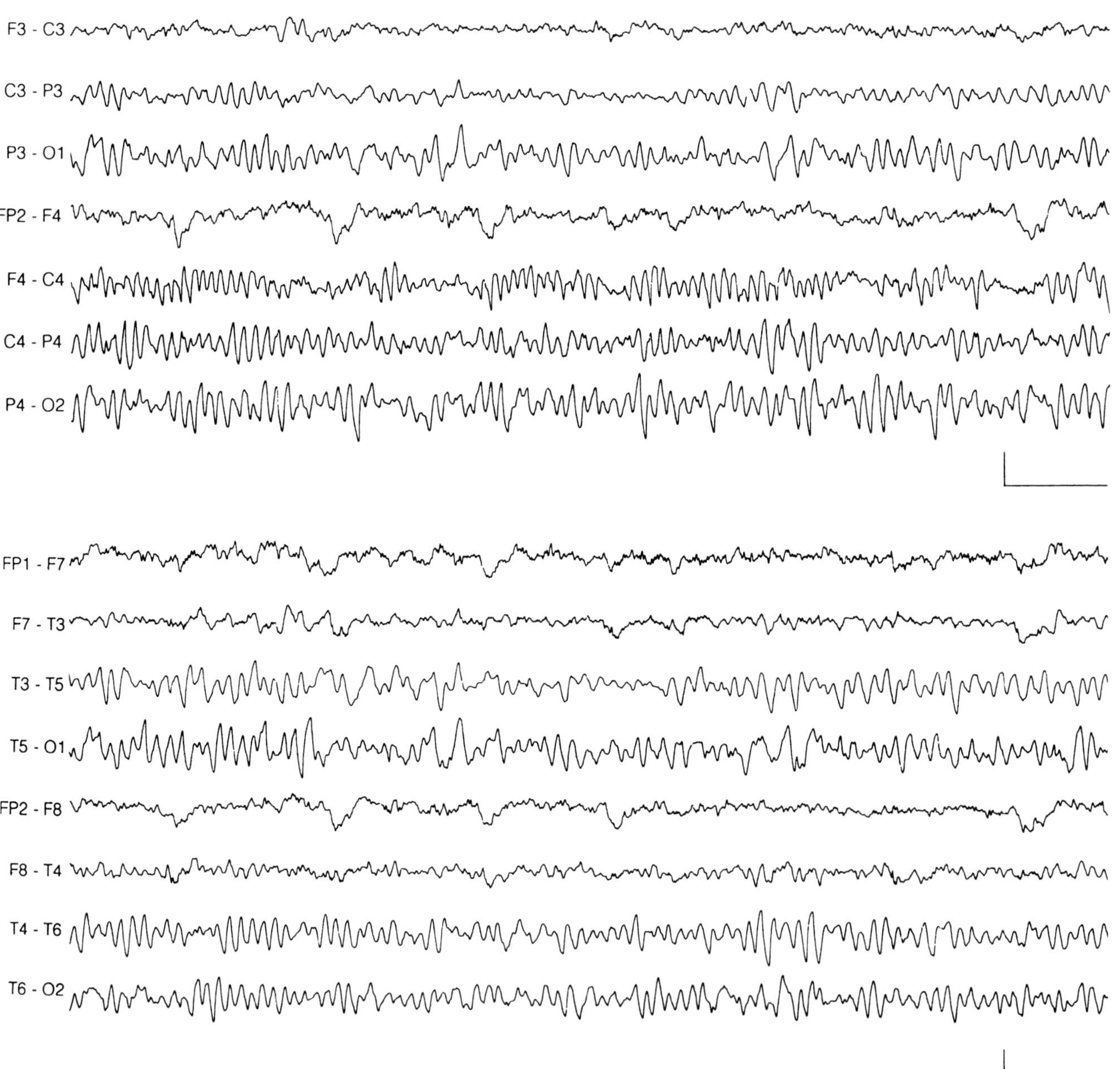

Abb. 5-22: Linksseitiger Verlust der zentralen Aktivität und exzessive linksseitige temporal okzipitale Theta-Aktivität. 14-jähriger Patient. Wach. Augen geschlossen. Gelegentlich besteht die Auffälligkeit darin, dass Rhythmen fehlen, statt anormal vorhanden zu sein. In diesem Fall besteht links zentral (C3) eine nur minimale Aktivität im Vergleich zum normalen rechtsseitigen zentralen 10-Hz-Rhythmus. Weniger schwer ist die leichte Zunahme der links okzipitalen (O1) und links temporalen (F7,T3,T5) Theta-Aktivität. Beachte die normale Ausprägung der rechten «posterioren langsamen Wellen des Kindes- und Jugendalters». Eichsignal 1 s, 70 μV.

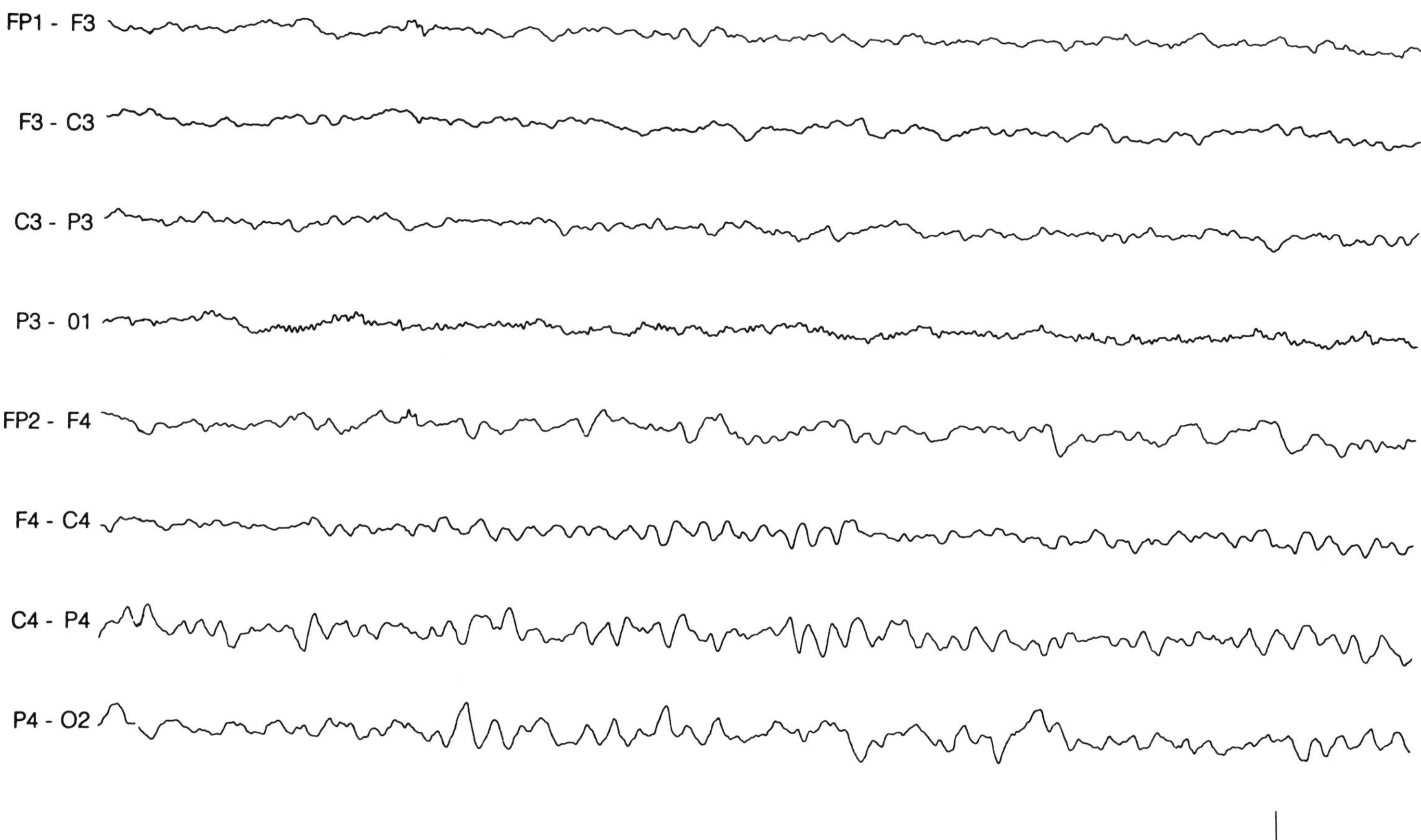

Abb. 5-23: Reduzierte Aktivität in der linken Hemisphäre. Zweijähriger Patient. Wach. Augen geöffnet. Die Amplitude der Aktivität in der linken Hemisphäre ist zu niedrig, während sie in der rechten Hemisphäre für das Alter normal ist. Bei diesem Patienten besteht linksseitig ein ventrikuloperitonealer Shunt. Drei Tage vor der Registrierung erlitt er einen 20 Minuten langen epileptischen Anfall, der den rechten Arm und das rechte Bein einbezog. Eichsignal 1 s, 150 μV.

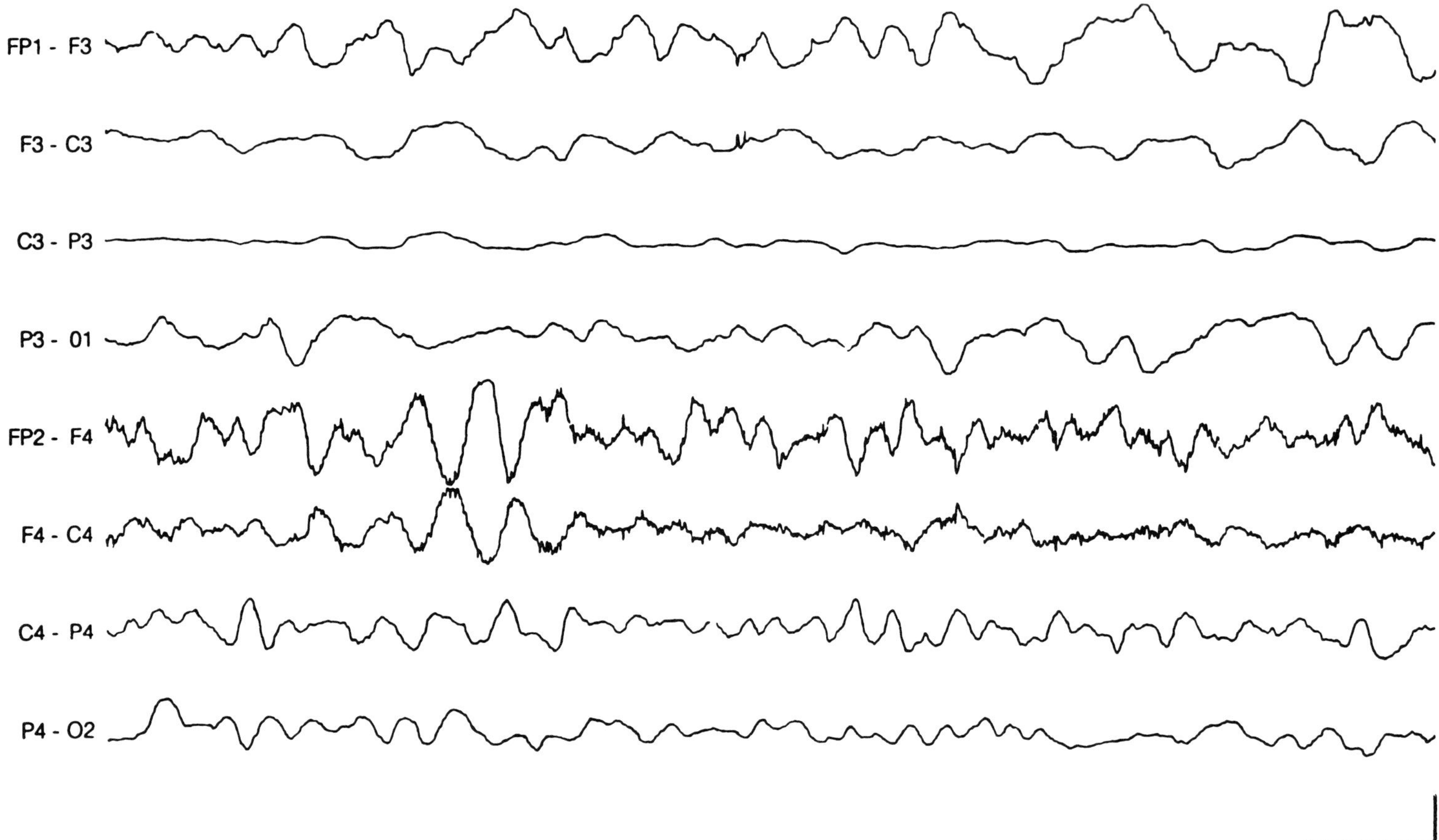

Abb. 5-24: Reduzierte Aktivität in der linken Hemisphäre. Zehn Monate alter Patient. Müde. Die Aktivität in der linken Hemisphäre ist nicht nur zu schwach ausgeprägt, sondern auch für das Alter und den Wachheitszustand zu langsam. In der rechten Hemisphäre normales Muster bei Müdigkeit. Eichsignal 1 s, 100 μV.

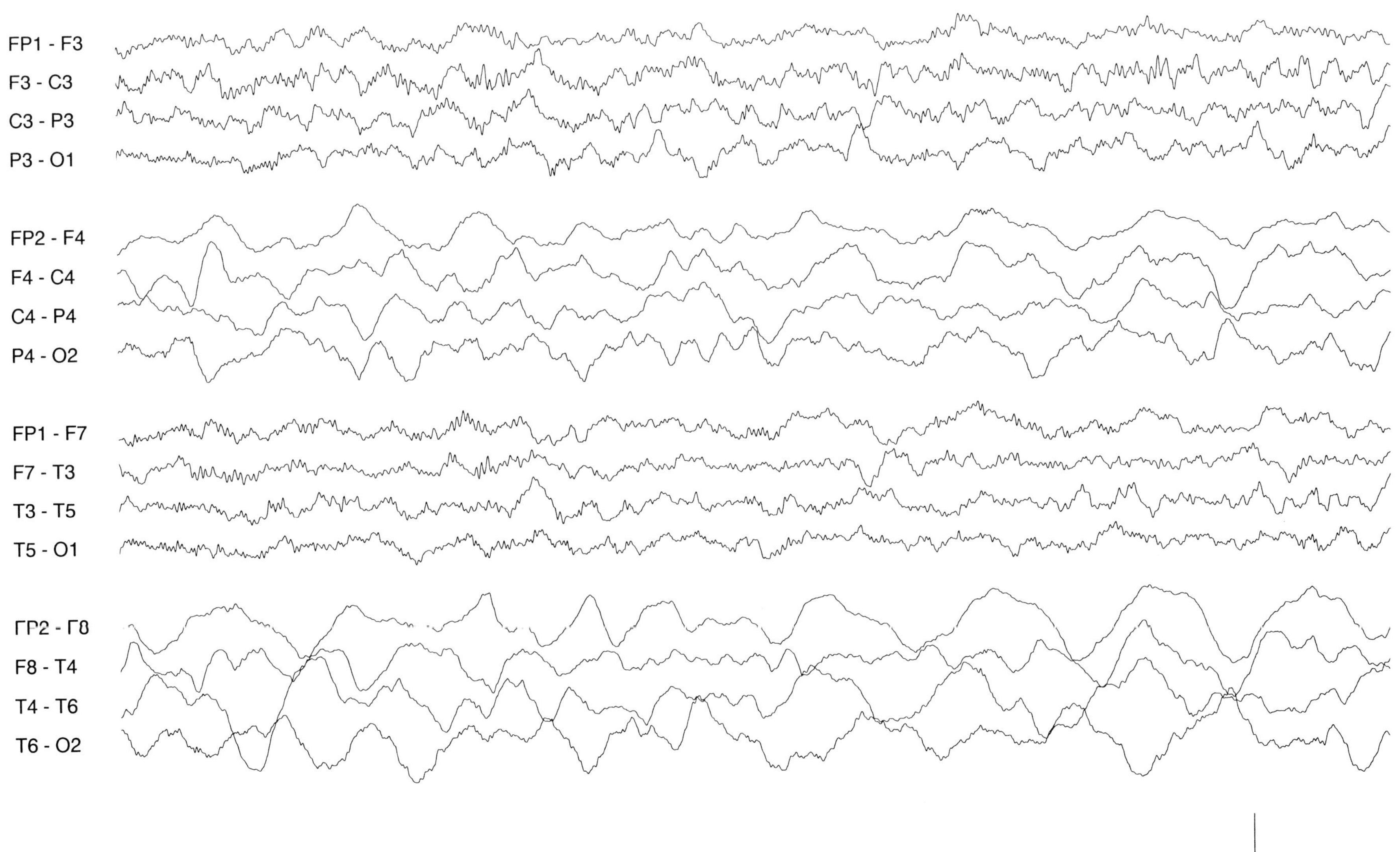

Abb. 5-25: Exzessive Delta-Aktivität in der rechten Hemisphäre. Siebenjähriger Patient. Schlaf. Beachte auch die rechtsseitig im Vergleich zu links reduzierte Beta-Aktivität und das bilaterale Fehlen von Vertex-Wellen und Spindeln, die bei dieser Schlaftiefe auftreten sollten. Eichsignal 1 s, 100 μV.

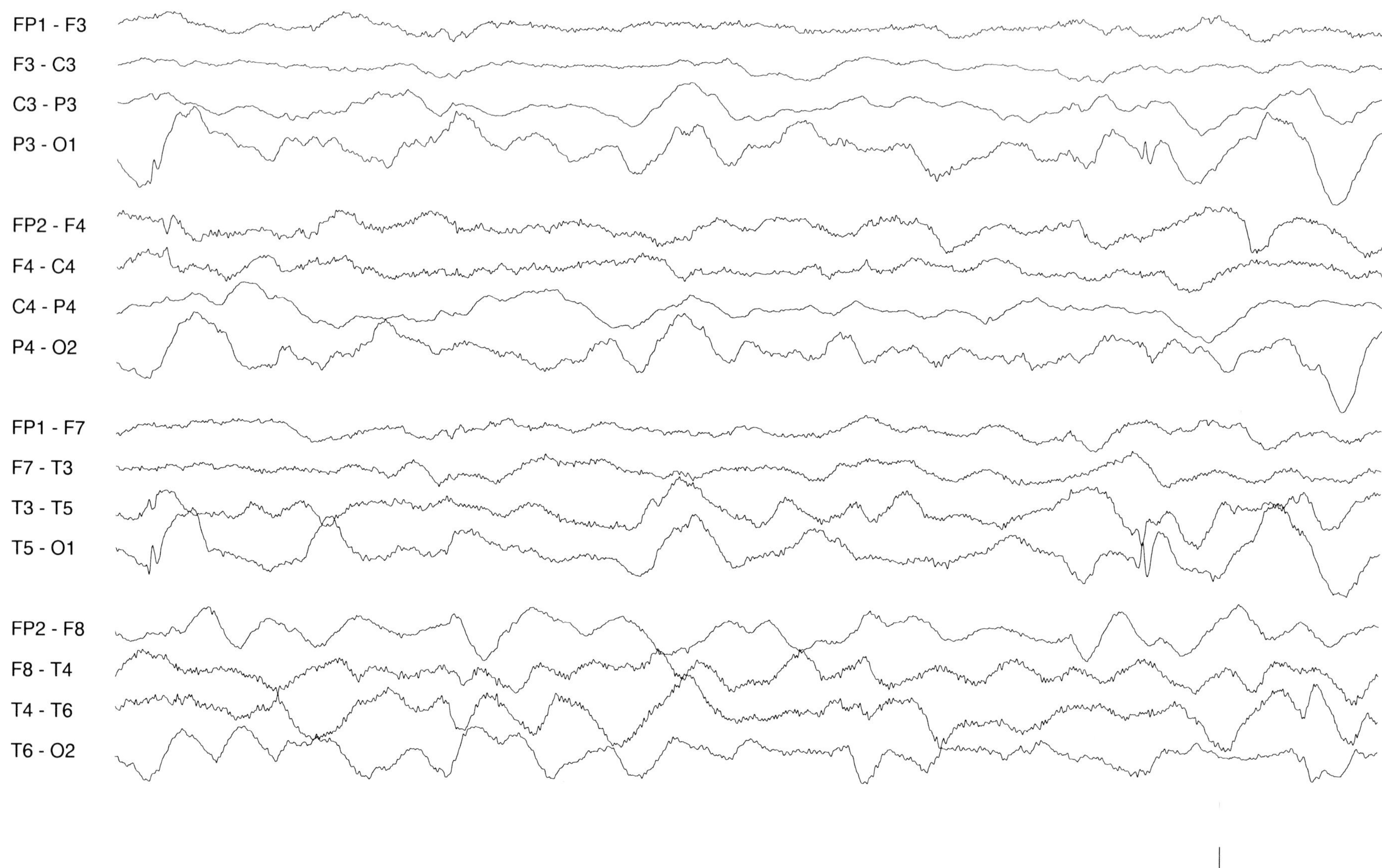

Abb. 5-26: Links frontotemporale Abschwächung und exzessive bilaterale posteriore Delta-Aktivität. Drei Monate alter Patient. Sopor. Die exzessive arrhythmische Delta-Aktivität dominiert. Bei genauerer Betrachtung fällt eine Abschwächung an FP1–C3–T3–F7 auf. In diesem Alter erschweren die normalen geringen anterioren Potenziale die Identifikation einer anormalen Abschwächung, wobei die Asymmetrie die Veränderung in diesem Fall in den linken frontotemporalen Bereich lokalisiert. Beachte die vereinzelten Spitzen in T5–O1. Eichsignal 1 s, 100 μV.

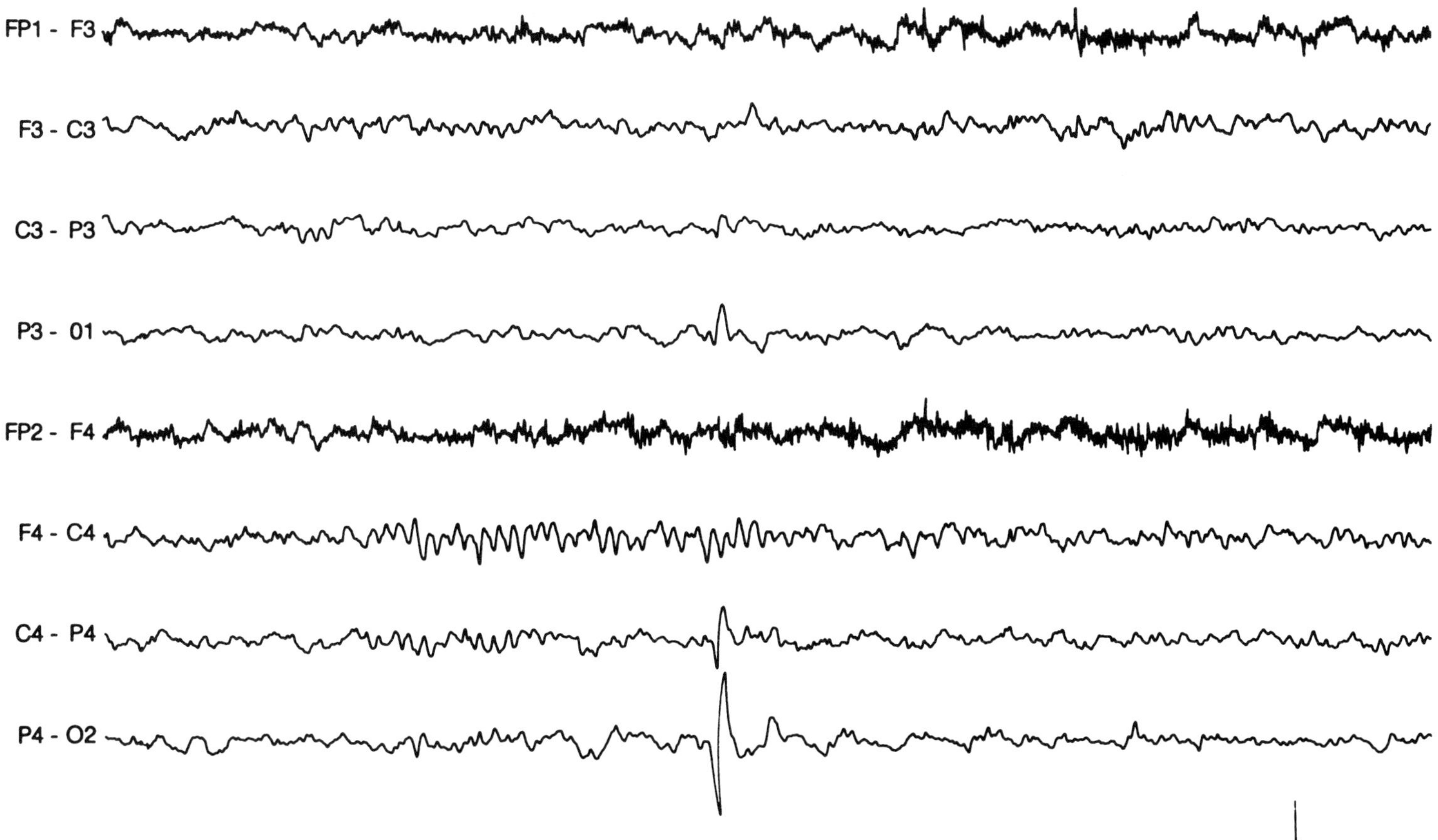

Abb. 5-27: Fehlende Alpha-Aktivität. Zwölfjähriger Patient. Wach. Augen geschlossen. Bei diesem Patienten mit kongenitaler Blindheit aufgrund einer retrolentalen Fibroplasie ist kein Alpha-Rhythmus vorhanden. Auch okzipitale Spitzen können bei Patienten mit frühkindlichen Läsionen des anterioren visuellen Systems auftreten; sie bedeuten nicht zwangsläufig, dass eine primäre Schädigung des Okzipitallappens vorliegt. Beachte den überwiegend rechts vorhandenen zentralen Rhythmus. Eichsignal 1 s, 70 μV.

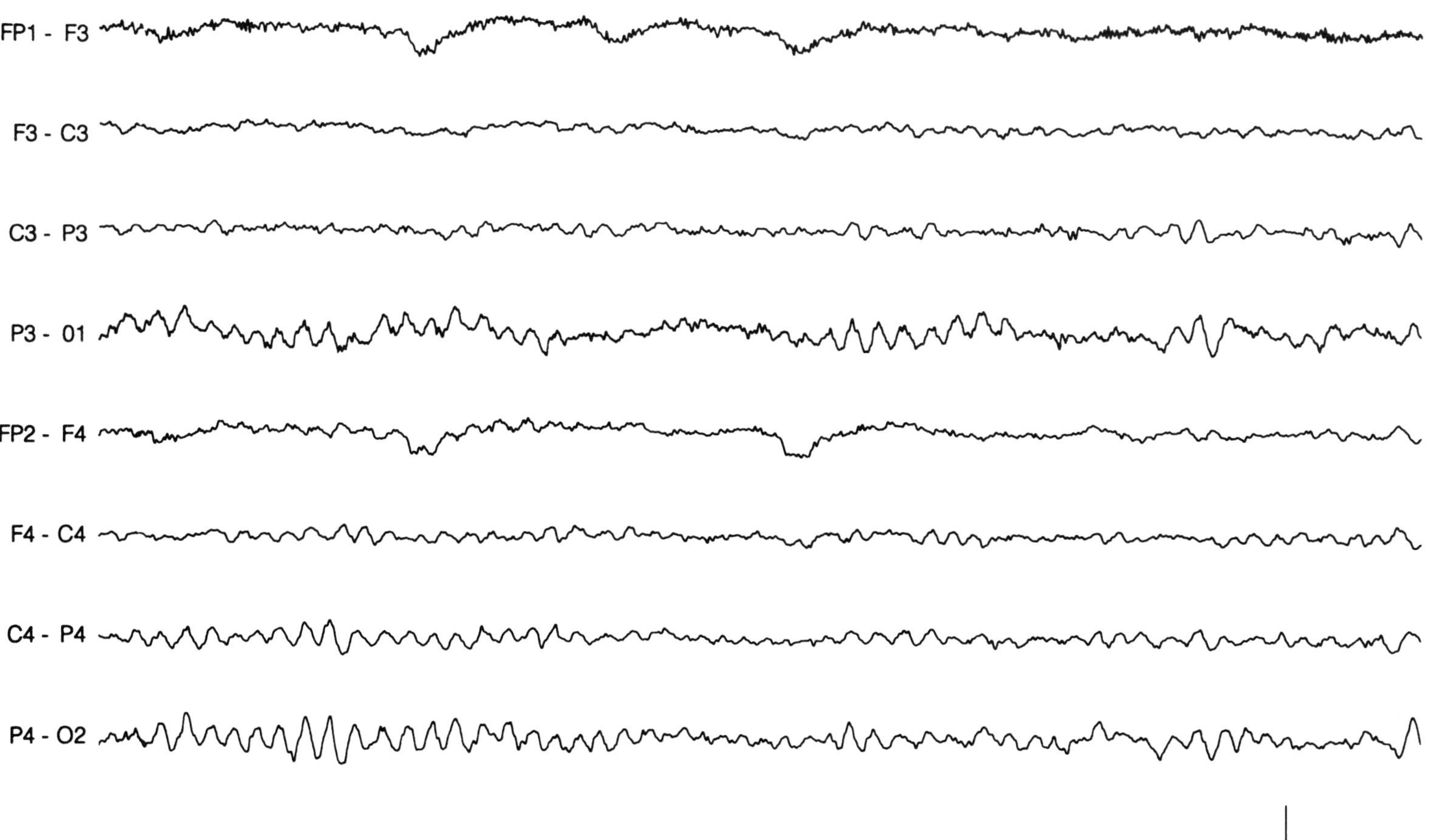

Abb. 5-28: Oligorhythmie. Zwölf Monate alter Patient. Wach. Während monorhythmische Wellen mit einer Frequenz von 5 Hz bei Müdigkeit als normal gelten, sind sie bei wachen Kindern unabhängig vom Alter eine schwere Anomalie. Die Hauptveränderung sind fehlende konkurrierende Rhythmen (Oligorhythmie), sodass die reine Theta-Aktivität fast sinusoidal imponiert. Diese Aktivität persistiert in der Regel während der gesamten Registrierung; möglicherweise besteht eine minimale Veränderung beim Schlaf. Säuglinge, wie dieser Patient, haben eine schwere generalisierte, nicht progressive Enzephalopathie. Eichsignal 1 s, 100 μV.

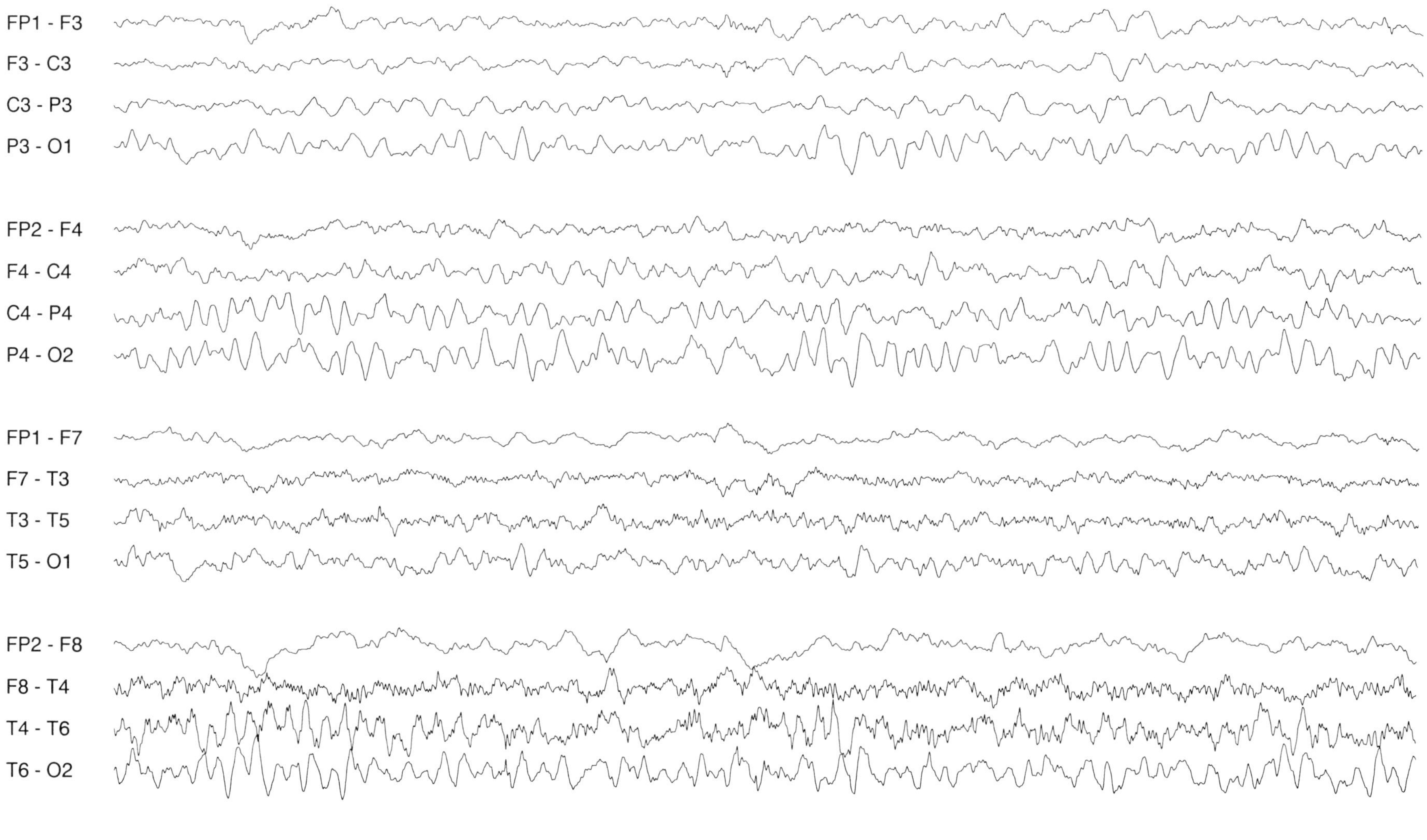

Abb. 5-29: Linksseitig reduzierte Alpha-Aktivität. Sechsjähriger Patient. Wach. Augen geschlossen. Hauptanomalie ist der relative linksseitige Mangel von Alpha-Aktivität im Vergleich zur rechten Seite. Außerdem besteht eine leicht exzessive, diffuse Theta-/Delta-Aktivität, die in der linken Hemisphäre etwas ausgeprägter ist. Eichsignal 1 s, 150 μV.

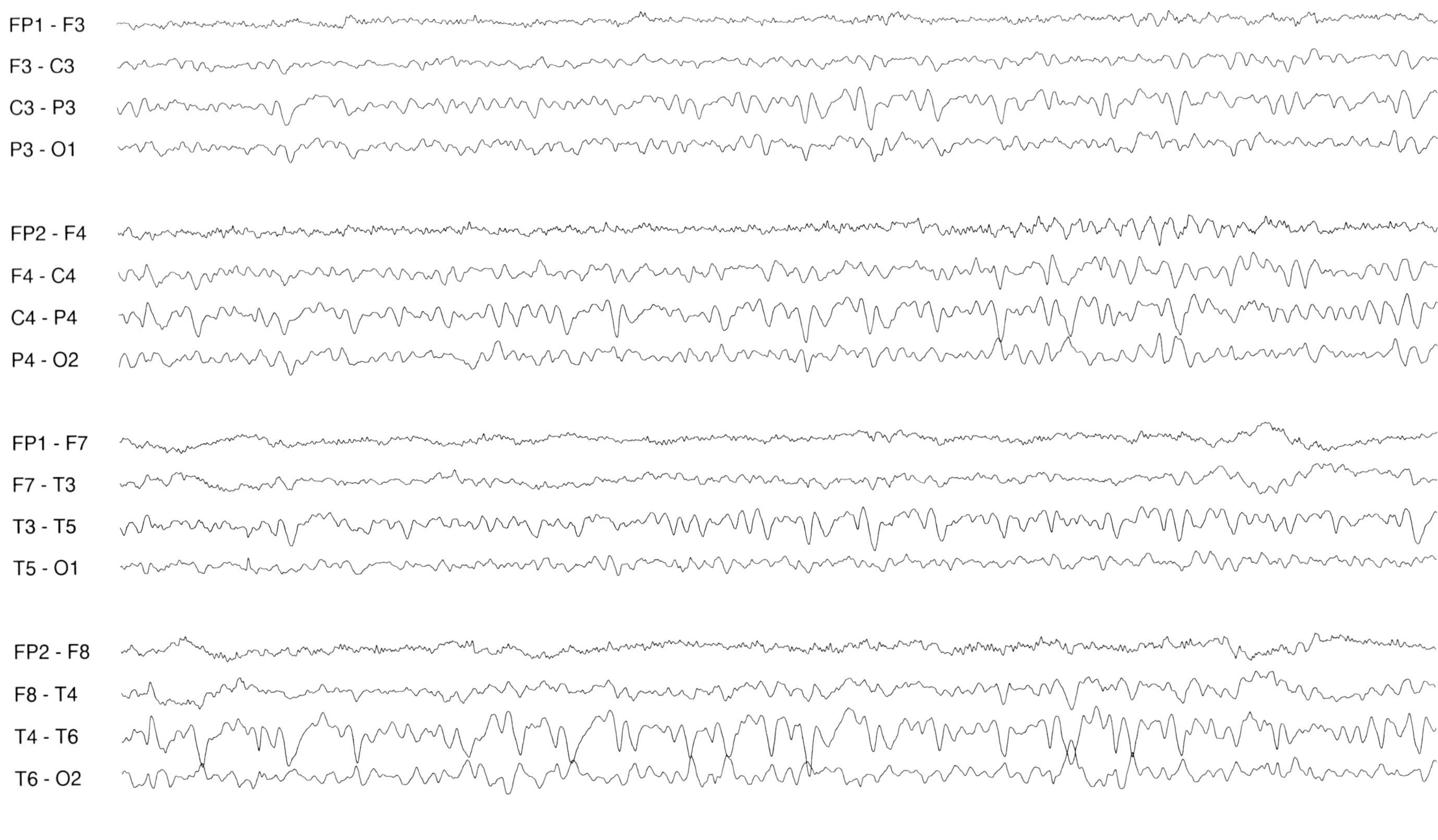

Abb. 5-30: Posteriore Delta-Aktivität mit rechtsseitigem Maximum. 15-jähriger Patient. Wach. Augen geschlossen. Die Wellen haben starke Ähnlichkeit mit den normalen «langsamen posterioren Wellen des Kindes- und Jugendalters», sind aber ungewöhnlich ausgeprägt, vor allem rechts. Die ebenfalls rechts zu stark ausgeprägte Alpha-Aktivität weist darauf hin, dass diese Ausprägung der «langsamen posterioren Wellen des Kindes- und Jugendalters» im Normalbereich liegt. Eichsignal 1 s, 150 μV.

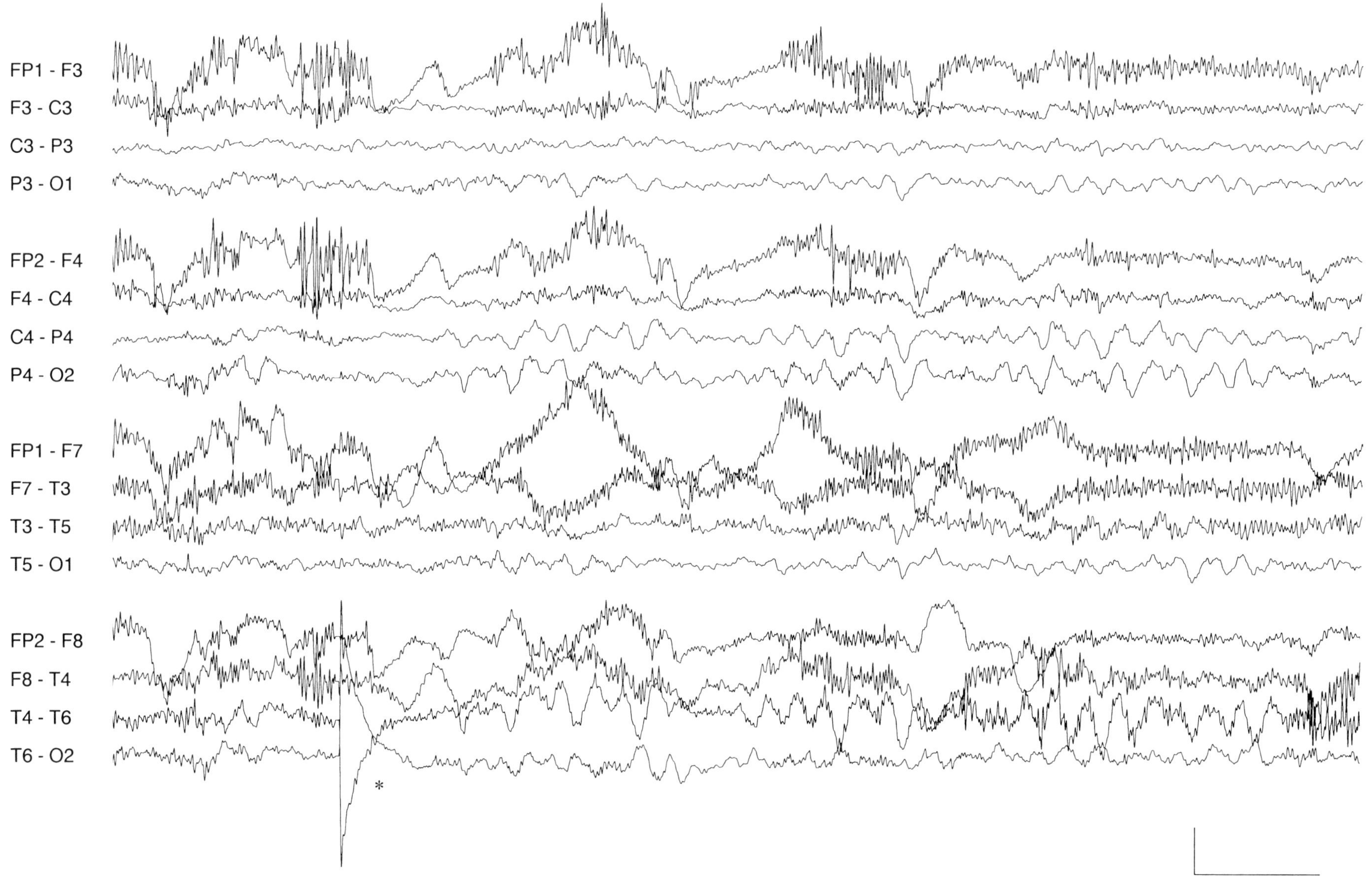

Abb. 5-31: Anormale, vor allem rechtsseitige posteriore Rhythmen durch passiven Augenschluss. Fünfjähriger Patient. Wach. Nach passivem Augenschluss (*) ist an O2–T6–P4 ein Rhythmus mit einer Frequenz von 3–5 Hz sowie eine links posteriore Hintergrundaktivität mit einer Frequenz von 4–5 Hz zu erkennen. Obwohl die Aktivität auf beiden Seiten zu langsam ist, ist nur die Veränderung in der rechten Hemisphäre für das Alter nicht normal. Eichsignal 1 s, 200 μV.

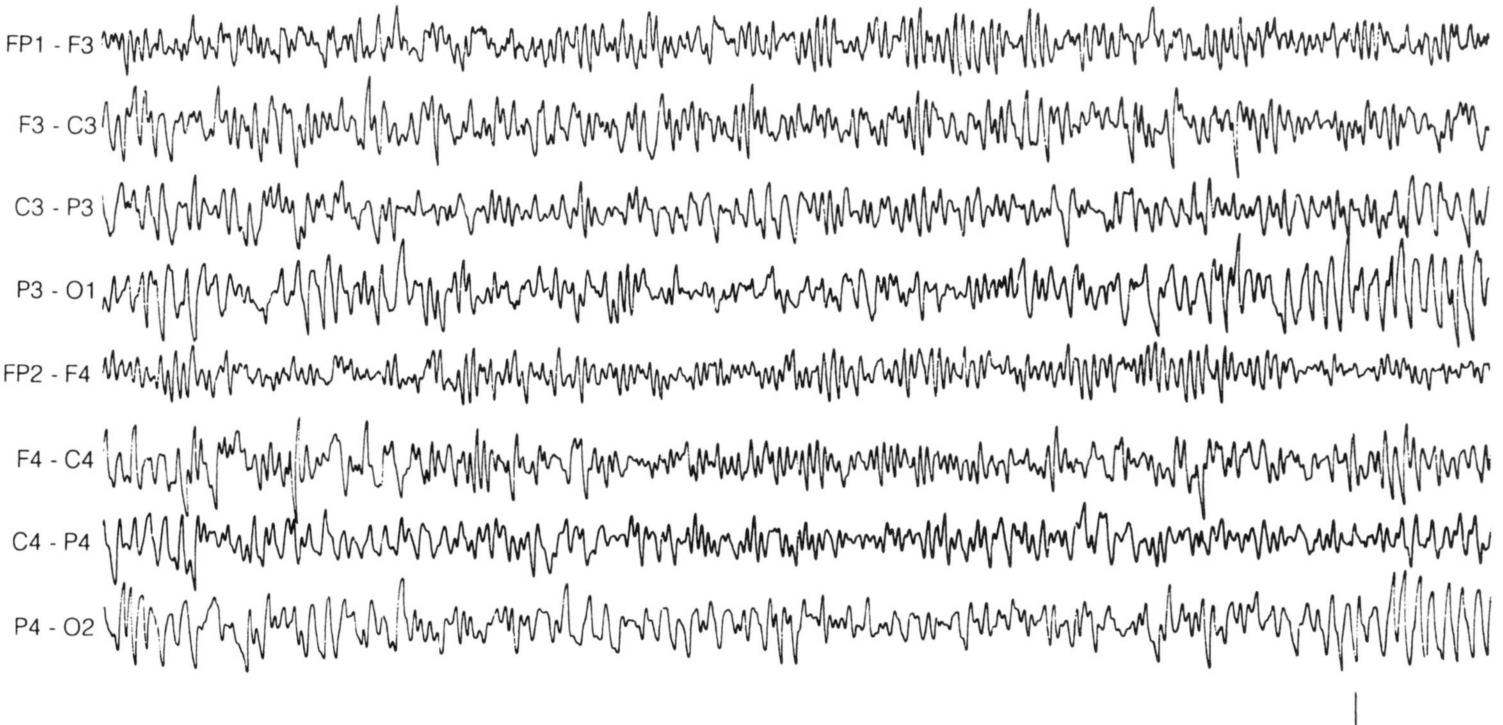

Abb. 5-32: Exzessive Beta- und Theta-Aktivität. Achtjähriger Patient. Wach. Medikamente, wie Benzodiazepine und Barbiturate, verstärken bei sonst normalen Kindern und Erwachsenen die Beta- und Theta-Aktivität. Eichsignal 1 s, 100 μV.

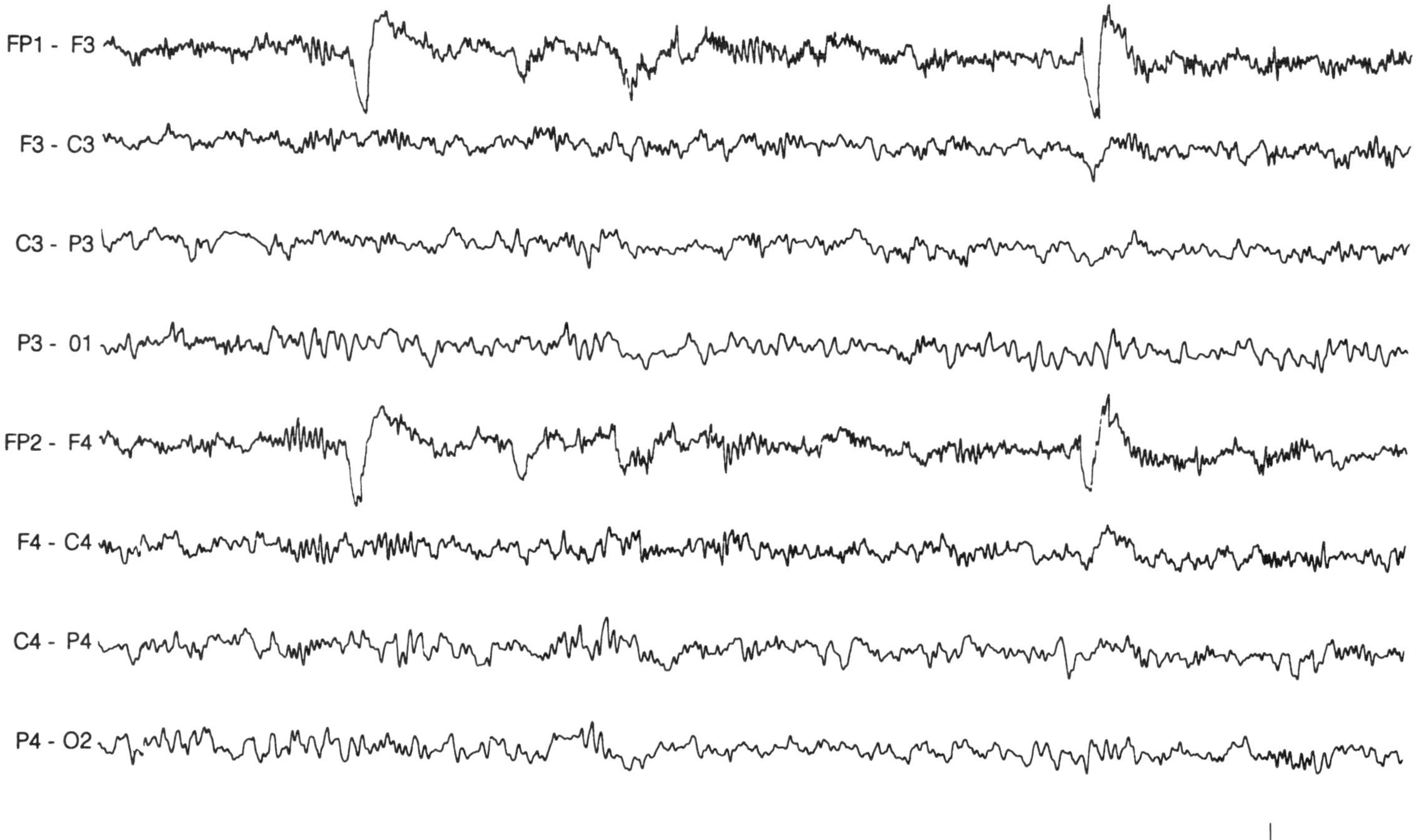

Abb. 5-33: Normale Beta-Aktivität. Achtjähriger Patient. Wach. In der Kindheit ist eine geringe Beta-Aktivität normal. Die Ausprägung schwankt von Patient zu Patient und ist bei diesem normalen Kind relativ prominent. Benzodiazepine und Barbiturate können zu einer derart ausgeprägten Beta-Aktivität führen, tritt aber auch unabhängig von einer Medikamenteneinnahme auf. Eichsignal 1 s, 70 μV.

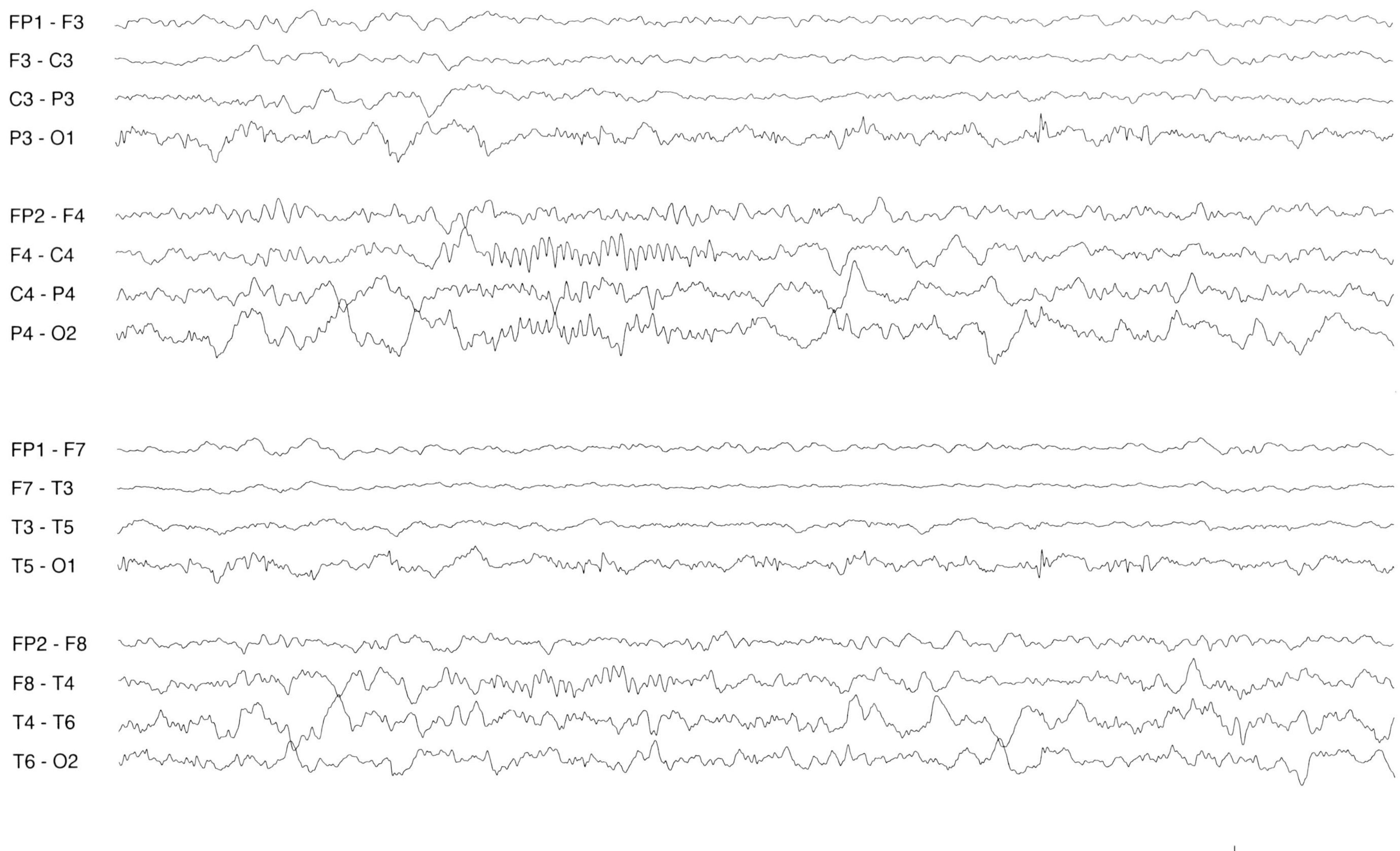

Abb. 5-34: Mehrere Asymmetrien. Zehn Monate alter Patient. Schlaf. Die schwerwiegendste Veränderung in dieser Schlafableitung ist die reduzierte Aktivität im linken Temporal-, Frontal- und Zentralbereich. Das Fehlen von Spindeln in der linken Hemisphäre weist auf eine sogar noch ausgedehntere Funktionsstörung hin. In der rechten Hemisphäre treten normalerweise Spindeln auf. Die Delta-Aktivität des Schlafs ist in der rechten Hemisphäre normal und in der linken stark supprimiert. Auch die normale, posterior akzentuierte Delta-Aktivität des Schlafs ist linksseitig reduziert. Eichsignal 1 s, 150 μV.

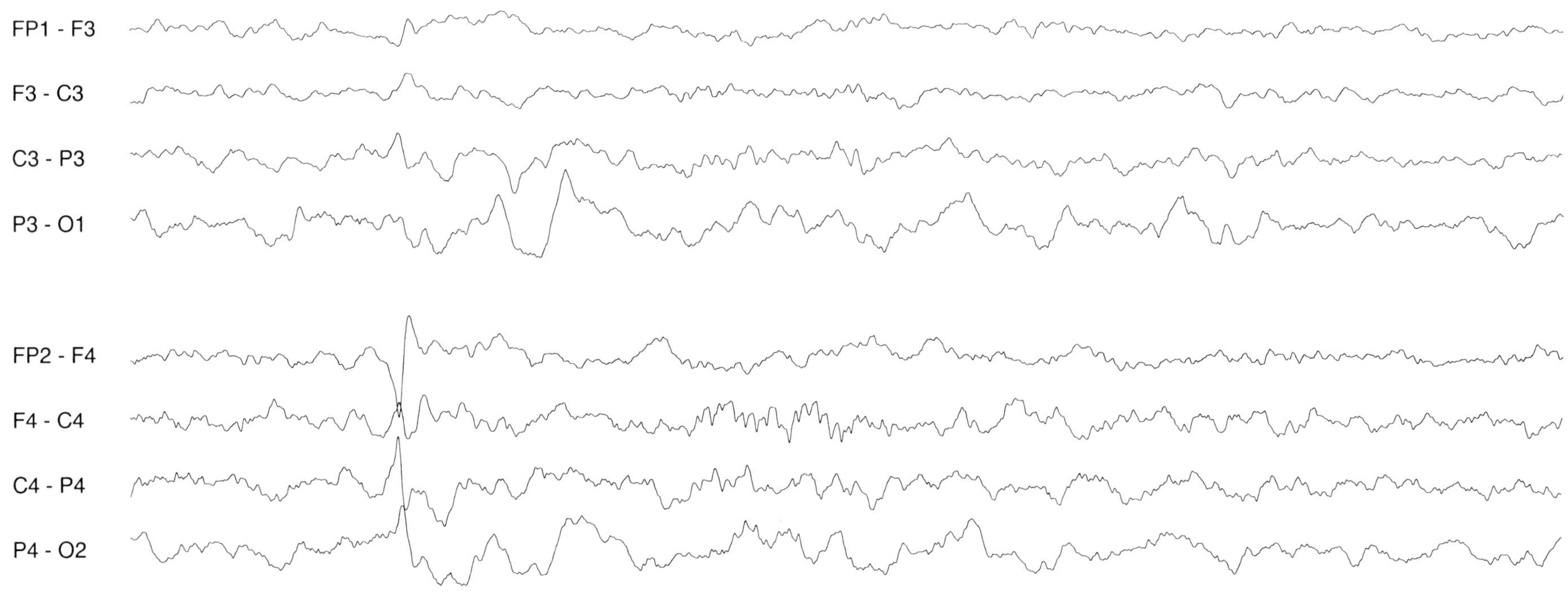

Abb. 5-35: Asymmetrie der Schlafpotenziale mit linksseitiger Reduktion. 18 Monate alter Patient. Schlaf. Zur Identifikation einer deutlichen Reduktion der Schlafpotenziale ist eine Registrierung über mehrere Minuten erforderlich, da insbesondere bei jungen Patienten normale Amplitudenwechsel zwischen den Hemisphären möglich sind. Die Vertex-Wellen und Spindeln sind während der gesamten Registrierung links niedriger. Eine derartige anormale Asymmetrie der Schlafpotenziale ist oft die einzige Veränderung in einem Wach- und Schlaf-EEG. Eichsignal 1 s, 200 μV.

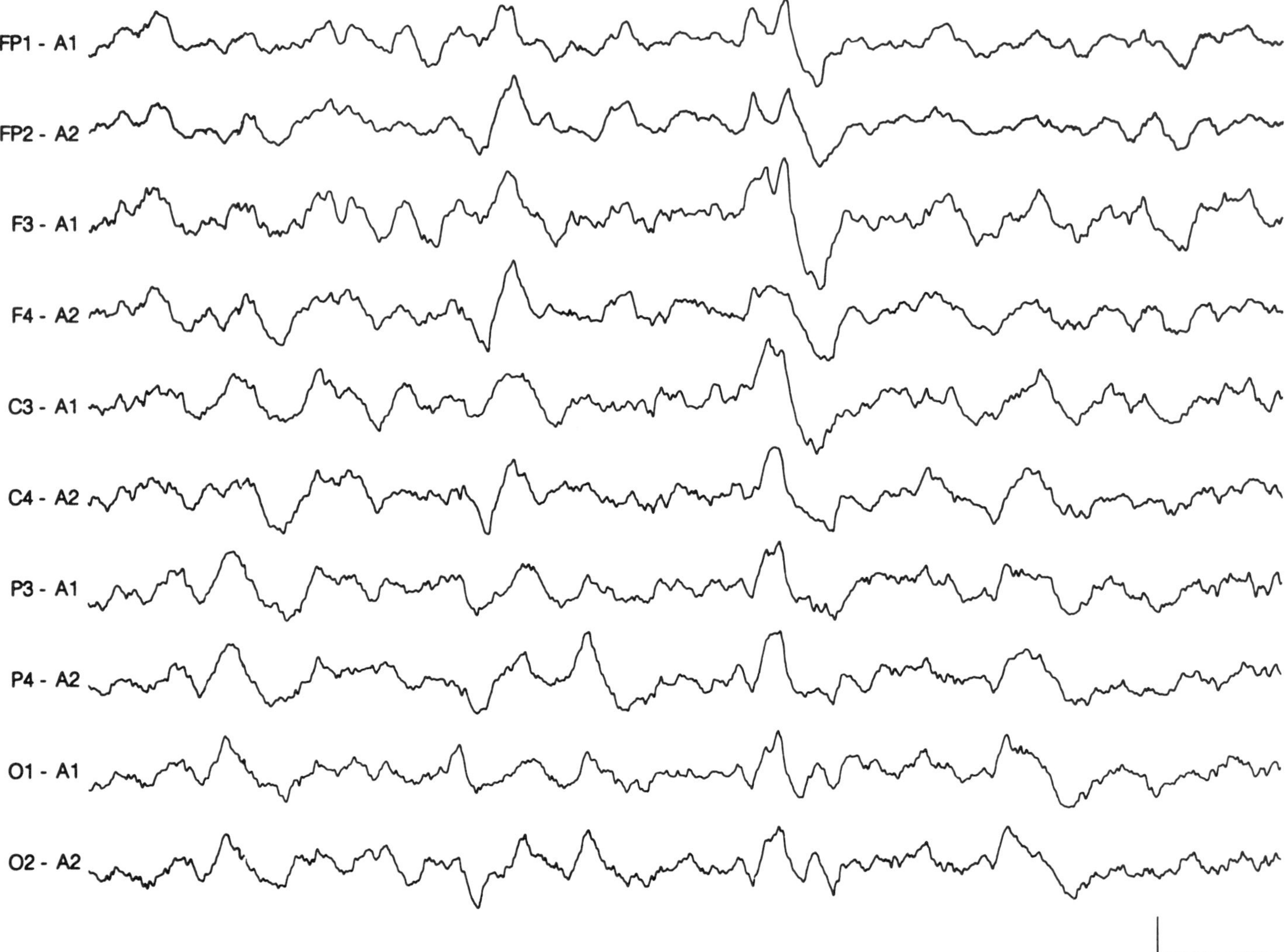

Abb. 5-36: Fehlende Spindeln. Fünf Monate alter Patient. Schlaf. Niedrigamplitudige oder fehlende Spindeln im leichten oder mitteltiefen Schlaf spiegeln in diesem Alter fast immer eine diffuse, mittelschwere Enzephalopathie wider. Eichsignal 1 s, 150 μV.

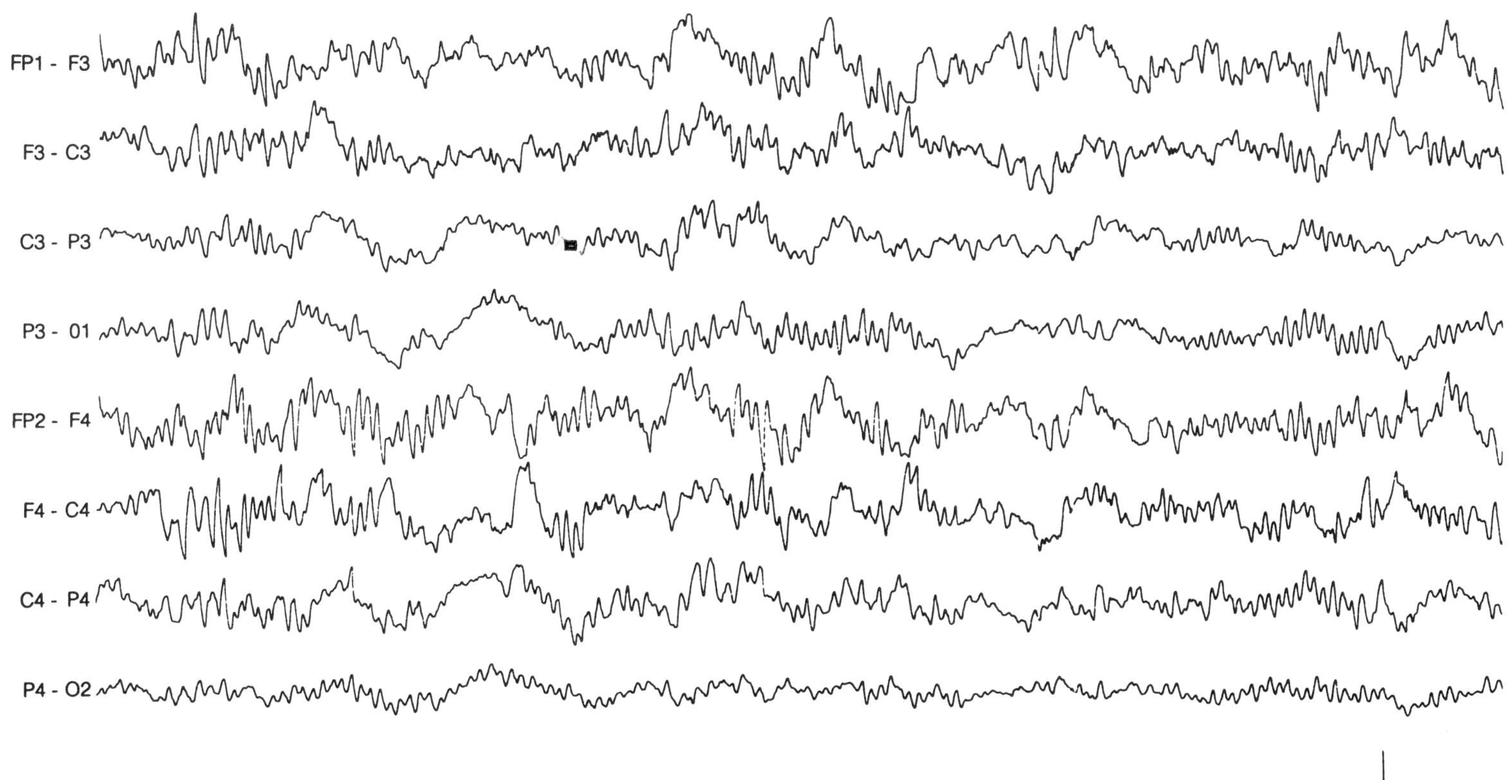

Abb. 5-37: Extreme Spindeln. Neunjährige Patientin. Schlaf. Diese Spindeln erfüllen abgesehen von der Spannung, die von ihnen mit 200–400 μV angegeben wurde, die Beschreibung extremer Spindeln durch Gibbs (1964). Derartige Spindeln sind deutlich diffuser und kontinuierlicher als normale Spindeln. Wie es für diese Wellen bei bilateralem Auftreten typisch ist, war diese Patientin ihr gesamtes Leben lang kognitiv stark eingeschränkt. Eichsignal 1 s, 70 μV.

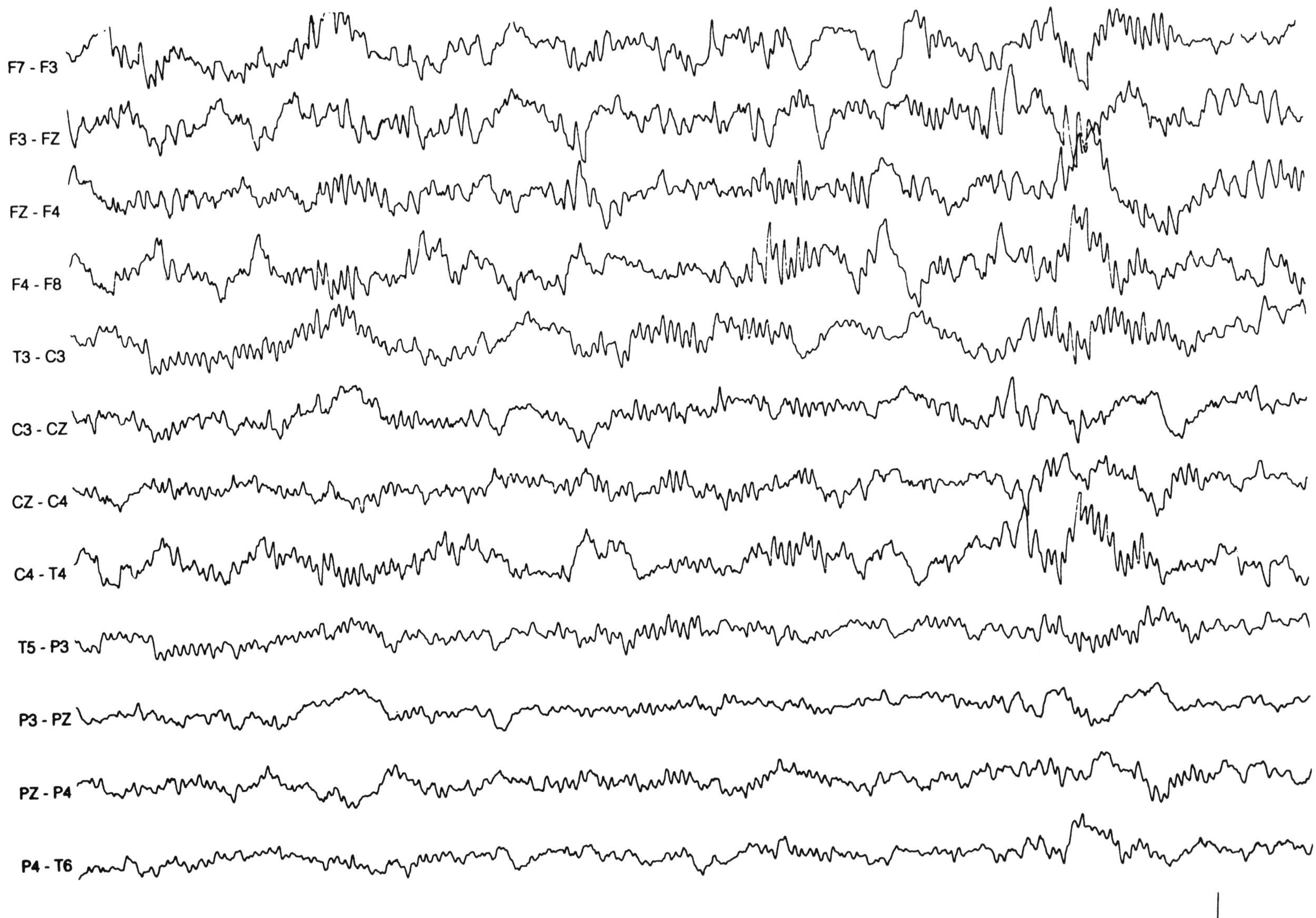

Abb. 5-38: Extreme Spindeln. Neunjähriger Patient. Schlaf. Dasselbe Phänomen wie in Abbildung 5-37, dargestellt in einer Querreihe. Eichsignal 1 s, 70 μV.

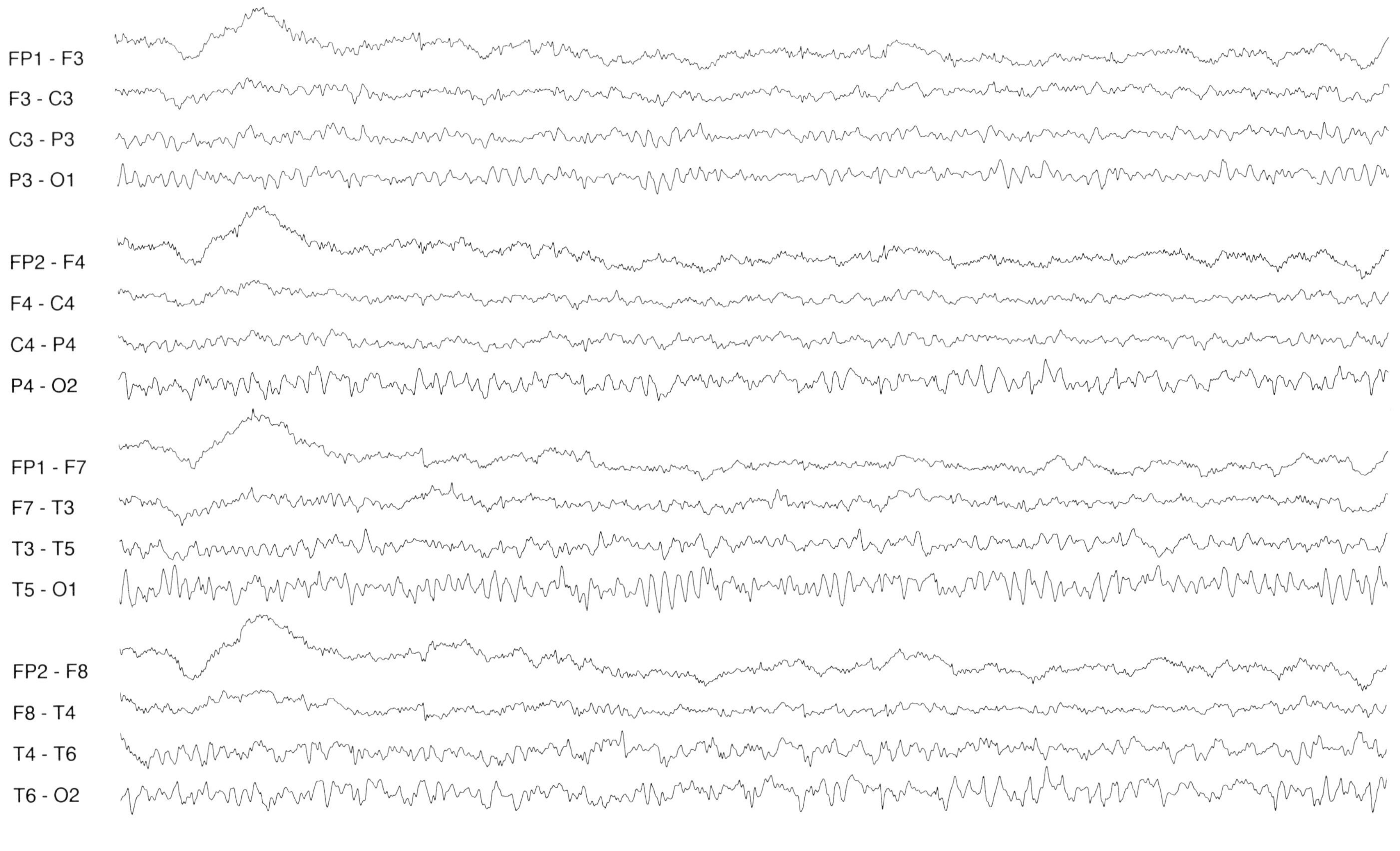

Abb. 5-39: Rechtsseitige Reduktion der Alpha-Aktivität mit okzipitaler Delta-Aktivität. 21-jähriger Patient. Wach. Augen geschlossen. Obwohl diese rechtsseitige Alpha-Aktivität der vieler Normalgesunder entsprechen würde, ist sie bei diesem Patienten deutlich geringer als die linksseitige Alpha-Aktivität und wird an O2 häufig von Delta- und Theta-Aktivität unterbrochen. Eichsignal 1 s, 70 µV.

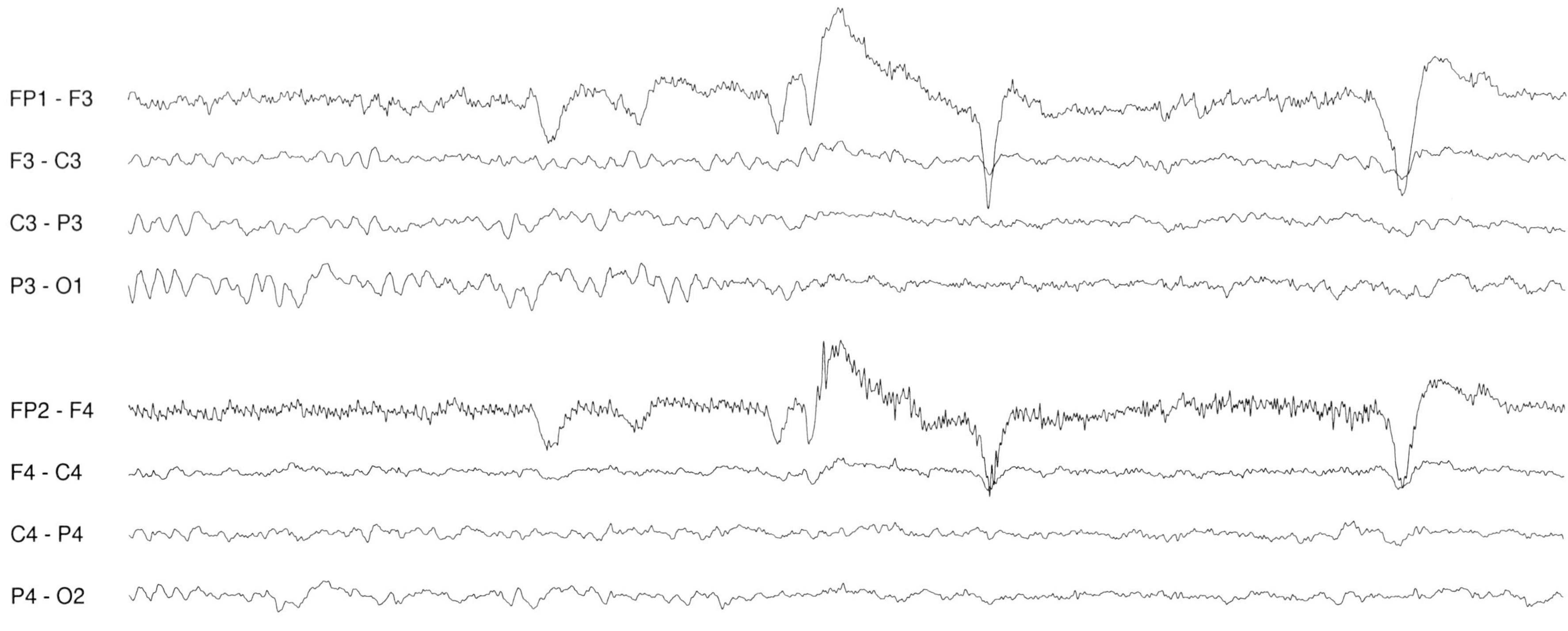

Abb. 5-40: Bei Augenschluss sichtbar werdende asymmetrische Alpha-Aktivität. 18-jähriger Patient. Wach. Augen geschlossen. Die Seite mit der niedrigamplitudigeren und langsameren Alpha-Aktivität ist fast immer die mit der Hauptveränderung. In diesem Fall erscheint eine derartige Asymmetrie nur bei geschlossenen Augen in Form einer Spannungsreduktion auf der rechten Seite. Eichsignal 1 s, 70 μV.

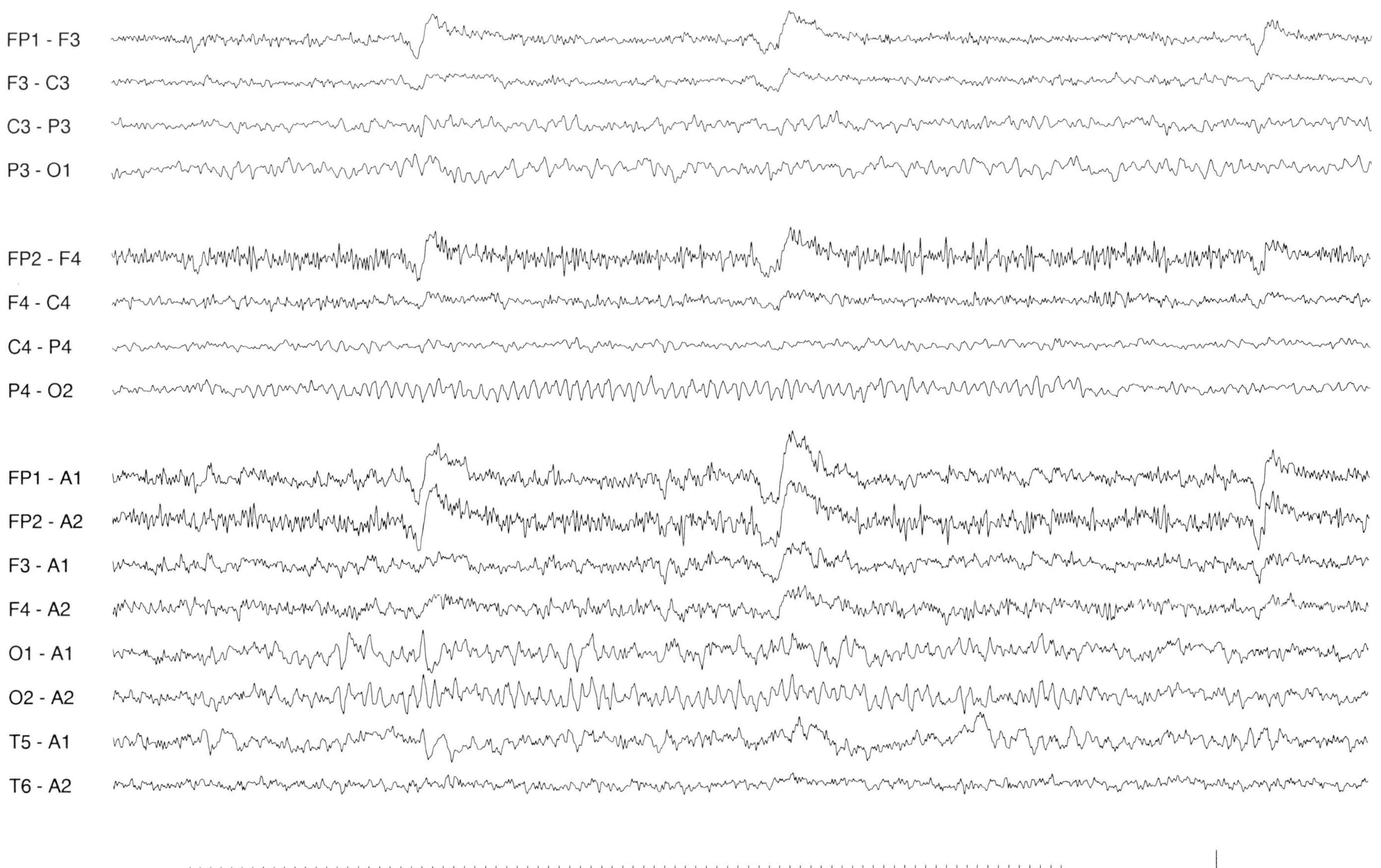

Abb. 5-41: Asymmetrisches Photic Driving mit Auslöser. 41-jähriger Patient. Wach. Augen geschlossen. Da Photic Driving oft asymmetrisch auftritt und dabei meist rechts höheramplitudiger ist als links, beruht seine linksseitige Einschränkung in diesem Fall auf der niedrigamplitudigen Delta-Aktivität an O1–T5. Letztere ist Folge eines linksseitigen okzipitalen Tumors. Eichsignal 1 s, 70 μV.

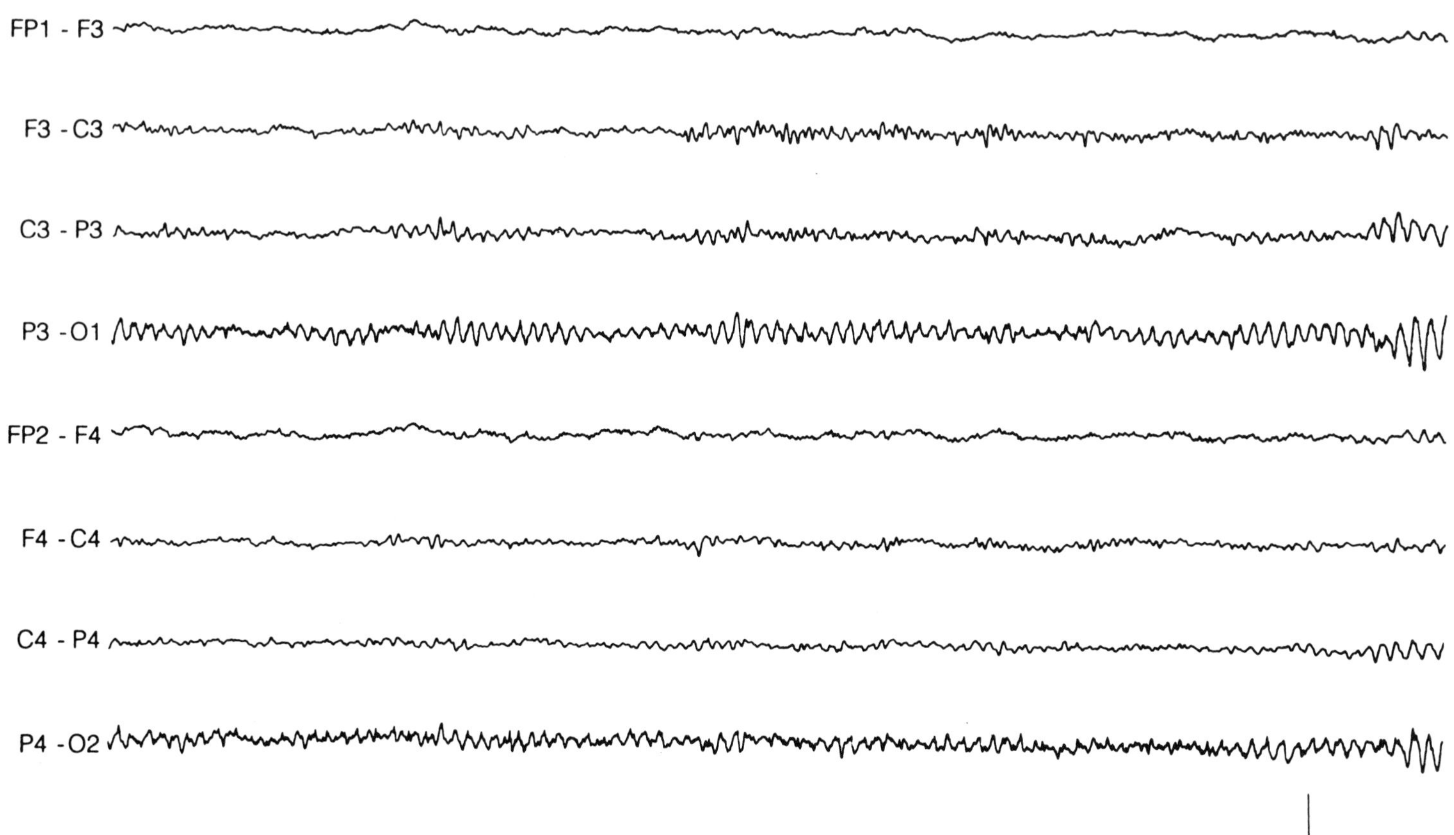

Abb. 5-42: Asymmetrische Beta-Aktivität. 71-jähriger Patient. Neben einer leicht asymmetrischen Alpha-Aktivität (rechts geringer) ist die Beta-Aktivität auf der rechten Seite gegenüber der linken Seite geringfügig reduziert. Die Untersuchung sollte mit einer Ohrreferenzableitung erfolgen, um Auslöschungseffekte auszuschließen. Da die Beta-Aktivität auf einer Seite um bis zu 35% unter dem Normalwert liegen kann (Zifkin, 1990), ist eine Asymmetrie nur dann klinisch relevant, wenn sie zumindest mittelschwer ist und persistiert. Bei diesem Patient bestand ein Zustand nach einem Schlaganfall in der rechten Hemisphäre. Eichsignal 1 s, 50 μV.

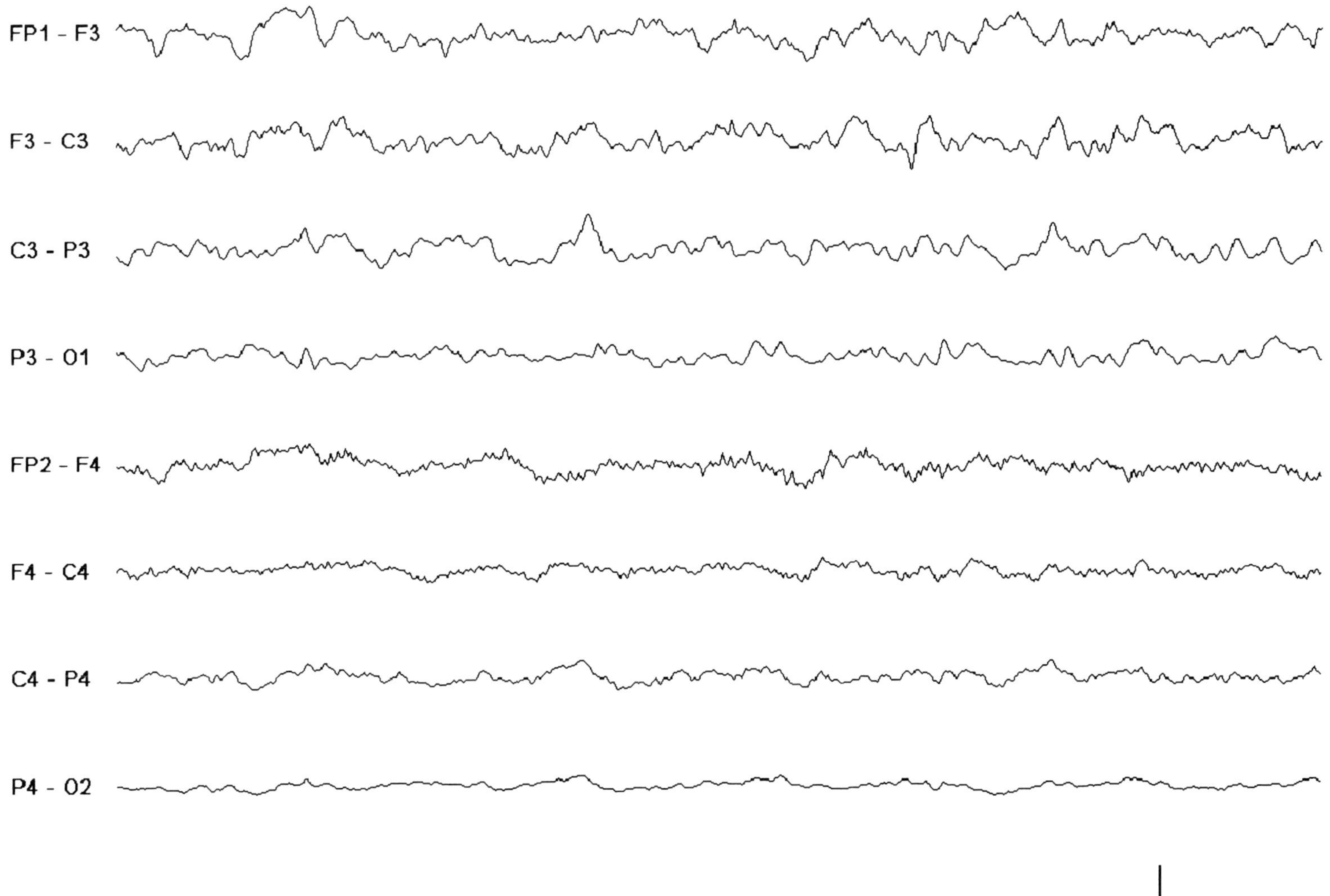

Abb. 5-43: Ausgeprägtere Delta-Aktivität in der gesünderen Hemisphäre. 74-jähriger Patient. Die Hauptanomalie ist eine Reduktion der Aktivität in der rechten Hemisphäre, wodurch eine anormale Delta-Aktivität besser exprimiert werden kann als auf der gesünderen linken Seite. Eichsignal 1 s, 50 μV.

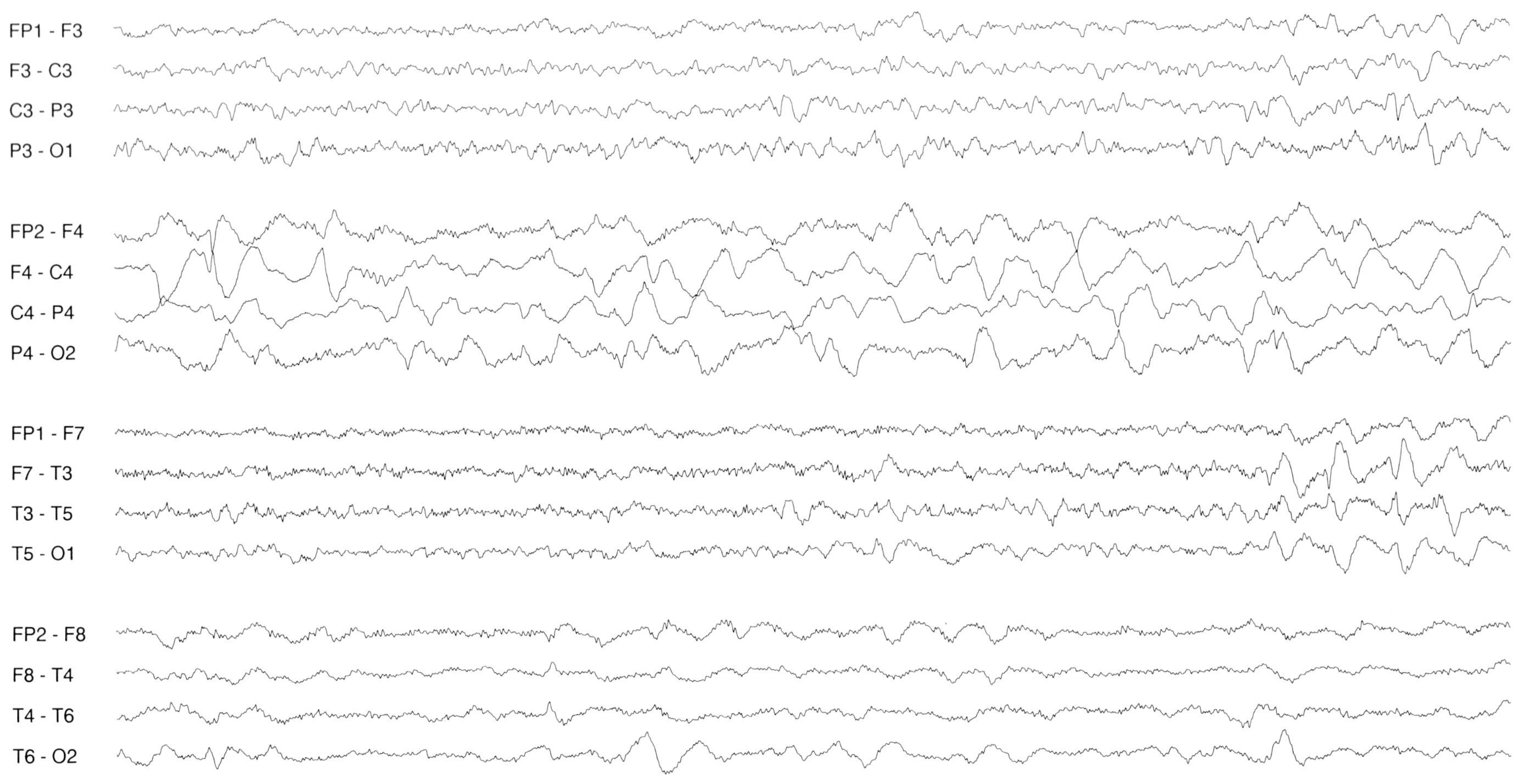

Abb. 5-44: Abschwächung und Delta-Aktivität in der rechten Hemisphäre. 36-jähriger Patient. Wach. Augen geschlossen. Die höherfrequente Hintergrundaktivität der linken Hemisphäre betrifft geringfügig auch die rechte Hemisphäre. Aufgrund der Abschwächung der höherfrequenteren und relativ monorhythmischen Delta-Aktivität scheint der rechte Temporalbereich am stärksten betroffen zu sein. Im Gegensatz dazu finden sich im rechten parasagittalen Bereich zahlreiche verschiedene Wellenformen, sodass er gesünder ist als der rechte Temporalbereich. Beachte die vereinzelten Spitzen an T3 als Zeichen der häufigen Beteiligung der kontralateralen Hemisphäre bei schwerer Schädigung einer Hemisphäre. In der ersten Sekunde tritt eine Spitze an F4 auf. Eichsignal 1 s, 150 μV.

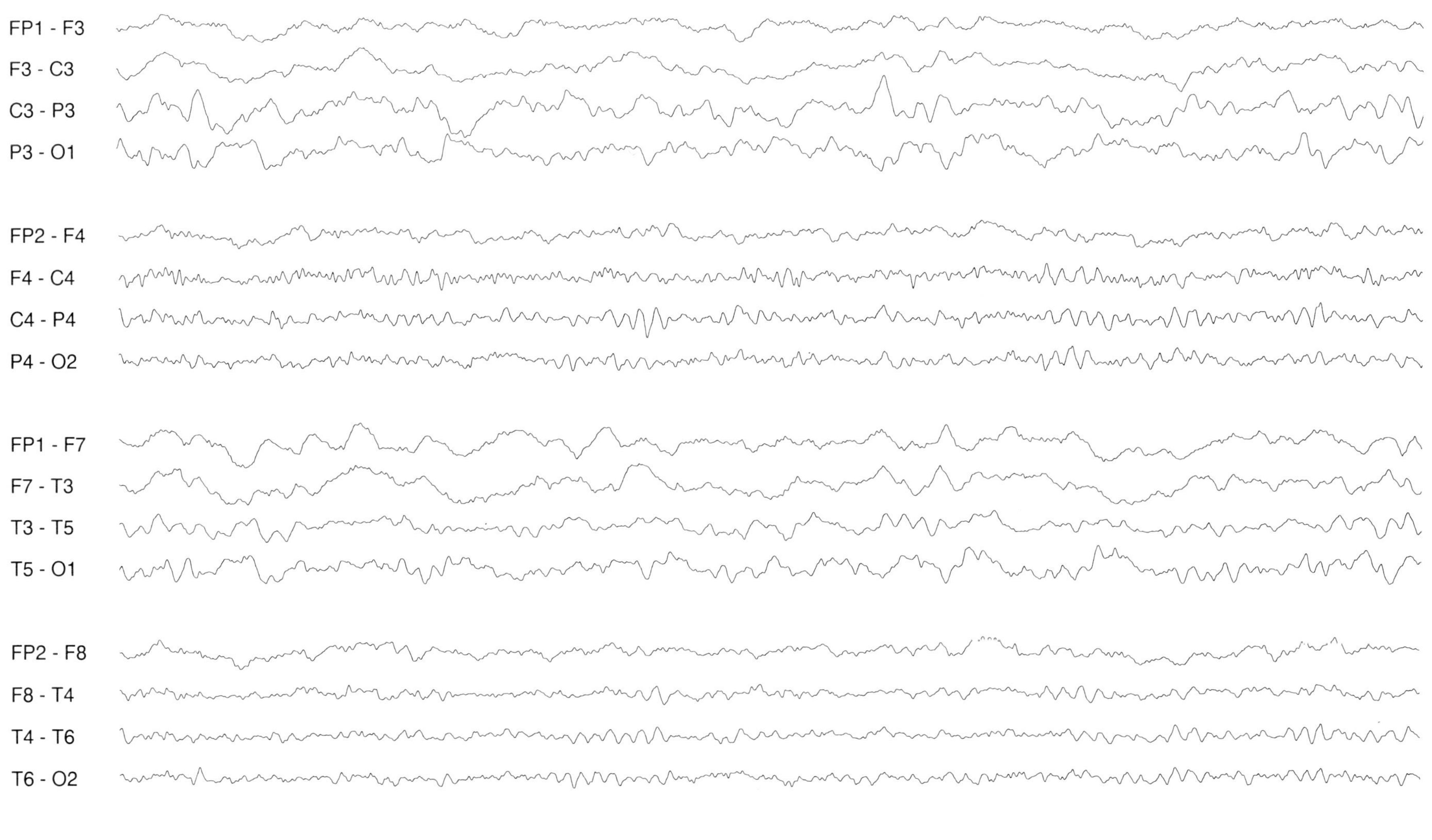

Abb. 5-45: Abschwächung und Delta-Aktivität in der linken Hemisphäre. 67-jähriger Patient. Wach. Augen geschlossen. In der linken Hemisphäre, die überall eine exzessive Delta-Aktivität aufweist, sind alle normalfrequenten Aktivitäten abgeschwächt. Beachte die fehlende Störung in der rechten Hemisphäre. Eichsignal 1 s, 100 μV.

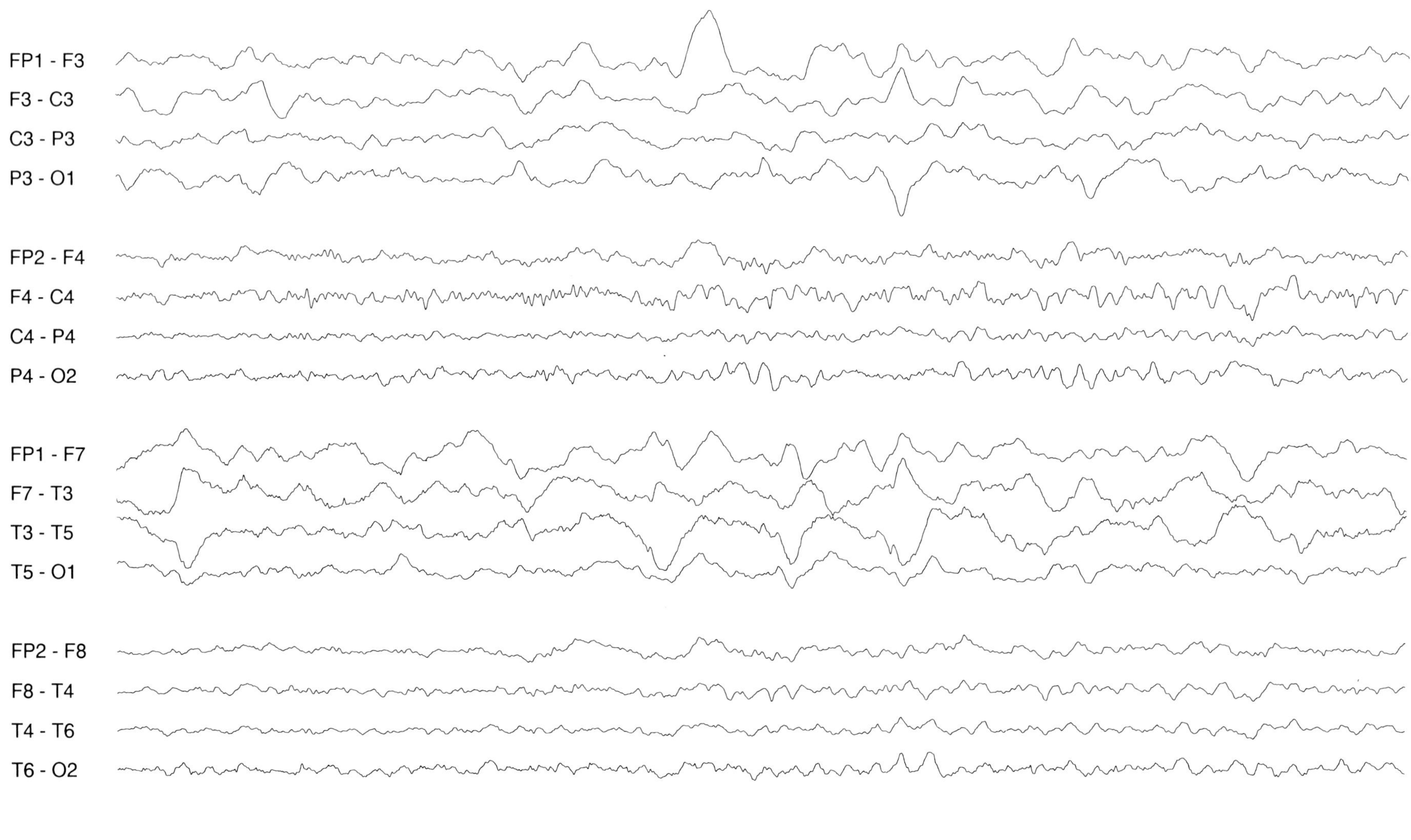

Abb. 5-46: Abschwächung und Delta-Aktivität in der linken Hemisphäre. 51-jähriger Patient. Wach. Augen geschlossen. Auffallend ist die minimale Ausbreitung der prominenten links hemisphärischen arrhythmischen Delta-Aktivität auf die rechte Hemisphäre. Dies hilft bei der Beurteilung von Patienten mit einseitig betonter, bilateraler Delta-Aktivität. Beachte die reduzierte links zentroparietale Hintergrundaktivität im Vergleich zu rechts. Eichsignal 1 s, 100 μV.

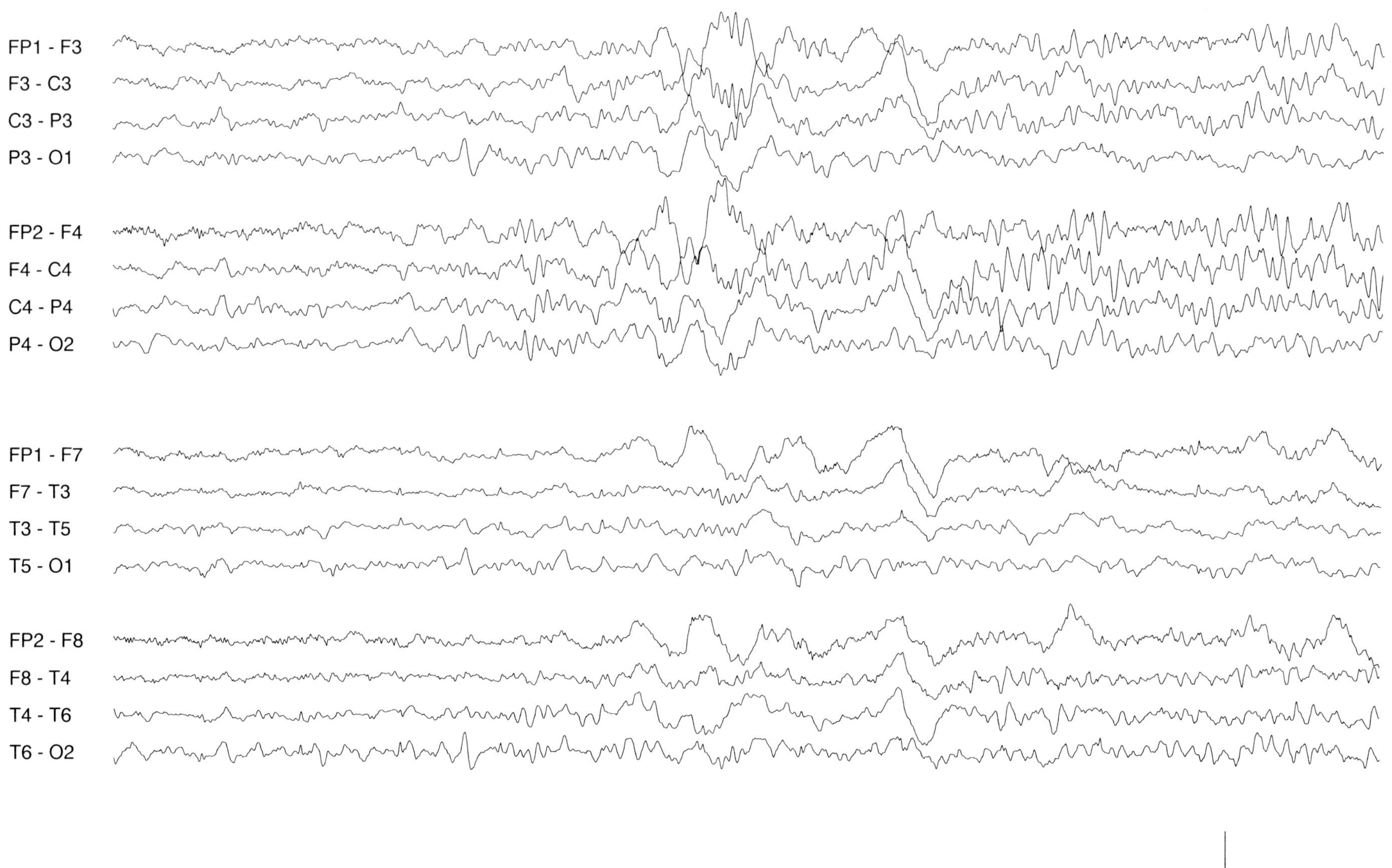

Abb. 5-47: Hemiplegische Migräne. 30-jähriger Patient. Arousal. In der Akutphase der hemiplegischen Migräne zeigt das EEG eine Reduktion der Alpha-Aktivität und der zentralen rhythmischen Hintergrundaktivität in der linken Hemisphäre sowie eine diffuse links hemisphärische Delta-Aktivität und bihemisphärische Bursts von Delta-Aktivität. Anschließend klangen die klinischen Ausfälle und die EEG-Veränderungen vollständig ab. Eichsignal 1 s, 100 μV.

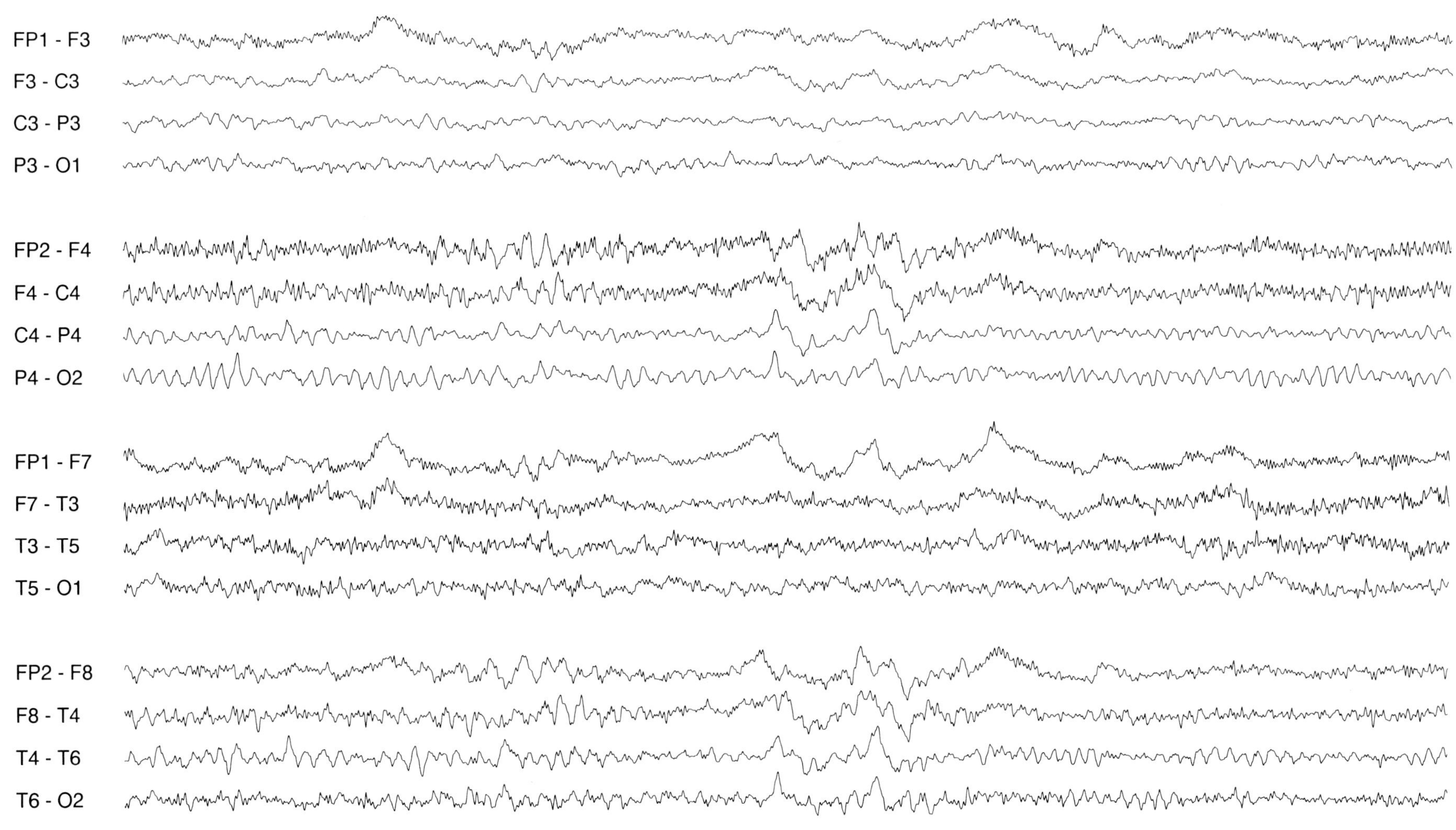

Abb. 5-48: Links hemisphärische Suppression und Delta-Aktivität. 53-jähriger Patient. Wach. Augen geschlossen. Hauptbefund ist die relative allgemeine Abschwächung der Aktivität in der linken Hemisphäre bei persistierender, arrhythmischer Delta-Aktivität. Bei dieser Montage tritt Letztere grundsätzlich anterior auf. Im Gegensatz dazu steht der Burst von rhythmischer diffuser Delta-Aktivität mit einer Frequenz von 2–4 Hz, dessen Vorkommen auf der linken Seite vermutlich durch denselben Prozess behindert wird, der auch die Hintergrundaktivität in der linken Hemisphäre abschwächt. Intermittierende rhythmische Delta-Aktivität mit einer Frequenz von 2–4 Hz kann nur begrenzt zur Lokalisierung herangezogen werden und weist in der Regel auf einen relativ kurz zurückliegenden oder sich entwickelnden Prozess hin. Eichsignal 1 s, 70 μV.

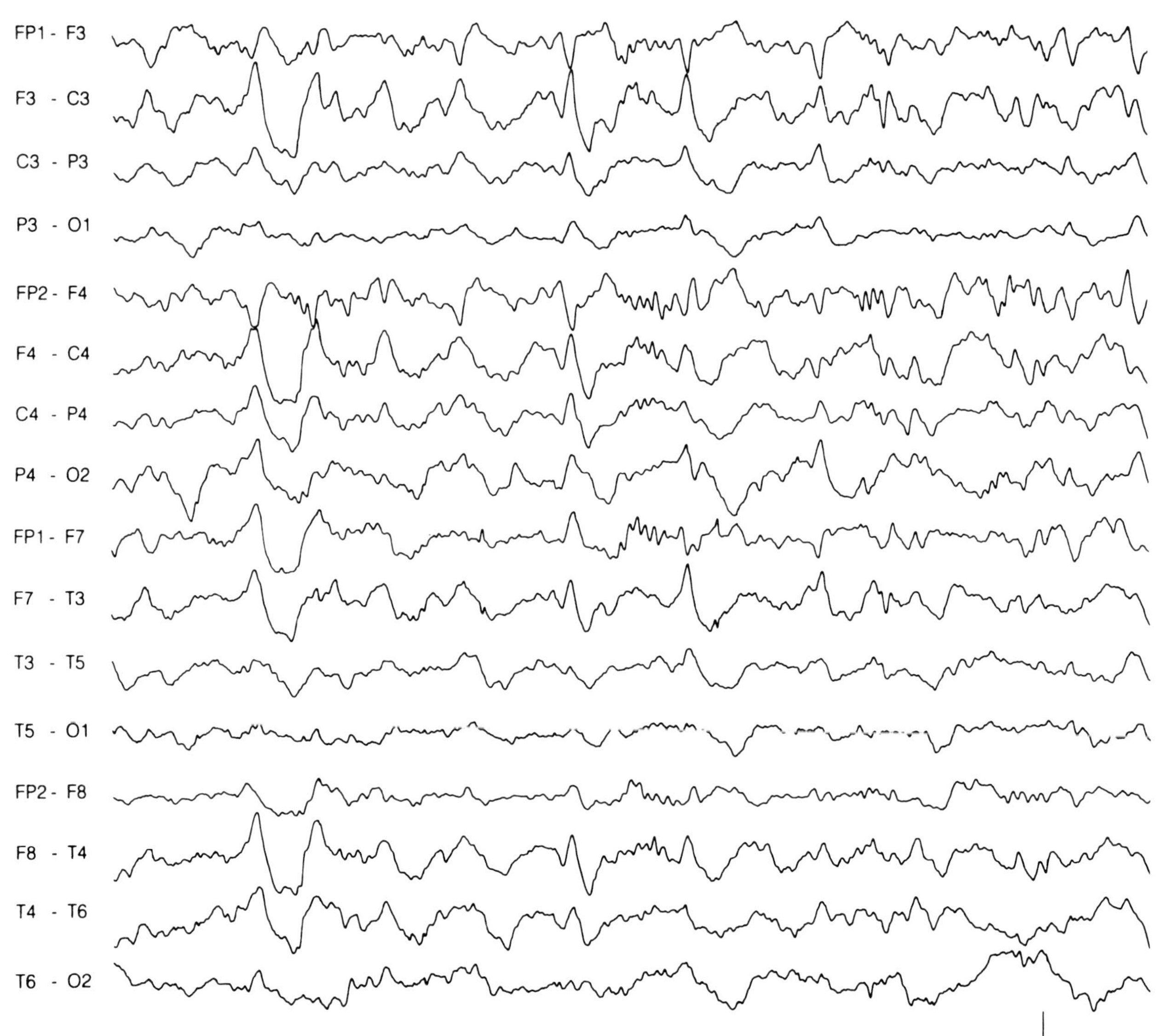

Abb. 5-49: Links hemisphärische Abschwächung im Schlaf. 20-jähriger Patient. Am stärksten ausgeprägt ist die Abschwächung im linken Okzipital- (O1) und Parietalbereich (P3) mit mäßiger Abschwächung im linken posterioren midtemporalen Bereich (T3,T5). Wichtig für die Ausbreitung der Abschwächung ist, dass anders als bei der Lokalisierung anderer Wellen beide Komponenten einer Ableitung für die Abschwächung verantwortlich sind. In keinem ihrer Anteile weist diese Ableitung auf eine elektrische Auslöschung des Hintergrundrhythmus im linken posterioren Bereich hin, wie sie bei einer synchronen rhythmischen Aktivität auftreten kann. In der linken Hemisphäre findet sich zudem eine mäßige Abschwächung der Spindeln. Wie immer weisen die Vertex-Wellen die stärkste Resistenz gegenüber einer unilateralen Funktionsstörung auf. Eichsignal 1 s, 70 μV.

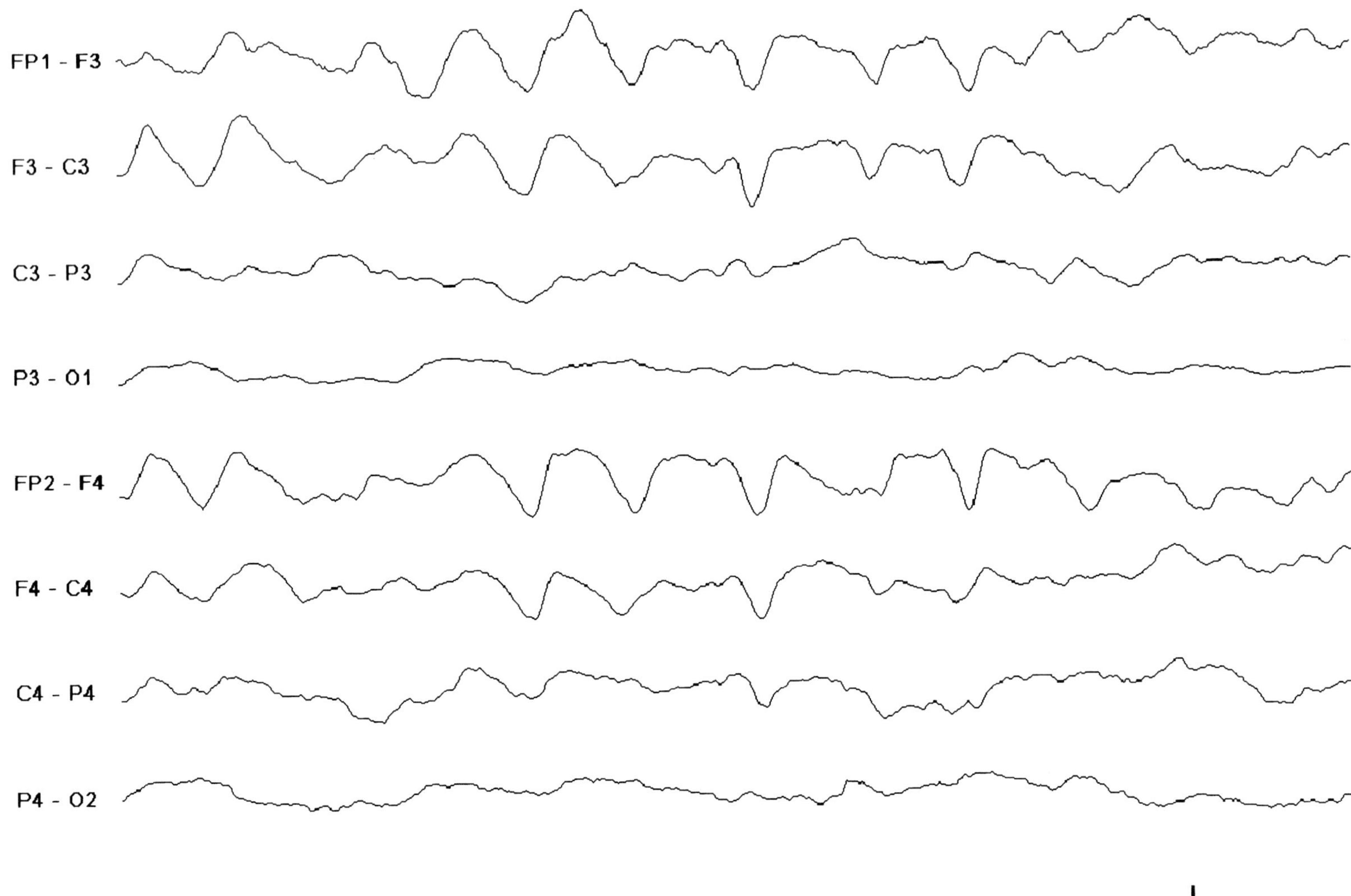

Abb. 5-50: Posteriore und diffuse Abschwächung – geringer als es aussieht? 60-jähriger Patient. Diese bipolare Registrierung zeigt eine reduzierte parietale okzipitale Aktivität. Auffälligster Befund ist die anteriore Delta-Aktivität mit schlecht ausgebildeten triphasischen Wellen. Bei komatösen Patienten in Rückenlage kann ein Hinterhauptödem die Aktivität abschwächen. Eichsignal 1 s, 30 μV.

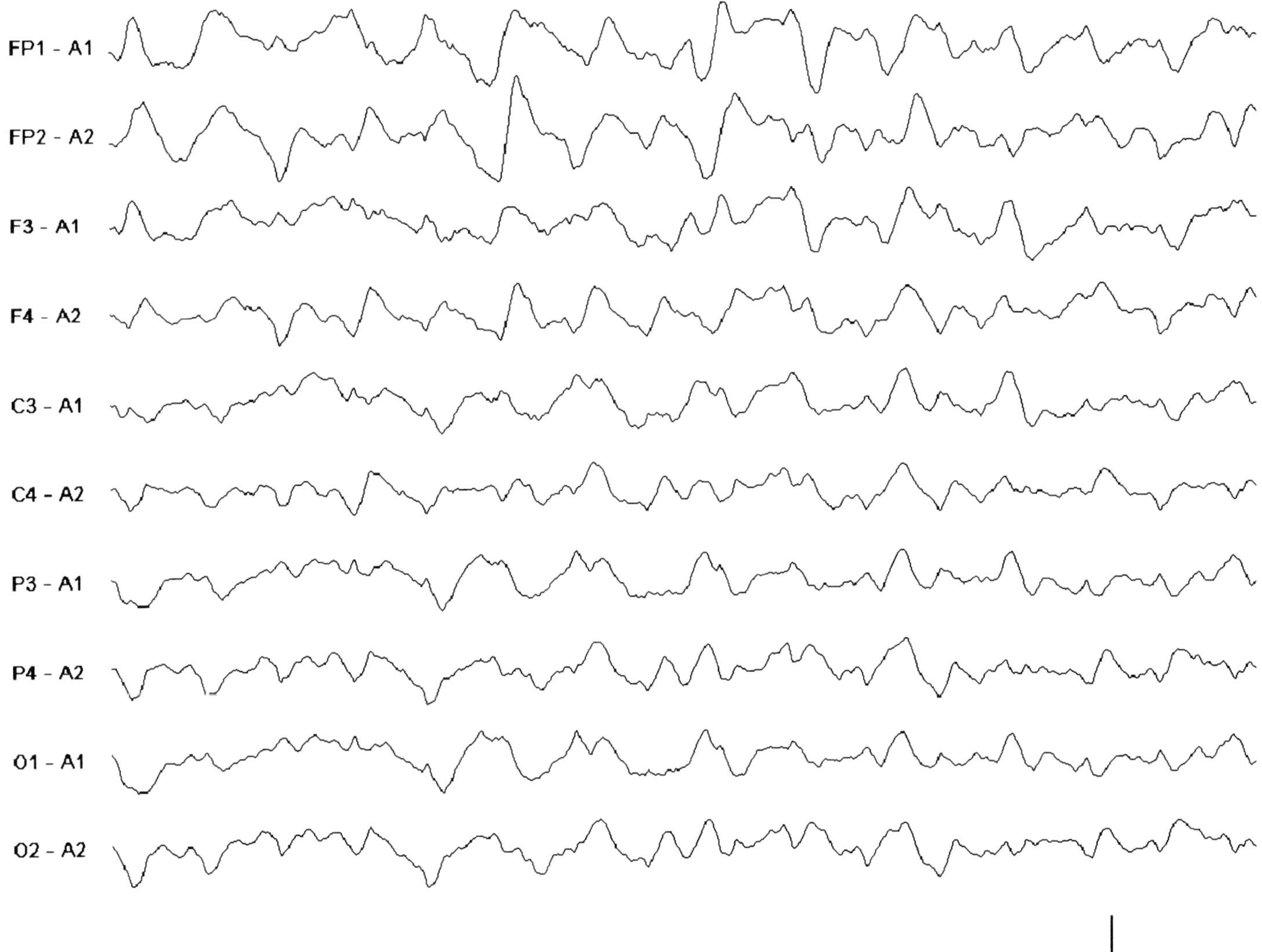

Abb. 5-51: Ausgeprägtere Aktivität in der Referenzableitung. 60-jähriger Patient. Registrierung zum selben Zeitpunkt und mit derselben Einstellung wie bei Abbildung 5-50. Deutlich stärkere posteriore Aktivität, wobei die Referenzen (A1, A2) in gewissem Umfang zu den Potenzialen in den posterioren Ableitungen beigetragen haben können. In der Zusammenschau belegen diese beiden Registrierungen jedoch trotzdem eine reduzierte posteriore Aktivität, allerdings nicht so vollständig, wie es die bipolare Montage nahe gelegt hatte. Eichsignal 1 s, 30 μV.

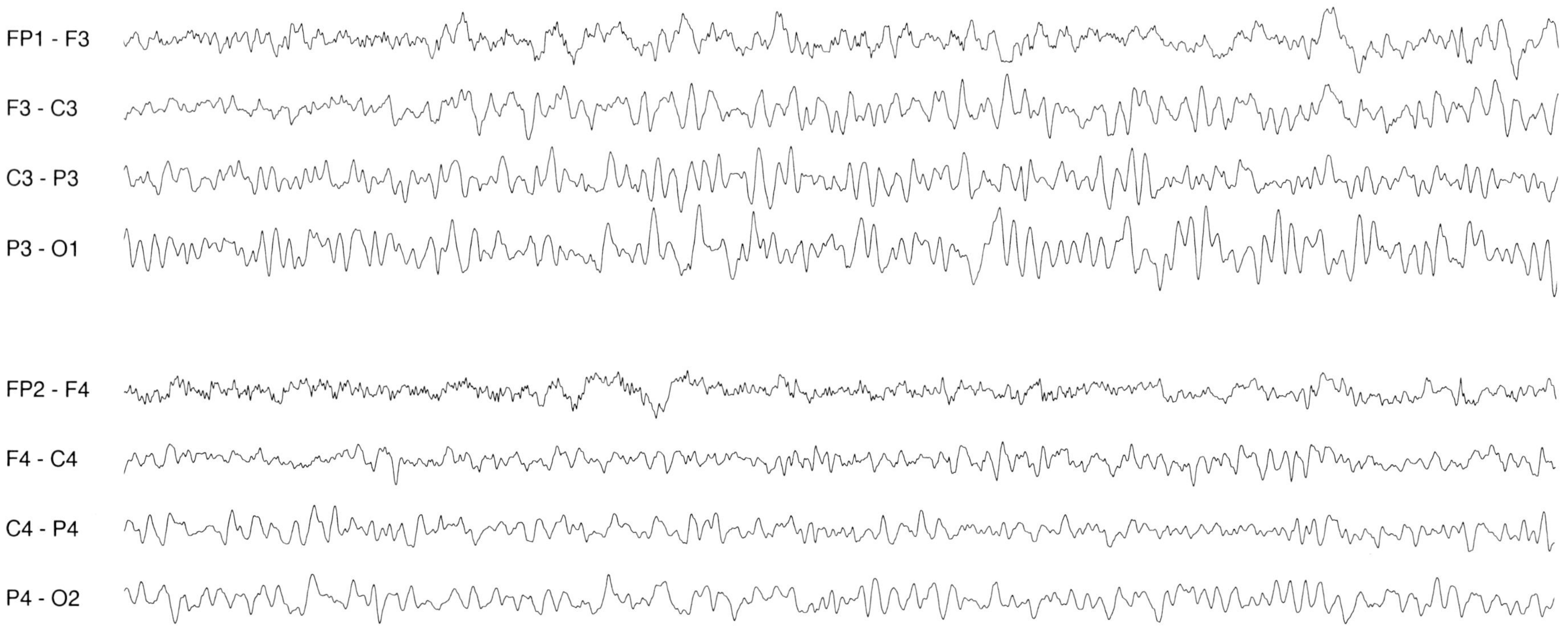

Abb. 5-52: Schädeldefekt, links. 16-jähriger Patient. Wach. Augen geschlossen. Ein Schädeldefekt verstärkt unabhängig von der Frequenz alle Potenziale – am deutlichsten die zentralen und okzipitalen Rhythmen, wie es dieser normale EEG-Auszug zeigt. Eichsignal 1 s, 70 μV.

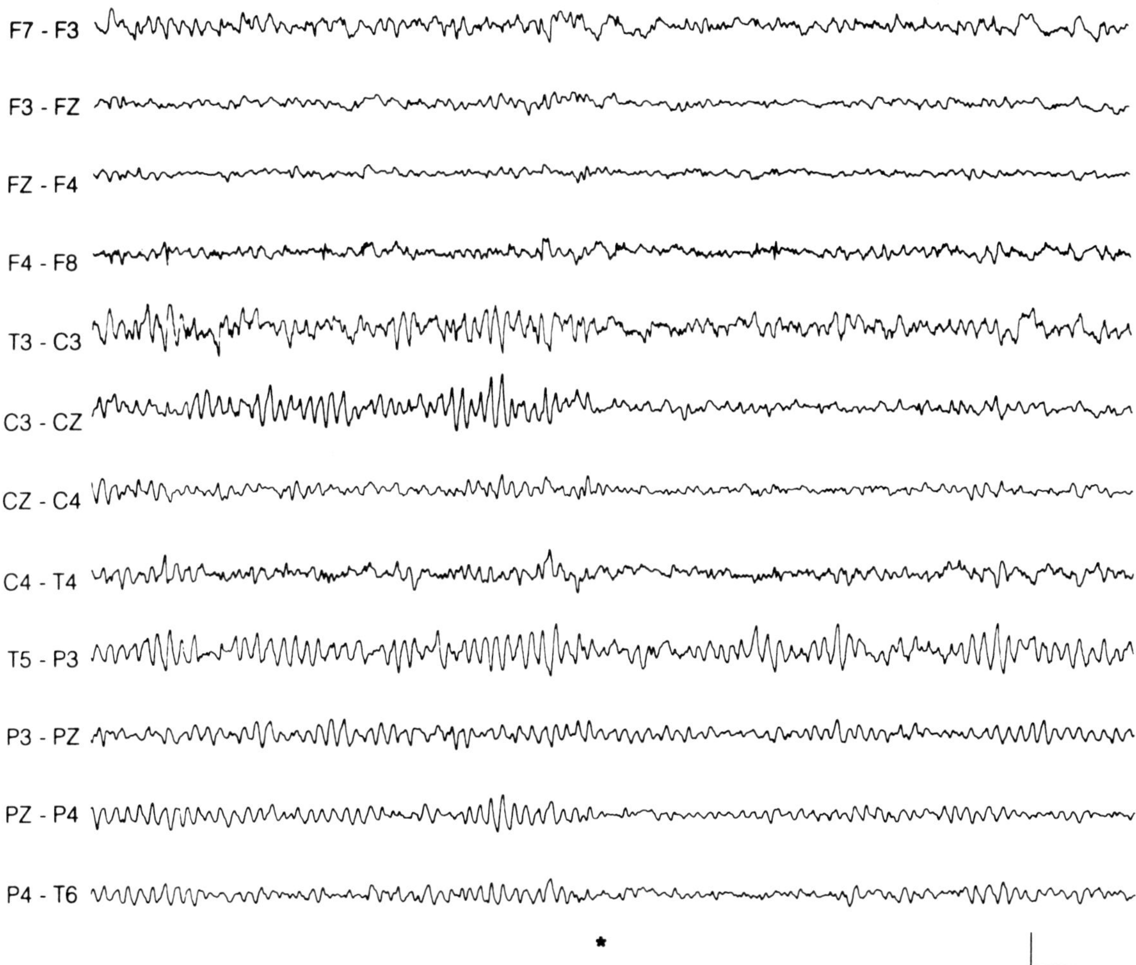

Abb. 5-53: Querreihe mit μ-Rhythmus und Alpha-Aktivität bei einem Schädeldefekt. 30-jähriger Patient. Das Wackeln mit dem rechten Daumen bei weiterhin geschlossenen Augen (*) schwächte den höherfrequenten linksseitigen μ-Rhythmus an C3 ab, sodass der nicht abgeschwächte 8-Hz-Rhythmus in der Ableitung T5–P3 als Alpha-Aktivität zu erkennen ist. Diese ausgeprägtere Alpha-Aktivität sowie die an T3 und minimal an T5 darunter gelagerte Delta-Aktivität hängen vermutlich nicht mit dem zentralen (C3) Schädeldefekt zusammen und zeigen eine links temporale (T5, T3) Funktionsstörung an. Eichsignal 1 s, 50 μV.

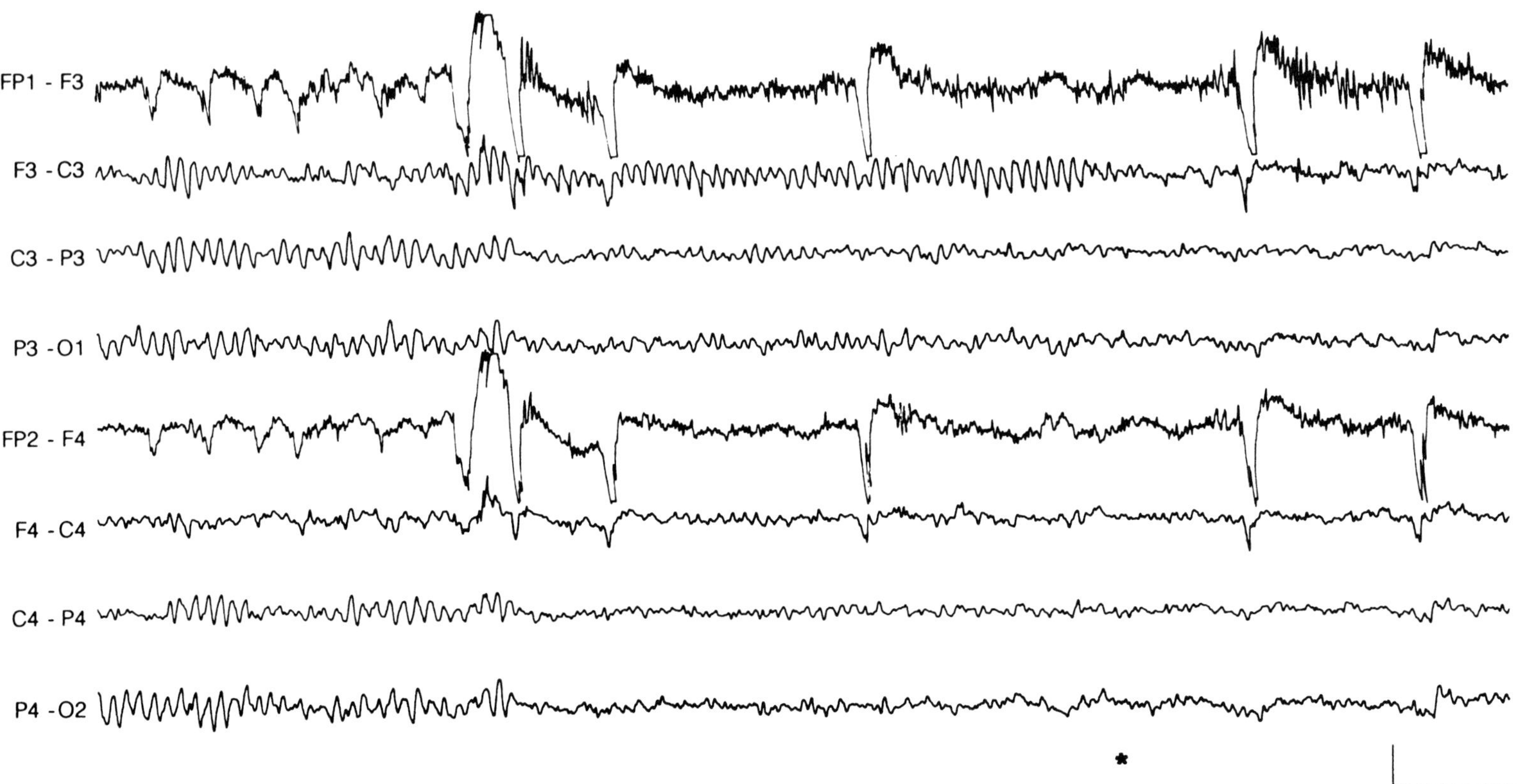

Abb. 5-54: Prominenter μ-Rhythmus bei Schädeldefekt. 30-jähriger Patient. Das Öffnen der Augen in der 4. Sekunde blockierte die Alpha-Aktivität, sodass linksseitig infolge des Schädeldefekts ein ausgeprägterer μ-Rhythmus (Breach Rhythm) zu erkennen ist als auf der rechten Seite (Cobb, 1979). Dieser μ-Rhythmus wurde durch Wackeln mit dem rechten Daumen (*) beendet. Eichsignal 1 s, 50 μV.

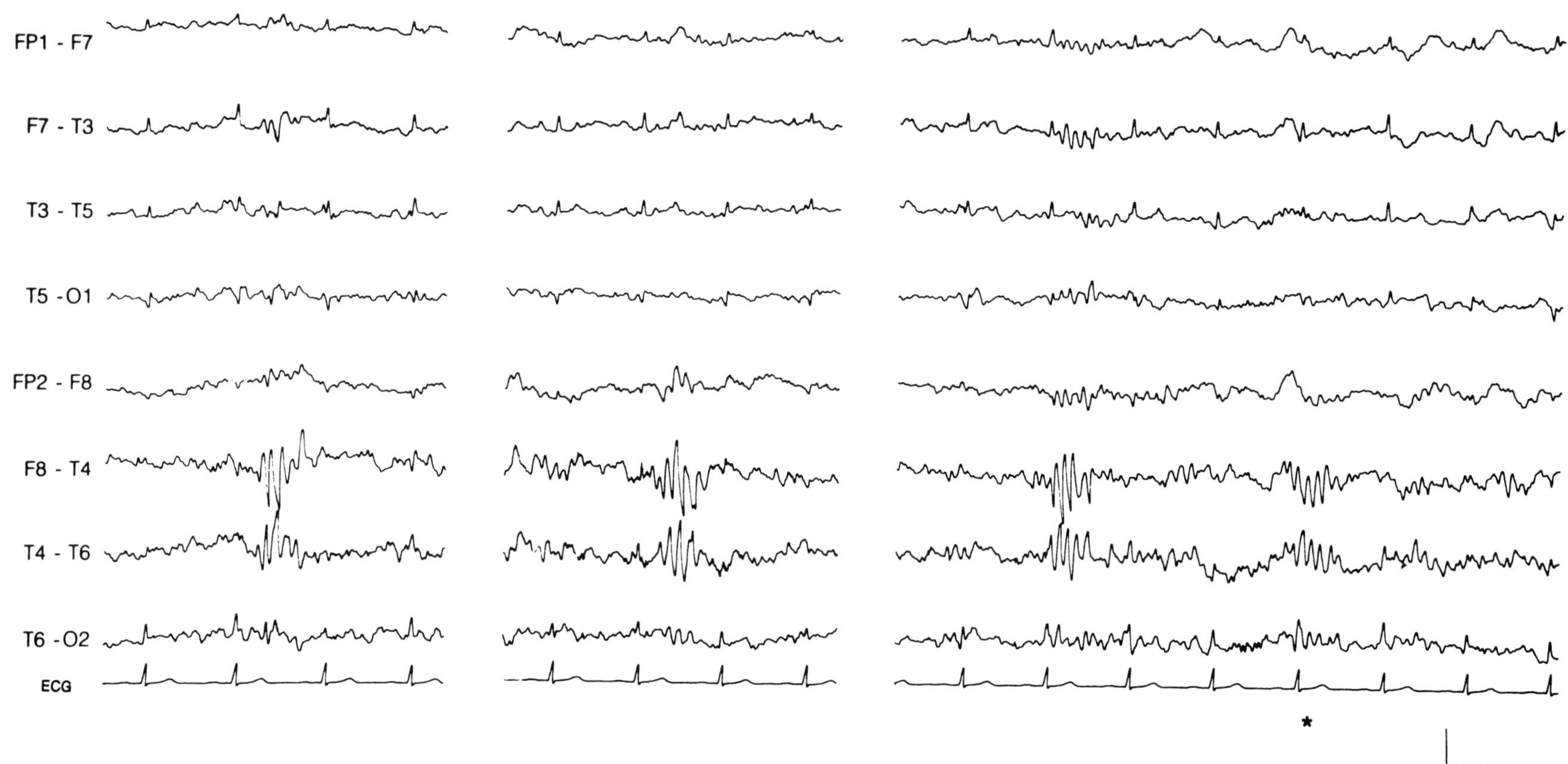

Abb. 5-55: Bursts von spitzenartigen Wellen bei einem Schädeldefekt. 49-jähriger Patient. Diese spitzen Wellen sind für Spitzen zu rhythmisch, außerdem fehlt die nachfolgende langsame Welle derselben Polarität. Beachte, dass die niedrigamplitudigeren Bursts (*) mit ähnlicher Morphologie wie die spitzen, höheramplitudigeren keine Ähnlichkeit mit Spitzen haben. Eichsignal 1 s, 50 μV.

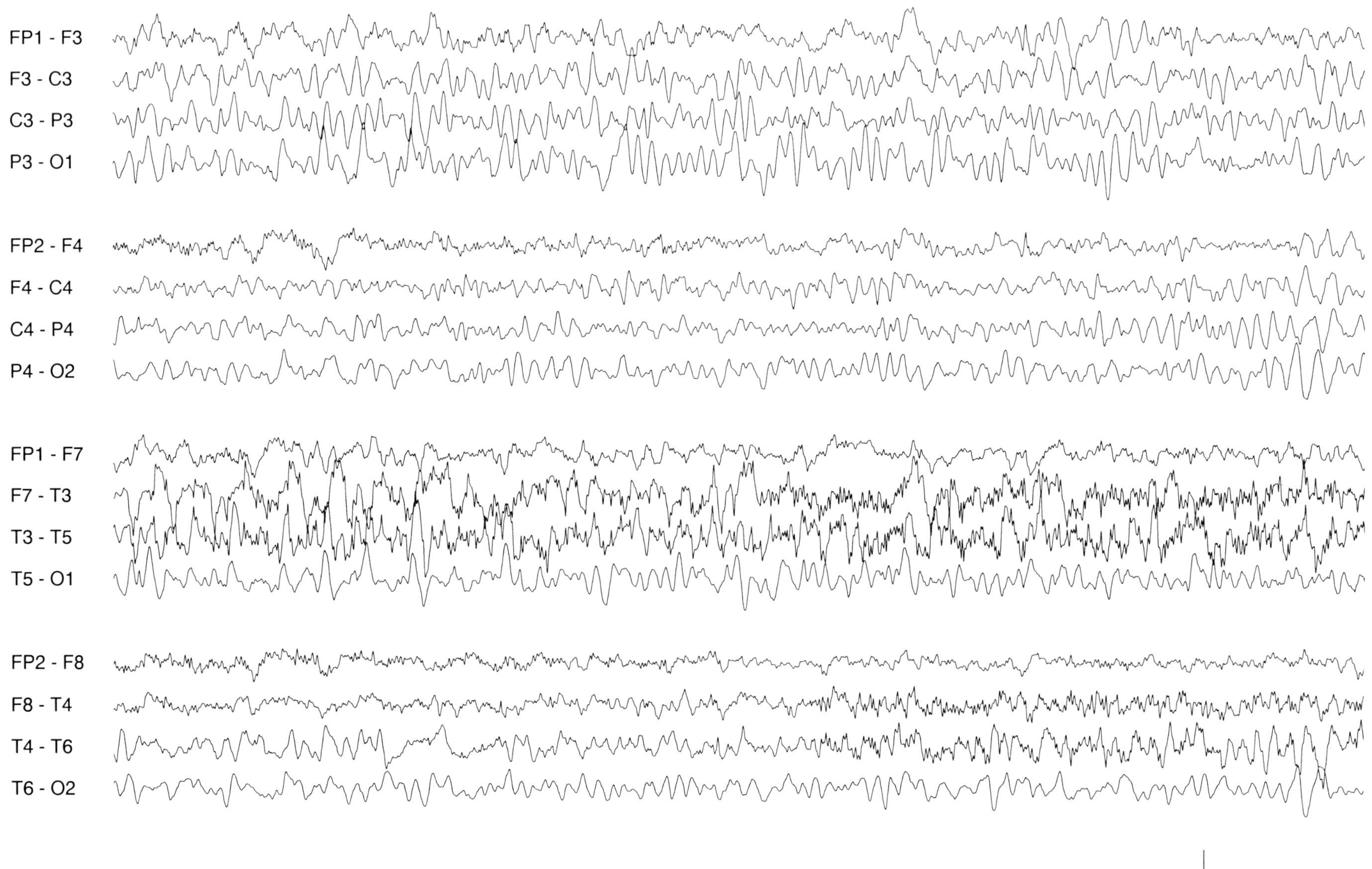

Abb. 5-56: Links temporale, zentrale, parietale Delta-Aktivität. 16-jähriger Patient. Wach. Augen geschlossen. Derselbe Patient wie in Abbildung 5-52. Die links temporale, zentrale, parietale Delta-Aktivität ist in diesem EEG-Auszug so stark ausgeprägt, dass sie sich nicht allein durch den bereits erwähnten Schädeldefekt erklären lässt. Eichsignal 1 s, 70 μV.

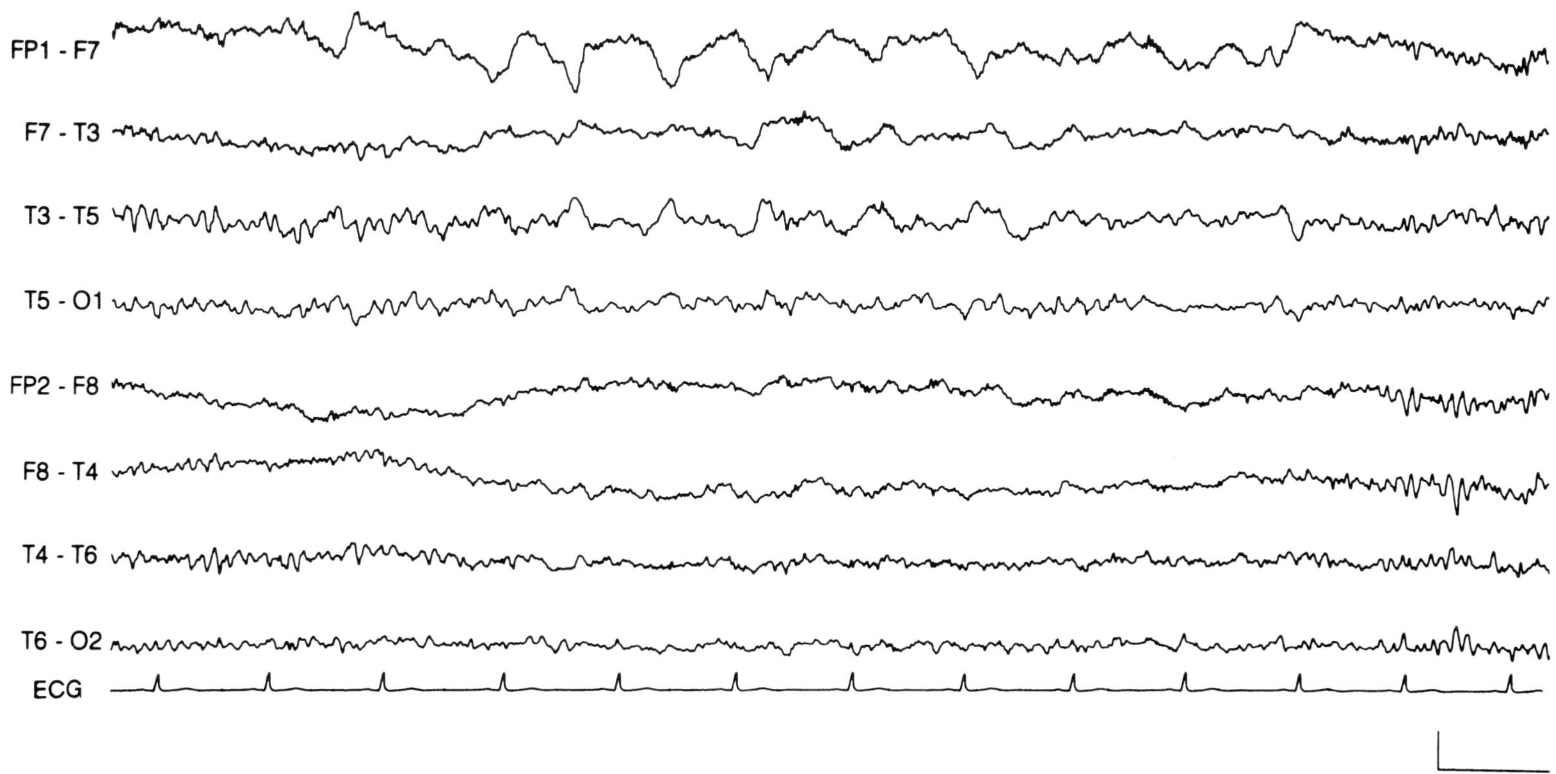

Abb. 5-57: Transiente links anteriore midtemporale Delta-Aktivität. 39-jähriger Patient. Die temporale Delta-Aktivität (F7–T3) ist zwar prominent, tritt aber vor allem bei leichter Müdigkeit auf, wie es der Verlust der Alpha-Aktivität zeigt. Arousal (letzte Sekunden) schwächt diese Delta-Aktivität ab. Eichsignal 1 s, 50 μV.

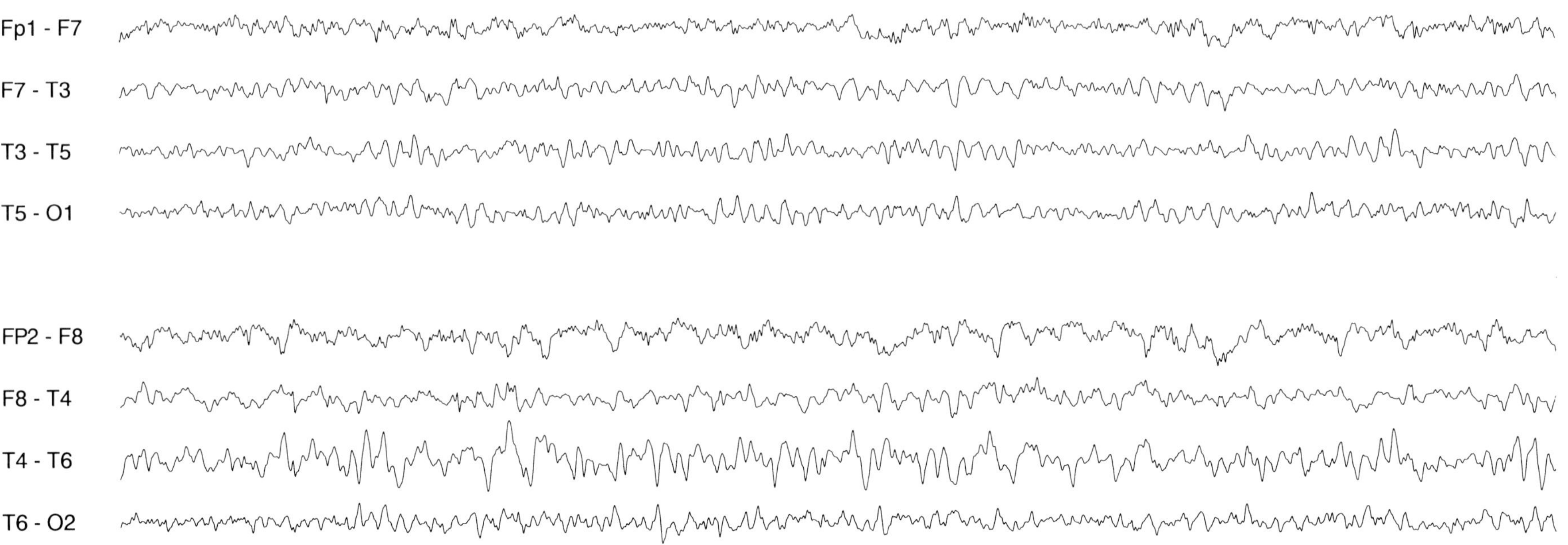

Abb. 5-58: Rechts temporale Delta- und Theta-Aktivität. 42-jähriger Patient. Wach. Augen geschlossen. Die Delta-Aktivität mit einer Frequenz von 2–3 Hz vermischt sich mit der Theta-Aktivität, sodass die an F8–T4 zu erkennende Veränderung mit relativer «Auslöschung» der Potenziale in der Ableitung F8–T4 auftritt. Eichsignal 1 s, 70 μV.

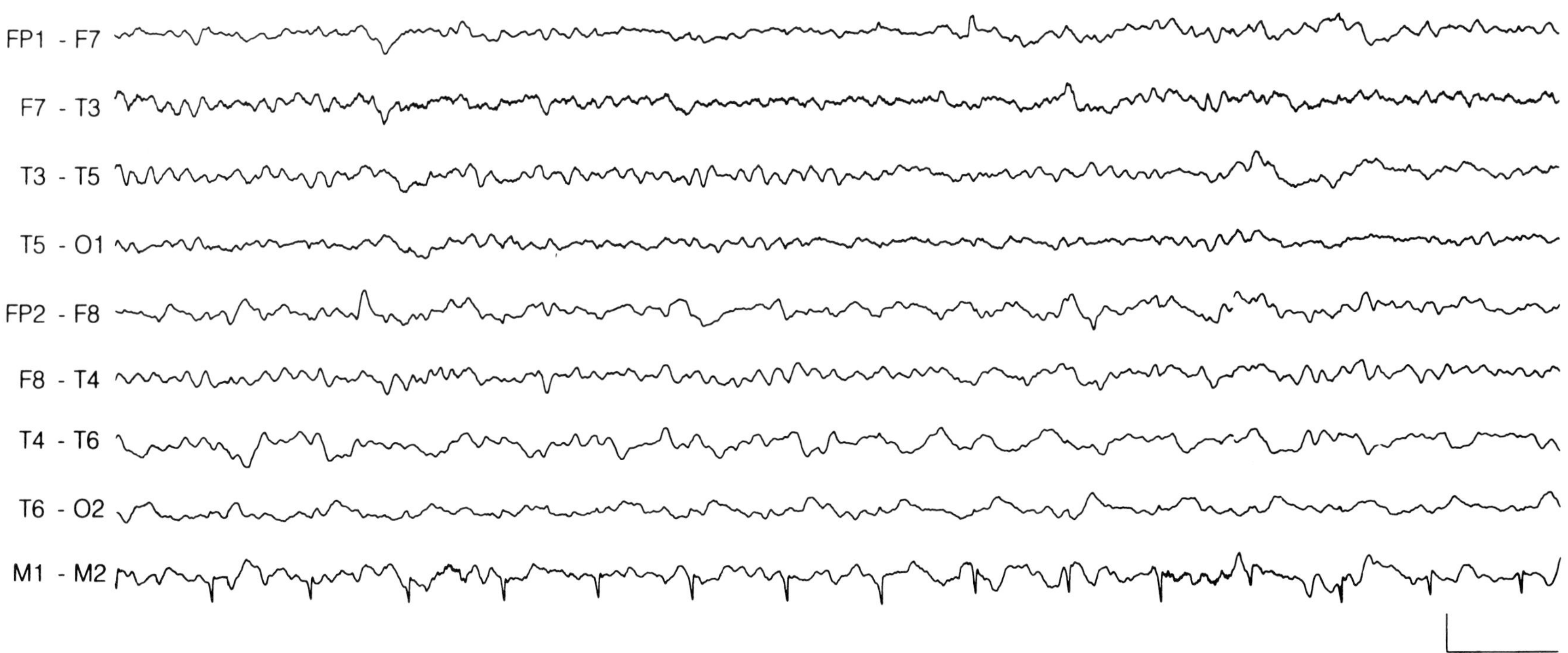

Abb. 5-59: Pulsartefakt und Delta-Aktivität. 38-jähriger Patient. Die Auswertung dieser Registrierung zeigt eine arrhythmische Delta Aktivität an F8, T4 und M2 (Mandibular-Notch-Elektrode), ohne Zusammenhang mit dem EKG, das von den Mandibular-Notch-Elektroden (M1–M2) aufgezeichnet wurde. Im Gegensatz dazu fällt die rhythmische Delta-Aktivität an T6 im Sinne eines Pulsartefakts zeitlich mit dem EKG zusammen. Eichsignal 1 s, 70 μV.

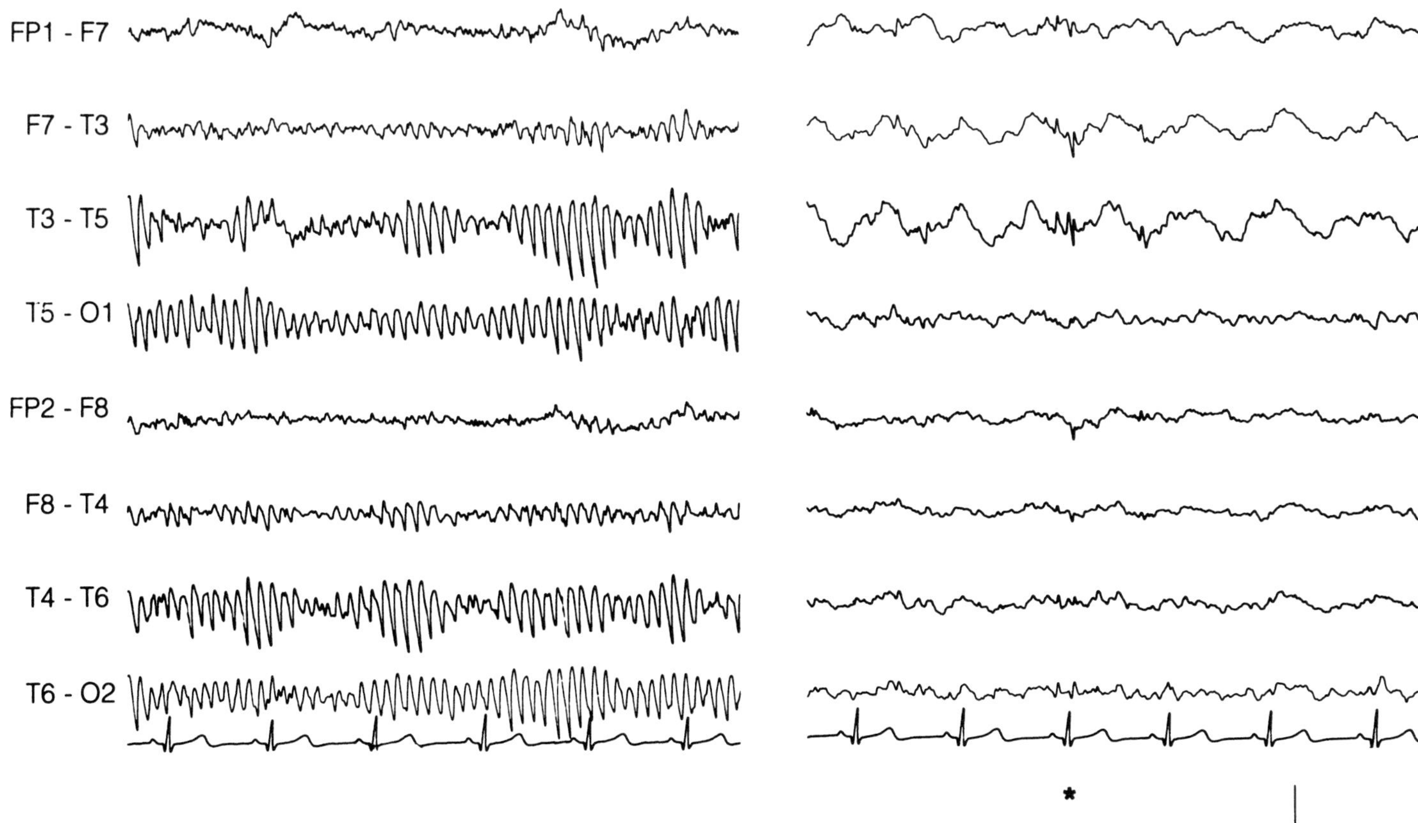

Abb. 5-60: Deutliche «Aktivierung» der links temporalen Delta-Aktivität im leichten Schlaf. 29-jähriger Patient. Prominente und persistierende Delta-Aktivität an F7–T3 im leichten Schlaf *(rechts)*, nicht jedoch bei Wachheit *(links)*. Die prominente Delta-Aktivität in der Ableitung T3–T5 breitet sich nicht auf T5 aus. Beachte die linksseitigen benignen epileptiformen Transienten des Schlafs (*); ein normales Muster. Eichsignal 1 s, 50 μV.

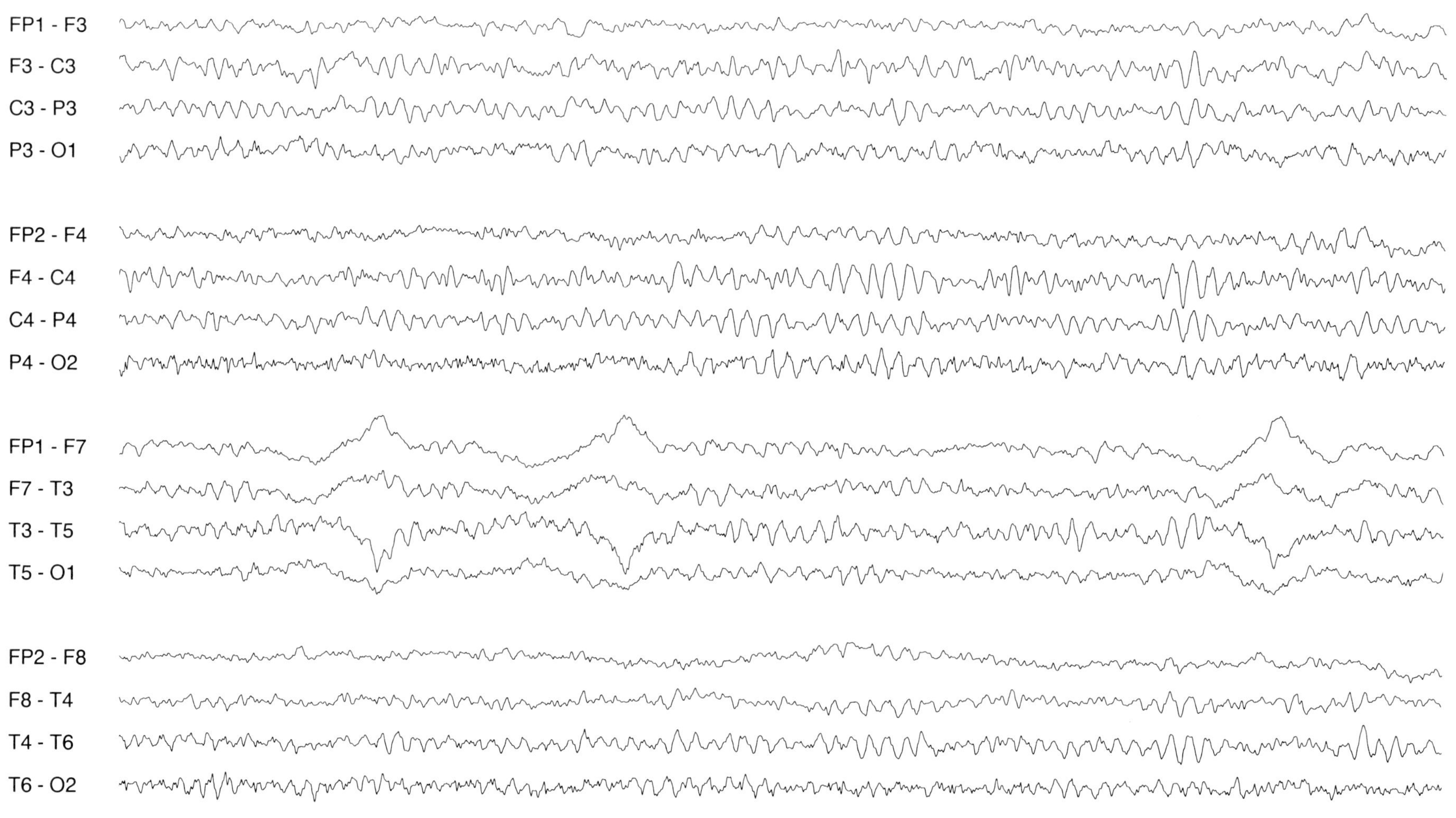

Abb. 5-61: Monophasische links temporale 1-Hz-Delta-Aktivität und zentrale Theta-Aktivität. 73-jähriger Patient. Wach. Augen geschlossen. Dieser EEG-Auszug nach einem Schlaganfall zeigt eine bessere Hintergrundaktivität über der betroffenen Hemisphäre als der Auszug bei leichtem Schlaf in Abbildung 5-60. Hier findet sich im Gegensatz zur persistierenderen Delta-Aktivität im vorherigen Segment eine intermittierende temporale Delta-Aktivität. Sowohl die Schwere als auch die Lokalisation des Schlaganfalls beeinflussen die weitere Entwicklung nach dem Schlaganfall. Eichsignal 1 s, 70 μV.

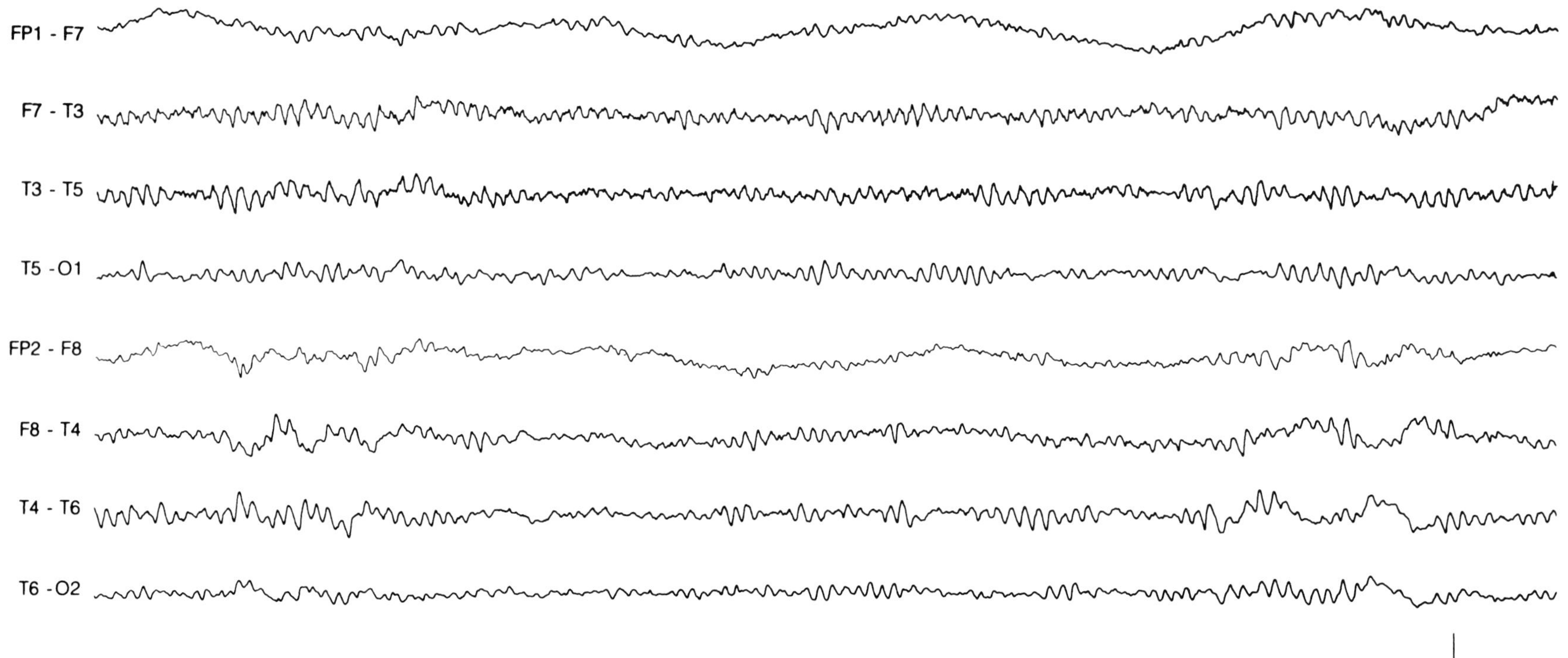

Abb. 5-62: Intermittierende temporale Delta-Aktivität. 55-jähriger Patient. Selten kann fokale Delta-Aktivität, wie in diesem Beispiel, intermittierend auftreten. Arenas et al. (1986) beobachteten temporale Delta-Aktivität selten auch bei normalgesunden älteren Menschen und etwas häufiger im linken als im rechten Temporalbereich. Somit würde diese Veränderung, die in etwa mit der hier gezeigten Häufigkeit auftritt, in nahezu jeder Altersgruppe eine fokale rechts temporale Störung anzeigen. Eichsignal 1 s, 100 μV.

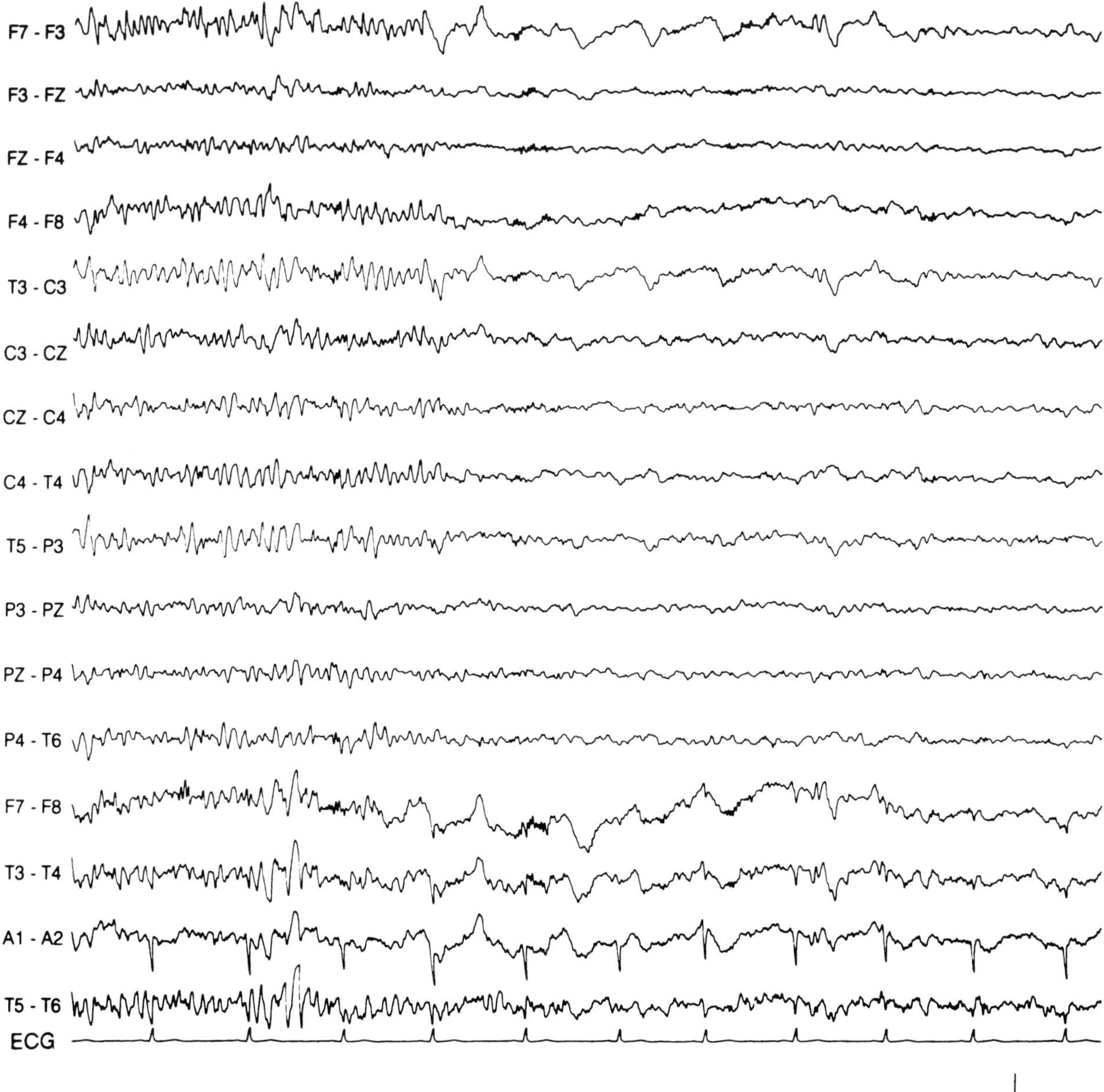

Abb. 5-63: Zustandsabhängige links temporale Delta-Aktivität. 20-jähriger Patient. Diese links temporale (F7–T3) Delta-Aktivität, die im Wachzustand kaum zu sehen ist *(erste 4 s)*, wird bei früher Müdigkeit prominenter *(folgende 6 s)* und bildet sich bei persistierender Müdigkeit zurück. Eichsignal 1 s, 50 μV.

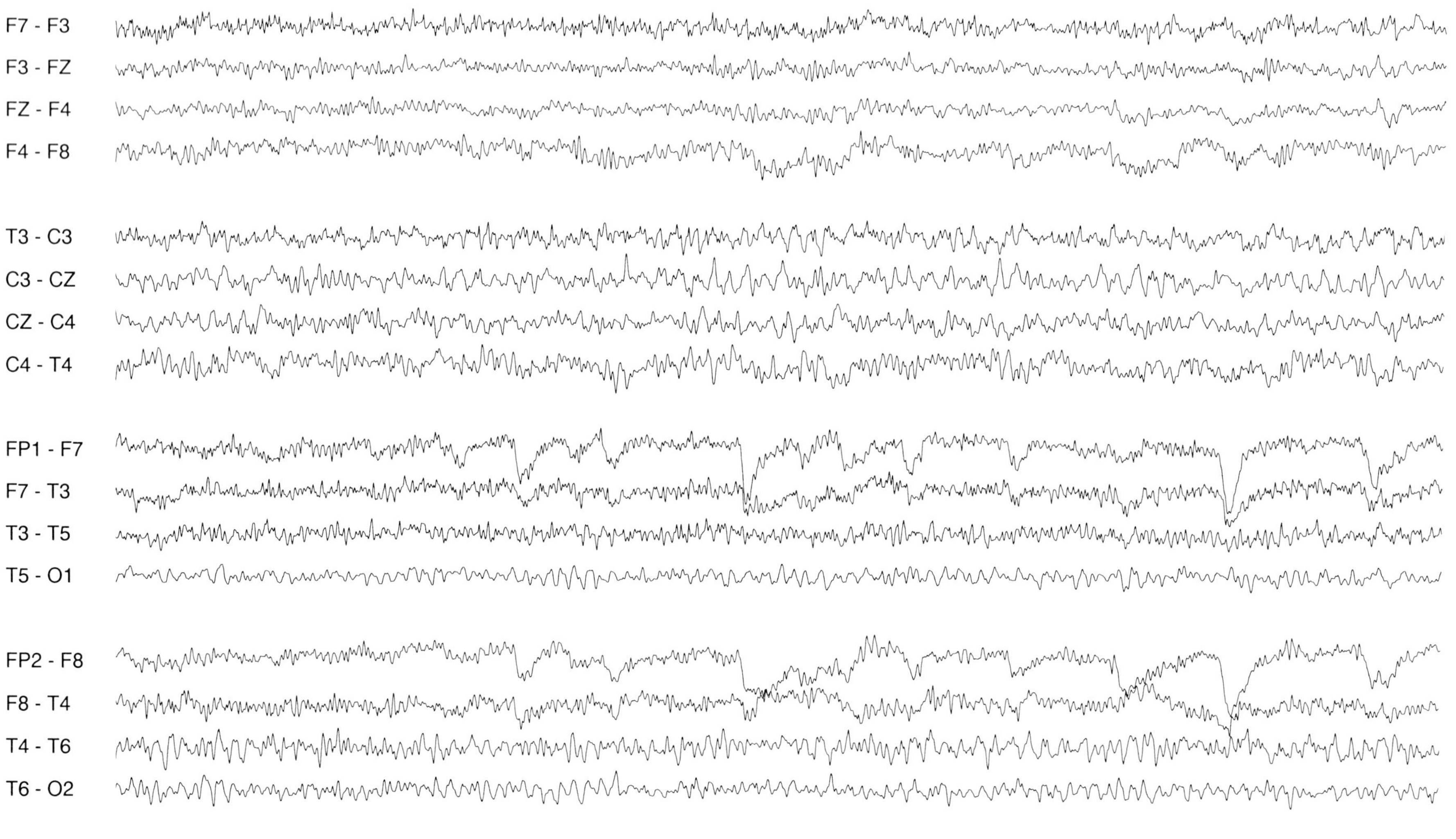

Abb. 5-64: Rechts temporale Delta-Aktivität nur in der Querreihe. 18-jähriger Patient. Wach. Augen geschlossen. In den oberen acht Kanälen findet sich Delta-Aktivität an F8–T4, nicht hingegen in der gleichzeitig aufgezeichneten bipolaren Längsreihe. Die Beurteilung wird durch Augenbewegungen erschwert. Eichsignal 1 s, 70 μV.

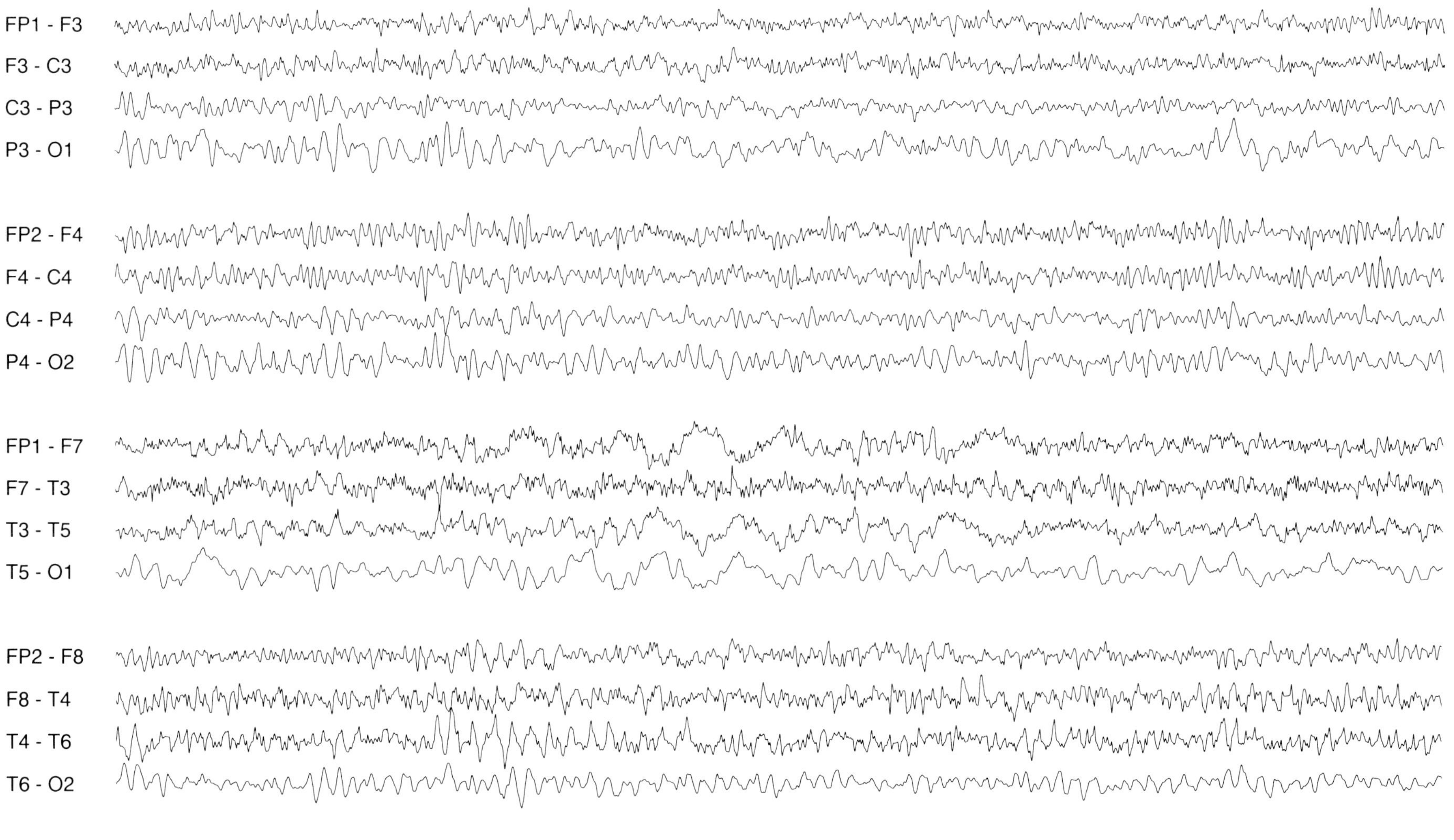

Abb. 5-65: Mehr als links temporale Delta-Aktivität. 67-jähriger Patient. Wach. Augen geschlossen. Neben der offensichtlichen Serie von Delta-Aktivität in F7–T3 erbringt die Auswertung eine an O1 weniger regelmäßige Alpha-Aktivität als an O2 und ebenfalls dort eine niedrigamplitudige Delta-Aktivität. Eichsignal 1 s, 70 μV.

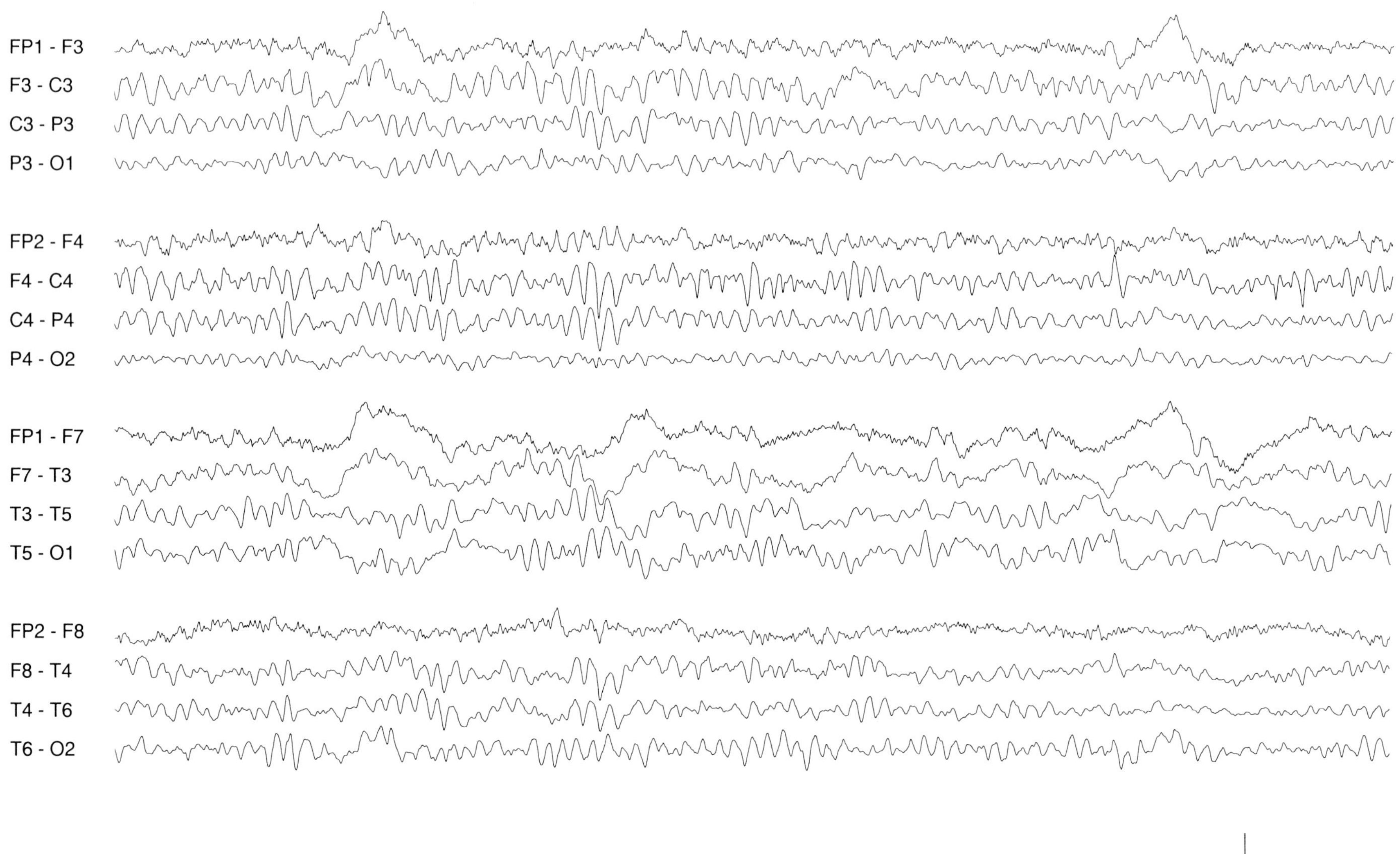

Abb. 5-66: Links temporale und links frontale Delta-Aktivität. 73-jähriger Patient. Müde. Augen geschlossen. Die stärker lokalisierende arrhythmische Delta-Aktivität tritt in F7–T3 auf, während die weniger lokalisierende rhythmische Delta-Aktivität an FP1 erscheint und sich auf F3 und F7 ausbreitet. Die rechte Hemisphäre ist normal. Eichsignal 1 s, 70 μV.

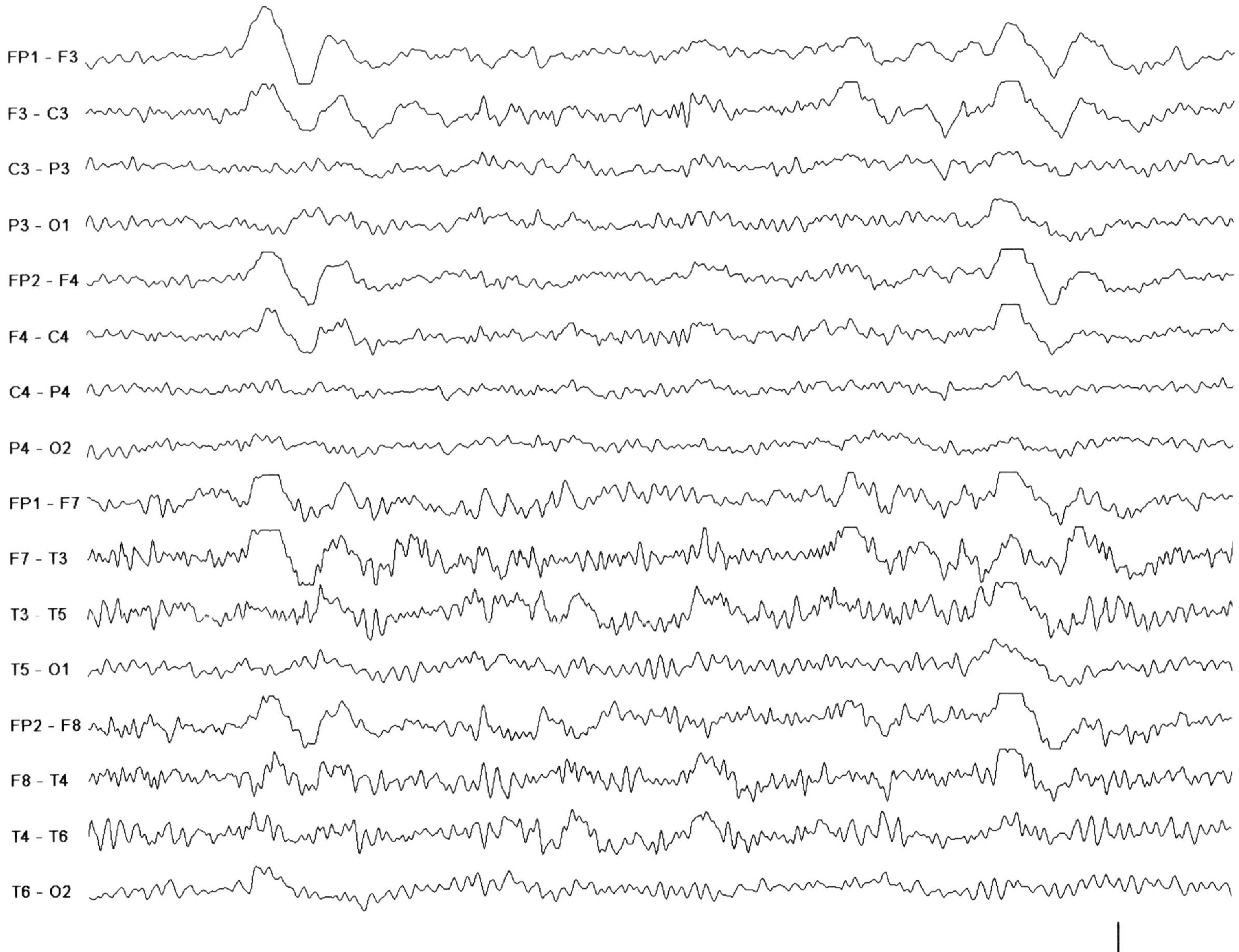

Abb. 5-67: Bitemporale persistierende Delta-Aktivität und intermittierende rhythmische Delta-Aktivität. 66-jähriger Patient. Zwei auf die bitemporal akzentuierte, stärker persistierende Delta-Aktivität aufgelagerte Bursts von intermittierender rhythmischer Delta-Aktivität. Eichsignal 1 s, 50 μV.

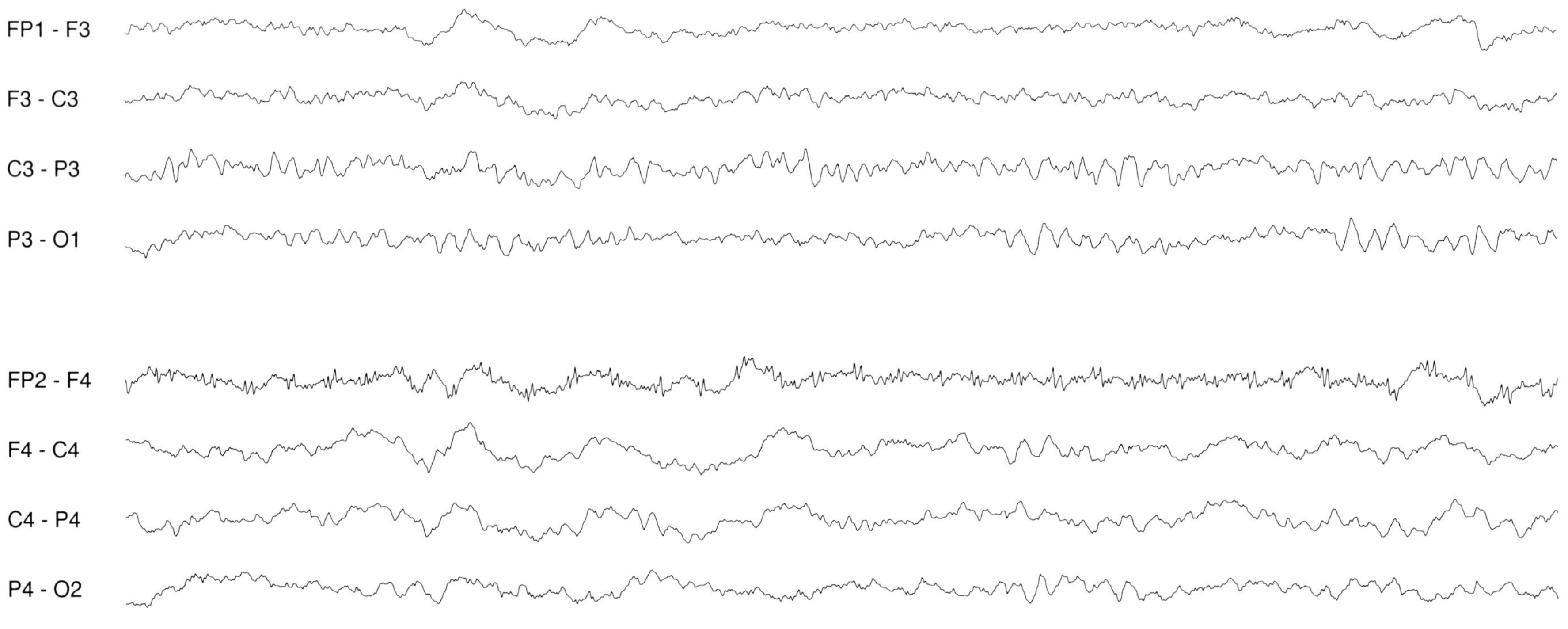

Abb. 5-68: Delta-Aktivität in der rechten Hemisphäre. 73-jähriger Patient. Wach. Augen geschlossen. Durch die Kombination dieser schlecht lokalisierten Delta-Aktivität in der rechten Hemisphäre mit einer deutlich weniger ausgeprägten Alpha-Aktivität in der rechten Hemisphäre ist eine Beteiligung des rechten okzipitalen Parietalbereichs sicher. Eine Querreihe oder eine linksseitige Ohrreferenz würden die Ausdehnung nach anterior zeigen. Eichsignal 1 s, 70 μV.

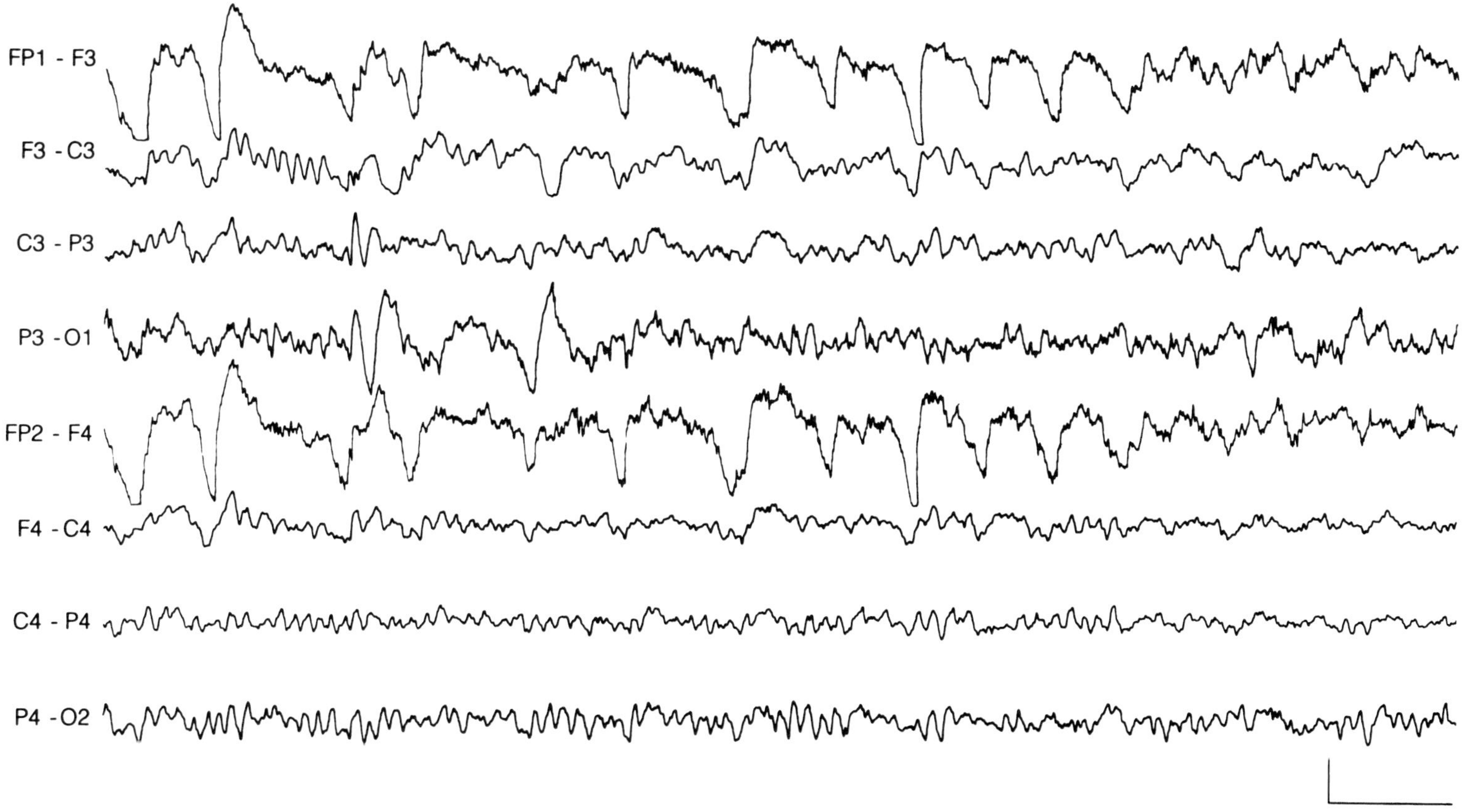

Abb. 5-69: Delta-Aktivität in der linken Hemisphäre und Augenbewegungen. 19-jähriger Patient. Augenbewegungen können frontale Delta-Aktivität partiell verdecken; dies ist im vorliegenden Fall am besten in den letzten 3 s zu erkennen, in denen keine Augenbewegungen auftreten. Diese Delta-Aktivität wird auch deutlich, wenn F3–C3 mit F4–C4 und C3–P3 mit C4–P4 verglichen wird, welche die links anteriore Delta-Aktivität darstellen. Der Prozess in der linken Hemisphäre stört die linksseitige Alpha-Aktivität geringfügig. In der dritten Sekunde tritt eine mögliche links frontozentrale Spitze auf, wobei eine etwaige Abwärtsablenkung in der Ableitung Fp1–F3 durch ein Blinzeln «verloren» ist. Eichsignal 1 s, 50 μV.

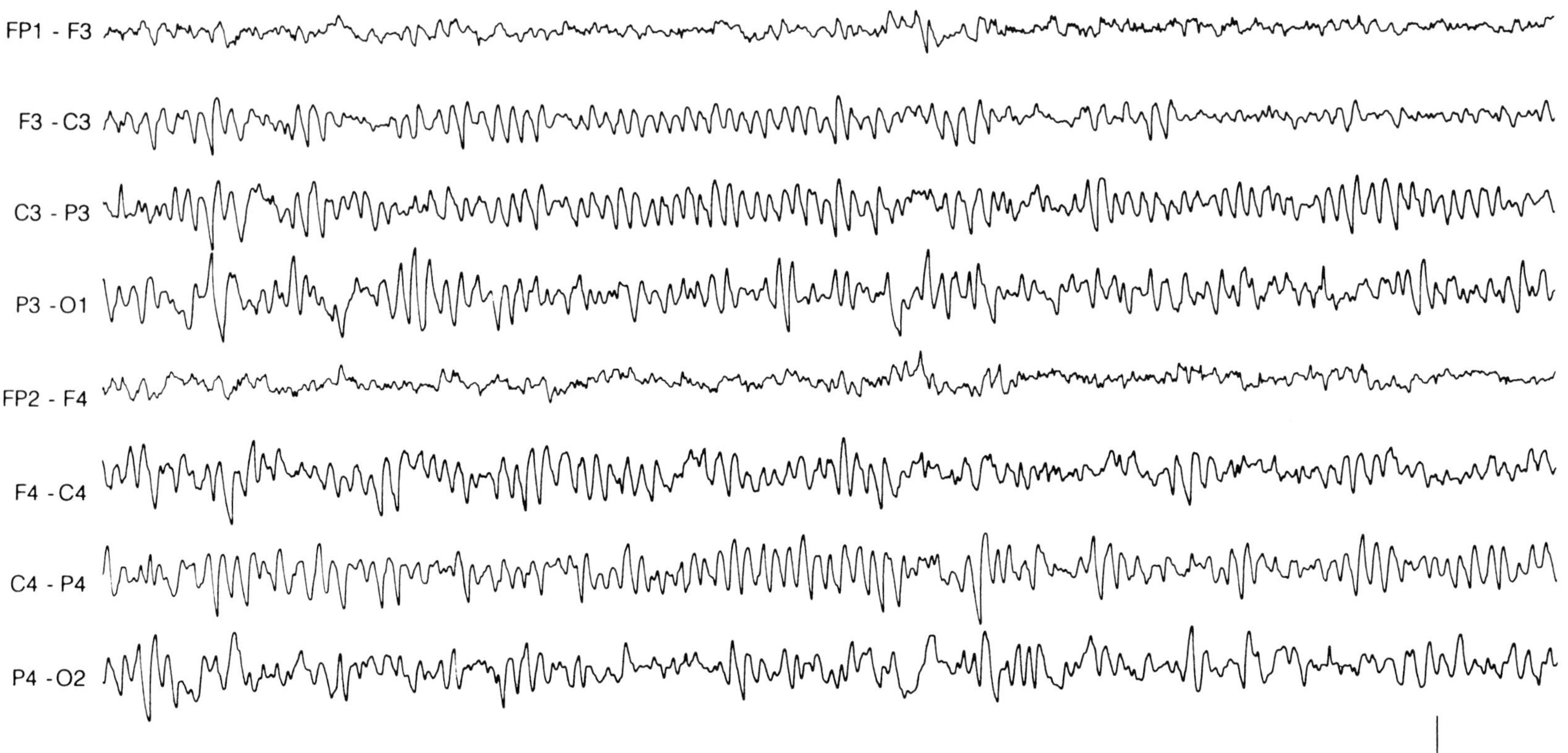

Abb. 5-70: Fokale und diffuse Delta-Aktivität. 31-jähriger Patient. In diesem Fall ist trotz der diffusen Bursts von intermittierenden mittelamplitudigen Wellen mit einer Dauer von 400–600 ms in der rechten zentroparietalen Region (Ableitungen: F4–C4, C4–P4, P4–O2) eine persistierende Delta-Aktivität mit einer Frequenz von 1 Hz zu erkennen. Die Delta-Aktivität an C4 und P4 weist aufgrund ihrer niedrigen Frequenz und ihrer Persistenz auf eine regionale Funktionsstörung hin. Die intermittierende Delta-Aktivität besitzt trotz ihrer posterioren Akzentuierung keine lokalisierende Relevanz. Eichsignal 1 s, 50 μV.

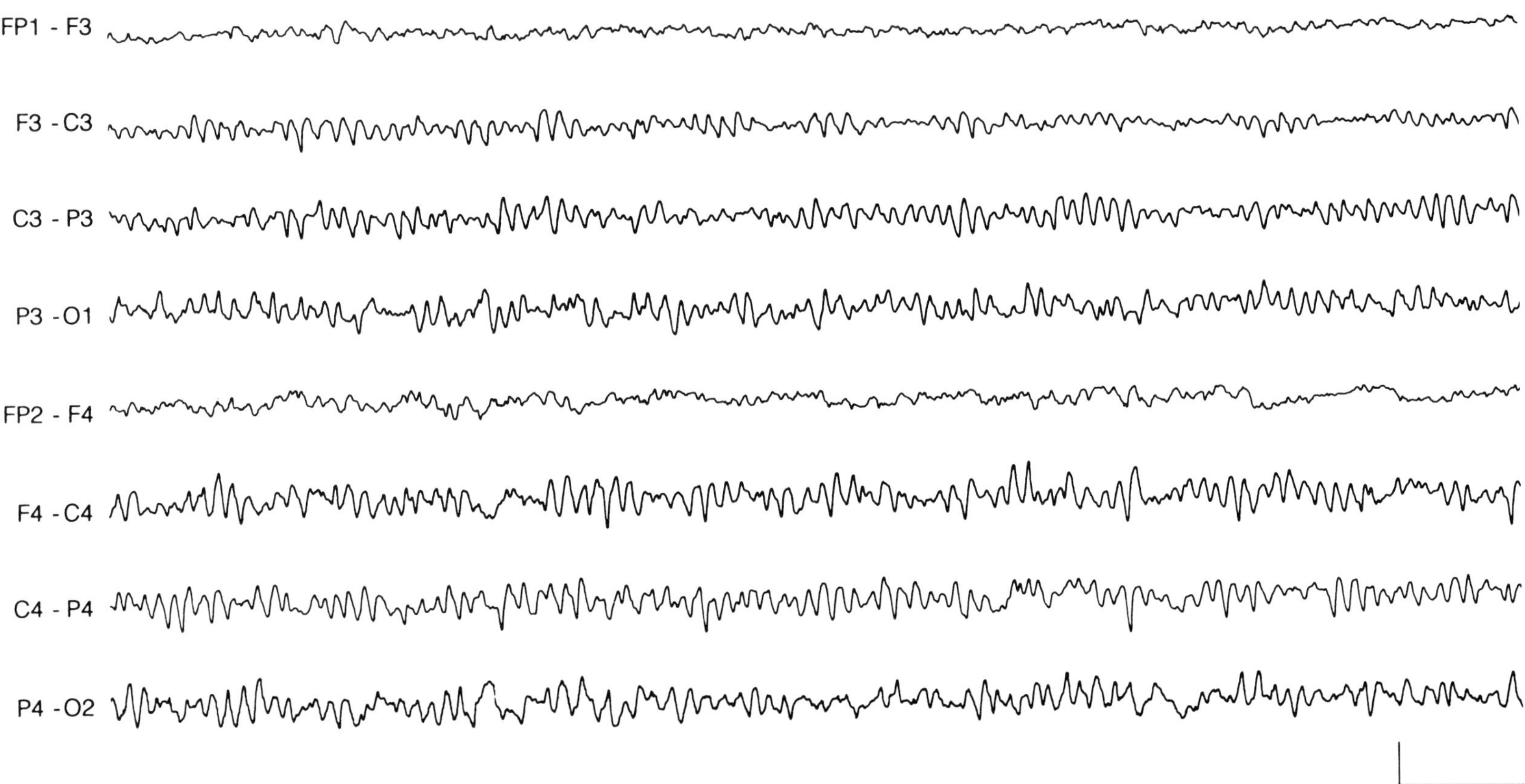

Abb. 5-71: Rechts zentroparietale Theta- und Delta-Aktivität. 81-jähriger Patient. Die Hintergrundaktivität in den rechts zentroparietalen Regionen (C4 und P4) wird leicht durch eine Theta-Aktivität mit einer Frequenz von 5–7 Hz sowie durch eine sehr niedrigamplitudige (etwa 1 Hz) Delta-Aktivität unterbrochen. Letztere ist beim Betrachten der Registrierung aus größerer Entfernung zu erkennen. Ihr minimales Vorkommen in der linken Parietalregion (P3) bedeutet keine zusätzliche Anomalie in diesem Bereich. Die relativ normale Alpha-Aktivität weist darauf hin, dass der Prozess den rechten Okzipitallappen ausspart. Bei keiner dieser scharf konturierten Wellen handelt es sich um eine Spitze, sondern lediglich um kombinierte Hintergrundrhythmen. Eichsignal 1 s, 70 µV.

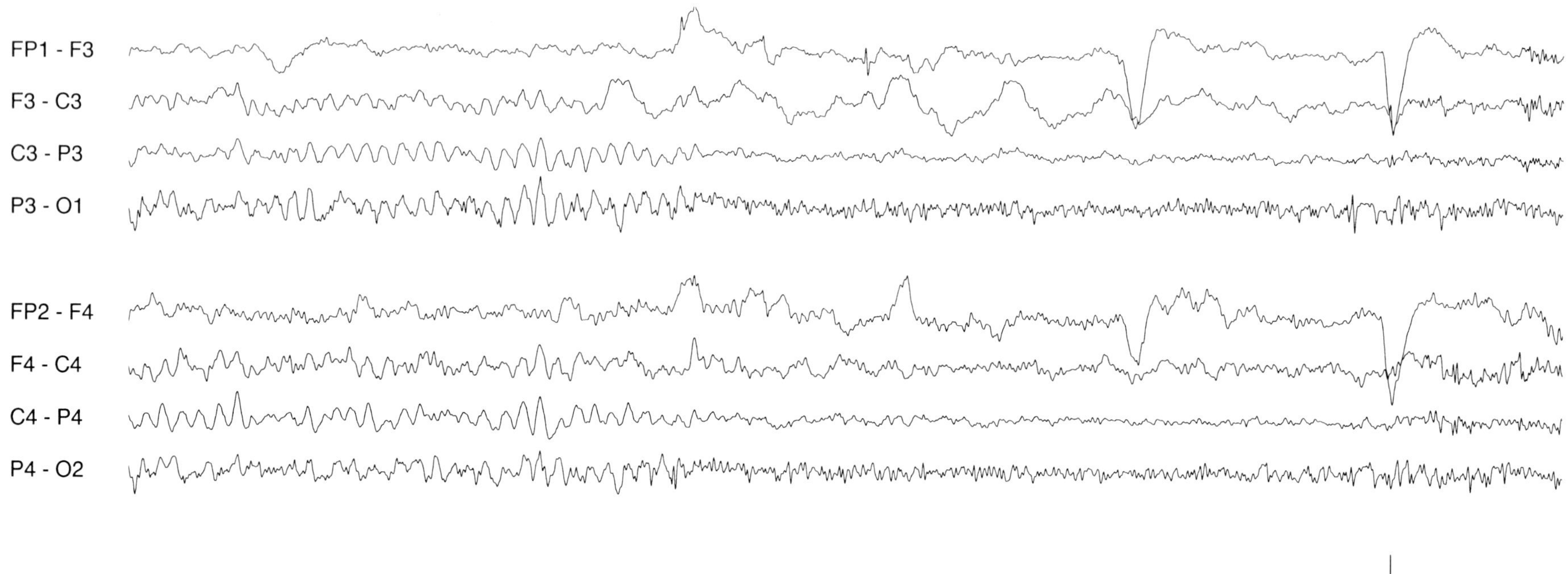

Abb. 5-72: Auslösen von Delta-Aktivität durch das Öffnen der Augen. 23-jähriger Patient. Wach. Das Öffnen der Augen schwächt die Alpha-Aktivität ganz normal ab und verstärkt die bifrontale Delta-Aktivität vor allem an FP1–F3. Das Feld der Augenbewegungen (FP1,2) ist nicht mit dem der Delta-Aktivität identisch. Eichsignal 1 s, 70 μV.

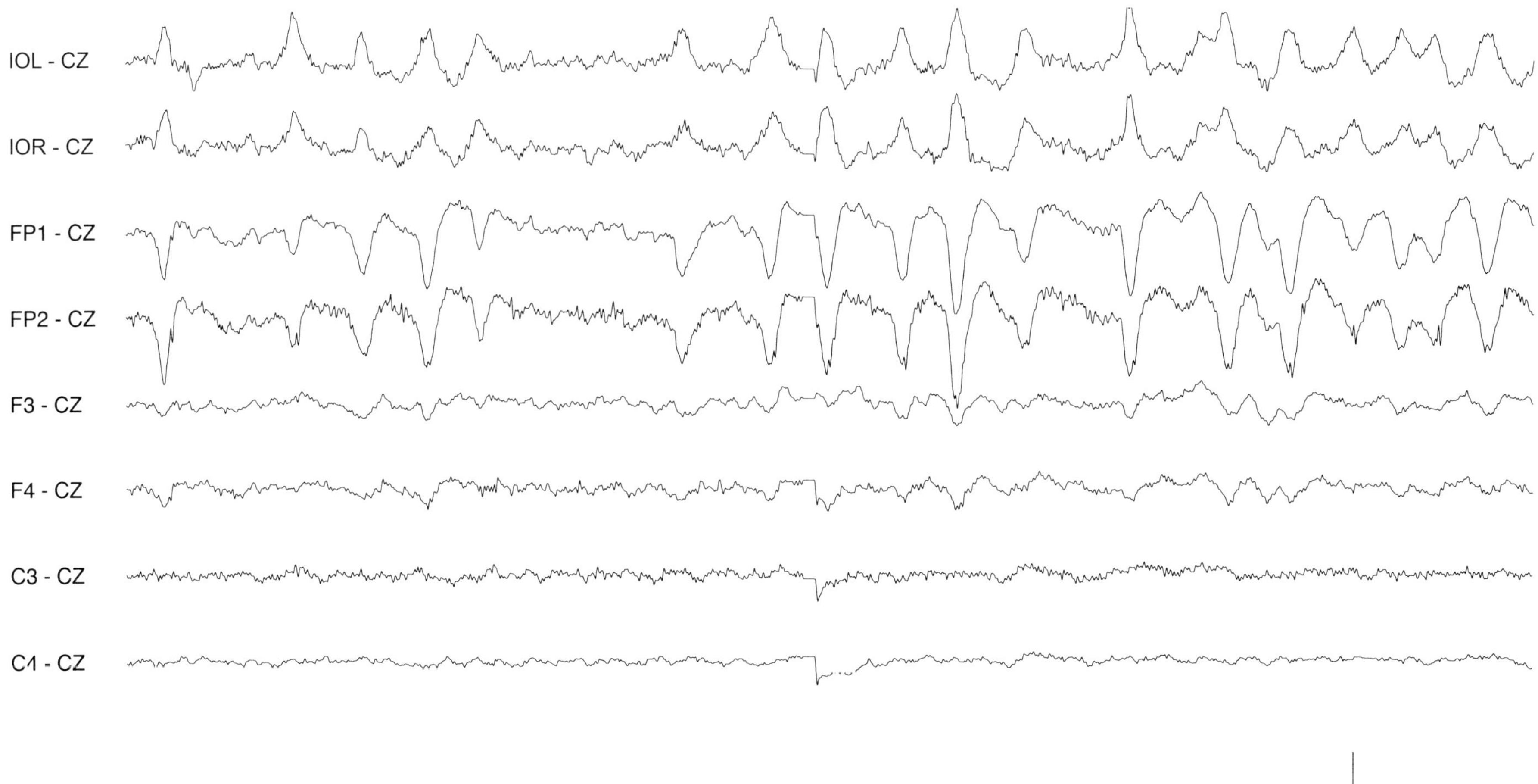

Abb. 5-73: Zahlreiche Blinzelartefakte. 91-jähriger Patient. IOL und IOR = linke und rechte infraorbitale Elektrode. Verwirrt. Prominente Phasenumkehr zwischen den infraorbitalen Elektroden (negativ) und FP1,2 (positiv). Eichsignal 1 s, 100 μV.

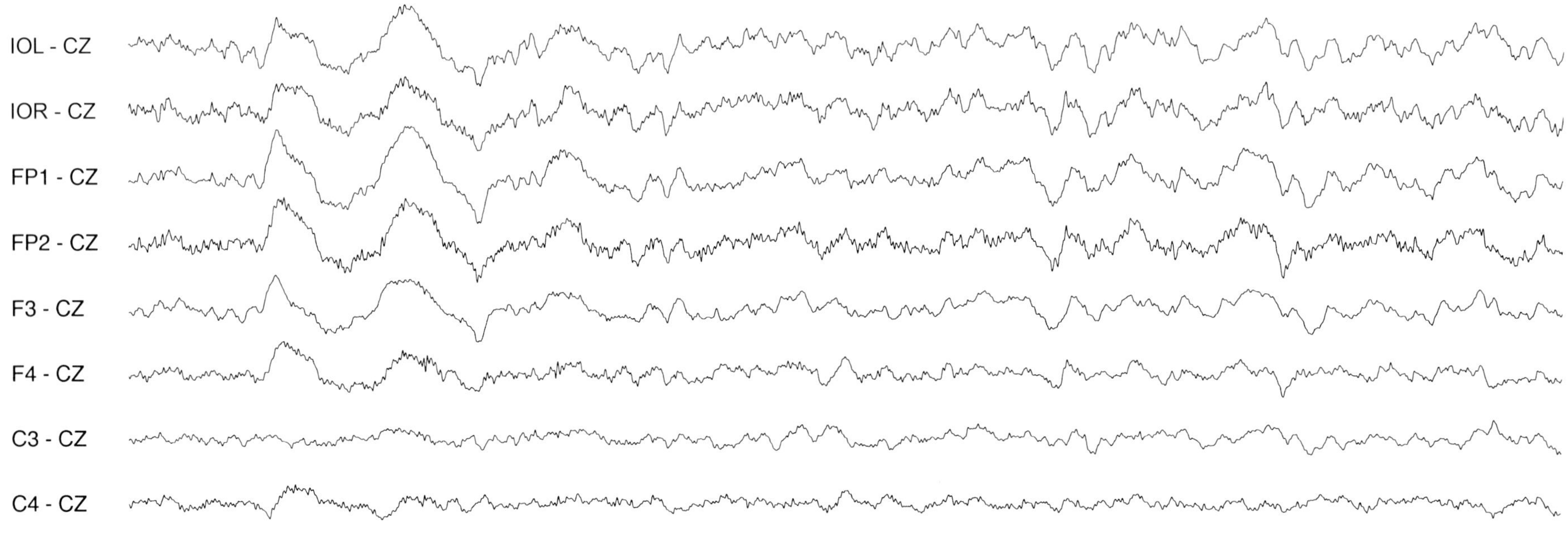

Abb. 5-74: Keine Augenbewegungen. 91-jähriger Patient. Verwirrt. Augen geschlossen. IOL und IOR = linke und rechte infraorbitale Elektrode. Die fehlende Phasenumkehr zwischen der linken und rechten Infraorbitalelektrode und FP1,2, F3,4 mit CZ-Referenz zeigt, dass die langsamen Wellen einer bifrontalen Delta-Aktivität entsprechen. Beachte die stärkere Ausprägung der rhythmischen (erste 2 s) als der arrhythmischen Delta-Aktivität (letzte 3 s) an den infraorbitalen Elektroden. Eichsignal 1 s, 70 μV.

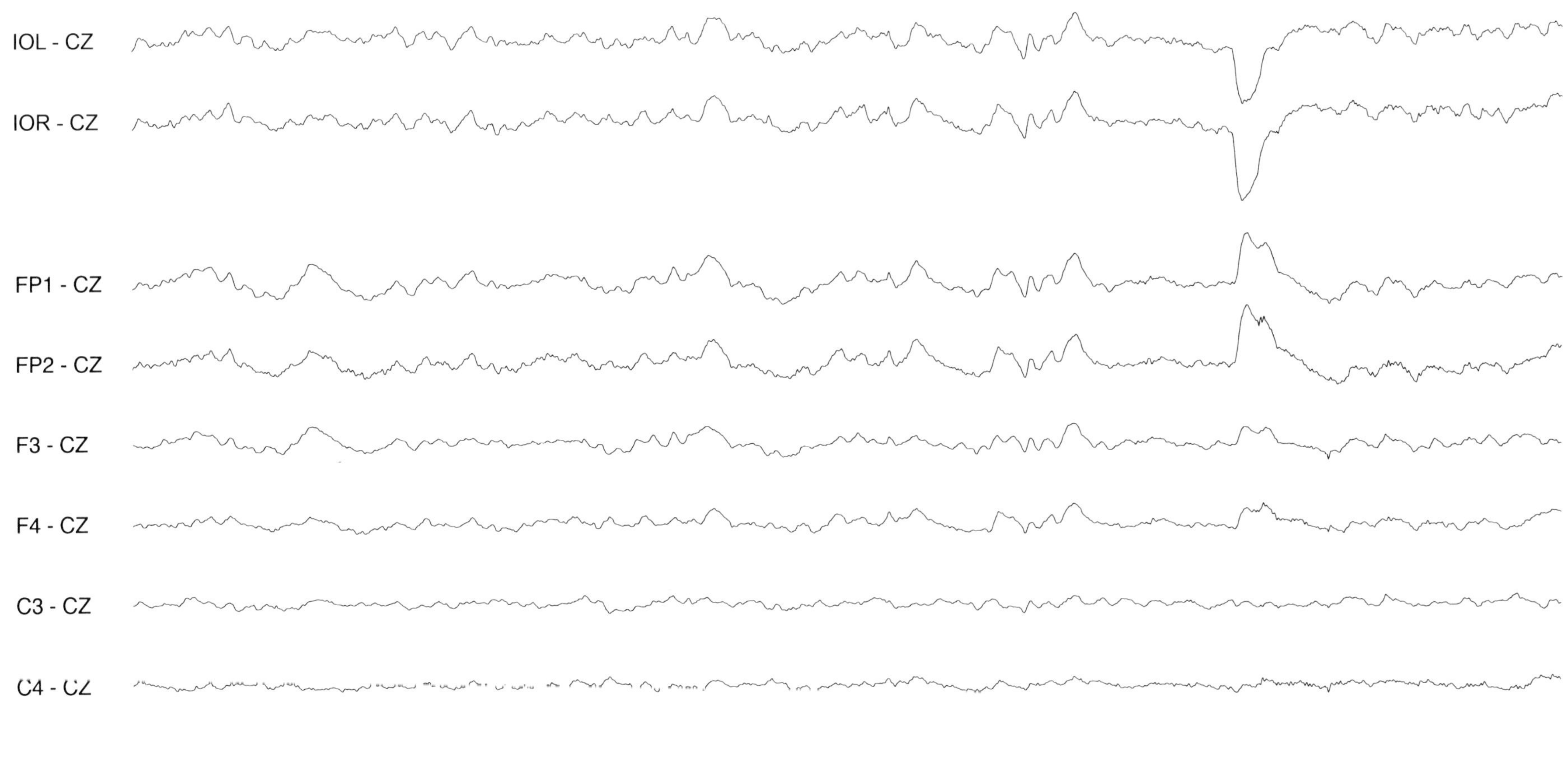

Abb. 5-75: Frontale Delta-Aktivität und Blinzeln. 91-jähriger Patient. Verwirrt. Augen geschlossen. Das Augenblinzeln (9. Sekunde) führt zu einer Phasenumkehr zwischen den infraorbitalen Elektroden mit CZ-Referenz und den frontalen Elektroden im Gegensatz zur laufenden Delta-Aktivität ohne Phasenumkehr. Eichsignal 1 s, 100 μV.

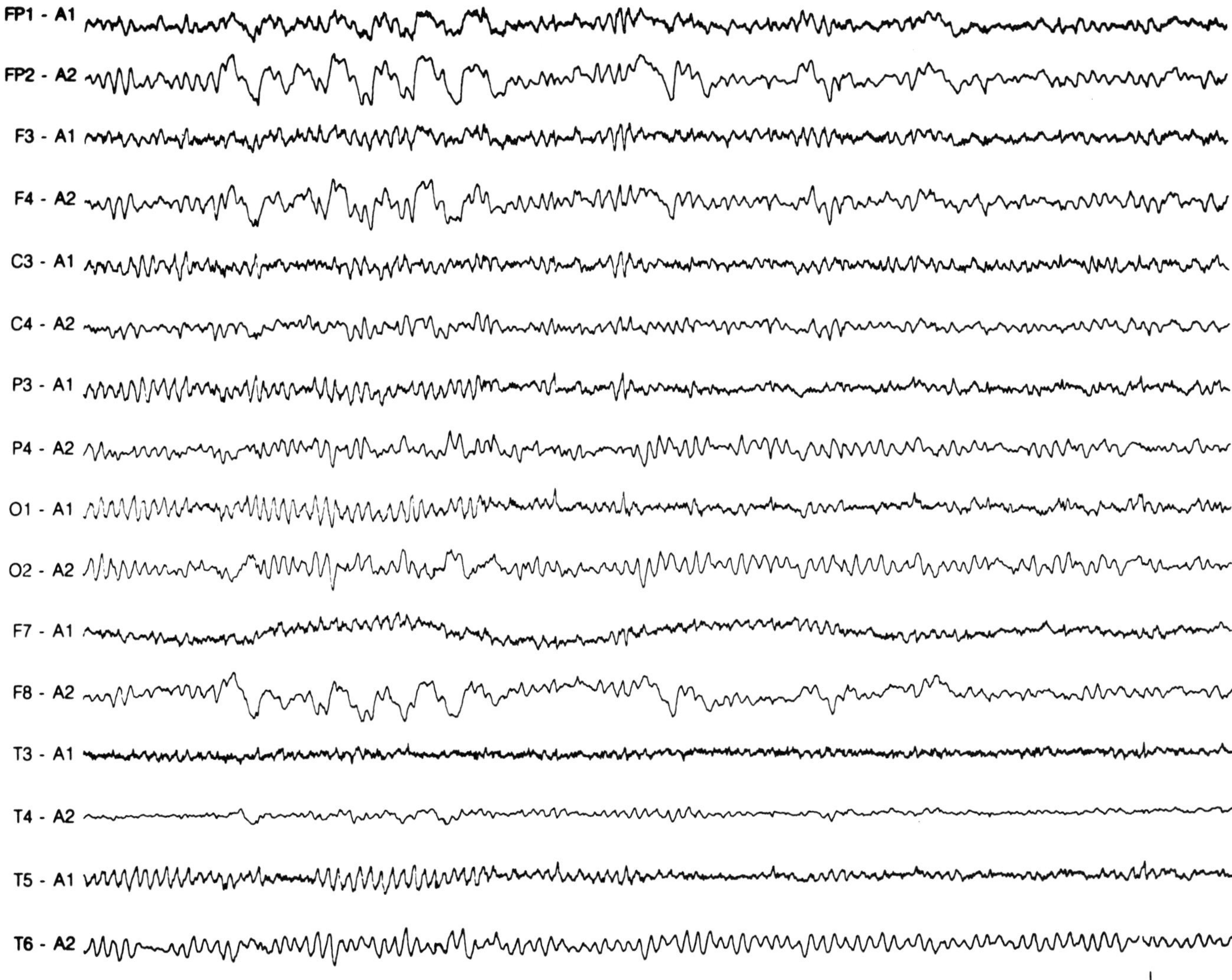

Abb. 5-76: Rechts frontale intermittierende rhythmische und stärker persistierende Delta-Aktivität. 69-jähriger Patient. Auf die intermittierende rhythmische Delta-Aktivität folgt im rechten Frontalbereich (FP2, F8, F4) eine niedrigfrequente, lange andauernde und stärker persistierende Delta-Aktivität. Die sehr langsamen Wellen in der Ableitung F7–A1 sind langsame Augenbewegungen. Eichsignal 1 s, 50 μV.

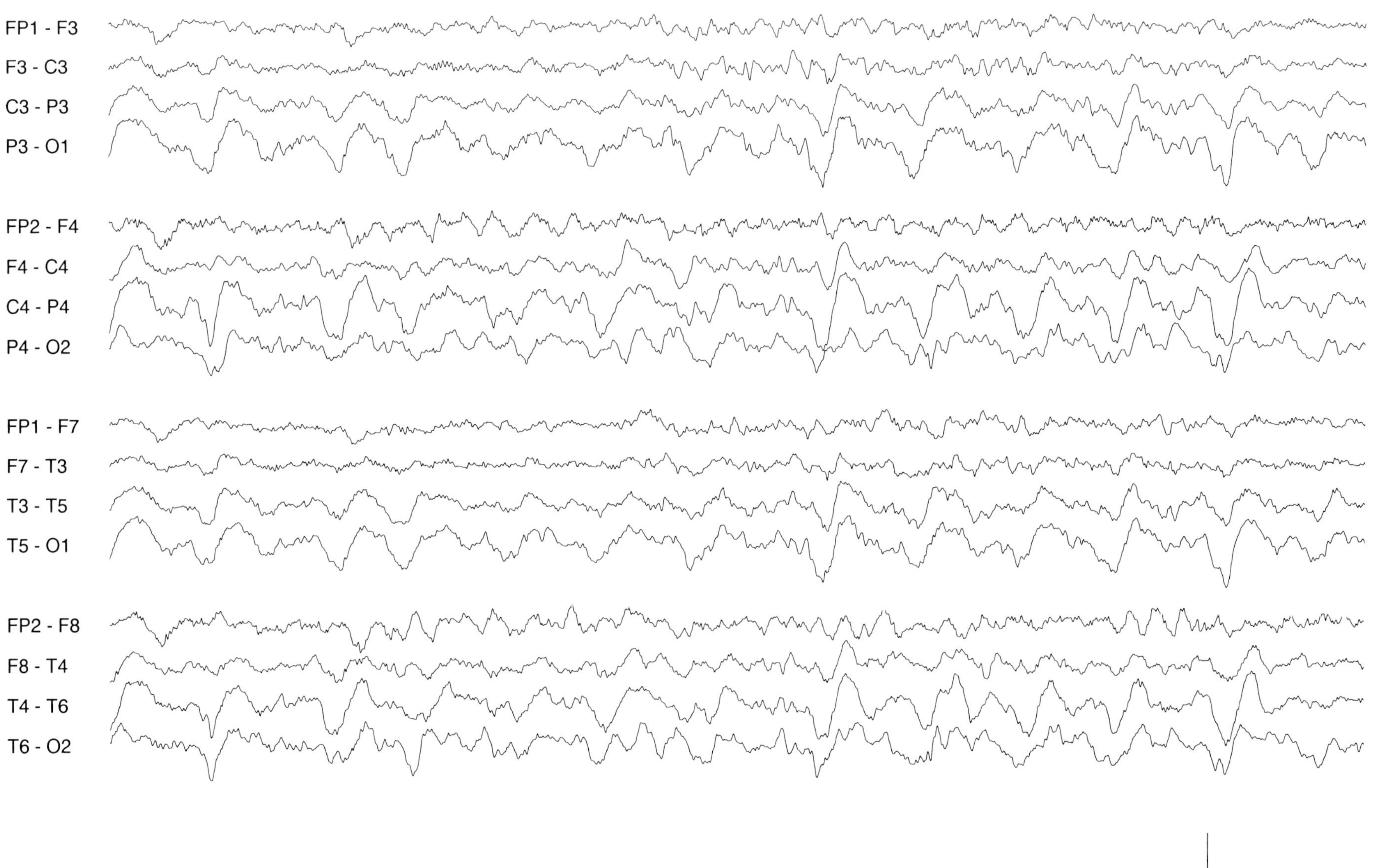

Abb. 5-77: Biokzipitale Delta-Aktivität. 42-jähriger Patient. Schlaf. Die prominente biokzipitale Delta-Aktivität im Schlaf ist für dieses Alter nicht normal. Sie kann Teil des posterioren reversiblen Enzephalopathie-Syndroms (PRES) sein, das bei akuten zerebralen Erkrankungen auftritt. Eichsignal 1 s, 100 μV.

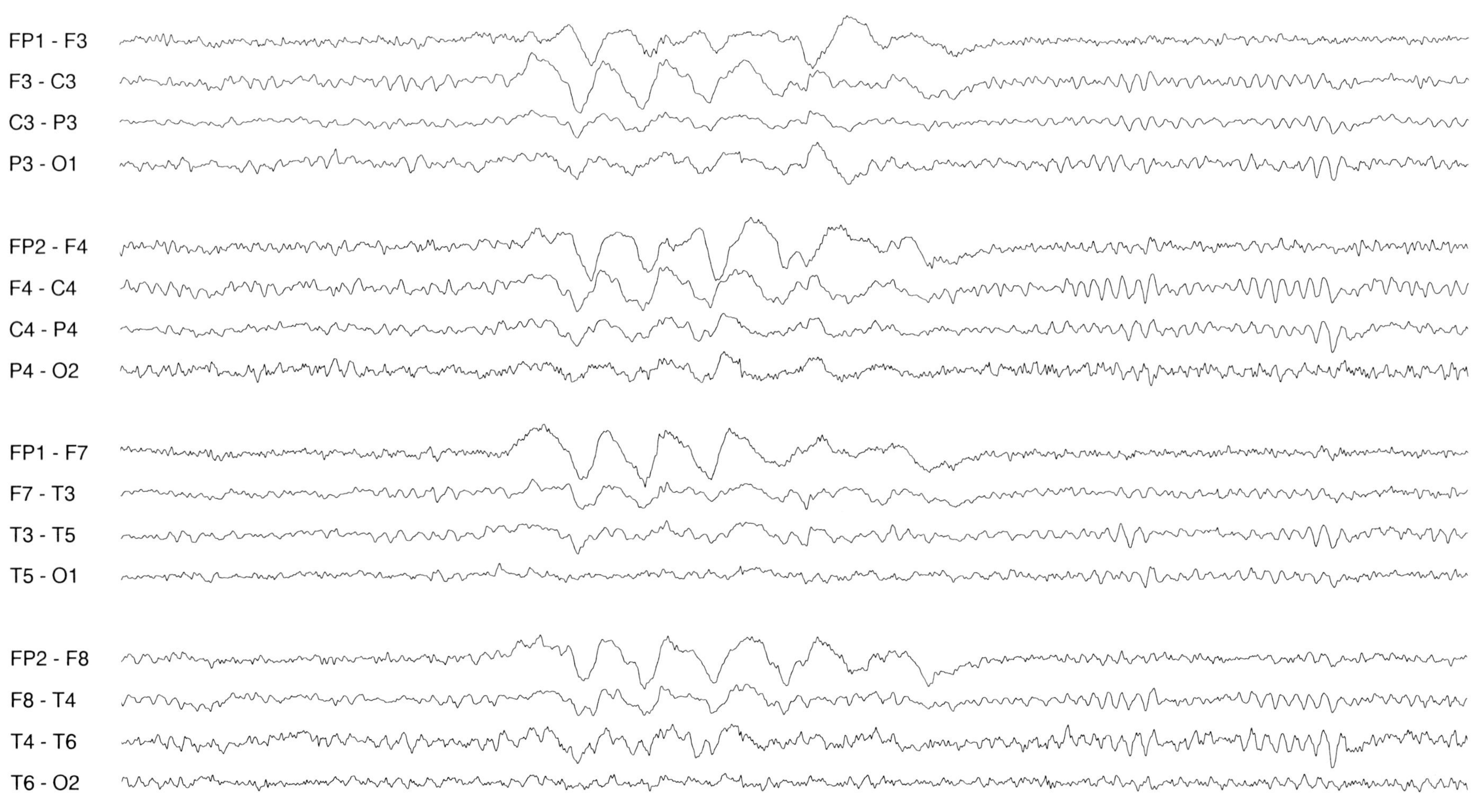

Abb. 5-78: Intermittierende rhythmische Delta-Aktivität. 49-jähriger Patient. Wach. Augen geschlossen. Eine derartige bilaterale synchrone rhythmische Delta-Aktivität tritt in den ersten Wochen nach einem generalisierten tonisch-klonischen Anfall auf, kann aber auch bei anderen Krankheiten erscheinen. Beachte die Unterbrechung der normalen Hintergrundaktivität beim Auftreten der rhythmischen Delta-Aktivität, was zur Abgrenzung gegenüber einem glossokinetischen Artefakt beiträgt. Eichsignal 1 s, 100 μV.

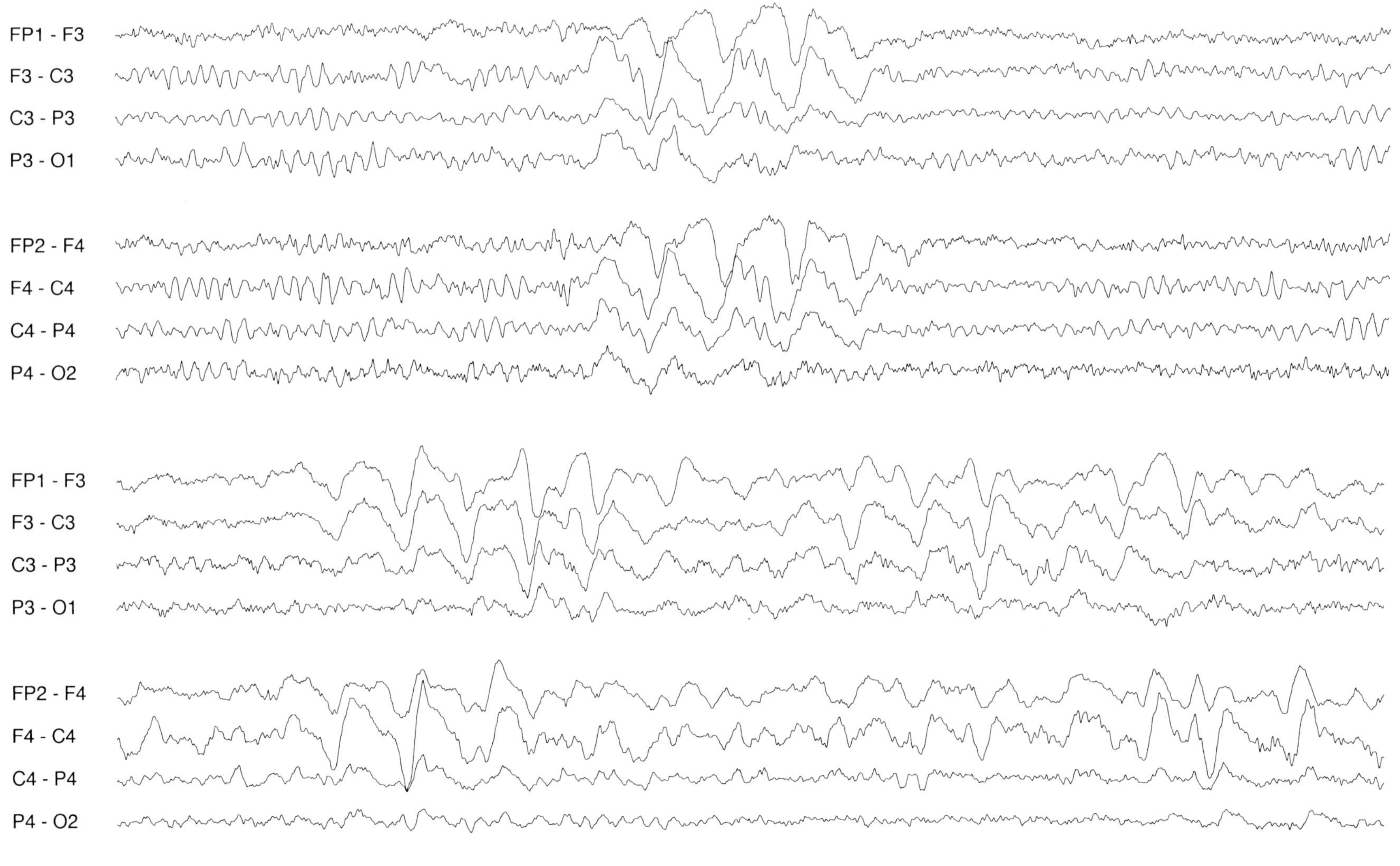

Abb. 5-79: Rhythmische und arrhythmische Delta-Aktivität. Zwei Patienten: obere acht Kanäle, 49 Jahre, wach; untere acht Kanäle, 85 Jahre, Zustand unbekannt. Bei Bursts von rhythmischer Delta-Aktivität sollte nach einer persistierenden arrhythmischen Delta-Aktivität gesucht werden. Beim ersten Patienten findet sich keine arrhythmische Delta-Aktivität, während die beiden asynchronen Bursts von Delta-Aktivität beim zweiten Patienten durch die persistierende Delta-Aktivität verbunden sind. Eichsignal 1 s, 100 μV.

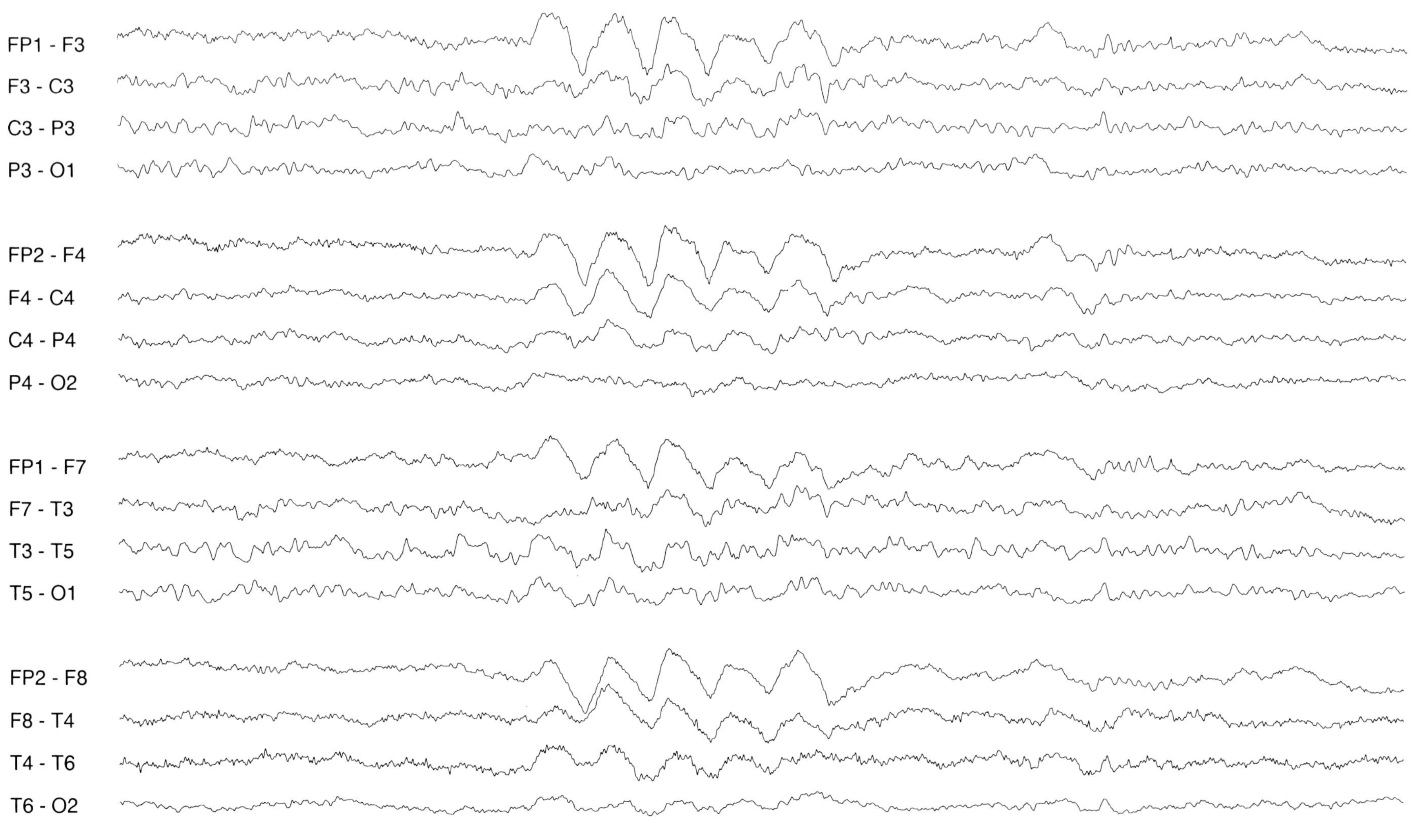

Abb. 5-80: Rhythmische und arrhythmische Delta-Aktivität. 23-jähriger Patient. Wach. Augen geöffnet. Die starke Ausprägung des einen Musters sollte das andere nicht verdecken. Die linke, arrhythmische, persistierende Delta-Aktivität hat einen größeren Wert bei der Lateralisierung und Lokalisierung als die ausgeprägtere, stärker rhythmische Delta-Aktivität in der Bildmitte. Eichsignal 1 s, 70 μV.

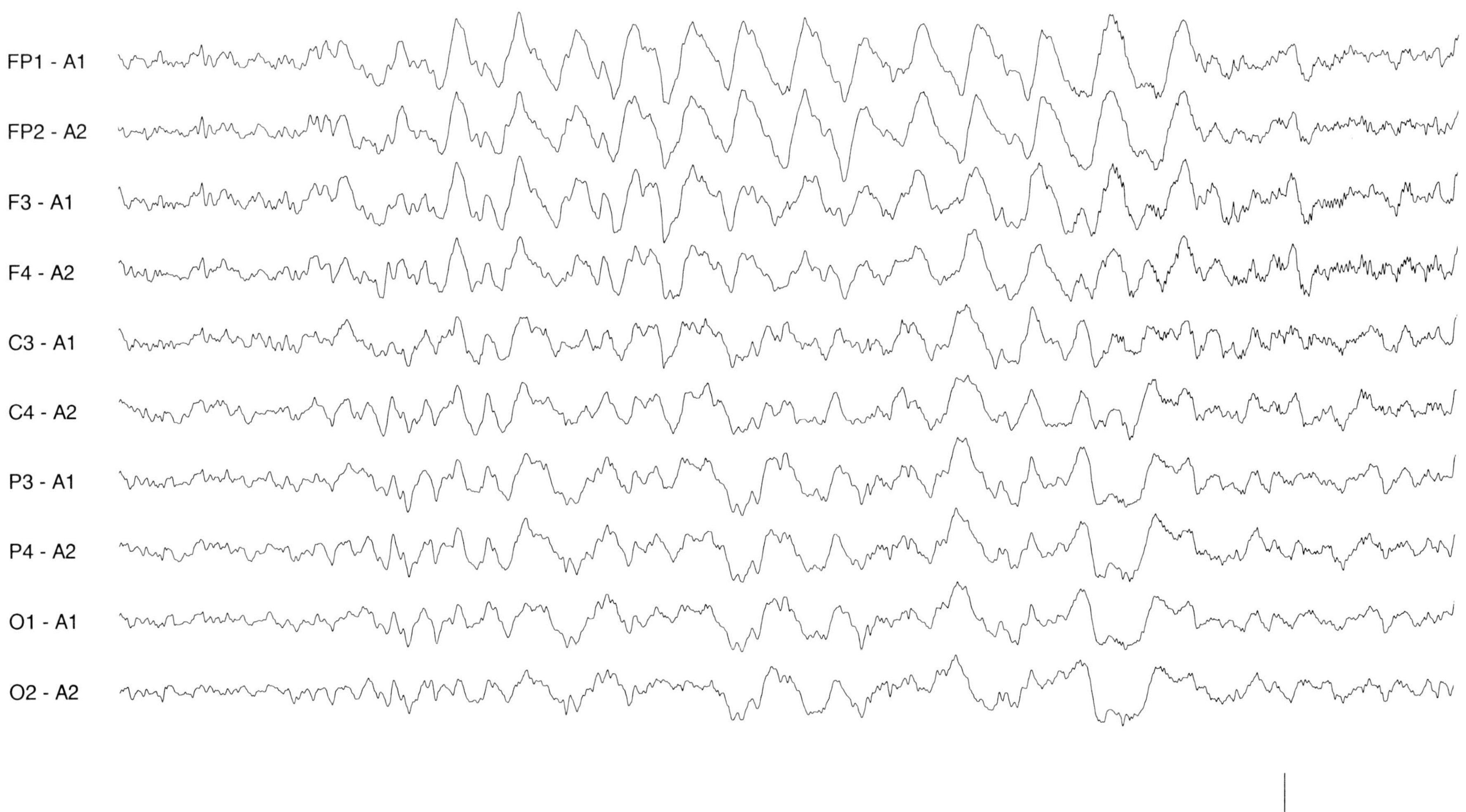

Abb. 5-81: Zwei Delta-Rhythmen. 35-jähriger Patient. Verwirrt. Augen geschlossen. Rhythmische Delta-Aktivität spiegelt einen akuten oder subakuten diffusen zerebralen Prozess wider, ist aber ätiologisch nicht wegweisend. Beachte, dass die posteriore Delta-Aktivität langsamer ist als die anteriore. A1 und A2 sind eher nicht einbezogen: Wenn sie einbezogen wären, wäre die Delta-Aktivität an FP1,2 nicht so rhythmisch. Eichsignal 1 s, 100 μV.

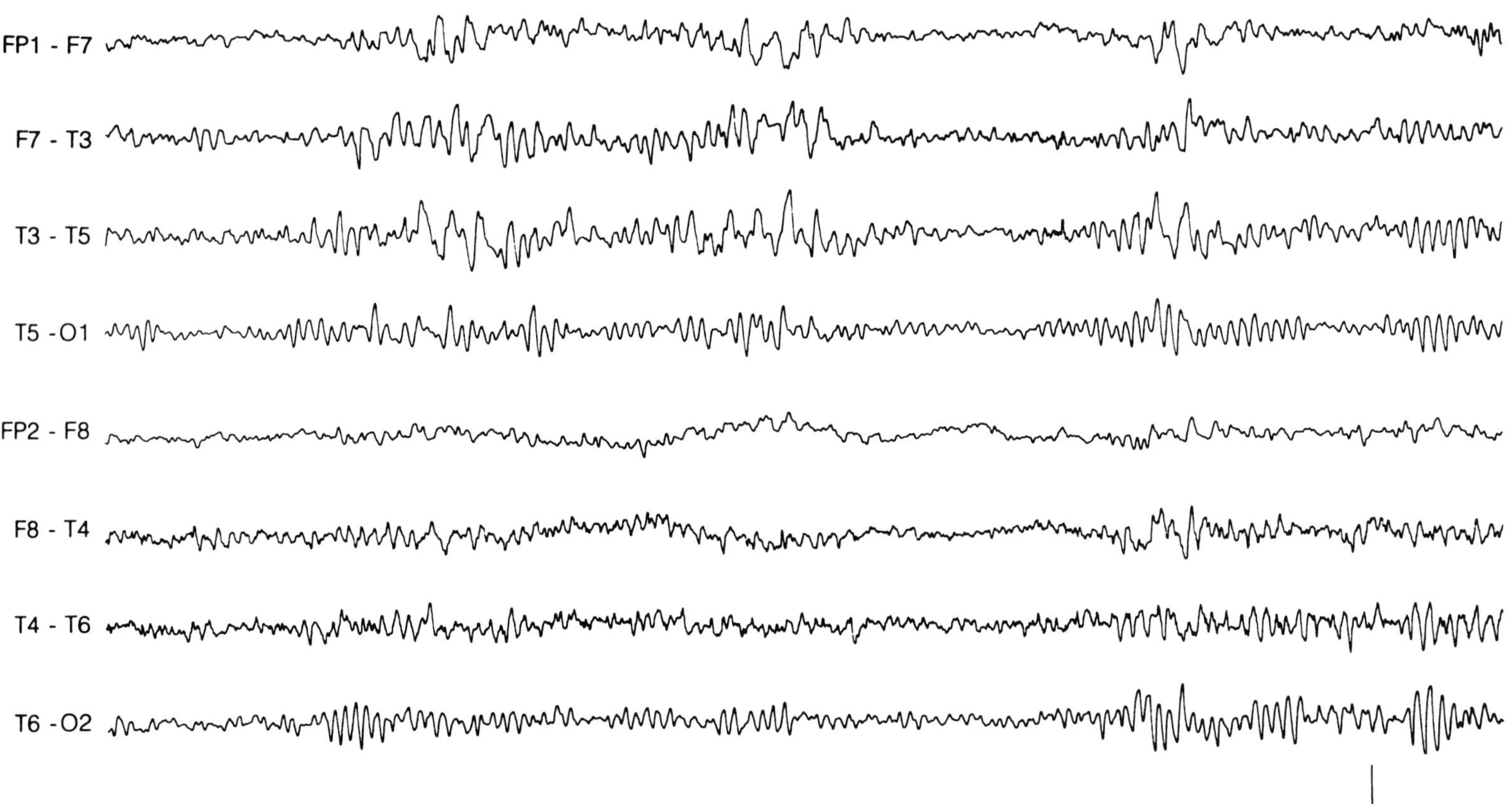

Abb. 5-82: Fokale links temporale Theta-Aktivität. 35-jähriger Patient. Die gering ausgeprägte rechts temporale Theta-Aktivität ist normal, die in der links temporalen Region (F7–T3) weist jedoch eine zu hohe Frequenz und Amplitude auf, um als normal gelten zu können. Leider ist die Beurteilung der Ausprägung der Theta-Aktivität im links temporalen Bereich schwieriger als rechts, weil sie normalerweise links ausgeprägter ist. Während eine derartige Ausprägung der Theta-Aktivität in einem Alter von 35 Jahren auf jeden Fall anormal ist, wäre sie selbst im Alter zwischen 60 und 70 Jahren anormal. Eichsignal 1 s, 70 μV.

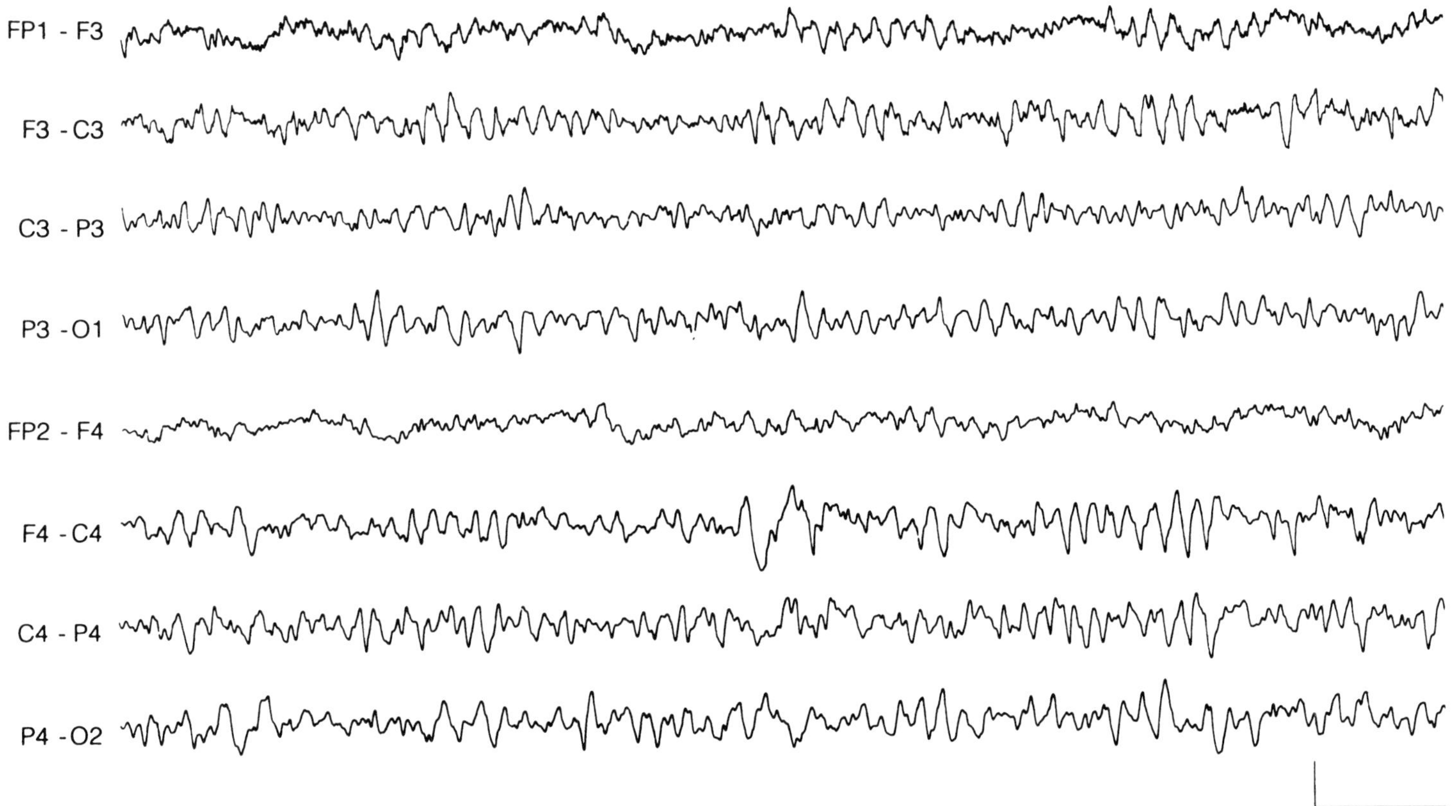

Abb. 5-83: Fokale und diffuse Theta-Aktivität. 29-jähriger Patient. Eine fokale Anomalie in einer diffusen Anomalie lässt sich durch den Vergleich der homologen Ableitungen auf exzessive Theta- oder Delta-Aktivität in einem Bereich im Großteil der Registrierung erfassen. Die persistierende fokale Theta-Aktivität mit einer Frequenz von 3–6 Hz an C4 und P4 wird nicht durch die diffuse Theta-Aktivität mit einer Frequenz von 6 Hz verdeckt. Eichsignal 1 s, 70 μV.

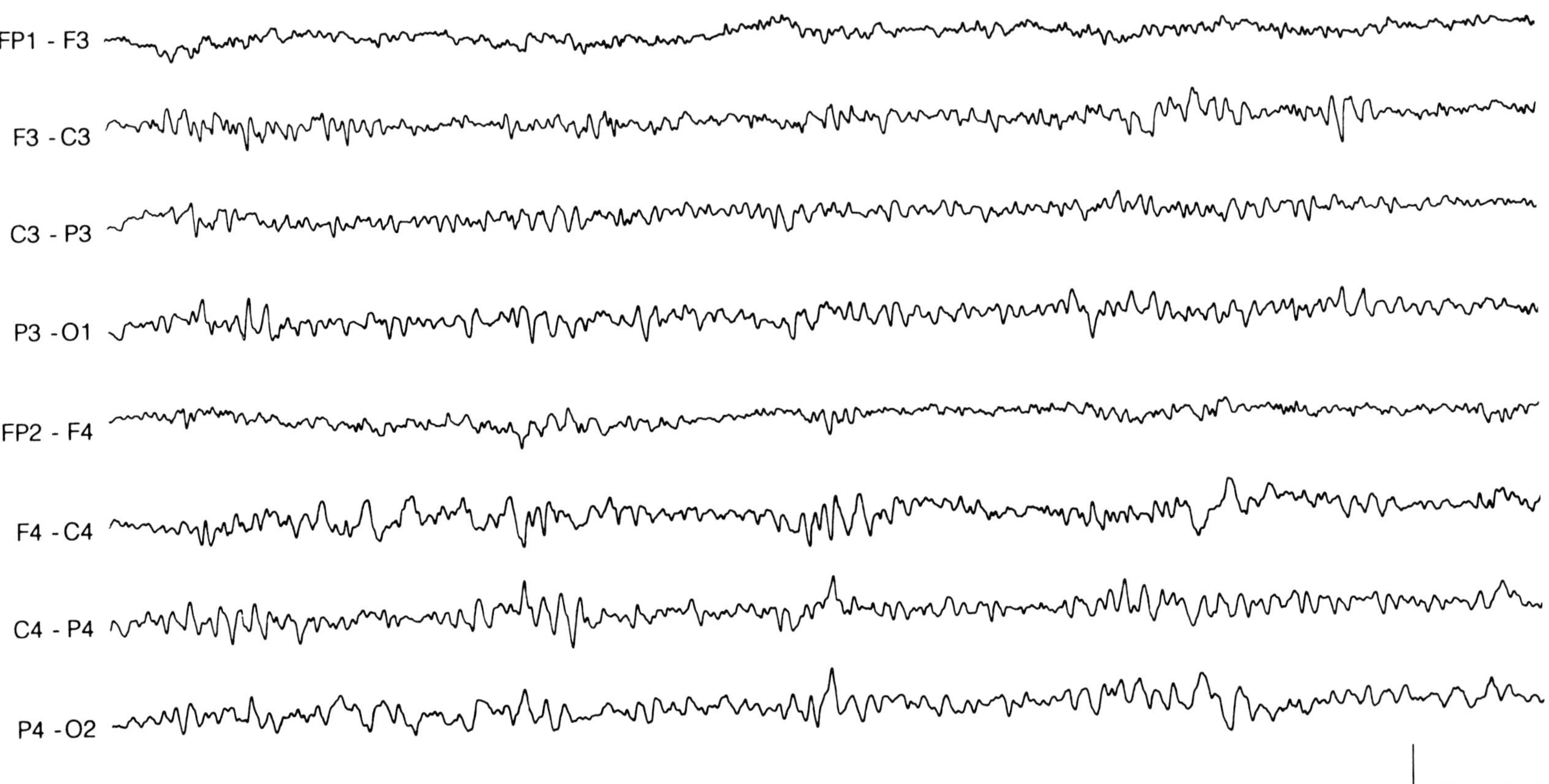

Abb. 5-84: Rechts zentroparietale Theta-Aktivität. 29-jähriger Patient. Hier tritt die Theta-Aktivität mit einer Frequenz von 3–7 Hz rechts zentroparietal (C4–P4) auf. Die minimale Expression in den homologen Bereichen auf der linken Seite weist nicht auf eine bilaterale Anomalie hin. Beachte die ebenfalls an C4-P4 vorhandene, sehr niedrigamplitudige subtile Delta-Aktivität, die von dieser mäßig prominenten Theta-Aktivität überlagert wird. Eichsignal 1 s, 100 μV.

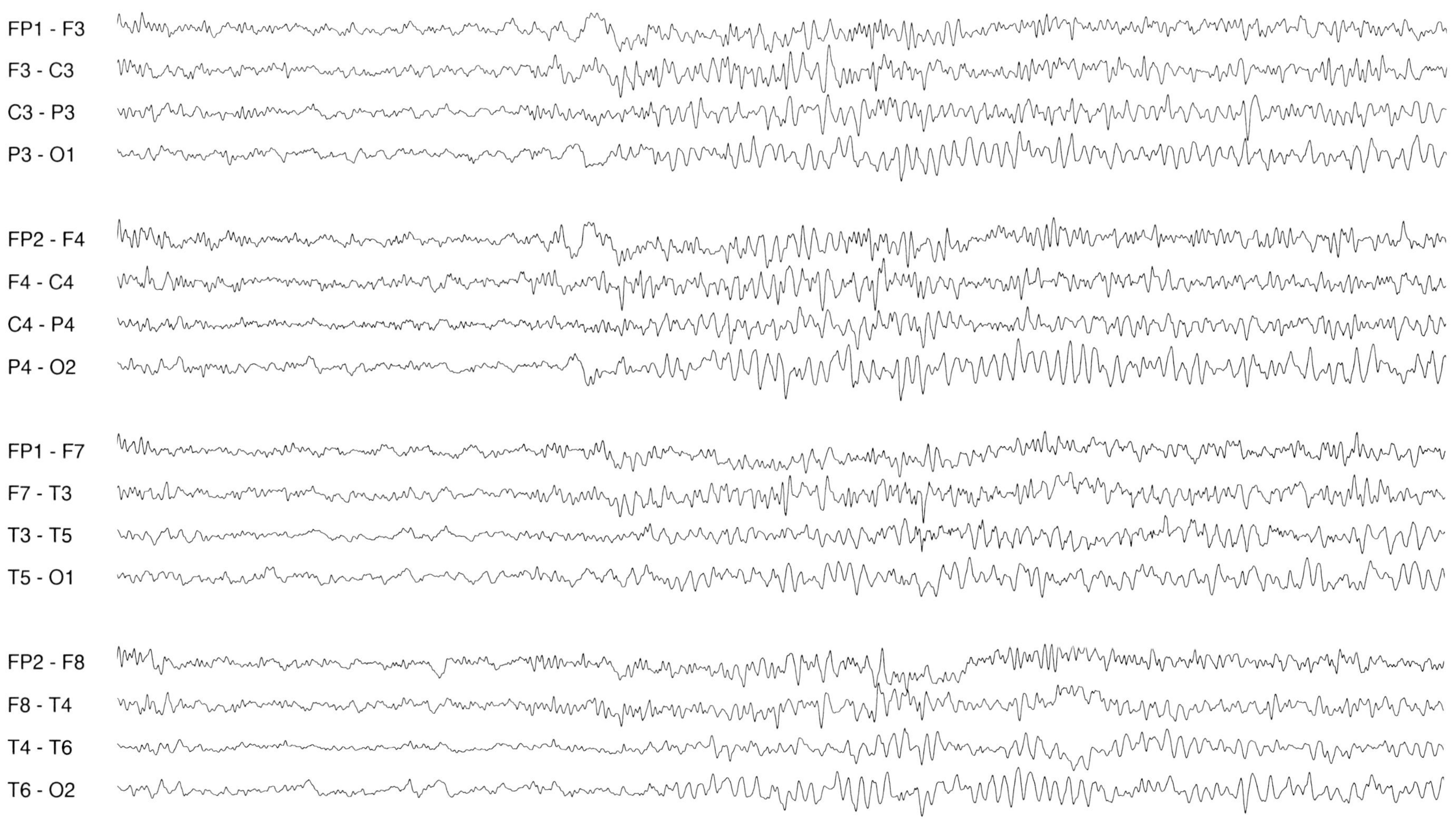

Abb. 5-85: Exzessive diffuse Theta-Aktivität. 30-jähriger Patient. Arousal. Trotz der laufenden normalen Hintergrundaktivität enthält der bei Müdigkeit abgeleitete Abschnitt exzessive Theta-Aktivität sowie eventuell eine vorausgehende Deta-Aktivität. Eichsignal 1 s, 50 μV.

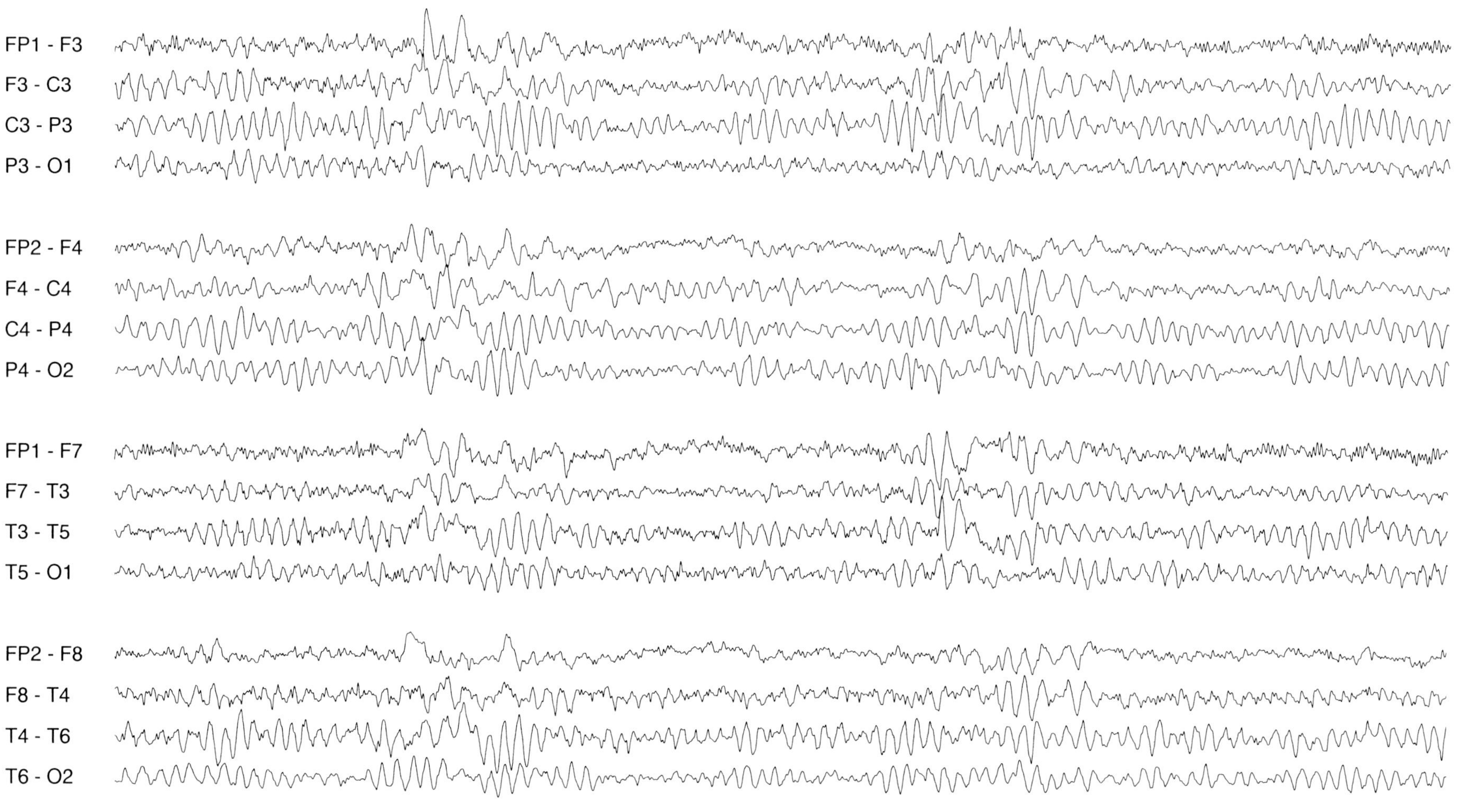

Abb. 5-86: Steile Wellen, keine Spitzen. 23-jähriger Patient. Wach. Augen geschlossen. Alle Bursts von Theta-Aktivität in dieser Registrierung enthalten scharf konturierte, spitze Wellen, von denen keine eine deutliche Spitze ist. Eichsignal 1 s, 100 μV.

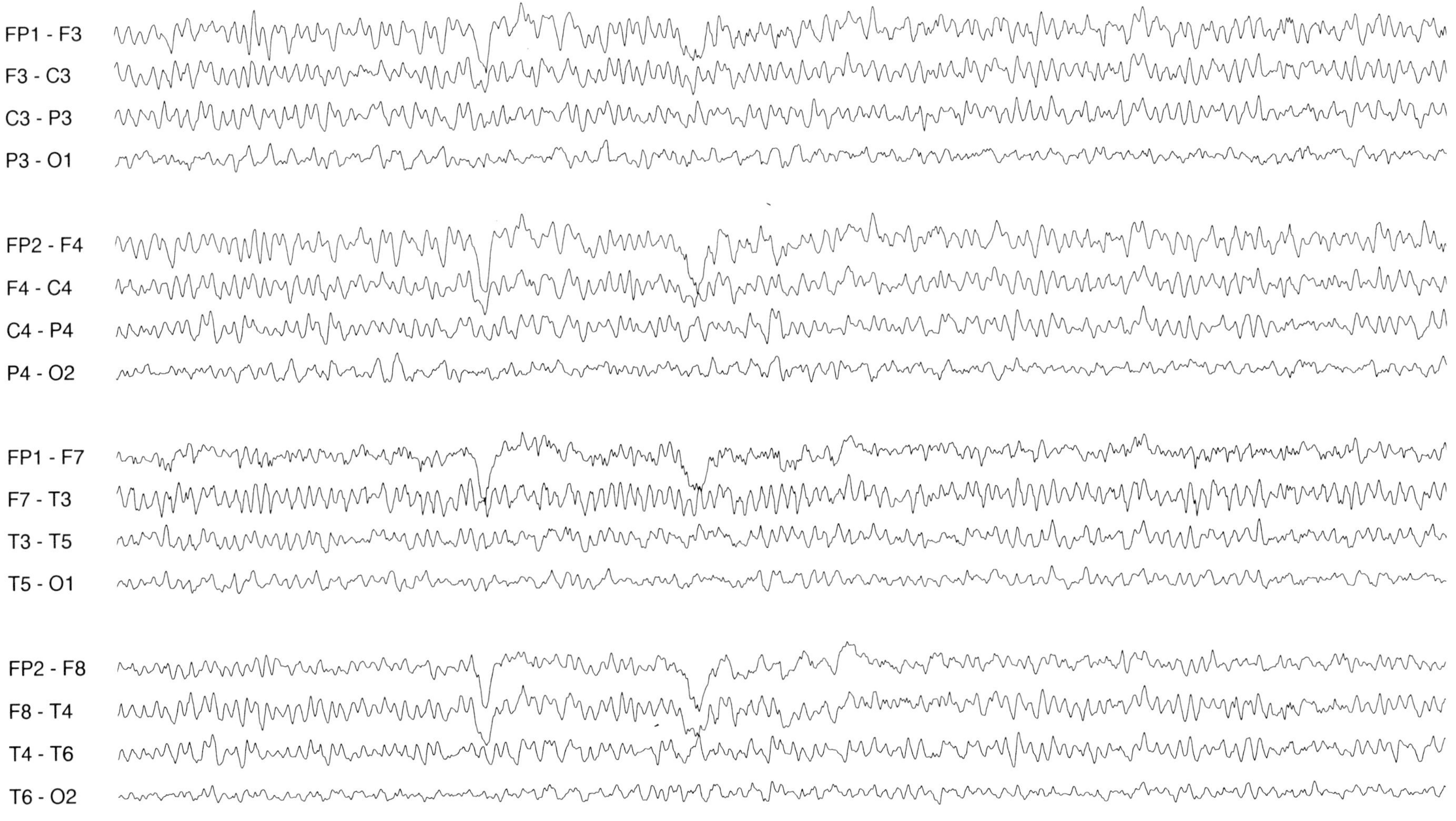

Abb. 5-87: Exzessive Beta- und Theta-Aktivität, Medikamenteneffekt. 42-jähriger Patient. Wach. Augen geschlossen. Exzessive Beta-Aktivität ist fast immer Folge der Einnahme von Benzodiazepinen oder Barbituraten und anderen Substanzen. Obwohl die Ausprägung der Theta-Aktivität den normalen Umfang übersteigt, handelt es sich auch dabei um den Effekt der Medikation. Eichsignal 1 s, 100 μV.

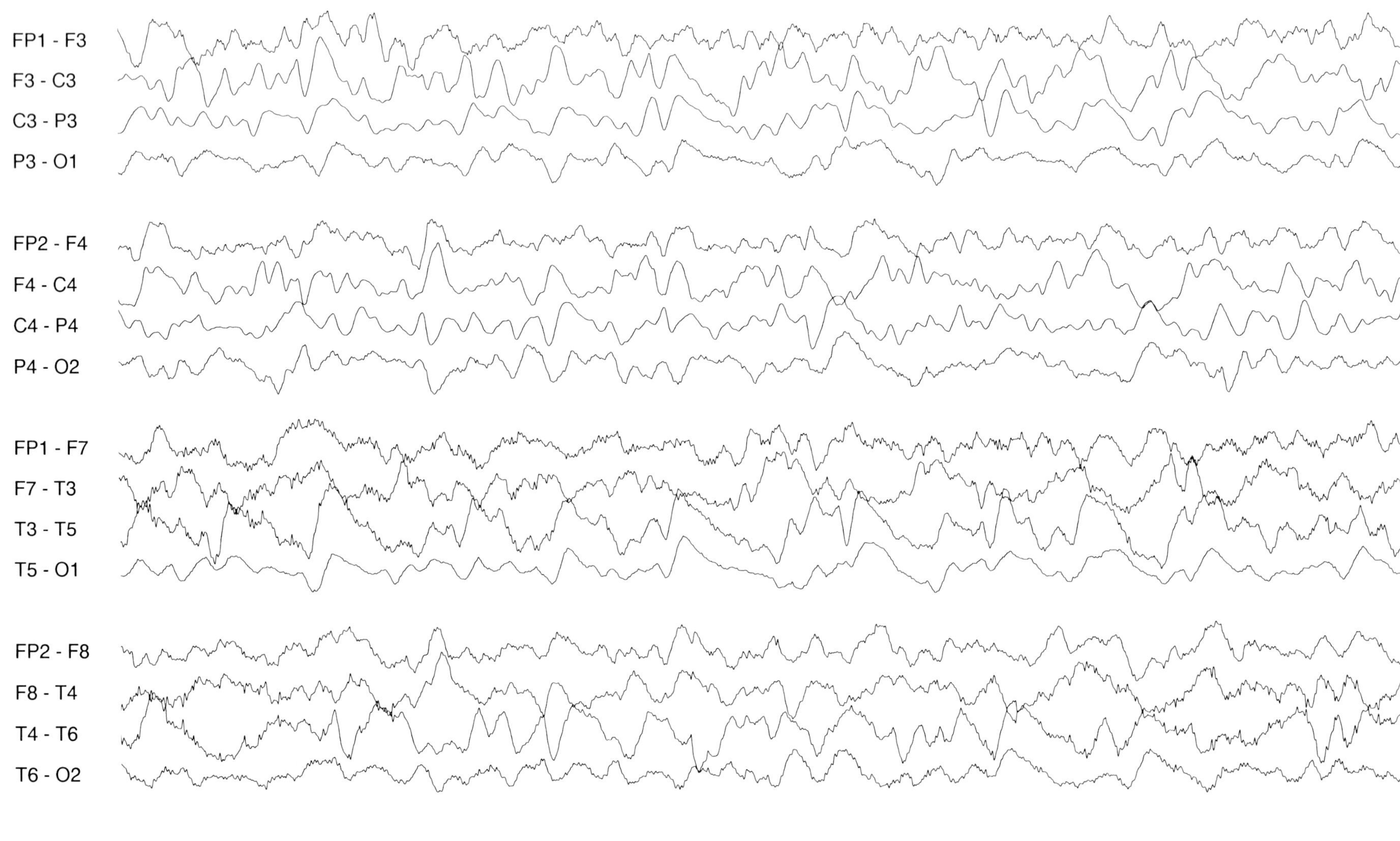

Abb. 5-88: Diffuse Delta-Aktivität bei Hydrozephalus. 50-jähriger Patient. Wach. Augen geschlossen. Diese diffuse hochamplitudige, arrhythmische, persistierende Delta-Aktivität zeigt bei dem Patienten mit Hydrozephalus eine Shunt-Blockade an. Nach Shunt-Revision kann sich das EEG wieder normalisieren. Eichsignal 1 s, 200 μV.

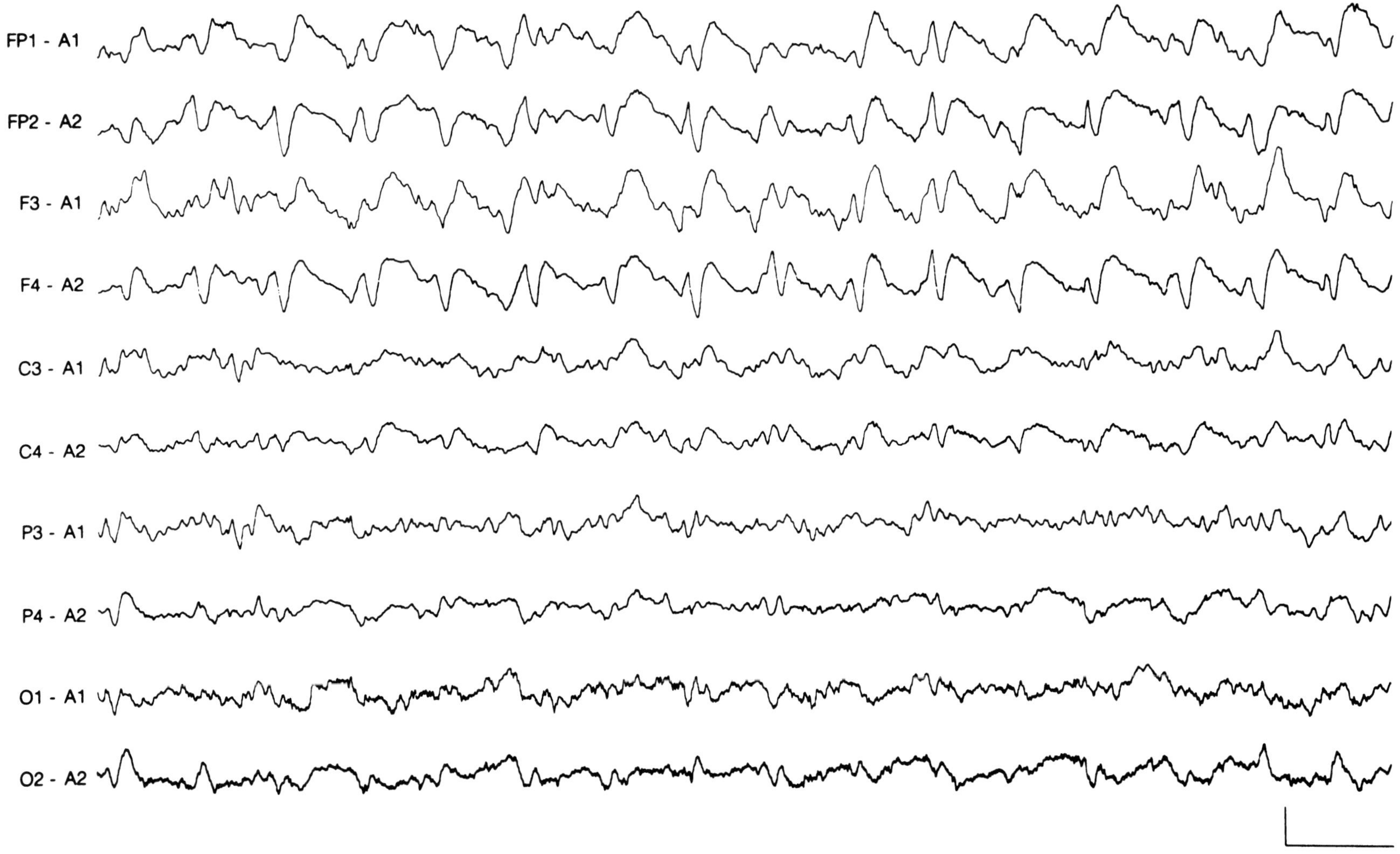

Abb. 5-93: Periodische Spitzen und diffuse Delta-Aktivität; Creutzfeldt-Jakob-Krankheit. Ohrreferenzableitung. Derselbe Patient wie in den Abbildungen 5-91 und 5-92. Diese periodischen Entladungen haben ähnliche Merkmale wie triphasische Wellen und könnten damit zu einer rasch progressiven Alzheimer-Krankheit passen. Beachte die diffuse Delta-Aktivität und die rechts frontale (FP2, F4) Akzentuierung der periodischen Entladungen. Eichsignal 1 s, 100 μV.

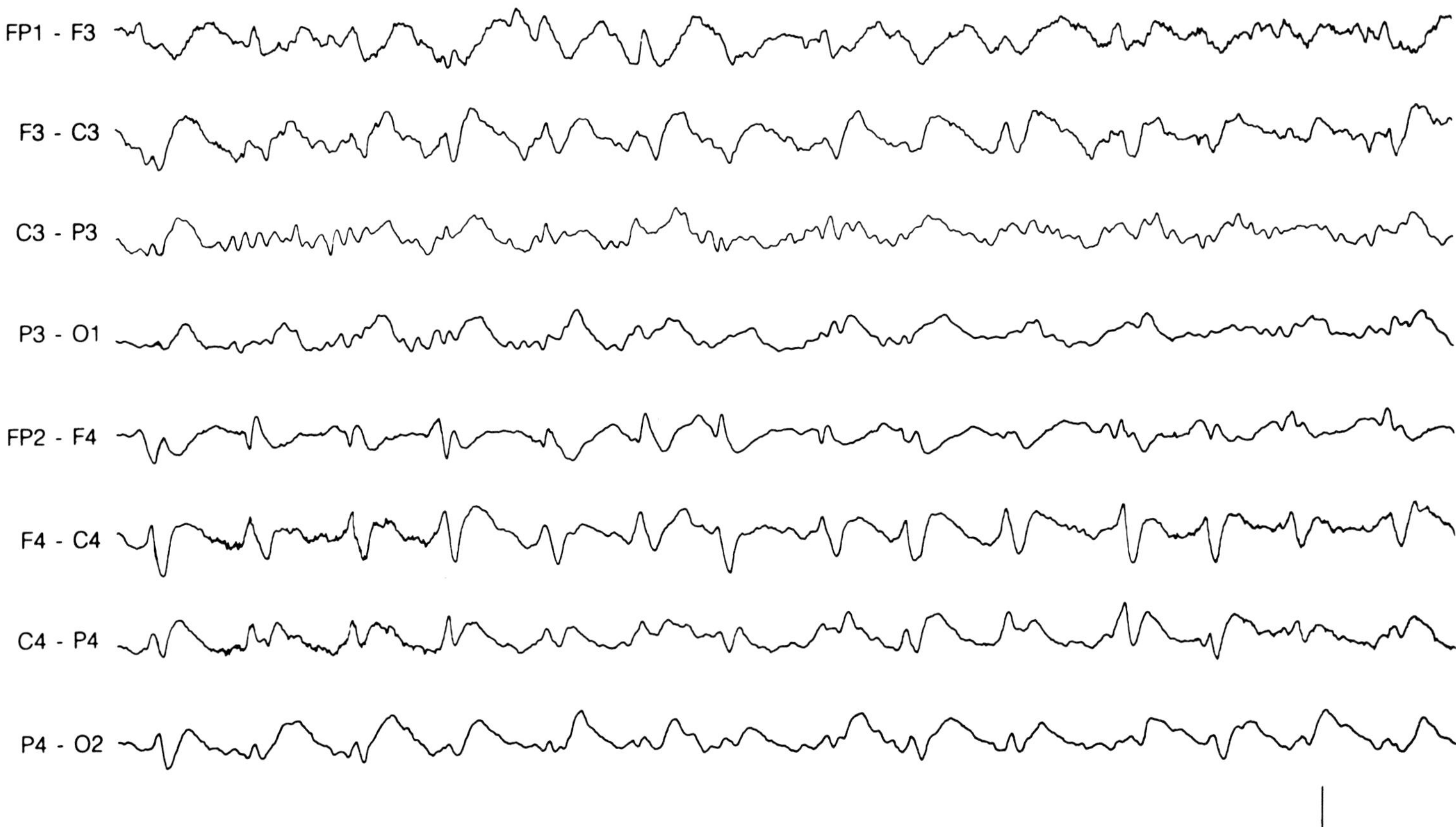

Abb. 5-94: Periodische Spitzen bei Creutzfeldt-Jakob-Krankheit. Dieselbe Registrierung wie in den Abbildungen 5-91 bis 5-93. Disorganisierte Hintergrundaktivität, diffuse Delta-Aktivität und periodische breite Spitzen sind typisch für diese rasch fortschreitende Demenz. Derartige Entladungen können asymmetrisch auftreten oder über einer Region dominieren, hier dem rechten Frontalbereich. Dieser Patient war bis einen Monat vor dieser Registrierung normal, bis Vergesslichkeit, Desorientierung, Apathie und bilateral synchrones Armzucken auftraten. Eichsignal 1 s, 100 μV.

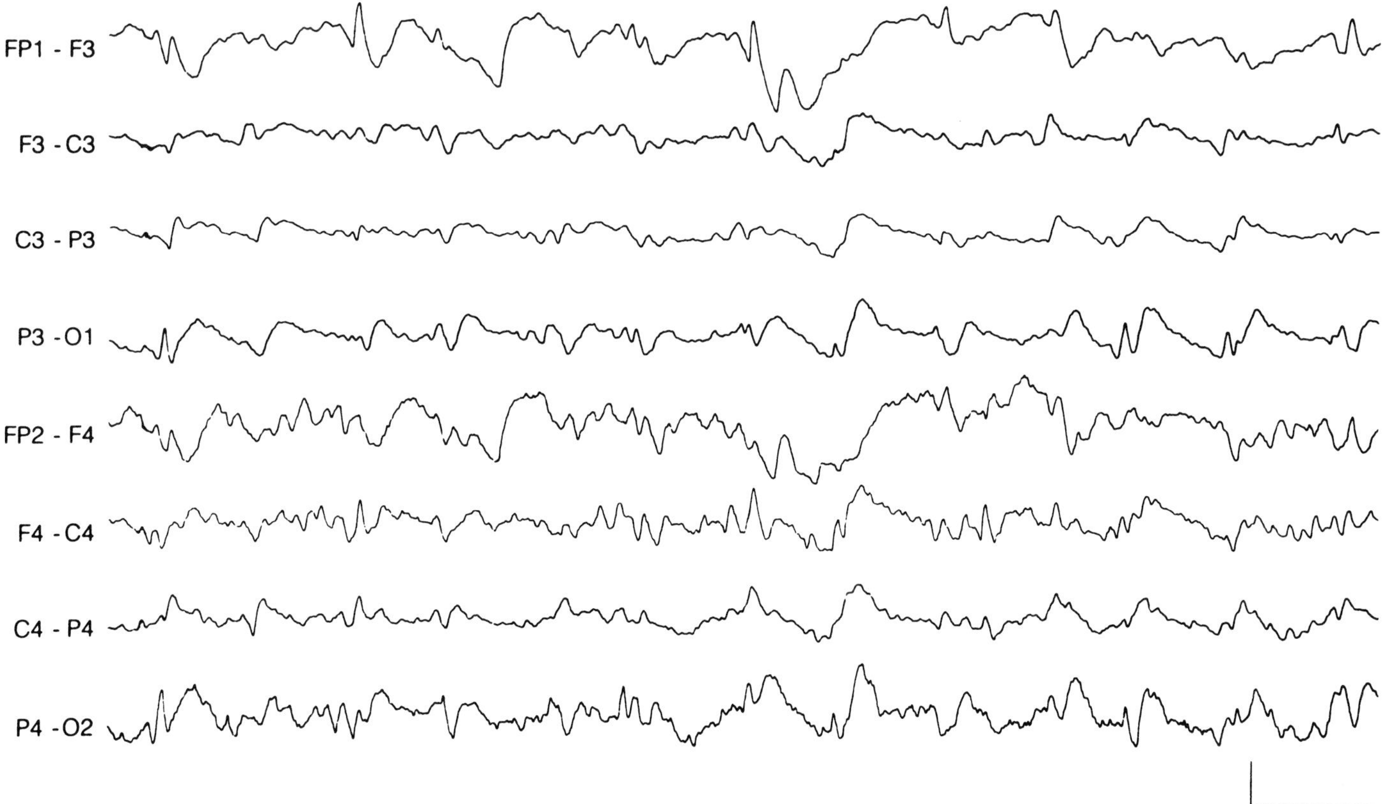

Abb. 5-95: Creutzfeldt-Jakob-Krankheit: asymmetrische Hintergrundaktivität. 58-jähriger Patient. Die Hintergrundaktivität ist disorganisiert und es besteht eine exzessive diffuse Delta-Aktivität. Wie es bei demenziellen Erkrankungen oft der Fall ist, ist eine Hemisphäre stärker betroffen als die andere; in diesem Fall sind die Hintergrundpotenziale in der linken Hemisphäre weitaus schwächer als in der rechten. Einen Hinweis auf die Ätiologie der Demenz liefert die Frequenz der multifokalen Spitzen, von denen einige synchron sind und sich recht regelmäßig wiederholen. Derartige Entladungen weisen auf eine Creutzfeldt-Jakob-Krankheit hin, da epileptiforme Entladungen bei Alzheimer-Krankheit ungewöhnlich sind. Bei diesem Patienten bestanden seit einem Monat eine Gedächtnisstörung, ein rechtsseitiger visueller Neglect und eine Links-rechts-Störung. Eichsignal 1 s, 70 μV.

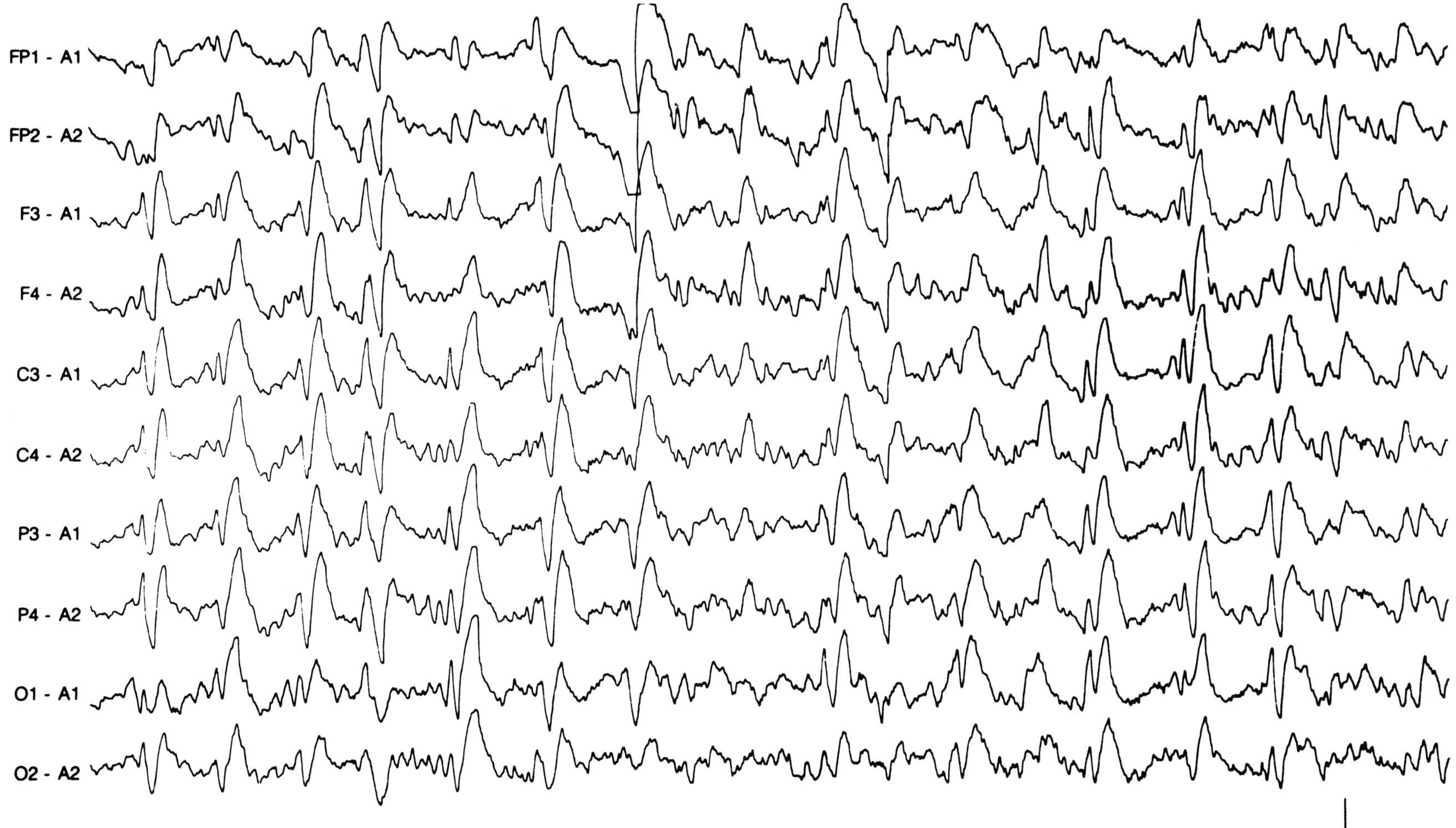

Abb. 5-96: Diffuse periodische Spitze-Welle-Komplexe und Delta-Aktivität; Creutzfeldt-Jakob-Krankheit. Derselbe Patient wie in den Abbildungen 5-91 bis 5-95. Müde. Referenzielle A1/A2-Ableitung. Die Spitzen und Spitze-Welle-Komplexe bei Müdigkeit sind nun periodischer und diffuser. Eichsignal 1 s, 70 μV.

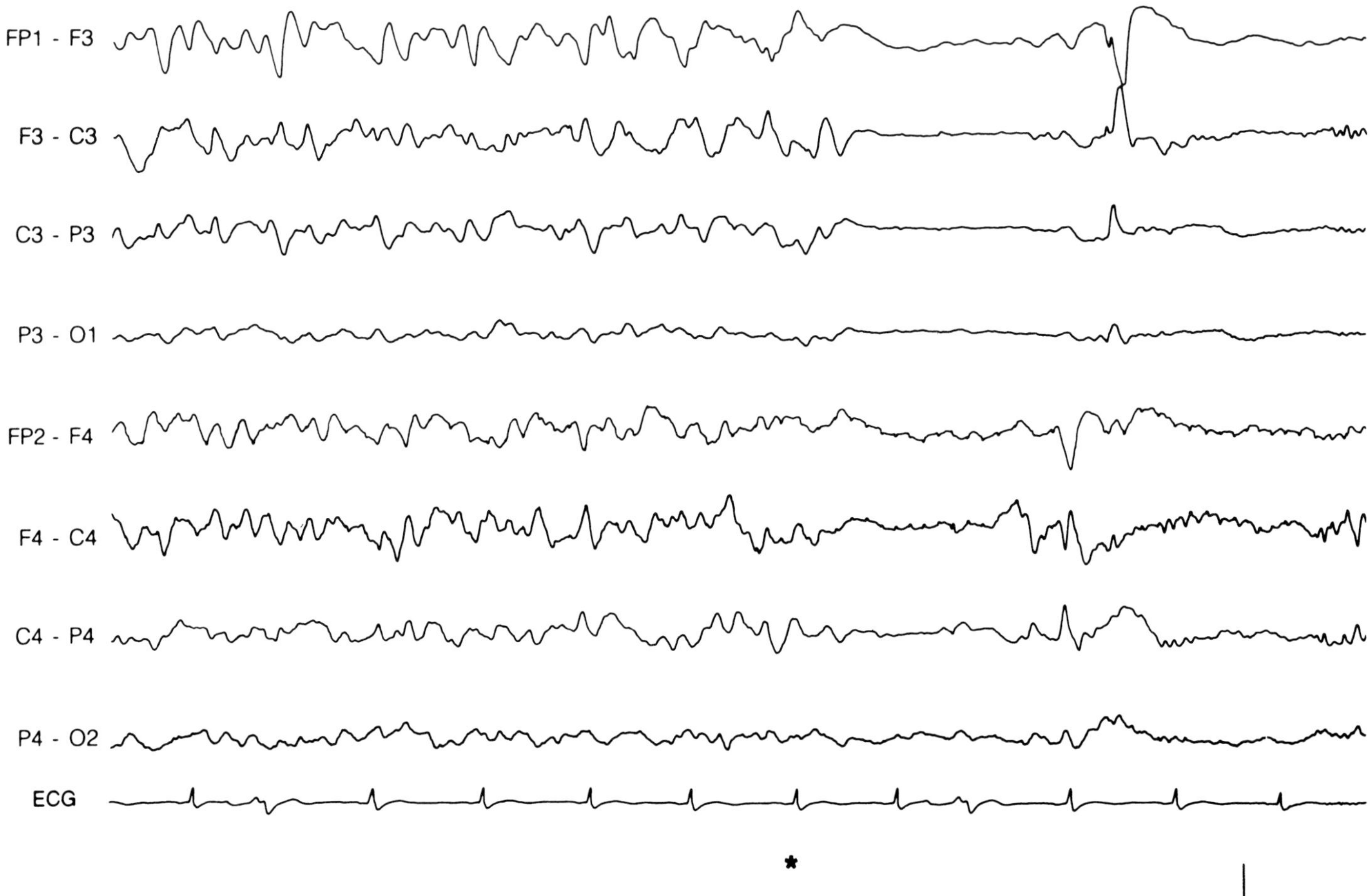

Abb. 5-97: Abschwächung mit äußeren Reizen; Creutzfeldt-Jakob-Krankheit. 76-jähriger Patient. Bei diesem Patienten traten einen Monat vor dieser Registrierung Verwirrtheit und eine Ataxie auf. Zum Zeitpunkt dieses Wach-EEGs bestand eine ausgeprägte Demenz. Die Hintergrundaktivität ist disorganisiert und es besteht eine exzessive diffuse Delta-Aktivität. Äußere Reize (*) schwächten die Registrierung diffus ab; rechts zentral (C4) und links superior-frontal (F3) traten Spitzen auf. Bei schweren Enzephalopathien des Erwachsenen können manche EEG-Aspekte zu denen früherer Altersstufen zurückkehren. So ähnelt die Abschwächung durch äußere Reize derjenigen bei Neugeborenen. Eichsignal 1 s, 100 μV.

KAPITEL 6

Das EEG auf der Intensivstation

6.1 BESONDERHEITEN DER EEG-ABLEITUNG AUF DER INTENSIVSTATION

Die Intensivstation (ICU) ist ein neues Grenzgebiet für das EEG mit neuen Möglichkeiten und Herausforderungen. Der Einsatz des EEGs auf Intensivstationen wurde durch die Einführung digitaler EEG-Geräte mit großer Speicherkapazität, Hochfrequenzabtastung und Möglichkeit zur Vernetzung vereinfacht. Aus klinisch-neurologischer und klinisch-neurophysiologischer Sicht ist der Einsatz des EEGs bei dieser Indikation seit langem überfällig, da es in Echtzeit die nicht invasive, sichere, preiswerte und sensitive Beurteilung der zerebralen kortikalen Funktion am Bett ermöglicht. Die kortikale Funktion lässt sich klinisch nicht beurteilen, wenn Patienten durch ihre Krankheit oder Medikamente soporös oder durch Krankheiten (z.B. Neuropathien) oder neuromuskuläre Hemmer gelähmt sind; nur das EEG liefert eine Möglichkeit zur Beurteilung der kortikalen Aktivität und Integrität. Dem Neurologen erlaubt das EEG bei nicht reaktiven Patienten eine Beurteilung der Gehirnfunktion oberhalb des Hirnstamms sowie eine Beurteilung der kortikothalamischen Funktion. Natürlich muss diese elektrophysiologische Information vor dem Hintergrund des klinischen Bildes, der Wirkung von Medikamenten auf das EEG und möglicher irreführender Artefakte gesehen werden, die typisch für die Intensivstation sind. Die Art des EEGs (Langzeit oder kurz/sporadisch, quantitativ oder roh, gesamt oder «bis zur Haargrenze») muss sorgfältig mit der Fragestellung abgestimmt werden. Durch eine umsichtige Ableitung wird das EEG zu einem nützlichen Werkzeug, das die klinische Untersuchung, die Bildgebung und die Labordiagnostik ergänzt.

Das EEG kann zum Nachweis und zur Überwachung der Therapie von epileptischen Anfällen, Ischämien, zerebralen Ödemen und sogar von zunehmenden Raumforderungen durch intrakranielle Hämatome und andere Läsionen verwendet werden, noch bevor ein aktueller Schaden entstanden ist. Es gibt gute Belege dafür, dass auch andere Anfälle als Absencen zu Hirnschäden führen können (Nairismagi et al., 2004; Young und Jordan, 1998; Young et al., 1996). Viele dieser Anfälle sind nicht konvulsiv und lassen sich klinisch nicht zuverlässig nachweisen. Das EEG zeigt bereits weit über der Infarktschwelle Veränderungen durch eine Ischämie (Jordan, 1995). Auch die Therapieeffekte können überwacht werden, sodass ein perfektes «geschlossenes System» entsteht. Wir haben das EEG erfolgreich bei gelähmten Patienten zur Überwachung der Sedierungstiefe (Savard et al., 2009), zur Schweregradeinstufung von Enzephalopathien sowie zur Erfassung von Verschlechterungen oder Verbesserungen zur breiteren Klassifikation, z.B. zur Abgrenzung epileptischer Anfälle von metabolischen Enzephalopathien, eingesetzt (Young et al., 1992; Young, 2000).

Der Einsatz des EEGs auf der Intensivstation setzt eine umfassende Kenntnis der möglichen Artefakte voraus, von denen einige nur auf Intensivstationen vorkommen. Sie werden in Kapitel 9 im Abschnitt «EEG-Registrierung auf der Intensivstation» besprochen.

Das Vorhandensein oder Fehlen von Variabilität und Reaktivität ist insbesondere bei traumatischen und anoxisch-ischämischen Enzephalopathien von großer prognostischer Bedeutung (Al Thenayan et al., 2010). Auch die Verfahren zur Überprüfung der Reaktivität werden in Kapitel 9 im Abschnitt «EEG-Registrierung auf der Intensivstation» besprochen.

Zu den Schwierigkeiten bei der EEG-Ableitung auf Intensivstationen gehören unter anderem:

1. **Die richtige Fragestellung.** *Was muss der Arzt wissen?* Die Überwachung einer Sedierung kann zum Beispiel mit vier oder weniger EEG-Kanälen erfolgen. Bei Krampfanfällen sollte am besten ein Langzeit-EEG für mindestens 48 Stunden erfolgen (Claassen et al., 2004). *Muss Differenzialdiagnostik erfolgen?* Das EEG hilft bei der Unterscheidung zahlreicher Differenzialdiagnosen, z.B. bei der Abgrenzung von epileptischen Anfällen und metabolischen Enzephalopathien. *Sind aus prognostischen Gründen ein laufendes EEG oder serielle Registrierungen erforderlich?* Das EEG scheint vielversprechend bei der Beurteilung komatöser Patienten nach Herzstillstand zu sein. Hier können sporadische EEG helfen, prognostisch wertvoller ist aber ein laufendes automatisiertes oder rohes EEG über mindestens 48 Stunden zur Erfas-

sung einer Variabilität (ohne EEG-Variabilität schlechtere Prognose), einer Verbesserung oder einer Verschlechterung (Hebb et al., 2007).

2. **Die Überwachung der richtigen Patienten.** Manche Patienten, z. B. solche nach kürzlichem Krampfanfall oder mit akuter struktureller Gehirnläsion, haben ein erhöhtes Anfallsrisiko (Young et al., 2005).
3. **Die EEG-Auswertung.** Sie spielt vor allem bei der Auswertung von Langzeit-EEGs eine Rolle. Manche Laborassistenten und Ärzte haben das Pflegepersonal geschult; andere Neurologien werten das EEG im Tagesverlauf sporadisch aus. Programme helfen beim Anfallsnachweis; so lassen sich Veränderungen in der Auswertung der Leistungsspektraldichte oder beim Verhältnis von Alpha- und Delta-Aktivität zueinander zum Anfallsnachweis heranziehen (Vespa et al., 1999). Sie müssen zwar durch Betrachtung des «Roh-EEGs» bestätigt werden, trotzdem ist die Datenreduktion sehr hilfreich, da die Auswertung von Langzeit-Registrierungen extrem zeitaufwändig ist.
4. **Die Entwicklung eines «Systems».** Beim Langzeit-EEG müssen in der Regel immer wieder die Elektroden und deren Verknüpfung überprüft werden, was auch aus der Ferne geschehen kann (da die EEG-Assistenten und Neurologen in der Regel nicht am Bett bleiben können); die Ergebnisse müssen an den verantwortlichen Arzt weitergegeben werden, Kontrollen bezüglich der weiteren Überwachung und Rücksprachen müssen erfolgen, bis das Problem gelöst ist.
5. **Das Erkennen von Artefakten.** Viele Artefakte kommen nur auf Intensivstationen vor; zumindest im Langzeit-EEG wird ihr Auftreten nicht immer gleich beobachtet, da es nicht ständig daraufhin überwacht wird (Young und Campbell, 1999). Derartige Artefakte werden in den Kapiteln 2 und 9 beschrieben.
6. **Das Erkennen von Wellen.** Es ist auch weiterhin schwierig, epileptische Anfälle auf der Intensivstation elektroenzephalografisch zu definieren und triphasische Wellen von Spitze-Welle-Komplexen zu unterscheiden. Wir haben ein zuverlässiges Klassifikationssystem für die Schweregradeinteilung von Enzephalopathien entwickelt (Tab. 6-1) (Young et al., 1997). Entsprechende Beispiele folgen. Außerdem werden auch einige Merkmale der fokalen Krankheit, wie Asymmetrien, dargestellt.

Tabelle 6-1 EEG-Klassifikation der Enzephalopathien

EEG-Befund	Unterform
Delta-/Theta-Aktivität in > 30 % der Registrierung (kein Alpha-Theta-Muster-Koma)	A. Reaktivität B. keine Reaktivität
triphasische Wellen	
Burst-Suppression-Muster	A. mit epileptiformer Aktivität B. ohne epileptiforme Aktivität
Alpha-/Theta-/Spindel-Koma (nicht reaktiv)	
epileptiforme Aktivität (nicht bei Burst-Suppression-Muster)	A. generalisiert B. fokal oder multifokal
Suppression	A. < 20, aber > 10 μV B. ≤ 10 μV

Diese Tabelle listet die wichtigsten EEG-Befunde bei Enzephalopathien bei intensivmedizinischen Patienten auf. Die Schwere nimmt grob in absteigender Reihe zu.

LITERATUR

Al Thenayan E, Savard M, Sharpe M, et al. Electroencephalogram for prognosis after cardiac arrest. *J Crit Care*. 2010; 25 (2): 300–304.

Blume WT, Young GB, Lemieux JF. EEG morphology of partial epileptic seizures. *Electroencephalogr Clin Neurophysiol*. 1984; 57: 295–302.

Boulanger DM, Deacon C, Lecuyer D, et al. Triphasic waves vs. nonconvulsive status epilepticus: EEG distinction. *Can J Neurol Sci*. 2006; 33: 175–180.

Bridgers SL, Ebersole JS. EEG outside the hairline: Detection of epileptiform abnormalities. *Neurology*. 1988; 38: 146–149.

Claassen J, Meyer SA, Kowalski RG, et al. Detection of electrographic seizures with continuous EEG monitoring in critically ill patients. *Neurology*. 2004; 62: 1743–1748.

De Giorgio CM. The value of the EEG in determining brain death. *Arch Neurol*. 1989; 46: 602–603.

Fischer C. The use of EEG in the diagnosis of brain death in France. *Neurophysiol Clin*. 1997; 27: 373–382.

Fishgold H, Mathis P. Obnubilations comas et stupeurs: études electroencephalographiques. *Electroencephalogr Clin Neurophysiol*. 1959; 11 (Suppl. 11): 27–68.

Hansotia P, Gottschalk P, Green P, et al. Spindle coma: Incidence, clinicopathologic correlates and prognostic value. *Neurology*. 1981; 31: 83–87.

Hebb MO, McArthur DL, Alger J, et al. Impaired percent alpha variability on continuous electroencephalography is associated with thalamic injury and predicts poor long-term outcome after human traumatic brain injury. *J Neurotrauma*. 2007; 24: 579–590.

Hirsch LJ, Brenner RP, Drislane FW, et al. The ACNS subcommittee on research terminology for continuous EEG monitoring: Proposed standardized terminology for rhythmic and periodic EEG patterns encountered in critically ill patients. *J Clin Neurophysiol*. 2005; 22: 128–35.

Jordan KG. Neurophysiologic monitoring in the neuroscience intensive care unit. *J Clin Neurophysiol*. 1995; 13: 579–626.

Moshé SL. Usefulness of EEG in the evaluation of brain death in children: The pros. *Electroencephalogr Clin Neurophysiol*. 1989; 73: 272–275.

Nairismagi J, Grohn OH, Kettunen MI, et al. Progression of brain damage after status epilepticus and its association with epileptogenesis: A quantitative MRI study in a rat model of temporal lobe Epilepsie. *Epilepsia*. 2004; 45: 1024–1034.

Reiher J, Rivest J, Grand'Maison F, et al. Periodic lateralized epileptiform discharges with transitional rhythmic discharges: Association with seizures. *Electroencephalogr Clin Neurophysiol*. 1991; 78: 12–17.

Savard M, Thenayan EA, Norton L, et al. Continuous EEG monitoring in severe Guillain–Barré syndrome patients. *J Clin Neurophysiol*. 2009; 26: 21–23.

Schneider S. Usefulness of EEG in the evaluation of brain death in children: The cons. *Electroencephalogr Clin Neurophysiol*. 1989; 73: 276–278.

Sediri H, Bourriez JL, Derambure P. Role of EEG in the diagnosis of brain death. *Rev Neurol*. 2007; 163: 248–353.

Seet RCS, Lim ECH, Wilder-Smith EPV. Spindle coma from acute midbrain infarction. *Neurology*. 2005; 64: 2159–2160.

Sundaram MB, Blume WT. Triphasic waves: Clinical correlates and morphology. *Can J Neurol Sci*. 1987; 14: 136–140.

Synek VM. Prognostically important coma patterns in diffuse anoxic and traumatic encephalopathies. *J Clin Neurophysiol*. 1988; 5: 161–174.

Vespa PM, Neno VV, Newer MR. Continuous EEG monitoring in the intensive care unit: Early findings and clinical efficacy. *J Clin Neurophysiol*. 1999; 16: 1–13.

Westmoreland BF, Klass DW, Sharbrough FW, et al. Alpha coma. Electroencepalographic, clinical, pathologic and etiologic considerations. *Arch Neurol*. 1974; 24: 582–588.

Young GB. The EEG in coma. *J Clin Neurophysiol*. 2000; 17 (5): 473–485.

Young GB, Blume WT, Campbell VM, et al. Alpha, theta and alpha–theta coma: A clinical outcome study using serial recordings. *Electroencephalogr Clin Neurophysiol*. 1994; 91: 93–99.

Young GB, Bolton CF, Austin TW, et al. The electroencephalogram in sepsis-associated encephalopathy. *J Clin Neurophysiol*. 1992; 9: 145–152.

Young GB, Campbell VC. EEG monitoring in the intensive care unit: Pitfalls and caveats. *J Clin Neurophysiol*. 1999; 16: 40–45.

Young GB, Doig GS. Continuous EEG monitoring in comatose intensive care unit patients: Epileptiform activity in etiologically distinct groups. *Neurocrit Care*. 2005; 2: 5–10.

Young GB, Jordan KG. Do nonconvulsive seizures damage the brain? Yes. *Arch Neurol*. 1998; 55: 1117–1119.

Young GB, Jordan KG, Doig GS. An assessment of nonconvulsive seizures in the intensive care unit using continuous EEG monitoring: An investigation of variables associated with mortality. *Neurology* 1996; 47: 83–89.

Young GB, Kreeft JH, McLachlan RS, et al. EEG and clinical associations with mortality in comatose patients in a general intensive care unit. *J Clin Neurophysiol*. 1999; 16: 354–360.

Young GB, Lee D. A critique of ancillary tests for brain death. *Neurocrit. Care* 2004; 1: 499–508.

Young GB, McLachlan RS, Kreeft JH, et al. An electroencephalographic classification system for coma. *Can J Neurol Sci*. 1997; 24: 320–325.

Young GB, Sharpe MD, Savard M, et al. Seizure detection with a commercially available bedside EEG monitor and the subhairline montage. *Neurocrit Care*. 2009; 11: 411–416.

6.2 VERÄNDERUNGEN DER THETA-/DELTA-AKTIVITÄT

Elektroenzephalogramme mit vorherrschender Theta- und Delta-Aktivität variieren in der Schwere von einer leichten Verlangsamung mit Variabilität und gemischten oder sich abwechselnden Theta- und Delta-Mustern bis zu einer nicht variablen, niedrig- oder hochamplitudigen rhythmischen oder polymorphen Delta-Aktivität.

Spontane Variabilität und Reaktivität umfassen Änderungen von Amplitude, Frequenz oder Morphologie, die mit oder ohne Reiz auftreten. Elektroenzephalogramme, die eine Reaktivität belegen, gehen mit besseren Ergebnissen einher als nicht variante Registrierungen (Fishgold und Mathis, 1959; Young et al., 1999; Al Thenayan et al., 2010).

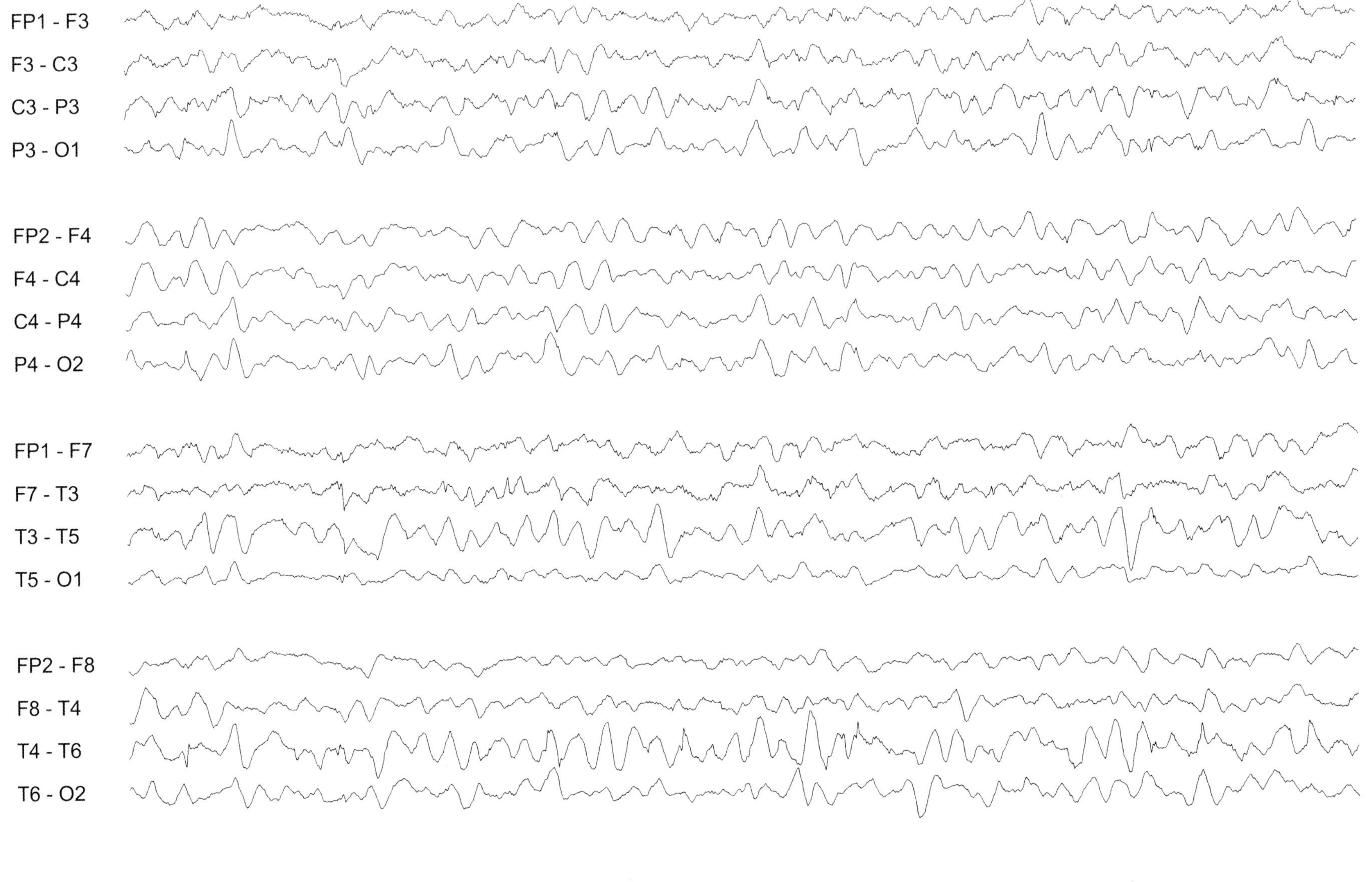

Abb. 6-1: Leichte Rhythmusstörung. 65-jähriger Patient. Stupor. Es besteht eine diffuse, variable, symmetrische, niedrig- bis mittelamplitudige Theta-Aktivität. Bei dem Patienten bestand eine sekundäre Hyperkalzämie bei Hyperparathyreoidismus. Das EEG und der Bewusstseinszustand des Patienten besserten sich bei Korrektur der Hyperkalzämie. Eichsignal 1 s, 70 μV.

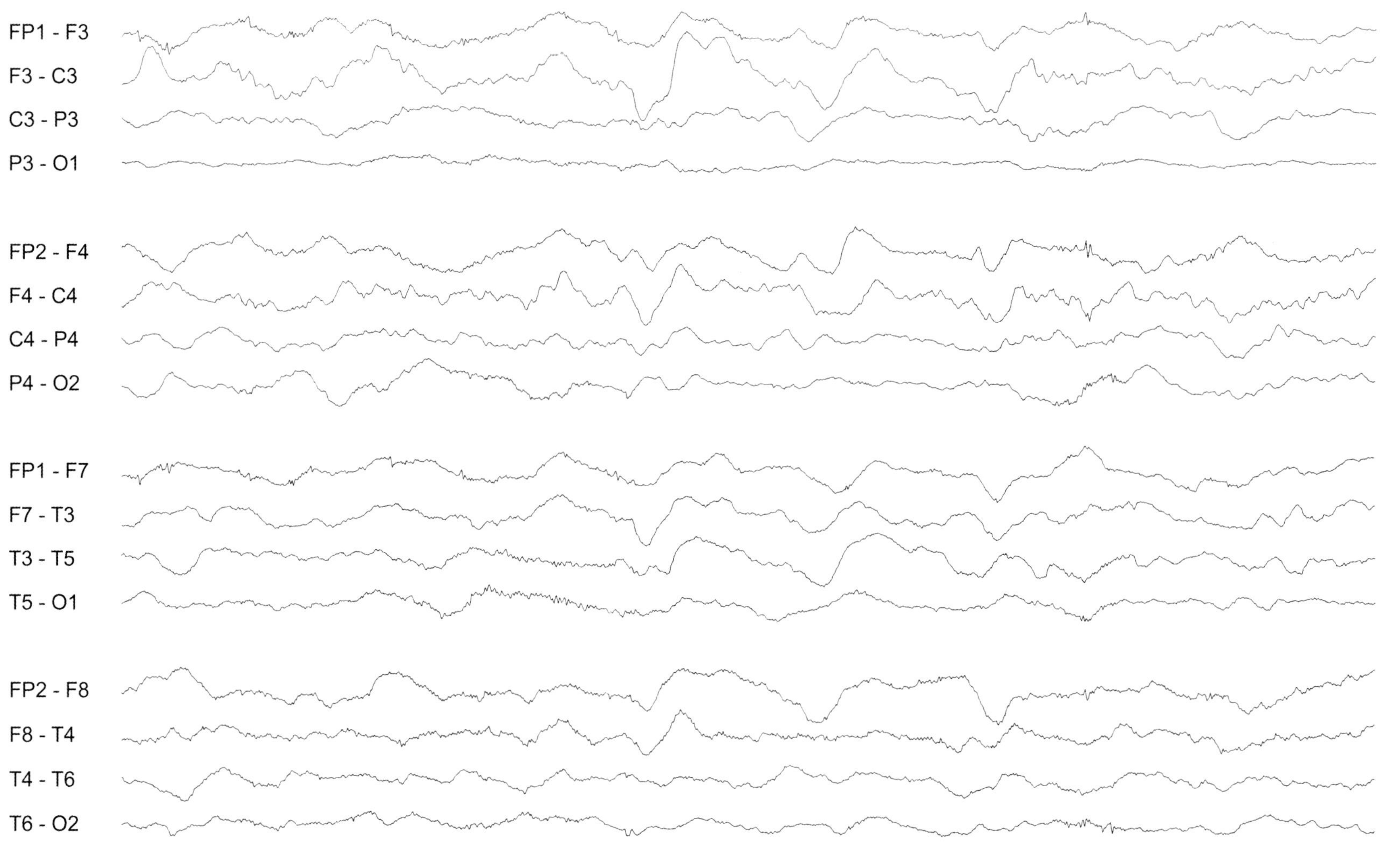

Abb. 6-2: Mittelschwere Rhythmusstörung. 76-jähriger Patient. Koma. Es besteht eine diffuse arrhythmische Delta- und Theta-Aktivität. Beachte die relativ schlechtere Ausbildung der schnelleren Frequenzen in der linken Hemisphäre. Es besteht eine gute Variabilität mit Abschwächung der Delta-Aktivität und Zunahme der schnelleren Frequenzen in den letzten 1,5 Sekunden. Der Patient war schwerkrank, litt unter einer Endokarditis durch Gruppe-B-Streptokokken sowie unter einem embolischen Infarkt im Versorgungsgebiet der linken Arteria cerebri media. Der Patient überlebte und erholte sich nach der Rehabilitation gut. Eichsignal 1 s, 70 μV.

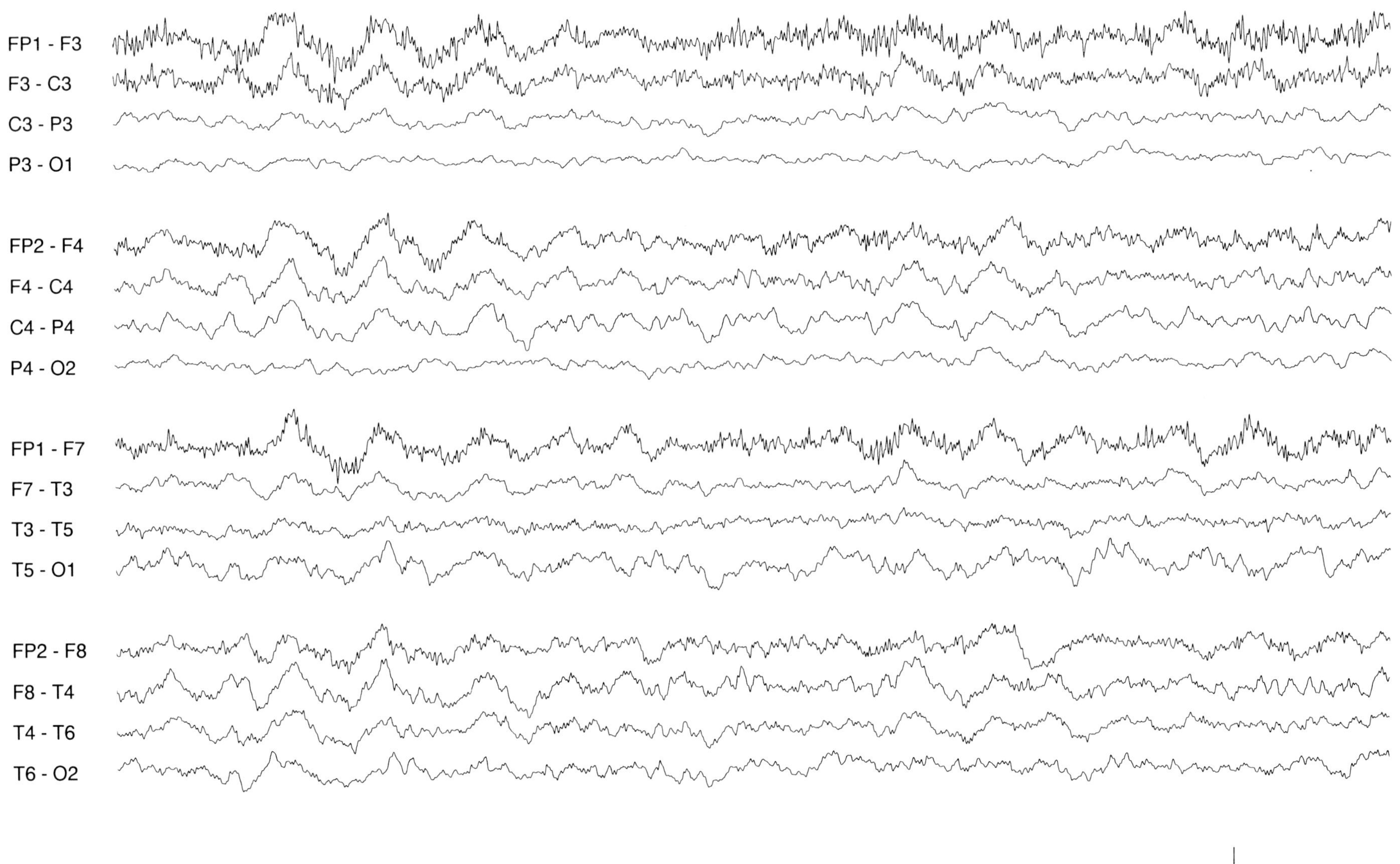

Abb. 6-3: Mittelschwere Rhythmusstörung. 71-jähriger Patient. Koma. Intermittierende rhythmische Delta-Aktivität mit Serien von Theta-Aktivität und niedrigamplitudiger Delta-Aktivität, die rechts etwas höher als lins ist. Der Patient erholte sich von einer koronaren Bypassoperation. Eichsignal 1 s, 50 μV.

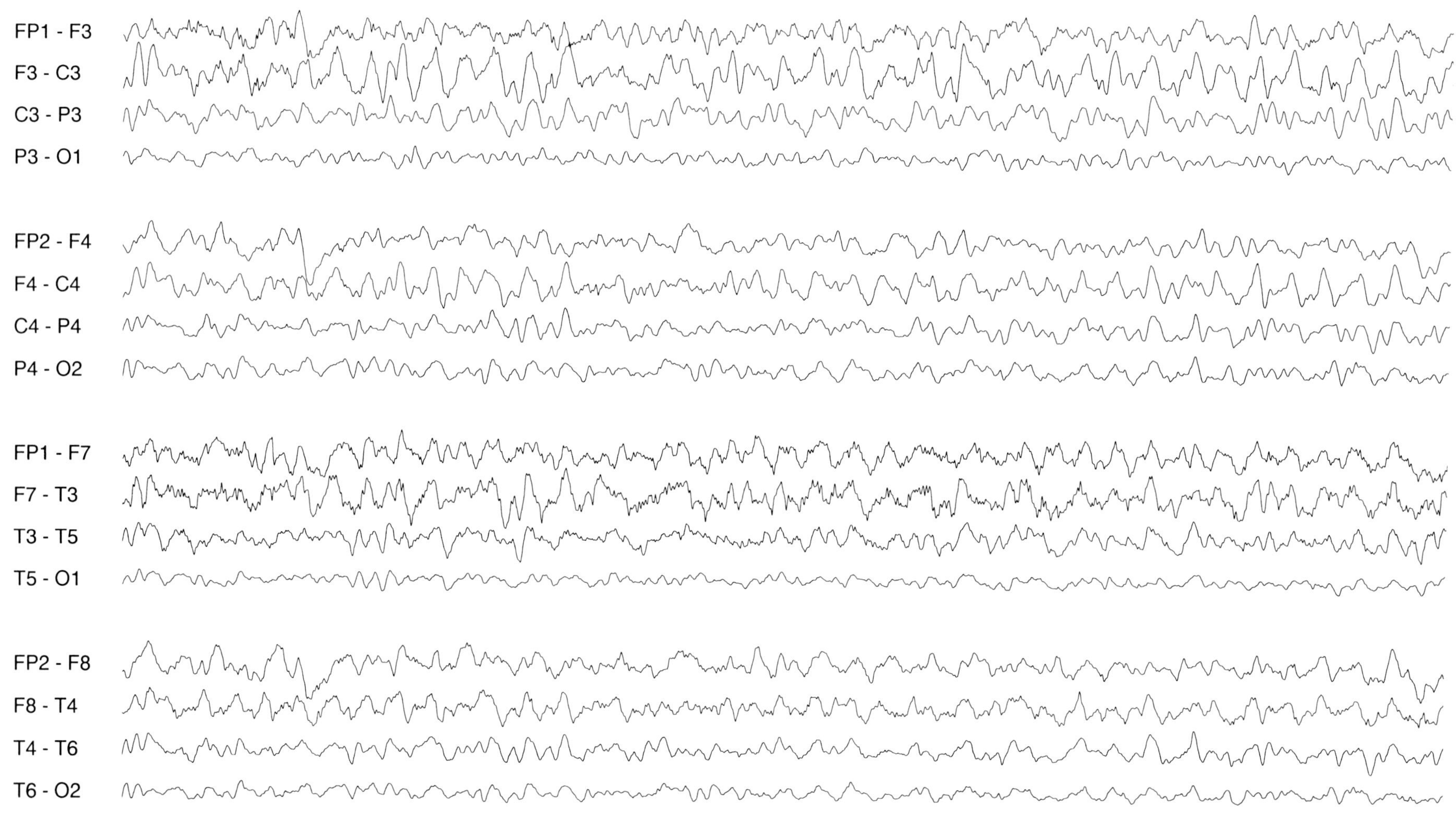

Abb. 6-4: Mittelschwere bis schwere Rhythmusstörung. 50-jähriger Patient. Koma. Der EEG-Auszug zeigt eine Mischung aus symmetrischer Delta- und Theta-Aktivität mit einer gewissen spontanen Variabilität. Sein Koma bestand sekundär im Rahmen einer intraabdominalen Sepsis. Eichsignal 1 s, 50 μV.

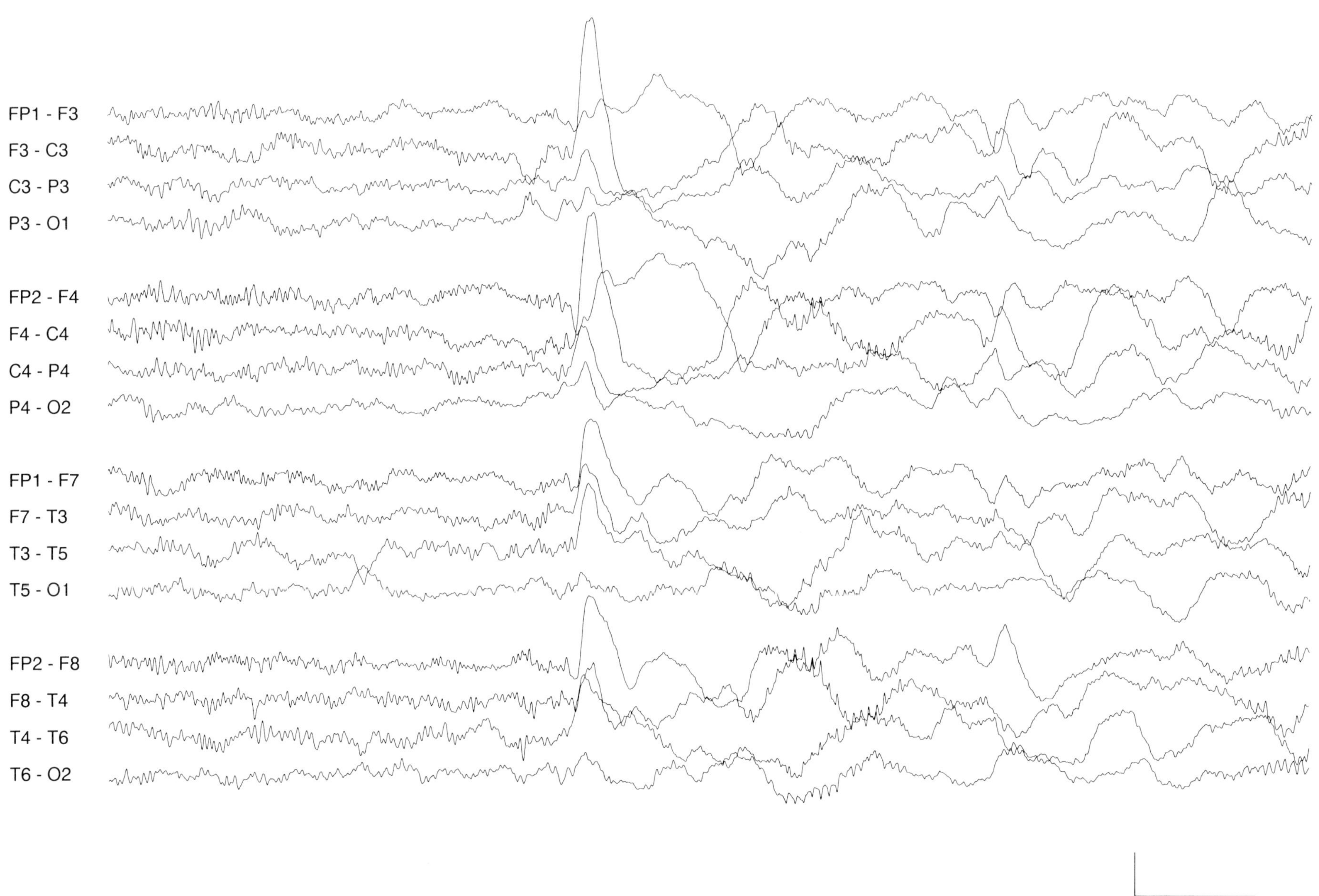

Abb. 6-5: Schwere Rhythmusstörung. Siebenjähriger Patient. Koma. Im ersten Drittel der Abbildung dominieren Beta-, Theta- und Delta-Aktivität (durch Benzodiazepine). Die hochamplitudigen langsamen Wellen wurden durch einen Stimmreiz im Sinne einer pathologischen/enzephalopathischen Weckreaktion ausgelöst. Der Patient litt unter einer Leukämie und hatte sich gerade von einem Krampfanfall erholt, der mehrere Minuten vor der Registrierung stattgefunden hatte. Eichsignal 1 s, 100 μV.

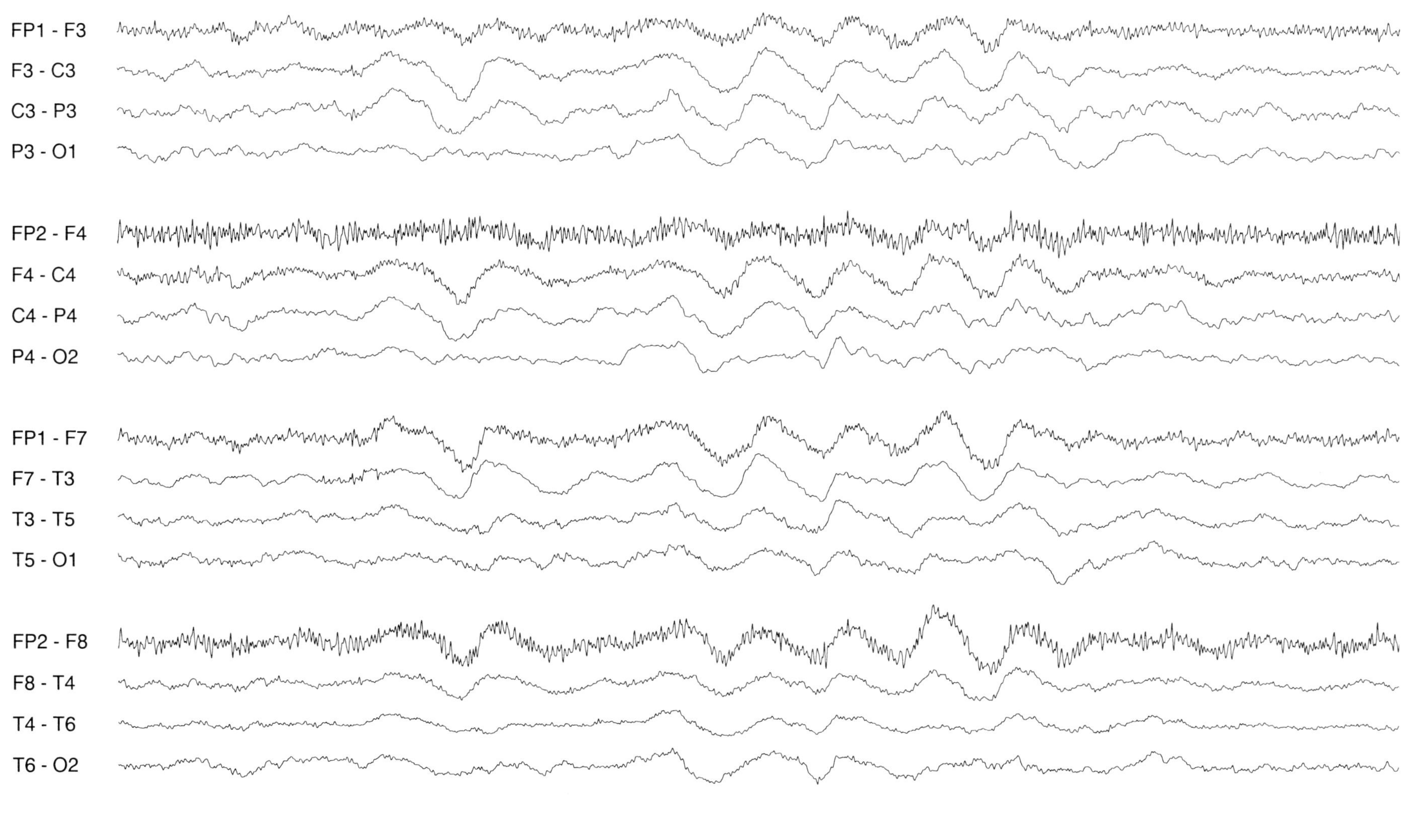

Abb. 6-6: Schwere Rhythmusstörung. 67-jähriger Patient. Delir. Gezeigt ist ein Burst von rhythmischer Delta-Aktivität mit anschließenden Serien mit höherer Frequenz. Der Patient litt unter einer hepatischen Enzephalopathie. Eichsignal 1 s, 70 μV.

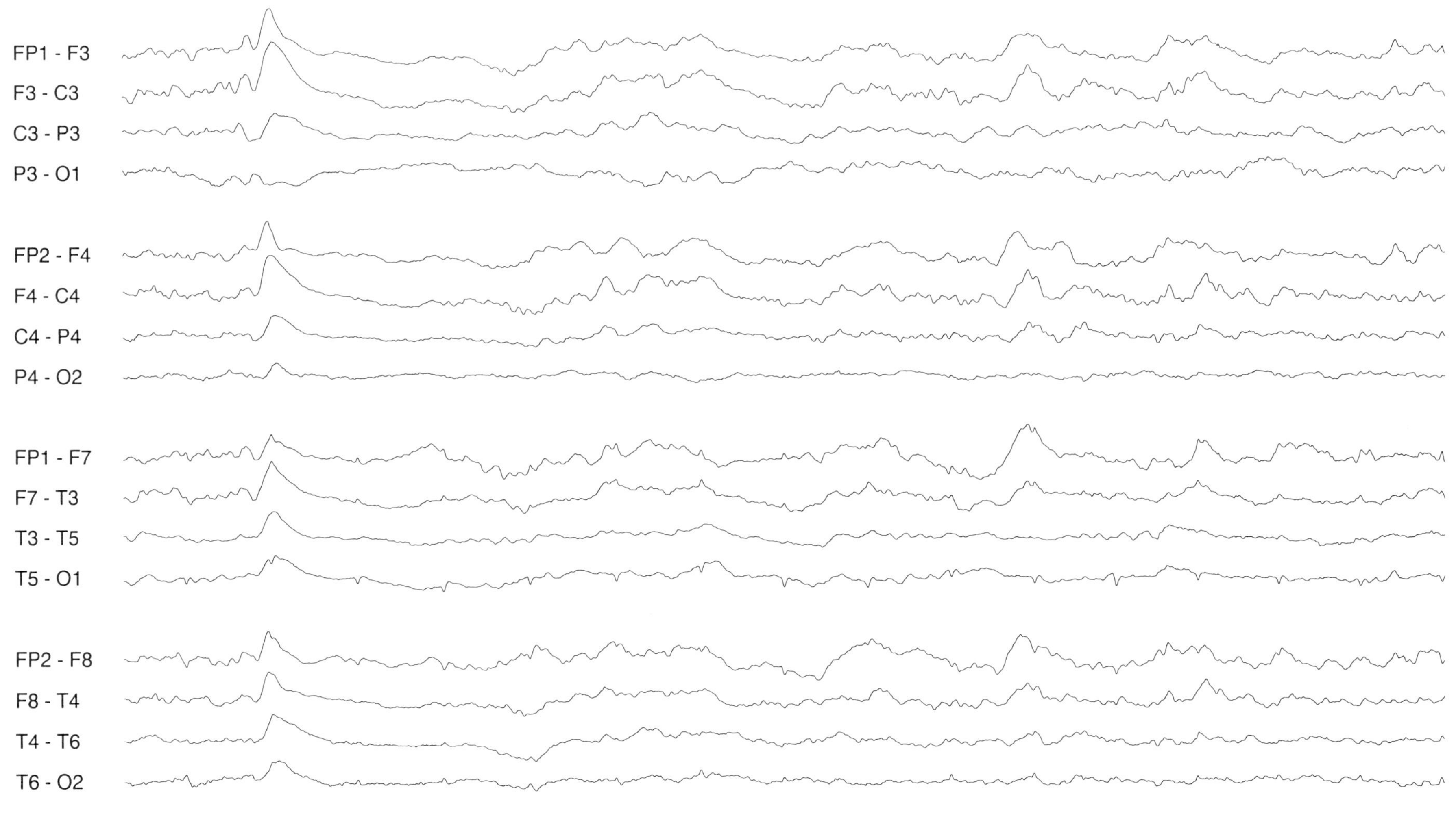

Abb. 6-7: Schwere Rhythmusstörung. 70-jähriger Patient. Koma. Der EEG-Auszug zeigt verschiedene Frequenzen und Amplituden mit prädominierender Delta- und Theta-Aktivität. Der Patient erlitt eine Schussverletzung des linken Parietallappens, wobei etwaige fokale Veränderungen von einer diffusen Enzephalopathie verschleiert werden. Eichsignal 2 s, 50 μV.

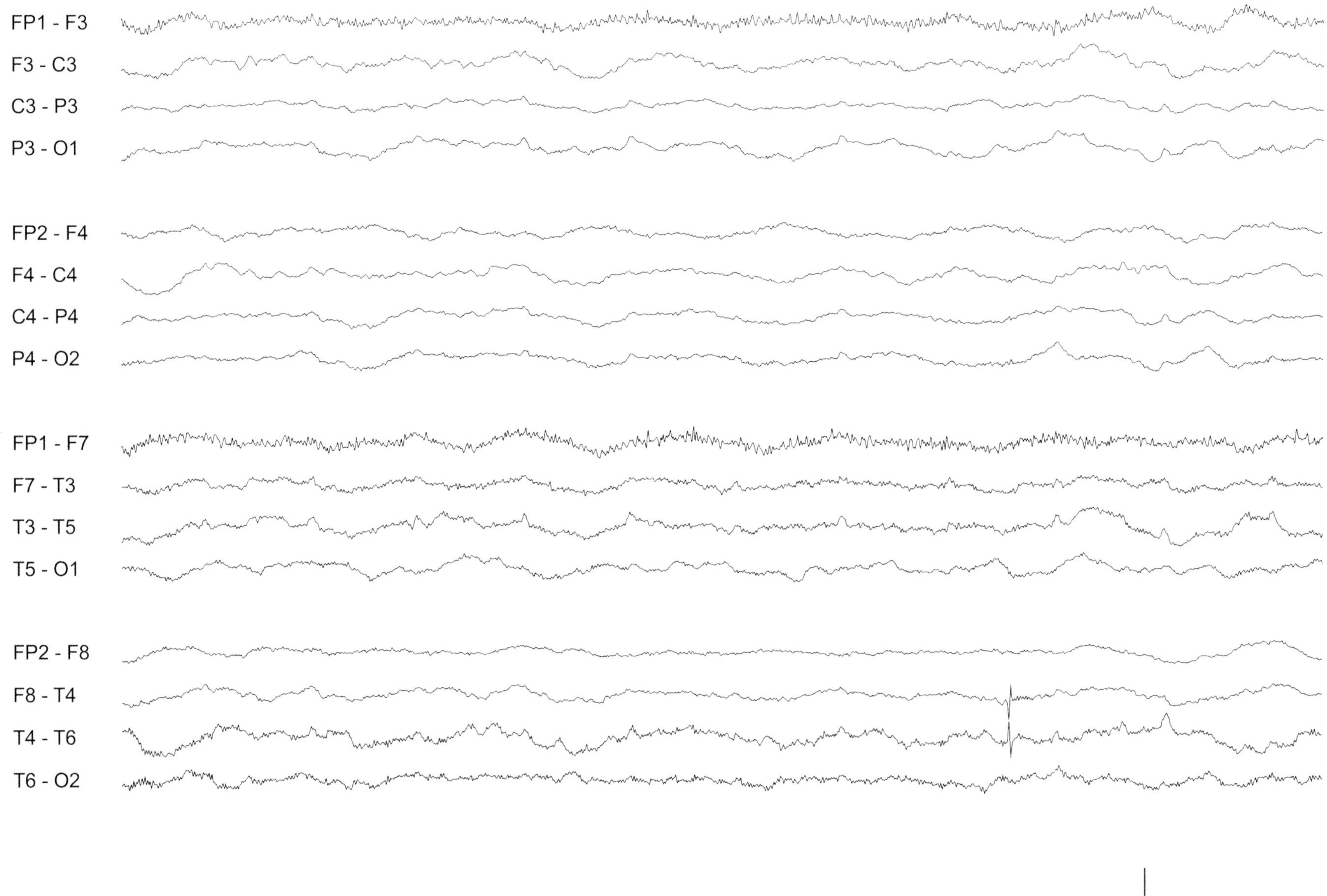

Abb. 6-8: Schwere Rhythmusstörung. 53-jähriger Patient. Koma. Es besteht eine diffuse, nicht variable, semirhythmische Delta-Aktivität mit einem Mangel an schnelleren Frequenzen. Bei dem Patienten bestand eine Sepsis mit Endokarditis. Er bleibt bei multiplen zerebralen Infarkten bewusstseinsreduziert. Eichsignal 1 s, 70 μV.

6.3 TRIPHASISCHE WELLEN

Triphasische Wellen sind scharf konturierte Transienten mit einer prädominanten positiven Komponente, der niedrigamplitudigere Potenziale vorausgehen und folgen. Sie treten in bilateral synchronen Abfolgen oder Serien vor einer relativ supprimierten, langsamen Hintergrundaktivität auf und haben frontal die höchste Amplitude (Sundaram und Blume, 1987).

Obwohl triphasische Wellen ursprünglich bei hepatischer Enzephalopathie beschrieben wurden, finden sie sich bei zahlreichen metabolischen Erkrankungen, wie Anoxie-Ischämie, Sepsis und selbst bei kortikalen degenerativen Erkrankungen (Sundaram und Blume, 1987). Sie entsprechen somit einer ausgeprägten, diffusen Störung der kortikalen oder thalamokortikalen Funktion. Triphasische Wellen lassen sich oft nur schwer von Slow-Spike-Wave-Komplexen/nicht konvulsivem Status epilepticus unterscheiden. Die nachfolgenden Abbildungen helfen bei der Abgrenzung der Merkmale: Epileptiforme Entladungen besitzen eine kürzere, initial negative Phase und weisen oft zusätzliche Spitzenkomponenten sowie eine geringere Verlangsamung bzw. Suppression der Hintergrundaktivität auf als triphasische Wellen. Die Amplitude der (positiven) zweiten Phase ist ausgeprägter als die initial negative Phase und oft besteht eine Phasenverzögerung der triphasischen Wellen von anterior nach posterior oder umgekehrt. Der modifizierende Effekt einer Stimulation auf die triphasischen Wellen ist typischerweise stärker als bei Spitze-Welle-Komplexen (Boulanger et al., 2006).

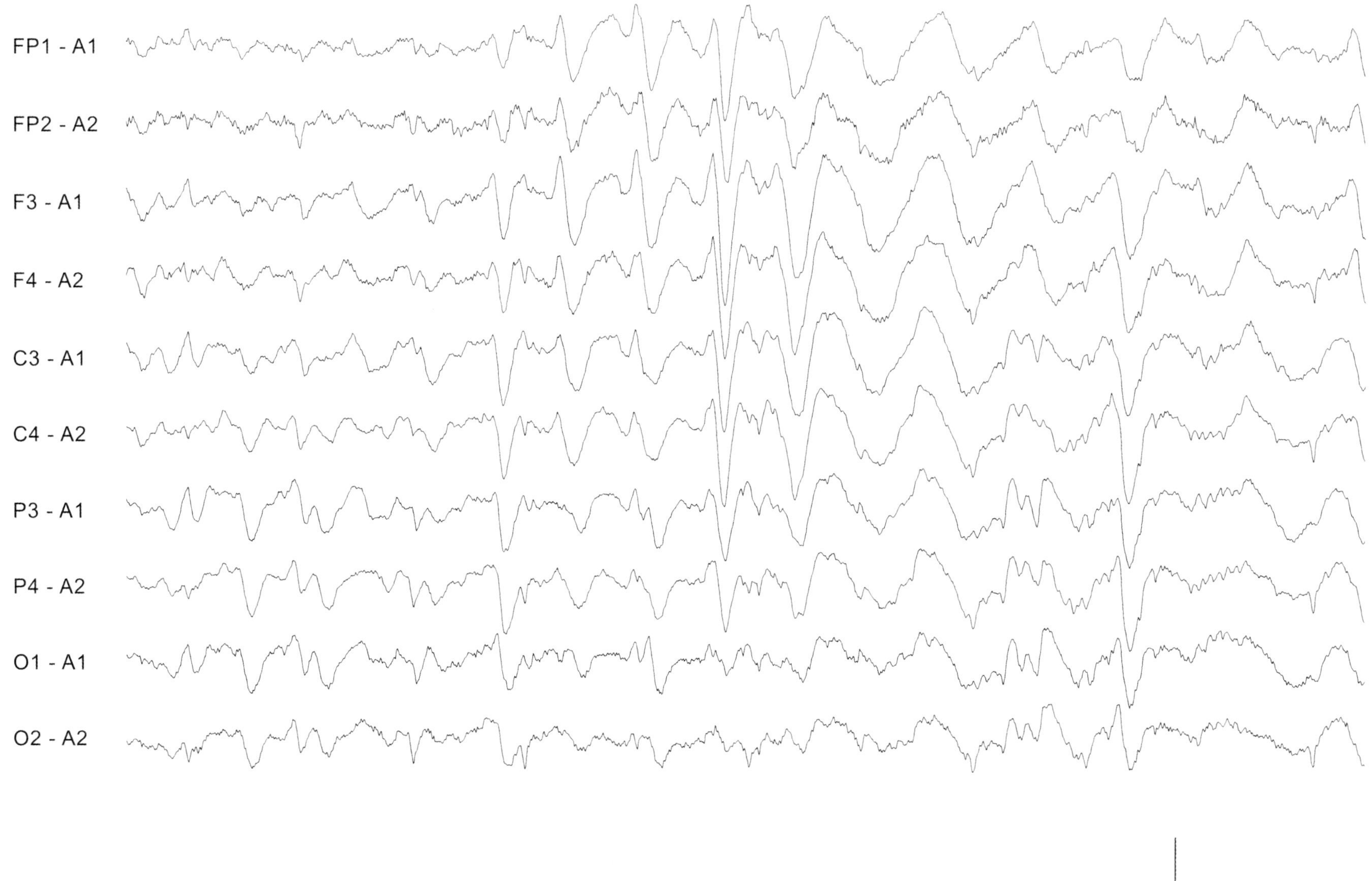

Abb. 6-9: Triphasische Wellen. 63-jähriger Patient. Koma. Zu erkennen ist ein Burst von triphasischen Wellen, denen eine Mischung aus Theta- und Delta-Aktivität vorausgeht, auf die eine hochamplitudige Delta-Aktivität folgt. Beachte den typischen bilateral synchronen Burst mit prominenter zweiter Phase. Bei dem Patienten bestanden eine Sepsis und ein Multiorganversagen. Eichsignal 1 s, 70 μV.

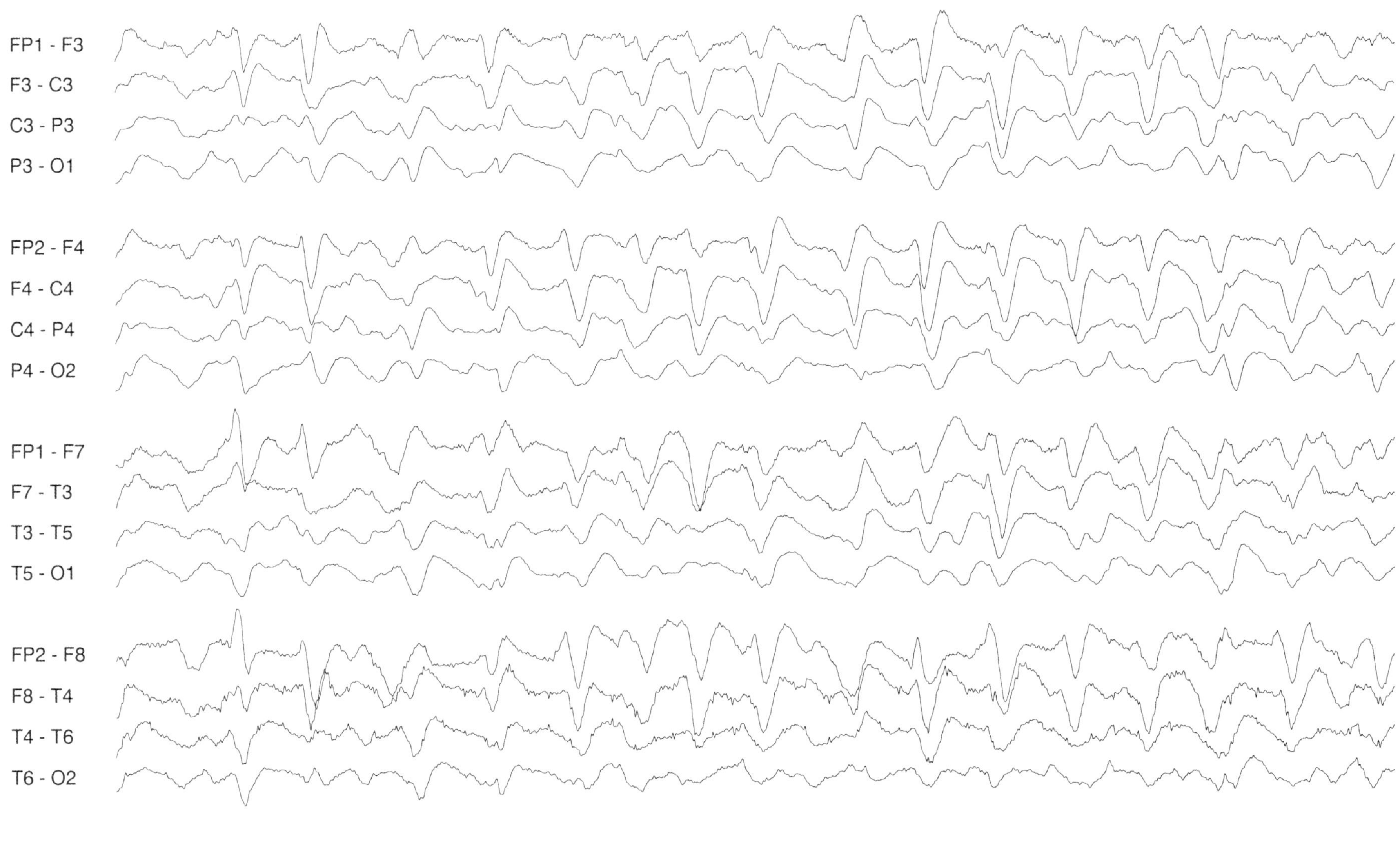

Abb. 6-10: Triphasische Wellen. 58-jähriger Patient. Koma. In der gesamten Registrierung finden sich triphasische Wellen. Beachte die Verlagerung der großen positiven (abwärtsgerichteten) Welle der triphasischen Komplexe von anterior nach posterior. Bei dem Patienten bestand eine Lungenembolie. Eichsignal 1 s, 70 μV.

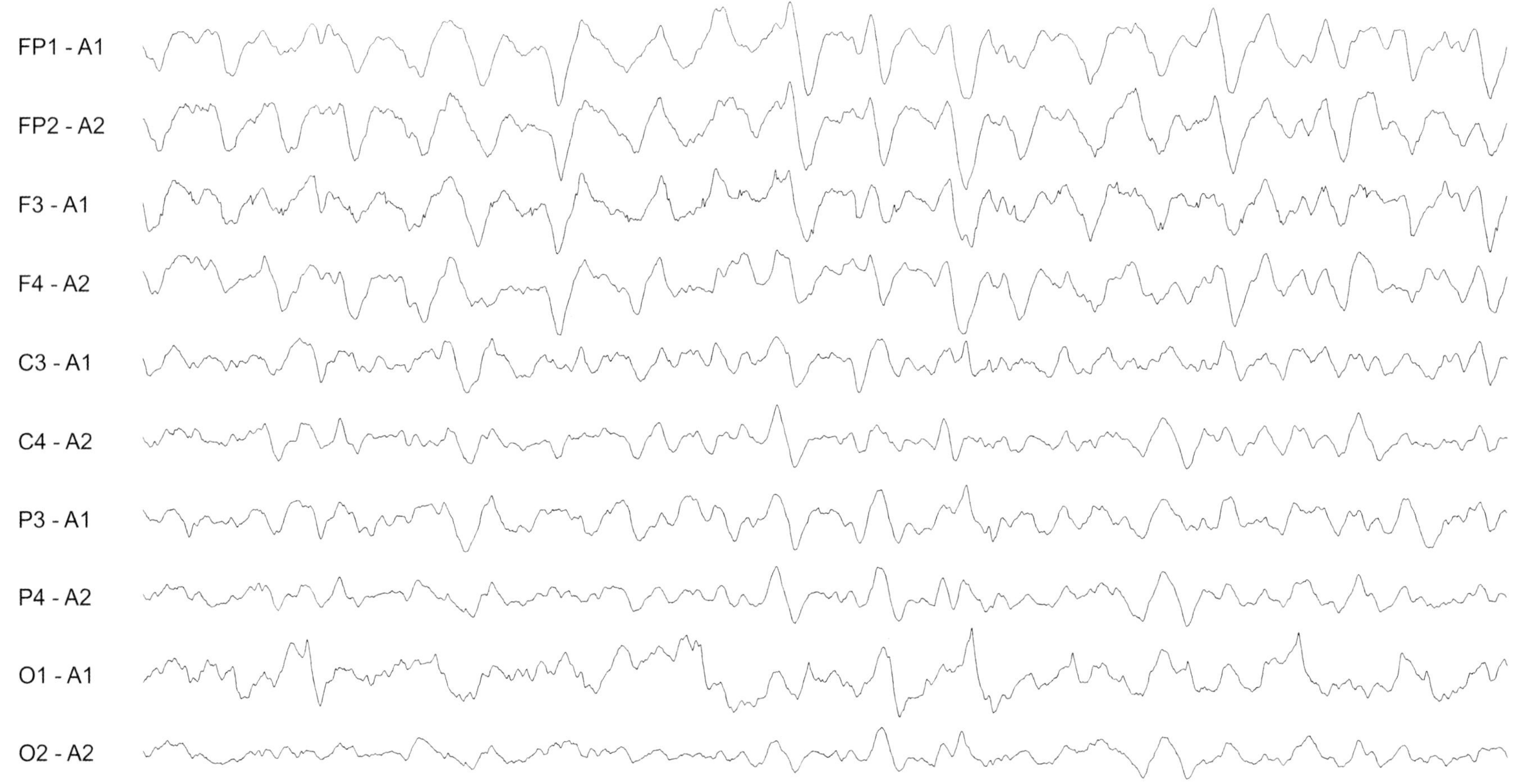

Abb. 6-11: Triphasische Wellen. 76-jähriger Patient. Koma. Die triphasischen Wellen werden von rhythmischer, frontal prädominanter Delta-Aktivität unterbrochen oder durchmischt; sie ist typisch für eine metabolische Enzephalopathie, wenn gleichzeitig eine verlangsamte oder supprimierte Hintergrundaktivität auftritt. Bei dem Patienten bestand als Nebenwirkung der Valproattherapie eine Hyperammonämie. Eichsignal 1 s, 100 μV.

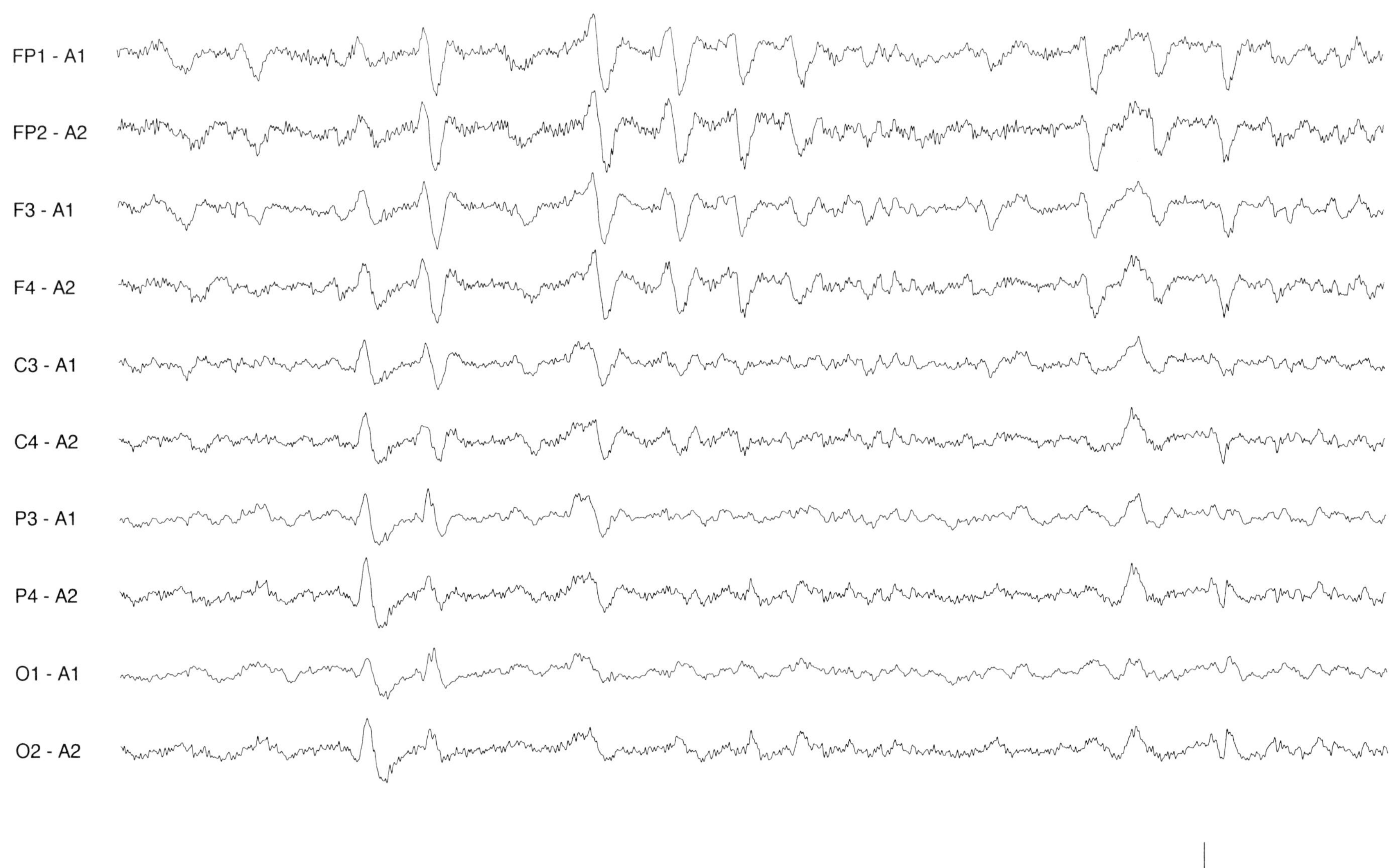

Abb. 6-12: Triphasische Wellen. 90-jähriger Patient. Verwirrt. Triphasische Wellen wechseln mit Serien von Theta-Aktivität und niedrigamplitudiger Delta-Aktivität ab. Bei dem Patienten bestanden ein Panzytopenie und Sepsis. Eichsignal 1 s, 150 μV.

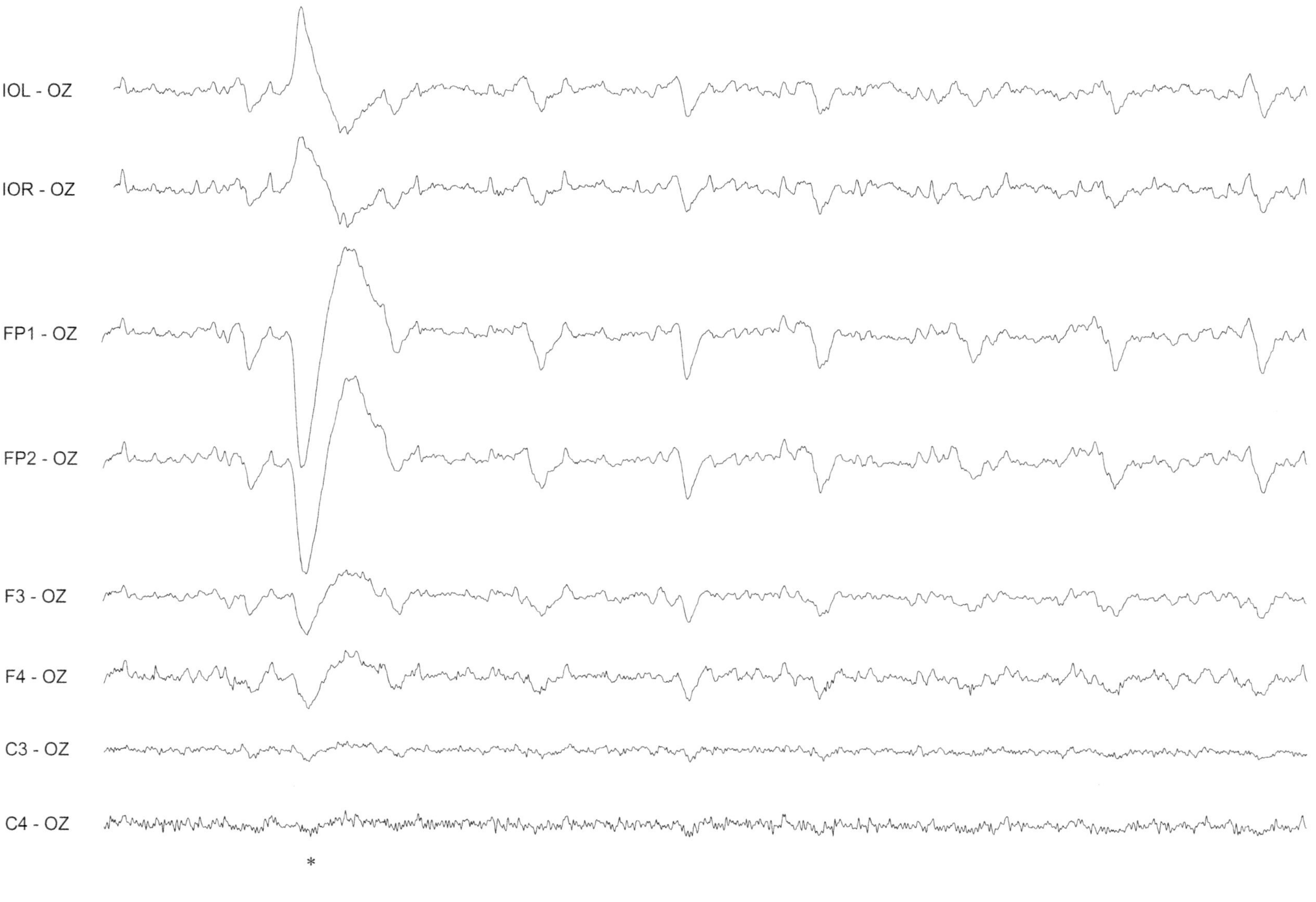

Abb. 6-13: Triphasische Wellen und Augenblinzeln. 50-jähriger Patient. Koma nach Herzstillstand (keine Sedierung). Die oberen beiden Kanäle sind die linke und rechte infraorbitale Elektrode (IOL, IOR) und verursachen eine Phasenumkehr des Bulbusartefakts (*) im 3. und 4. Kanal. Triphasische Wellen treten periodisch bei supprimierter Hintergrundaktivität auf. Der Patient erlangte das Bewusstsein nicht zurück. Eichsignal 1 s, 50 μV.

6.4 BURST-SUPPRESSION-MUSTER

Das Burst-Suppression-Muster besteht aus abwechselnden Abschnitten mit generalisierter Amplitudenabschwächung (< 20 μV), die von «Bursts» höherer Amplitude unterbrochen sind. Die Bursts können eine epileptiforme Aktivität enthalten. Häufige Ursachen des Burst-Suppression-Musters sind die anoxisch-ischämische Enzephalopathie nach Herzstillstand, das arzneimittelinduzierte Koma, die sehr späten Stadien des Status epilepticus und die fortgeschrittene sepsisassoziierte Enzephalopathie. Gelegentlich können eine fortgeschrittene Hypothermie oder Perioden mit einem deutlich erhöhten intrakraniellen Druck ein Burst-Suppression-Muster erzeugen. Das diskontinuierliche Muster ist ein normales physiologisches Muster bei sehr unreifen Frühgeborenen und kommt bei zahlreichen Syndromen von Reifgeborenen vor. Bei Erwachsenen hängt die Prognose des Burst-Suppression-Musters stark von der Ätiologie ab. Patienten mit arzneimittelinduziertem oder hypothermiebedingtem Burst-Suppression-Muster erholten sich oft vollständig, während Patienten mit einer anoxisch-ischämischen Enzephalopathie nur selten wieder das Bewusstsein erlangen, vor allem wenn die Bursts mit generalisierter epileptiformer Aktivität einhergehen (Young, 2001).

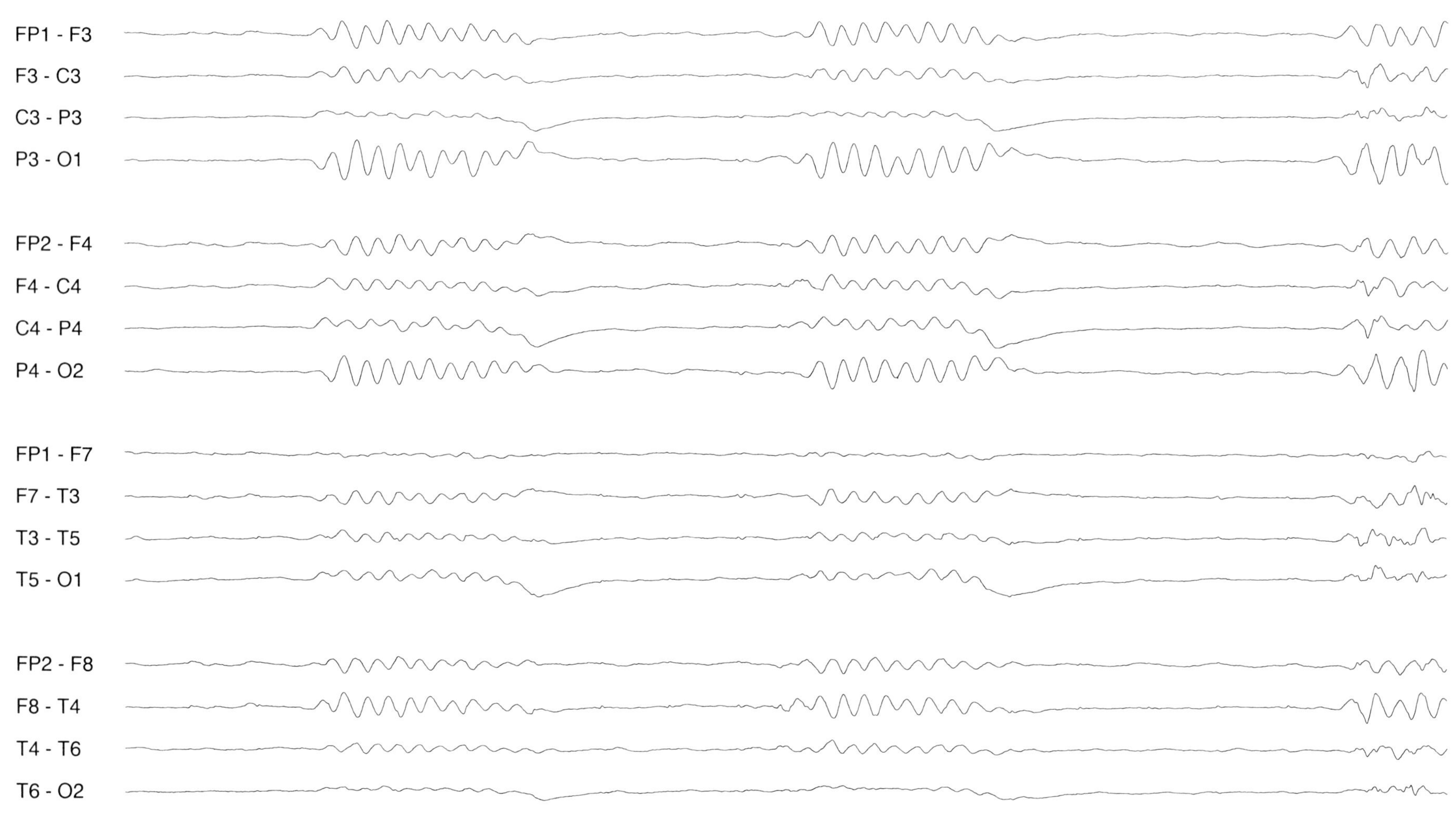

Abb. 6-14: Burst-Suppression-Muster ohne epileptiforme Entladungen. Siebenjähriger Patient. Koma. induziertes Burst-Suppression-Muster mit Bursts von niedrigfrequenter Theta-Aktivität. Bei dem Patienten bestand eine Propofol-Anästhesie zur Anfallskontrolle. Eichsignal 2 s, 50 μV.

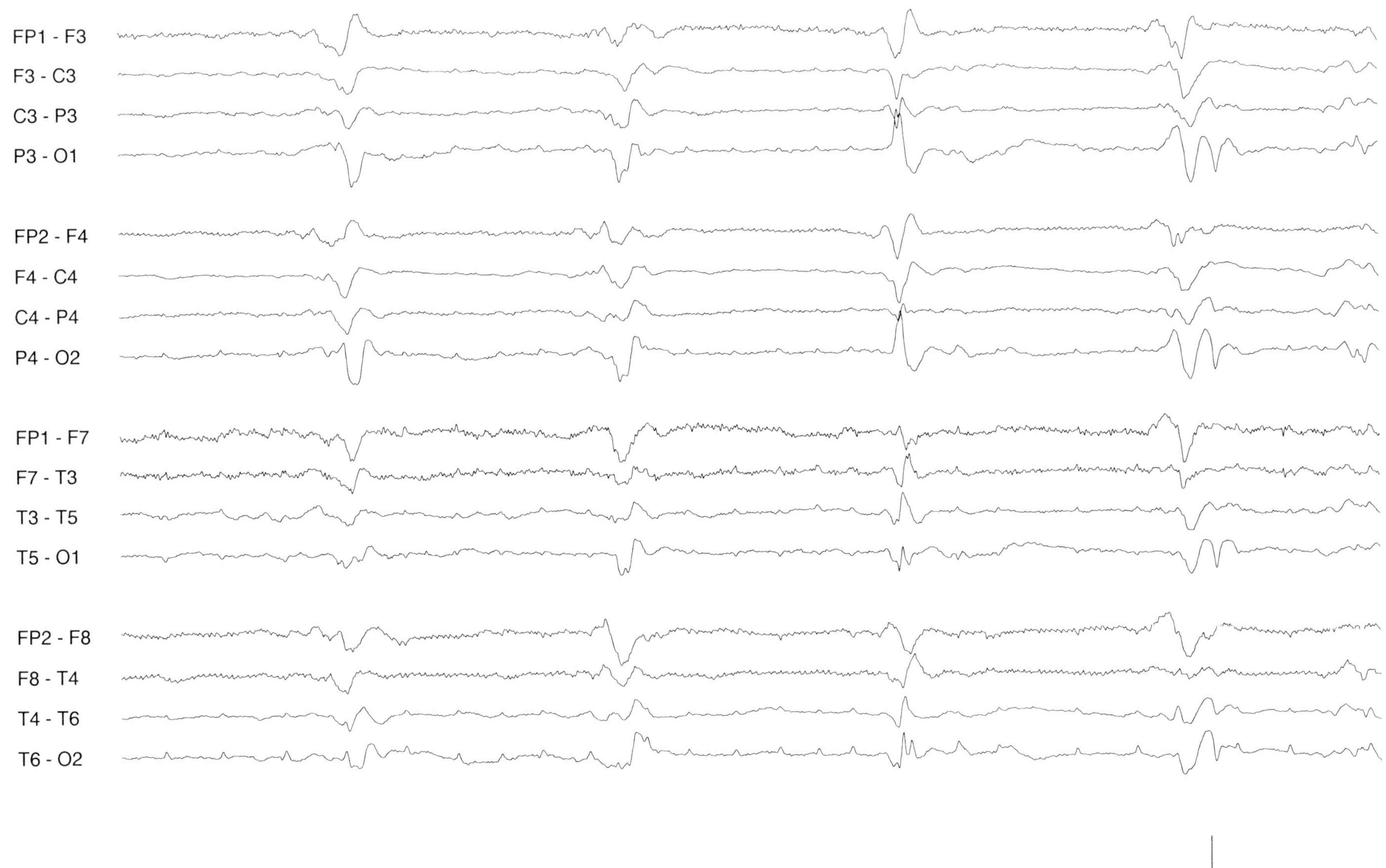

Abb. 6-15: Burst-Suppression-Muster mit epileptiformen Entladungen. 80-jähriger Patient. Koma. Burst-Suppression-Muster mit scharf konturierten, nicht epileptiformen Wellen im mittleren bis posterioren Kopfbereich und langsamen Wellen. Bei dem Patienten bestand infolge eines Herzstillstands eine anoxisch-ischämische Enzephalopathie und er verstarb, ohne das Bewusstsein wiedererlangt zu haben. Eichsignal 1 s, 70 μV.

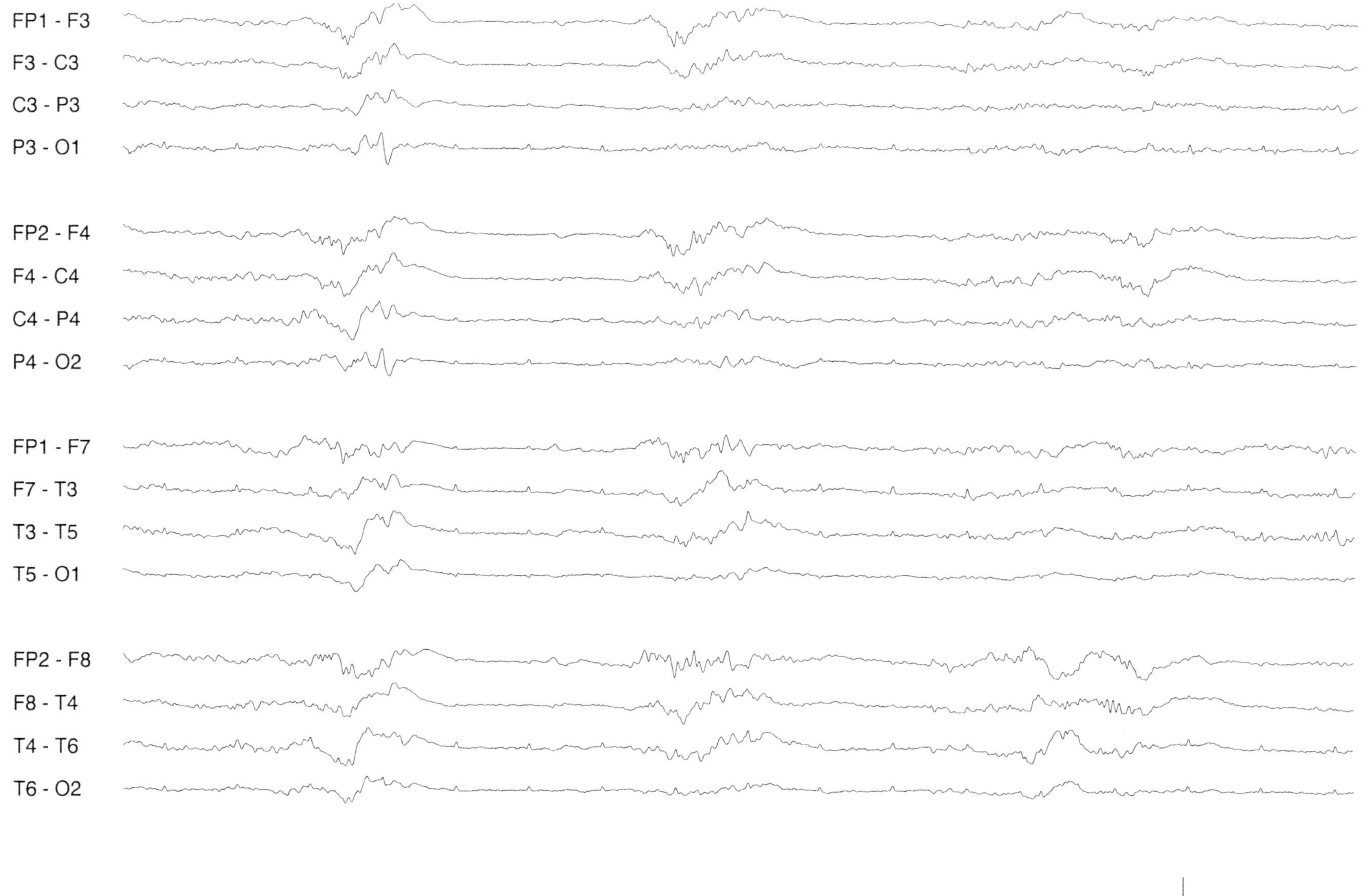

Abb. 6-16: Burst-Suppression-Muster ohne epileptiforme Entladungen. 67-jähriger Patient. Ausgeprägtes Koma, keine Sedierung, mit ausgeprägtem Burst-Suppression-Muster und niedrigamplitudigen Bursts. Eichsignal 2 s, 50 μV.

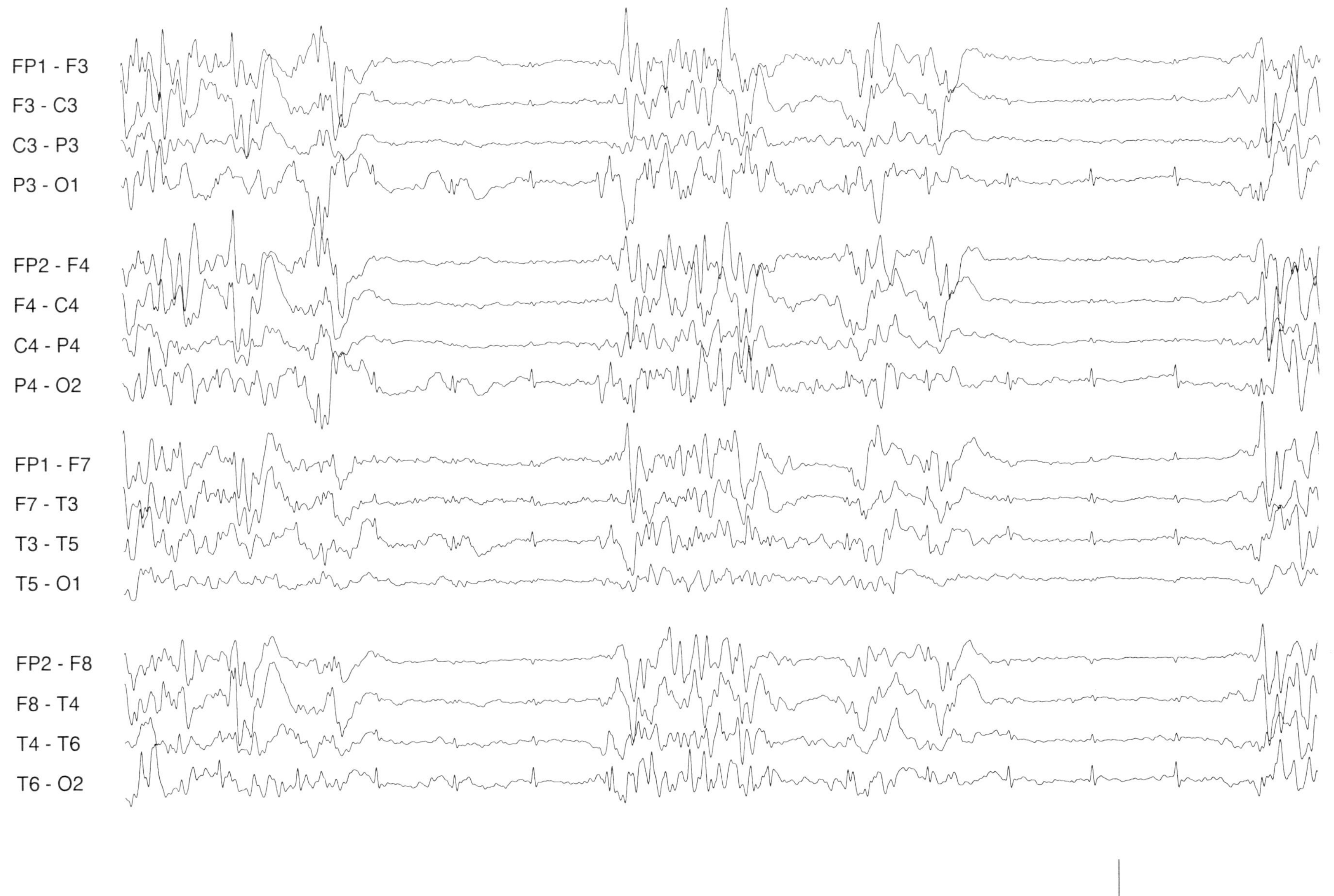

Abb. 6-17: Burst-Suppression-Muster mit generalisierten epileptiformen Entladungen. 38-jähriger Patient. Koma. Die eingestreuten Suppressionsphasen lassen ein EKG-Artefakt erkennen. Bei der anoxisch-ischämischen Enzephalopathie gehen derartige EEG-Muster mit einer schlechteren Prognose als Burst-Suppression-Muster ohne epileptiforme Entladungen einher (Synek, 1988). Eichsignal 1 s, 70 μV.

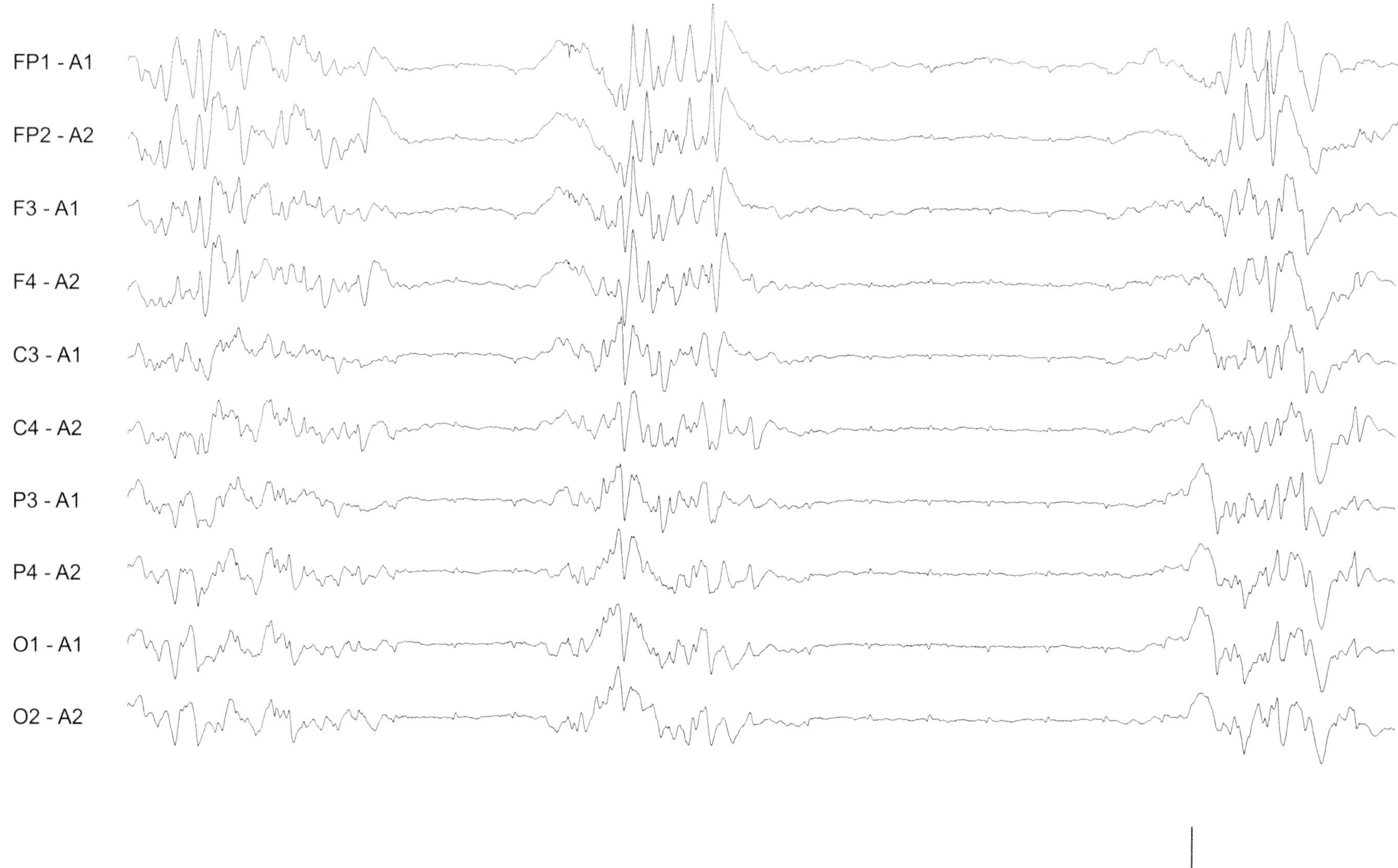

Abb. 6-18: Burst-Suppression-Muster mit generalisierten epileptiformen Entladungen. 46-jähriger Patient. Koma. Das Burst-Suppression-Muster zeigt bilateral synchrone, frontal prädominante Spitzen mit eingestreuter Theta- und Delta-Aktivität. Die Suppressionsphasen zeigen ein niedrigamplitudiges elektrokardiografisches Artefakt (beachte den umgekehrten Zusammenhang der Hauptkomplexe zwischen den Kanälen mit linker und rechter Ohrreferenzelektrode). Der Patient, bei dem eine chronische Niereninsuffizienz mit aufgelagerter Pneumonie bestand, hatte einen Herzstillstand mit schwerer anoxisch-ischämischer Enzephalopathie erlitten. Der Patient verstarb, ohne das Bewusstsein wiedererlangt zu haben. Eichsignal 2 s, 70 μV.

6.5 ALPHA-THETA-SPINDEL-KOMA (ATSPC)

Persistierende, relativ invariante, diffuse und unreaktive Alpha- und Theta-Aktivität oder kontinuierliche Spindeln bei einem komatösen Patienten im Sinne eines ATSPC (Westmoreland et al., 1974). Die vorgeschlagenen Mechanismen, Ätiologien und die prognostische Bedeutung dieser Muster unterscheiden sich nur geringfügig, daher die Zusammenfassung als ATSPC (Hansotia et al., 1981; Seet et al., 2005; Synek et al., 1988; Young et al., 1994).

Ursachen/Mechanismen sind ein anoxisch-ischämischer Schaden, ein Hirnstamminfarkt oder -trauma und Sedativa oder Anästhetika (Hansotia et al., 1981; Seet et al., 2005; Synek et al., 1988; Young et al., 1994). Bei ursächlicher anoxisch-ischämischer Enzephalopathie nach Herzstillstand besteht das Muster nur selten länger als fünf Tage nach Beginn des Komas (Young et al., 1994). Patienten, deren EEG-Reaktivität wieder zurückkehrt, erlangen auch wieder das Bewusstsein, während Patienten, bei denen das nicht geschieht, ein nicht reaktives Burst-Suppression-Muster entwickeln (Young et al., 1994).

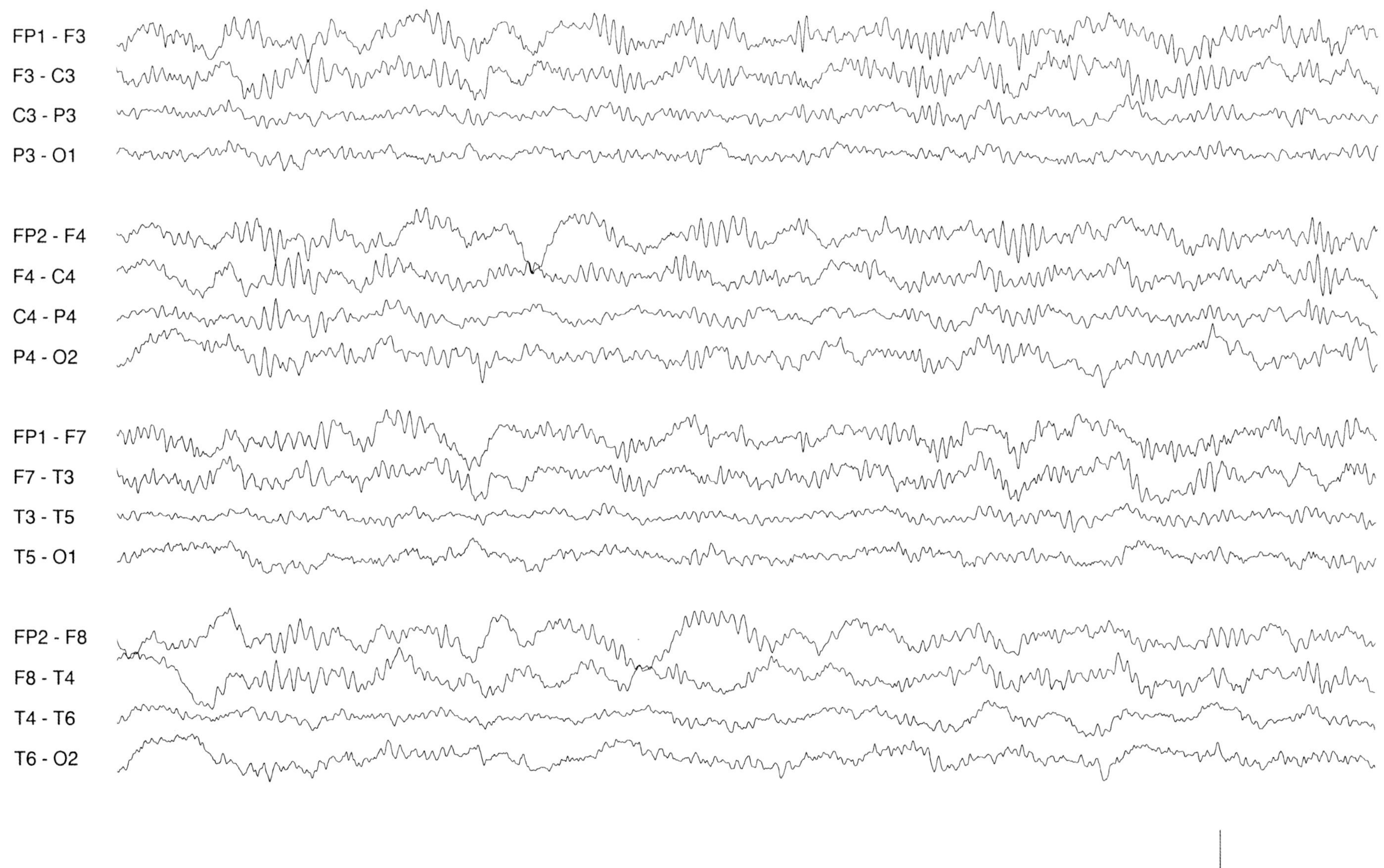

Abb. 6-19: Spindelkoma. 15-jähriger Patient. Koma bei schwerem gedecktem Schädeltrauma. Außerdem Midazolaminfusion. Eichsignal 1 s, 50 μV.

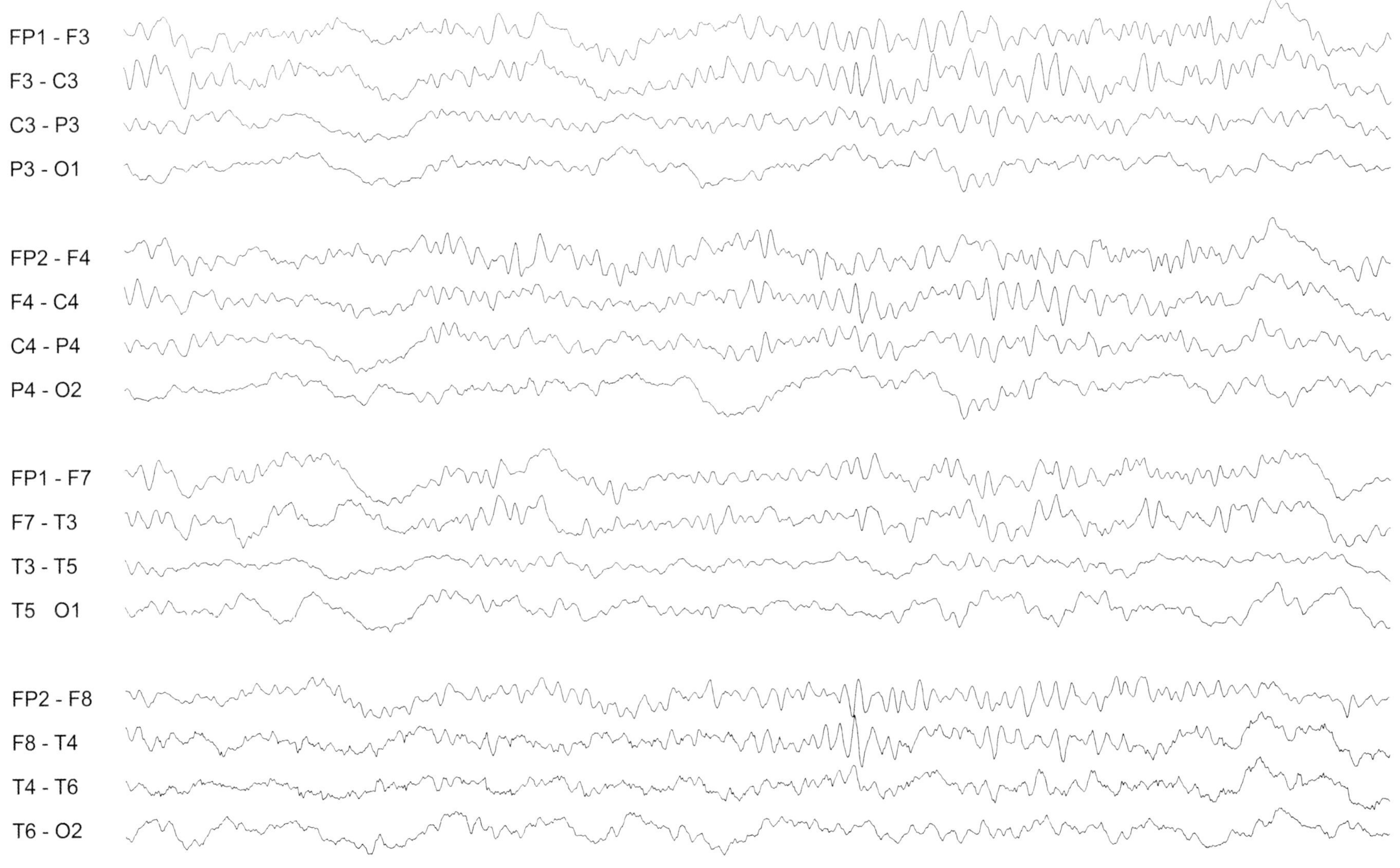

Abb. 6-20: Spindelkoma. 20-jähriger Patient. Koma. Die Registrierung zeigt verschiedene Amplituden und Frequenzen, einige erreichen einen «Spindelumschlag», wie in der Mitte und der zweiten Hälfte des Bildes. Bei dem Patienten bestand eine Meningokokkämie, von der er sich aber gut erholte. Eichsignal 1 s, 70 μV.

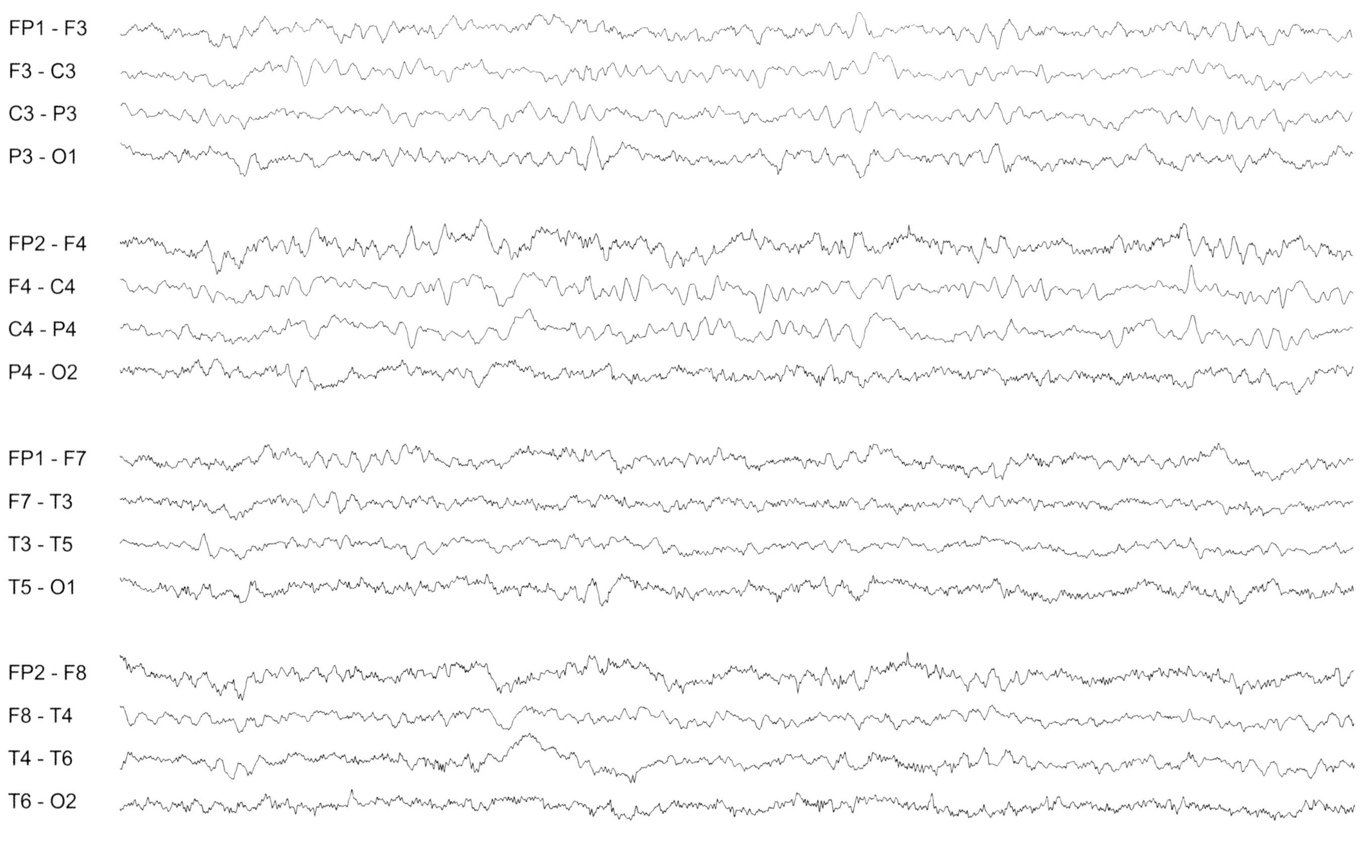

Abb. 6-21: Alpha-Theta-Muster. 87-jähriger Patient. Koma. Es besteht eine Mischung aus Alpha-, Theta- und Beta-Aktivität. Bei dem Patienten bestand eine schwere anoxisch-ischämische Enzephalopathie und er verstarb, ohne das Bewusstsein wiedererlangt zu haben. Eichsignal 1 s, 50 μV.

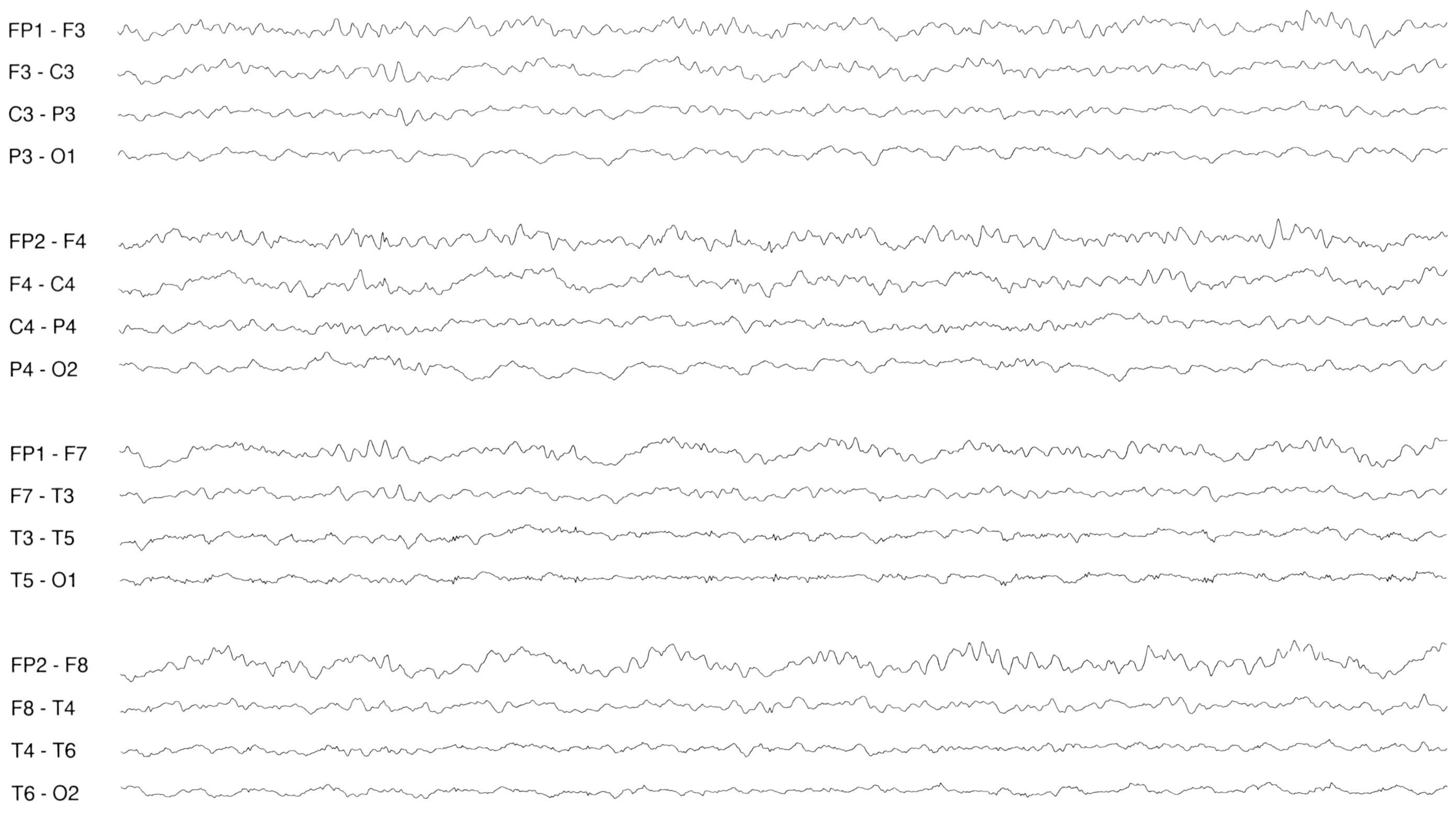

Abb. 6-22: Alphakoma. 43-jähriger Patient. Koma. Das EEG zeigt eine invariante Alpha-Aktivität mit höchster Frequenz im anterioren Bereich. Posterior besteht Theta- und Delta-Aktivität. Bei dem Patienten bestand ein Koma nach Herzstillstand und er verstarb, ohne das Bewusstsein wiedererlangt zu haben. Eichsignal 1 s, 30 μV.

6.6 EPILEPTIFORME AKTIVITÄT

Die epileptiforme Aktivität lässt sich in fokale oder generalisierte interiktale Spitzen oder iktale (Krampf-) Muster unterteilen.

Die iktalen Muster sind hochvariabel, können aber trotzdem an ihrem sich entwickelnden Muster erkannt werden, sofern der Krampfanfall nicht gut ausgeprägt und prolongiert ist. In diesem Fall sind Amplitude und Frequenz der Entladungen oft uniformer. Kontinuierliche Veränderungen umfassen Änderungen der Amplitude, der Frequenz und der Morphologie, die in der Regel gemeinsam auftreten (Blume et al., 1984). Zur Identifizierung bestimmter interiktaler und iktaler Muster wurden Kriterien entwickelt (Hirsch et al., 2005; Reiher et al., 1991; Young et al., 2006).

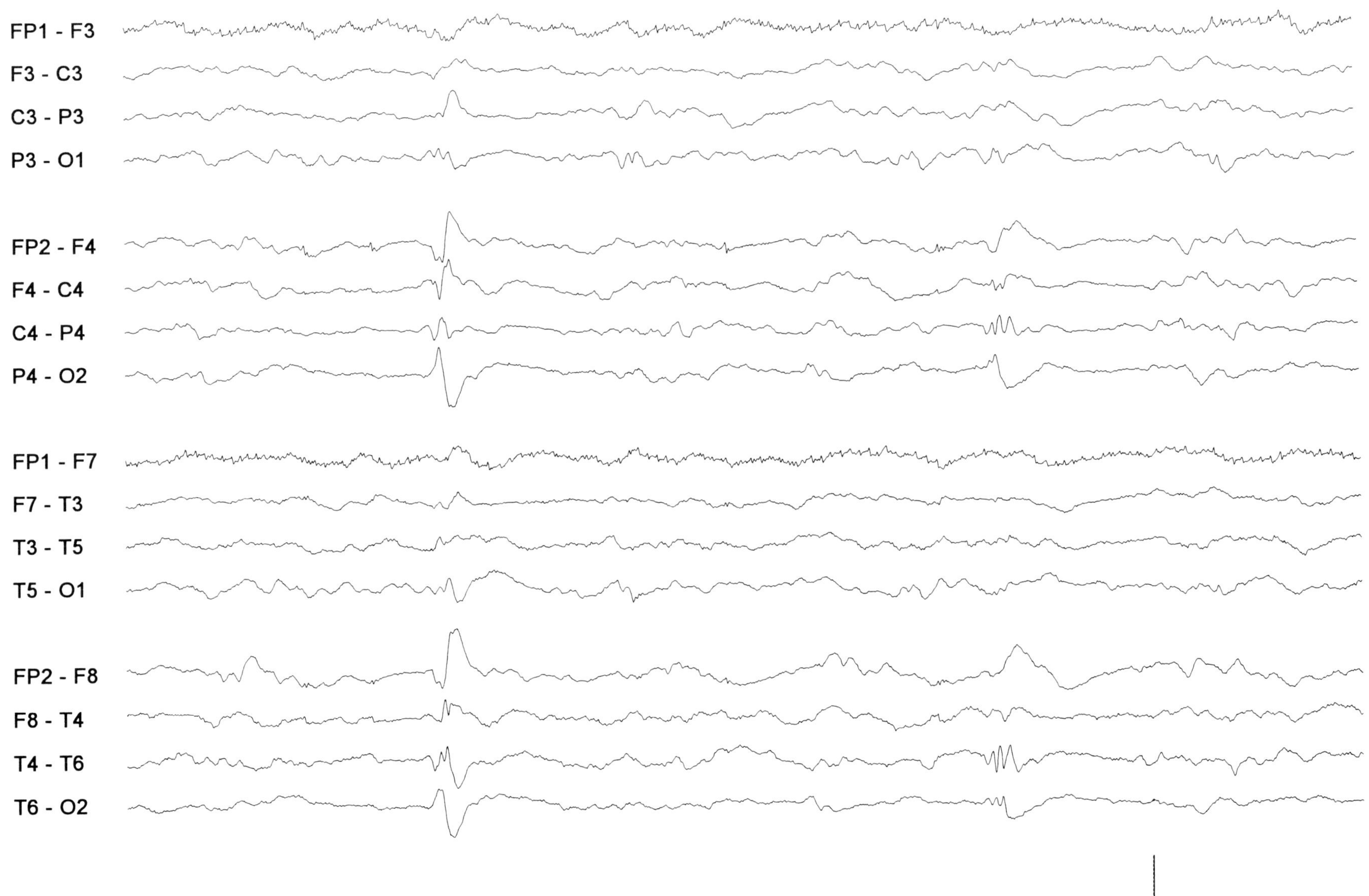

Abb. 6-23: Fokale Spitzen. 67-jähriger Patient. Koma. Der EEG-Auszug zeigt eine leichte Suppression mit niedrigamplitudiger Delta-Aktivität und minimaler Theta-Aktivität. Es handelt sich um rekrutierende interiktale epileptiforme Entladungen in der rechten Hemisphäre. Der Patient verstarb nach einem Herzstillstand und mehreren Schlaganfällen, ohne das Bewusstsein wiedererlangt zu haben. Abbildung 6-24 zeigt die begleitende Magnetresonanztomografie. Eichsignal 1 s, 50 μV.

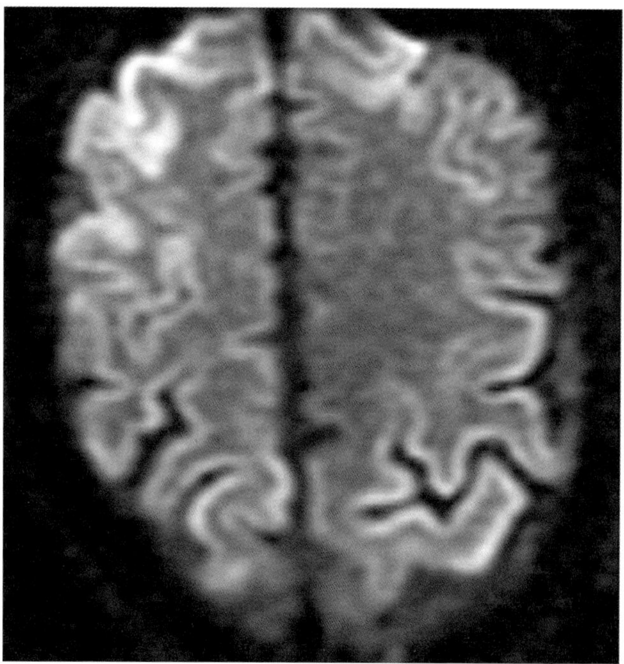

Abb. 6-24: Magnetresonanztomografie mit multiplen embolischen Schlaganfällen und globaler Ischämie durch eine Herzoperation. Derselbe Patient wie in Abbildung 6-23. Die diffusionsgewichtete Magnetresonanztomografie zeigt multiple (weiße) Regionen mit kortikalen Infarkten. Der Patient war komatös und bekam Anfälle, die mit einer Blickwendung nach links beginnen. Die postmortale Untersuchung zeigte multifokale kortikale Infarkte.

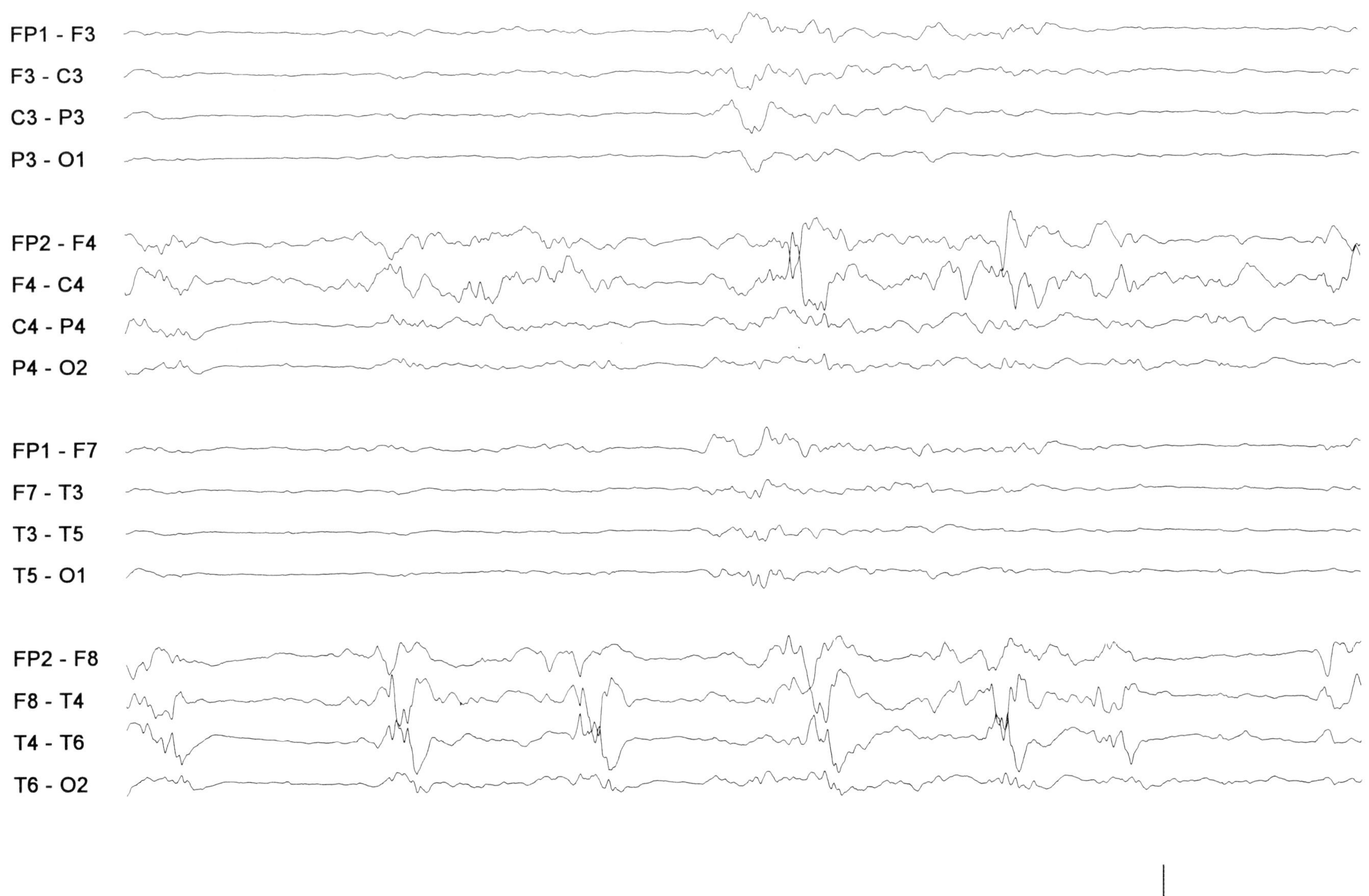

Abb. 6-25: PLEDs (periodische lateralisierte epileptiforme Entladungen) plus in der rechten Hemisphäre und Suppression der linken Hemisphäre. 43-jähriger Patient. Koma. Gezeigt sind ein PLEDs-plus-Muster der rechten Hemisphäre und ein Burst-Suppression-Muster der linken Hemisphäre. Bei dem Patienten bestand ein Zustand nach schwerem Schädeltrauma und aktuell ein Status epilepticus. Der Befund kehrte schließlich wieder auf den Ausgangswert zurück. Eichsignal 1 s, 100 μV.

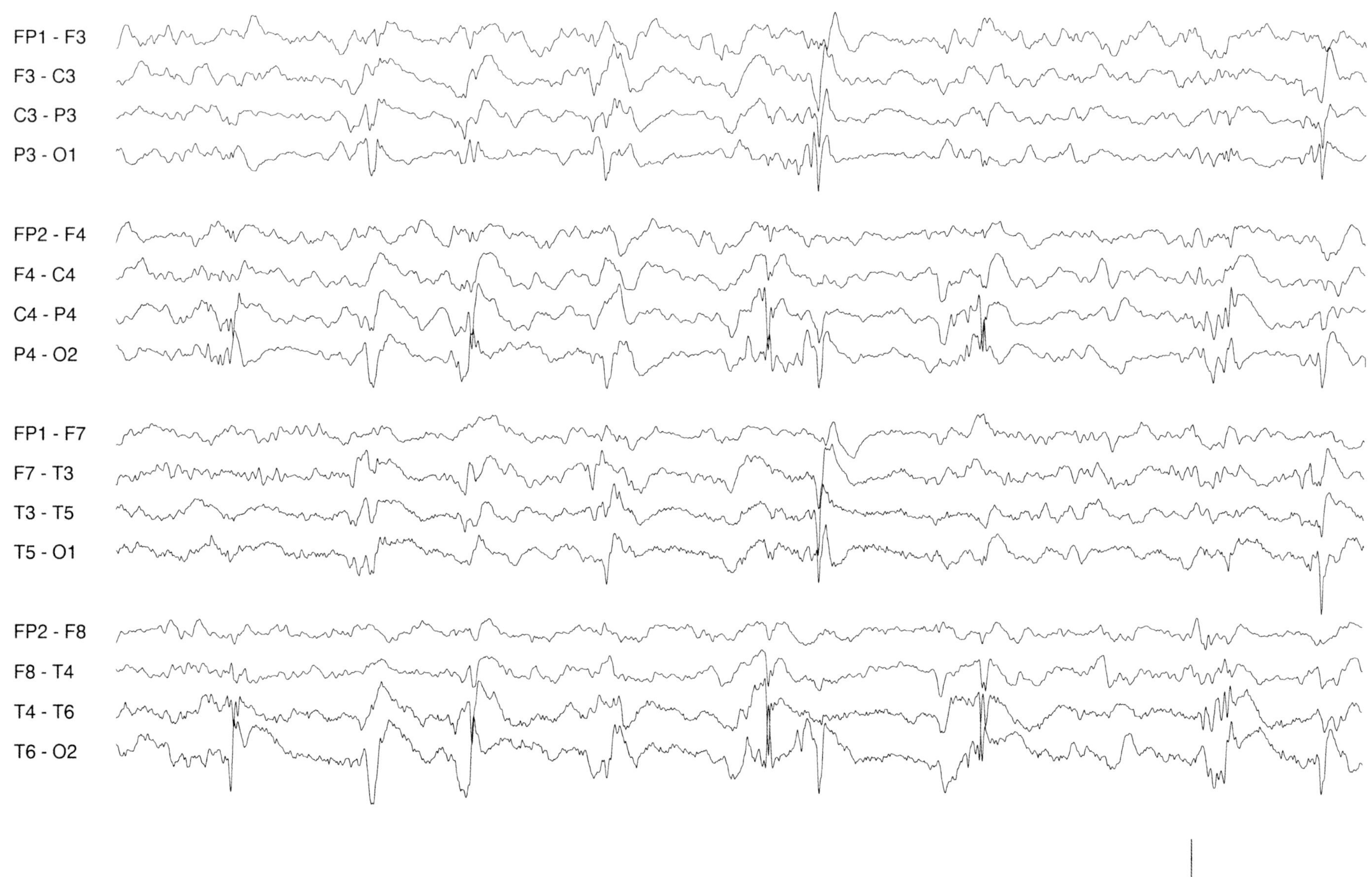

Abb. 6-26: BiLEDs (bilaterale periodische lateralisierte epileptiforme Entladungen) plus. 67-jähriger Patient. Koma. Bilaterale PLEDs-plus mit multifokalen Spitzen. Eichsignal 1 s, 50 μV.

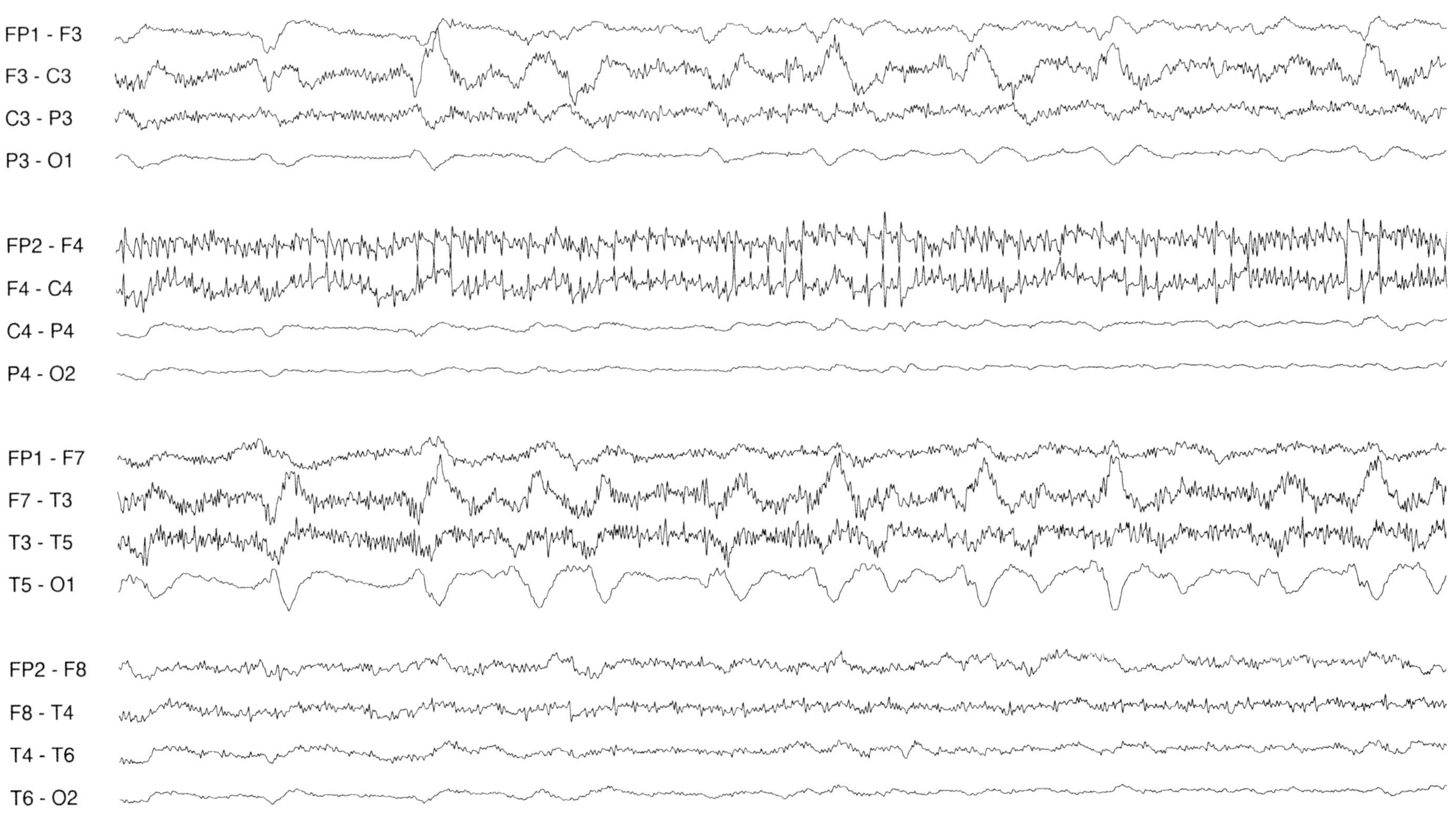

Abb. 6-27. Kontinuierliche periodische lateralisierte epileptiforme Entladungen (PLEDs) nach Operation eines Akustikusneurinoms. 63-jähriger Patient. Koma. Die PLEDs in der linken mittleren bis posterioren temporalen, zentralen und parietalen Region imponieren als repetitive, scharf konturierte Wellen. Eichsignal 1 s, 100 μV.

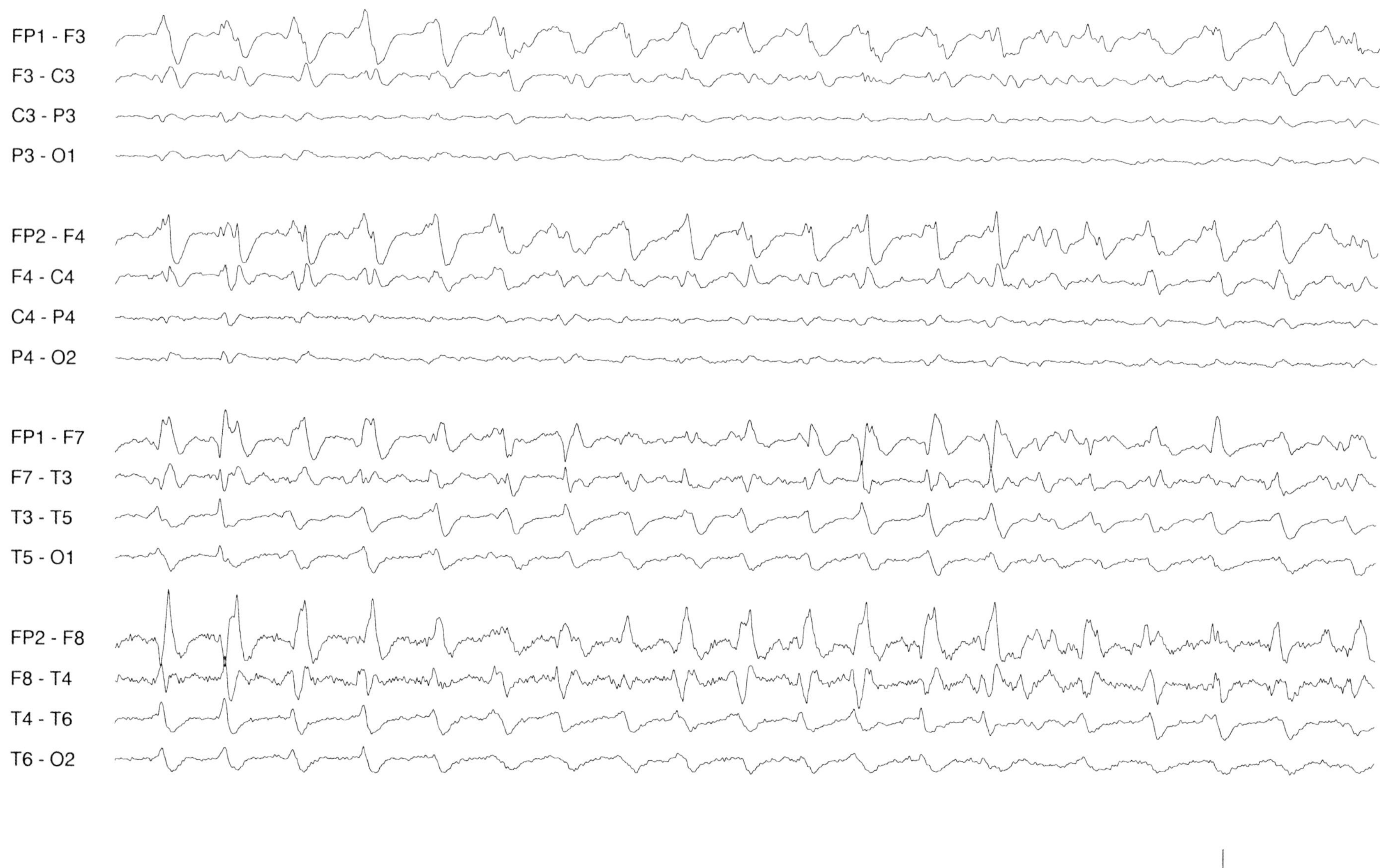

Abb. 6-28: Bilateral synchrone epileptiforme Entladungen. 56-jähriger Patient. Koma. Diese Entladungen treten in beiden Temporallappen auf und sind hier rechts höher. Beachte die Ausbreitung auf die frontopolaren Elektroden. Eichsignal 1 s, 50 μV.

6.7 VIER-KANAL-EEG

Die Registrierung mit vier EKG-Klebeelektroden auf der Stirn ist auf der Intensivstation als vorübergehende Maßnahme von praktischer Bedeutung, da sie eine EEG-Überwachung in unbewachten Zeiten und an Wochenenden erlaubt. Viele handelsübliche mobile ICU-Monitore besitzen ein EEG-Modul mit vier Kanälen, das eine derartige verkürzte Elektrodenplatzierung erfordert. Die Sensitivität des Vier-Kanal-EEGs für epileptische Anfälle beträgt etwa 70%, während die Spezifität über 95% liegt (Young et al., 2009). Außerdem haben wir Langzeit-SHEEG-Registrierungen zur Überwachung der Sediertiefe und zur Einstufung der Krankheitsschwere verwendet.

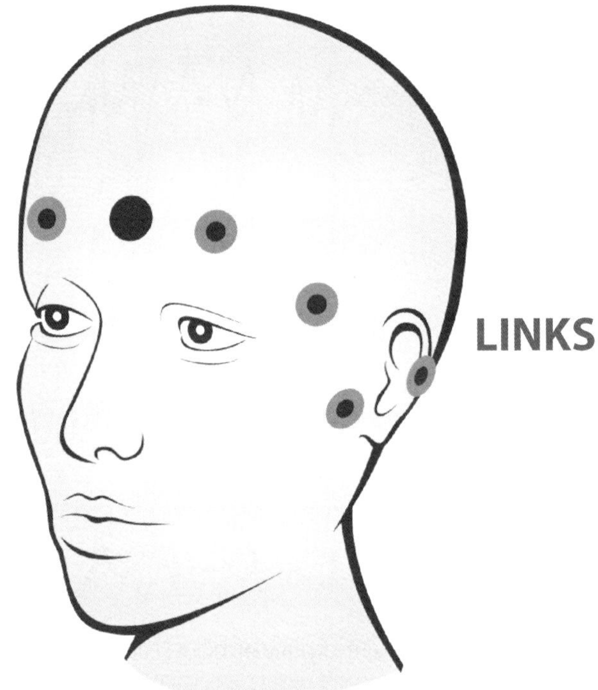

Abb. 6-29: Elektrodenplatzierung.

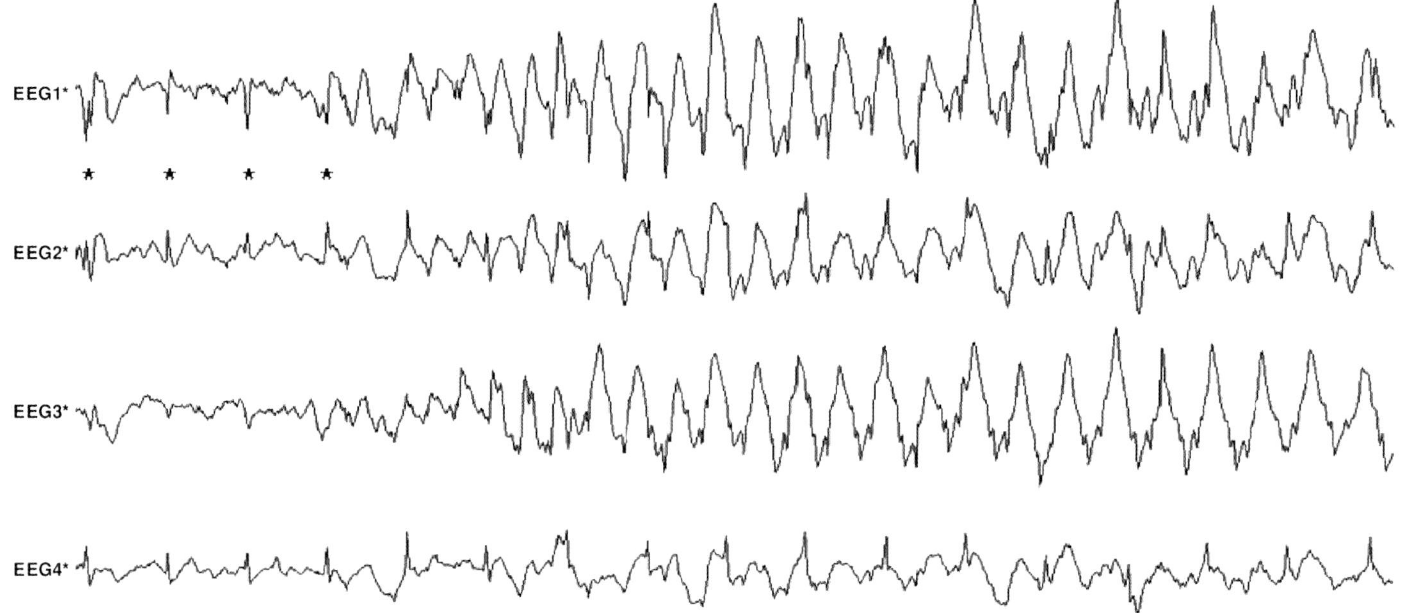

Abb. 6-30: Epileptischer Anfall. Der Anfall beginnt in diesem Vier-Kanal-EEG im ersten (linker inferiorer Frontotemporalbereich) und dritten Kanal (linkes temporales Mastoid). Die rechtsseitigen Elektroden (2. und 4. Kanal) sind homolog zu den linksseitigen Elektroden. Außerdem besteht ein ausgeprägtes EKG-Artefakt (*). Anfallsaufzeichnung mit einem Datex-vier-Kanal-EEG (siehe nachfolgende Abbildungen).

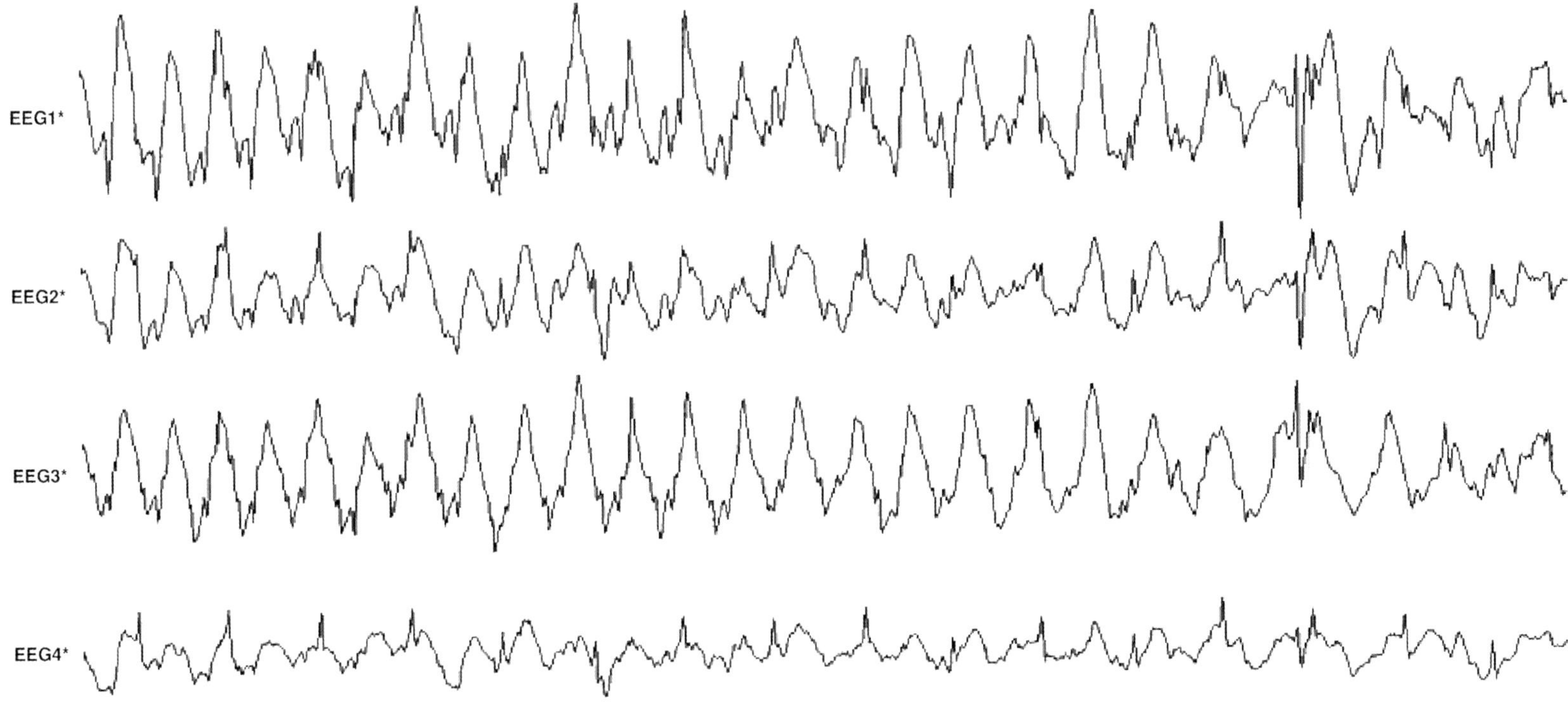

Abb. 6-31: Epileptischer Anfall *(Fortsetzung)*. Im Verlauf treten während des Anfalls links stärkere Veränderungen auf als rechts (1. und 3. Kanal).

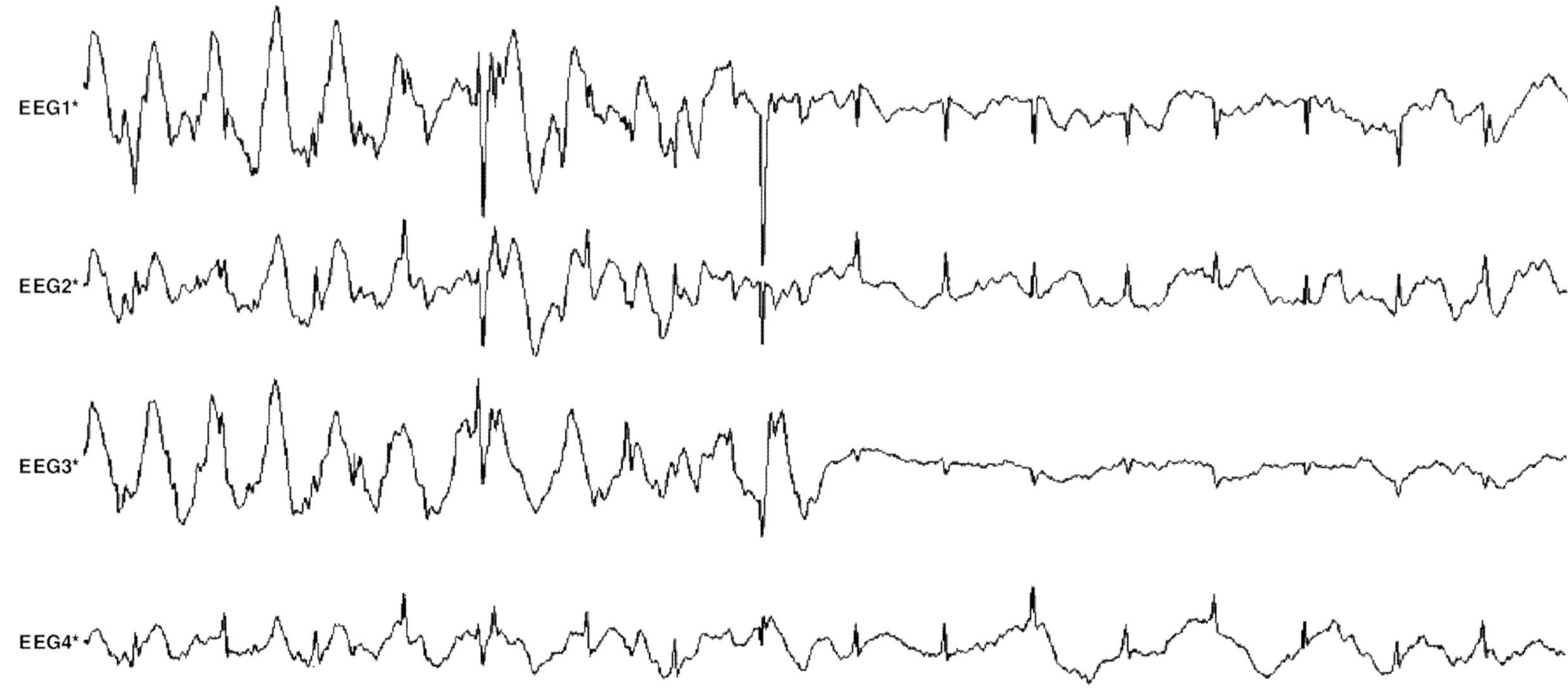

Abb. 6-32: Epileptischer Anfall *(Ende)***.** Trotz der eher schlechten Registrierung und der starken Kontamination durch ein EKG-Artefakt sind die weitere Entwicklung und das Ende des Anfalls gut zu erkennen.

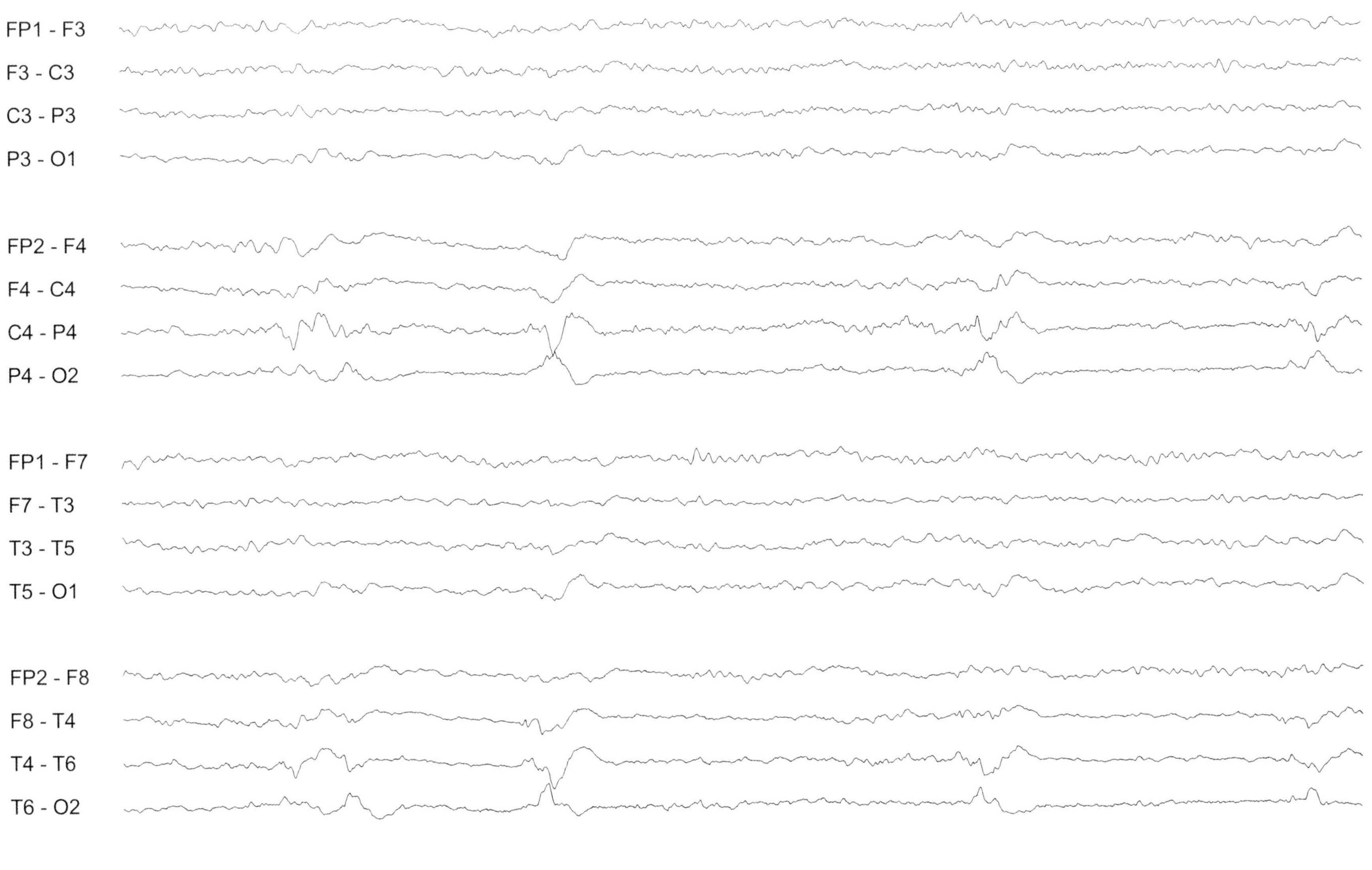

Abb. 6-33: Fokaler epileptischer Anfall. 77-jähriger Patient. Koma. Rechts posterior (Maximum an P4 und T6) finden sich quasi-periodische Komplexe (PLEDs) sowie eine Reduktion der schnelleren Frequenzen in der rechten Hemisphäre. Bei dem Patienten bestand ein ischämisches Ereignis im Versorgungsgebiet der rechtsseitigen Arteria cerebri media (aufgrund des Perfusions-Diffusions-Missverhältnisses in der Magnetresonanztomografie kein kompletter Infarkt). Eichsignal 1 s, 100 μV.

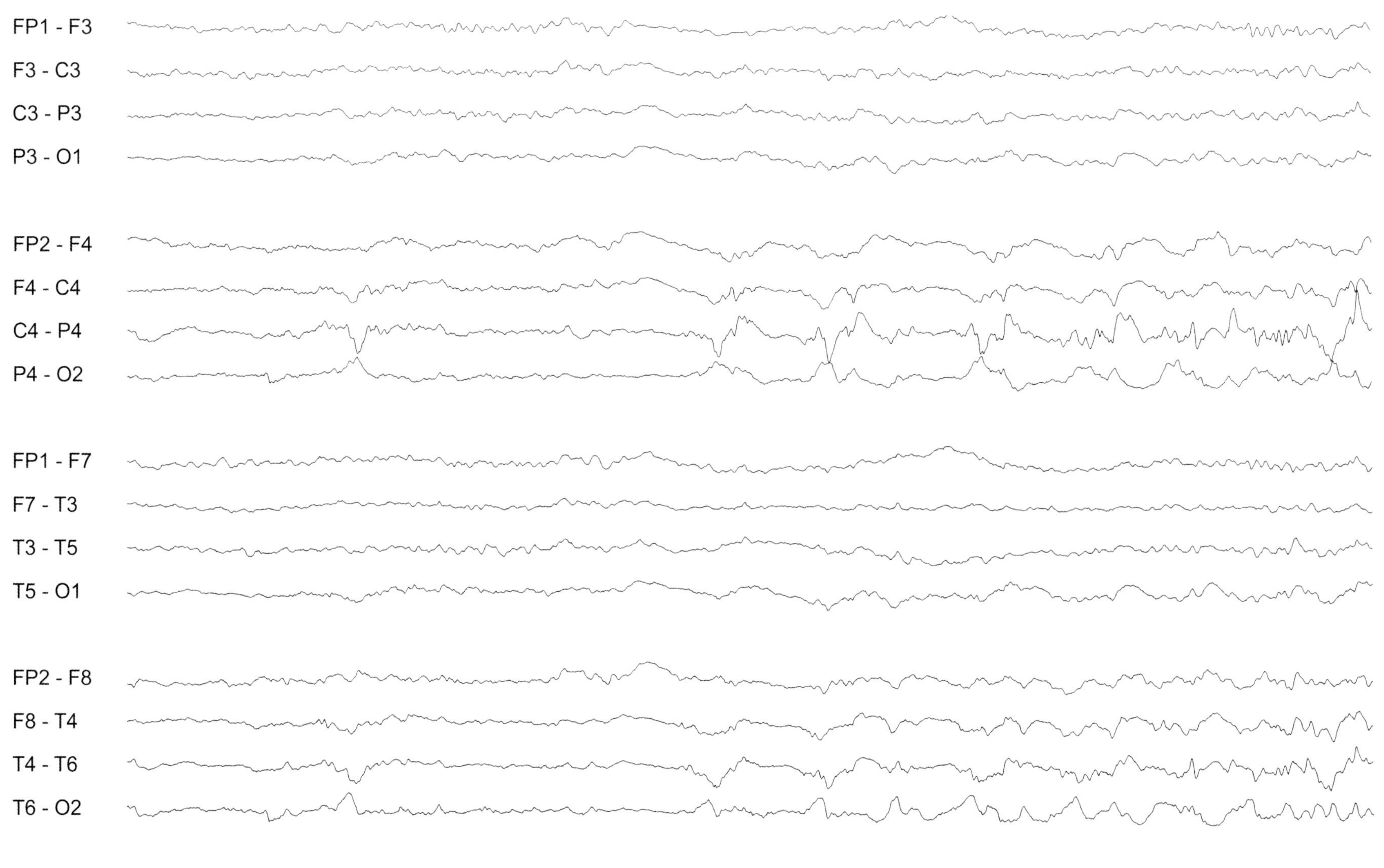

Abb. 6-34: Fokaler epileptischer Anfall *(Fortsetzung)*. Derselbe Patient wie in Abbildung 6-33. Die periodischen lateralisierten epileptiformen Entladungen enthalten nun auch polyphasische Komplexe (PLEDs plus) und entwickeln sich weiter zu einem epileptischen Anfall mit rechts posterioren rhythmischen Wellen unterschiedlicher Amplitude und Frequenz. Eichsignal 1 s, 100 μV.

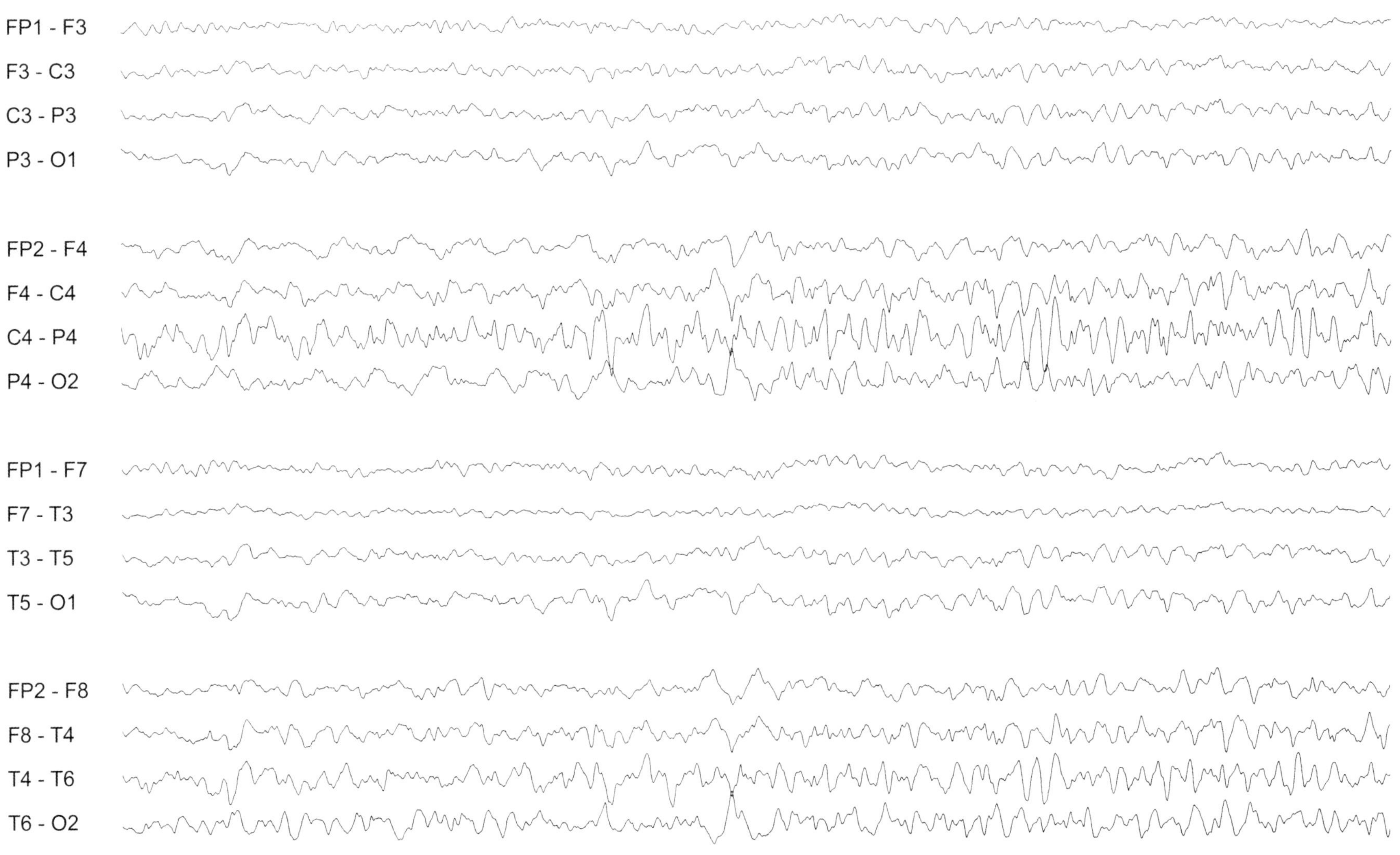

Abb. 6-35: Fokaler epileptischer Anfall *(Fortsetzung)***.** Derselbe Patient wie in den Abbildungen 6-33 und 6-34 mit Weiterentwicklung des Anfalls in der rechten Hemisphäre mit kontinuierlichen Veränderungen der rhythmischen Wellen, zwischen denen vereinzelt Spitzen liegen. Beachte, dass die epileptischen Entladungen nun die mittleren und sogar frontalen Anteile der rechten Hemisphäre umfassen und vermutlich einen ähnlichen Rhythmus in der linken Hemisphäre induzieren. Eichsignal 1 s, 100 μV.

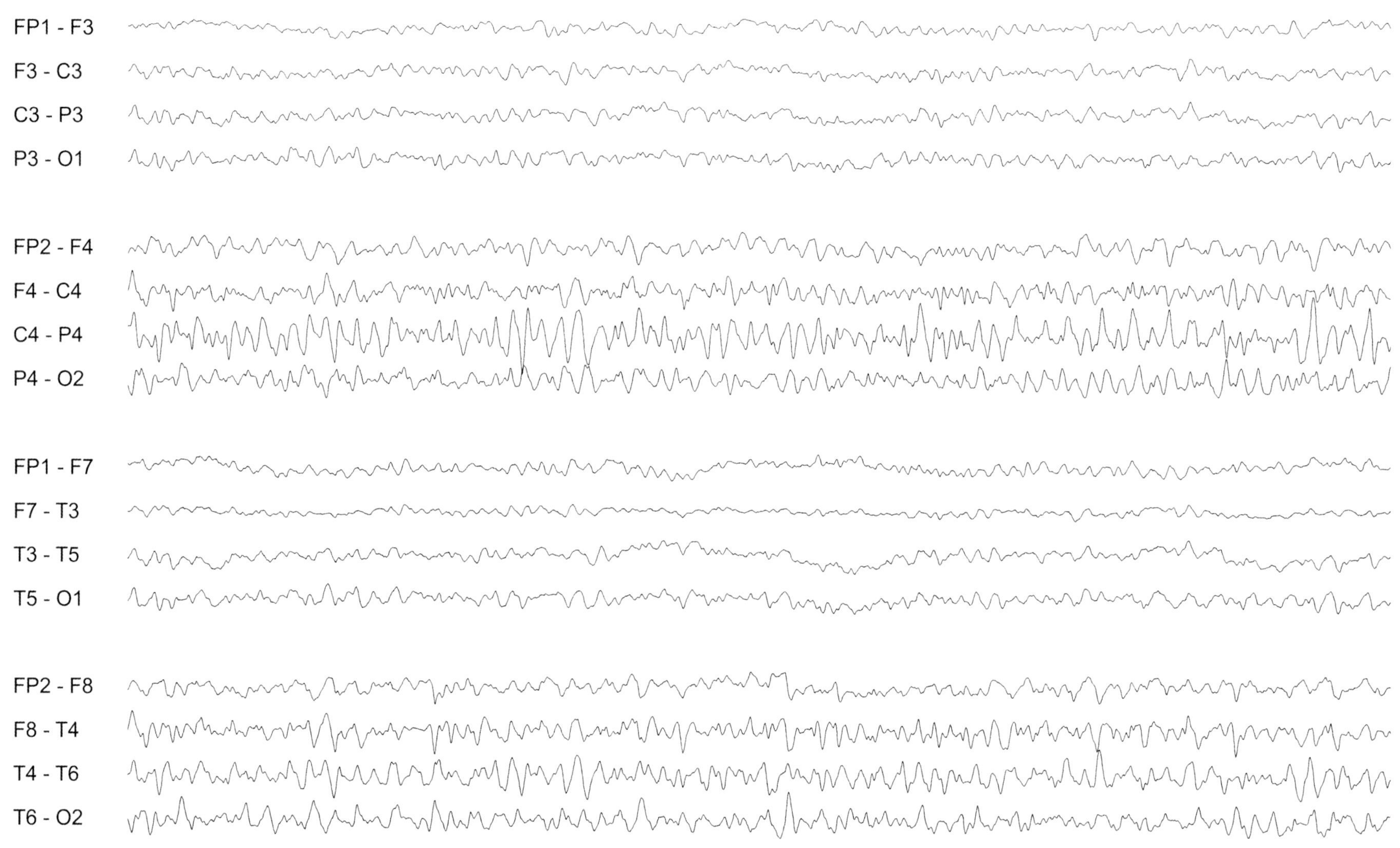

Abb. 6-36: Fokaler epileptischer Anfall *(Fortsetzung)***.** Derselbe Patient wie in den Abbildungen 6-33 bis 6-35. Der Anfall in der rechten Hemisphäre schreitet weiter fort. Die Frequenz hat zwar zugenommen, es besteht aber weiterhin eine kontinuierliche Variabilität der Frequenzen und Amplituden. Eichsignal 1 s, 100 μV.

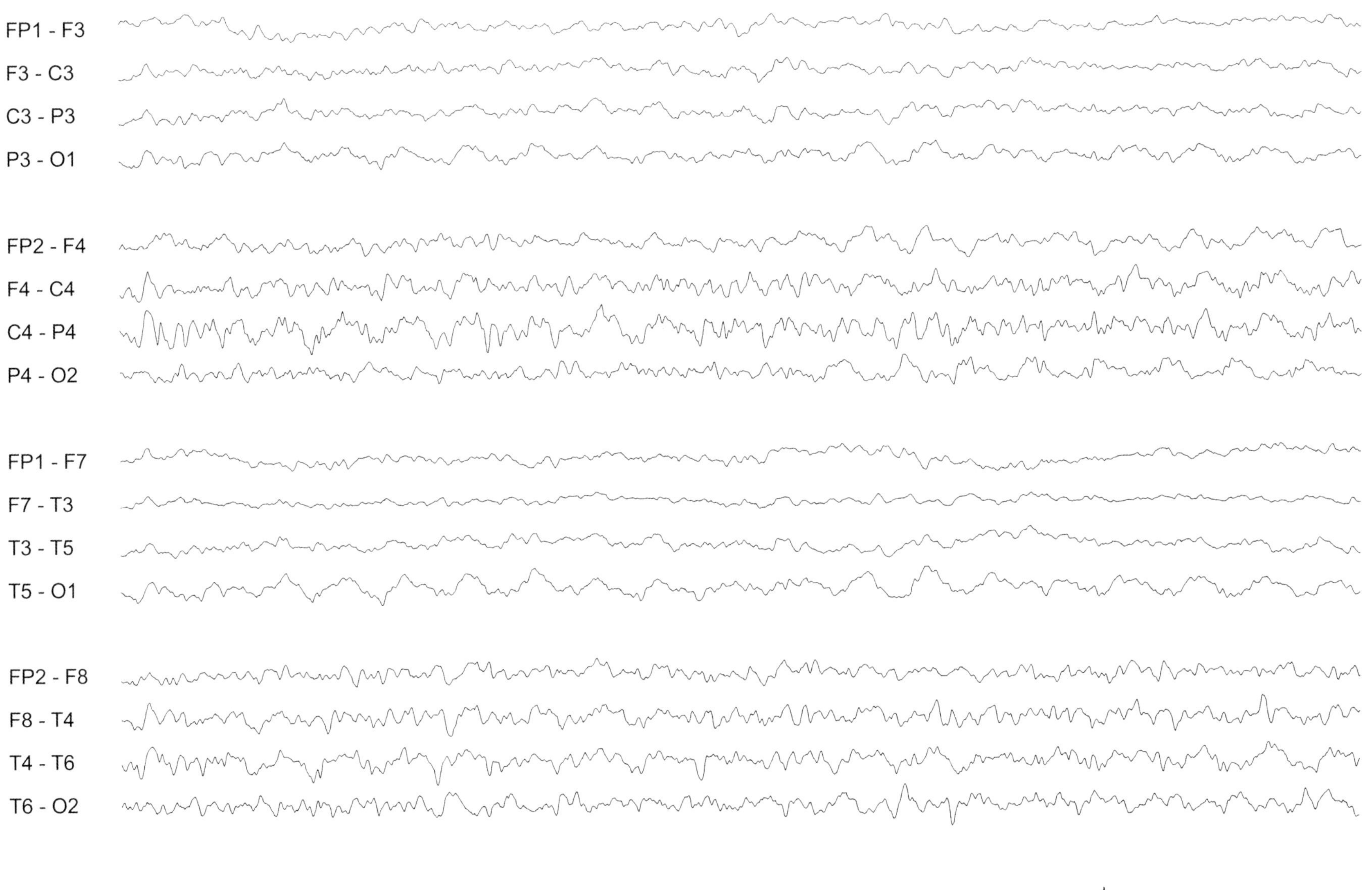

Abb. 6-37: Fokaler epileptischer Anfall *(Fortsetzung)***.** Derselbe Patient wie in den Abbildungen 6-33 bis 6-36. Hier wird der Anfall vor allem im rechten Okzipitalbereich von einzelnen Wellen mit niedriger Frequenz unterbrochen. Eichsignal 1 s, 100 μV.

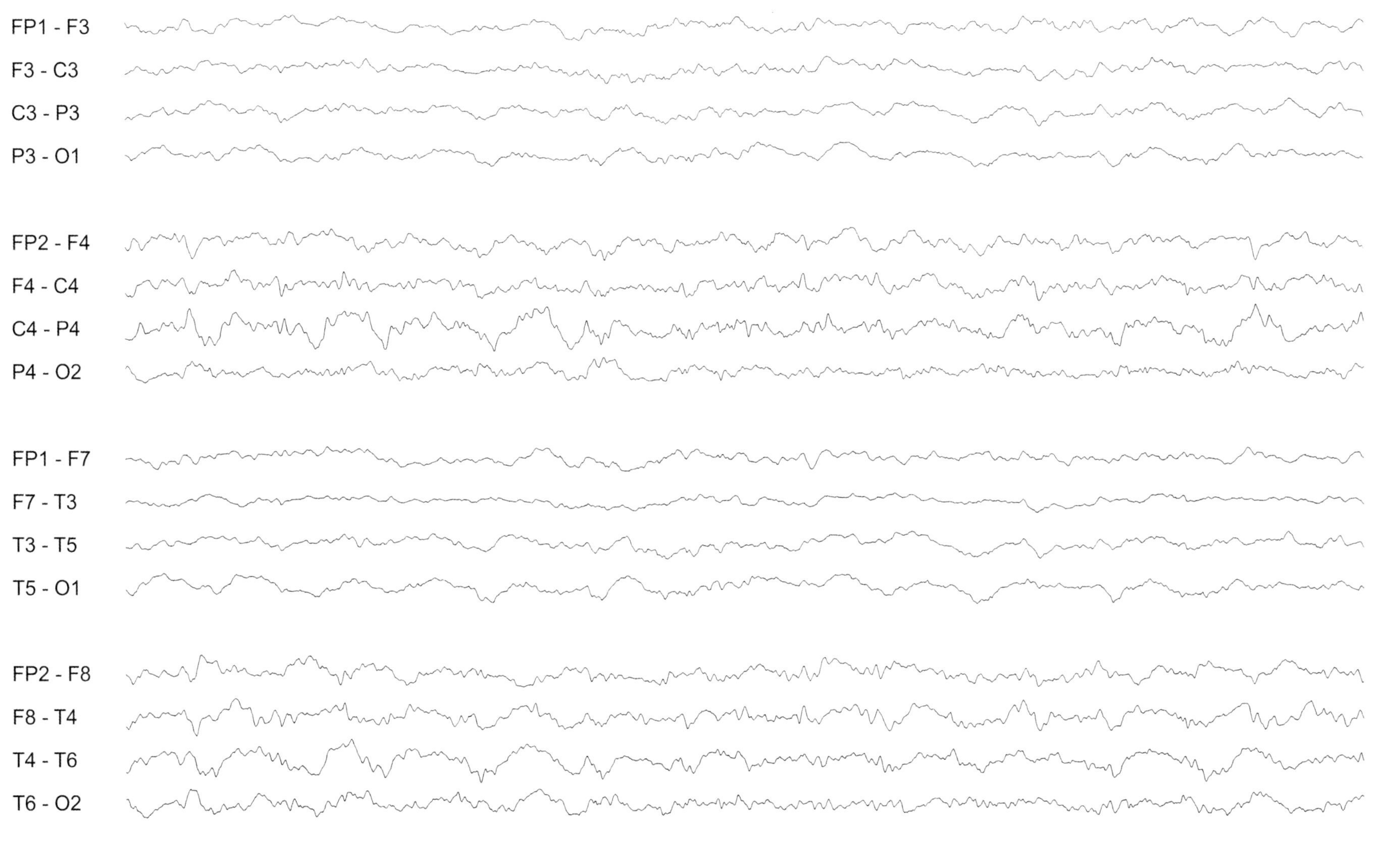

Abb. 6-38: Fokaler epileptischer Anfall *(abklingend)***.** Derselbe Patient wie in den Abbildungen 6-33 bis 6-37. Der Anfall nimmt zunächst zu, klingt dann wieder ab und es treten langsame Frequenzen in der rechten Hemisphäre auf. Eichsignal 1 s, 100 μV.

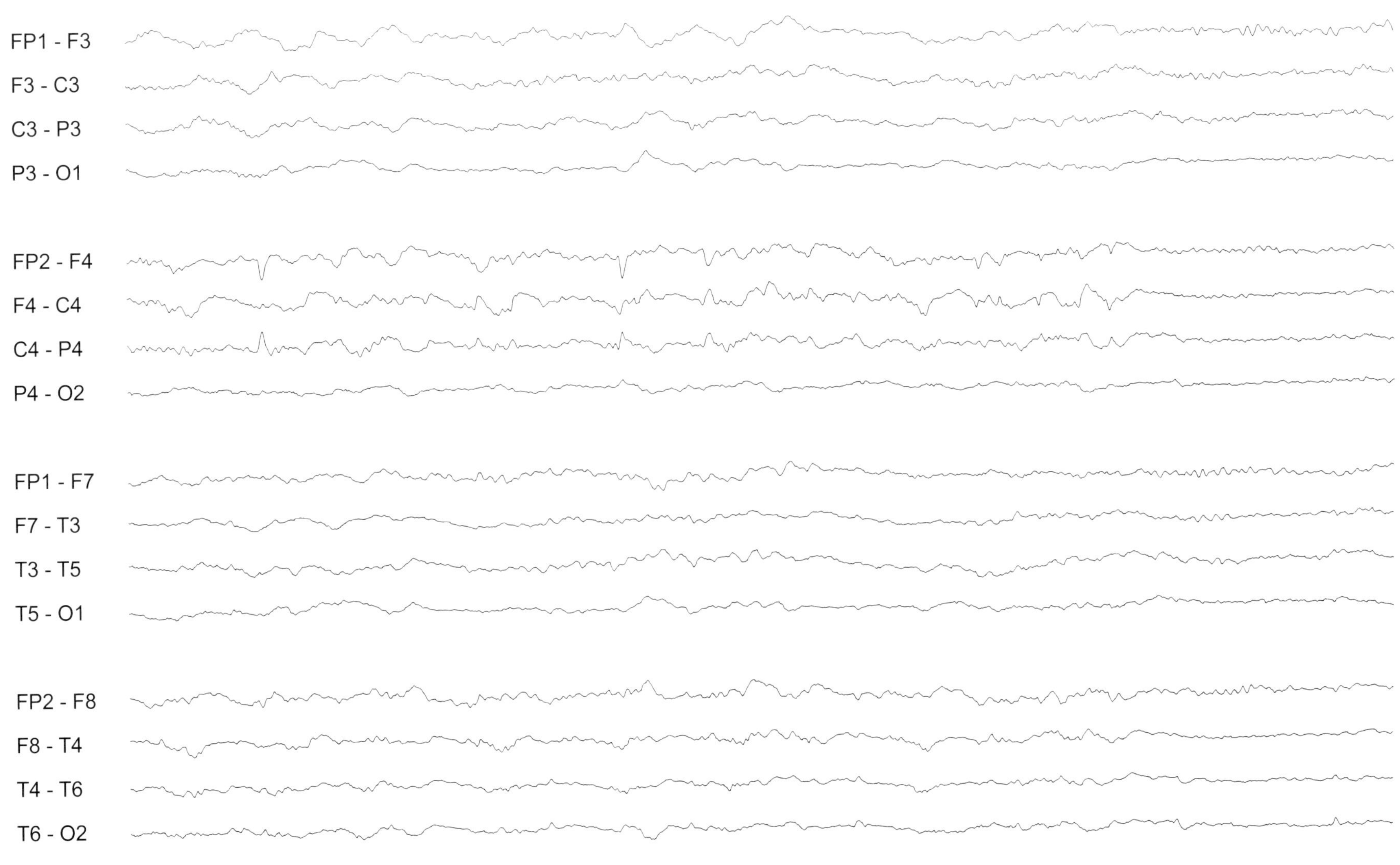

Abb. 6-39: Fokaler epileptischer Anfall *(Ende)*. Derselbe Patient wie in den Abbildungen 6-33 bis 6-38. Der Anfall ist in Spitzen im rechten frontozerebralen Bereich übergegangen, die von langsameren Frequenzen unterbrochen sind. Kurz bevor der elektrografische Anfall mit einer Suppression in der rechten Hemisphäre in den letzten 1,5 Sekunden dieser Abbildung endet, nimmt die Amplitude der Spitzen ab. Eichsignal 1 s, 100 μV.

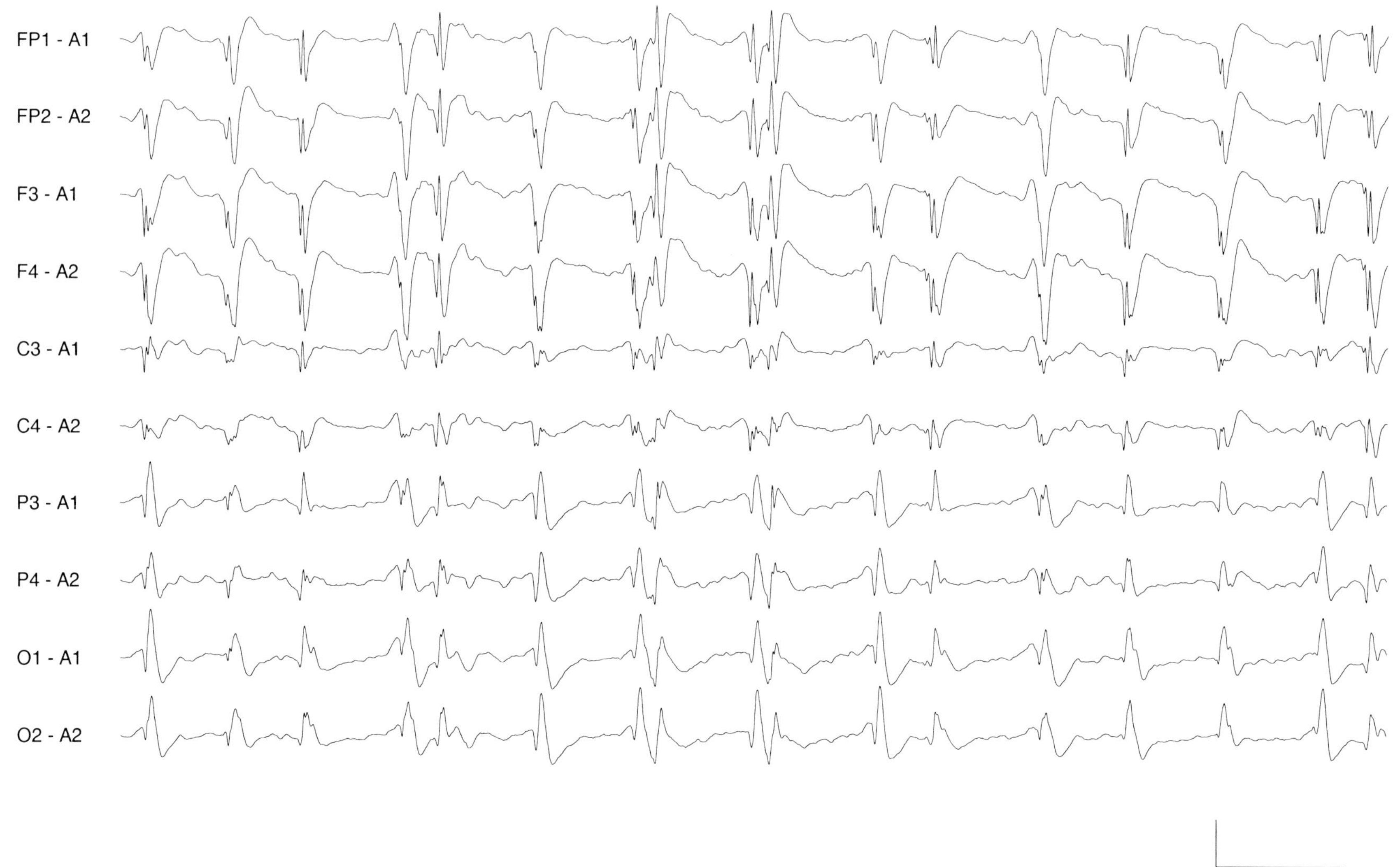

Abb. 6-40: Generalisierte periodische epileptiforme Entladungen (GPEDs oder GPDs). 31-jähriger Patient. Koma. Generalisierte, schwach periodische Komplexe überwiegend aus bilateral synchronen singulären oder repetitiven Spitzen vor einem supprimierten Hintergrund. Bei dem Patienten bestand eine schwere anoxisch-ischämische Enzephalopathie mit myoklonischem Status epilepticus. Trotz der Gabe von zunächst Valproat und dann Propofol verstarb der Patient, ohne das Bewusstsein wiedererlangt zu haben. Eichsignal 1 s, 150 μV.

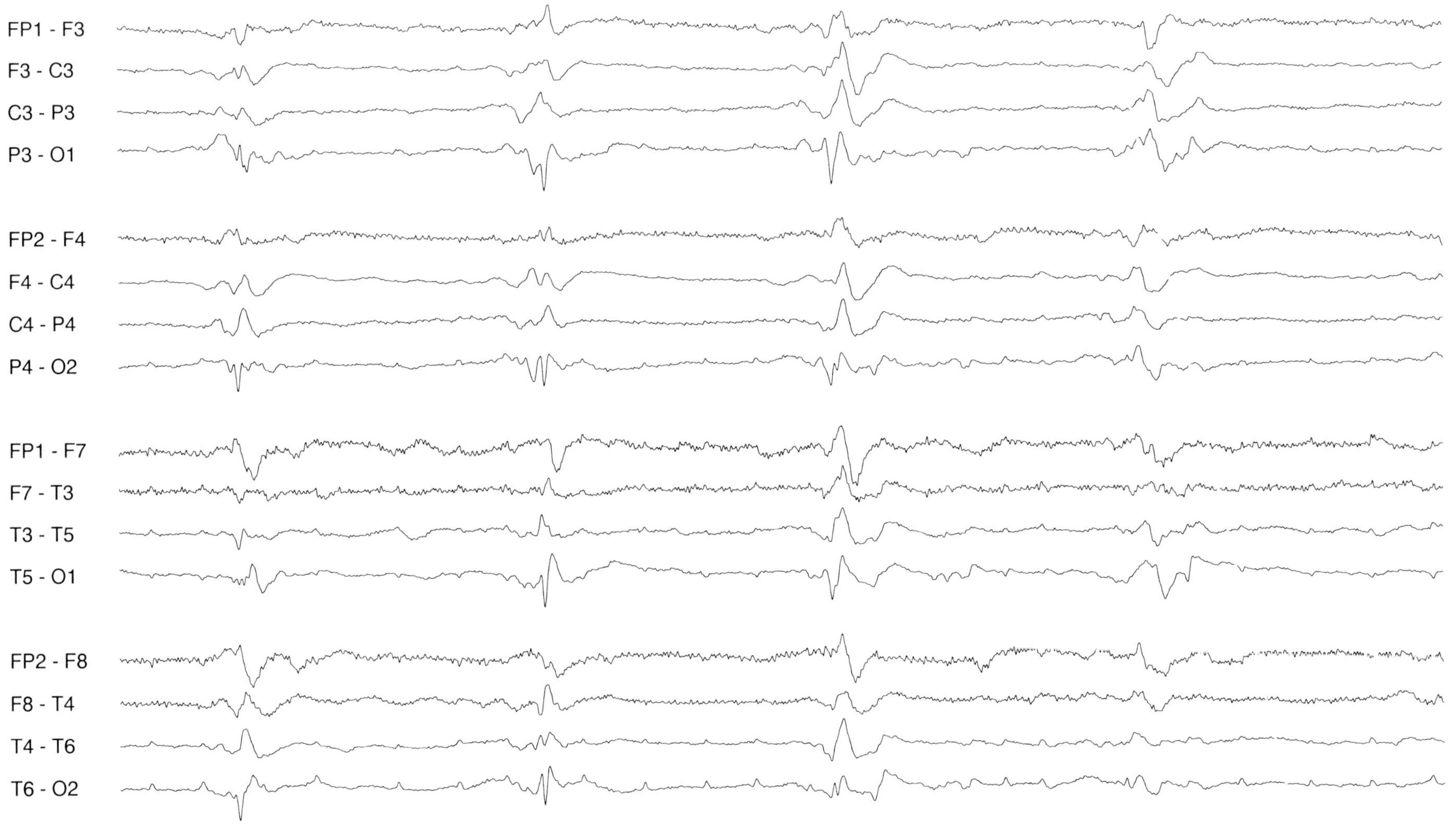

Abb. 6-41: Generalisierte periodische epileptiforme Entladungen (GPEDs oder GPDs). 75-jähriger Patient. Koma. Weit auseinander stehende, periodische generalisierte Komplexe, die in der Regel deutliche epileptiforme Entladungen enthalten, während die Hintergrundaktivität supprimiert ist. Infolge eines Herzstillstands bestand ein schwerer anoxisch-ischämischer zerebraler kortikaler Schaden, aber kein Myoklonus. Der Patient verstarb, ohne das Bewusstsein wiedererlangt zu haben. Eichsignal 1 s, 70 μV.

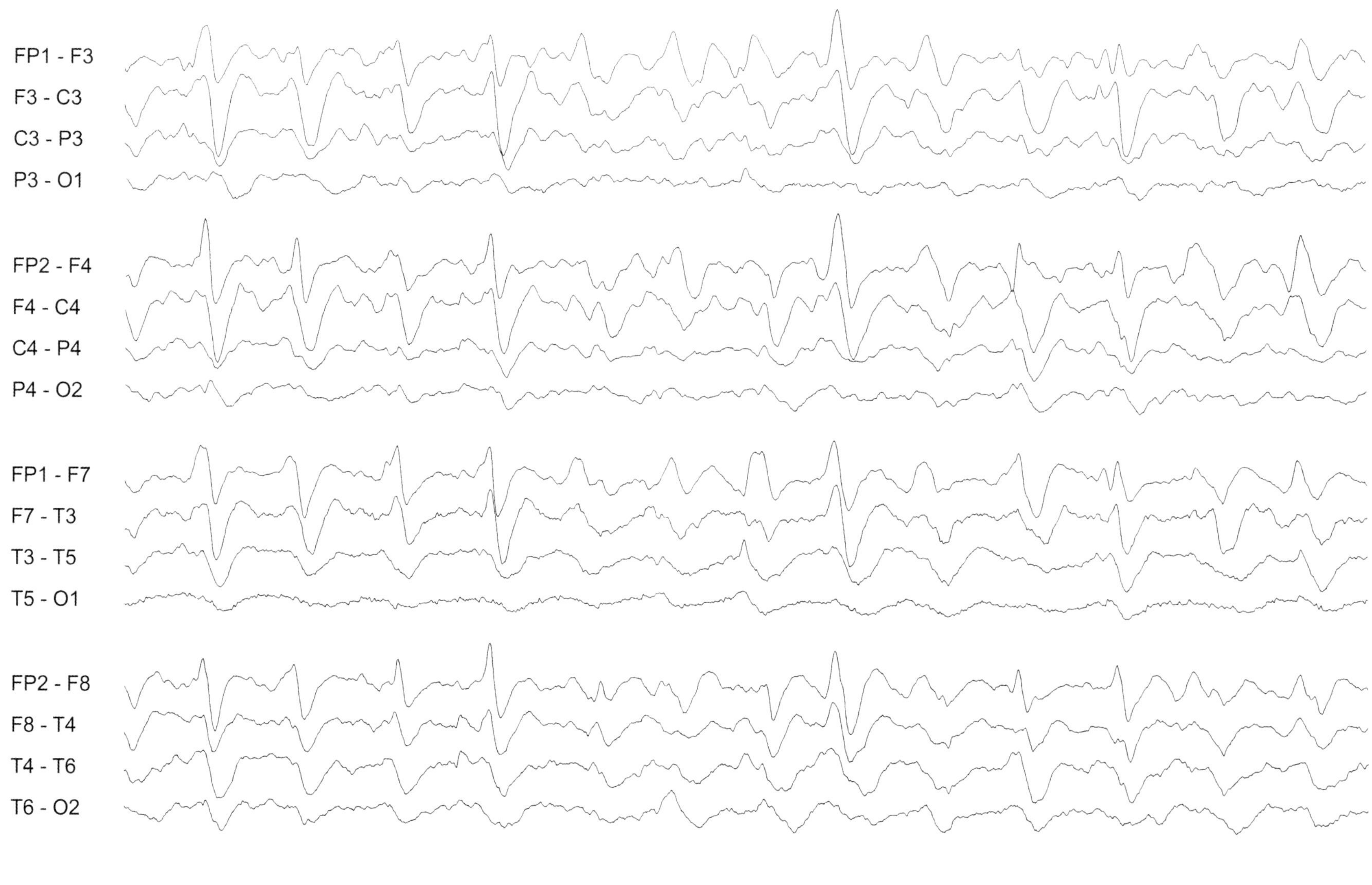

Abb. 6-42: Generalisierte periodische epileptiforme Entladungen (GPEDs oder GPDs). 80-jähriger Patient. Koma. Wellen mit Ähnlichkeit zu triphasischen Wellen, allerdings mit ausgeprägterer initial negativer Komponente mit oft höherer Amplitude als die zweite (positive) Komponente. Die Hintergrundaktivität ist verlangsamt. Der Patient reagierte nach einem Herzstillstand nicht mehr auf äußere Reize. Eichsignal 1 s, 70 μV.

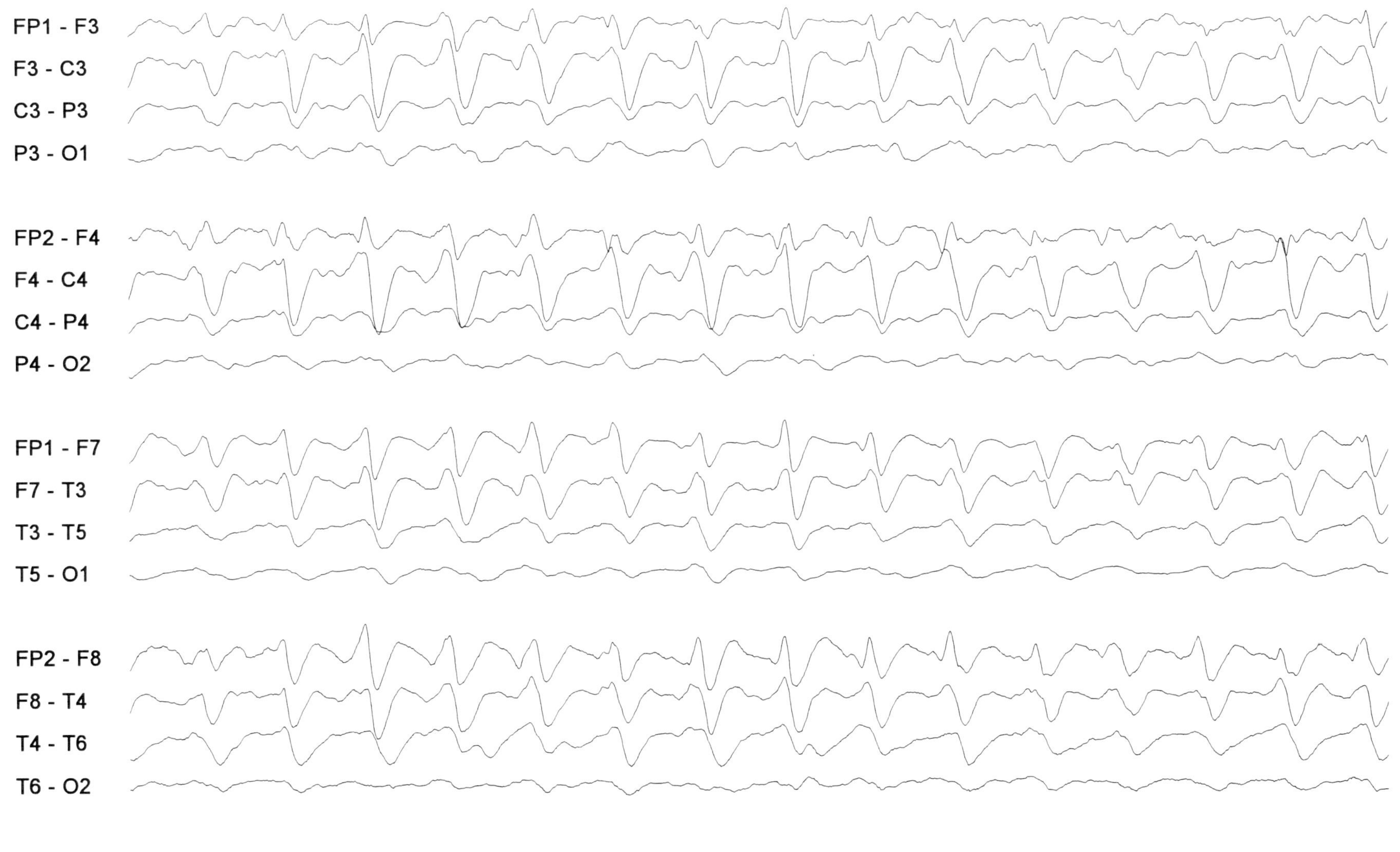

Abb. 6-43: Generalisierte periodische epileptiforme Entladungen (GPEDs oder GPDs). Dieselbe Registrierung wie in Abbildung 6-42. Beachte die für triphasische Wellen untypische Topografie der GPEDs, da erstere in der Regel eine deutliche Prädominanz in den frontopolaren superior frontalen Ableitungen aufweisen. Eichsignal 1 s, 100 μV.

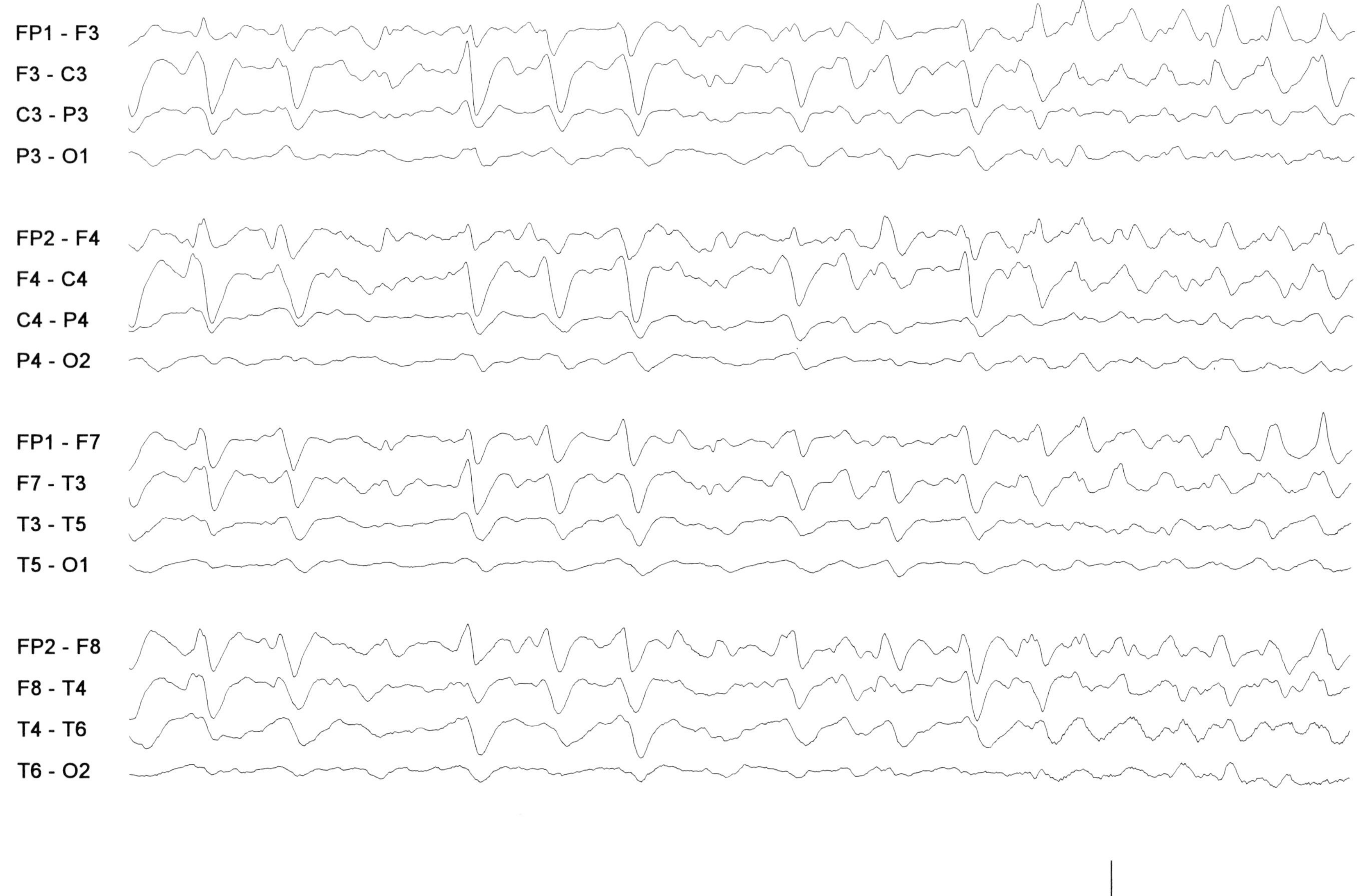

Abb. 6-44: Generalisierte periodische epileptiforme Entladungen mit Ähnlichkeit zu triphasischen Wellen *(Fortsetzung)*. Derselbe Patient wie in den Abbildungen 6-42 und 6-43. Die Wellen gehen in Serien von scharf konturierten Wellen, die oft eingekerbt sind, über. Dabei handelt es sich vermutlich um einen elektroenzephalografischen Anfall. Eichsignal 1 s, 100 μV.

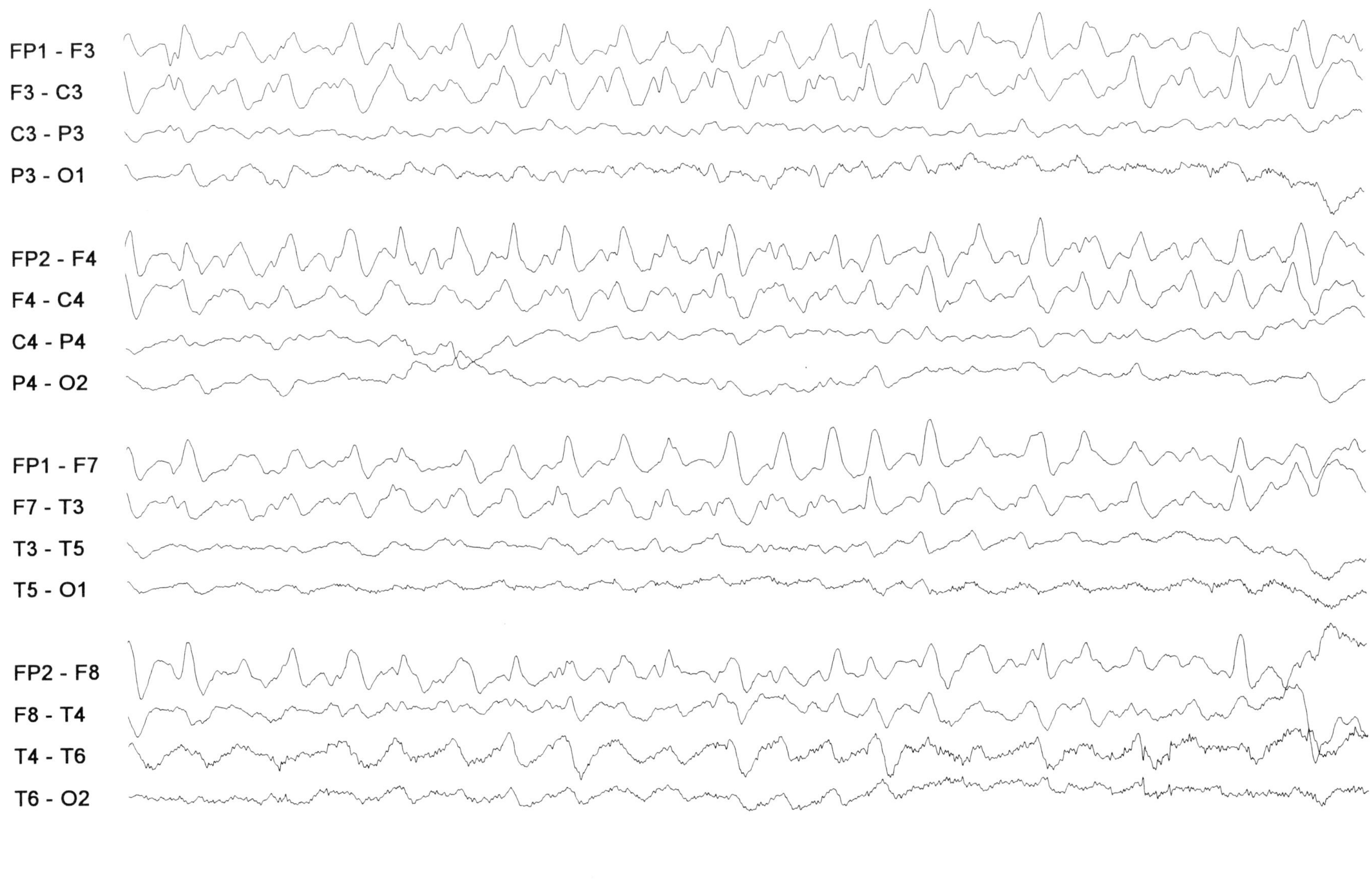

Abb. 6-45: Weitere Entwicklung der epileptischen Entladungen mit frontalem Maximum. Derselbe Patient wie in den Abbildungen 6-42 bis 6-44. Der (nicht konvulsive) EEG-Anfall geht in der letzten Sekunde dieser Abbildung in eine rhythmische Delta- und Theta-Aktivität über. Eichsignal 1 s, 100 μV.

6.8 SUPPRESSION

Eine generalisierte Suppression des EEGs auf < 20 μV ist die schwerwiegendste aller EEG-Veränderungen, da sie ein Versagen der neuronalen Kommunikation im Kortex anzeigt. Eine Suppression kann durch das Absterben der Neurone bei einer anoxisch-ischämischen oder hypoglykämischen Enzephalopathie auftreten. Entsteht sie durch die hoch dosierte Gabe von Anästhetika oder durch eine Hypothermie (in der Regel bei Temperaturen < 25 °C), ist sie reversibel.

Das EEG wurde oft zur Feststellung des Hirntods verwendet, ist dazu aber nur von begrenztem Wert, da es die Hirnstammfunktionen nicht erfasst (De Giorgio, 1989; Fischer, 1997; Moshé et al., 1989; Schneider, 1989; Sediri et al., 2007; Young und Lee, 2004).

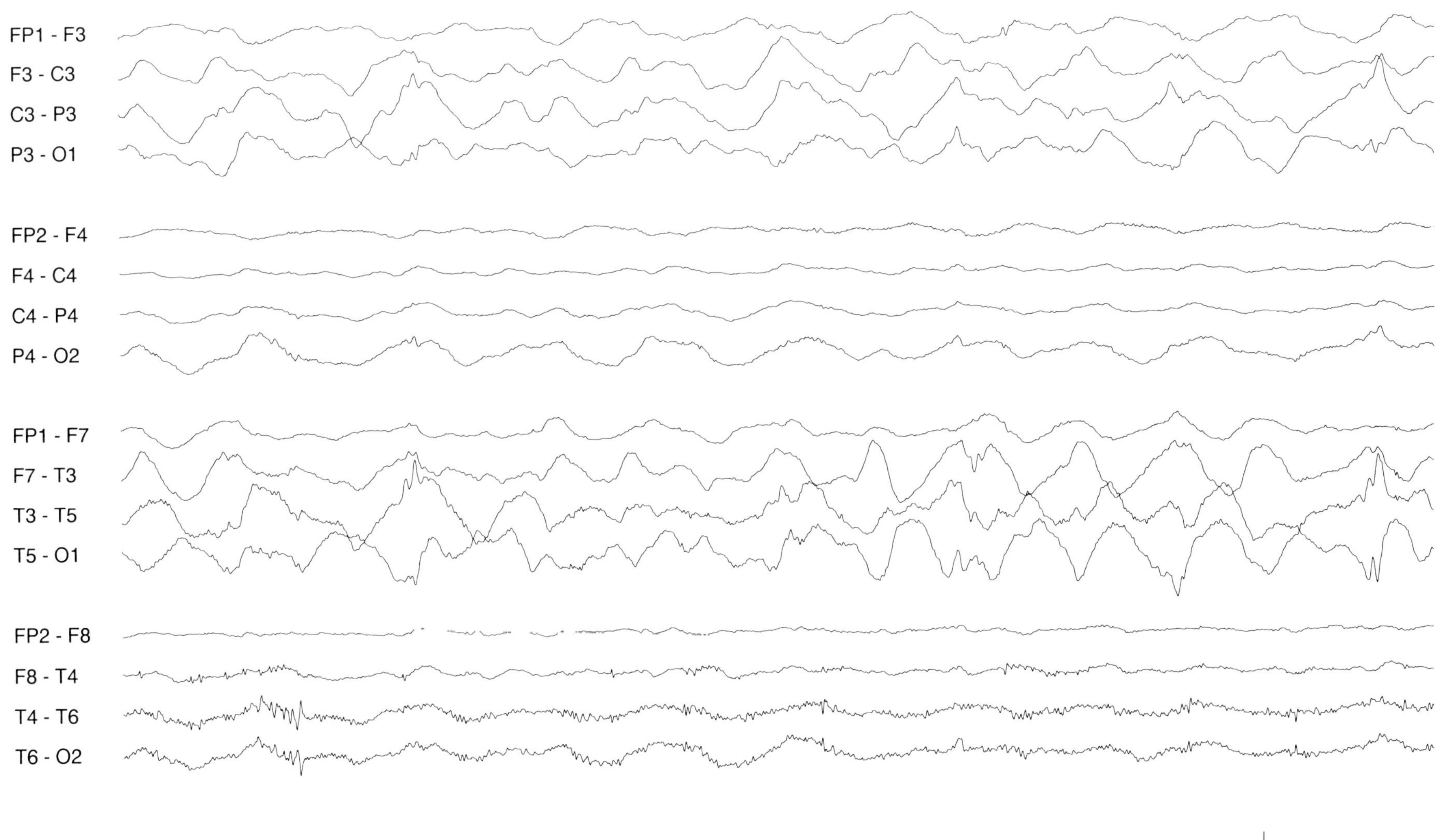

Abb. 6-46: Lateralisierte Suppression. Dreijähriger Patient. Verwirrt. Die Registrierung zeigt eine relative Suppression der Spannung in der gesamten rechten Hemisphäre. In der linken Hemisphäre treten polymorphe Delta-Wellen sowie vereinzelte Spitzen auf, die vom posterioren Temporalbereich ausgehen. Der Patient wurde wegen eines fokalen Status epilepticus der linken Hemisphäre eingewiesen. Eichsignal 1 s, 150 μV.

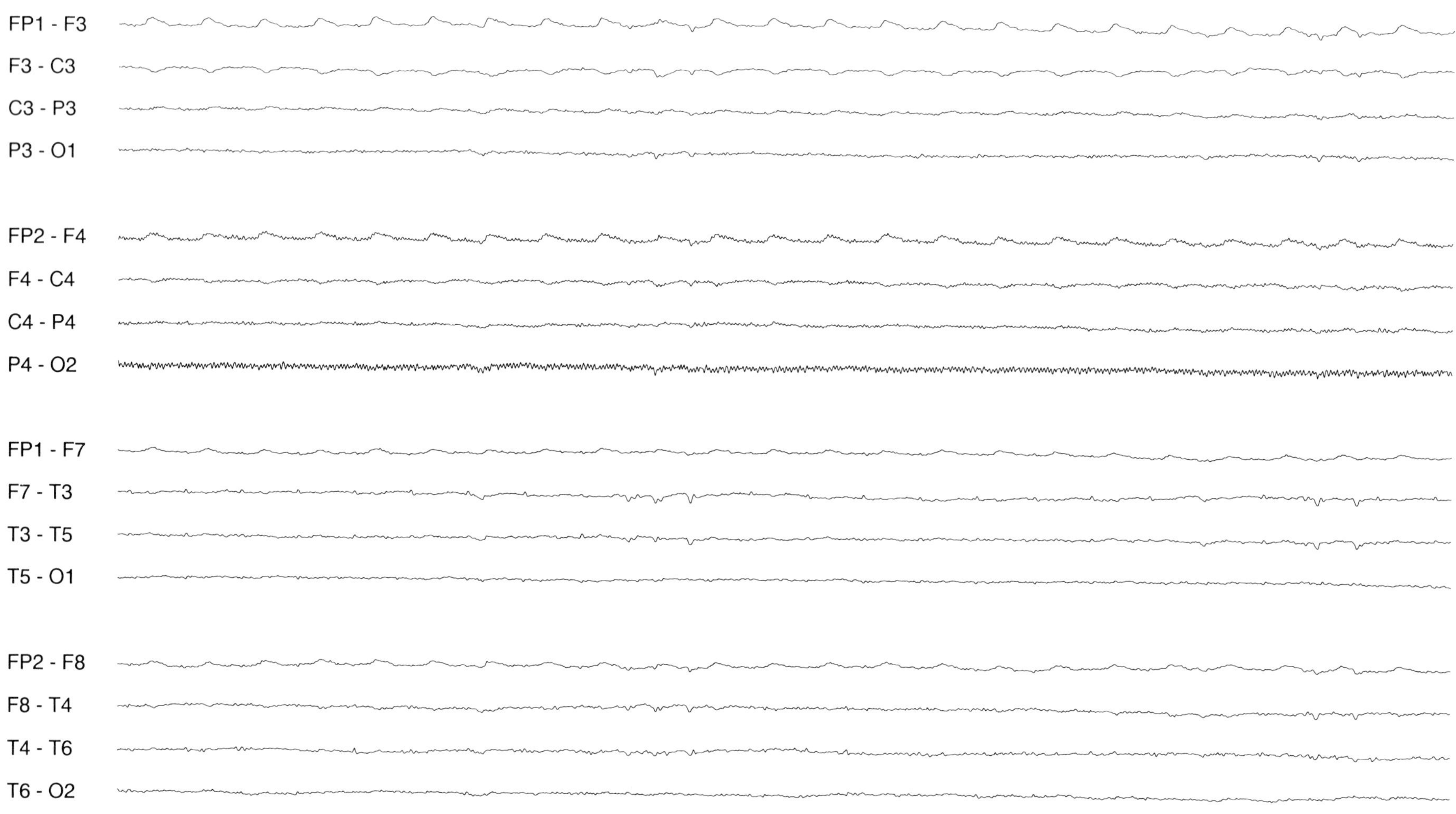

Abb. 6-47: Vollständige Suppression. Sechsjähriger Patient. Koma. Das EEG ist vollständig supprimiert und enthält nur ein Puls- und ein EMG-Artefakt. Bei dem Patienten bestand eine anoxisch-ischämische Enzephalopathie und er verstarb, ohne das Bewusstsein wiedererlangt zu haben. Eichsignal 1 s, 50 μV.

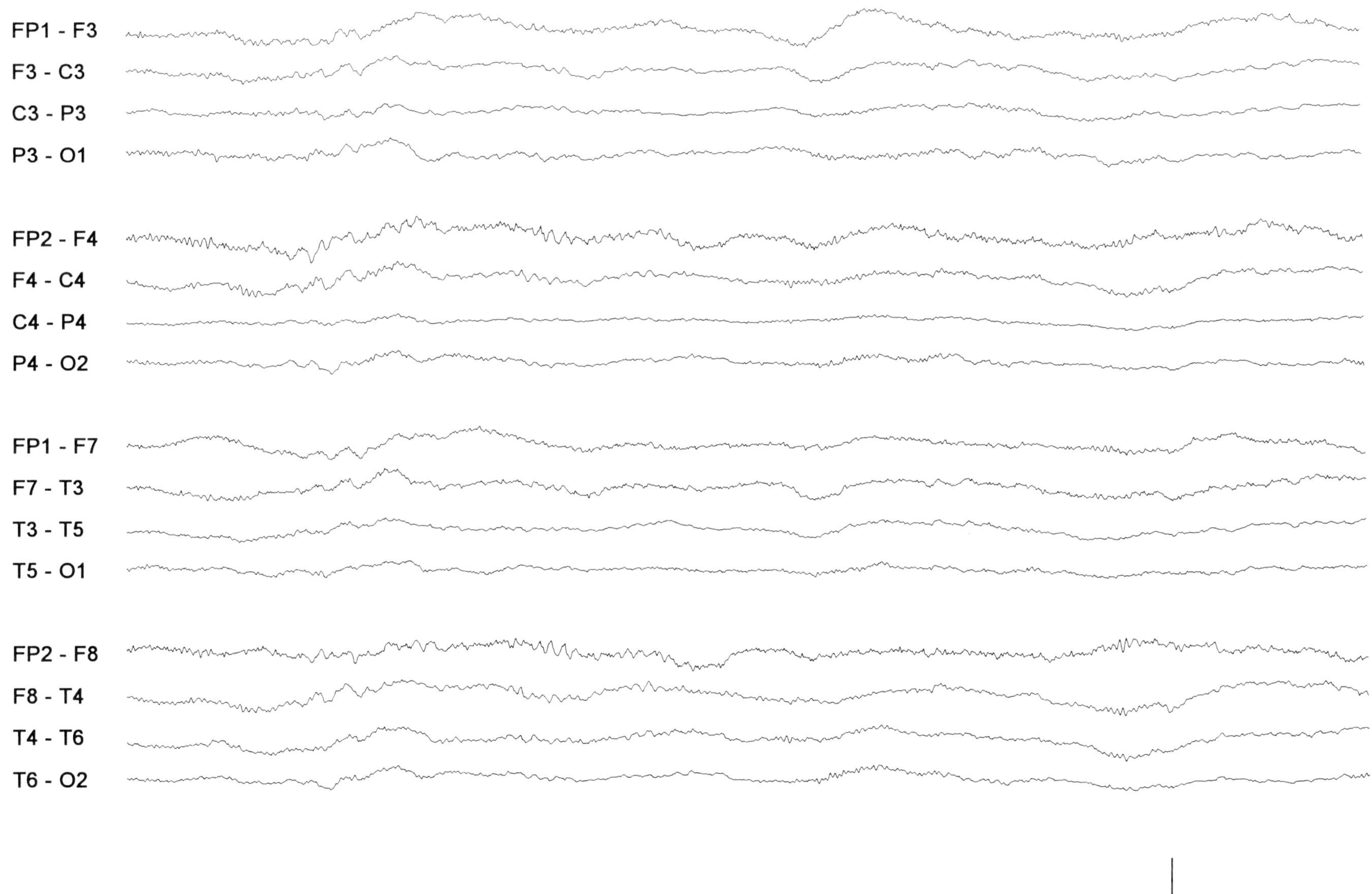

Abb. 6-48: Unvollständige Suppression. 69-jähriger Patient. Koma. Diese sehr niedrigamplitudige Registrierung enthält eine schlecht erhaltene Mischung aus Delta-, Theta-, Alpha- und Beta-Frequenzen. Dieser Patient mit Lewy-Körperchen-Demenz hatte einen Verkehrsunfall, in dessen Rahmen er sich einen traumatischen Hirnschaden mit bilateralen Subduralhämatomen zuzog. Nach neurochirurgischer Drainage kehrte er zu seinem eingeschränkten Ausgangsniveau zurück. Eichsignal 1 s, 70 μV.

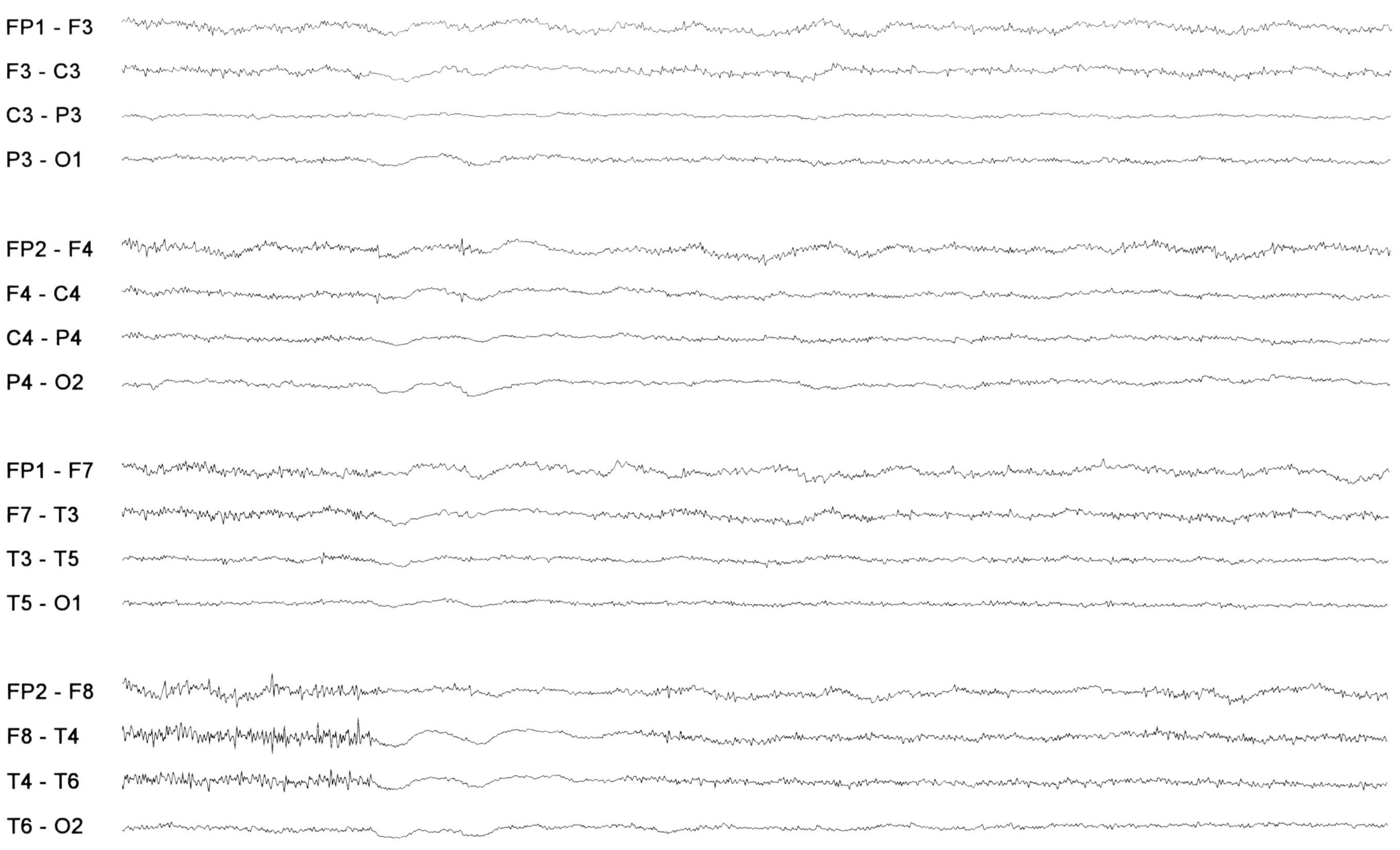

Abb. 6-49: Unvollständige Suppression. 77-jähriger Patient. Koma. Im Okzipitalbereich besteht eine Suppression, im Frontalbereich hingegen eine diskontinuierliche, arrhythmische, niedrigamplitudige Delta-Aktivität, die von einem Muskelartefakt überlagert wird. Bei dem Patienten fehlten zum Zeitpunkt des EEGs nach einem Herzstillstand (2 Tage danach) die Hirnstammreflexe. Er verstarb, ohne das Bewusstsein wiedererlangt zu haben. Eichsignal 1 s, 50 μV.

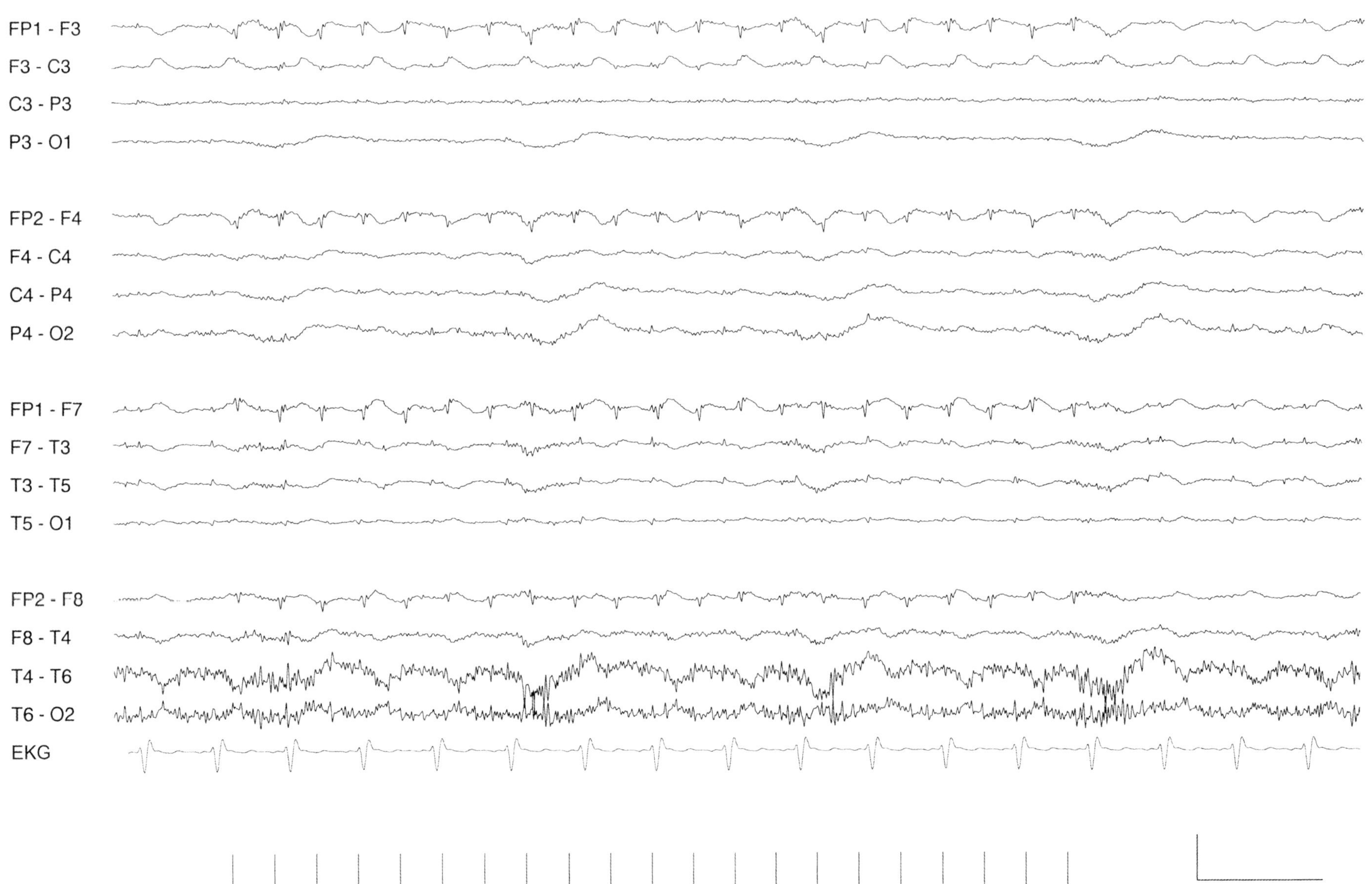

Abb. 6-50: Suppression. Vierjähriger Patient. Koma. Es finden sich lediglich Artefakte: Pulsartefakt, Elektrodenartefakt, EMG-Artefakt und Elektroretinogramm-Artefakt (beachte die Lichtblitzmarkierungen am unteren Rand). Eichsignal 1 s, 30 μV.

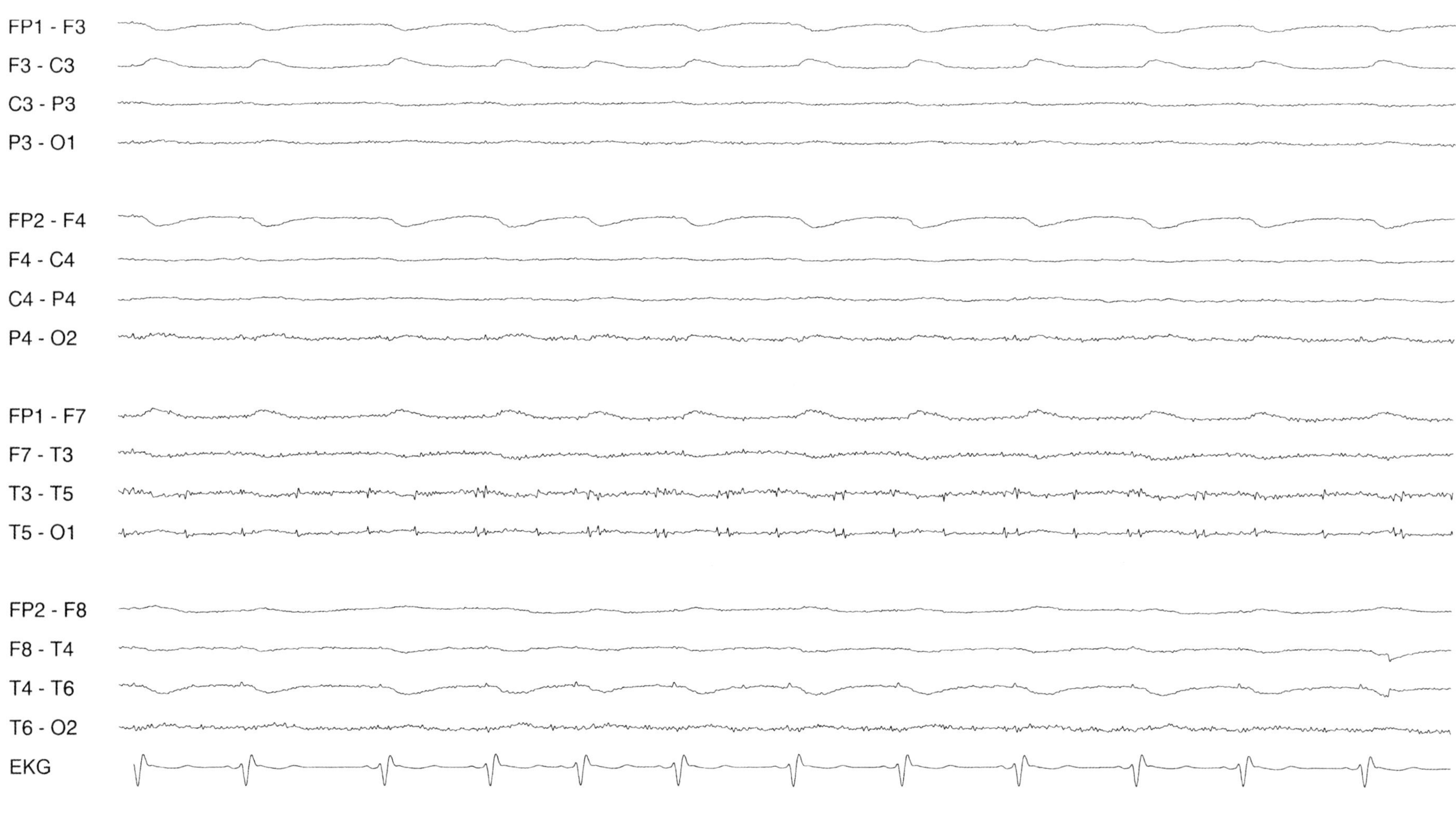

Abb. 6-51: Suppression mit Pulsartefakt. Vierjähriger Patient. Koma bei Sedierung wegen epileptischer Anfälle. Beachte, dass die Frequenz der «rhythmischen Delta-Aktivität» im 1. Kanal mit der des aufgezeichneten EKGs identisch ist. Eichsignal 1 s, 50 μV.

6.9 LATERALISIERTE VERÄNDERUNGEN

Obwohl fokale oder lateralisierte EEG-Veränderungen nicht zu der in Tabelle 6-1 am Kapitelanfang aufgeführten Klassifikation passen, handelt es sich um wichtige Befunde, die in der Regel eine strukturelle Gehirnschädigung sowie gelegentlich ein erhöhtes Risiko für fokale epileptische Anfälle anzeigen.

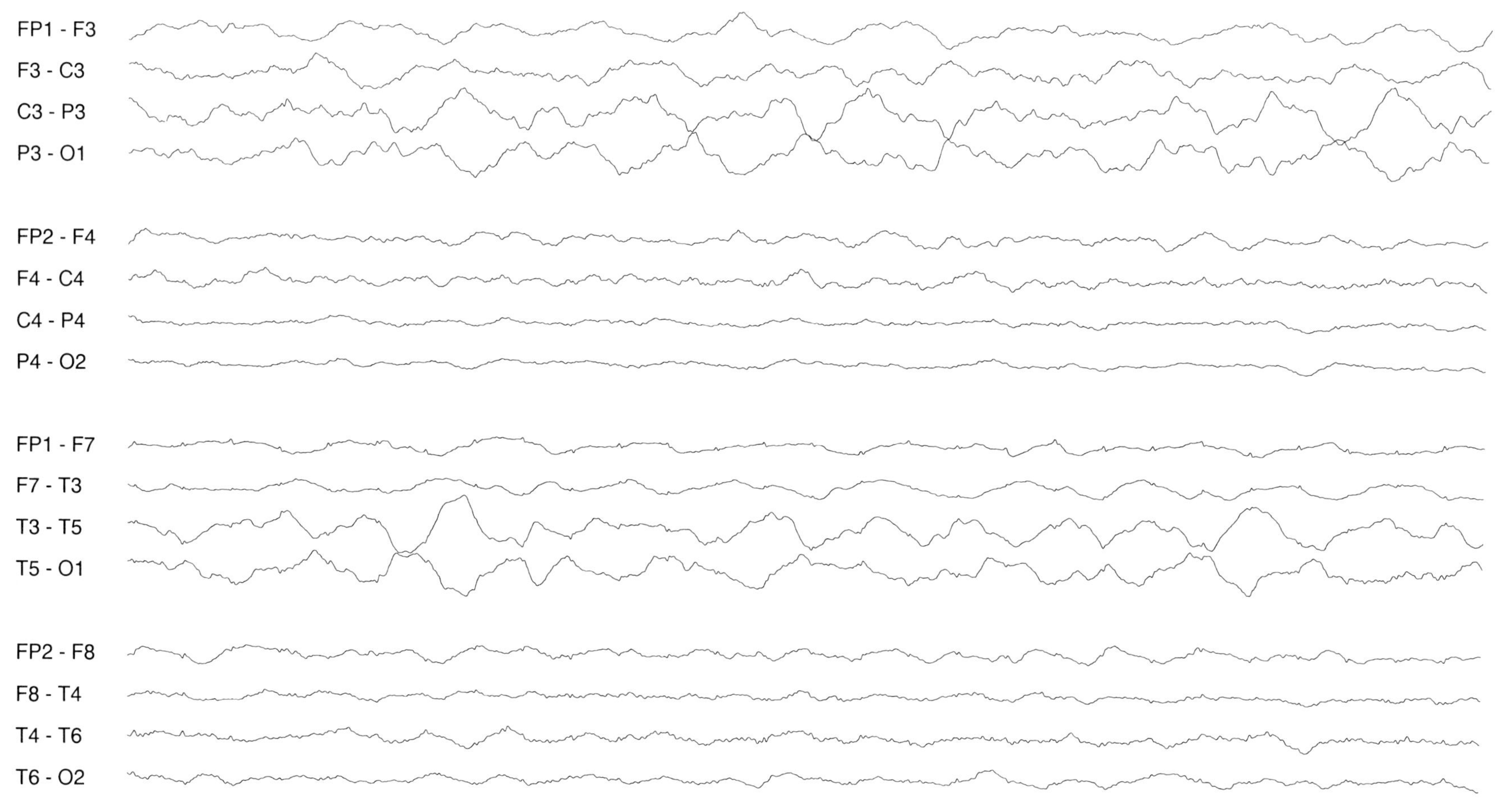

Abb. 6-52: Fokale arrhythmische Delta-Aktivität. 17 Monate alter Patient. Koma. In der linken Hemisphäre besteht vor allem posterior eine hochamplitudige arrhythmische Delta-Aktivität. Außerdem finden sich vermutlich aufgrund eines linksseitigen Schädeldefekts asymmetrische schnellere Frequenzen. Das Kind litt nach der Drainage eines großen linksseitigen Subduralhämatoms unter refraktären fokal-motorischen Anfällen. Eichsignal 1 s, 100 μV.

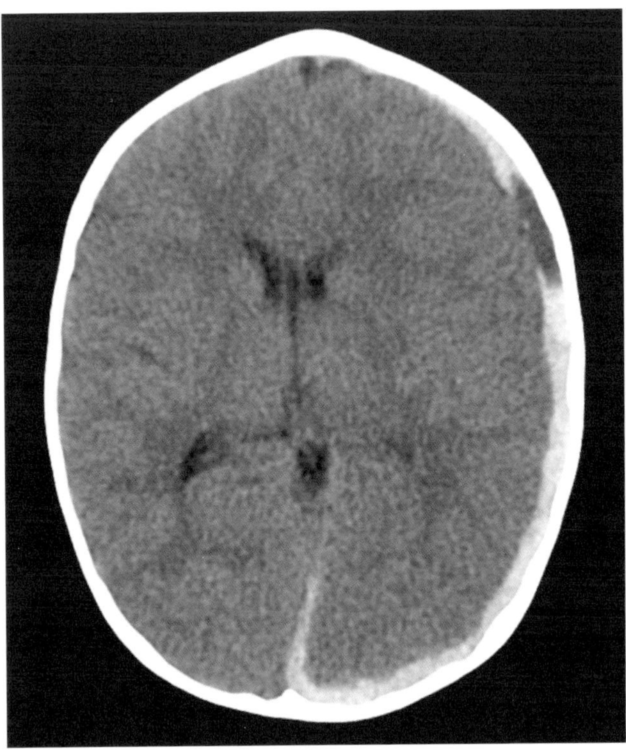

Abb. 6-53: Computertomografie. Derselbe Patient wie in Abbildung 6-52. Akutes Subduralhämatom über der linken Hemisphäre. Beachte die Mittellinienverlagerung nach rechts.

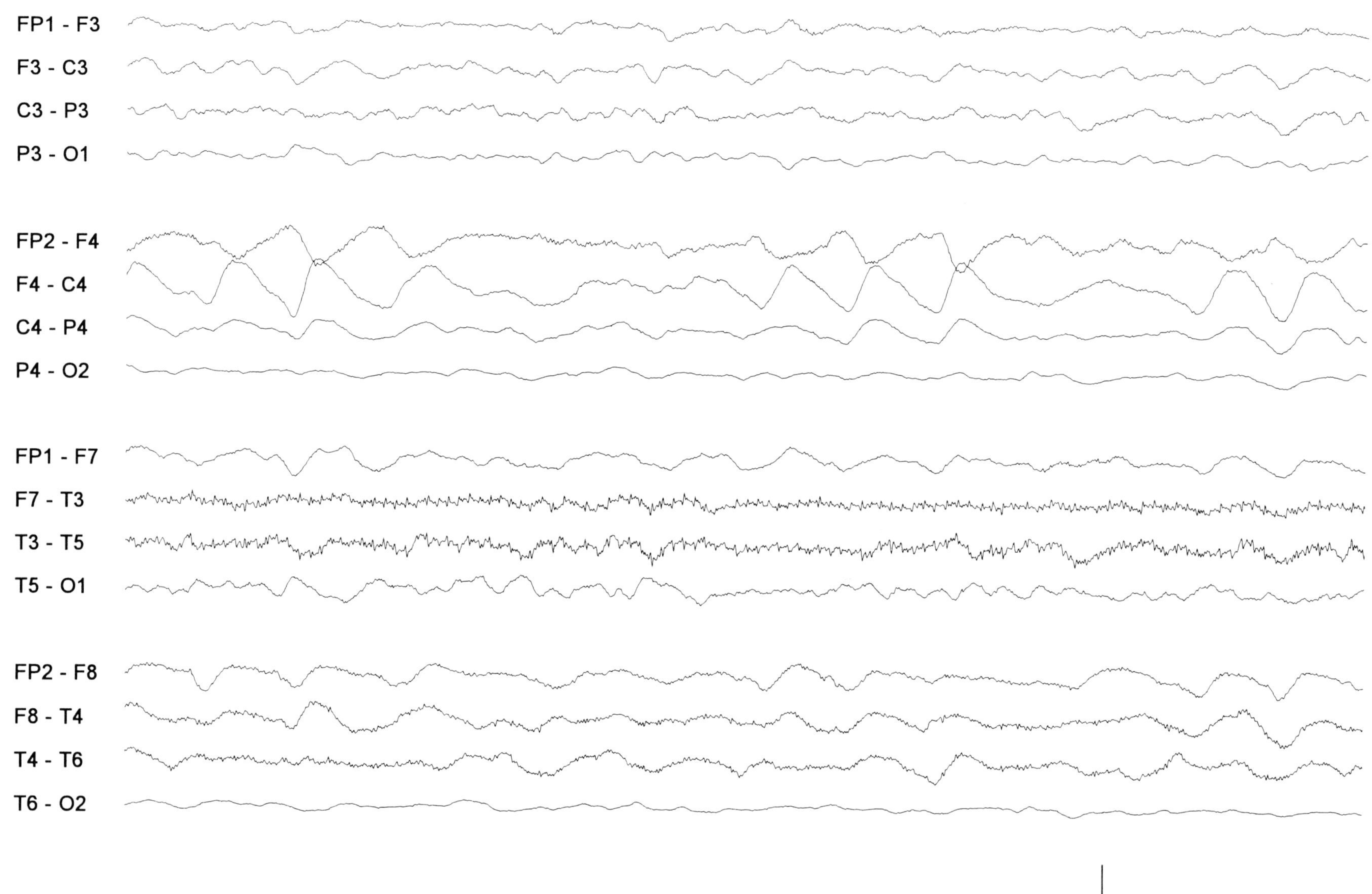

Abb. 6-54: Lateralisierte Delta-Aktivität und Suppression der schnelleren Frequenzen. 45-jähriger Patient. In der rechten Hemisphäre besteht eine frontal betonte arrhythmische Delta-Aktivität. Beachte den Verlust der schnelleren Frequenzen in der rechten Hemisphäre im Vergleich zur linken. Bei dem Patienten bestand bei Aneurysmaruptur eine Subarachnoidalblutung, anschließend kam es durch den Vasospasmus zu einem Infarkt in der rechten Hemisphäre. Eichsignal 1 s, 100 μV.

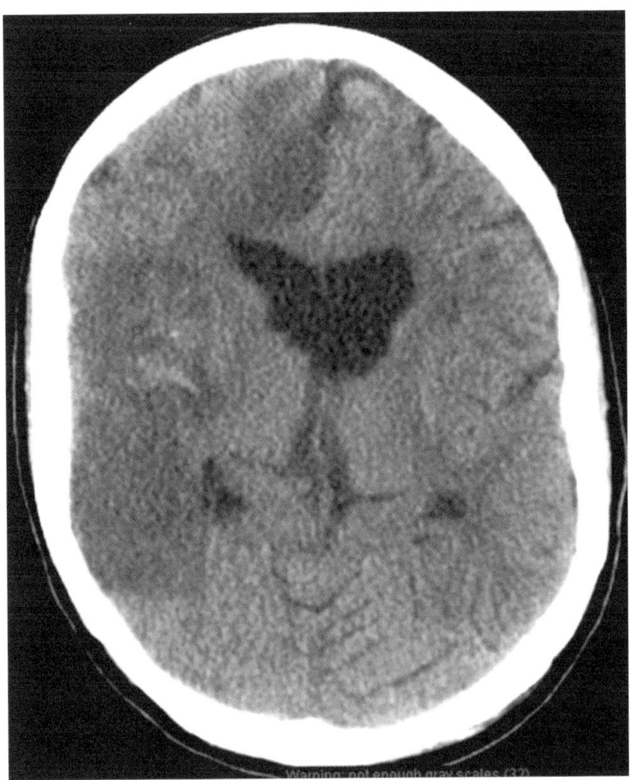

Abb. 6-55: Computertomografie. Derselbe Patient wie in Abbildung 6-54. Es besteht ein akuter Infarkt (weiße Raumforderung) im Versorgungsgebiet der rechten A. cerebri media und A. cerebri anterior (linke Bildseite).

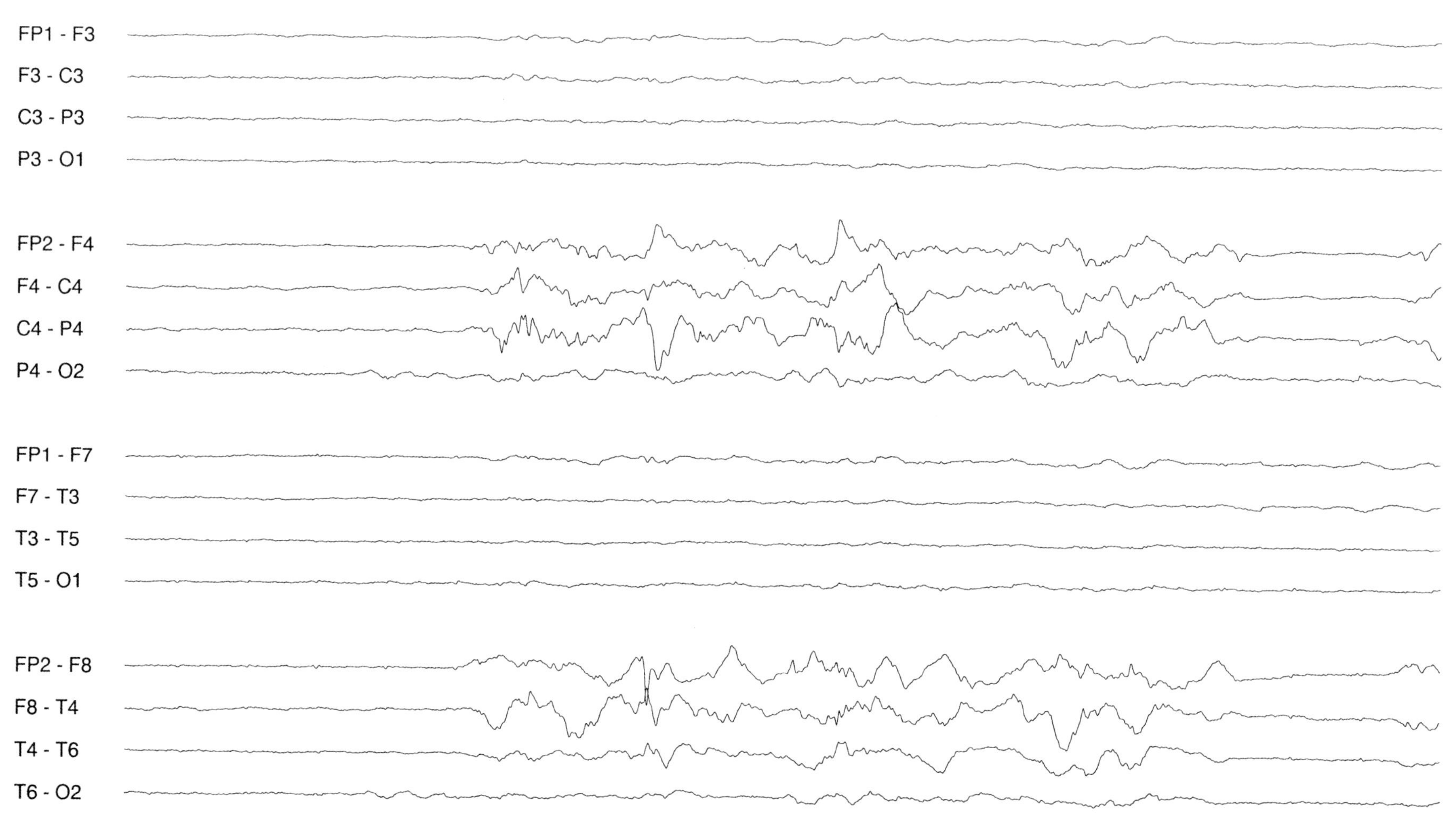

Abb. 6-56: Schwere Suppression in der linken Hemisphäre und Burst-Suppression-Muster in der rechten Hemisphäre. 20 Monate alter Patient. Schweres Schädeltrauma. Vermutlich führte die Sedierung mit Thiopental zum Burst-Suppression-Muster in der weniger stark geschädigten rechten Hemisphäre. Eichsignal 1 s, 50 μV.

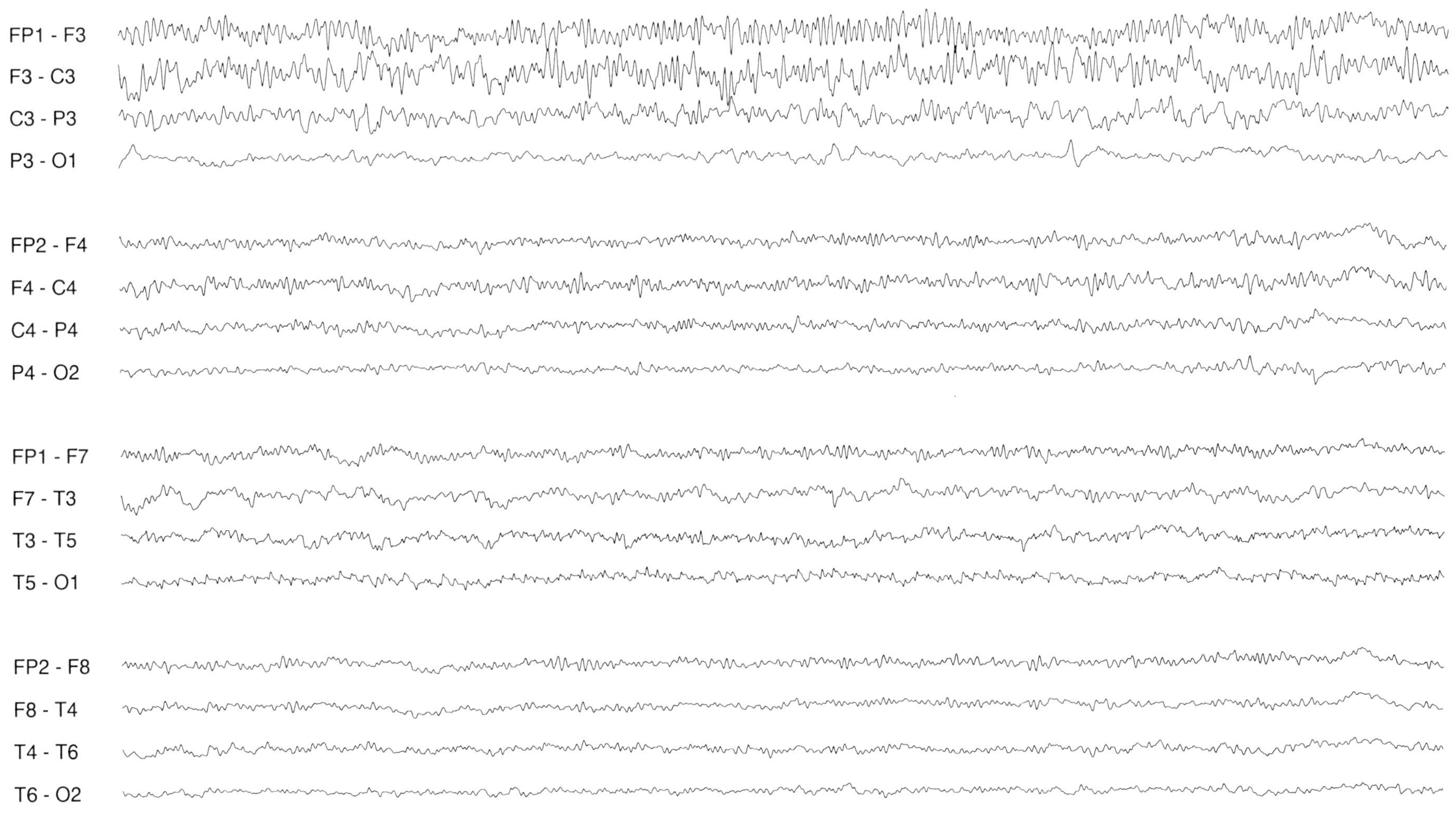

Abb. 6-57: Asymmetrische Spindeln und Beta-Aktivität. 35-jähriger Patient. Koma. Beachte die relative Suppression der Beta-Aktivität im rechten gegenüber dem linken Frontalbereich. Die Delta-Aktivität ist links anterior midtemporal und zentral am stärksten ausgeprägt. Bei dem Patienten bestanden ein schwerer traumatischer Gehirnschaden (ohne Schädeldefekt) und eine posttraumatische Epilepsie. Außerdem erhielt er Clonazepam, das für die Beta-Aktivität verantwortlich ist. Eichsignal 1 s, 50 μV.

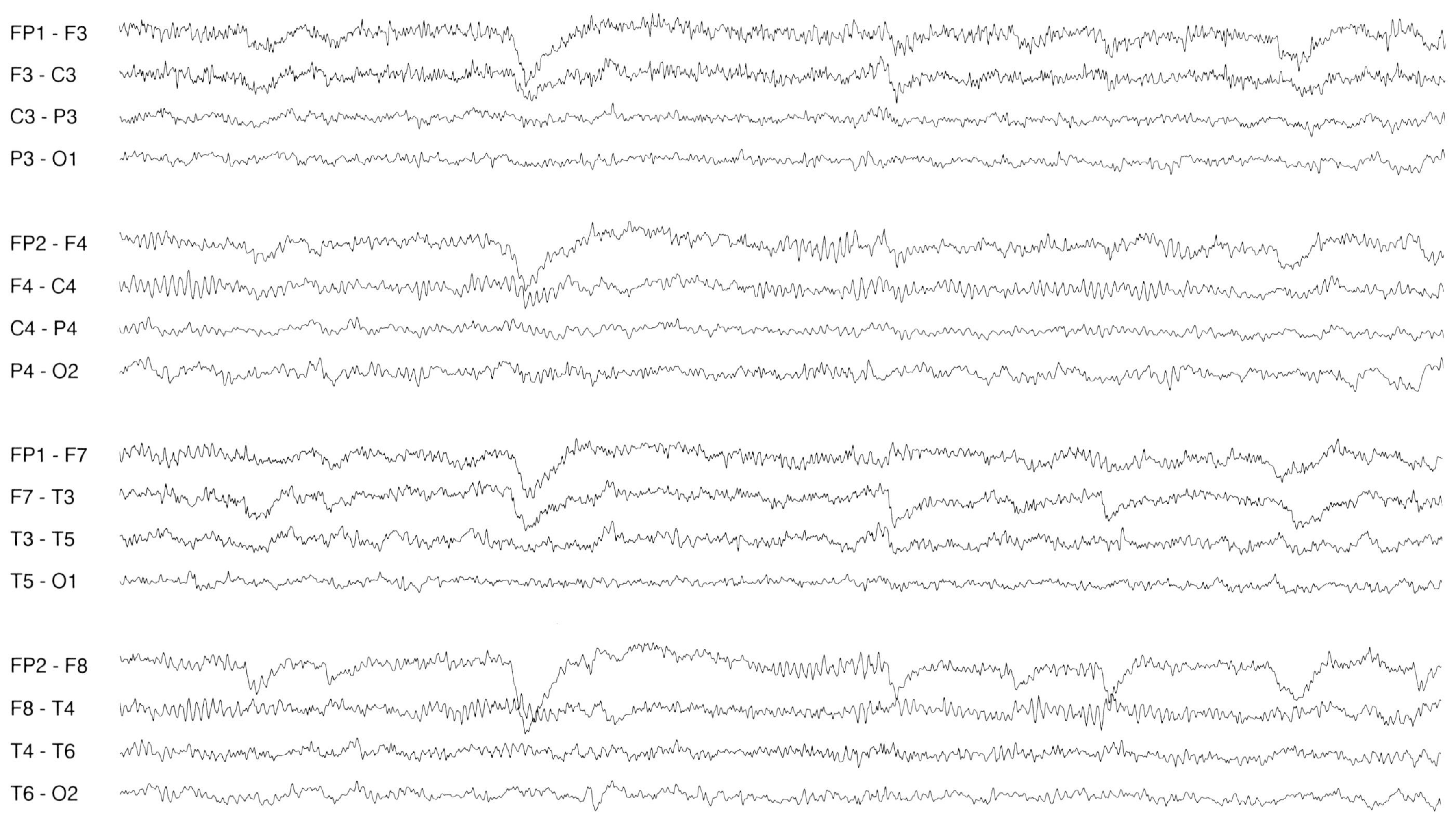

Abb. 6-58: Asymmetrische Beta-Aktivität. 32-jähriger Patient. Schlaf. Es besteht eine relative Reduktion von Beta-Aktivität und Spindeln in der linken Hemisphäre. Dieser Patient litt unter einer großen kongenitalen porenzephalischen Zyste auf der linken Seite sowie unter einer Epilepsie. Zum Zeitpunkt der Registrierung erhielt er Clonazepam, das für die Beta-Aktivität verantwortlich ist. Eichsignal 1 s, 50 μV.

KAPITEL 7

Bedeutung des EEGs bei ausgewählten neuropädiatrischen Problemen

7.1 FIEBERKRÄMPFE

Motorische Fieberkrämpfe treten auf, wenn seit mehr als 24 Stunden eine Körpertemperatur über 38,4 °C besteht. Häufig sind sie generalisiert und symmetrisch, wobei jedoch eine Seite im Vordergrund stehen kann. Ein fokaler Anfall ist kein Fieberkrampf. Einfache Fieberkrämpfe sind generalisiert, dauern weniger als 15 Minuten und treten nur einmal innerhalb von 24 Stunden auf. Fieberkrämpfe, auf die diese Angaben nicht zutreffen, werden als komplex eingestuft.

In ihrer Fallserie ermittelten Frantzen et al. (1968) bei einem Drittel der Patienten mit einfachen Fieberkrämpfen in der ersten Woche nach dem Anfall eine prominente Delta-Aktivität. Diese exzessive Delta-Aktivität (exzessiv, da eine gewisse Delta-Aktivität in dieser Altersgruppe normal ist) war entweder diffus vorhanden mit posteriorem Maximum oder auf die posterioren Bereiche beschränkt. Meist war sie auf einer Seite stärker ausgeprägt. Die Delta-Aktivität tauchte am häufigsten auf und war am stärksten ausgeprägt, wenn (a) der Anfall länger als 30 Minuten gedauert hatte oder eine unilaterale Prädominanz bestand, (b) die Temperatur über 38,4 °C lag, (c) das Kind seit mindestens 36 Stunden vor dem Anfall erkrankt war und (d) Durchfall und Erbrechen aufgetreten waren. Bei fast allen Patienten verschwindet die exzessive Delta-Aktivität innerhalb von einer Woche nach einem einfachen Fieberkrampf. Gemessen an den heterogenen Faktoren, die eine derartige Delta-Aktivität akzentuieren können, überrascht es nicht, dass Frantzen und seine Kollegen zu dem Ergebnis kamen, dass eine derart akute EEG- Verlangsamung keine prognostische Relevanz hatte.

Das Konzept, wonach ein nach der Akutphase registriertes EEG immer normal ist, ist falsch. Tatsächlich kehrt das EEG bei den meisten Patienten innerhalb von einer Woche wieder auf Normalwerte zurück, sobald die Delta-Aktivität verschwunden ist. Alvarez et al. (1980) ermittelten bei Patienten mit Fieberkrämpfen in frühen Schlafstadien häufiger bilaterale synchrone Spitze-Welle-Komplexe als bei Kontrollen. Bei 42 (19%) der 218 Patienten von Frantzen et al. (1968) traten in Ruhe oder bei Fotostimulation generalisierte Spitze-Welle-Komplexe auf. Diese Kinder waren bei Beginn der Fieberkrämpfe etwas älter als die anderen; jenseits eines Alters von vier Jahren traten in den Registrierungen häufiger Spitze-Welle-Komplexe auf. Bei einer positiven Familienanamnese für eine Epilepsie verdoppelte sich die Inzidenz von Spitze-Welle-Komplexen (Frantzen et al., 1970). In der Akutphase traten Spitze-Welle-Komplexe nur sehr selten auf.

Das wichtigste Ergebnis der Studie von Frantzen ist, dass weder die generalisierten Spitze-Welle-Komplexe noch die fokalen Spitzen Rückschlüsse darauf zuließen, ob es später zu Fieberkrampfrezidiven oder zu einer nicht febrilen Epilepsie kommt. Die Studien von Laplane und Salbreux (1963) sowie Aicardi und Chevrie (1971, 1973) zeigten, dass generalisierte 3-Hz-Spitzen, die im Alter von drei Jahren oder davor auftreten, fast nur mit Fieberkrämpfen und / oder generalisierten myoklonischen Attacken assoziiert sind. Aicardi und Chevrie fanden bei Kindern mit Fieberkrämpfen und einem Alter unter zwei Jahren niemals generalisierte Spitze-Welle-Komplexe, sodass sie deren Vorliegen als Vorboten einer Myoklonusepilepsie werteten.

Die Bedeutung der Frequenz von Spitze-Welle-Komplexen ist bislang noch nicht untersucht, könnte aber zur Klärung ihrer Signifikanz beitragen. Dieser Ansatz wird durch den Auswahleffekt einer limitierten Registrierung behindert, sodass längere Registrierungen hier eine Antwort liefern könnten.

Klinische Zusammenhänge

Drei Situationen prädisponieren für Fieberkrämpfe. Der klassische Fieberkrampf spiegelt eine genetische Prädisposition für generalisierte motorische Anfälle wider, die nur bei Fieber auftreten. Eine zweite Gruppe von Patienten krampft bei Fieber aufgrund einer zerebralen Schädigung, die vor oder während der Fieberphase aufgetreten ist. Zur dritten Gruppe gehören Kinder mit einer chronischen generalisierten Epilepsie, die sich mit einem motorischen Anfall während einer Fieberphase manifestiert.

Komplizierte Fieberkrämpfe dauern länger als 15 Minuten, treten unilateral oder fokal oder wiederholt während einer Fieberphase auf. Derartige Anfälle treten bevorzugt bei Patienten mit bereits vor dem Fieber veränderter neurologischer Entwicklung auf und sind in der Regel mit einem erhöhten Risiko für die spätere Entwicklung einer Epilepsie assoziiert. Umgekehrt hat ein einmaliger, kurzer, generalisierter Fieberkrampf eine recht gute Prognose. In der Praxis ist die klinische Einteilung in einfache und komplizierte Anfälle oft ebenso schwierig wie die Feststellung der Prognose, sodass das EEG herangezogen wird. Bei einer Registrierung weniger als eine Woche nach dem Fieberkrampf findet sich oft eine unterschiedlich ausgeprägte, diffuse oder posteriore Delta-Aktivität, deren Frequenz von der Dauer des Fieberkrampfes und dem zeitlichen Abstand zwischen dem Anfallsende und dem EEG abhängt. Eine derartige bilaterale Delta-Aktivität würde keinen Rückschluss auf die fieberhafte Genese des Anfalls zulassen. Ein postiktales EEG mit regional akzentuierter Delta-Aktivität oder fokalen Spitzen würde bedeuten, dass der Fieberkrampf zur zweiten oder dritten oben aufgeführten Kategorie gehört, dass also der Anfall sekundär im Rahmen einer vorausgegangenen oder aktuellen zentralnervösen Schädigung aufgetreten ist. Eine regionale, hemisphärische und auch diffuse arrhythmische, sehr langsame Delta-Aktivität mit Verlust der regionalen Hintergrundaktivität ist verdächtig auf einen Abszess oder eine zerebrale Venenthrombose (Kooi et al., 1978).

In Notfällen profitieren alle Patienten von einem EEG, die nicht in absehbarer Zeit nach dem offensichtlichen Ende des Fieberkrampfes das Bewusstsein wiedererlangen, da auf diese Weise eine weiter ablaufende epileptische Aktivität ausgeschlossen werden kann.

Bei einem einfachen Fieberkrampf ist das EEG nur von begrenztem Wert. Der Arzt muss klinisch entscheiden, ob ein EEG die ursächlichen Mechanismen eines komplizierteren Anfalls aufdecken kann.

7.2 HEMIKONVULSION-HEMIPLEGIE-EPILEPSIE-SNYDROM

Das von Gastaut et al. (1960) beschriebene Hemikonvulsion-Hemiplegie-Epilepsie-Syndrom ist gekennzeichnet durch einen unilateralen oder überwiegend unilateralen prolongierten motorischen Anfall, eine postiktale, persistierende oder nicht persistierende Hemiplegie und eine chronische fokale Epilepsie, die sich entweder mit dyskognitiven fokalen Anfällen aus dem betroffenen Temporallappen, mit fokalen motorischen und eventuell mit sekundär generalisierten Anfällen manifestiert. Da beim Kleinkind oft zu Beginn des konvulsiven Status epilepticus Fieber vorhanden ist, besteht bei einem prolongierten, prädominant unilateralen Fieberkrampf Verdacht auf dieses Syndrom. Anschließend kann postiktal bilateral eine hochamplitudige Delta-Aktivität mit einer Frequenz von 1–2 Hz und einem Maximum in der betroffenen Hemisphäre auftreten. Diese EEG-Veränderung kann in weniger starker Ausprägung jahrelang persistieren. Multifokale Spitzen können unabhängig voneinander in beiden Hemisphären auftreten, meist jedoch in der klinisch betroffenen Hemisphäre. Ein weiteres Merkmal sind sekundär generalisierte Spitze-Welle-Komplexe. Die neurologische Bildgebung kann eine vorausgehende fokale Anomalie aufzeigen.

7.3 ERSTER ANFALL

Das Risiko für einen erneuten febrilen Anfall nach einem ersten, nicht provozierten Anfall liegt bei Kindern zwischen 42% und 52% (Camfield et al., 1985; Shinnar et al., 1990). Bei Kindern mit auffälligen neurologischen Befunden, fokalen Spitzen im EEG und dyskognitiven Anfällen ermittelte Camfields Gruppe höhere Rezidivraten. Bei Kindern mit einem idiopathischen ersten Anfall war das EEG in der Studie von Shinnar et al. (1990) der beste Vorhersagefaktor für Anfallsrezidive. EEG-Veränderungen gingen nach 12 Monaten mit einem kumulativen Risiko von 41%, nach 24 Monaten von 54% und nach 36 Monaten von 56% im Vergleich zu 15%, 23% und 26% bei Kindern mit unauffälligem EEG einher. Sofern bei der initialen Registrierung keine eindeutigen epileptiformen Entladungen vorhanden sind, lassen sich die Spitzen oft bei einem Schlaf-EEG aufdecken oder besser abgrenzen (Carpay et al., 1997; Frost et al., 1991).

7.4 LETZTER ANFALL?

Die Prognose der Krampfkontrolle hängt vor allem von der assoziierten Epilepsie ab. Durch die Definition der Epilepsie hilft das EEG bei der prognostischen Vorhersage. Allerdings verläuft die Epilepsie bei den verschiedenen Epilepsiesyndromen unterschiedlich schwer. Bei Syndromen, bei denen die Menge der Spitzen oder Spitze-Welle-Komplexe die Krampfinzidenz widerspiegelt, kann das EEG die Entscheidungen zur Reduktion der Medikamente beeinflussen. Ein derartiger typischer Zusammenhang besteht zwischen Spitze-Welle-Komplexen und Absencen (Miller und Blume, 1993; Braathen und Melander, 1997).

7.5 MYOKLONUSEPILEPSIEN DES SÄUGLINGS- UND KLEINKINDALTERS

Bei einem Kind mit generalisierten myoklonischen Anfällen muss der Arzt klären, zu welchem Syndrom der Anfall gehört und wie die Prognose ist. Eine wichtige Frage ist, ob diese myoklonischen Anfälle zu einer progressiven Myoklonusepilepsie, einer schweren, nicht progressiven generalisierten Epilepsie oder einer benigneren epileptischen Erkrankung gehören.

Diese Krankheitsbilder unterscheiden sich im EEG. Eine langsame Hintergrundaktivität, die sich nicht durch Müdigkeit oder Medikamente erklären lässt, sowie das Fehlen normaler Schlafmuster sind nicht epileptiforme Merkmale der oft nicht behandelbaren Epilepsien, wie dem Lennox-Gastaut-Syndrom. Die eher benignen Myoklonusepilepsien können mit einer normalen Alpha-Aktivität einhergehen und als einzige Hintergrundaktivität können vereinzelte «projizierte» rhythmische diffuse Delta-Wellen auftreten.

Auch durch epileptiforme Potenziale lassen sich diese Krankheitsbilder unterscheiden. Die benigneren myoklonen Anfälle gehen mit gelegentlichen Spitze-Welle- und Polyspike-Wave-Komplexen mit einer Frequenz von 2,5–4 Hz einher, wobei auch einige langsamere repetitive Spitze-Welle-Komplexe eingelagert sein können. Unkontrollierte Myoklonusepilepsien können mit temporären Slow-Spike-Wave-Komplexen einhergehen, die bei Therapie in die schnelleren (> 2,5 Hz) Spitze-Welle-Komplexe übergehen. Die Spitze-Welle-Komplexe der schweren Myoklonusepilepsien sind oft deutlich erhöht oder werden durch Fotostimulation ausgelöst. Im Non-REM-Schlaf werden aus derartigen Spitze-Welle-Komplexen oft Polyspike-Wave-Komplexe oder sogar kurze Serien von diffus verteilten Polyspikes.

Im Gegensatz dazu geht das Lennox-Gastaut-Syndrom mit Slow-Spike-Wave-Komplexen mit einer Frequenz von in der Regel weniger als 2,5 Hz einher. Wie bereits vielerorts beschrieben, nehmen diese bilateral synchronen oder wechselnden Entladungen einen Großteil der Wach- und Schlaf-Registrierungen ein. Derartige Entladungen werden fast nie durch Fotostimulation ausgelöst. Auch im Non-REM-Schlaf sind Serien von diffus verteilten Polyspikes möglich. Kurze tonische Anfälle lassen sich klinisch oft nur schwer von Myoklonien unterscheiden; hier helfen Polygrafien. Die elektromyografische (EMG) Komponente würde bei der tonischen Form deutlich länger als 100 ms sein, bei Myoklonien hingegen kürzer als 100 ms. Außerdem würde bei tonischen Anfällen auch die Hintergrundaktivität diffus abgeschwächt sein (Elektrodekrement) oder es würden fokale oder diffuse hochfrequente rhythmische Wellen auftreten (Blume, 1982; Gastaut und Broughton, 1972).

Bei myoklonischen Attacken treten unabhängig von der Form oft bilateral synchrone singuläre oder sehr kurze multiple Spitzen auf. Sie hängen allgemein mit den peripheren myoklonischen Zuckungen zusammen und besitzen unterschiedliche zeitliche Mechanismus.

Alle generalisierten Epilepsien des Kindesalters können mit atonischen Anfällen einhergehen, in deren Rahmen Spitze-Welle-Komplexe, Polyspike-Wave-Komplexe, schnelle rhythmische Wellen (epileptischer Rekrutierungsrhythmus) oder Slow-Spike-Wave-Komplexe auftreten. Auch Absencen sind möglich. EEGs mit benignen myoklonischen Anfällen haben oft größere Ähnlichkeit mit typischen Absencen mit abruptem Beginn und Ende der klinischen und EEG-Veränderungen und ohne begleitende Symptome als tonische Ereignisse. Im Gegensatz dazu beginnen die myoklonischen Anfälle beim Lennox-Gastaut-Syndrom eher allmählich und enden mit einem topischen Phänomen, mit Automatismen und autonomen Symptomen; ihr Zusammenhang mit Slow-Spike-Wave-Komplexen ist weniger eindeutig.

Die EEG-Befunde der progressiven Myoklonusepilepsie werden später in diesem Kapitel besprochen.

7.6 INDIKATIONSSTELLUNG VON EPILEPSIE-OPERATIONEN

Die Entscheidungsfindung hinsichtlich einer chirurgischen Behandlung beruht bei Kindern mit unbehandelbarer fokaler Epilepsie auf einer Zusammenschau der Daten unterschiedlicher Herkunft über die epileptogenetische Region. Dazu gehören die Art der Anfälle, das interiktale oder iktale EEG, die neurologische Bildgebung und etwaige fokale neuropsychologische Defizite. Ein Großteil dieser Beurteilung erfolgt über mehrere Monate, in deren Verlauf die Therapierefraktärität immer deutlicher wird.

Während dieser Phase sollten mehrfach ambulante EEG durchgeführt werden um zu ermitteln, ob die Spitzen überwiegend einer Region entspringen. Zwei Studien belegen den Wert von interiktalen Spitzen bei der Lokalisierung der Epileptogenese bei Kindern. Wir untersuchten den Zusammenhang zwischen den aktivsten fokalen Spitzen und dem schlussendlichen Operationsbereich bei 48 Patienten, bei denen im Alter von höchstens 16 Jahren eine kortikale resektive Epilepsieoperation stattfand (Blume und Kaibara, 1991). Die aktivsten fokalen Spitzen korrelierten bei 32 (67%) der 48 Patienten mit dem Operationsbereich. Am höchsten war dieser Zusammenhang bei Temporallappenresektionen und am niedrigsten bei Frontallappenresektionen. Glücklicherweise bestand bei 10 (91%) der 11 Patienten mit den aktivsten Spitzen in einem benachbarten Lappen oder nur ipsilateral zum Operationsbereich eine radiologisch nachweisbare Läsion in diesem Bereich. Auch in dieser Gruppe von 48 Patienten hatten 30 einen klar definierten Anfallsbeginn und einen ausgeprägten Spitzenherd. Diese Bereiche stimmten bei 21 (70%) der 30 Patienten überein, während der Anfallsbeginn bei 7 (23%) zumindest ipsilateral zu den aktivsten Spitzen auftrat. Bei keinem der Patienten erfolgte anhand des aktivsten Spitzenherds eine falsche Lateralisierung.

Von den 48 Patienten wiesen 20 (42%) eine fokale oder fokal akzentuierte diffuse Delta-Aktivität über dem Operationsbereich auf. Bei weiteren 9 (19%) Patienten trat die Delta-Aktivität entweder über dem benachbarten Lappen oder nur ipsilateral des schlussendlichen Operationsbereichs auf. In keinem Fall lag der

Bereich mit der stärksten regionalen Delta-Aktivität kontralateral des Operationsbereichs.

In einer anderen Serie an 14 Kindern, bei denen wegen therapierefraktärer Anfälle eine temporale Lobektomie durchgeführt wurde, fanden sich bei 13 (93 %) die aktivsten Spitzen in diesem Lappen und die Spitzen wiesen niemals auf die falsche Seite hin (Blume et al., 1997). Allerdings sind temporale Spitzen bei Kindern unter sechs Jahren eher seltener. Bei 7 Kindern (50 %) gingen die Anfälle mit nachweisbarem fokalem Ursprung vom später resezierten Temporallappen aus; bei keinem der Patienten war die Lateralisierung falsch. Auch fokale Delta-Aktivität tauchte fast immer auf. Diese beiden Serien zeigen, dass persistierende fokale Spitzen im Kopfhaut-EEG in der Praxis bei den meisten Patienten den Anfallsursprung zuverlässig aufdecken, und zwar noch besser als aufgezeichnete Anfälle (Dinner et al., 1984).

Trotzdem sind bei Kindern, deren Anfälle sich rasch ausbreiten oder von inferioren oder mesiokortikalen Oberflächen ausgehen, meist subdurale Ableitungen erforderlich, um den Anfallsmechanismus zu klären.

Neokortikale Fehlbildungen

Bei neokortikalen Fehlbildungen des Gehirns sind verschiedene EEG-Veränderungen, wie eine fokal oder diffus reduzierte EEG-Aktivität, monorhythmische Theta-Aktivität oder diffuse oder fokale Delta-Aktivität, möglich. Patienten mit Epilepsie haben oft multifokale Spitzen, die über den fehlgebildeten Lappen hinausreichen (Palmini et al., 1991a), meist aber auf den fehlgebildeten Bereich begrenzt sind. Es sind reichlich fokale Spitzen vorhanden (Raymond et al., 1995), die von den Läsionen selber sowie von der Grenzzone zwischen dem normalen und dem geschädigten Gehirn ausgehen können (Palmini et al., 1991b; Pathak und Blume, 1997). Diese Entladungen können elektropositiv sein (Otsubo et al., 1997). Zunehmend werden ansonsten normale Patienten identifiziert, deren therapierefraktäre fokale Anfälle von derartigen Läsionen ausgehen.

7.7 NICHT EPILEPTISCHE EREIGNISSE UND VIDEO-EEG

Psychogene Ereignisse und einige paroxysmale Bewegungsstörungen können bei Kindern und Erwachsenen epileptischen Anfällen ähneln. Häufig lässt sich die Art des Anfalls leicht anhand einer vollständigen Anfallsbeschreibung, einer klinisch-neurologischen Untersuchung und einer ambulanten EEG-Registrierung identifizieren. Das ambulante oder stationäre synchronisierte Video-EEG sichert in den übrigen Fällen die Diagnose. Bei manchen Patienten mit psychogenen Ereignissen können zusätzlich a) epileptische Anfälle, b) interiktale EEG mit Spitzen oder c) beides auftreten (Donat und Wright, 1990; Metrick et al., 1991). Der Wert dieser Untersuchungen wird durch die fehlenden EEG-Veränderungen bei vielen einfachen fokalen Anfällen und Anfällen aus Regionen in einiger Entfernung von den Kopfhautelektroden begrenzt. Die Daten können durch Muskelbewegungen und Elektrodenartefakte, die bei längeren Registrierungen häufiger sind, verschleiert werden.

7.8 SYNKOPE

Bei zufällig aufgezeichneten Synkopen treten oft ein Verlust der Alpha-Aktivität, eine kurze Periode mit niedrigamplitudiger Beta-Aktivität, eine rasch zunehmende diffuse Theta-Aktivität, dann eine Delta-Aktivität mit nachfolgender transienter elektrozerebraler Inaktivität und schließlich eine progressive Erholung auf. Trotzdem hängt die Diagnose einer Synkope nicht wie früher angenommen vom Nachweis dieser EEG-Veränderungen ab.

Die Gefahr bei der Durchführung eines EEGs bei Patienten mit Synkope besteht darin, dass irrelevante Veränderungen entdeckt werden. Daher sollte der Zweck der Registrierung zuvor ausführlich mit den Eltern und dem Patienten besprochen werden. Bei prominenten oder prolongierten myoklonischen oder tonischen Bewegungen während der Synkope (kurze Myoklonien sind häufig) besteht ein begründeter Verdacht auf eine begleitende generalisierte Epilepsie. In fast allen Fällen ist eine Diagnosesicherung anhand der Beschreibung des Hergangs möglich, sodass kein EEG erforderlich ist.

7.9 AKUTE ERKRANKUNGEN

Enzephalitis

Die normale Hintergrundaktivität wird ersetzt durch eine rhythmische und arrhythmische exzessive Delta-Aktivität, die diffus, diffus mit transienter regionaler Akzentuierung oder diffus mit konsistenter regionaler Akzentuierung auftreten kann. Diese Veränderungen korrelieren gut mit dem neurologischen Status des Patienten, wobei gleichzeitig bestehende metabolische und/oder elektrolytische Störungen zur Schwere beitragen können. In der Regel klingen die EEG-Veränderungen parallel zur klinischen Besserung wieder ab, können aber noch wochenlang danach anormal sein (Saunders und Westmoreland, 1979).

Es gibt keine überzeugenden Belege dafür, dass die EEG-Veränderungen in der akuten Phase signifikante Informationen liefern, die über die klinischen Daten hinaus eine Vorhersage der Erholung von der Enzephalitis erlauben. So kann die prominente diffuse Delta-Aktivität gemeinsam mit den klinischen Symptomen vollständig abklingen.

Allerdings gibt es zwei klinische Situationen, in denen das EEG bei der Behandlung eines Patienten mit Enzephalitis nützlich sein kann. Bei Patienten mit durch eine Enzephalitis oder Meningoenzephalitis deutlich eingeschränkter neurologischer Funktion können sich die epileptischen Anfälle atypisch klinisch manifestieren oder dem klinischen Nachweis entgehen. Das EEG kann derartige Ereignisse nachweisen und die Effizienz einer antiepileptischen Therapie zuverlässig belegen. Wegen der zufällig auftretenden Anfälle ist eine ausreichend lange Registrierung die Voraussetzung für diese Form der Evaluation.

Bei einer Virusenzephalitis trägt das EEG dazu bei zu ermitteln, ob sie durch das Herpes-simplex-Virus verursacht wurde. Zahlreiche Autoren haben bei Herpes-simplex-Enzephalitis periodische scharfe Wellen nachgewiesen, die alle 0,5–4 s auftreten (Smith et al., 1975; Upton und Gumpert, 1970). Derartige scharfe Wellen können diffus oder frontotemporal sowie unilateral oder bilateral auftreten. Bei keinem der beschriebenen Fälle von Herpes-simplex-Enzephalitis wurden repetitive scharfe Wellen beobachtet, wobei Upton und Gumpert (1970) betonen, dass für ihren Nachweis gelegentlich häufige, oft sogar tägliche Registrierungen erforderlich sind. Diese scharfen Wellen sind in den ersten zwei Krankheitswochen unterschiedlich lange und nur selten noch über die dritte Krankheitswoche hinaus vorhanden. Sie gehen immer mit einer diffusen oder temporal akzentuierten exzessiven Delta-Aktivität einher. Dieses Phänomen ist vermutlich typischer für die Herpes-simplex-Enzephalitis als für andere Virusenzephalitiden. Leider ist die Spezifität jedoch durch die Ähnlichkeit mit periodischen lateralisierten epileptiformen Entladungen, die bei zahlreichen neurologischen Erkrankungen vorkommen, beschränkt (Kooi et al., 1978).

Meningitis

Die akuten EEG-Veränderungen bei Meningitis ähneln denen der diffusen Enzephalitis: diffuse exzessive Delta- und Theta-Aktivität. Sie sind aber weniger stark ausgeprägt und können zum Teil im Rahmen von metabolischen Störungen oder Arzneimittelnebenwirkungen auftreten. Derartige Veränderungen sind oft bei Kindern schwerer als bei Erwachsenen. In diesem klinischen Zusammenhang sollte eine persistierende, sehr langsame arrhythmische fokale Delta-Aktivität klinisch den Verdacht auf einen begleitenden Abszess oder eine kortikale Venenthrombose lenken.

Trauma

Nach einem Trauma können mehrere Mechanismen zu akut wirkenden fokalen, multifokalen oder diffusen EEG-Veränderungen führen. Die offensichtlichste ist das direkte Gehirntrauma. Es folgen multifokale EEG-Veränderungen. Ein Trauma der A. carotis kann durch eine Dissektion zu einem Schlaganfall führen; darauf weisen auf eine Hemisphäre beschränkte EEG-Veränderungen hin. Thoraxverletzungen können zu einer hypoxischen oder ischämischen Enzephalopathie führen; dafür würden diffuse EEG-Veränderungen (im Gegensatz zu multifokalen) sprechen. Selten kommt es bei Frakturen der langen Röhrenknochen zu Fettembolien mit multifokalen EEG-Veränderungen.

Wie bei Erwachsenen besteht auch bei Kindern ein proportionaler Zusammenhang zwischen der EEG-Veränderung nach einem Trauma und der Schwere der Verletzung. Allerdings ist das EEG in der Regel stärker verändert als bei Erwachsenen. Bei Kindern kann selbst ein leichtes Schädeltrauma zu starken EEG-Veränderungen führen, sodass deutliche EEG-Auffälligkeiten nicht zwangsläufig einen irreversiblen Hirnschaden anzeigen.

Die auffälligste Anomalie in der akuten Phase ist eine vor allem posterior exzessive Delta-Aktivität (Frantzen et al., 1958; Silverman, 1962). Je jünger das Kind ist, umso niedriger ist die Frequenz dieser Delta-Aktivität. Eine derartige posteriore Delta-Aktivität scheint eine Akutveränderung zu sein, die nach der zweiten posttraumatischen Woche rasch abnimmt. In der Studie von Silverman verschwand die regionale Delta-Aktivität in anderen Bereichen langsamer. Traumatische EEG-Veränderungen persistieren bei Kindern oft länger als bei Erwachsenen. Obwohl sie nach schweren Kopfverletzungen in der Regel länger anhalten, besteht diesbezüglich eine erhebliche interindividuelle Variabilität.

Da bei einem Schädeltrauma eine Coup-Contrecoup-Verletzung auftritt, kann das EEG oft eine klinisch stumme Funktionsstörung, wie ipsilaterale hemisphärische Anomalien bei Hemiplegie, zeigen.

Bei der Beurteilung der Auswirkungen eines Schädeltraumas im EEG muss die Möglichkeit einer bereits zuvor vorhandenen Veränderung berücksichtigt werden. So entstehen gut ausgebildete, bilateral synchrone Spitze-Welle-Komplexe mit einer Frequenz von 3 Hz nicht akut durch ein Trauma (Kellaway, 1955). Dies unterstreicht die Bedeutung einer EEG-Registrierung unmittelbar nach dem Schädeltrauma. Zur Sicherstellung des Abklingens von persistierenden Veränderungen sind wiederholte EEG-Kontrollen, insbesondere wenn sie klinisch stumm sind, erforderlich.

Nach einem oder mehreren traumatisch veränderten EEGs ist mehr als eine einmalige normale Registrierung erforderlich, bevor von einer dauerhaften Normalisierung des EEGs ausgegangen werden kann. Dazu sollte auch ein Schlaf-EEG erfolgen, da im Schlaf oft Veränderungen zu erkennen sind, die im Wachzustand nicht vorhanden sind.

Koma

Die klinische Evaluation komatöser Patienten umfasst auch die Untersuchung der überwiegend vom Hirnstamm vermittelten Funktionen. Das EEG, das überwiegend kortikale Funktionen widerspiegelt, ist dazu eine wertvolle Ergänzung.

Bei komatösen Patienten treten mehrere EEG-Veränderungen auf. Am häufigsten ist eine diffuse persistierende exzessive Delta- und Theta-Aktivität. Lässt sich diese Aktivität nicht durch äußere Reize abschwächen oder verändern, besteht ein tiefes Koma. Triphasische Wellen zeigen bei reduziertem Bewusstsein ein stoffwechselbedingtes Koma an (Bickford und Butt, 1955; Sundaram und Blume, 1987), sind aber bei Kindern selten. Periodische lateralisierende epileptiforme Entladungen spiegeln oft überlagernde regionale Veränderungen wider (Chatrian et al., 1964).

Bei zusätzlichen rezidivierenden Krampfanfällen lässt sich die Effektivität der antiepileptischen Therapie durch das Erfassen der Häufigkeit klinischer oder subklinischer elektrografischer Anfälle und die Menge der Spitzenpotenziale überwachen. Bei tiefem Koma ist ein Burst-Suppression-Muster möglich: Bursts oder kurze Serien gemischter Theta- und Delta-Wellen sowie Spitzen, die durch gleich lange oder längere Phasen mit relativer oder kompletter diffuser oder regionaler Inaktivität getrennt sind. Mehrere andere Autoren haben diffuse, nicht reaktive sinusoidale Muster im Theta- oder Alpha-Bereich beschrieben (Review bei Bauer [1987]).

Die Prognose dieser Muster hängt von der Ätiologie und der Dauer des Komas sowie davon ab, in welche Richtung sich die EEG-Befunde im Laufe der Zeit entwickeln. Bei Verwendung von Anästhetika oder anderen Substanzen, die mit einer zentralnervösen Depression einhergehen, ist der prognostische Wert der EEG-Befunde nur minimal. Metabolische und toxische Komata haben in der Regel bei gegebenem EEG-Befund eine bessere Prognose als strukturelle oder anoxische Enzephalopathien. Prognostisch positiv sind in diesem Zusammenhang eine Reaktivität des EEGs auf äußere Reize, eine spontane Variabilität des EEGs und normale Schlafpotenziale. Prognostisch ungünstige Befunde sind: eine fehlende Reaktivität auf exogene Reize, ein Burst-Suppression-Muster, eine monorhythmische Alpha- oder Theta-Aktivität, ein ausgeprägtes Niederspannungs-EEG oder elektrozerebrale Inaktivität.

Pampiglione und Harden (1968) führten bei Kindern im Alter von einem bis zehn Jahren innerhalb der ersten zwölf Stunden nach Herzstillstand Elektroenzephalografien durch. Alle 61 Kinder, in deren EEG zumindest einige altersentsprechende Befunde vorhanden waren, erholten sich rasch von der anoxischen Episode. Auch die wenigen Kinder, in deren Registrierungen nach ein paar Stunden normale Muster auftraten, nachdem initial eine kontinuierliche Delta-Aktivität vorhanden gewesen war, erholten sich gut. Die zehn Patienten mit kontinuierlicher Delta-Aktivität über mehrere Stunden ohne irgendein normales Muster erzielten das schlechteste klinische Ergebnis: neun verstarben und ein Patient blieb dezerebriert. Alle 27 Patienten mit Burst-Suppression-Muster sowie die sieben Patienten mit elektrozerebraler Inaktivität starben. Wenn die elektrozerebrale Aktivität nach einem Herzstillstand für zwei bis drei Stunden fehlte, kehrte sie anschließend grundsätzlich nicht wieder zurück.

Seshia et al. (1979) untersuchten die initialen Elektroenzephalografien bei Kindern zwölf bis 24 Stunden nach einem Herzstillstand. Von ihren 24 Patienten wiesen neun eine diffuse, hochamplitudige Delta-Aktivität auf. Bei vier dieser neun Patienten ging das EEG in ein Burst-Suppression-Muster oder eine elektrozerebrale Inaktivität über – alle verstarben; drei Patienten überlebten mit Behinderungen. Die beiden Patienten, deren EEG sich wieder normalisierte, waren bei der Entlassung neurologisch unauffällig. Alle drei Patienten, bei denen nur eine diffuse niedrigamplitudige Aktivität auftrat, entwickelten sich ungünstig: zwei verstarben und ein Patient überlebte schwerbehindert. Die Patienten mit Burst-Suppression-Muster (2 Patienten), Koma mit diffuser alpha-ähnlicher Aktivität (1 Patient) und elektrozerebraler Inaktivität (14 Patienten) verstarben.

Die Kombination dieser Daten ergibt die folgende Zusammenfassung der EEG-Befunde nach Herzstillstand bei Kindern und ihrer Prognose.

1. Bei normaler Aktivität gleich welcher Art ist die Prognose gut.
2. Überwiegende hochamplitudige Delta-Aktivität muss mehrfach durch weitere Elektroenzephalografien kontrolliert werden, bevor eine prognostische Aussage getroffen werden kann.
3. Ausgeprägte Niederspannungs-Elektroenzephalografien sind prognostisch ungünstig.
4. Alle Patienten mit elektrozerebraler Inaktivität für zwei bis drei Stunden oder Burst-Suppression-Muster versterben, sofern das EEG nicht durch ein medikamentös induziertes Koma kompromittiert ist.

Elektroenzephalografische Diagnose des irreversiblen Komas

Es steht zu hoffen, dass das Konzept des irreversiblen Komas beim Herangehen an diese Situation das Konzept des Hirntods ersetzen wird. Mohandas und Chou (1971) etablierten Kriterien, mit deren Hilfe eine irreversible Hirnstammschädigung zweifelsfrei belegt werden kann: (a) eine bekannte, irreparable intrakranielle Läsion, (b) fehlende Spontanbewegungen, (c) Apnoe, (d) fehlende Hirnstammreflexe und (e) unveränderter Zustand über zwölf Stunden. Noch nie haben Kinder oder Erwachsene, die diese Kriterien erfüllten, überlebt (Jorgenson, 1981; Moshe und Alvarez, 1986; Pallis, 1983; Rowland et al., 1983; Robinson, 1981; Tomlin et al., 1981). Bobele et al. (1993) stellten fest, dass die klinische Untersuchung von Säuglingen und Neugeborenen eine zuverlässigere Vorhersage über deren

Tod erlaubt als ein EEG oder eine zerebrale Perfusionsszintigrafie (ausführlichere Besprechung in Young [1998]).

Selbst eine elektrozerebrale Inaktivität im EEG ist nicht mit dem vollständigen Fehlen der kortikalen Funktion gleichzusetzen. Einschränkender Faktor ist das Grundrauschen, von dem sich zerebrale Potenziale < 2 μV nicht unterscheiden lassen. Ashwall und Schneider (1979) belegten bei fünf Patienten im Alter von bis zu 30 Monaten, welche die Kriterien des Hirntods erfüllten, EEG-Aktivität; keiner dieser Patienten überlebte. Blume et al. (1995) ermittelten bei Erwachsenen mit ausgeprägtem Niederspannungs-EEG ($\leq$ 20 μV) dieselbe Prognose wie bei elektrozerebraler Inaktivität.

Wenn aus praktischen Gründen keine vollständige Evaluation der Hirnstammfunktionen möglich ist, sollte ergänzend ein EEG durchgeführt werden, beispielsweise bei der Verletzung von Strukturen, an denen sich die Hirnstammfunktion widerspiegelt (z. B. die Hirnnerven). Aber selbst in diesen Fällen ist der EEG-Befund nicht entscheidend, sondern wird gemeinsam mit anderen Daten zur Entscheidung der Diagnose eines irreversiblen Komas ausgewertet.

Bei Akzeptanz des Konzepts des irreversiblen Komas anstelle des Hirntods ist der Nachweis einer vollständigen kortikalen elektrischen Inaktivität nicht erforderlich. Wichtiger ist die Reaktivität des vorhandenen EEG-Musters auf exogene Reize. Über die technischen Voraussetzungen gibt es zahlreiche Veröffentlichungen, insbesondere von Bauer (1987).

7.10 CHRONISCHE, NICHT PROGRESSIVE ERKRANKUNGEN

Kopfschmerz

Die klinische Beurteilung grenzt Kopfschmerzen bei progressiven zerebralen Läsionen, wie Hirntumoren oder Gefäßfehlbildungen, zuverlässiger von Migräne und Spannungskopfschmerz als das EEG ab. Dies wurde bei Kindern und Jugendlichen jedoch nie systematisch untersucht.

Das Problem liegt in dem hohen Anteil von EEG-Veränderungen bei Kindern mit Migräne, der mit 44 % (Froelich et al., 1960) bis 73 % (Prensky und Sommer, 1979) angegeben wird. Zu den zahlreichen möglichen Befunden gehören Spitzen und scharfe Wellen, Bursts von Theta-Aktivität sowie eine diffuse oder fokale Delta-Aktivität. Fokale Delta-Aktivität kann bei einer hemisensiblen und/oder hemiplegischen Migräne, Migräne mit visueller Aura oder unkomplizierter Migräne auftreten. Die Verlangsamung des EEGs kann noch für ein bis zwei Wochen nach der Episode bestehen bleiben.

Wegen der moderaten Inzidenz epileptiformer Potenziale bei kindlicher Migräne (22 % [Froelich et al., 1960] bis 47 % [Prensky und Sommer, 1979]) kann das EEG wohl auch weniger gut als die klinische Beurteilung zwischen einer Migräne und einer Epilepsie unterscheiden. In diesen Fällen liegen beide kombiniert vor, wie die visuellen Phänomene, die epileptischen Anfälle und die okzipitalen Spitzen beim Syndrom der Basilarismigräne (Camfield et al., 1978; Gastaut und Zifkin, 1987).

Daraus leitet sich ab, dass bei den meisten Kindern mit Kopfschmerzen kein EEG erforderlich ist. In komplexen Fällen kann das EEG ergänzend zur primär klinischen Diagnostik erfolgen.

Zerebralparese

Gibbs und Gibbs (1964) führten die umfangreichste Studie zu EEG-Veränderungen bei Zerebralparese durch. Sofern nicht anders gekennzeichnet, entstammen die nachfolgenden Angaben ihrer Studie.

Unter allen Formen der Zerebralparese weisen Patienten mit Hemiplegie am häufigsten EEG-Veränderungen auf (90 %), gefolgt von Patienten mit Quadriplegie (85 %). Wie bei der tiefer sitzenden Pathologie nicht anders zu erwarten, sind anormale EEGs bei Paraplegie (70 %) und Athetose (50 %) seltener. Die Inzidenz von epileptischen Anfällen in diesen Gruppen verhält sich parallel zur Inzidenz der EEG-Veränderungen.

Von den Patienten mit Zerebralparese weisen 14 % eine anormal niedrigamplitudige Hintergrundaktivität auf. Bei 5–45 % sind die Vertex-Wellen und Spindeln reduziert oder fehlen, seltener bei Athetose und häufiger bei Quadriplegie. Asymmetrien der Wach- und Schlafpotenziale treten meist bei Hemiplegie auf; bei den Schlafpotenzialen entspricht die Seite mit der niedrigeren Spannung immer der klinisch beteiligten Seite und gleiches gilt oft auch für die Wachpotenziale.

Die häufigste Veränderung bei allen Gruppen sind multiple unabhängige Spitzenherde. Obwohl die Region, die in den Kopfhautableitungen die meisten Spitzen aufweist, häufig über der von der Hemiplegie betroffenen Hemisphäre liegt, kann sie selten auch über der gesünderen Hemisphäre liegen (Rasmussen, 1975). Dies gilt insbesondere bei ausgedehnter Zerstörung einer Hemisphäre. In diesem Fall ist die Spannung der bilateral synchronen Entladungen oft über der relativ intakten Seite höher. Die Hintergrundaktivität über der beteiligten Hemisphäre ist reduziert.

Bei Kindern unter einem Jahr ist die Hypsarrhythmie die häufigste EEG-Veränderung. Im Alter bis zu zehn Jahren treten Spitzenherde bevorzugt im Okzipitallappen, anschließend dann im Parietallappen auf. Eine ausgeprägte Prädominanz gibt es jedoch in keinem Alter.

Autismus

Kinder mit Autismus weisen zahlreiche ungewöhnliche EEG-Befunde auf (Dorenbaum et al., 1987). Rossi et al. (1995) wiesen multifokale Spitzen, einschließlich Rolando-Spikes, nach. Zur Suche nach subklinischen Anfällen sollte ein EEG mit Schlafinduktion oder ein nächtliches Video-EEG erfolgen.

Angelman-Syndrom

Gemäß Laan et al. (1997) sind die typischsten EEG-Veränderungen hochamplitudige rhythmische triphasische Delta-Wellen mit frontalem Maximum, die intermittierend oder kontinuierlich auftreten können. Im Gegensatz dazu beschrieben Boyd et al. (1988) hochamplitudige Bursts von posterior dominanten, rhythmischen 3-Hz-Wellen, die gelegentlich von Spitzen unterbrochen wurden.

7.11 DEGENERATIVE ERKRANKUNGEN DER WEISSEN SUBSTANZ

Die Differenzialdiagnose von degenerativen Erkrankungen des zentralen Nervensystems hängt überwiegend vom Alter des Patienten, den Symptomen, dem Verlauf, den neurologischen Befunden und der Familienanamnese ab. Vor diesem Hintergrund hilft das EEG bei der Eingrenzung der möglichen Diagnosen. Außerdem kann es bei einem ansonsten gesunden Patienten mit nur einem Symptom, wie einem epileptischen Anfall, den Verdacht auf eine bestimmte degenerative Erkrankung lenken.

Obwohl die Art der degenerativen Erkrankung einen starken Einfluss auf die EEG-Befunde hat, spielen auch andere Faktoren eine oft wichtige Rolle. Dazu gehören das Alter des Patienten, das Krankheitsstadium und das Vorhandensein systemischer Komplikationen der Erkrankung. Diese Faktoren müssen immer berücksichtigt werden, wenn eine Diskrepanz zwischen den EEG-Befunden und der klinischen Diagnose besteht.

Bei allen degenerativen Erkrankungen des zerebralen Kortex und/oder der darunter liegenden weißen Substanz kommt es zur Verlangsamung mit anschließendem Verlust der normalen Hintergrundaktivität kombiniert mit exzessiver Delta- und Theta-Aktivität.

Gloor et al. (1968) konnten jedoch einen Zusammenhang zwischen dem Verteilungsmuster der Läsionen und bestimmten anderen EEG-Befunden herstellen. Die nachfolgend aufgeführten Prinzipien sind aus ihrer Vergleichsstudie und aus Berichten über die einzelnen Krankheitsbilder abgeleitet. Bilateral synchrone Paroxysmen treten nur bei kortikalen und subkortikalen Erkrankungen der grauen Substanz auf. Zu diesen Entladungen gehören bilateral synchrone langsame Wellen, Spitze-Welle-Komplexe, Slow-Spike-Wave-Komplexe oder fokale Spitzen. Die Morphologie dieser paroxysmalen Aktivität hängt bei Erkrankungen der grauen Substanz vermutlich stärker vom Alter als von der Erkrankung ab. Die Spitze-Welle-Entladungen können denen bei idiopathischer Epilepsie ähneln, sind aber in der Regel in größerer Zahl vorhanden.

Im Gegensatz dazu steht bei Erkrankungen der weißen Substanz diffuse hochamplitudige arrhythmische Delta-Aktivität im Vordergrund. Diese beiden Befunde finden sich bei Erkrankungen, wie der subakut sklerosierenden Panenzephalitis, welche die graue und die weiße Substanz betrifft. Fokale und multifokale epileptiforme Potenziale finden sich bei Erkrankungen der grauen und der weißen Substanz, sind bei ersterer aber reichlicher vorhanden.

Diese Unterscheidungsmerkmale gelten prinzipiell für alle Stadien dieser Krankheiten mit maximal ausgeprägten EEG-Befunden. Früh im Krankheitsverlauf können die Elektroenzephalografien normal, minimal oder unspezifisch verändert sein. Präterminale Registrierungen sind durch niederamplitudige arrhythmische Wellen gekennzeichnet.

7.12 DEGENERATIVE ERKRANKUNGEN DER GRAUEN SUBSTANZ

Progressive Myoklonusepilepsien

Das EEG bei dieser Form der Epilepsie ist gekennzeichnet durch eine Verlangsamung mit anschließendem Verlust der normalen Hintergrundaktivität und reichliche generalisierte oder multifokale Spitzen und Spitze-Welle-Komplexe, die spontan oder nach Fotostimulation auftreten (Berkovic et al., 1986). In den nachfolgenden Kurzbeschreibungen ausgewählter Krankheiten finden sich eher allgemeine als spezifische EEG-Befunde. Somit lenken die vorgenannten EEG-Veränderungen nur den Verdacht auf eine progressive Myoklonusepilepsie, ohne jedoch die jeweilige Krankheit zu identifizieren.

GM2-Gangliosidosen

Die früheste Veränderung sind Bursts oder Serien von hochamplitudigen Theta-Wellen, die im Verlauf in Delta-Wellen übergehen, die mit Phasen niedrigamplitudiger Abflachung oder schneller Aktivität abwechseln (Schneck, 1965).

Mit fortschreitender Erkrankung steigt die Frequenz der initial multifokalen und dann bilateral synchronen epileptiformen Potenziale, die in Form von Spitze-Welle-Komplexen auftreten können, meist aber Slow-Spike-Wave-Komplexen und bilateral synchronen Spitzen ähneln. Die Hintergrundaktivität ist langsam und arrhythmisch.

Neuronale Ceroid-Lipofuszinose

Ebenso wie bei anderen degenerativen Erkrankungen verlangsamt sich die Alpha-Aktivität und verschwindet dann allmählich. Auch die zentrale Aktivität wird unterbrochen, allerdings nicht so stark wie die Alpha-Aktivität (Pampiglione und Harden, 1973). Im Vordergrund stehen Bursts und Serien von Wellen mit einer Frequenz von 2–7 Hz und einer Spannungshöhe von 200–500 μV. Früh im Krankheitsverlauf schwächt passiver Augenschluss die posteriore Delta-Aktivität ab; später ist dies nicht mehr der Fall. Zwischen die langsamen Wellen eingestreut finden sich diffuse bilateral synchrone epileptiforme Paroxysmen in Form von Spitze-Welle-Komplexen, Slow-Spike-Wave-Komplexen oder scharfen Wellen.

Pampiglione und Harden (1973) beschrieben bilateral synchrone, hochamplitudige (50–500 μV) Spitzenpotenziale mit Myoklonus als Reaktion auf eine Flimmerlichtfrequenz von $\leq$ 3 Hz. Die Amplitude dieser Entladungen nahm bei Flimmerlichtfrequenzen > 4 Hz progressiv ab.

Die verlangsamte Hintergrundaktivität, die diffuse Delta-Aktivität und die bilateral synchronen epileptiformen Paroxysmen werden mit fortschreitender Krankheit immer ausgeprägter. Präterminal sinkt jedoch die Spannungshöhe; die paroxysmale Aktivität verschwindet trotz des persistierenden klinischen Myoklonus.

Familiäre Myoklonusepilepsie (Unverricht-Landborg-Syndrom)

Auch bei der familiären Myoklonusepilepsie kommt es zum Verlust der normalen Hintergrundaktivität, zu ausgeprägten generalisierten Spitze-Welle- und Polyspike-Wave-Komplexen und diffuser Delta-Aktivität. Derartige generalisierte epileptiforme Paroxysmen und die damit einhergehenden diffusen Myokloni lassen sich leicht durch exogene Reize, vor allem durch Fotostimulation, auslösen (Genton und Roger, 1993). Sie treten bei jeder Flimmerlichtfrequenz auf.

Lafora-Krankheit

Überlagerung einer zunehmend desorganisierten Hintergrundaktivität mit langsameren Wellen (Frequenz: 3–6 Hz). Spontan treten zahlreiche bilateral synchrone Spitze-Welle- und Polyspike-Wave-Komplexe auf, die ebenfalls leicht durch Fotostimulation ausgelöst werden können. Ein zeitlicher Zusammenhang zwischen Myoklonus und Spitzenpotenzialen ist möglich. Anfälle mit visueller Symptomatik sind dokumentiert und gehen mit unilateralen okzipitalen, posterioren, temporalen Spitzenserien einher (Tassinari et al., 1978).

Rasmussen-Enzephalitis

Die Elektroenzephalografien spiegeln die Aggressivität dieser Krankheit wider, die mit prominenten und persistierenden arrhythmischen Delta-Wellen, einem Verlust der Hintergrundaktivität, wie Alpha- und μ-Rhythmen, und zahlreichen Spitzen einhergeht. Letztere können periodisch auftreten und sich weit in der betroffenen Hemisphäre ausbreiten. Eine derartige Ausbreitung kann die oft komplexen iktalen Symptome, die weit auseinanderliegende Anteile derselben Hemisphäre betreffen, erklären. Beispielsweise können die visuellen oder somatosensorischen Symptome in tonische asymmetrische motorische Anfälle übergehen. Die Betrachtung des Wach- und Schlaf-EEGs zeigt in der gesünderen Hemisphäre oft gering ausgeprägte, unabhängig auftretende Spitzen oder andere Veränderungen, was zur Bezeichnung «regional akzentuierte Enzephalitis» geführt hat. Auch bilateral synchrone Spitze-Welle-Komplexe können auftreten.

Erworbene epileptische Aphasie (Landau-Kleffner-Syndrom)

Bei erworbener epileptischer Aphasie treten beidseits zahlreiche Spitzen oder Spitze-Welle-Komplexe auf, insbesondere über den temporalen, parietalen und okzipitalen Bereichen, wobei die Seite mit der maximalen Ausprägung wechseln kann. Die Hintergrundaktivität ist normal (Hirsch et al., 1990). Einschlafen und Non-REM-Schlaf können die Anzahl der Spitzen erhöhen, die auch im REM-Schlaf persistieren können (Roger et al., 1993). Bei Jugendlichen sind derartige EEG-Veränderungen weniger ausgeprägt, was in etwa dem Umstand entspricht, dass die Krankheit bei den meisten Patienten abklingt. Dieses Syndrom und der elektrografische Status epilepticus des Schlafs sind vermutlich Varianten derselben Krankheit.

Rett-Syndrom

Bei dieser degenerativen Enzephalopathie verändert sich das EEG im Krankheitsverlauf immer stärker. Während des zweiten Stadiums, in dem bei 70–80% der betroffenen Mädchen eine oder mehrere Anfallsformen auftreten, treten zentro parietale Spitzen auf, die fast immer auch im Schlaf kontinuierlich vorhanden sind und durch Handbewegungen blockiert werden (Niedermeyer und Naidu, 1990). Slow-Spike-Wave-Komplexe sind eines der Hauptmerkmale; sie sind in der Regel posterior am stärksten ausgeprägt, und nicht anterior, wie beim Lennox-Gastaut-Syndrom (Niedermeyer und Naidu, 1987). Auch multifokale Spitzen können auftreten. Trauner und Haas (1985) ermittelten im Wach-EEG eine desorganisierte, langsame Hintergrundaktivität und quasi-periodische Bursts von hochamplitudiger Delta-Aktivität mit eingestreuten Abschwächungsphasen mit einer Länge von 3–4 s.

Subakute sklerosierende Panenzephalitis: eine Erkrankung der grauen und der weißen Substanz

Die subakute sklerosierende Panenzephalitis ist eine langsam progressiv verlaufende Enzephalitis durch eine persistierende Infektion mit dem Masernvirus. Sie ist durch das Nachlassen der geistigen Fähigkeiten, Sehstörungen, epileptische

Anfälle, einen Myoklonus und Bewegungsstörungen charakterisiert. Seit kurzem ist ihre Inzidenz wohl aufgrund der Prävention der Masern durch Impfungen zurückgegangen.

Sobald das EEG bei einem jungen Patienten mit Teilaspekten dieses Syndroms hochamplitudige periodische Komplexe enthält, sollte eine weitere Diagnostik erfolgen. Zu erkennen sind diese Komplexe an ihrer konsistenten Form und regelmäßigen Frequenz in einer Registrierung beim jeweiligen Patienten sowie am konstanten Zusammenhang mit myoklonischen Zuckungen, wenn sie vorhanden sind (Cobb, 1966). Die Komplexe bestehen aus Wellen mit einer Amplitude von 100–1000 μV und einer Frequenz von 1–3 Hz, gelegentlich mit eingestreuten Spitzen und scharfen Wellen. Bei unterschiedlichen Registrierungen reicht die Dauer von 1–3 s und die Variabilität zwischen den Komplexen liegt bei 2–20 s. Im frühen Krankheitsverlauf können die Intervalle auch länger sein (Reiher et al., 1973). Diese periodischen Komplexe treten in der Regel diffus und symmetrisch sowie seltener hemisphärisch oder regional auf.

Der Myoklonus, kurze (< 100 ms) myotonische Ereignisse, haben immer einen fixierten zeitlichen Zusammenhang mit den Komplexen. Die Zuckungen können den EEG-Veränderungen vorausgehen, gleichzeitig auftreten oder danach. Periodische Komplexe können auch ohne Myoklonus auftreten, umgekehrt ist dies aber sehr selten. Normalerweise verschwindet der Myoklonus im Tiefschlaf, während der Komplex persistiert. Exogene Reize können die Rhythmik der Komplexe oder des Myoklonus in der Regel nicht stören. Gelegentlich gehen die repetitiven EEG-Komplexe mit einem repetitiven Verlust des Muskeltonus einher.

Früh im Krankheitsverlauf können diese periodischen Komplexe aus einer normalen Hintergrundaktivität hervorgehen. Mit fortschreitender Krankheit treten exzessive Theta- und Delta-Wellen auf. Allerdings ist die Störung der Hintergrundaktivität nicht kontinuierlich vorhanden; im frühen Krankheitsverlauf können die periodischen Komplexe von Phasen normaler Aktivität unterbrochen sein. Die Amplitude der Hintergrundaktivität nimmt im weiteren Krankheitsverlauf, wenn die Komplexe verschwinden, ab.

Selten treten Spitze-Welle-Komplexe und Slow-Spike-Wave-Komplexe auf, die jedoch in der Regel unabhängig von den periodischen EEG-Veränderungen sind (Cobb, 1966; Westmoreland et al., 1976).

Der Schlafzyklus kann ein einfacheres niedrigamplitudiges schnelles Muster und eine hochamplitudige Delta-Aktivität hervorbringen. In der präterminalen Phase treten immer weniger Schlafspindeln auf (Petre-Quadens et al., 1968). Bei manchen Patienten erscheinen die periodischen Komplexe nur während bestimmter Zeiträume im Schlaf (Westmoreland et al., 1977).

7.13 HIRNTUMOREN

Der typische EEG-Befund eines Hirntumors ist eine persistierende regionale Delta-Aktivität mit Spitzenpotenzialen in derselben Region, in welcher der Tumor langsam wächst. Auch wir ermittelten bei 10 von 16 Patienten, deren Tumoren sich mit einer chronischen unkontrollierten fokalen Epilepsie manifestierten, eine persistierende Delta-Aktivität (Blume et al., 1982). Bei den meisten Patienten mit Tumoren traten multiple unabhängige Spitzenpotenziale auf; bei 4 der 16 Patienten mit einem Tumor fanden sich generalisierte Spitze-Welle-Entladungen. Somit lassen sich Patienten mit Tumoren nicht anhand der Art und Verteilung der epileptiformen Entladungen identifizieren, sondern eine persistierende fokale Delta-Aktivität liefert im Laufe mehrerer Registrierungen einen Hinweis auf ihr Vorliegen. Natürlich hat der Wert der Elektroenzephalografie bei der Tumordiagnostik durch die verbesserte neurologische Bildgebung stark abgenommen.

LITERATUR

Aicardi J, Chevrie JJ. Myoclonic epilepsies of childhood. *Neuropaediatrie*. 1971; 3: 177–190.

Aicardi J, Chevrie JJ. The significance of electroencephalographic paroxysms in children less than 3 years of age. *Epilepsia*. 1973; 14: 47–55.

Alvarez N, Medina C, Lombroso CT. Paroxysmal spike and slow wave bursts of early sleep in children: A controlled study. *Electroencephalogr Clin Neurophysiol*. 1980; 49: 23(P)–24(P).

Ashwall S, Schneider S. Failure of electroencephalography to diagnose brain death in comatose children. *Arch Neurol*. 1979; 6: 512–517.

Bauer G. Coma and brain death. In: Niedermeyer E, Lopes da Silva F, eds. *Electroencephalography: Basic Principles, Clinical Applications, and Related Fields*. Baltimore: Urban & Schwarzenberg; 1987: 391–404.

Berkovic SF, Andermann F, Carpenter S, Wolfe LS. Progressive myoclonus epilepsies: Specific causes and diagnosis. *N Engl J Med*. 1986; 315: 296–305.

Bickford RG, Butt HR. Hepatic coma: The electroencephalographic pattern. *J Clin Invest*. 1955; 34: 790–799.

Blume WT. Abnormal EEG: Epileptiform potentials. In: Blume WT. *Atlas of Pediatric Electroencephalography*. New York: Raven Press, 1982; 141–142.

Blume WT, Girvin JP, Kaufmann JCE. Childhood brain tumors presenting as chronic and controlled focal seizure disorders. *Ann Neurol*. 1982; 12: 538–541.

Blume WT, Girvin JP, McLachlan RS, Gilmore BE. Effective temporal lobectomy in childhood without invasive EEG. *Epilepsia*. 1997; 38: 164–167.

Blume WT, Kaibara M. Localization of epileptic foci in children. *Can J Neurol Sci*. 1991; 18: 570–572.

Blume WT, McNeill DK, Young GB, Chiu P. The low-voltage EEG in coma. In: Machado C, ed. *Brain Death*. Amsterdam: Elsevier; 1995: 157–161.

Bobele GB, Steele K, Leonard J. Determination of brain death in newborns and infants: A comparison of electroencephalograms and radionuclide cerebral perfusion scans. *Ann Neurol*. 1993; 34: 478.

Boyd SG, Harden A, Patton MA. The EEG in early diagnosis of the Angelman (happy puppet) syndrome. *Eur J Pediatr*. 1988; 147: 508–513.

Braathen G, Melander H. Early discontinuation of treatment in children with uncomplicated epilepsy: A prospective study with a model for prediction of outcome. *Epilepsia*. 1997; 38: 561–569.

Camfield PR, Camfield CS, Dooley JM, Tibbles JA, Fung T, Garner B. Epilepsy after a first unprovoked seizure in childhood. *Neurology*. 1985; 35: 1657–1660.

Camfield PR, Metrakos K, Andermann E. Basilar migraine, seizures, and severe epileptiform EEG abnormalities. *Neurology*. 1978; 28: 584–588.

Carpay JA, de Weerd AW, Schimsheimer RJ, et al. The diagnostic yield of a second EEG after partial sleep deprivation: A prospective study in children with newly diagnosed seizures. *Epilepsia*. 1997; 38: 595–599.

Chatrian GE, Shaw CM, Leffman H. The significance of periodic lateralized epileptiform discharges in EEG: An electrographic, clinical and pathological study. *Electroencephalogr Clin Neurophysiol*. 1964; 17: 177–193.

Cobb W. The periodic events of subacute sclerosing leukoencephalitis. *Electroencephalogr Clin Neurophysiol*. 1966; 21: 278–294.

Dinner DS, Luders H, Rothner AD, Erenberg G. Complex partial seizures of childhood onset: A clinical and encephalographic study. *Cleve Clin*. 1984; 51: 287–291.

Donat JF, Wright FS. Episodic symptoms mistaken for seizures in the neurologically impaired child. *Neurology*. 1990; 40: 156–157.

Dorenbaum D, Mencel E, Blume WT, Fisman S. EEG findings and language patterns in autistic children: Clinical correlations. *Can J Psychiatry*. 1987; 32: 31–34.

Frantzen E, Harvald B, Haugsted H. Fresh head injuries. *Acta Psychiatr Neurol Scand*. 1958; 33: 417–428.

Frantzen E, Lennox-Buchthal M, Nygaard A. Longitudinal EEG and clinical study of children with febrile convulsions. *Electroencephalogr Clin Neurophysiol*. 1968; 24: 197–212.

Frantzen E, Lennox-Buchthal M, Nygaard A, Stene J. A genetic study of febrile convulsions. *Neurology*. 1970; 20: 909–917.

Froelich WA, Carter CC, O'Leary JL, Rosenbaum HE. Headache in childhood. Electroencephalographic evaluation of 500 cases. *Neurology*. 1960; 10: 639–642.

Frost JD Jr, Hrachovy RA, Glaze DG, McCully MI. Sleep modulation of interictal spike configuration in untreated children with partial seizures. *Epilepsia*. 1991; 32: 341–346.

Gastaut H, Broughton R. *Epileptic seizures: Clinical and electrographic features and pathophysiology*. Springfield, IL: Charles C. Thomas; 1972: 41–45.

Gastaut H, Poirier F, Payan H, Salomon G, Toga M, Vigouroux M. HHE syndrome: Hemiconvulsions, hemiplegia, epilepsy. *Epilepsia*. 1960; 1: 418–447.

Gastaut H, Zifkin BG. Benign epilepsy of childhood with occipital spike and wave complexes. In: Andermann F, Lugaresi E, eds. *Migraine and Epilepsy*. Boston: Butterworth-Heinemann; 1987: 47–81.

Genten P, Roger J. The progressive myoclonus epilepsies. In: Wyllie E ed, *The Treatment of Epilepsy: Principles and Practice*. Philadelphia: Lea & Febiger, 1993: 571–583.

Gibbs FA, Gibbs EL. *Atlas of Electroencephalography. Vol 3: Neurological and Psychiatric Disorders*. Reading: Addison-Wesley; 1964: 185–198.

Gloor P, Kalabay O, Giard N. The electroencephalogram in diffuse Enzephalopathien: Electroencephalographic correlates of grey and white matter lesions. *Brain*. 1968; 91: 779–802.

Hirsch E, Marescaux C, Maquet P, et al. Landau-Kleffner syndrome: A clinical and EEG study of five cases. *Epilepsia*. 1990; 31: 756–767.

Jorgenson EO. Brain death: Retrospective surveys. *Lancet*. 1981; 1: 378–379.

Kellaway P. Head injury in children. *Electroencephalogr Clin Neurophysiol*. 1955; 7: 497(P)–498(P).

Kooi KA, Tucker RP, Marshall RE. *Fundamentals of electroencephalography*, 2nd ed. Hagerstown, MD: Harper & Row; 1978: 155–167.

Laan LA, Renier WO, Arts WF, et al. Evolution of epilepsy and EEG findings in Angelman syndrome. *Epilepsia*. 1997; 38: 195–199.

Laplane R, Salbreux R. Les convulsions hyperpyretiques. *Rev Prat*. 1963; 13: 753–761.

Metrick ME, Ritter FJ, Gates JR, Jacobs MP, Skare SS, Loewenson RB. Nonepileptic events in childhood. *Epilepsia*. 1991; 32: 322–328.

Miller H, Blume WT. Primary generalized seizure disorder: correlation of epileptiform discharges with seizure frequency. *Epilepsia*. 1993; 34: 128–132.

Mohandas A, Chou SN. Brain death: A clinical and pathological study. *J Neurosurg*. 1971; 35: 211–218.

Moshe SL, Alvarez LA. Diagnosis of brain death in children. *J Clin Neurophysiol*. 1986; 3: 239–249.

Niedermeyer E, Naidu S. Degenerative disorders of the central nervous system. In: Niedermeyer E, Lopes da Silva F, eds. *Electroencephalography: Basic Principles, Clinical Applications and Related Fields*. Baltimore: Urban & Schwarzenberg; 1987: 317–338.

Niedermeyer E, Naidu S. Further EEG observations in children with the Rett syndrome. *Brain Dev*. 1990; 12: 53–54.

Otsubo H, Steinlin M, Hwang PA, et al. Positive epileptiform discharges in children with neuronal migration disorders. *Pediatr Neurol*. 1997; 16: 23–31.

Pallis C. ABC of brain death: The position in the USA and elsewhere. *Br Med J*. 1983; 286: 209–210.

Palmini A, Andermann F, Olivier A, et al. Focal neuronal migration disorders and intractable partial epilepsy: A study of 30 patients. *Ann Neurol*. 1991a; 30: 741–749.

Palmini A, Andermann F, Olivier A, Tampieri D, Robitaille Y. Focal neuronal migration disorders and intractable partial epilepsy: Results of surgical treatment. *Ann Neurol*. 1991b; 30: 750–757.

Pampiglione G, Harden A. Resuscitation after cardiocirculatory arrest. *Lancet*. 1968; 1: 1261–1265.

Pampiglione G, Harden A. Neurophysiological identification of a late infantile form of "neuronal lipidosis." *J Neurol Neurosurg Psychiatry*. 1973; 36 :68–74.

Pathak P, Blume WT. The asymmetrical epileptogenicity of brain lesions. *Can J Neurol Sci*. 1997; 24 (Suppl 1): 515–516 (abstract).

Petre-Quadens O, Sfaello Z, van Bogaert L, Moya G. Sleep study in SSPE (first results). *Neurology*. 1968; 18: 60–68.

Prensky AL, Sommer D. Diagnosis and treatment of migraine in children. *Neurology*. 1979; 29: 506–510.

Rasmussen T. Surgery for epilepsy arising in regions other than the temporal and frontal lobes. In: Purpura DP, Penry JK, Walter RD, eds. *Advances in Neurology. Vol 8: Neurosurgical Management of the Epilepsies*. New York: Raven Press; 1975: 207–226.

Raymond AA, Fish DR, Boyd SO, Smith SJ, Pitt MC, Kendall B. Cortical dysgenesis: Serial EEG findings in children and adults. *Electroencephalogr Clin Neurophysiol*. 1995; 94: 389–397.

Reiher J, Lapointe LR, Lessard L. Prolonged and variable intervals between EEG complexes in subacute inclusion body encephalitis. *Can Med Assoc J*. 1973; 108: 729–732.

Robinson RO. Brain death in children. *Arch Dis Child*. 1981; 56: 657–658.

Roger J, Genton P, Bureau M, Dravet C. Less common epileptic syndrome. In: Wyllie E, ed. *The Treatment of Epilepsy: Principles and Practice*. Philadelphia: Lea & Febiger; 1993: 624–635.

Rossi PG, Parmeggiani A, Bach V, Santucci M, Visconti P. EEG features and epilepsy in patients with autism [see comments]. *Brain Dev*. 1995; 17: 169–174.

Rowland TW, Donnelly JH, Jackson AH, Jamroz SB. Brain death in the pediatric intensive care unit. A clinical definition. *Am J Dis Child*. 1983; 137: 547–550.

Saunders MG, Westmoreland BE. The EEG in evaluation of disorders affecting the brain diffusely. In: Klass DW, Daly DD, eds. *Current Practice of Clinical Electroencephalography*. New York: Raven Press; 1979: 370–371.

Schneck L. The early electroencephalographic and seizure characteristics of Tay-Sachs disease. *Acta Neurol Scand*. 1965; 41: 163–171.

Seshia SS, Chow PN, Sankaran K. Coma following cardiorespiratory arrest in childhood. *Dev Med Child Neurol*. 1979; 21: 143–153.

Shinnar S, Berg AT, Moshe SL, et al. Risk of seizure recurrence following a first unprovoked seizure in childhood: A prospective study. *Pediatrics*. 1990; 85: 1076–1085.

Silverman D. Electroencephalographic study of acute head injury in children. *Neurology*. 1962; 12: 273–281.

Smith JB, Westmoreland BE, Reagen TJ, Sandok BA. A distinctive clinical EEG profile in herpes simplex encephalitis. *Mayo Clin Proc*. 1975; 50: 469–474.

Sundaram MBM, Blume WT. Triphasic waves: Clinical correlates and morphology. *Can J Neurol Sci*. 1987; 14: 136–140.

Tassinari CA, Bureau-Paillas M, Dalla Bernardina B, et al. La maladie de Lafora. *Rev EEG Neurophysiol*. 1978; 8: 107–122.

Tomlin PJ, Martin JW, Honigsberger L. Brain death: retrospective surveys. *Lancet*. 1981; 1: 378.

Trauner DA, Haas RH. Electroencephalographic abnormalities in Rett's syndrome. *Ann Neurol*. 1985; 18: 394.

Upton A, Gumpert J. Electroencephalography in diagnosis of herpes simplex encephalitis. *Lancet*. 1970; 1: 650–652.

Westmoreland BE, Blume WT, Gomez MR. Generalized sharp and slow wave and electrodecremental seizure pattern in subacute sclerosing panencephalitis. *Mayo Clin Proc*. 1976; 51: 107–111.

Westmoreland BE, Gomez MR, Blume WT. Activation of periodic complexes of subacute sclerosing panencephalitis by sleep. *Ann Neurol*. 1977; 1: 185–187.

Young GB. Major syndromes of impaired consciousness. In: Young GB, Ropper AH, Bolton CF, eds. *Coma and Impaired Consciousness: A Clinical Perspective*. New York: McGraw-Hill; 1998: 39–78.

KAPITEL 8

Bedeutung des EEGs bei ausgewählten neurologischen Problemen des Erwachsenen

8.1 EPILEPSIE

Die Epilepsie und die epileptischen Syndrome sind auch weiterhin eine überwiegend klinische Diagnose, zu der das EEG erheblich beisteuert. Das EEG zeigt das physiologische Gegenstück zur klinischen Evaluation und ist der einzige Labortest, der potenziell diagnostische Informationen liefert. Das EEG ist die einzige Möglichkeit zur zweifelsfreien Diagnosesicherung einer Epilepsie oder akkuraten Klassifikation eines Anfalls.

Sensitivität epileptiformer Muster

Bei 50% der Wach-EEGs von Patienten mit bekannter Epilepsie treten epileptiforme Entladungen auf. Dieser Anteil steigt beim Schlaf-EEG auf 80–85%, wenn während der Registrierung Schlaf induziert wird. Schlaf erhöht die Häufigkeit von benignen Rolando-Spikes, anterioren temporalen Spitzen und Spitze-Welle-Komplexen. Die langsameren Wellen des Schlafs helfen bei der Abgrenzung fraglicher Spitzen aus dem Wach-EEG. Außerdem erhöhen mehrere Registrierungen auch die Ausbeute: bei zwei EEGs 80–85%, bei vier EEGs 90% (Binnie und Stefan, 1999). Hyperventilation und Fotostimulation erhöhen zudem die Häufigkeit der Spitzen, wie später besprochen und gezeigt wird.

Spezifität der epileptiformen Muster

Sie treten bei 0,4% der Gesunden und 0,3–3% der stationären Patienten ohne Epilepsie auf (Ajmone Marsan und Zivin, 1970). Manche Arzneimittel (z.B. Clozapin, Lithium) können diffuse Spitzen auslösen (Blume, 2006).

Prognose nach dem ersten Anfall

Studien zum Vorhandensein oder Fehlen von Spitzen im EEG nach dem ersten Anfall und bei Kontrollen haben unterschiedliche prozentuale Anteile ermittelt. In der Praxis hilft das EEG, dem wichtigsten Prognosefaktor, bei der Definition des Epilepsiesyndroms.

Fokale Epilepsien

EEG-Veränderungen im Temporallappen und die damit assoziierten Epilepsien sind so häufig, dass signifikante Merkmale an anderer Stelle bei der Auswertung übersehen werden können. Daher werden diese extratemporalen Bereiche als erstes besprochen.

Okzipitallappenanfälle gehen insbesondere bei ursächlicher Läsion mit einer stärker reduzierten und gestörten und weniger reaktiven Alpha-Aktivität als auf der normalen oder weniger stark geschädigten Seite einher. Okzipitale Spitzen breiten sich oft von O1,2 in den posterioren temporalen Bereich aus (T5,T6). Sie liegen über der anterioren okzipitalen Konvexität und registrieren daher deren Aktivität. Seltener breiten sich die Spitzen und Anfälle auf die Parietalbereiche, P3,4, aus. Die interiktalen Spitzen treten bei 80–97% der Patienten überwiegend ipsilateral zum okzipitalen Anfallsbeginn auf (Blume et al., 2005; Salanova et al., 1992; Williamson et al., 1992).

Die Elektroenzephalografien von Kindern mit benigner Rolando-Epilepsie weisen meist häufige stereotype, tangential ausgerichtete, prominente Spitzen auf, die frontal elektropositiv sind und zentroparietal elektronegativ. Oft kommt es zur Ausbreitung des negativen Feldes auf den midtemporalen Bereich. Schlaf erhöht die Häufigkeit. Diese Spitzen sind so häufig vorhanden, dass ihre Identifikation die Voraussetzung für die Diagnose einer benignen Ronaldo-Epilepsie der Kindheit ist (Berg et al., 1999). Allerdings können derartige Entladungen auch bei Patienten ohne Epilepsie auftreten (Engel, 1984). In der Regel gehen diese Spitzen aus einer normalen Hintergrundaktivität hervor; Serien können mit einer zentralen Delta-Aktivität assoziiert sein. Im Gegensatz dazu treten Spitzen gelegentlich bei Patienten mit fokalen motorischen Anfällen durch Gehirnläsionen auf; Ausnahme ist die kortikale Dysplasie, für die rhythmische epileptiforme Entladungen typisch sind (Gambardella et al., 1996).

Bei Beteiligung der Konvexität des Frontallappens an der Epileptogenese sind Spitzen und Anfälle leicht zu erkennen (Blume et al., 2001). Allerdings entgehen mesiale oder inferiore frontale Spitzen oder Anfälle oft den Kopfhautelektroden (Blume und Oliver, 1996). Der Frontallappen erzeugt mit höchster Wahrscheinlichkeit aller Gehirnanteile sekundäre, bilateral synchrone epileptiforme Muster

(Blume und Pillay, 1985). Indirekte EEG-Befunde sind eine regionale frontale Theta-/Delta-Aktivität oder eine ipsilaterale Reduktion der Beta-Aktivität.

Bei Hinweisen auf eine limbische Beteiligung an den Anfällen ist die Kombination von EEG und präziser klinischer Analyse von besonderem Wert. Da eine derartige Beteiligung Folge sowohl der Anfallsausbreitung als auch der Anfallsentstehung sein kann, muss zunächst nach einem extralimbischen Ursprung gesucht werden; beispielsweise würden okzipitale Anfälle auf eine derartige Ausbreitung hinweisen. Fehlende temporale Spitzen bei einer auf eine limbische Beteiligung hinweisenden Anfallsform zeigen einen orbitofrontalen oder zingulären limbischen Ursprung an.

Wie erstmals von Gibbs' (1952) und später von Sadler und Goodwin (1989) gezeigt wurde, reicht das anteriore mesiotemporale negative Spitzenfeld als tangentiales Feld über den von den 10-20-Kopfhautelektroden abgedeckten Bereich hinaus in den Bereich der Mandibular-Notch-Elektroden (M1,2) und der Ohrelektrode (A1,2), während die positive Komponente des Dipols die ipsilateralen und sogar kontralateralen parasagittalen Bereiche einbezieht. Neokortikale temporale Spitzen bilden das Radialfeld des negativen Felds über dem Temporallappen (Ebersole, 2003). Diese Grundlagen helfen bei der Identifikation und Lokalisierung der temporalen Spitzen, die bei 93–95% der Patienten mit dem Anfallsursprung korrelieren, wenn sie in mehreren Registrierungen über dem einen Temporallappen mindestens drei Mal häufiger auftreten als über dem anderen (Blume et al., 1993).

Leider sind temporale Spitzen bei Kindern selten und werden bei Jugendlichen und Erwachsenen häufiger. Die temporale interiktale rhythmische Delta-Aktivität (TIRDA) ist ein weiteres Merkmal, das bei manchen Patienten mit Temporallappenepilepsie vorkommt (Reiher et al., 1989).

Generalisierte Epilepsien

Das Oxford Dictionary definiert «generalisiert» als «die meisten Teile oder Fälle einschließend oder betreffend»(Sykes, 1982). Bezogen auf die Epilepsie bezeichnet «generalisiert» Zustände, die ohne besondere Vorwarnung auftreten, in der Regel mit bilateral symmetrischen motorischen Manifestationen einhergehen und die ohne fokale oder lateralisierte postiktale Manifestationen enden. Die proximalen Anteile der Extremitäten und die axialen Muskeln sind stärker betroffen als die distalen. Die fazialen und periokulären Muskeln können symmetrisch kontrahieren.

Eine Hypsarrhythmie taucht nur in zwei Drittel der initial wegen epileptischer Anfälle durchgeführten Elektroenzephalografien auf. Die anderen Patienten weisen multifokale Spitzen und eine leicht exzessive Verlangsamung auf (Jeavons und Bower, 1974). In den folgenden Jahren, wenn diese Patienten in die Erwachsenen-Neurologie wechseln, ist die Hypsarrhythmie bei einigen Patienten in Slow-Spike-Wave-Komplexe und schnelle rhythmische Wellen übergegangen. Bei anderen Patienten tritt eine leichte bis mittelstarke multifokale oder diffuse exzessive Theta-Aktivität mit sporadischen Spitzen auf. Die tonischen Anfälle werden von Serien von diffusen Spitzen oder rhythmischen Wellen mit einer Frequenz von 10–25 Hz begleitet. Die interiktalen EEG-Muster korrelieren mit dem Syndrom, das tonische Anfälle umfasst. Am wahrscheinlichsten sind die Slow-Spike-Wave-Komplexe und schnellen rhythmischen Wellen des Lennox-Gastaut-Syndroms (Gastaut und Broughton, 1972).

Interiktal und iktal weisen Syndrome mit myoklonischen Anfällen mit oder ohne atonische Komponente bilateral synchrone Spitze-Welle-Komplexe oder Polyspike-Wave-Komplexe mit einer Frequenz von 3–4 Hz auf.

In mindestens 80% der Elektroenzephalografien bei Patienten mit Absencen finden sich bilateral synchrone Spitze-Welle-Komplexe mit einer Frequenz von 2,5–3,5 Hz (Dalby, 1969). Ebenso wie die Absence beginnen und enden die Spitze-Welle-Komplexe plötzlich. Fehlende Spitze-Welle-Komplexe in zwei Registrierungen erhöhen die Wahrscheinlichkeit, dass die Blickstarre zu einer anderen Krankheit, wie der exzessiven Tagesschläfrigkeit oder der Temporallappenepilepsie, gehört. Da die Menge der Spitze-Welle-Komplexe eng mit der Häufigkeit der Absencen korreliert, ermöglichen Kontroll-Elektroenzephalografien die Überwachung der Therapie (Miller und Blume, 1993).

Bei Patienten, bei denen nur generalisierte tonisch-klonische Anfälle auftreten, kann das Wach-EEG normal sein oder Bursts von Theta-Aktivität enthalten. Spitze-Welle-Komplexe mit einer Frequenz von 3–4 Hz können ebenso wie jene im Rahmen von myoklonischen Anfällen spontan oder nach Hyperventilation oder Fotostimulation auftreten. Alle diese Merkmale kommen bei juveniler Myoklonusepilepsie (JME) vor (Blume, 2002). Generalisierte tonisch-klonische Anfälle werden nacheinander von den vorgenannten EEG-Befunden der jeweiligen Komponenten begleitet. Einige sekundär generalisierte Anfälle können eindeutig fokal beginnen (und nicht hemisphärisch), andere hingegen nicht. Ein inferiorer oder mesialer Beginn oder ein iktales Muskelartefakt können die Entdeckung einer derartigen initialen Fokalität im EEG verhindern.

8.2 DEMENZ

Obwohl das Ausmaß der EEG-Veränderungen bei Patienten mit bekannter oder mutmaßlicher Demenz in gewissem Maße mit den kognitiven Fähigkeiten zum Zeitpunkt der Registrierung korreliert, spiegeln diese Veränderungen grundsätzlich eher die Geschwindigkeit des intellektuellen Abbaus wider.

Folgende diffuse oder regionale Veränderungen können bei Patienten mit bekannter oder mutmaßlicher Demenz auftreten:

1. Verlust oder Störung der Hintergrundaktivität, d.h. Alpha-Aktivität
2. für das Alter und den Wachheitsgrad exzessive Theta- und Delta-Aktivität
3. im Schlaf reduzierte Spindeln, Vertex-Wellen und K-Komplexe
4. triphasische Wellen anterior (Rae-Grant et al., 1987) oder posterior (Muller und Kral, 1967)
5. unscharfe Abgrenzung der Wach- und Schlaf-Muster
6. Arousal: exzessive Theta- und Delta-Aktivität für mehr als 2 Sekunden
7. parasagittale und/oder multifokale Spitzen
8. periodische Muster, vor allem Spitzen

Depression

Bei depressiven älteren Patienten kann die kognitive Leistung reduziert sein, sodass gelegentlich der falsche Eindruck einer Demenz entsteht (Pseudodemenz). Ein normales EEG zeigt, dass nur eine Depression vorliegt (Brenner et al., 1989).

Frontotemporale Demenz

Entsprechend der relativ langsamen Progression und begrenzten topografischen Ausbreitung kann das EEG normal sein oder eine nur leicht exzessive frontale oder temporale Theta-Aktivität aufweisen.

Alzheimer-Krankheit

Möglich sind zwei oder mehr der folgenden EEG-Veränderungen:

1. für das Alter und den Wachheitsgrad exzessive Theta- und Delta-Aktivität; desorganisierter Alpha-Rhythmus durch das Einfallen dieser langsameren Wellen; evtl. initial regionale Theta-/Delta-Aktivität
2. verlangsamte Hintergrundaktivität
3. unscharfe Abgrenzung der Wach- und Schlaf-Muster
4. reduzierte oder fehlende Schlafspindeln
5. verformte und stumpfe Vertex-Wellen
6. Arousal: EEG-Muster beim Übergang vom leichten zum mittleren Non-REM-Schlaf für mehr als 2 Sekunden und mit Theta- oder Delta-Aktivität

Die Schwere dieser Veränderungen nimmt in gewissem Umfang mit dem kognitiven Verfall zu, korreliert aber weitaus stärker mit der Geschwindigkeit, mit der er stattfindet (Kaszniak et al., 1978; Rae-Grant et al., 1987). Außerdem können die typischen EEG-Veränderungen den neuroradiologischen Befunden einer Atrophie vorausgehen (Merskey et al., 1980).

Creutzfeldt-Jakob-Krankheit

Das EEG ähnelt dem bei Alzheimer-Krankheit mit rascher Verschlechterung und enthält einige weitere typische Veränderungen. Die früheste Veränderung sind fokale oder multifokale Spitzen, wobei die Spitzen jeweils von kurzer Dauer sind. Im Krankheitsverlauf treten diese Spitzen bilateral synchron auf und wiederholen sich quasi-periodisch (Brenner und Schaul, 1990). Eine derartige «Periodizität» bedeutet eine rasche Progression. Es besteht ein enger, aber nicht exakter Zusammenhang zwischen den periodischen Spitzen und dem Myoklonus. Während periodische Spitzen durch äußere Reize abgeschwächt werden können, werden sie durch regelmäßig wiederkehrende somatosensorische Reize «beschleunigt».

Selten treten Spitzen bei anderen Demenzen in den Vordergrund; besonders typisch für die Creutzfeldt-Jakob-Krankheit ist die periodische Komponente. Bei fortschreitender Erkrankung treten die folgenden EEG-Veränderungen auf: für das Alter exzessive Delta-Aktivität, periodische bilateral synchrone Spitzen, Amplitudenabnahme der Delta- und Hintergrundaktivität mit Erhalt der Spitzen.

8.3 SCHLAGANFALL

Beim akuten Schlaganfallmanagement wurde das EEG weitgehend von der neurologischen Bildgebung abgelöst, wobei die Befunde gelegentlich die Therapie beeinflussen. Nachfolgend werden die Akutveränderungen nach einem ischämischen Schlaganfall von mehreren Arterien beschrieben.

Prinzipiell manifestiert sich ein akuter Schlaganfall mit einer regionalen Abschwächung der normalen Hintergrundaktivität am Ort der Ischämie und einer arrhythmischen regionalen Delta-Aktivität im betroffenen Bereich und dessen Penumbra. Bei großen Schlaganfällen und Begleitödem kann diffus oder hemisphärisch frontale intermittierende rhythmische Delta-Aktivität (FIRDA) auftreten. Das Ausmaß der EEG-Veränderung hängt davon ab, ob die Hauptarterie oder ein Arterienast verschlossen ist, ob Kollateralen und Anastomosen vorhanden sind und mit welcher Geschwindigkeit der Gefäßverschluss aufgetreten ist, wobei ein allmählicher Verschluss besser über Kollateralkreisläufe kompensiert werden kann.

Eine frontoparietale temporale Abschwächung mit Delta-Aktivität weist auf einen Schlaganfall im Versorgungsbereich der A. cerebri media hin. Bei kleiner A. communicans anterior (ACoA) ist eine frontal stärker ausgeprägte Delta-Aktivität möglich (siehe unten). Bei Verschluss der A. cerebri anterior (ACA) distal des Abgangs der ACoA ist unilaterale frontale Delta-Aktivität und eine reduzierte Beta-Aktivität möglich. Bifrontale Delta-Aktivität weist auf einen Verschluss der ACA proximal des Abgangs der ACoA hin, wenn dieser ACA-Stamm beide ACA versorgt. Oft findet sich bei einem ACA-Infarkt eine frontoparietale temporale Abschwächung mit Delta-Aktivität, insbesondere bei beidseitigem Infarkt. Okzipitale Delta-Aktivität des Parietalbereichs und posterioren Temporalbereichs mit Abschwächung oder Verlust der ipsilateralen Alpha-Aktivität passen zu einem Infarkt der A. cerebri posterior. Bei Ausbreitung der Delta-Aktivität auf den anterioren mesiotemporalen Bereich ist auch der temporale Ast der Arterie betroffen.

Eine leichte fokale Delta-Aktivität oder eine für das Alter zu ausgeprägte fokale Theta-Aktivität spiegeln bei fehlender anderer Ursache oft klinisch okkulte ischämische Ereignisse oder eine transiente ischämische Attacke, die gar nicht transient war, wider.

Während die Inzidenz von akuten und chronischen epileptischen Anfällen beim Schlaganfall etwa 3% beträgt, steigt sie bei hämorrhagischen und großen kortikalen Schlaganfällen auf 8% (Szaflarski et al., 2008). Bei derartigen Schlaganfällen spiegeln fokale oder sekundäre, bilateral synchrone Spitzen, periodische lateralisierte epileptiforme Entladungen (PLEDs) oder subklinische Anfälle die Größe des infarzierten Areals wider. Da aus den Gliazellen freigesetzte Zytokine den neuronalen Tod herbeiführen können, vergrößern epileptische Anfälle nach einem Schlaganfall oft die ischämische Läsion (Review in Blume, 2009).

Zerebrale Embolien verursachen vermutlich aufgrund des plötzlichen Beginns in etwa 10% der Fälle epileptische Anfälle und in 50% der Fälle fokale Spitzen (Rasheva, 1981).

8.4 ENTZÜNDLICHE ERKRANKUNGEN

Da Entzündungen des zentralen Nervensystems (ZNS) oft mit einer systemischen Erkrankung auftreten, können die EEG-Veränderungen insbesondere bei Kindern auch durch elektrolytische oder andere Stoffwechselstörungen entstanden sein.

Meningitis

Bei minimaler enzephalitischer Komponente geht eine Meningitis nur mit leichten EEG-Veränderungen einher. Außerdem könnte es sich dabei um die oben genannten systemischen Effekte handeln.

Enzephalitis

Die normale Hintergrundaktivität wird durch eine diffuse oder regional akzentuierte arrhythmische Delta-Aktivität ersetzt. Die EEG-Veränderungen der Akutphase liefern kaum über die klinische Evaluation hinausgehende prognostische Informationen. Bei einem komatösen Patienten ist das EEG jedoch die beste Möglichkeit zur Überprüfung der kortikalen Funktion, was zur Vorhersage des klinischen Ergebnisses beiträgt.

Bei deutlich veränderter zentralnervöser Funktion können epileptische Anfälle mit ungewöhnlichen Symptomen einhergehen oder klinisch stumm sein. Mit einem Video-Langzeit-EEG lassen sich derartige Ereignisse erfassen und die Wirkung der antiepileptischen Therapie überwachen.

Bei einer Virusenzephalitis kann das EEG zur Ursachenklärung beitragen. Periodische breite Spitzen, die sich ähnlich wie PLEDs alle 0,5–4 Sekunden unilateral oder bilateral an den temporalen Elektroden (M1,2; F7,8; T3,4) wiederholen, sind hochverdächtig auf eine Herpes-simplex-Enzephalitis. Obwohl derartige Veränderungen in manchen Serien nur bei ungefähr 60% der Patienten auftreten (Malhotra et al., 2009), behaupten jedoch andere Autoren (Upton und Gumpert, 1970), dass sie sich bei täglichen EEG-Registrierungen früher oder später nachweisen lassen. Derartige PLEDs sind für etwa zwei Wochen und selten länger als drei Wochen vorhanden. In der klinischen Praxis wird derzeit sofort bei Verdacht auf eine sporadische Virusenzephalitis bei Erwachsenen oder Kindern Aciclovir gegeben, ohne diesen EEG-Befund abzuwarten. Außerdem treten bei zahlreichen anderen akuten Erkrankungen ähnliche periodische epileptiforme Veränderungen auf.

Subakute sklerosierende Panenzephalitis (SSPE)

Diese Krankheit ist weltweit eher selten. Sie manifestiert sich im Alter von fünf bis zehn Jahren mit einer progressiven mentalen Störung, Sprach- und Sprechstörungen, motorischen Koordinationsstörungen und periodischen myoklonusartigen Zuckungen, bei denen es sich tatsächlich um kurze myotonische Kontraktionen handelt. Typischer EEG-Befund sind Spitzen mit einer Spannung von 300–1500 μV (!), die periodisch (0,5–2 s) und polyphasisch, breit oder von normaler Dauer sind und entweder regional über einer Hemisphäre oder bilateral synchron mit interhemisphärischer oder anterior-posteriorer Verzögerung auftreten. Bei manchen Patienten erreicht das interparoxysmale Intervall 1–5 Minuten (Reiher et al., 1973). Diese Komplexe gehen unterschiedlich oft mit den motorischen Ereignissen einher und werden durch äußere Reize nicht beeinflusst. Während die motorischen Ereignisse im Schlaf abklingen können, persistieren die EEG-Komplexe. Auch weitere Zeichen einer sich verschlechternden zerebralen Funktion, wie der Verlust der Hintergrundaktivität, Delta-Aktivität, reduzierte Spindeln und Schlaforganisation, sind möglich.

Rasmussen-Enzephalitis

Die Elektroenzephalografien spiegeln die Aggressivität dieser Krankheit wider, die mit prominenten und persistierenden Delta-Wellen, einem Verlust von Komponenten der Hintergrundaktivität und zahlreichen Spitzen, die in einer Hemisphäre stärker ausgeprägt sind, einhergeht. Die Spitzen können periodisch auftreten und sich weit in der betroffenen Hemisphäre ausbreiten. Eine derartige Ausbreitung kann dem Nebeneinander unterschiedlicher Anfallsformen zugrunde liegen. Das Vorhandensein weniger prominenter epileptiformer und nicht epileptiformer Veränderungen in der anderen Hemisphäre hat zur Bezeichnung «regional akzentuierte Enzephalitis» geführt.

Zystizerkose

Sie ist die weltweit häufigste Ursache der fokalen Epilepsie und geht mit fokalen oder multifokalen Spitzen sowie bei kortikaler Beteiligung mit Delta- und Theta-Aktivität einher.

8.5 STOFFWECHSELERKRANKUNGEN

Bei fast allen Stoffwechselkrankheiten findet sich eine exzessive diffuse Delta-Aktivität und eine gemessen am Alter und dem Wachheitszustand zu niedrige Hintergrundaktivität. Bei bewusstseinseingeschränkten Patienten zeigen eine Reaktivität der EEG-Muster auf exogene Reize und das Vorhandensein von mehr als einem Muster eine leichte bis mittelschwere Enzephalopathie an, während persistierende, nicht variable, monomorphe, nicht reaktive Muster eine schwere Enzephalopathie belegen (Young et al., 1999). Bei Somnolenz und Stupor unterschiedlicher Ursache, vor allem aber bei hepatischer Enzephalopathie, treten oft triphasische Wellen (TW) auf (Ikeda et al., 2003; Niedermeyer, 2005). Trotz der ungünstigen Bedeutung können sich Patienten mit diesem Befund wieder vollständig erholen. Folgende Merkmale von triphasischen Wellen helfen bei der Abgrenzung von den morphologisch ähnlichen repetitiven Slow-Spike-Wave-Komplexen des nonkonvulsiven Status epilepticus: längere erste Phase, geringere Frequenz, längere Dauer, keine Extraspitzen und gelegentlich eine verzögerte zweite Phase (Boulanger et al., 2006).

Im Gegensatz zu Lebererkrankungen produziert die Urämie bilateral synchrone Spitze-Welle-Komplexe und photoparoxysmale Reaktionen. Allerdings haben therapeutische Fortschritte die Fluktuation der urämischen Metaboliten und damit auch die Inzidenz dieser Veränderungen reduziert (Niedermeyer, 2005).

Einige Elektrolytstörungen (z.B. Hyponatriämie) können eine diffuse Delta-Aktivität auslösen, deren Ausprägung in gleichem Umfang von der Geschwindigkeit der Elektrolytentgleisung wie auch von deren Ausmaß abhängt.

8.6 MIGRÄNE

Offensichtlich gesunde Patienten mit intermittierender Migräne weisen interessanterweise zwischen den Kopfschmerzattacken eine leichte exzessive fokale Theta-Aktivität auf. Diese Theta-Aktivität kann bei aphasischer Migräne in eine regionale Delta-Aktivität übergehen oder sich bei der hemiplegischen Migräne auf eine ganze Hemisphäre ausbreiten.

8.7 TUMOR

Die Bedeutung der Elektroenzephalografie bei der Tumordiagnostik und -behandlung wurde durch die verbesserte neurologische Bildgebung stark reduziert. Bei persistierender regionaler Delta-Aktivität sollte jedoch insbesondere bei einem Patienten mit therapierefraktärer, kryptogener fokaler Epilepsie eine weitere bildgebende Diagnostik erfolgen, um bei initial negativem CT oder MRT einen Tumor auszuschließen. Meningeome verursachen die geringsten EEG-Veränderungen, überwiegend eine fokale Theta-Aktivität (Bazil et al., 2003). Langsam wachsende Astrozytome oder Oligodendrogliome können mit fokaler Delta-Aktivität und mäßig häufigen fokalen Spitzen einhergehen. Rasch progressive Tumoren produzieren eine arrhythmische Delta-Aktivität mit einer Frequenz von 0,5 Hz, aber nur wenige oder gar keine Spitzen. Insbesondere bei sehr rasch wachsenden Tumoren ersetzt die zuvor erwähnte Delta- und Theta-Aktivität die Hintergrundaktivität. Typisch für Metastasen sind deutliche Veränderungen ähnlich denen bei hochmalignen Gliomen.

8.8 ARZNEIMITTELWIRKUNG

EEG-Veränderungen durch Arzneimittel hängen von deren Dosis, Stoffwechselrate und Verteilungsvolumen ab. Auch systemische Wirkungen, wie eine Hyponatriämie oder Hyperammonämie, stören das EEG.

Am häufigsten führen Arzneimittel zu einer exzessiven Beta-Aktivität und zu einer leichten Zunahme der Theta-Aktivität. Die hoch dosierte Gabe von Substanzen, wie Clozapine, Lithium und Phenothiazinen, kann ebenso wie der akute Entzug von Alkohol und Barbituraten Spitzen und Polyspikes auslösen. Triphasische Wellen spiegeln oft die valproatassoziierte Hyperammonämie oder eine Intoxikation mit Baclofen, Lithium und anderen Substanzen wider. Phenytoin kann die Hintergrundaktivität verlangsamen und Carbamazepin sowie sein Epoxidmetabolit kann die Theta-Aktivität verstärken und diffuse Delta-Aktivität auslösen (Review in Blume, 2006).

LITERATUR

Ajmone Marsan C, Zivin LS. Factors relating to the occurrence of typical paroxysmal abnormalities in the EEG records of epileptic patients. *Epilepsia*. 1970; 11: 361–381.

Bazil CW, Herman ST, Pedley TA. Focal electroencephalographic abnormalities. In: Ebersole JS, Pedley TA, eds. *Current Practice of Clinical Electroencephalography*. Philadelphia: Lippincott Williams & Wilkins; 2003: 303–307.

Berg AT, Shinnar S, Levy SR, et al. Newly diagnosed epilepsy in children: Presentation at diagnosis. *Epilepsia*. 1999; 40 (4): 445–452.

Binnie CD, Stefan H. Modern electroencephalography: Its role in epilepsy management. *Clin Neurophysiol*. 1999; 110: 1671–1697.

Blume WT. Clinical and basic neurophysiology of generalized epilepsies. *Can J Neurol Sci*. 2002; 29: 6–18.

Blume WT. Cytokines and strokes of ill fortune. *Epilepsy Currents*. 2009; 9 (2): 42–43.

Blume WT. Drug effects on EEG. *J Clin Neurophysiol*. 2006; 23 (4): 306–311.

Blume WT, Borghesi JL, Lemieux JF. Interictal indices of temporal seizure origin. *Ann Neurol*. 1993; 34: 703–709.

Blume WT, Ociepa D, Kander V. Frontal lobe seizure propagation: Scalp and subdural EEG studies. *Epilepsia*. 2001; 42: 491–503.

Blume WT, Oliver LM. Non-invasive electroencephalography in supplementary motor area epilepsy. In: Luders HO, ed. *Advances in Neurology*. Philadelphia: Lippincott-Raven; 1996: 309–317.

Blume WT, Pillay N. Electrographic and clinical correlates of secondary bilateral synchrony. *Epilepsia*. 1985; 26 (6): 636–641.

Blume WT, Wiebe S, Tapsell LM. Occipital epilepsy: Lateral versus mesial. *Brain*. 2005; 128: 1209–1225.

Boulanger J-M, Deacon C, Lecuyer D, et al. Triphasic waves versus nonconvulsive status epilepticus: EEG distinction. *Can J Neurol Sci*. 2006; 33: 175–180.

Brenner RP, Reynolds CF, Ulrich RF. EEG findings in depressive pseudoseizures and dementia with secondary depression. *Electroencephalogr Clin Neurophysiol*. 1989; 72: 298–304.

Brenner RP, Schaul N. Periodic EEG patterns. *J Clin Neurophysiol*. 1990; 7: 249–267.

Dalby MA. Epilepsy and 3 per second spike and wave rhythms. *Acta Neurologica Scand Suppl*. 1969; 45: 1–180.

Ebersole JS. Cortical generators and EEG voltage fields. In: Ebersole JS, Pedley TA, eds. *Current Practice of Clinical Electroencephalography*, 3rd ed. Philadelphia: Lippincott Williams & Wilkins; 2003: 12–31.

Engel J Jr. A practical guide for routine EEG studies in epilepsy. *J Clin Neurophysiol*. 1984; 1 (2): 109–142.

Gambardella A, Palmini A, Andermann F, et al. Usefulness of focal rhythmic discharges on scalp EEG of patients with focal cortical dysplasia and intractable epilepsy. *Electroencephalogr Clin Neurophysiol*. 1996; 98 (4): 243–249.

Gastaut H, Broughton R. *Epileptic Seizures: Clinical and Electrographic Features. Diagnosis and Treatment*. Springfield, IL: Charles C. Thomas; 1972: 37–47.

Gibbs F, Gibbs E. Psychomotor epilepsy. In: Gibbs FA, Gibbs EL, eds. *Atlas of Electroencephalography Reading*, MA: Addison Wesley; 1952: 162–209.

Ikeda A, Klem GH, Luders HO. Metabolic, infectious and hereditary Enzephalopathien. In: Ebersole JS, Pedley TA, eds. *Current Practice of Clinical Electroencephalography*. Philadelphia: Lippincott Williams & Wilkins; 2003: 348–377.

Jeavons PM, Bower BD. Infantile spasms. In: Vinken PJ, Bruyn GW, eds. *Handbook of Clinical Neurology. Vol 15: The Epilepsies*. New York: Elsevier, 1974; 219–234.

Kaszniak AW, Fox J, Gandell DL, et al. Predictors of mortality in presenile and senile dementia. *Ann Neurol*. 1978; 3: 246–252.

Malhotra A, Bell WE, Henderson FW. Infections of the central nervous system. In: David RB, ed. *Clinical Pediatric Neurology*. New York: Demos Medical; 2009: 211–236.

Merskey H, Ball MJ, Blume WT, et al. Relationships zwischen psychological measurements and cerebral organic changes in Alzheimer 's disease. *Can J Neurol Sci*. 1980; 7: 45–49.

Miller H, Blume WT. Primary generalized seizure disorder: Correlation of epileptiform discharges with seizure frequency. *Epilepsia*. 1993; 34 (1): 128–132.

Muller HF, Kral VA. The electroencephalogram in advanced senile dementia. *J Am Geriatr Soc*. 1967; 15: 415–426.

Niedermeyer E. Metabolic central nervous system disorders. In: Niedermeyer E, Lopes Da Silva F, eds. *Electroencephalography*, 5th ed. Philadelphia: Lippincott Williams & Wilkins; 2005: 439–454.

Rae-Grant A, Blume W, Lau C, et al. The electroencephalogram in Alzheimertype dementia: A sequential study correlating the electroencephalogram with psychometric and quantitative pathological data. *Arch Neurol*. 1987; 44: 50–54.

Rasheva M. Epileptic seizures in the acute stage of embolic stroke. *Electroencephalogr Clin Neurophysiol*. 1981; 52: 78P (abstract).

Reiher J, Beaudry M, Leduc CP. Temporal intermittent rhythmic delta activity (TIRDA) in the diagnosis of complex partial epilepsy: Sensitivity, specificity and predictive value. *Can J Neurol Sci*. 1989; 16: 398–401.

Reiher J, Lapointe LR, Lessard L. Prolonged and variable intervals zwischen EEG complexes in subacute inclusion body encephalitis. *Can Med Assoc J*. 1973; 108: 729–732.

Sadler RM, Goodwin J. Multiple electrodes for detecting spikes in partial complex seizures. *Can J Neurol Sci*. 1989; 16: 326–329.

Salanova V, Andermann F, Olivier A, et al. Occipital lobe epilepsy: Electroclinical manifestations, electrocorticography, cortical stimulation, and outcome in 42 patients treated zwischen 1930 and 1991: Surgery of occipital lobe epilepsy. *Brain*. 1992; 115: 1655–1680.

Sykes JB. *The Concise Oxford Dictionary*. Oxford: Clarendon; 1982: 411.

Szaflarski JP, Rackley AY, Kleindorfer DO, et al. Incidence of seizures in the acute phase of stroke: a population-based study. *Epilepsia*. 2008; 49 (6): 974–981.

Upton A, Gumpert J. Electroencephalography in the diagnosis of herpes simplex encephalitis. *Lancet*. 1970; 1: 650–652.

Williamson PD, Thadani VM, Darcy TM, et al. Occipital lobe epilepsy: Clinical characteristics, seizure spread patterns, and results of surgery. *Ann Neurol*. 1992; 31: 3–13.

Young GB, Kreeft JH, McLachlan RS, et al. EEG and clinical associations with mortality in comatose patients in a general intensive care unit. *J Clin Neurophysiol*. 1999; 16 (4): 354–360.

KAPITEL 9

Registrierungstechnik

Der Wert eines EEGs hängt vor allem von seiner technischen Qualität ab, die ihrerseits auf der Mitarbeit des Patienten und der Erfahrung des EEG-Assistenten beruht.

Das 16-Kanal-EEG erlaubt eine einfachere und zuverlässigere Evaluation der fokalen und generalisierten Veränderungen als Registrierungen mit weniger Kanälen. Der Einfachheit halber zeigen einige der Abbildungen in diesem Atlas acht Kanäle von 16-Kanal-EEGs. Sowohl analoge als auch digitale Abbildungen sind wiedergegeben. Der Kanal für das Elektrokardiogramm (ECG/EKG) wird nur dort gezeigt, wo er relevant ist.

9.1 VORBEREITUNG

Das Labor

Das EEG-Labor eines Krankenhauses sollte in einem für ambulante und stationäre Patienten gut zugängigen Bereich liegen und den Transport von kleinen und großen Patienten ins Labor erlauben. Für Patienten auf der Intensivstation und solche mit instabilen Erkrankungen, welche die Station nicht verlassen können, sind mobile EEG-Geräte erforderlich. Für medizinische Notfälle sollte ein Arzt verfügbar sein.

Jeder Untersuchungsraum sollte ein EEG-Gerät, ein Waschbecken, einen kleinen Gerätetisch, eine Liege und einen Schaukelstuhl sowie einen Stuhl mit aufrechter Rückenlehne und Armlehnen enthalten. Es sollte ausreichend Platz für einen Rollstuhl oder eine zusätzliche Liege sein, falls Patienten damit angeliefert werden und nicht auf die Untersuchungsliege wechseln können. Aus Sicherheitsgründen muss ein Telefon vorhanden sein. Ein kleiner Schreibtisch ist ideal und die erforderlichen Tücher werden ordentlich in Wandregalen verstaut. Ein kinderfreundliches Dekor mit bunten Bildern beruhigt ängstliche Kinder. Auch leise Instrumentalmusik und gedimmtes Licht tragen zu einer beruhigenden Umgebung bei und begünstigen bei Patienten aller Altersgruppen das Einschlafen. Ein gut organisierter, sauberer Untersuchungsraum schafft bei Eltern und Patienten Vertrauen in den EEG-Assistenten.

Die gesamte benötigte Ausrüstung sollte griffbereit sein. Eine konstante Kooperation ist eher gewährleistet, wenn die EEG-Registrierung nicht unterbrochen wird. Das EEG-Gerät sollte so stehen, dass der EEG-Assistent den gesamten Körper des Patienten sehen und leicht zu ihm gelangen kann, falls ein Anfall auftritt oder er Hilfe benötigt.

Termine

Damit ausreichend Zeit für die Registrierung zur Verfügung steht, sollten bei einem 7,5-Stunden-Tag für jeden EEG-Assistenten höchstens fünf Patienten einbestellt werden. An einer großen Klinik, an der zahlreiche Elektroenzephalografien angefordert werden, reichen drei Terminplätze für ambulante Patienten aus, sodass zwei Terminplätze für stationäre Patienten und/oder Notfälle reserviert bleiben. Werden keine stationären Patienten angemeldet, können ambulante Patienten mit Terminen an den Folgetagen vorgezogen werden.

Kinder im Alter zwischen sechs Monaten und vier Jahren sollten am frühen Nachmittag einbestellt werden, weil sie dann satt sind und schlafen wollen, sodass ein Wach- und Schlaf-EEG möglich ist. Wichtig ist der Hinweis an die Eltern bezüglich der Bedeutung des Schlafens während der Registrierung.

Säuglinge im Alter von weniger als sechs Monaten können jederzeit einbestellt werden, da sie oft morgens und nachmittags einschlafen. Patienten jeden Alters mit Schlafentzug sind oft dankbar für Termine am Morgen, da sie nachts überwiegend wach waren. Auch ohne die Bitte um Schlafentzug sollte der EEG-Assistent bemüht sein, möglichst immer auch ein Schlaf-EEG zu erhalten, um anormale Spitzen oder Spitze-Welle-Komplexe zu provozieren, insbesondere wenn ein vorausgegangenes reines Wach-EEG normal war. Aus diesen Gründen und weil ein Schlaf-EEG in der Regel länger dauert, sollte bei der Vereinbarung des ersten Termins zusätzliche Zeit eingeplant werden.

Eltern und Pflegepersonen

Eltern und Pflegepersonen spielen eine wichtige Rolle und meist ist ihre Anwesenheit günstig. Bei Säuglingen und kleinen Kindern haben sie einen Anspruch darauf, während der gesamten Untersuchung anwesend zu sein. Zwar reicht es manchen Eltern und Pflegepersonen von schulpflichtigen Kindern, wenn sie außerhalb des Untersuchungsbereichs warten, die meisten möchten jedoch dabei sein und den Patienten und sich selbst trösten und Spannungen abbauen. Viele freuen sich über die Gelegenheit, ihr Kind in den Schlaf zu wiegen oder beim Einschlafen zu streicheln. Die meisten Kinder verhalten sich in Gegenwart ihrer Eltern oder Pflegepersonen recht zufriedenstellend. Bei sehr unruhigen Kindern bessert sich das Verhalten jedoch oft signifikant, sobald die Bezugspersonen den Raum verlassen haben, sodass eine diszipliniertere, direkte Partnerschaft zwischen Kind und EEG-Assistent möglich ist. Diese Maßnahme sollte jedoch nur erfolgen, wenn die Eltern oder Pflegepersonen zustimmen und kein Problem damit haben, den Untersuchungsbereich zu verlassen.

Manche Teenager und Erwachsene möchten, dass das EEG in Abwesenheit der Angehörigen erfolgt. Bei Behinderten sollte jedoch eine Person, mit der sich der Patient wohl fühlt, anwesend sein.

Anbringen der Elektroden

Vor dem Anbringen der Elektroden nach dem internationalen 10-20-System der International Federation (Jasper, 1958; Saunders, 1979) sollte der Kopf mit einem nicht toxischen Stift oder abwaschbaren Marker vermessen werden. Anschließend wird die Kopfhaut mit einem Applikator mit Mullspitze und einer abrasiven Creme behandelt und damit die Stellen der Elektroden abgerieben. Dadurch werden die natürlichen Kopfhautfette entfernt und der Übergangswiderstand zwischen Haut und Elektrode reduziert. Am besten kombiniert eine dickflüssige leitfähige Paste den Anspruch auf eine technisch hohe Qualität bei minimaler bis gar keiner Hautreizung. Bei einem Nacht-EEG werden die Elektroden vorzugsweise mit Kollodium, einer klebstoffartigen Substanz, auf der Kopfhaut befestigt. In jede Elektrode wird eine kleine Menge Leitcreme gegeben. Auf diese Weise verrutschen die Elektroden nicht während des Schlafs oder bei starker Aktivität und lassen sich nicht so leicht abziehen.

Bei Erwachsenen und Kindern über drei Monaten (mit einem Kopfumfang > 40 cm) sorgt der volle Satz von 21 Elektroden in den meisten Fällen für eine ausreichende Abdeckung.

Unabhängig von Alter und Indikation sollten bei allen Patienten auch EKG-Elektroden angebracht werden, da sie die Abgrenzung von EKG-Artefakten ermöglichen und zudem bei der Diagnostik von Herzrhythmusstörungen helfen.

Patienten jünger als drei Monate

Bei Säuglingen im Alter von weniger als drei Monaten oder bei Kindern mit einem Kopfumfang < 40 cm werden neun Standardelektroden verwendet (Fp1,2, C3,4, CZ, T3,4, O1,2). Durch den größeren Abstand der Elektroden lassen sich die zerebralen Rhythmen besser unterscheiden und erkennen. Außerdem sollten Atmung, Augen, Mund und Herzrhythmus überwacht werden.

Drei bis zwölf Monate alte Patienten

Bei Patienten dieses Alters erfolgt die EEG-Registrierung am besten in Rückenlage auf einer Liege mit einer Handtuchrolle unter dem Nacken. Während der EEG-Assistent versucht, bei einem sehr müden Kind den Kopf zu vermessen und die Elektroden zu platzieren, hat ein Schnuller oder eine Flasche eine beruhigende Wirkung. Auch interaktives Spielzeug oder Bücher helfen dabei, das Kind abzulenken. Sobald die geeigneten Übergangswiderstände hergestellt wurden, muss der Kopf mit Mull umwickelt werden, um (a) die Elektroden zu sichern, (b) das Kind daran zu hindern, die Elektroden zu erreichen und (c) Bewegungsartefakte während der Registrierung zu reduzieren. Bei Kindern unter vier Jahren sollte der Kopf auf jeden Fall mit Mull bandagiert werden; bei älteren Kindern und manchen Erwachsenen, bei denen die Registrierung in Rückenlage erfolgt, kann dies eventuell ebenfalls erforderlich sein. Sobald der Kopf bandagiert ist, kann das Kind in die Arme eines Elternteils, das sich mit einer Decke in den Schaukelstuhl setzt, gelegt werden. Während der anschließenden Registrierung über 25–45 Minuten wird der elterliche Arm durch ein Kissen abgestützt und entlastet.

Ein bis vier Jahre alte Patienten

In dieser Altersgruppe ist entscheidend, dass die Aufmerksamkeit des Kindes zu 100% beim EEG-Assistenten liegt, da die Interaktion zwischen den beiden von der initialen Einleitung bis zum Beginn der Registrierung der wichtigste Aspekt ist. Das Kind sollte freundlich, ausdrucksvoll und mit seinem eigenen Vokabular angesprochen werden. Nach einer sehr allgemein gehaltenen Erklärung des Verfahrens sollte jeder einzelne Schritt begleitend erklärt werden. Bei der Vermessung des Kopfes und der Platzierung der Elektroden liegt der Patient auf dem Rücken.

Der EEG-Assistent muss sich beim Platzieren der Elektroden beeilen und trotzdem die Aufmerksamkeit des Kindes fesseln. In diesem Alter beträgt die Aufmerksamkeitsspanne etwa 20 Minuten, anschließend sinkt die Kooperationsbereitschaft, sofern darüber hinaus noch mehrere Elektroden angebracht werden müssen. Sobald alle Elektroden platziert sind und der Kopf bandagiert wurde, kann sich das Kind mit einem Elternteil in den Schaukelstuhl setzen oder, wenn es ruhig und entspannt ist, in Rückenlage auf der Liege bleiben.

Selten müssen bei einem unruhigen und intoleranten Patienten die Arme fixiert werden. Eigentlich sollten elterliche Ermahnungen aber genügen. Bei der jüngeren Hälfte dieser Altersgruppe hat sich das folgende Vorgehen bewährt: Legen Sie ein schmal gefaltetes Laken unter das in Rückenlage befindliche Kind, sodass es von den Schultern bis zum Gesäß reicht und das überschüssige Material rechts und links herabhängt. Legen Sie eine Seite des Lakens über den ipsilateralen Arm und schieben Sie den Rest unter den Körper, sodass der Arm nicht mehr bewegt werden kann. Auf der anderen Seite wird genauso verfahren.

Bei stark agitierten Kindern in der oberen Hälfte dieser Altersgruppe, die trotz der Assistenz eines Elternteils immer wieder treten und schreien und dabei versuchen, die Elektroden zu entfernen, kann eventuell ein Wiegenbrett eingesetzt werden. Auch hier ist die Zustimmung der Eltern Voraussetzung. Dieses praktische Werkzeug ähnelt einer Zwangsjacke, in die der Körper des Kindes geschnallt wird und dessen solides Rückenteil die Beweglichkeit des Kindes einschränkt. Das Pucken des Kindes ist weniger günstig, reicht aber aus, wenn kein Wiegenbrett vorhanden ist. Dazu wird das Kind mit einem Laken fest von den Schultern bis zu den Füßen gewickelt, sodass es Rumpf und Extremitäten kaum noch bewegen kann. Auch diese Maßnahme setzt die Mithilfe und Zustimmung der Eltern voraus. Sobald das Kind immobilisiert wurde, können ständiges Kopfschlagen, Beißversuche und ständiges Winden diese Form der Ruhigstellung einschränken. In diesem Fall muss der EEG-Assistent schnell arbeiten und die Kopfvermessung eventuell auslassen. Zu Sicherung der Elektroden und zur Aufnahme von Schweiß wird der Kopf gewickelt. Der durch die konstanten Anstrengungen des Kindes entstehende Schweiß erschwert die Interpretation. Während das Kind sich während der Platzierung der Elektroden kaum beruhigen wird, kann dies anschließend durchaus der Fall sein und es kann sogar einschlafen, wenn die Elektroden am Platz sind und der EEG-Assistent es in Ruhe lässt. In derart extremen Fällen hat es sich bewährt, dass der EEG-Assistent das Sichtfeld des Kindes verlässt, da ein einziger Blick erneutes Fehlverhalten auslösen kann. Die Kombination aus Immobilisierung und Unterlassen der Kopfvermessung ist das Verfahren der letzten Wahl, nachdem das Platzieren der Elektroden mehrfach gescheitert ist. Eine Sedierung wirkt sich auf das EEG aus und kommt daher nicht infrage (siehe unten).

Fünf Jahre alte Patienten bis Senioren

Vor der Registrierung erfolgt eine auf das Alter abgestimmte Erklärung des Vorgehens. Der Patient wird darauf hingewiesen, dass die Untersuchung nicht schmerzhaft ist und lediglich ein leichtes Kratzen verspürt werden kann, wenn die Kopfhaut abradiert wird. Während des Platzierens der Elektroden sollte der EEG-Assistent genau erklären, was er gerade macht, damit sich der Patient wohl fühlt und ihm vertraut. Dabei liegt der Patient entweder auf dem Rücken oder sitzt, was auch von seinem Gesundheitszustand abhängt. Die Registrierung ist in Rückenlage sicherer, falls ein epileptischer Anfall oder ein anderer Zwischenfall auftritt. Bei Patienten, die in einem Rollstuhl zur Untersuchung kommen, ist es oft sinnvoller, sie nicht auf die Liege zu transferieren. Verwirrte oder ataktische Patienten wirken oft gehfähig und wollen auch gehen, stürzen aber leicht. Bei der Entscheidung sollte immer die Sicherheit des Patienten im Vordergrund stehen und der Patient im Zweifelsfall zur Sicherheit im Rollstuhl verbleiben.

Bei diesen Patienten wird die Bedeutung des EEGs durch anamnestische Angaben des Patienten oder seiner Angehörigen deutlicher. Bei Erwachsenen mit vermuteter oder nachgewiesener Epilepsie sollte nach einem Zeugen der Anfälle, der sie beschreiben kann, gefragt werden. Einige Kinder können ab einem Alter von vier Jahren eine Aura und spätere Einzelheiten des Anfalls genauso gut beschreiben wie Erwachsene. Obwohl ein Angehöriger oder Freund den Anfall präziser beschreiben kann, sollte dessen Charakterisierung initial möglichst immer mithilfe des Patienten erfolgen.

9.2 ELEKTRODENPLATZIERUNG

Das internationale 10-20-Elektrodensystem

Bei Erwachsenen und Kindern mit einem Kopfumfang > 40 cm wird ein Standardkontingent von 21 Elektroden, ergänzt durch eine Erdungselektrode, verwendet. Dieses Verfahren der Elektrodenplatzierung ist seit 1958, als Jasper das internationale 10–20-System einführte, der Standard. Im Laufe der Jahre wurden zur Vereinfachung geringfügige Änderungen bei der Vermessung durchgeführt, während die 10/20-Standardregeln und die präzise Platzierung beibehalten wurden. Nachfolgend ist unser verbessertes Verfahren der 10/20-Elektrodenplatzierung beschrieben. Das ursprüngliche Verfahren kann bei Jasper (1958) nachgelesen werden.

1. Schritt: Messen des gesamten Abstands von Nasion und Inion in der Sagittalebene (Abb. 9-1). Setzen einer horizontalen Markierung auf der Hälfte des Abstands zwischen Nasion und Inion zur Lokalisierung der horizontalen Position von CZ. In 10%igem Abstand über dem Nasion liegt die initiale, horizontale Linie für FPZ. Von FPZ aus wird der Abstand bis zu CZ gemessen und auf der Hälfte der Strecke die horizontale Position von FZ festgelegt. Von CZ aus werden im selben Abstand die horizontale Position von PZ und OZ festgelegt. Die horizontalen 10%-Markierungen über Nasion (FPZ) und Inion (OZ) sind nur Referenzpunkte, wobei die OZ-Elektrode in manchen Laboren – wie dem unsrigen – als Referenzelektrode verwendet wird.

2. Schritt: Ermittlung des Abstands zwischen den beiden präaurikulären Bereichen durch die initial horizontale CZ-Markierung (Abb. 9-2). Eine vertikale Mar-

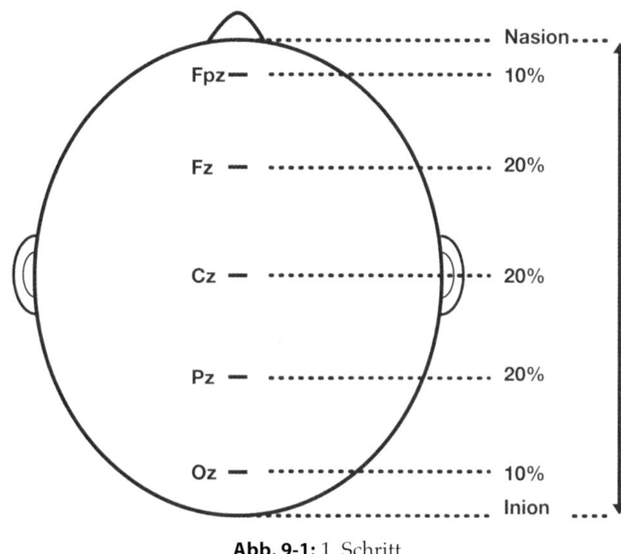

Abb. 9-1: 1. Schritt.

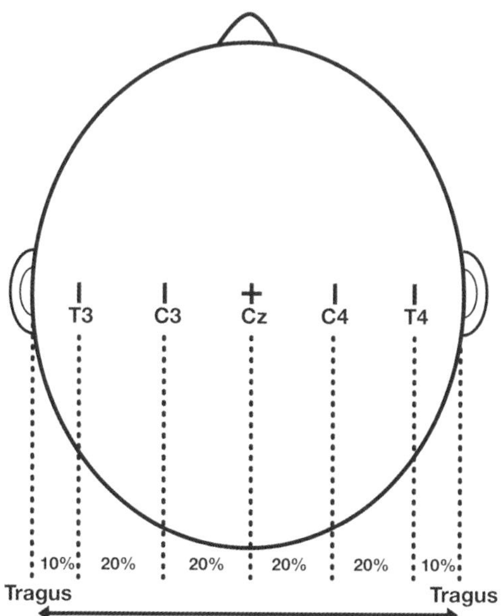

Abb. 9-2: 2. Schritt.

kierung vervollständigt CZ auf halber Strecke. Der 10%ige interaurikuläre Abstand zeigt die vertikalen Linien für T3,4. Auf der Hälfte der Strecke von der vertikalen Markierung für T3 bis zu CZ befindet sich die initiale Markierung für C3. Das Vorgehen wird auf der rechten Seite wiederholt.

3. Schritt: In Höhe des Nasions wird eine vertikale Linie gezogen, um FPZ zu vervollständigen. Nun erfolgt eine Kopfumfangsmessung von FPZ durch die vertikale Linie an T3, die horizontale Linie an OZ und die vertikale Linie an T4 bis zu FPZ (Abb. 9-3). Während das Messband in dieser Position gehalten wird, wird die OZ-Position durch eine Messung auf halber Strecke festgelegt. O1/2 liegen im Abstand von 5% des Kopfumfangs rechts und links von OZ. In diesem Schritt werden die vertikalen und horizontalen Linien vervollständigt. Ohne Verschieben des Maßbands werden auf dieselbe Weise die Positionen von FP1,2, die 5% rechts und links von FPZ liegen, festgelegt.

4. Schritt: Messung des Abstands zwischen FP1 und O1 über die initiale vertikale C3-Markierung (Abb. 9-4). Die C3-Position wird durch eine Markierung auf halber Strecke festgelegt. Auf halber Strecke zwischen FP1 und C3 bzw. C3 und O1 befinden sich F3 und P3. Der 4. Schritt wird bei der Elektrodenplatzierung auf der rechten Seite wiederholt.

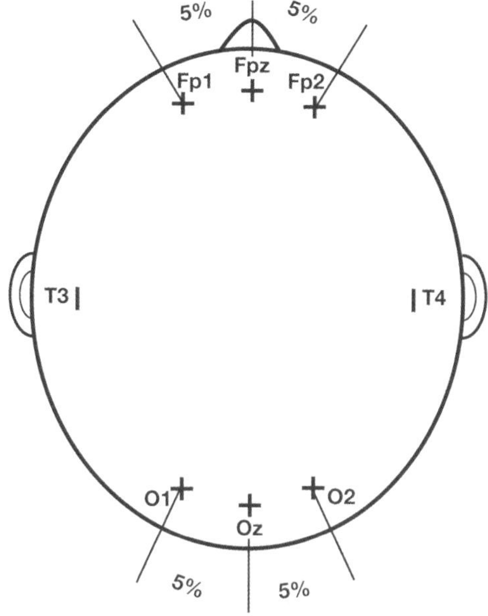

Abb. 9-3: 3. Schritt.

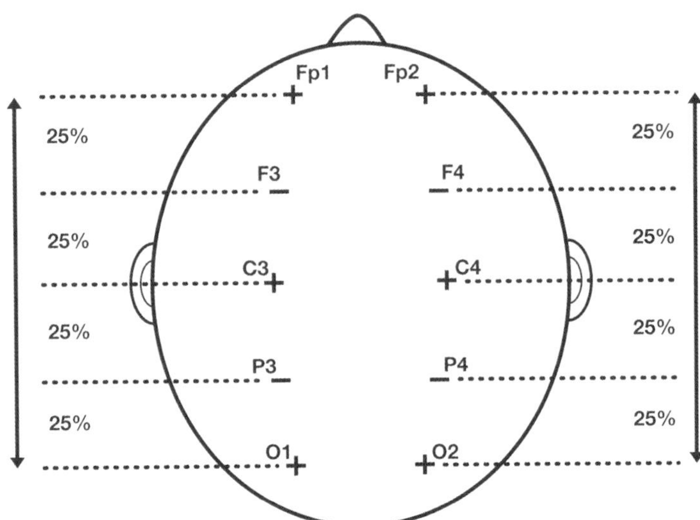

Abb. 9-4: 4. Schritt.

5. Schritt: Messung des Abstands zwischen FP1 und O1 durch die initiale vertikale Markierung an T3 (Abb. 9-5). Die T3-Position wird durch eine Markierung auf halber Strecke zwischen FP1 und O1 festgelegt. Auf halber Strecke zwischen FP1 und T3 bzw. T3 und O1 befinden sich F7 und T5. Vervollständigen Sie die vertikalen und horizontalen Linien für diese beiden Elektrodenpositionen und wiederholen Sie diesen Schritt auf der rechten Seite.

6. Schritt: Messung des Abstands zwischen F7 und F8 durch die horizontale Markierung an FZ (Abb. 9-6). Die FZ-Position wird durch eine vertikale Markierung auf halber Strecke festgelegt. Messung des Abstands zwischen F7 und FZ, dann zwischen FZ und F8. Auf halber Strecke liegen jeweils F3 und F4.

7. Schritt: Messung des Abstands zwischen T5 und T6 durch die horizontale Markierung an PZ (Abb. 9-6). Die PZ-Position wird durch eine vertikale Markierung auf halber Strecke festgelegt. Messung des Abstands zwischen T5 und PZ, dann zwischen PZ und T6. Auf halber Strecke liegen jeweils P3 und P4.

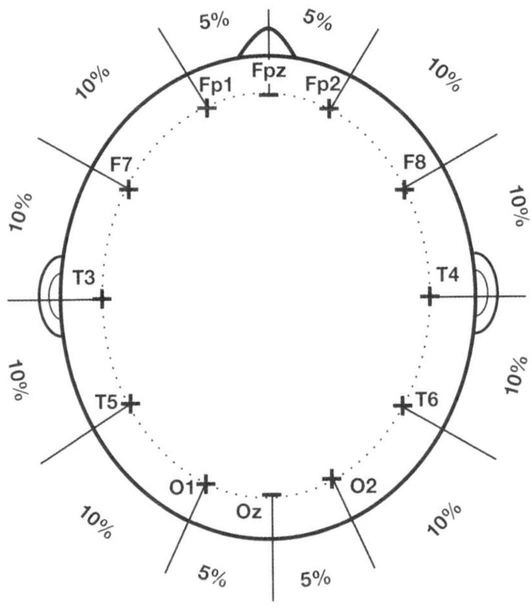

Abb. 9-5: 5. Schritt.

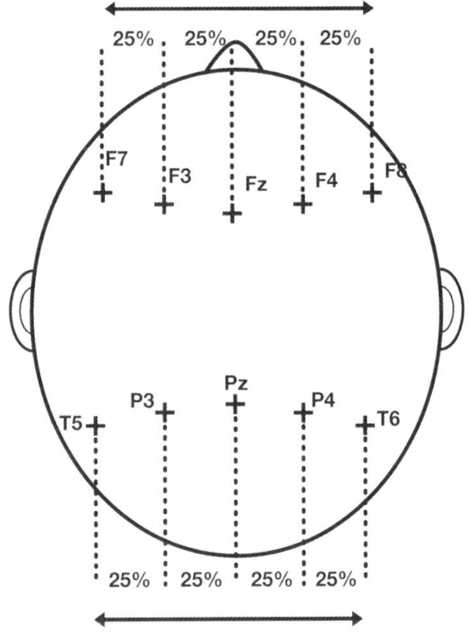

Abb. 9-6: 6. und 7. Schritt.

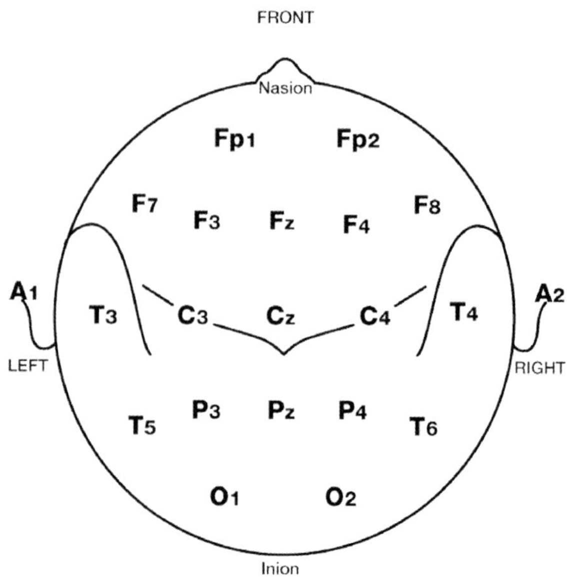

Abb. 9-7: 8. Schritt.

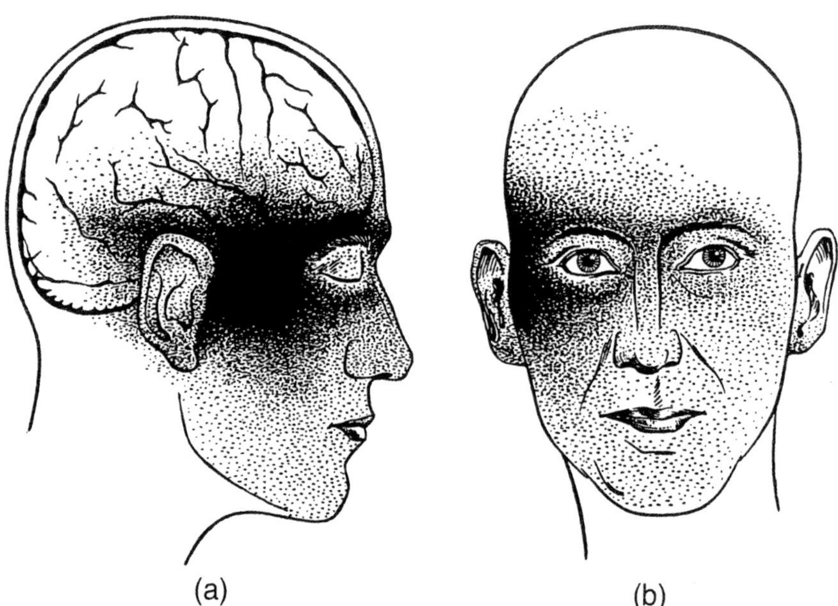

Abb. 9-8: Verteilung der Spitzen im Temporallappen. Aus Gibbs und Gibbs, 1952.

8. Schritt: Die Position der Erdungselektrode ist nicht standardisiert, meist wird sie jedoch sagittal platziert, anterior von CZ und oft in der FPZ-Position. Durch das Platzieren im anterioren Augenbewegungsfeld lassen sich Fehlplatzierungen der Elektroden schneller aufdecken: In diesem Fall ersetzt die Erdungselektrode den falschen Elektrodeninput und erzeugt dabei ein Augenbewegungspotenzial des anterioren Augenfelds. Das Platzieren von A1,A2-Elektroden am rechten und linken Ohrläppchen vervollständigt die 10-20-Registrierung (Abb. 9-7). Bei Verdacht auf eine Temporallappenepilepsie ist es oft sinnvoll, die Elektroden A1 und A2 durch Mandibular-Notch-Elektroden (M1, M2) zu ersetzen, da ihre anatomische Lage besser dazu geeignet ist, Potenziale aus dem anterior-inferioren Anteil des Temporallappens abzuleiten (Gibbs und Gibbs, 1952). Die Mandibular-Notch-Elektroden liegen 2,5 cm anterior des Tragus und unmittelbar unterhalb des Jochbeins (Sadler und Goodwin, 1989), wo die temporalen Spitzen ausgeprägter registriert werden als an A1/2 (Abb. 9-8). Diese Position lässt sich leicht beim Öffnen und Schließen des Munds ertasten.

Modifiziertes 10-20-Elektrodensystem

Eine modifizierte und stark erweiterte Version des 10-20-Systems ist das 10-10-System (Fisch, 1999) (Abb. 9-9). Obwohl es aufgrund der zahlreichen Elektroden nur

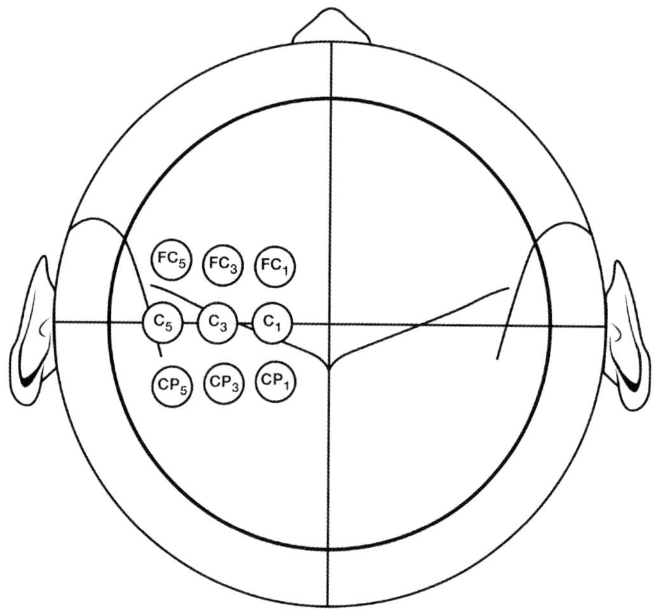

Abb. 9-9: 10-10-System (Auszug).

selten routinemäßig eingesetzt wird, stellt es Spitzen und andere Felder oft präziser dar. Am besten lässt sich dies erzielen, wenn ein «aktiver» Herd von acht zusätzlichen Elektroden umgeben wird, sodass um ihn herum ein Kopfhautgitter aus Elektroden mit geringem Abstand entsteht. Die Verschaltung der Elektroden erfolgt referenziell und/oder bipolar. Beachte die zusätzlich eingeführten und neu beschrifteten Elektroden des 10-10-Systems.

Kopfhautläsionen, Inzisionen und Kopfasymmetrie

Bei Kopfhautverletzungen oder -inzisionen im Bereich der Elektrodenpositionen müssen die Elektroden nach anterior, posterior oder lateral verschoben werden. Zur Wahrung der Symmetrie müssen die Elektroden auf der anderen Kopfseite entsprechend platziert werden. Sofern keine Standard-Mittellinienplatzierung möglich ist, kann die betroffene Elektrode entlang der Mittellinie leicht nach anterior oder posterior verschoben werden.

Bei Patienten mit deformiertem oder asymmetrischem Kopf ist die Elektrodenplatzierung mühseliger und muss pragmatischer erfolgen. Wann immer möglich, erfolgt die Vermessung nach dem 10-20-System. In manchen Fällen muss die Platzierung eher nach Augenmaß als nach Messwerten erfolgen. In diesen Fällen sollten eher anatomische Bezugspunkte als Elektrodensymmetrie berücksichtigt werden. Bei ungleich großen Schädelhälften muss jede Hemisphäre für sich vermessen werden, wodurch meist die bilaterale Symmetrie der Elektrodenpositionen gewährleistet ist. Wichtig ist, dass abweichende Elektrodenpositionen vermerkt werden.

9.3 REGISTRIERUNG BEI KINDERN UND ERWACHSENEN

Nach der Elektrodenplatzierung werden die Übergangswiderstände aller Elektroden gemessen und ihre Werte zu Beginn und möglichst auch am Ende des EEGs vermerkt. Das Wickeln des Kopfes kann bei Erwachsenen optional erfolgen, gilt aber bei den meisten Kindern als grundsätzlich erforderlich.

Bei Erwachsenen erfolgt die Registrierung des EEGs in der Regel mit einer Empfindlichkeit von 5–7 μV/mm. Da die EEG-Spannung bei Kindern in der Regel höher ist, werden bei einer Empfindlichkeit von 10–15 μV/mm mit höherer Wahrscheinlichkeit verwertbare Aufzeichnungen erzielt. Meist erreicht ein Tieffrequenzfilter von 1 Hz und 0, 3 Hz den besten Kompromiss zwischen dem Nachweis einer Delta-Aktivität und der Einschränkung von Artefakten. Hochfrequenzfilter sollten auf mindestens 70 Hz eingestellt werden, um eine Abstumpfung oder Höhenreduktion von Spitzen und hochfrequenten Potenzialen zu vermeiden. Der 60-Hz-Filter sollte ausgeschaltet werden. Diese Einstellungsvorgaben sind lediglich ein Vorschlag; der EEG-Assistent muss die Instrumentenkontrollen anhand seines Fachwissens auf den jeweiligen Fall abstimmen.

Ein technisch zufriedenstellendes EEG setzt eine Registrierungszeit von 20 Minuten zuzüglich aktivierender Maßnahmen voraus (American Clinical Neurophysiology Society, 1994). Durch Schlaf, Hyperventilation und Fotostimulation kann die Ableitzeit erheblich verlängert werden. Bei Kindern sind EEG-Registrierungen in der Regel zeitaufwändiger, da es oft eine gewisse Zeit dauert, bis qualitativ guter Schlaf erzielt wird.

Vor der Durchführung des EEGs müssen Bonbons und Kaugummi herausgenommen werden, da sie zu erheblichen Artefakten führen. Ein agitiertes Kind lässt sich auch durch einen Schnuller oder eine Flasche beruhigen, was initial zu einem Nuckel-Artefakt führen kann; mit viel Geduld erreicht der EEG-Assistent aber oft das «ultimative Ziel» – einen entspannten Patienten, der schließlich einschläft.

Informieren Sie den Patienten darüber, dass er während der überwiegenden Zeit die Augen geschlossen halten soll und dass er zu keiner Zeit Schmerzen haben wird. Kündigen Sie die Hyperventilation und Fotostimulation mit einer Dauer von jeweils 3–4 Minuten an. Ermuntern Sie den Patienten einzuschlafen. Sobald die Registrierung begonnen hat, muss die Geräuschkulisse innerhalb und außerhalb des Raums auf ein Minimum beschränkt werden. Hilfreich ist ein Türschild am Untersuchungsraum mit der Aufschrift «Ruhe, Schlaf-EEG». Das Telefon des Untersuchungsraums und das Funktelefon des Patienten sollten lautlos geschaltet werden. Erinnern Sie Eltern und Pflegepersonen daran, dass Reden, Husten, Räuspern usw. ausreichen, um den Patienten aus einem leichten Schlaf aufzuwecken. Jüngere Geschwister sollten besser mit einem Elternteil außerhalb des Untersuchungsraums warten.

Als Sicherheitsmaßnahme sollten während der Elektrodenplatzierung und EEG-Registrierung unabhängig vom Alter bei allen Patienten beide Seitenteile der Liege hochgeklappt werden. Dies kann nur dann unterbleiben, wenn ein Elternteil oder eine Pflegeperson neben dem Patienten steht und seine Hand hält oder den Rücken streichelt. Dies begünstigt gemeinsam mit dem gedimmten Licht und der leisen Musik, dass sich der Patient entspannt und einschläft. Bei hellwachen jungen Patienten, bei denen Schlaf sehr unwahrscheinlich ist, kann ein Elternteil eine Geschichte vorlesen, während das Kind in entspannter Rückenlage verbleibt.

Die Registrierung muss kontinuierlich erfolgen, da signifikante Veränderungen nur bei einem Wachheitsgrad auftreten können. Wann immer möglich, sollten Müdigkeits- und Schlaf-Ableitungen angefertigt werden, da Schlafveränderungen (Vertex-Wellen und Schlafspindeln) bei manchen Patienten fehlen oder asymmetrisch vorhanden sein können. Schlaf aktiviert viele EEG-Auffälligkeiten.

Passiver Augenschluss

Passiver Augenschluss kann «Hintergrundaktivität» auslösen, wenn ein wacher Patient die Augen nicht bei Aufforderung schließt. Dazu legt der EEG-Assistent, der Patient oder ein Elternteil vorsichtig die Finger auf die Augen (ohne die frontopolaren Elektroden zu berühren) und zählt bis zehn. Passiver Augenschluss kann zu Widerstand führen und Schreien, Bewegungen oder Lachen hervorrufen. Trotz der verschiedenen Muskel- und Bewegungsartefakte, die er hervorrufen kann, ist der passive Augenschluss bei einem insgesamt unkooperativen Patienten weiterhin essenziell zur Auslösung und Beurteilung der normalen Hintergrundaktivität.

Arousal

Die kontinuierliche Aufzeichnung bei Müdigkeit, Schlaf und Arousal ist essenziell, da es Veränderungen gibt, die nur in diesen Phasen auftreten. Da generalisierte Veränderungen oft durch Arousal induziert werden, werden Montagen bevorzugt, die deren Expression begünstigen, z. B. die ipsilaterale Ohrreferenz. Durch Beruhigen und Beschwichtigen des Patienten beim Aufwachen in einer fremden Umgebung lassen sich Elektrodenartefakte auf ein Minimum reduzieren.

Hyperventilation (HV)

Durch eine Hyperventilation für 3–4 Minuten lassen sich fokale oder diffuse Veränderungen auslösen. Sie erfolgt routinemäßig bei Ableitungen mit minimaler oder gar keiner epileptiformen Aktivität und daher meist erst später im Laufe eines EEGs. Allerdings kann eine Hyperventilation früher im Verlauf der Registrierung nach initialer Beurteilung der EEG-Merkmale zur Entspannung des Patienten beitragen und den Schlaf fördern oder sich daraus die Gelegenheit für eine weitere Hyperventilation ergeben, falls die Ergebnisse der ersten zweideutig waren. Bei der Hyperventilation kommen als Montagen vor allem die bipolare Längsreihe oder die ipsilaterale Ohrreferenz infrage. Die Anstrengung seitens des Patienten sollte notiert werden und die Montagen erst 3 Minuten nach der Hyperventilation geändert oder die Registrierung beendet werden. Sobald deutliche Spitze-Welle-Komplexe auftreten, wird das EEG unterbrochen, um einen Absencen-Status oder einen generalisierten tonisch-klonischen Anfall zu verhindern.

Einige Kinder unter zwei Jahren können hyperventilieren, indem sie gegen ein Windrädchen aus Plastik oder ein Tuch blasen. Die meisten Kinder und manche Erwachsene müssen ständig angespornt werden, um weiterhin zu hyperventilieren. Kinder können während der Hyperventilation einen signifikant stärkeren Spannungsaufbau mit sehr hochamplitudigen langsamen Wellen als Erwachsene erreichen, sodass Spitze-Welle-Komplexe nur schwer zu erkennen sind. Dieser intensive Spannungsaufbau sollte 2 Minuten nach der Hyperventilation wieder auf den Normwert zurückkehren. Der EEG-Assistent sollte dafür sorgen, dass der Patient nach der Aufforderung auch wirklich mit dem Hyperventilieren aufgehört hat.

Kontraindikationen der Hyperventilation sind vorausgegangene zerebrale Blutungen, kardiale Vorerkrankungen, eine ausgeprägte Stenose großer Gefäße, Verwirrtheit, Schwangerschaft, Asthma oder Spitze-Welle-Komplexe bei der Registrierung. In unserem Labor erfolgt die Hyperventilation bei Patienten über 60 Jahren nur, wenn sie offensichtlich gesund und die vorgenannten Krankheiten ausgeschlossen sind.

Fotostimulation

Die Flickerlichtstimulation kann eine fotoparoxysmale Reaktion auslösen, anhand derer sich manche Epilepsiesyndrome, insbesondere jene mit Beginn in der Kindheit, erkennen lassen. Verwendet wird ein Stroboskop, das in einer Entfernung von etwa 20 cm vom Patienten eine Abfolge von Lichtblitzen abgibt (Fisch et al., 1999). In unserem Labor werden Blitzraten von 1, 3, 6, 9, 12, 15, 18, 21, 25 und 30 Hz jeweils mit einer Dauer von 8–10 Sekunden verwendet. Zwischen den verschiedenen Blitzraten sollten jeweils mindestens 4 Sekunden vergehen, um die Schwelle für die fotoparoxysmale Reaktion nicht abzusenken und dadurch einen generalisierten tonisch-klonischen Anfall auszulösen.

Der untere Schwellenwert für die Provokation einer fotoparoxysmalen Reaktion ist eine Blitzrate von 12–20 Hz bei Augenschluss einschließlich kraftvollem aktivem Lidschluss (Striano et al., 2009). Bei geschlossenen Augen und insbesondere bei offenen Augen ist der Schwellenwert höher. Daher sollte die Fotostimulation aus Sicherheitsgründen mit niedrigen Blitzraten bei offenen Augen erfolgen. Tritt unter diesen Bedingungen mit relativ hoher Schwelle bereits eine fotoparoxysmale Reaktion auf, sollte vor der Fortführung der Untersuchung ein Arzt hinzugezogen werden. Sobald eine fotoparoxysmale Reaktion auftritt, muss das Stroboskop sofort ausgeschaltet werden, um die Progression zu einem generalisierten Anfall zu vermeiden. Der Kausalzusammenhang von spontanen Spitze-Welle-Komplexen, die zufällig während einer Fotostimulation auftreten können, muss durch vorsichtige Reproduktionsversuche bei identischer Flickerlichtfrequenz geklärt werden. Außerdem sollten weitere Versuche bei etwas höherer und niedrigerer Blitzrate erfolgen, um die Schwelle und den Bereich der Lichtempfindlichkeit des Patienten zu ermitteln. Sofern sich die Spitze-Welle-Komplexe nicht reproduzieren lassen, wird vorsichtig mit der Fotostimulation fortgefahren; anderenfalls wird dieses Provokationsverfahren beendet. Im Gegensatz zur Hyperventilation kann eine Fotostimulation auch bei Patienten mit bekannten epileptiformen Veränderungen, ausgenommen einem Status epilepticus, durchgeführt werden.

Kontraindikationen der Fotostimulation sind der Status epilepticus, eine kürzliche Kataraktoperation, eine intrakranielle Blutung und vermutlich auch die Migräne.

Überraschungsfaktor

Manche Patienten, z. B. solche mit infantilen Spasmen, Myoklonusepilepsien und mesialer hemisphärischer Epilepsie, können Startle-Anfälle haben. Um sie nachzuweisen, klatscht der EEG-Assistent irgendwann während der Registrierung, wenn der Patient ruhig und entspannt ist, in die Hände.

Randnotizen

Wichtig ist vor allem die präzise und vollständige Dokumentation des klinischen Zustands des Patienten während der Registrierung. Dabei ist das Vermerken eines nicht stattgefundenen klinischen Ereignisses (z. B. keine Augenbewegung) genauso bedeutsam wie das Vermerken stattgehabter Ereignisse und für die Auswertung extrem hilfreich. Durch derartige Randnotizen kann der auswertende Arzt zuverlässig echte EEG-Veränderungen von Artefakten unterscheiden, z. B. Spitze-Welle-Entladungen durch Schluchzen, posteriore Delta-Aktivität durch Kopfbewegungen und periodische scharfe Wellen durch einen Singultus. Da der Wachheitsgrad und die begleitenden elektroenzephalografischen Veränderungen bei Kindern stärker variabel sind, sollten negative und positive Phänomene oft gekennzeichnet werden. Bei Patienten aller Altersgruppen müssen die klinischen Daten (oder ihr Fehlen) bei allen klinischen Ereignissen oder EEG-Anfällen ausführlich notiert werden.

Sedierung

Ein EEG-Assistent, der weiß, dass eine Sedierung möglich ist, bemüht sich erst gar nicht, Vorgehensweisen zu entwickeln, die den Patienten zur bestmöglichen Kooperation bewegen, wie es bei EEG-Assistenten von Labors der Fall ist, in denen eine Sedierung abgelehnt wird. Bei Kindern mit Verhaltensstörungen kann die Sedierung einen paradoxen Effekt haben. Durch eine Sedierung taucht im EEG Beta- und Theta-Aktivität auf, die andere Veränderungen maskieren können. In unserem Labor werden nur Kinder mit schweren Verhaltensstörungen sediert, dies sind etwa 1% aller untersuchten Kinder. Daraus folgt, dass die Elektroenzephalografien nicht am selben Tag geplant werden sollten wie andere Untersuchungen, bei denen eine Sedierung erforderlich ist.

9.4 REGISTRIERUNG AUF DER INTENSIVSTATION

Das EEG-Gerät muss sicher auf einer gut manövrierbaren Basis mit Rädern stehen, die problemlos in einen Fahrstuhl geschoben werden kann. Das Raumangebot auf Intensivstationen ist begrenzt und man muss um Beatmungsgeräte, Venenwege, Röhrchen und andere Geräte herum fahren.

Waschen Sie Ihre Hände und tragen Sie Handschuhe. Bei Hochrisikopatienten müssen zum Schutz vor Tröpfcheninfektionen und anderen infektiösen Erkrankungen spezielle Kittel und Gesichtsmasken getragen werden.

Schalten Sie das EEG-Gerät an, geben Sie die Daten des Patienten ein und legen Sie vor dem Patientenkontakt eine neue Untersuchung an, um eine Kontamination der Maschine durch den Patienten zu vermeiden. Schalten Sie den Impedanzschirm ein, der nach der Platzierung Elektroden mit hohem Übergangswiderstand anzeigt.

Legen Sie alle für die Vermessung des Kopfes und der Platzierung der Elektroden erforderlichen Materialien auf einen Waschlappen am Kopfende des Bettes. Dazu gehören ein Maßband, ein Kopfhautstift oder abwaschbarer Marker, ein Holzspatel mit der Leit- und Abrasivcreme sowie mehrere 1 x 1-Einmalklebeplättchen zur Befestigung der Elektroden auf der Kopfhaut. Außerdem sind durchschnittlich zwei bis vier Wattestäbchen erforderlich, um die Kopfhaut vorzubereiten, deren Menge jedoch bei posttraumatischen oder postoperativen Patienten, bei denen oft Blut oder Iodlösung auf der Kopfhaut vorhanden ist, zunehmen oder sich sogar verdoppeln kann. Sofern der Patient agitiert und nicht sediert ist, sollte der Kopf mit einer Mullbinde gewickelt werden, um die Elektroden zu fixieren.

Befestigen Sie die Elektrodenanschlussbox fest an einem Infusionsständer oder anderen stabilen Gegenstand hinter dem Kopf des Patienten. Sie sollte etwa so hoch hängen, dass die Elektroden frei herunterhängen, ohne den Boden zu erreichen. Das Vermessen des Kopfes und Anbringen der Elektroden erfolgt aus zwei Gründen am besten von hinten und nicht von der Seite: (1) Man muss dadurch beim Vermessen und Aufkleben der Elektroden nicht von einer Seite des Patienten zur anderen wechseln und (2) man sieht dadurch den Patientenkopf aus der Vogelperspektive und hat leichten Zugang zu allen Elektrodenpositionen, Schädeldefekten, Inzisionen, Ventrikeldrainagen usw.

Um den Zugang zur Okzipitalregion zu erleichtern, wird ein aufgerolltes Handtuch unter den Nacken des Patienten gelegt. Fragen Sie immer nach, ob diese Möglichkeit besteht, weil Verletzungen der Halswirbelsäule vorliegen könnten, bei denen sich Manipulationen am Kopf verbieten. Können bei einer Nackenstütze die Positionen von O1/2 nicht erreicht werden, können diese Elektroden weiter anterior als sonst angebracht werden, was jedoch deutlich vermerkt werden muss.

Der Kopf wird wie oben besprochen vermessen und die Elektroden nach dem 10-20-System platziert. Außerdem sollten EKG-Ableitungen gelegt werden. Überprüfen Sie visuell die Übergangswiderstände der Elektroden am EEG-Gerät und abradieren Sie Positionen auf der Kopfhaut mit weiterhin hohem Übergangswiderstand erneut, bis der Übergangswiderstand stimmt. Reagiert der Übergangswiderstand an einer Elektrode nicht auf eine weitere Abrasion und Reapplikation, liegt vermutlich ein Elektrodenfehler vor. Sobald alle Übergangswiderstände im Wunschbereich sind, können Sie vorsichtig vom Patienten zurücktreten, die Handschuhe ausziehen, die Hände waschen und zur Bedienung des EEG-Geräts ein frisches Paar Handschuhe anziehen. Beginnen Sie mit der Registrierung.

Die Montagen und die Maschineneinstellungen auf der Intensivstation ähneln denen der Routineableitung im EEG-Labor. Gelegentlich müssen die Einstellungen jedoch abhängig von den EEG-Befunden, z. B. einer Suppression, angepasst werden.

Bei Patienten mit Bewusstseinsstörung sollten auditive und Schmerzreize gesetzt werden. Die auditive Stimulation umfasst (1) laute klatschende Geräusche vor dem Ohr des Patienten, (2) das mehrmalige Rufen des Namens des Patienten in Verbindung mit einer einfachen Aufforderung, z. B. «Öffnen Sie Ihre Augen» oder (3) die Aufforderung an den Patienten, die Hand des Untersuchers zu drücken. Mit diesen Methoden lässt sich das kognitive Stadium des Patienten erfassen.

Typische Verfahren zur Schmerzstimulation sind (1) mittelstarker bis starker Druck auf das Nagelbett von Fingern oder Zehen für 2–3 Sekunden, (2) Reiben auf dem Sternum, (3) Absaugen des Patienten durch eine Pflegekraft, (4) Kitzeln in der Nase und (5) passives Öffnen und Schließen der Augen (Ramachandrannair et al., 2005). Wichtig ist, dass alle klinischen Befunde im Zusammenhang mit diesen Provokationsmethoden, wie das Wegziehen einer Extremität, das Öffnen der Augen, Grimassieren, Abduktion der Schulter oder Seitabweichung des Kopfes, aufgezeichnet werden. Von ähnlicher Bedeutung sind fehlende klinische Befunde, die ebenfalls vermerkt werden sollten. Gelegentlich verändert sich die EEG-Aktivität bei einfachen Maßnahmen, wie der Mundreinigung oder einer Blutentnahme. Sowohl bei auditiver als auch bei Schmerzstimulation muss der EEG-Assistent Randnotizen über Aspekte einfügen (d. h. «Schmerzen», «keine Schmerzen mehr»), die in zeitlichem Zusammenhang mit dem Reiz stehen.

Bei Verdacht auf einen klinischen oder subklinischen Status epilepticus sollte der EEG-Assistent bei etwaigen Bedenken noch während der Registrierung mit dem Neurologen oder behandelnden Arzt Kontakt aufnehmen. Eventuell möchte der beteiligte Arzt der EEG-Registrierung persönlich beiwohnen und bei Verdacht auf einen Status Medikamente, wie intravenöses Diazepam oder Midazolam, verabreichen, um die laufende elektroenzephalografische epileptische Aktivität zu beenden. Sofern das EEG einen nicht konvulsiven Status epilepticus zeigt, erfolgt oft ein Langzeit-EEG über mehrere Tage. In diesem Fall werden die Elektroden für eine technisch bessere Registrierung am besten mit Kollodium und nicht mit Leitpaste befestigt. Die qualitativ hochwertigsten Ergebnisse erbringen subdermale Drahtelektroden (Young et al., 2006). Bei derartigen Patienten hilft ein Langzeit-EEG dem Arzt bei der Etablierung und Überwachung geeigneter therapeutischer Optionen sowie zur visuellen Diagnostik der Progression oder Terminierung der epileptischen Aktivität (Claassen et al., 2004).

Sofern eine längerfristige Überwachung erforderlich ist, verbleiben die Elektroden in situ, werden fest mit Mull eingewickelt und bis auf Weiteres überwacht. Um die technische Qualität sicherzustellen, sollte die Registrierung ein- bis zweimal täglich routinemäßig vom EEG-Assistenten kontrolliert werden. Bei Patienten ohne Status können die Elektroden entfernt, im Labor mit Wasser und Seife gewaschen und sterilisiert werden. Bei hohem Infektionsrisiko sollte die gesamte Ausrüstung – einschließlich des EEG-Geräts, seiner Kabel, der Elektroden, des Maßbands und des Stiftes – mit einer antibakteriellen Waschlösung sterilisiert werden. Waschen Sie Ihre Hände, bevor Sie die Intensivstation verlassen.

Viele komatöse Patienten haben während der gesamten Aufzeichnung geöffnete oder geschlossene Augen. Manche Patienten blinzeln spontan. Bei Patienten mit ununterbrochen geschlossenen Augen sollten die Augen für 10–20 Sekunden während des EEGs offen gehalten und dabei etwaige klinische Befunde, wie Blickabweichung, Hippus oder nystagmoide Bewegungen, notiert werden. Bei Patienten, deren Augen dauerhaft geöffnet sind, hilft das Geschlossenhalten der Augen bei der Elimination von Bulbusartefakten und zur besseren Abgrenzung dieser Artefakte von triphasischen Wellen oder periodischen Entladungen. Wichtig ist das Vermerken jeglicher Augenbewegungen während dieser Zeitphase mit geschlossenen Augen.

Bei fraglicher elektrozerebraler Inaktivität gibt es minimale technische Standards (American Clinical Neurophysiology Society, 2006). Diese lebensbestimmenden Elektroenzephalografien sollten nur von einem erfahrenen EEG-Assistenten durchgeführt werden. Die initiale Registrierung sollte mit einem vollen Satz Elektroden nach dem 10-20-System erfolgen. Anschließende Registrierungen, die sehr zu empfehlen sind, sollten mit größeren Elektrodenabständen von mindestens 10 cm durchgeführt werden, um die zerebralen Potenziale besser darzustellen. Die Übergangswiderstände der Elektroden sollten weniger als 10 000, aber mehr als 100 Ω betragen und zu Beginn und am Ende der Registrierung notiert werden. Eine angemessene Kalibrierung ist ebenso wie geeignete Filtereinstellungen essenziell. Die Empfindlichkeit wird zu Beginn mit 7 μV / mm oder 5 μV / mm eingestellt, muss aber für mindestens 30 Minuten auf mindestens 2 μV / mm erhöht werden. Bei dieser Empfindlichkeit werden Artefakte unterschiedlicher Herkunft – wie physiologische, mechanische, elektromagnetische oder elektrostatische – verstärkt und müssen vom EEG-Assistenten erkannt und belegt werden.

Auch ein EKG muss abgeleitet werden; die Atmung wird optisch durch genaue Beobachtung und gleichzeitige Dokumentation oder noch einfacher durch einen Beatmungsmonitor erfasst. Durch den Einsatz von intensivmedizinischen Geräten während der Registrierung sind starke Artefakte möglich; derartige Geräte sind das Prisma (ein Hämoperfusionsgerät), elektronische physiologische Ausrüstung (mobiles Gerät oder Rüttelbett), elektronische Infusionspumpen und selbst kondensiertes Wasser in den Beatmungsschläuchen (Young und Campbell, 1999; Young et al., 2002; Young et al., 2007). Auch das Ableitungsdatum mit Start- und Endzeit muss vermerkt werden.

Ebenso muss die Kerntemperatur des Patienten notiert werden. Ebenfalls wichtig ist die Dokumentation aller vom Patienten eingenommenen Medikamente und Dosierungen sowie der Zeitpunkt der letzten Einnahme, da sie an der zerebralen Inaktivität beteiligt sein können.

Wie bereits dargestellt, kann mit intensiver auditiver und Schmerzstimulation geklärt werden, ob EEG-Reaktivität besteht. Außerdem ist es häufig sinnvoll, die fehlende Reaktivität mit der Reaktivität in vorausgegangenen Elektroenzephalografien zu vergleichen. Allerdings ist sein Wert bei den erforderlichen hohen Empfindlichkeiten durch das bei seiner Anwendung unvermeidbare Artefakt reduziert. Aus diesem Grund führt unser Labor derartige Stimulationen bei elektrozerebraler Inaktivität nicht mehr durch.

LITERATUR

American Clinical Neurophysiology Society. Guidelines in EEG and evoked potentials (revised 1994). *J Clin Neurophysiol.* 1994; 11: 1–43.

American Clinical Neurophysiology Society. Guidelines 3: Minimum technical standards for EEG recording in suspected cerebral death. *J Clin Neurophysiol.* 2006; 23 (2): 97–104.

Claassen J, Mayer SA, Kowalski RG, et al. Detection of electrographic seizures with continuous EEG: monitoring in critically ill patients. *Neurology.* 2004; 62: 1743–1748.

Fisch BJ. Recording electrodes. In: Fisch BJ, ed. *EEG Primer.* Amsterdam: Elsevier; 1999: 19–33.

Gibbs FA, Gibbs EL. Psychomotor epilepsy. In: Gibbs FA, Gibbs EL, eds. *Atlas of Electroencephalography.* Vol 2. Reading, MA: Addison Wesley; 1952: 162–209.

Jasper HH. The ten–twenty electrode system of the International Federation. *Electroencephalogr Clin Neurophysiol.* 1958; 10: 371–375.

Ramachandrannair R, Sharma R, Weiss SK, et al. Reactive EEG patterns in pediatric coma. *Pediatr Neurol.* 2005; 33 (5): 345–349.

Sadler RM, Goodwin J. Multiple electrodes for detecting spikes in partial complex seizures. *Can J Neurol Sci.* 1989; 16: 326–329.

Saunders MG. Minimum technical requirements for performing clinical EEG. In: Klass DW, Daly DD, eds. *Current Practice of Clinical Electroencephalography.* New York: Raven; 1979: 7–25.

Striano S, Capovilla G, Sofia V, et al. Eyelid myoclonia with absences (Jeavons syndrome). *Epilepsia.* 2009; 50 (Suppl 5): 15–19.

Young GB, Campbell VC. EEG monitoring in the intensive care unit: Pitfalls and caveats. *J Clin Neurophysiol.* 1999; 16 (1): 40–45.

Young GB, Ives JR, Chapman MG, Mirsattari SM. A comparison of subdermal wire electrodes with collodion-applied disk electrodes in long-term EEG recordings in ICU. *Clin Neurophysiol.* 2006; 117: 1376–1379.

Young GB, Osvath L, Jones D, et al. A novel EEG artifact in the intensive care unit. *J Clin Neurophysiol.* 2002; 19 (5): 484–486.

Young GB, Raihan S, Ladak H, et al. Rhythmic artifact of physiotherapy in intensive care unit EEG recordings. *J Clin Neurophysiol.* 2007; 24 (3): 252–256.

SACHREGISTER